中国分子医学系列丛书

中国分子心脏病治疗学

主编 余元勋 王爱玲 陈 森 韩永生

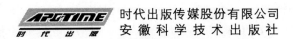

时代出版传媒股份有限公司
安徽科学技术出版社

图书在版编目(CIP)数据

中国分子心脏病治疗学 / 余元勋等主编.--合肥:安徽科学技术出版社,2017.7
(中国分子医学系列丛书)
ISBN 978-7-5337-7270-3

Ⅰ.①中… Ⅱ.①余… Ⅲ.①心脏血管疾病-分子生物学 Ⅳ.①R54

中国版本图书馆 CIP 数据核字(2017)第 140196 号

中国分子心脏病治疗学 　　　　　　　　　　　　　　　　主编　余元勋 等

出 版 人:丁凌云　　　　　选题策划:吴萍芝　　　　　责任编辑:吴萍芝
责任校对:刘　凯　　　　　责任印制:廖小青　　　　　封面设计:冯　劲
出版发行:时代出版传媒股份有限公司　http://www.press-mart.com
　　　　　安徽科学技术出版社　　　　　http://www.ahstp.net
　　　　　(合肥市政务文化新区翡翠路 1118 号出版传媒广场,邮编:230071)
　　　　　电话:(0551)63533323
印　　制:安徽新华印刷股份有限公司　　电话:(0551)65859178
(如发现印装质量问题,影响阅读,请与印刷厂商联系调换)

开本:889×1194　1/16　　　印张:38.75　　　字数:1120 千
版次:2017 年 7 月第 1 版　　2017 年 7 月第 1 次印刷

ISBN 978-7-5337-7270-3　　　　　　　　　　　　　定价:128.00 元

本 书 编 委 会

序

    21世纪初，人类基因组DNA测序的完成，有助于阐明一些疾病的遗传基础；进入后基因组时期，在蛋白质、基因、基因SNP等水平，对疾病的发病机制进行了深入研究；基础科学的研究进展，大大发展了信号通路、离子通道、细胞因子、基因芯片、治疗作用等的分析技术，有利于深入研究疾病的分子机制、分子分型、分子诊断、分子靶向治疗、个体化给药方法，及疾病预后的分子预测、大样本临床随机对照试验（RCT）等。新的技术、新的仪器设备、新的方法不断应用于临床，有力地促进了临床医学的发展。一些重要疾病的研究、诊断、治疗方法，已今非昔比。《中国分子医学系列丛书》的出版，无疑是近年来在医学界的一次精彩亮相，其中蕴藏着巨大的学术感召力，以及对医学专业精神的传承和发扬。

    人生"七十而从心所欲，不逾矩"。由七十高龄的余元勋教授等著名专家共同编写的《中国分子医学系列丛书》，主要在分子、细胞、临床水平上比较清楚地讲述一些重要疾病中的信号分子、信号通路、细胞因子、离子通道等的改变，主要分子病理机制、分子药理机制、靶向治疗原理、新药作用等方面的进展；讲述一些重要疾病的诊断、治疗原则与目前防治的进展；《中国分子医学系列丛书》引用的资料主要是2006—2016年的国内外文献及一些国内专家的研究成果，反映了21世纪初在一些重要疾病诊疗方面的最新成果。其内容丰富，讲解具有精确性、逻辑性，注意联系基础研究与临床实践、中西医结合，在对重要疾病分子医学学说的系统化方面，已达到较先进的水平，填补了分子医学著作的缺憾。近几十年来，由于临床与基础医学家的共同努力，使一些重要疾病的分子、细胞、临床的相关内容日益丰富，方法较复杂，技术难度较高。当下正值盛世，医学界需要总结、整理的系列丛书。本丛书可作为临床各级医师、医学研究人员、生命学科研究人员的工作参考书，也能作为科研、教学、培养博士生与研究生的工具书。

    是为序。

复旦大学　吴超群教授

2016年12月

前　言

　　心脏疾病是严重威胁全人类健康的疾病之一，近年来我国心脏疾病发病率呈明显上升趋势。研究报道，近几十年来，由于临床与基础医学家的共同努力，使心脏疾病的分子、细胞、临床的相关研究内容日益丰富，方法日益复杂，技术难度日益提高，已可成为一个相对独立的学科，因此应加强对心脏疾病的防治研究。近年来中国心脏疾病的研究取得很大成就，介绍心脏疾病研究的进展，有利于改善我国心脏疾病的规范诊断与治疗。有鉴于此，我们组织国内外专家，对国内外研究资料、一些专家的研究成果进行总结，编写了本书。

　　本书主要在分子、细胞、临床水平较清楚地讲述：心脏疾病目前防治的主要方法与进展；主要信号分子在心脏疾病中的改变及治疗原则；相关的信号通路在心脏疾病中的改变及靶向治疗原则；心脏疾病相关的分子病理机制、分子药理机制、新药治疗进展、临床主要诊断与治疗原则等。本书资料主要引用2006—2016年的国内外文献，反映了21世纪初在心脏疾病治疗方面的最新成果，内容丰富，讲解具有系统性、精确性、逻辑性，注意联系基础研究与临床实践，注意中西医结合，在心脏疾病诊断、治疗总结的知识方面，一些内容已达到国内外先进水平，可作为临床各级内外科医师、老年科医师、药物研究人员、生命学科研究人员的参考书，能作为科研、教学、培养博士生与研究生的工具书。

　　本书在出版过程中，得到了全国人大常委会有关部门、安徽省卫生与计划生育委员会、安徽出版集团、安徽医科大学、安徽中医药大学、安徽医学高等专科学校、全国许多著名专家的关心、帮助，在此特别表示衷心的感谢。由于21世纪在分子心脏病治疗学方面的研究发展很快，新成果不断出现，我们的编写难免有不足之处，恳请前辈、同仁、广大读者多提指正意见，以便再版时改进。

余元勋教授

2017年1月于合肥

目　　录

第一篇　心力衰竭治疗

第一章　急性心力衰竭治疗

心力衰竭(简称心衰)是由心脏结构、功能异常导致心室充盈、射血能力受损的一组复杂的临床综合征,临床表现主要有呼吸困难、乏力(活动耐量受限)、液体潴留(肺淤血、外周水肿),是各种心脏疾病的严重、终末阶段。在中国,心衰发病率较高,中国有人对 42 家医院 10 714 例心衰住院患者调查发现,其病因以冠心病为首,其次为高血压,而风心病比例降低;各年龄段心衰的病死率都高于同年龄段其他心血管病病死率,其主要死亡原因依次是左心衰竭(59%)、心律失常(13%)、猝死(13%)。依据重要指标左心室射血分数(LVEF),心衰可分为左心室射血分数降低的心衰(HF-REF,常指收缩性心衰)、左心室射血分数保留的心衰(HF-PEF,常指舒张性心衰,收缩功能可异常)。部分心衰患者收缩/舒张功能异常并存。

根据心衰发生的时间、速度、严重度,可分为慢性心衰(在原来心脏病基础上逐渐出现心衰症状、体征)、急性心衰。慢性心衰症状/体征稳定 1 个月以上,称稳定性心衰;后者恶化称失代偿性心衰(急性心衰)。急性心衰也可为心脏急性病变导致的新发心衰。心衰发病时心肌常病理性重构;导致心衰进展的两个关键过程为:一是心肌死亡(坏死、凋亡、自噬)的发生,如急性心肌梗死(AMI);二是交感神经-内分泌系统明显激活,RAS 过度兴奋。

在心衰发生发展中,相关危险因素促进形成结构性心脏病,出现心衰症状,直到终末期心衰;一般可分为前心衰(A 期)、前临床心衰(B 期)、临床心衰(C 期)、难治性终末心衰(D 期);这 4 期不同于 NYHA 心功能分级,但又相关。慢性自发进展性心衰较难根治,但可预防;预防由 A 期进入B 期,可防止形成结构性心脏病;预防由 B 期进入 C 期,可防止产生心衰症状、体征。心衰的治疗已有重大改变,已由短期改善血流动力学,改变为长期修复心脏、改变心脏生物学性质;已由应用强心、利尿、扩血管药,改变为增加应用神经-内分泌抑制剂、非药物器械治疗等。

一、急性心衰的治疗

目前一些心衰指南认为,急性心衰是心衰症状、体征的迅速恶化,急性左心衰为常见,急性右心衰较少见。急性左心衰是急性发作、加重的左心功能异常所致的急性心肌收缩力降低、心脏负荷加重、心脏排血量骤降,肺循环压力升高,周围循环阻力增加,肺循环充血、肺淤血、肺水肿,伴器官组织灌注不足、心源性休克的一种急性心衰综合征。

急性心衰是>65 岁患者住院的主要原因,其中 15%~20%的患者为新发心衰,大部分为原有慢性心衰的急性加重、急性失代偿;预后较差,住院病死率为 3%,6 个月的再住院率为 50%,5 年的病死率为 60%。急性心衰的常见病因:一是慢性心衰急性加重;二是急性心肌坏死/损伤,如广泛急性心肌梗死等;三是急性血流动力学障碍等。

急性心衰时要尽快明确:血容量状态,循环灌注是否不足,是否有急性心衰的诱因/合并症。要进行无创性监测(Ⅰ类推荐,B 级证据),要监测血流动力学,如右心导管检查(Ⅰ类推荐,C 级证据)、外周动脉插管检查(Ⅱa 类推荐,B 级证据)、肺动脉插管检查(Ⅱa 类推荐,B 级证据)。

急性心衰患者在标准治疗下有以下情况之一:血容量增加,器官灌注减少,肺血管阻力升高,收缩压持续低下,肾脏功能进行性恶化,需静脉血管活性药物维持时,可考虑机械辅助循环或心脏移植（Ⅱa类推荐，C级证据）。要检测血浆BNP、NT-proBNP水平（Ⅰ类推荐，A级证据），血浆心肌坏死标志物cTnT、cTnI水平（Ⅰ类推荐，A级证据），血浆心肌纤维化标志物如可溶性心肌生长刺激表达蛋白（ST2）、半乳糖凝集素3水平等（Ⅱb类推荐，A级证据）。

1. 临床评估

对急性心衰患者均应根据检查结果、病情变化，做出临床评估，包括：一是评估基础心血管疾病；二是评估急性心衰发作的诱因；三是评估病情严重程度、分级、预后；四是评估疗效。此种评估应多次、动态进行，以调整治疗方案。

2. 治疗目标

（1）控制基础病因、心衰诱因　要应用静脉和/或口服降压药物控制高血压；选择有效抗生素控制感染；积极治疗各种影响血流动力学的快/慢心律失常；应用硝酸酯类药物改善心肌缺血。糖尿病伴血糖水平升高者，应控制高血糖，防止低血糖。对血红蛋白低于60 g/L的严重贫血者，可输注浓缩红细胞悬液、全血，以改善贫血。

（2）缓解各种严重症状　低氧血症和呼吸困难时，可采用不同方式吸氧，包括鼻导管吸氧、面罩吸氧、无创的或气管插管的呼吸机辅助通气治疗等。胸痛、焦虑时可应用吗啡等。呼吸道痉挛时可应用支气管解痉药物。有肺淤血症状时，利尿剂有助于减轻肺淤血、肺水肿、呼吸困难。

（3）稳定血流动力学状态　要维持收缩压≥90 mmHg；纠正低血压时可应用各种正性肌力药；血压过高者降压时可选择血管扩张药。

（4）纠正水电解质紊乱、维持酸碱平衡　可静脉应用袢利尿剂，注意补钾、保钾；血容量不足、外周循环障碍、少尿、肾功能减退时，要防止高钾血症。一般低钠血症者应适当补充钠盐。严重低钠血症（<110 mmol/L）者，应根据计算的缺钠量，静脉给予高张的3%～6%氯化钠溶液，先补充缺钠量的1/3～1/2，然后酌情继续补充。出现酸碱平衡失调时，应及时予以纠正。

（5）降低死亡危险，改善预后　要保护重要脏器，如肺、肾、肝、大脑，防止重要脏器的功能损害。

二、急性左心衰竭的处理流程

1. 处理流程

急性左心衰竭确诊后即按表1-1的流程处理。

表1-1　急性左心衰治疗流程

初始治疗	一般处理：半卧位或端坐位、四肢轮流绑扎止血带、吸氧（鼻导管、面罩）；药物：呋塞米、其他袢利尿剂、吗啡、毛花苷C、氨茶碱、其他支气管解痉剂
进一步治疗	根据收缩压、肺淤血状态、血流动力学监测结果，选择血管活性药，包括血管扩张剂、正性肌力药、缩血管药物； 根据病情需要，采用非药物治疗方法：如主动脉内球囊反搏、无创的或气管插管的呼吸机辅助通气、血液净化等； 动态评估心衰程度、疗效，及时调整治疗方案

2. 进一步治疗

初始治疗后症状未获明显改善、病情严重者，应行进一步治疗。血管活性药物可按表1-2所列方法选择应用。

表1-2　急性左心衰竭的血管活性药物的选择应用

收缩压	肺淤血	推荐的治疗方法
>100 mmHg	有	利尿剂（呋塞米）＋血管扩张剂（硝酸酯类）如硝普钠、重组人BNP、乌拉地尔、左西孟旦
90～100 mmHg	有	血管扩张剂和/或正性肌力药物（多巴胺、多巴酚丁胺、磷酸二酯酶抑制剂、左西孟旦）

收缩压	肺淤血	推荐的治疗方法
<90 mmHg	有	此情况为心源性休克。①在血流动力学监测(主要采用床边漂浮导管法)下进行治疗;②适当补充血容量;③应用正性肌力药如多巴胺,必要时加用去甲肾上腺素;④如效果仍不佳,应考虑肺动脉插管监测血流动力学、使用主动脉内球囊反搏、左心室机械辅助装置;肺毛细血管嵌压高者,可在严密监测下,考虑多巴胺加少量硝普钠或乌拉地尔

三、急性左心衰竭的一般处理

1. 体位
静息时明显呼吸困难者,应半卧位或端坐位,双腿下垂,以减少回心血量,降低心脏前负荷。

2. 四肢轮流加压
四肢轮流绑扎止血带或血压计袖带,常同一时间只绑扎三肢,每 15～20 分钟轮流放松一肢。血压计袖带的充气压力应较舒张压低 10 mmHg,使动脉血流可顺利通过,而静脉血回流受阻;可降低心脏前负荷,减轻肺水肿。

3. 吸氧
吸氧适用于低氧血症、呼吸困难明显(尤其是指端血氧饱和度 SaO_2<90%)的患者。应尽早吸氧,使患者 SaO_2≥95%(伴 COPD 者 SaO_2>90%)。可采用不同的吸氧方式。

(1)鼻导管吸氧　它由低氧流量(每分钟 1～2 L)开始;如仅为低氧血症,动脉血气分析未见 CO_2 潴留,可采用高流量给氧,每分钟 6～8 L。一般经过酒精后吸氧时,可使肺泡内的泡沫表面张力减低而破裂,能改善肺泡通气。方法是在氧气通过的湿化瓶中加入 50%～70% 酒精或有机硅消泡剂溶液,常用于肺水肿患者。

(2)面罩吸氧　它适用于伴呼吸性碱中毒患者。必要时还可采用无创的或气管插管的呼吸机辅助通气治疗。目前对增加氧流量改善急性心衰的预后,尚在进一步研究中。文献报道,心血管组织内的氧水平过高,能使体循环血管收缩、阻力增大、血压上升,降低冠脉血流量、心排血量,因此急性心衰缺氧患者应慎重使用高流量氧气。

通气支持一般分为无创通气、有创通气。无创通气包括非创伤性正压通气、持续正压通气。研究表明,无创通气支持治疗对心源性肺水肿在短期内有效,对急性心衰有益,能减少气管切开的机械通气,但长期疗效尚无定论。有创通气包括气管插管、气管切开的机械通气。有创通气仅被应用于逆转急性心衰时氧疗、非创伤性正压通气/持续正压通气无效时的呼吸衰竭。

4. 做好救治的准备工作
做救治准备工作时,至少要开放 2 根静脉通道,并保持通畅。必要时可用深静脉穿刺置管,以随时满足给药的需要。血管活性药一般应用微量泵输入,以维持稳定的输入速度、正确的剂量。要固定和维护好静脉通道、深静脉置管、心电监护电极和导联线、鼻导管或面罩、导尿管、指端无创血氧仪测定电极等。保持室内适宜的温度、湿度,灯光柔和,环境幽静。

5. 饮食
应进食易消化食物,避免一次大量进食、饱餐。在总量控制下,可少量多餐(每天 6～8 次)。应用祥利尿剂时,不要过分限制钠盐摄入量,以避免低钠血症、导致低血压。利尿剂应用时间较长的患者,要注意补充多种维生素、微量元素。

6. 出入量管理
肺淤血、体循环淤血、水肿明显的心衰患者,应严格限制饮水量、静脉输液速度,对无明显低血容量因素(大出血、严重脱水、大汗淋漓等)者,每天摄入液体量一般宜在 1 500 ml 内,不要超过 2 000 ml。开始要保持每天水出入量负平衡约 500 ml,以减少水钠潴留,缓解症状。3～5 天后,如淤血、水肿明显消退,应减少水负平衡,逐渐过渡到出入水量平衡。应注意防止发生低血容量、低血钾、低血钠等。

四、急性左心衰竭的药物治疗

1. 镇静剂

主要应用吗啡(Ⅱa 类推荐,C 级证据),用法为 2.5～5.0 mg 吗啡静脉缓慢注射,亦可皮下注射、肌内注射;CO_2 潴留者不宜用,因为可产生呼吸抑制而加重 CO_2 潴留;也不宜用大剂量吗啡(大剂量可促使内源性组胺释放,使外周血管扩张、血压下降)。应观察疗效、有无呼吸抑制。伴明显持续低血压、休克、意识障碍、慢性阻塞性肺疾病(COPD)的患者,禁忌使用吗啡。老年患者慎用吗啡或减量。亦可应用哌替啶 50～100 mg 肌内注射。吗啡主要明显扩张静脉、降低心率、中度扩张动脉,主要用于严重急性心衰的早期,尤其是伴烦躁、呼吸窘迫的患者,静脉给药 3 mg 吗啡,常能改善呼吸窘迫、其他急性心衰症状;如未见效,可适度重复给药。

2. 支气管解痉剂

可给予支气管解痉剂(Ⅱa 类推荐,C 级证据);一般应用氨茶碱 0.125～0.25 g 以 5% 葡萄糖液稀释后静脉推注(10 分钟),4～6 小时后可重复一次;或以每小时 0.25～0.5 μg/kg 静脉滴注;亦可应用二羟丙茶碱 0.25～0.5 g 静脉滴注,速度为每小时 25～50 mg。此类支气管解痉剂,不宜用于冠心病的急性心肌梗死、不稳定型心绞痛所致的急性心衰患者(Ⅱb 类推荐,C 级证据),不可用于伴心动过速、心律失常的患者。

3. 利尿剂

可给予利尿剂(Ⅰ类推荐,B 级证据);适用于急性心衰伴肺循环和/或体循环明显淤血、血容量负荷过重的患者。作用于肾小管亨氏祥的利尿剂如呋塞米、托塞米、布美他尼的静脉应用,可在短时间内迅速降低血容量负荷,应列为首选。噻嗪类利尿剂、保钾利尿剂(阿米洛利、螺内酯)等仅作为祥利尿剂的辅助药、替代药,或在需要时作为联合用药。临床上利尿剂应用较普遍,但还要大样本进一步评估。一些心衰指南,推荐血管加压素受体阻断剂托伐普坦应用于充血性心衰,对心衰伴低钠的患者,能降低心血管病相关死亡率(Ⅱb 类推荐,B 级证据)。

(1)药物种类和用法　应采用静脉利尿制剂,首选呋塞米,先静脉注射 20～40 mg,继以静脉滴注每小时 5～40 mg,总剂量在起初 6 小时不超过 80 mg,起初 24 小时不超过 200 mg。亦可应用托塞米 10～20 mg 或依那尼酸 25～50 mg 静脉注射。祥利尿剂效果不佳、加大剂量仍未见良好反应、血容量负荷过重的急性心衰患者,应加用噻嗪类和/或醛固酮受体阻断剂:氢氯噻嗪每次 25～50 mg,每天 2 次,或螺内酯每天 20～40 mg。临床研究表明,利尿剂联用的疗效,常优于大剂量单一利尿剂,且不良反应更少。

静脉用的祥利尿剂应作为首选药物,按照心衰患者的病情可应用负荷剂量;螺内酯、噻嗪类应与祥利尿剂联用。研究表明,与单用祥利尿剂比,祥利尿剂＋硝酸酯、多巴酚丁胺、多巴胺能提高利尿效果,且无明显不良反应;应用增加肾血流量的药物,如小剂量多巴胺、奈西立肽,能改善利尿效果、肾灌注,但益处不明确(Ⅱb 类推荐,B 级证据)。利尿剂用药不当时,将导致利尿剂抵抗,原因主要是血容量丢失后血管容量减小、肾灌流量与肾小管分泌能力降低、钠离子反弹性摄入增加、神经-内分泌激活、高钠摄入、口服利尿剂吸收不完全等造成,应尽量避免利尿剂抵抗。近年报道,考尼伐坦、托伐普坦等血管加压素受体阻断剂及螺内酯、依普利酮等醛固酮受体阻断剂,也可应用。

利尿剂已使用数十年,尤其呋塞米在急性心衰治疗中有重要地位。但大剂量呋塞米可升高血肌酐水平并导致不良结局。于是人们开始寻找非药物方法,如体外血液超滤(UF)治疗。2012 年有人报道,利尿剂治疗组(阶梯式给予最佳剂量)、血液超滤治疗组患者的体重降低程度相近;利尿剂治疗组血肌酐水平变化甚微,而血液超滤治疗组肾功能恶化等较多;结果提示,在目前治疗急性心衰尚缺乏有效新药物的情况下,对传统药物在剂量、给药方式、个体化用药方面给予优化,可能会提高临床疗效,避免药物不良反应。

(2)注意事项　①伴低血压(收缩压<90 mmHg)、严重低钾血症、酸中毒的患者不宜应用利尿剂,他们对利尿剂反应常较差;②大剂量和较长时间应用利尿剂后,可发生低血容量、低钾血症、低钠血症,可增加 ACEI、ARB、血管扩张剂引起低血压的可能;③应用过程中应监测尿量,并根据尿量、症状改善状况来调整剂量。

4. 血管扩张药

心衰开始后,交感神经系统常兴奋,收缩血管的内皮素 1 的血水平常升高,可维持循环功能的代偿反应,能引起外周血管收缩,保钠保水,维持动脉血压,增加心输出量;然而长时间后,最终可导致心室重构、左室收缩功能障碍、心衰恶化。

血管扩张药是低灌注状态下的常用药,能扩张外周血管、降低心脏后负荷,可用于急性心衰早期阶段;收缩压水平是评估血管扩张药是否适用的指标,收缩压>110 mmHg 的急性心衰早期患者,通常可安全使用血管扩张药;收缩压在 90~110 mmHg 的急性心衰患者,应慎用血管扩张药;而收缩压<90 mmHg 的急性心衰患者,则禁忌使用血管扩张药。

(1)主要作用机制　血管扩张药可降低左/右心室充盈压、全身血管阻力,使收缩压降低,减轻心脏后负荷,缓解呼吸困难。舒张压维持在 60 mmHg 以上时,通常冠脉血流量可维持正常。对急性心衰及其合并急性冠脉综合征的患者,此类药在缓解肺淤血、肺水肿的同时,一般不影响心排血量,不增加心肌耗氧量。

(2)药物种类和用法　主要有硝酸酯类、硝普钠、重组人脑钠肽(rhBNP)、乌拉地尔、酚妥拉明;但钙通道阻断剂,一般不推荐用于急性心衰的治疗。

①硝酸酯类(Ⅱa 类推荐,B 级证据):急性心衰时,硝酸酯类能在不减少每搏心输出量、不增加心肌氧耗下,减轻肺淤血;适用于急性冠脉综合征伴心衰的患者。研究证实,硝酸酯类静脉制剂+呋塞米治疗急性心衰有效;应用血流动力学可耐受的最大剂量硝酸酯类+小剂量呋塞米的疗效,常优于单纯大剂量呋塞米。静脉应用硝酸酯类药物时,应注意滴定剂量,常测量血压,防止血压过度下降。硝酸甘油静脉滴注起始剂量为每分钟 5~10 μg,每 5~10 分钟后,可递增每分钟 5~10 μg,最大剂量为每分钟 100~200 μg;亦可每 10~15 分钟喷雾一次(400 μg),或舌下含服每次 0.3~0.6 mg。硝酸异山梨酯静脉滴注剂量为每小时 5~10 mg,亦可舌下含服每次 2.5 mg。硝酸酯类对急性左心衰,尤其是伴急性冠脉综合征患者,可消除肺淤血,对组织灌注、心排血量、心肌耗氧一般无影响。

②硝普钠(Ⅱb 类推荐,C 级证据):适用于严重心衰、原有心脏后负荷增加、伴心源性休克的患者。临床应用时宜从小剂量、每分钟 10 μg 开始,可酌情逐渐增加剂量至每分钟 50~250 μg,静脉滴注,疗程不要超过 72 小时。硝普钠有较强降压作用,应用中要监测血压、根据血压调整合适的维持剂量。停药时应逐渐减量,并加用口服血管扩张剂,以避免反跳现象。硝普钠可应用于高血压危象伴急性心衰患者,见效较快。由于硝普钠可能引发冠状动脉窃血,对急性冠脉综合征伴急性心衰患者的疗效一般。

③重组人 BNP(rhBNP,萘西立肽,Ⅱa 类推荐,B 级证据):该药近几年应用于临床,与内源性 BNP 作用相同;能扩张静脉、动脉(包括冠状动脉),降低心脏前/后负荷,能在无直接正性肌力作用下增加心排血量,是兼具多重作用的血管扩张剂,可促进排泄钠离子、利尿;可抑制交感神经-RAS 系统,阻滞急性心衰的恶性循环,可改善心脏症状、血流动力学,推荐应用于急性失代偿心衰。

研究提示,与硝酸甘油静脉制剂比,重组人 BNP 一般能降低肺毛细血管嵌压(PCWP),缓解呼吸困难。一般先给予重组人 BNP 负荷剂量 1.5 μg/kg,静脉缓慢推注,继以每分钟 0.0075~0.0150 μg/kg 静脉滴注;也可不用重组人 BNP 负荷剂量而直接静脉滴注;疗程 3 天,不超过 7 天。

利钠肽系统有心房肌分泌的心钠素(ANP)、心室肌分泌的 BNP、内皮细胞分泌的 C 型利钠肽(CNP)。重组人 BNP 已用于临床,2010 年已列入《中国急性心衰诊治指南》。心房/心室扩张、血压升高、缺氧、肾功能不全,均可刺激分泌 BNP,抑制 RAS 系统,抑制分泌内皮素 1,利尿排钠,扩张血管,降低心脏前/后负荷,不引起反射性心动过速,不增加心肌耗氧;抑制心肌细胞合成胶原,阻抑心肌纤维化;静脉应用重组人 BNP 治疗顽固性心衰时,可降低肺毛细血管嵌压、肺动脉压、平均动脉压、心房压、体循环血管阻力,能拮抗醛固酮,增加心脏指数、射血分数,提高血循环效率,改善呼吸困难、血流动力学,且无明显不良反应。

国内有人应用重组人 BNP 治疗 209 例急性心衰患者,结果显示,与硝酸甘油对照组比,重组人 BNP 组的呼吸困难、临床症状明显改善,肺毛细血管嵌压、肺动脉压下降,不良事件发生率相似;对急性心衰的治疗比硝酸甘油更有效,安全性相似;高危患者的病死率、住院率降低,存活率提高;与多巴酚丁胺比,重组 BNP 的室性心律失常发生率较低,能有效降低病死率。国外有人研究 920 例左心室射血分数<40%、NYHA 心功能Ⅲ～Ⅳ级的慢性失代偿性心衰患者,观察 24 周,结果显示,与安慰剂组比,重组人 BNP 治疗组全因病死率、心肾原因致住院率,差异均无统计学意义,提示重组人 BNP 序贯疗法可能不适合慢性心衰患者。

④乌拉地尔(Ⅱa 类推荐,C 级证据):它有外周、中枢的双重扩血管作用,可降低血管阻力、降低心脏后负荷,增加心输出量,不影响心率,能减少心肌耗氧量;适用于高血压性心脏病、缺血性心肌病(包括急性心梗)、扩张型心肌病引起的急性左心衰竭;可用于心排血量降低、肺毛细血管嵌压>18mmHg 的患者;通常静脉滴注每分钟 100～400μg,可逐渐增加剂量,并根据血压、临床状况予以调整。对于伴严重高血压者,一般可缓慢静脉注射乌拉地尔 12.5～25.0mg。

⑤血管紧张素转换酶抑制剂(ACEI):它在急性心衰中的应用仍在进一步研究中。一般心衰急性期、病情尚未稳定的患者不宜应用 ACEI(Ⅱb 类推荐,C 级证据)。ACEI 对早期稳定急性心衰者无确切的指征,对急性心肌梗死与高危患者并发急性心衰可能有疗效。急性心肌梗死后的急性心衰可试用 ACEI(Ⅱa 类推荐,C 级证据),但须避免静脉应用;ACEI 能显著降低肾小球滤过率,对心排血量下降的患者慎用。口服起始剂量宜小。一般在急性期病情稳定 48 小时后应用 ACEI 时,要逐渐加量(Ⅰ类推荐,A 级证据),疗程至少 6 周,不能耐受 ACEI 者可用 ARB。研究显示,ACEI 能使心衰患者 30 天的相对/绝对病死率降低。

下列情况下,禁用 ACEI:①收缩压<90mmHg,或持续低血压并伴症状,尤其有肾功能不全的患者;以避免重要脏器灌注减少;②严重阻塞性心瓣膜疾病患者,如主动脉瓣狭窄、二尖瓣狭窄患者;因有可能造成心排血量明显降低,引发显著低血压;③梗阻性肥厚型心肌病患者。

5. 正性肌力药

(1)应用指征和作用机制

正性肌力药适用于伴症状性低血压、循环淤血的低心排血量综合征患者,可缓解组织低灌注所致的症状,能保证重要脏器的血供。对血压较低、血管扩张药物/利尿剂不耐受或反应不佳的患者,尤其有效。

(2)药物种类和用法

①洋地黄类(Ⅱa 类推荐,C 级证据):能轻度增加心排血量,降低左心室充盈压;对急性左心衰的治疗有一定帮助。一般用毛花苷 C 0.2～0.4mg 缓慢静脉注射,2～4 小时后可再用 0.2mg;伴快速心室率的房颤患者,可酌情适当增加剂量。

②多巴胺(Ⅱa 类推荐,C 级证据):每分钟 250～500μg 静脉滴注。多巴胺作用效果的个体差异较大,一般从小剂量开始,逐渐增加剂量,短期应用。

③多巴酚丁胺(Ⅱa 类推荐,C 级证据):它短期应用可缓解症状,但一般不能降低病死率。用法:多巴酚丁胺每分钟 100～250μg 静脉滴注。使用时注意监测血压,常见不良反应有心律失常、心动过速,偶尔可因加重心肌缺血而出现胸痛。正在用 β 受体阻断剂的患者,不推荐用多巴酚丁

胺、多巴胺。

④磷酸二酯酶抑制剂（Ⅱb类推荐，C级证据）：米力农，首剂25～50 μg/kg 静脉注射（＞10分钟），继以每分钟0.25～0.50 μg/kg 静脉滴注。

氨力农，首剂0.5～0.75 mg/kg 静脉注射（大于10分钟），继以每分钟5～10 μg/kg 静脉滴注。常见不良反应有低血压、心律失常。

⑤左西孟旦（Ⅱa类推荐，B级证据）：研究表明，急性心衰患者应用左西孟旦静脉滴注后，可明显增加心排血量、每搏量，降低肺毛细血管嵌压、全身血管阻力、肺血管阻力；对冠心病患者不增加病死率。一般首剂12～24 μg/kg 静脉注射（大于10分钟），继以每分钟0.1 μg/kg 静脉滴注，可酌情减半或加倍。对收缩压＜100 mmHg 的患者，不需应用负荷剂量，可直接用维持剂量左西孟旦，以防止发生低血压。

⑥松弛素：黄体产生的肽类的松弛素是双链蛋白质，分子量6kD，其主要靶器官是心脏、血管。在慢性心衰患者的心房、心室肌中，松弛素可持续高水平表达，血松弛素水平与心功能障碍严重度相关；长时间应用松弛素，能减少细胞外间质胶原含量、扩张血管，激活一氧化氮合成酶产生生理性一氧化氮，介导快速、持续的血管舒张，以肾血管扩张最明显；可改善动脉机械顺应性、增加心输出量、降低外周血管阻力。

有人应用松弛素治疗急性失代偿性心衰患者234例，分为安慰剂组、每天静脉注射松弛素10 μg/kg 组、30 μg/kg 组、100 μg/kg 组、250 μg/kg 组，结果发现，与安慰剂组比，每天静脉输注松弛素30 μg/kg 组，治疗6～24小时后，可缓解血压正常的急性心衰患者的呼吸困难，可降低60天的心血管病死亡率、再住院率；治疗48小时后，第5天呼吸困难改善率为19%，14天内出现心衰加重事件的相对风险降低30%，住院时间缩短，第2天出现血肌酐水平、血肌钙蛋白T水平升高的概率降低，NT-proBNP/肝酶的血浆水平、输注后180天内的心血管病死亡率、全因死亡率都降低；不良事件未增加；能缓解急性心衰症状，改善生存率；血压、外周血管阻力、肺毛细血管嵌压、肺动脉平均压、肺血管阻力等下降，心输出量没有显著改变；能抗纤维化、抗氧化应激、减轻缺血-再灌注损伤，调节炎性反应和组织修复过程，房颤诱发率显著下降。

6. 血管加压素受体阻断剂

它是一类新型利尿剂，在增加水排泄的同时，能保持血中电解质水平稳定，不影响钾离子排泄。非选择性血管加压素受体阻断剂有考尼伐坦，选择性血管加压素受体阻断剂有托伐普坦、利希普坦。有人研究治疗142例NYHA心功能Ⅲ～Ⅳ级心衰患者，结果发现考尼伐坦可降低肺毛细血管嵌压、右房压，增加尿量，对心脏指数、其他血流动力学变化影响不大。研究发现，托伐普坦的利尿作用与呋塞米相当，不伴尿钠增多、肾血流量下降；有人治疗4 033例心衰患者3年，第7天患者呼吸困难、水肿明显减轻，症状明显好转；9.9个月中全因病死率、心衰住院率与常规治疗均无显著性差异，提示在急性失代偿性心衰患者应用托伐普坦，能减轻水肿，改善临床症状；但长期应用，可能不会改善患者生存率、心衰住院率。

7. 新型正性肌力药物

(1)Istaroxime　它是一种新型的静脉制剂，可抑制细胞膜钠泵，增加细胞质钠离子、钙离子，能正性肌力，改善心脏舒张功能、肺毛细血管嵌压。与现有一些正性肌力药物不同，Istaroxime 可增加收缩压，降低心率。

(2)1型腺相关病毒-SERCA2a基因　在重症心衰患者，冠状动脉内注射1型腺相关病毒-心肌细胞肌浆网膜SERCA2a钙泵基因，结果表明，6个月时，高剂量钙泵基因组患者，能达到较好的NYHA心功能分级、生活质量、6分钟步行试验结果、最大耗氧量、血NT-proBNP水平、左室收缩末期容积；12个月时，发生心血管事件的频率降低，心血管住院时间缩短，正在进一步研究。

(3)心肌肌球蛋白激动剂　心肌肌球蛋白激动剂如Omecamtiv mecarbil，对伴左室收缩功能异常的心衰患者，在接受指南推荐的标准治疗药物基础上，可在2、24、72小时静脉给予；45例患者接受 151 次静脉注射 omecamtiv mecarbil,结果发现,与安慰剂组比,静脉注射组的左室射血时间呈剂量依赖性增加,能降低心脏舒张期末容积,可改善心衰患者的心室功能。

8. 急性右心衰竭的治疗

(1)右心室梗死伴急性右心衰竭的治疗

——扩容治疗:患者如存在心源性休克,在检测中心静脉压的基础上,首要治疗是大量补液,可应用 706 代血浆、低分子右旋糖酐、0.9%氯化钠等,以每分钟 20 ml 静脉滴注,直至肺毛细血管嵌压上升至 15～18 mmHg、血压回升、低灌注症状改善。24 小时的输液量为 3 500～5 000 ml。对充分扩张血容量而血压仍低者,可给予多巴酚丁胺或多巴胺。如在补液过程中出现左心衰竭,应立即停止补液。此时若动脉血压不低,可小心给予血管扩张药。

——禁用利尿剂、吗啡、硝酸甘油等血管扩张剂,以避免进一步降低右心室充盈压。

——如右心室梗死同时合并广泛左心室梗死,则不宜盲目扩容,防止造成急性肺水肿。如存在严重左心室功能障碍、肺毛细血管嵌压升高,不宜使用硝普钠,应考虑主动脉内球囊反搏术(IABP)治疗。

(2)急性大块肺栓塞所致急性右心衰竭的治疗

——止痛:给予吗啡或哌替啶。

——吸氧:鼻导管或面罩给氧每分钟 6～8 L。

——溶栓治疗:常用尿激酶、重组人组织型纤溶酶原激活剂;停药后应继续肝素治疗。用药期间监测凝血酶原时间,使之延长至正常对照时间的 1.5～2.0 倍;持续滴注 5～7 天。停药后改用华法林口服数月。

——经内科治疗无效的危重患者(如休克),若经肺动脉造影证实为肺总动脉或其较大分支内栓塞,可做介入治疗,必要时可在体外循环下紧急早期切开肺动脉、摘除栓子。

(3)右侧心瓣膜病所致急性右心衰竭的治疗　该右心衰竭的治疗主要应用利尿剂,以减轻水肿;但要防止过度利尿造成心排血量减少。对基础心脏病如肺动脉高压、肺动脉狭窄、合并肺动脉瓣或三尖瓣关闭不全、感染性心内膜炎等,要按相应的指南予以治疗。肺源性心脏病合并的右心衰竭,其急性加重可视为一种特殊类型的急性右心衰竭,亦应按该病的相应指南常规治疗,同时予以强心利尿、扩血管药、ACEI 等。①不宜利尿过度:单纯左心衰要求强有力的利尿,肺源性心脏病并发左心衰如利尿过度可导致痰液黏稠不易咳出、痰栓形成;可导致电解质紊乱,加重心律失常;低钾低氯性碱中毒可使氧解离曲线左移,组织缺氧加重。因此要权衡利弊,尽量使用弱效保钾利尿剂,监测水电平衡。②输液忌过量过快:肺源性心脏病患者常伴食欲减退、恶心、营养状况差,并发左心衰时输液不宜过量过快,以免加重左心衰。③应注意调节患者胃肠功能,鼓励患者少量多餐饮食及优质蛋白饮食,对严重低蛋白血症致周围水肿及肺水肿难以纠正的,在严密监测病情情况下采取少量多次缓慢静脉滴注血浆、白蛋白。④有效控制感染,改善通气、纠正缺氧很重要,甚至直接影响对左心衰纠正的成败。

9. 主动脉内球囊反搏

临床研究表明,主动脉内球囊反搏(IABP)能有效改善心肌灌注、降低心肌耗氧量、增加心排血量,是一种介入治疗方法,在 X 光引导下,用导管经皮肤导入一个 30～50 ml 的球囊放入主动脉;提高舒张压,增加冠动脉血液及心脏输出。

(1)适应证(Ⅰ类推荐、B 级证据)　一是急性心肌梗死、严重心肌缺血等,并发心源性休克,且不能由药物治疗纠正。主要应用于心脏疾病产生的休克、难治的心绞痛、严重主动脉病变、严重血管病变等紧急情况下,需做急性冠状动脉介入治疗、外科手术;或在需紧急转院前作稳定病情之用;二是伴血流动力学障碍的严重冠心病(如急性心肌梗死伴机械通气并发症);三是心肌缺血伴顽固性肺水肿。

(2)禁忌证　禁忌证为存在严重的外周血管疾病、主动脉瘤、主动脉瓣关闭不全、活动性出血、抗凝禁忌证、严重血小板缺乏。

（3）主动脉内球囊反搏的撤除　急性心衰患者的血流动力学稳定后,可撤除主动脉内球囊反搏,撤除的参考指征为：一是心脏排血指数每分钟＞2.5 L/m²。二是每小时尿量＞1 ml/kg。三是血管活性药用量逐渐减少,而同时血压恢复较好。四是呼吸稳定,动脉血气分析各项指标正常。五是降低主动脉内球囊反搏频率时,血流动力学参数仍然稳定。

主动脉内球囊反搏的严重并发症包括：死亡、大动脉破裂、下肢缺血、心瓣膜损伤、中风、严重出血;其他并发症包括：病菌感染、出血、球囊破裂;轻微并发症包括：对显影剂过敏、作呕、腹股沟并发症等。伤口附近的轻微瘀伤较常见。

10. 机械通气

（1）指征　急性心衰患者行机械通气的指征为：一是出现心跳呼吸骤停而进行心肺复苏时。二是合并Ⅰ型或Ⅱ型呼吸衰竭。

（2）无创呼吸机辅助通气　它是一种无须气管插管、经口/鼻面罩给患者供氧、由患者自主呼吸的机械通气治疗;分为持续气道正压通气、双相间歇气道正压通气。作用机制为：通过气道正压通气,改善患者通气状况,减轻肺水肿,纠正缺氧和 CO_2 潴留,缓解Ⅰ型或Ⅱ型呼吸衰竭。

——适用证：Ⅰ型或Ⅱ型呼吸衰竭患者,经常规吸氧、药物治疗仍不能纠正时,应及早应用无创的呼吸机辅助通气（Ⅱa 类推荐,B 级证据）。主要用于呼吸频率每分钟≤25 次、能配合呼吸机通气的早期呼吸衰竭患者。

——在下列情况下应用受限：如不能耐受和合作的患者、有严重认知障碍和焦虑的患者、呼吸急促（频率每分钟＞25 次）、呼吸微弱、呼吸道分泌物较多的患者。

（3）气管插管和人工机械通气　应用指征为心肺复苏时、严重呼吸衰竭经常规治疗不能改善者,尤其是出现明显呼吸性/代谢性酸中毒并影响到意识状态的患者。

11. 气管插管和人工机械通气管理研究进展

有创的气管插管、人工机械通气,是经气管插管或气管切开建立的人工气道,用于各种原因所致的呼吸衰竭、麻醉、外科手术后的呼吸支持治疗。随着机械通气时间的延长,呼吸机相关性气管支气管炎（VAP）可成为常见的并发症之一。加强人工气道的科学管理,保障持续有效通气,同时预防呼吸机相关性气管支气管炎的发生至关重要。

1）人工气道的固定

人工气道管理的首要任务是保障管道的有效性,避免管道松动、移位、脱出、非计划性拔管。固定时注意事项包括：

——评估导管外露长度、固定带的松紧度,经口气管插管导管距门齿 22～24 cm,气管切开患者 24 小时抽取油纱条后,需重新调整固定带的松紧度,以一指为宜,并打死结,更换固定带时由二人合作完成。

——注意呼吸机管路重量过大时,适当调节支架,避免插管左右移动。

——为防止清醒患者因躁动、不适发生非计划性拔管,应加强与患者及家属的沟通,取得配合;对谵妄、精神异常、躁动频繁的患者给予药物（镇痛、镇静）约束与物理约束,防止非计划性拔管。

2）气囊管理

（1）气囊压力和充气技术　人工气囊可封闭气道、保证潮气量供给、相对固定气管导管,预防误吸的发生。若气囊充气不足,易导致漏气、误吸;若气囊充气过度,则会发生气道黏膜缺血坏死。理想的气囊压力,应保持在 18.4～22.1 mmHg（25～30 cmH₂O）。

气囊充气时,可采用最小闭合容量技术（气囊充气后,吸气时恰好无气体漏出）和最小漏气技术（气囊充气后,吸气时允许有少量气体漏出,＜50 ml）。充气量一般为 8～10 ml。

（2）气囊放气管理　以往认为,气囊常规充-放气,可防止气囊压迫导致气管黏膜损伤。目前认为,气囊不需要定时放气,原因是气囊放气后,气囊压迫的黏膜毛细血管血流恢复需 1 小时以上,气囊放气 5～10 分钟不可能恢复局部血流。研究显示,气囊间断放气后,机械通气条件骤变,使潮气量减少,导致肺泡通气不足,可出现低氧血症使病情加重。一般气囊充放气应用于:一是当气道峰压力明显增高或降低时,为避免气道压力过高或过低,应将气囊放气,重新充气。二是清除气囊上滞留物时。

(3)气囊上分泌物清除　气囊上分泌物,又称声门下分泌物,是指口咽部分泌物及反流的胃内容物积聚于气囊上、声门下的区域。研究显示,对声门下分泌物进行连续性吸引,可使呼吸机相关性气管支气管炎(VAP)的发生率降低 50%。

3)体位管理

机械通气时采取合理的体位管理,可防止误吸,防止口腔定植细菌下移。研究证明,半卧位能减少胃液反流,避免口咽部分泌物误吸,是预防呼吸机相关性气管炎、支气管炎的有效措施。

4)气道分泌物管理

(1)气道温湿化　人工气道建立后,破坏呼吸道正常的黏液纤毛运动,导致分泌物滞留,增加患者呼吸机相关性气管炎、支气管炎发生的风险。有效的气道湿化,是保持呼吸道通畅、预防肺部感染的重要措施。人工气道湿化包括气管内滴药、超声雾化、呼吸机加热、湿化器湿化、人工鼻湿化。而在持续机械通气过程中,呼吸机加热、湿化器湿化(包括热导丝湿化器、非热导丝湿化器)是最主要的湿化设备,其中热导丝湿化器是较理想的选择;后者有两个测温探头,通过人工调节,可使吸入气体温度保持在 32～37℃,相对湿度 95%～100%,接近于人体鼻腔温度,能维持黏液纤毛正常活动,可达到良好的湿化效果;能使吸入气体温度保持相对恒定,可防止冷凝水形成。人工鼻能截留来自患者及呼吸机内外环路的细菌污染,防止呼吸机相关性气管炎、支气管炎的发生。

(2)吸痰时机　传统的吸痰方式是每 2 小时一次吸痰,但这样会人为增加或减少吸痰次数。目前国内外主张按需吸痰,即出现下列指征之一时吸痰:一是气道内有明显的水泡音。二是氧饱和度、动脉血气值恶化。三是呼吸机容量控制模式时气道峰压增加,或压力控制模式潮气量减少。四是怀疑胃内容物或上气道分泌物误吸。五是急性呼吸窘迫。六是患者无自主咳嗽能力。

研究显示,在体位改变之前进行吸痰,可减少呼吸机相关性气管炎、支气管炎的发生率。机械通气时增加吸痰前预充气的时间和氧浓度,可预防吸痰导致低氧血症。吸痰可采用三步排痰法:先雾化吸入,再翻身拍背,然后吸痰,加胸部震动法,使附着在深部支气管壁的痰液松动,向上移动集中于气管或上呼吸道,有利于气道分泌物的清除。

(3)吸痰方法　吸痰方法分为开放式吸痰、密闭式吸痰。开放式吸痰需脱机进行吸痰操作,特别是对肺顺应较低的患者,脱机吸痰可导致肺容积减少,出现肺泡萎陷。密闭式吸痰管与人工气道、呼吸机管路连成一个系统,使气道压力保持稳定,对肺顺应性、肺换气功能、血流动力学等的影响较小。有人建议,在给机械通气的患者吸痰时,使用密闭式吸痰,可降低呼吸机相关性气管炎、支气管炎的发生率,可降低吸痰过程中的低氧血症的发生率。因此机械通气时高浓度吸氧(>60%)、高正性终末呼吸压(PEEP>10 cmH$_2$O)、急性肺损伤、呼吸道传染病的患者,应使用密闭式吸痰。

(4)吸痰深度　吸痰深度以吸痰管插入气管套管的终末端为界限,分为浅部吸痰、深部吸痰。研究显示,与浅部吸痰比,深部吸痰可较显著降低气道阻力,减少吸痰次数,延长吸痰间隔时间(P<0.05),肺部感染发生率略低于浅部吸痰(P>0.05)。目前临床上对成人常使用深部吸痰,对婴幼儿采用浅部吸痰,以保护婴幼儿支气管黏膜免受损伤。

(5)气管切口的管理

气管切口周围可用 0.5%碘伏棉球替代 75%酒精棉球消毒,每天 2 次,范围 5～6 cm,可减少因气管切开护理导致的刺激性咳嗽,降低切口感染率。但痰液较多的患者,切口较易被痰液污染,可增加换药次数。机械通气过程中进行人工气道管理时,要提高机械通气的成功率,减少呼吸机相关性气管炎、支气管炎的发生率。因此要维持气道通畅,避免意外拔管,保证潮气量供给,防止反流、误吸;需要足够的气道湿化、一定的温度,减少冷凝水形成;选择按需吸痰并掌握吸痰技巧,根据患者的病情及呼吸机参数,合理选择吸痰方法与吸痰深度,预防低氧血症,维持气道正压。

12. 血液净化治疗(Ⅱa 类推荐,B 级证据)

(1)作用机制　血液净化治疗可维持水、电解质、酸碱的平衡,稳定内环境,可清除尿毒症毒素(肌酐、尿素、尿酸等)、细胞因子、炎症介质、心脏抑制因子等。治疗中的物质交换可通过血液滤过(超滤)、血液透析、连续血液净化、血液灌流等来完成。

(2)适应证　血液净化对急性心衰有益,但并非常规应用的手段;出现下列情况之一可考虑采用:一是高血容量负荷,如肺水肿、严重的外周组织水肿,且对袢利尿剂、噻嗪类利尿剂抵抗。二是低钠血症(血钠<110 mmol/L),且有相应的临床症状如神志障碍、肌张力减退、腱反射减弱或消失、呕吐、肺水肿等。在上述两种情况下,一般应用单纯血液滤过。三是肾功能进行性减退,血肌酐>500 μmol/L 或符合急性血液透析指征的其他情况。

(3)不良反应和处理　建立体外循环的血液净化,常存在相关的不良反应,如生物不相容、出血、凝血、血管通路相关并发症、感染、机器相关并发症等,应避免出现新的内环境紊乱。连续血液净化治疗时,应注意热量、蛋白质的丢失。

13. 心室机械辅助装置

急性心衰经常规药物治疗无明显改善时,有条件时,可应用心室机械辅助装置(Ⅱa 类推荐,B 级证据)。心室机械辅助装置有体外膜式氧合器、左心室辅助装置(如置入式电动左心辅助泵、全人工心脏)。根据急性心衰的不同类型,可选择心室机械辅助装置。在积极治疗基础心脏病的前提下,短期辅助心脏功能,可作为心脏移植或心肺移植的过渡期治疗方法。

14. 心衰的病因及合并临床情况的处理

(1)心衰合并心律失常　一些心衰指南认为,不推荐决奈达隆及Ⅰa、Ⅰb、口服Ⅰc 类抗心律失常药物,尤其是 LVEF≤40% 的患者(Ⅲ类推荐,A 级证据)。慢性左心室射血分数降低的心衰、无急性失代偿、症状性心衰患者合并持续性或永久性房颤,单药治疗首选 β 受体阻断剂(Ⅰ类推荐,A 级证据);不能耐受 β 受体阻断剂者,推荐地高辛(Ⅰ类推荐,B 级证据);β 受体阻断剂、地高辛都不能耐受者,推荐胺碘酮(Ⅰ类推荐,B 级证据)。

可联合 2 种药物治疗,如 β 受体阻断剂治疗反应欠佳时,能加用地高辛(Ⅰ类推荐,B 级证据);β 受体阻断剂加用地高辛治疗反应欠佳、不能耐受者,可 β 受体阻断剂加用胺碘酮(Ⅱb 类推荐,C 级证据)。β 受体阻断剂、地高辛、胺碘酮中的任何 2 种联合治疗反应欠佳、不能耐受其中一种药物者,可进行房室结消融、起搏器、心脏同步化(CRT)等治疗(Ⅱb 类推荐,C 级证据)。

如无抗凝禁忌证,一旦发现房颤应充分抗凝(如静脉应用肝素)(Ⅰ类推荐,A 级证据)。为迅速控制心室率,可考虑静脉应用强心苷类药物(Ⅰ类推荐,C 级证据)。慢性左心室射血分数降低的心衰、无急性失代偿、症状性心衰患者合并房颤、经优化药物治疗并充分控制心室率后仍持续有心衰症状/体征的患者,可电复律或胺碘酮复律(Ⅱb 类推荐,C 级证据)。胺碘酮可应用于电复律前及电复律成功后,以维持窦性心律(Ⅱb 类推荐,C 级证据)。

急性心衰患者如出现血流动力学异常,要紧急恢复窦性心律,首选电复律(Ⅰ类推荐,C 级证据)。如不需紧急恢复窦性心律,且房颤首次发作,持续时间<48 小时或经食管超声心动图没有发现左心房血栓证据,应电复律或药物复律(Ⅰ类推荐,C 级证据)。急性心衰患者慢性房颤的治疗以控制心室率为主,首选地高辛或毛花苷 C 静脉注射(Ⅰ类推荐,C 级证据);如控制心室率不满意,可静脉缓慢注射胺碘酮(Ⅰ类推荐,B 级证据);一般不选择 β 受体阻断剂。

——慢性心衰患者室性心律失常的治疗:有症状性或持续性室速、室颤时,如患者有较好的心功能状态,治疗目标为改善生存率,推荐 ICD(Ⅰ类推荐,A 级证据)。已置入 ICD、经优化治疗及程控后,仍有症状及反复放电,推荐给予胺碘酮(Ⅰ类推荐,C 级证据)。已置入 ICD、仍有引起反复放电的室性心律失常,经优化治疗、程控、胺碘酮治疗不能预防的患者,推荐导管消融治疗(Ⅰ类推荐,C级证据)。不适合置入 ICD、已经优化治疗的患者,可考虑胺碘酮治疗,以预防持续的症状性室性心律失常复发(Ⅱb类推荐,C级证据)。

——急性心衰患者室性心律失常的治疗:对血流动力学不稳定的持续性室速、室颤患者,首选电复律或电除颤,复律、除颤后可加用静脉胺碘酮预防复发(Ⅰ类推荐,C级证据)。心衰患者室性心律失常时,一般要治疗诱因(Ⅰ类推荐,C级证据);要优化药物治疗(Ⅰ类推荐,A级证据);对非持续性、无症状的室性心律失常,除β受体阻断剂外,一般不建议应用其他抗心律失常药物;合并冠心病患者,如有适应证,可行冠状动脉血运重建术(Ⅰ类推荐,C级证据)。

(2)心衰合并心脏瓣膜病　经皮二尖瓣球囊成形术(PMBV)可应用于如下:一是中/重度二尖瓣狭窄(MS)(Ⅰ类推荐,A级证据)。二是无症状但临床、心脏瓣膜的情况较适合、房颤栓塞风险较高、血流动力学失代偿风险较高的患者(Ⅱa类推荐,C级证据)。

(3)慢性心衰合并冠心病　慢性心衰合并心绞痛时,药物可首选β受体阻断剂(Ⅰ类推荐,A级证据);如不能耐受,可给予伊伐布雷定(窦性心律患者)、硝酸酯、氨氯地平(Ⅱa类推荐,A级证据)、尼可地尔(Ⅱb类推荐,C级证据)中的一种。

如应用β受体阻断剂(或其他替代药物)后仍然有心绞痛时,可加用伊伐布雷定、硝酸酯、氨氯地平(Ⅰ类推荐,A级证据)或尼可地尔(Ⅱb类推荐,C级证据)中的一种。如应用2种抗心律失常药物后仍然有心绞痛时,应行冠状动脉血运重建术(PCI,Ⅰ类推荐,A级证据),也可考虑由上述药物中选择2种后,再加用第3种抗心绞痛药物(Ⅱb类推荐,C级证据)。

——慢性左心室射血分数降低的心衰患者、LVEF≤35%,有显著心绞痛症状,伴以下情况之一时,推荐行冠状动脉旁路移植术(CABG,冠脉搭桥术,Ⅰ类推荐,B级证据):左主干显著狭窄、左主干同等病变(前降支、回旋支都有近端狭窄)、前降支近端狭窄伴双支/三支的动脉病变。如有存活心肌、冠状动脉合适,可考虑经皮冠状动脉介入治疗(PCI,Ⅱb类推荐,C级证据)。

——慢性左心室射血分数降低的心衰患者,LVEF≤35%,有心衰症状、无心绞痛症状或症状轻微,无论左心室收缩期末容积大小,如有存活心肌,可考虑行冠状动脉旁路移植术(Ⅱa类推荐,C级证据)。如有左心室巨大室壁瘤,行冠状动脉旁路移植术时,应行左心室室壁瘤切除术(Ⅰ类推荐,C级证据)。如有存活心肌、冠状动脉合适,可考虑进行经皮冠状动脉介入治疗治疗(Ⅱb类推荐,C级证据)。无存活心肌证据,不推荐冠状动脉旁路移植术、经皮冠状动脉介入治疗(Ⅲ类推荐,B级证据)。

(4)急性心衰合并冠心病　ST 端抬高型 AMI 患者,可急诊行经皮冠状动脉介入治疗或静脉溶栓治疗(Ⅰ类推荐,A级证据)。非 ST 抬高型急性冠状动脉综合征,建议早期行血运重建治疗(经皮冠状动脉介入治疗或冠状动脉旁路移植术);如血流动力学不稳定,可行紧急血运重建术(Ⅰ类推荐,A级证据)。

(5)慢性心衰合并高血压　首先推荐 ACEI/ARB、β受体阻断剂、醛固酮受体阻断剂中的至少1种或多种联合(Ⅰ类推荐,A级证据);如血压仍高,可加用噻嗪类利尿剂(Ⅰ类推荐,C级证据);如血压仍不能控制,可加氨氯地平(Ⅰ类推荐,A级证据)或非洛地平(Ⅱa类推荐,B级证据);避免应用有心脏抑制作用的大多数 CCB,有钠潴留作用的强效血管扩张剂(如 α 受体阻断剂)(Ⅲ类推荐,A级证据)。

15. 外科手术

(1)冠心病

——不稳定性心绞痛/心肌梗死并发心源性休克:经冠状动脉造影证实为严重左主干/多支的血管病变;在确认冠状动脉支架术、溶栓治疗无效的情况下,可进行冠状动脉旁路移植术,能明显改善心衰。经积极的抗急性心衰药物治疗,并在机械通气、主动脉内球囊反搏等辅助下,甚至在体外循环支持下,应立即急诊手术。

——心肌梗死后机械合并症如心室游离壁破裂：其发生率为 0.8%～6.2%，可导致心脏压塞、电-机械分离，可在数分钟内出现猝死；亚急性破裂并发心源性休克确诊后，少数患者可在心包穿刺减压、补液、应用药物维持下，立即手术。有人报道，急性心肌梗死后心室游离壁破裂，可在数分钟内发生猝死，有时也可并发于急性心肌梗死后、多巴酚丁胺负荷超声心动图实验中；常有突发低血压、胸痛、心源性休克、意识丧失，有新 ST 段抬高或 T 波改变，超声心动图显示心包积液超过 1 cm 时，应及时采取心包穿刺放液术，补充血容量，采取强心治疗。

——室间隔穿孔、破裂：心肌梗死后室间隔穿孔、破裂发生率为 1%～2%，多发生在 1～5 天内，最常见于前壁心肌梗死，多见于老年、女性，院内病死率为 81%。患者左侧下位肋间突现杂音或发生心源性休克，经超声心动图能确诊并评价心室功能；直接的诊断依据，也可依靠心导管、左心室造影检查而获得，可证实穿孔部位、分流量，可证实是否合并二尖瓣关闭不全；有后者时应及时采取手术治疗（Ⅰ类推荐，B级证据）；对大多数需手术的患者，二尖瓣修补术优于二尖瓣置换术（Ⅰ类推荐，C级证据）。

在药物、非药物积极治疗下，可行冠状动脉造影；确诊后，若经药物治疗可使病情稳定，尽量争取 4 周后手术治疗；若药物治疗（包括主动脉内球囊反搏）不能使病情稳定，应早期手术修补，同期进行冠状动脉旁路移植术。对不合并心源性休克的急性心衰患者，血管扩张剂如硝酸甘油或硝普钠可使病情有所改善；对合并心源性休克的急性心衰患者，主动脉内球囊反搏，能为造影、手术提供准备，可给予有效的血流动力学支持。对大的室间隔穿孔合并心源性休克的急性心衰患者，急诊手术是使之存活的唯一方法，但手术病死率很高。对血流动力学稳定的患者（除非症状不显著的小缺损）也多主张早期手术治疗，因破裂缺损可能扩大。但最佳手术时机目前还在研究中。在急性期，因坏死心肌较松脆，手术有一定技术困难。经皮室间隔缺损封堵术，可用于部分经选择的患者，但尚有待积累经验，以确定其应用价值。在患者病情允许的情况下，可先实施冠状动脉造影、室间隔封堵术。

——重度二尖瓣关闭不全：本病在急性心肌梗死伴心源性休克患者中约占 10%，多出现在心梗后 2～7 天。完全性乳头肌断裂者多在 24 小时内死亡，而乳头肌功能不全的急性心衰患者较为多见，预后较好。超声心动图可确诊并测出反流量、左心室功能。应在主动脉内球囊反搏支持下，行冠状动脉造影。出现肺水肿者，应立即作瓣膜修补术、瓣膜置换术，并同期行冠状动脉旁路移植术。

（2）心瓣膜疾病　缺血性乳头肌功能不全、黏液性腱索断裂、心内膜炎、创伤等所致的急性二尖瓣关闭不全，及因感染性心内膜炎、主动脉夹层、胸部闭合伤等所致的急性主动脉瓣关闭不全，均应尽早手术干预。主动脉瓣或二尖瓣的严重狭窄、联合心瓣膜病的心功能失代偿期，也需要尽早手术。人工瓣膜血栓形成或瓣膜失功能所致的急性心衰，病死率较高，超声心动图（必要时用经食管超声心动图）可明确诊断，均应手术，尤其左心系统的血栓应立即手术。

有急性二尖瓣反流等急性心肌梗死后，心源性休克的发生率在 10% 左右，常发生在心梗后 2 周内；因乳头肌彻底断裂引发的急性二尖瓣反流，未立即手术者，大多在 1 天内死亡。患者主要表现为肺水肿、心源性休克症状，同时伴有心尖区收缩期杂音；大多数患者实施导管前主动脉内球囊反搏，需及时进行手术治疗，注意防范病情突然加剧、出现严重的并发症。

（3）急性主动脉夹层急性心衰（尤其Ⅰ型）　急性主动脉夹层急性心衰，因高血压危象、主动脉瓣反流，可出现急性心衰。超声心动图一旦明确主动脉瓣反流，应立即手术。

（4）其他疾病　主动脉窦瘤破裂、心脏内肿瘤（如左心房黏液瘤）、心脏内巨大血栓形成（在左心房或肺动脉）等，均会造成瓣膜反流或流出道梗阻，可引起急性心衰，需要立即手术。心脏外科手术中，心肌保护不良、心脏阻断时间延长、反复多次阻断、心脏畸形纠正不彻底、心脏移植供心有缺血时间过长、术后心包压塞等，均可造成严重低心排出综合征，需要给予积极的药物治疗、非药物（包括主动脉内球囊反搏、体外膜式氧合器）治疗，甚至再次手术。各种心导管检查、介入治疗的并发症亦可导致急性心衰,其所致的急性心肌梗死、冠状动脉损伤、二尖瓣球囊扩张术后重度反流、封堵器脱落梗阻、心脏破损出血、心包压塞等,一般均需要紧急手术。

五、急性心衰处理要点

急性心衰确诊后,即应采用规范的处理流程。先进行初始治疗,继而进一步治疗。初始治疗包括经鼻导管或面罩吸氧,静脉给予吗啡、袢利尿剂(如呋塞米)、毛花苷 C、氨茶碱(或二羟丙茶碱)等。

初始治疗不能缓解病情的严重患者应做进一步治疗,可根据收缩压、肺淤血状况,选择应用血管活性药包括正性肌力药、血管扩张药、缩血管药。病情严重或血压持续降低(<90 mmHg)甚至心源性休克者,应在血流动力学监测下进行治疗,并酌情采用各种非药物治疗方法,包括主动脉内球囊反搏、机械通气支持、血液净化、左心室机械辅助装置、外科手术。

血浆 BNP/NT - proBNP 水平的动态测定,有助于指导急性心衰的治疗,血浆 BNP/NT - proBNP 水平在治疗后仍高居不下者,提示预后较差,需进一步加强治疗;治疗后血浆 BNP/NT - proBNP 水平降低且降幅>30%,提示治疗有效,预后较好。要及时矫正基础心血管疾病,控制、消除各种诱因。

六、急性心力衰竭的基础疾病处理

1. 缺血性心脏病所致的急性心衰

缺血性心脏病是 40 岁以上人群心衰的最常见病因。通过询问病史、心血管危险因素,检查心电图、血清心肌损伤标志物水平的动态变化,多数可明确缺血性心脏病的诊断。超声心动图检查,常有助于了解、评价心脏的结构、功能变化。

2. 针对缺血性心脏病的病因治疗

抗血小板治疗:对合并急性心肌梗死、不稳定心绞痛的患者,要给予阿司匹林、氯吡格雷等强化抗血小板治疗;而对无急性心肌梗死、无不稳定性心绞痛的患者,口服阿司匹林即可。

抗凝治疗:对急性心肌梗死、不稳定性心绞痛等患者,可根据相应指南给予低分子肝素或普通肝素等抗凝治疗。改善心肌供血、减少心肌耗氧的治疗时,应口服、静脉给予硝酸酯类药物。改善血脂治疗时,应口服给予他汀类药物。

他汀类药物是 HMG - CoA 还原酶抑制剂,能降脂、抗炎、抗氧化、改善血管内皮功能、抑制血小板聚集;能抑制 NF - κB、MCP - 1、高敏 C 反应蛋白、IL - 1/6、内皮素 1,抗炎;可抑制 Rho,促进表达 eNOS、生理性一氧化氮,可治疗慢性心衰;慢性心衰患者心脏自主交感神经常过度兴奋,心脏自主迷走神经张力常低下,心率变异,可诱发恶性室性心律失常,加重心衰。心率变异性(HRV)是评估心脏自主神经功能平衡的重要指标。他汀类药物能调节自主神经系统功能。有人用他汀类治疗 9611 例收缩性心衰、舒张性心衰(NYHA 心功能Ⅱ~Ⅳ级)的老年患者,随访 32.8 个月,结果发现,与安慰剂组比,瑞舒伐他汀组血清 LDL、高敏 C 反应蛋白的水平降低,心衰入院次数减少,生存率提高,死亡率降低。

但 2012 年欧洲慢性心衰指南,不推荐常规使用他汀类,因为一定水平的血浆脂蛋白,可中和内毒素;过度降低血浆胆固醇水平、减少合成辅酶 Q10、降低线粒体功能,可能与心衰不良结果相关。有人发现,给予辅酶 Q10+辛伐他汀治疗,可明显改善慢性心衰患者射血分数、左心室舒张末内径,改善患者心功能。因此在慢性心衰患者中,应明确心衰病因,兼顾血脂水平,权衡利弊,谨慎使用。

——对因心肌缺血发作而诱发、加重的急性心衰(主要表现有胸痛、胸闷等症状,心电图有动态的缺血性 ST－T 改变),如患者血压偏高、心率增快,可在积极控制心衰的基础治疗上,慎重应用口服甚至静脉注射 β 受体阻断剂,有利于减慢心率、降低血压,从而减少心肌耗氧量,改善心肌缺血、心功能。

——对 ST 段抬高的急性心肌梗死,若在溶栓、急诊介入治疗时间窗内就诊,并有溶栓、介入治疗指征,在评价病情、治疗风险后,如在技术上能迅速完成,同时患者家属充分理解,则可给予急诊介入治疗或静脉溶栓治疗。但此时介入治疗风险较大,必要时可在应用主动脉内球囊反搏支持下,行介入治疗,及早开通梗死相关冠状动脉,挽救濒死心肌,缩小梗死面积,有利于急性心衰的控制。对已出现急性肺水肿和明确的 I 或 II 型呼吸衰竭患者,则首先纠正肺水肿、呼吸衰竭。

——合并低血压和休克者,如有条件,可给予主动脉内球囊反搏、体外膜式氧合器等机械辅助支持治疗,有助于提高抢救成功率。

——除急诊介入治疗外,冠状动脉造影、冠状动脉血运重建治疗,应在急性心衰得到有效缓解后进行。

3. 高血压所致的急性心衰

这时有高血压(>180/120 mmHg),心衰发展较迅速,心脏排血指数通常正常,肺毛细血管嵌压>18 mmHg,X 线胸片正常或呈间质性肺水肿;高血压所致的急性心衰属高血压急症,应把握适当的降压速度。

慢性高血压患者因血压自动调节功能受损,快速降压可导致心、脑、肾等重要脏器供血不足,会加重脏器缺血。如急性心衰病情较轻,可在 24~48 小时内逐渐降压;病情较重、伴肺水肿患者,应在 1 小时内将平均动脉压较治疗前平均动脉压降低 ≤25%,2~6 小时降至 160/100~110 mmHg,24~48 小时内使血压逐渐降至正常。优先考虑静脉给予硝酸甘油,亦可应用硝普钠。静脉给予呋塞米等袢利尿剂,能起辅助降压之效。乌拉地尔适用于基础心率很快、应用硝酸甘油或硝普钠后心率迅速增加而不能耐受的患者。

4. 心瓣膜病所致的急性心衰

任何内科治疗和药物,均不可能缓解心瓣膜病变损害;后者可促发心肌重构,最终导致心衰;在疾病逐渐进展过程中,一些因素尤其是伴快速心室率的房颤、感染、体力负荷加重等,均可诱发心衰的失代偿或发生急性心衰。对此类患者早期采用介入、外科手术矫治,是预防心衰的途径;部分无症状的心瓣膜病患者,亦应积极考虑采用介入、外科手术,以从根本上改善其预后。伴发急性心衰的患者,原则上应积极采取一些指南所列出的各种治疗举措,力求稳定病情,缓解症状,以便尽快进行心瓣膜的矫治术。已发生心衰的患者,均须进行心瓣膜矫治术。反复的心衰发作,不仅加重病情,也会增加手术的风险,并影响术后心功能的改善。

风湿性二尖瓣狭窄所致的急性肺水肿,常由快速心室率的房颤诱发,在农村地区仍较常见。有效控制房颤的心室率,对成功治疗急性心衰较重要。可应用毛花苷 C 0.4~0.6 mg 缓慢静脉注射,必要时 1~2 小时后重复一次(剂量减半)。效果不理想者,可加用静脉 β 受体阻断剂,宜从小剂量开始(普通剂量之半),酌情增加剂量,直至心室率得到有效控制;还可静脉使用胺碘酮。药物无效者可考虑电复律。一旦急性心衰得到控制,病情缓解,应尽早考虑介入、外科手术,以解除瓣膜狭窄。

5. 非心脏手术围术期发生的急性心衰

非心脏手术围术期发生的急性心衰较为常见,是引起围手术期患者死亡的原因之一。

——要评估患者围术期可能发生急性心衰的风险,术前可做出危险分层。

高危:有不稳定性心绞痛、急性心肌梗死(7 天以内)、新近发生心肌梗死(7 天~1 个月)、失代偿性心衰、严重或高危心律失常、严重心瓣膜病、III 级高血压(>180/110 mmHg)。

中危:有缺血性心脏病史、心衰失代偿史,有心衰、脑血管病(短暂性脑缺血发作、脑卒中)、糖尿病、肾功能不全。

低危:年龄>70岁,有心电图异常(左心室肥厚、完全性左束支传导阻滞、非特异性 ST－T 改变)、非窦性心律、未控制的高血压。高危者应推迟或取消手术。中/低危者术前应做充分的预防治疗。多个低危因素并存时,手术风险会增加。

——评估手术类型的风险:不同类型的手术对心脏的危险不同。对风险较高的手术,术前要做充分的预防治疗,具体手术类型如下。

心脏危险>5%的手术:指主动脉和其他主要血管的手术、外周血管手术。

心脏危险 1%～5%的手术:指腹腔内手术、胸腔内手术、头颈部手术、颈动脉内膜切除术、整形手术、前列腺手术。

心脏危险<1%的手术:指内镜手术、皮肤浅层手术、白内障手术、乳腺手术、门诊手术。

——积极的预防方法:要控制基础疾病,如治疗高血压、糖尿病,改善心肌缺血,保护肾功能,治疗已有的慢性心衰等。

——药物应用:围手术期β受体阻断剂的应用,可减少心肌缺血、心肌梗死的危险,降低冠心病病死率。也有报告,ACEI、ARB、他汀类、阿司匹林可减少围手术期的心肌缺血、心肌梗死、心衰的发生率,但 ACEI 有诱发低血压倾向,应注意监测。

——围手术期急性心衰的治疗:急性心衰的处理与前述相同。有报告,左西孟旦可成功用于此类心衰,包括围生期心肌病、术中和术后的急性心衰、心源性休克。重组人 B 型脑钠肽也有应用的报告,其疗效与硝酸甘油相仿。

——特殊装置的应用:有发生心源性休克、低血压倾向的心衰患者,术前可安置主动脉内球囊反搏或双腔起搏器;术中发生急性心衰,如主动脉内球囊反搏不能奏效,可安装人工心脏(TAH);正在进一步临床研究中。人工心脏能在解剖学、生理学上,代替因重症丧失功能的自然心脏,可永久性植入,体外部分是电池盒,体内部分有锂电池、电子箱、胸部装置(内置马达),后者能驱动血液流经全身,可根据人体需要调节心率;人活动增加时,能增加血流。由于使用了经皮能量传送技术,废除了经皮穿出的驱动线管,能减少感染率。人工心脏主要适用于各种终末期心功能衰竭患者,术后要进行血流动力学的监测;要遵医嘱积极使用血管活性药,维护循环功能稳定。早期行抗凝治疗,可应用微量泵输入,治疗过程中,要根据活化凝血酶时间的值、患者的出血症状,调整抗凝药的剂量。

6. 急性重症心肌炎所致的急性心衰

急性重症心肌炎又称为爆发性心肌炎,多由病毒所致,因广泛心肌损害引起心脏泵衰竭,可出现急性肺水肿、心源性休克、恶性心律失常,能导致死亡。早期做出明确诊断很重要。心肌损伤标志物、心衰生物学标志物的血水平升高,有助于确诊。临床处理要点如下。

——积极治疗急性心衰:血氧饱和度过低的患者,予以氧气疗法、人工辅助呼吸。伴有严重肺水肿、心源性休克的患者,应在血流动力学监测下,应用血管活性药。

——药物:糖皮质激素可短期应用于有严重心律失常、三度房室传导阻滞、心源性休克、心脏扩大伴心衰的患者。α 干扰素、黄芪注射液可用于抗病毒治疗。维生素 C 静脉滴注可保护心肌免受活性氧、脂质过氧化的损伤。细菌感染能加重病毒性心肌炎,治疗初期可使用青霉素静脉滴注。但药物治疗的疗效,目前因缺少临床证据而较难评估。

病毒性心肌炎时,有病毒感染对心肌损害,异常细胞免疫、细胞因子可介导心肌损害、微血管损伤。一般病毒性心肌炎时皮质激素的疗效不尽如人意。应用泼尼松、硫唑嘌呤可能改善心肌浸润情况,但要进一步研究。IL－2 受体单抗、抗 T 细胞单抗、重组 IL－10,可抑制表达肿瘤坏死因子α、诱导型一氧化氮合成酶,提高生存率,改善心肌损害。静脉注射免疫球蛋白每次 2g/kg,每天 1 次,可使其左室舒张期末容积降低,射血分数增高。

——非药物治疗:严重的缓慢性心律失常、伴血流动力学改变者,应安置临时起搏器;伴严重心脏泵衰竭患者,可采用左心室辅助装置;血液净化疗法有助于清除血中大量炎症因子、细胞毒性产物、急性肝肾损害后产生的代谢产物,能避免心肌继续损伤。

七、急性心力衰竭合并症的处理

1.急性心衰合并肾衰必须高度重视

即便轻至中度血清肌酐(Scr)水平升高、估计肾小球滤过率值(eGFR)降低,患者的病死率会明显增加。研究表明,此类患者的肾功能状况是预后的独立预测因子。其他合并症可有电解质紊乱、代谢性酸中毒、贫血等。肾衰的存在会影响抗心衰药物反应、患者的耐受性。

2.处理要点

(1)检测肾功能损伤标志物　检测肾功能损伤标志物,可早期识别急性心衰患者合并的肾衰。

——血清肌酐(Scr)水平:最为常用,男性≥115~133 μmol/L(≥1.3~1.5 mg/dl)、女性≥107~124 μmol/L(≥1.2~1.4 mg/dl)即为轻度升高,中、重度肾衰患者>190~226 μmol/L(>2.5~3.0 mg/dl)。

——血肌酐清除率:较血肌酐水平更为敏感。在肾功能减退早期(代偿期),一般血肌酐清除率下降、血肌酐水平正常;当估计肾小球滤过率值降至正常的50%以下时,血肌酐水平常开始迅速升高。因此血肌酐水平明显升高时,往往肾功能已严重损害。

——估计肾小球滤过率值:目前国内外均建议采用这一指标来评价肾功能,可根据血肌酐水平计算出估计肾小球滤过率值;适合中国人群的改良计算公式为:估计肾小球滤过率值(eGFR,每分钟 ml /1.73m^2)=175× 血清肌酐水平(mg/dl)-1.154× 年龄-0.203×(0.79 女性)。

一些指南建议采用CG 公式和肾脏疾病膳食改良(MDRD)公式估计肾小球滤过率(eGFR)。CG 公式:eGFR=[(140-年龄)× 体重(kg)]/[72 ×Scr(mg/dl)],并用 BSA 校正。MDRD 简化公式:186×Scr(mg/dl)-1.154× 年龄-0.203× 0.742(女性)。瑞金方程:234.96×(Scr)-0.926×(年龄)-0.280× 0.828(女性)。Scr 的换算公式:1μmol/L= 0.1113mg/dl。瑞金方程中 Scr 一般应用苦味酸法测定。

要及时处理相关的其他疾病,如低钾血症或高钾血症、低镁血症或高镁血症、低钠血症、代谢性酸中毒,它们均可能诱发心律失常,应尽快纠正。中至重度肾衰对利尿剂反应降低,可出现难治性水肿;在应用多种及大剂量利尿剂并加多巴胺以增加肾血流仍无效时,宜作血液滤过。严重的肾衰应作血液透析,尤其对伴低钠血症、酸中毒、难治性水肿者。

要注意药物不良反应:常用的抗心衰药物此时较易出现不良反应。ACEI 会加重肾衰、高钾血症,应用后血 Scr 水平较其基线水平升高 25%~30%以上和/或其水平>266 μmol/L(>3.5 mg/dl)应减量或停用。ARB 和螺内酯也可引起高钾血症。地高辛因排除减少可蓄积中毒。慢性心衰常合并肾功能不全,严重的肾功能不全可限制使用 ACEI、ARB;但 ACEI、ARB 的应用,可能较少与肾功能衰竭进展相关。

(2)肺部疾病　各种肺部疾病合并症,均可加重急性心衰或使之难治,可根据临床经验选择有效抗生素。如 COPD 伴呼吸功能不全,在急性加重期首选无创机械通气,较安全有效;用于急性心源性肺水肿也很有效。有人发现,慢性心衰的合并症如高血压、糖尿病、脑血管病、慢性肾功能不全、贫血,能使心衰患者使用 ACEI、ARB、β 受体阻断剂剂量增加。一些心衰指南推荐 β 受体阻断剂应用于所有慢性心衰合并 COPD 患者。老年糖尿病患者,能较好耐受卡维地洛。有合并症的心衰患者,一般可耐受一些预后有益的药物治疗,在允许的范围内还需要积极应用。

(3)心律失常　急性心衰中常见的心律失常,有新发房颤伴快速心室率,或慢性房颤有急性心率加快,或单纯窦性心动过速;室性心律失常可有频发室性早搏、持续和非持续性室速;也可见到非阵发性心动过速、房性心动过速伴房室传导阻滞。

无论是原发心律失常诱发急性心衰,还是急性心衰引起快速性心律失常,其后果都是加重血流动力学障碍,使心律失常进一步恶化,成为急性心衰的重要死亡原因之一,因此急性心衰中快速心律失常应及时纠正。急性心衰中窦性心动过速、非阵发性交界性心动过速、房性心动过速伴房室传导阻滞,其处理以减慢心室率为主,重在基础疾病、心衰的治疗。心衰中新发房颤的心室率多较快,能加重血流动力学障碍,易出现低血压、肺水肿、心肌缺血,应立即电复律(Ⅰ类推荐、C级证据);如病情尚可或无电复律条件或电复律后房颤复发,则选用胺碘酮静脉复律或维持窦性心律(Ⅱa类推荐、C级证据);此时应用伊布利特复律不可取,普罗帕酮也不能用于心衰伴房颤的复律(Ⅲ类推荐、A级证据)。急性心衰中慢性房颤的治疗,一般以控制室率为主,首选地高辛或毛花苷C静脉注射(Ⅰ类推荐、B级证据);如洋地黄控制心率不满意,也可静脉缓慢注射胺碘酮150~300 mg(10~20分钟)(Ⅰ类推荐、B级证据),其目的是减慢心率,而不是复律(此种小剂量胺碘酮对慢性房颤基本不能复律)。急性心衰中慢性房颤时,一般不选用β受体阻断剂减慢心率。急性心衰或慢性心衰急性发作患者,频发或联发室性早搏很常见,应着重抗心衰治疗,如有低钾血症,应补钾;可补镁,一般不选用抗心律失常药物。急性心衰合并发持续性室速,无论单形或多形性,血流动力学大多不稳定,并易恶化成室颤,因此首选电复律纠正;但电复律后室速复发时,可加用胺碘酮静脉注射负荷量150 mg(10分钟),然后静脉滴注每分钟1 mg×6小时,继以每分钟0.5 mg×18小时(Ⅰ类推荐、C级证据)。室颤者电除颤后,需应用胺碘酮预防复发。

用于心衰的抗心律失常药物,有胺碘酮、利多卡因;后者在心衰心律失常中可应用(Ⅱb类推荐、C级证据),但静脉剂量不宜过大,75~150 mg(3~5分钟)静脉注射,继以静脉滴注每分钟2~4 mg,维持时间不宜过长,一般为24~30小时。心衰中的室速不能应用普罗帕酮(Ⅲ类推荐、A级证据)。无论是房颤或室速,恢复和维持窦性心律是急性心衰治疗的基本措施。无论心律失常诱发急性心衰或急性心衰引起心律失常,都以恢复窦性心律为治疗目标;如患者已为慢性房颤,应以洋地黄类药物、胺碘酮控制心室率为主。急性心衰中快速有效重建窦性心律的方法首推电复律,药物治疗常用于维持窦性心律、减少复发、减慢心室率。伴缓慢性心律失常的心衰患者,如血流动力学状态不受影响,则无须特殊处理。造成血流动力学障碍加重的严重缓慢心律失常,如Ⅲ度房室传导阻滞、Ⅱ度二型房室传导阻滞、心室率<50次/分钟的窦性心动过缓且药物治疗无效时,建议植入临时心脏起搏器。

八、急性心力衰竭稳定后的后续处理

急性心衰患者在纠正了异常的血流动力学状态、病情稳定后,即应转入进一步的后续治疗,主要根据预后评估、有无基础心血管疾病、有无心衰的情况,确定治疗策略,并做好随访、患者教育工作。

1. 根据预后评估的处理

临床研究分析提示,与按临床症状评估比,按血浆 BNP/NT-proBNP 水平、预后评估,来指导治疗更有价值。与基线水平比,治疗后血浆 BNP/NT-proBNP 水平下降达到或超过30%,表明治疗奏效;如病情已经稳定的患者,血浆 BNP/NT-proBNP 下降未达标甚至水平继续明显升高,则表明疗效不佳,应继续增强治疗力度,纠正诱发因素、矫治基本病因、积极应用抗心衰药物等,并要继续关注病情走向。临床评估不应单纯依靠血浆 BNP/NT-proBNP 水平,后者易受年龄、性别、体重、肾功能的影响,故应根据病情做出综合性评估。

2. 根据基础心血管疾病处理

——无基础疾病的急性心衰时:此类患者在消除诱因后,并不需继续心衰相关治疗。但今后应避免诱发急性心衰,如出现各种诱因要积极控制。

——伴基础疾病的急性心衰时:应针对原发疾病进行积极有效的治疗、康复、预防。可根据一些指南"急性心衰的基础疾病处理"和"急性心衰合并症的处理"中的要求,积极矫治基础心血管疾病。

——根据原有慢性心衰类型处理:

(1)收缩性心衰　处理方案与慢性心衰相同,可根据一些指南选择适当药物,原则上应积极采用可改善预后的四类药物(ACEI、ARB、β受体阻断剂、醛固酮受体阻断剂)。伴液体潴留的患者需要终身应用利尿剂,以维持干重状态,有利于其他药物的应用,减少不良反应。ACEI 或 ARB＋β受体阻断剂的联用,可发挥协同作用,应尽早采用。对仍有症状的患者,第四种药物可选用地高辛,以缓解症状、控制心室率、缩短住院天数、增加运动耐量,适用于 NYHA 心功能 Ⅱ 级患者;也可选择醛固酮受体阻断剂如螺内酯,较适合于 NYHA 心功能 Ⅲ 或 Ⅳ 级的患者。可根据动态血浆 BNP/NT - proBNP 水平,评估药物的疗效,调整治疗方案;对有适应证的患者,可考虑同时应用非药物治疗方法,如心脏再同步化治疗,或埋藏式自动复律除颤器,或两者合用。

(2)舒张性心衰　约半数慢性舒张性心衰患者的 LVEF 正常,这些患者多为女性、老年人,常有高血压和/或房颤史。目前尚无临床证据表明,常用的各种抗心衰药物能改善此类患者的预后。近80%舒张性心衰患者有高血压史或引起心衰原因为高血压,故积极控制高血压很重要,否则心衰的进展较快,也会诱发急性心衰。原则上各种降压药均可应用,宜有限选择阻断 RAS 系统的药物(主要为 ACEI 或 ARB)和阻断交感神经系统的药物(β受体阻断剂)。舒张性心衰患者常有不同程度的液体潴留,应长期应用利尿剂。由于心肌缺血可损害舒张功能,冠心病患者应积极血运重建治疗,以防心衰的发展、恶化。

欧洲心脏病学会舒张性心衰的诊断标准为:一是有心衰的症状和体征;二是正常或轻度异常的左室收缩功能(EF>50%);三是舒张功能障碍(DD)的证据。实际上,衡量舒张功能的金标准是有创的心导管检查。平均肺毛细血管嵌压>12mmHg 或左室舒张期末压>16mmHg,可诊断为左室充盈压升高。然而有创检查不能常规应用于临床诊断,因此多普勒超声检查是临床上诊断的基本手段,常使用二尖瓣流速(E 峰最大流速、A 最大流速、E/A)来评估舒张功能,然而上述指标是容量依赖的。慢性肾脏疾病患者的舒张性心衰的治疗原则,包括控制收缩压和舒张压、控制心室率(尤其是在房颤患者)、应用利尿剂减轻肺淤血和外周水肿;在合并冠脉疾病的患者,当缺血已影响到舒张功能时,应进行冠脉血运重建。采取的措施要避免大的血容量改变(应用利尿剂、限制钠水摄入、增加透析次数、持续腹膜透析时),在血液透析患者确定正确的干体重尤为重要。

需要注意的是在舒张性心衰患者,左室腔较小、僵硬度较高,过度限制前负荷(前负荷是指心肌收缩之前所遇到的负荷,即在舒张末期心室所承受的容量负荷。)易导致左室低充盈、心输出量降低、低血压。在高血压、肥厚性心肌病导致的严重左室肥厚患者,过度限制前负荷,能造成主动脉下阻塞。由于这些原因,应用利尿剂或扩张静脉的药物如硝酸酯类、非二氢吡啶类钙通道阻断剂、ACEI 时应小心。舒张性心衰患者发生房颤后,要优选药物、恢复和维持窦性心律,如做不到,控制心室率十分重要。血压控制对慢性肾脏疾病和终末期肾病(ESRD)患者左室肥厚有改善作用。在高血压患者应用替米沙坦,能减轻左室肥厚,改善舒张功能,减少充血性心衰/恶性心律失常/猝死,改善心肌纤维化。螺内酯可抗纤维化,能减轻左室重量、动脉僵硬度,这些作用独立于其降压作用,但能导致高血钾,可给予小剂量螺内酯。维生素 D 缺乏在透析患者十分普遍,补充骨化三醇可减轻炎症。袢利尿剂托拉塞米,能抗心肌纤维化,减少心肌胶原积聚。

3. 对患者的随访和教育

近几年的临床研究表明,心衰的综合性防治方案包括将专科医生、基层医生(城市社区、农村基层医疗机构)、患者及其家人的努力结合在一起,可显著提高防治的效果,改善患者的预后。因此建议做好下列工作。

——一般性随访:每1～2 个月一次,内容包括:①了解患者基本状况;②药物应用情况(依从性、不良反应);③体检:肺部啰音、水肿程度、心率、节律等。

——重点随访:每3～6 个月一次,除一般性随访中的内容外,应做心电图、生化检查、BNP/

NT－proBNP 血浆水平检测,必要时做胸部 X 线、超声心动图检查。

——教育患者:

(1)让患者了解心衰的基本症状、体征,知道反映心衰加重的一些表现,如疲乏加重、运动耐受性降低、静息心率增加≥15～20 次/分钟、活动后气急加重、水肿(尤其下肢)再现或加重、体重增加等。

(2)掌握自我调整基本治疗药物的方法:出现心衰加重征兆,尤其水肿再现或加重、尿量减少或体重明显增加 2～3kg,利尿剂应增加剂量。清晨起床前静息心率应在 55～60 次/分钟,如≥65 次/分钟,可适当增加 β 受体阻断剂的剂量。血压较前明显降低或 ≤120/70 mmHg,则各种药物(ACEI/ARB、β 受体阻断剂、利尿剂等)均不宜再加量。

(3)知晓应避免的情况:一是过度劳累、体力活动、情绪激动、精神紧张等应激状态。二是感冒、呼吸道感染、其他各种感染。三是不依从医嘱、擅自停药、减量。四是饮食不当,如食物偏咸等。五是未经专科医生同意,擅自加用其他药物,如非固醇类抗炎药、激素、抗心律失常药物等。

(4)知道需去就诊的情况:心衰症状加重、持续性血压降低或增高(＞130/80 mmHg)、心率加快或过缓(≤55 次/分钟)、心脏节律显著改变(从规则转为不规则或从不规则转为规则、出现频繁早搏且有症状等)。

九、松弛素作用研究

1930 年有人从母猪妊娠黄体提取了可松弛耻骨韧带的物质,命名为松弛素(RLX),是多肽类激素。目前已发现体内多种组织分泌 RLX,其中有的进入血液作为全身性激素,有的只作为局部激素起自分泌或旁分泌作用;有利于维持妊娠、分娩,能抗纤维化、舒张血管、促进组织愈合;可作用于细胞外基质,维持组织器官稳态。与许多肿瘤的发生可能相关。

1. 松弛素的结构及受体

人有 3 种 RLX 基因,分别为 H1、H2、H3 型,其中 RLX－H2 基因分布于心血管组织。RLX 表达受孕激素、促性腺激素的调控。RLX 是分子量 6kD 的小肽,属于生长激素家族胰岛素类,其结构和胰岛素相似,由 2 条分别含 22 个(A 链)、35 个(B 链)氨基酸残基的肽链组成,通过二硫键相连,链长短不同可形成不同异构体;29 个氨基酸残基($B_{2～29}$) 的 RLX 有完整的生物活性,26 个氨基酸残基 ($B_{2～26}$)的 RLX 活性下降,24 个氨基酸残基($B_{2～24}$)的 RLX 活性消失,提示 B 链的完整性在维持 RLX 活性上有重要的作用,B 链有 RLX 的受体识别位点。

松弛素受体 RXFP 是 G 蛋白耦联受体(如孤儿受体 LGR7/8 等),有 1～4 型;分布于生殖、心血管、神经系统等。松弛素与受体结合后,能激活受体酪氨酸激酶,再激活 Gαs 或 Gαi/Ras/Raf/MEK/ERK 信号通路;Gαs/AC/cAMP/PKA 信号通路,产生一系列的下游反应。

2. 人体内松弛素组织来源

在人体,松弛素主要由女性黄体、男性前列腺产生。胎盘、子宫内膜腺上皮细胞/基质细胞、乳腺的腺小叶/输乳管上皮/肌上皮、大脑、肾脏、心血管、胃、十二指肠、结肠中有 RLX 表达;体内多种组织细胞都分泌 RLX。心血管系统 RLX－H1/H2/H3 表达水平很低,可能有自分泌、旁分泌功能。

3. RLX 生物学作用

——对生殖系统的作用:主要抑制妊娠子宫收缩,促进胚胎植入;分娩过程中能作用结缔组织,松弛耻骨韧带,扩张骨盆韧带,软化宫颈,以利分娩。RLX 与其受体结合后,能增强精子动力,促进顶体反应。

——RLX 在卵巢和黄体的作用:能促进卵泡发育和排卵,可增加卵泡膜内层细胞、颗粒细胞的增殖。卵泡膜内层细胞的 RLX 能旁分泌、活化胶原酶、促进胶原断裂,导致卵泡壁破裂。黄体期黄体颗粒细胞分泌 RLX,排卵后第 10 天血 RLX 水平达峰值。妊娠早期血 RLX 水平较高。

——RLX 对子宫、宫颈、内膜、蜕膜的作用:子宫肌对 RLX 能迅速起反应,也能抑制子宫颈平滑肌收缩(尤其在妊娠期满时)。RLX 能促进子宫内膜细胞蜕膜化,活化 cAMP/PKA 信号通路。RLX 能上调泌乳素和 IGFBP－1 的表达水平,后两者是内膜发生蜕膜化的标志。孕激素与 RLX 协同,有利于子宫内膜细胞发生蜕膜化。

——RLX 对乳房的作用:能促进乳腺发育,引起乳腺细胞增殖,促进泌乳。松弛素还参与神经垂体激素的分泌、大脑发育、器官组织纤维化、肿瘤的发展和转移。

——RLX 对心血管系统的作用:它对心脏的心肌细胞、心脏传导、冠脉内皮细胞及间质纤维细胞,均有重要调节作用;与心脏疾病相关,对急性心功能不全治疗有效。

RLX 可抑制血管紧张素Ⅱ、内皮素－1 的作用,能通过降低髓过氧化物酶水平,而抗炎、保护血管内皮、减少组织损伤。其舒张血管作用与前列环素相同,强于 ANP。RLX 对肺动脉的舒张作用弱于对体循环动脉的作用。RLX 有类血管生长因子样作用,能促进血管再生、创伤愈合;能保护心血管,增加心输出量、血液供应,促进心肌再生,抑制炎症反应,减少缺血后心肌损伤。能诱导表达基质金属蛋白酶 MMP－2,抗纤维化,抑制胶原合成和沉积。RLX 能使心脏细胞 RLX 受体(LGR7)/ Gαs/AC/cAMP/PKA 信号通路活化,L 型钙通道开放,钙离子进入细胞,产生正性变时、正性变力效应(分别增加 15% 和 38%),作用强度与内皮素 1、血管紧张素Ⅱ、异丙肾上腺素等相近。

研究报道,RLX 可引起冠状动脉舒张,其作用强于乙酰胆碱及硝普钠;能促进诱导型 NOS 产生 NO,RLX 能经 ERK 促进表达 B 型内皮素受体,舒张部分阻力血管;能抑制 NF－κB,减少表达炎症因子;有血管生长因子样作用,可刺激血管生成,促进创口愈合;能舒张血管、抑制血小板聚集、抑制肥大细胞,能减少缺血再灌注损伤;RLX 持续注射,可减少表达 TGF－β1,促进表达 MMP－13、心肌血管再生,抑制心肌纤维化,改善心脏功能。心衰时血浆 RLX 水平及心肌 RLX－H1/H2/H3 表达水平,与充血性心衰严重程度呈正相关,与血内皮素 1 水平呈负相关;充血性心衰时,RLX 代偿性合成增多,能通过下列途径改善心衰:舒张血管,减弱肾血管对血管紧张素Ⅱ的反应,促进利尿,合成 ANP,降解胶原基质,活化组织纤溶酶原激活物,抑制冠脉血栓形成,拮抗内皮素 1 的效应。

4. 松弛素在急性心衰中的研究进展

急性心衰(AHF)是临床常见疾病,有高致死率、高致残率。目前针对急性心力衰竭的治疗仍有其局限性。松弛素最初被发现是一种妊娠相关激素,最近的研究表明,松弛素是一种可作用于循环、泌尿、呼吸、神经、生殖等多系统的多效能激素。松弛素能增加心输出量、降低血管阻力、增加肾血流量/肾小球滤过率,可使急性心衰患者受益,为治疗急性心衰的新药。研究表明,急性左心功能不全合并肾功能轻中度受损的患者,使用 RLX48 小时,能使症状改善,缩短住院时间,可降低 60 天内死亡率达 38%;可明显降低血清肌钙蛋白、BNP 的水平;患者中 60% 有冠心病,冠心病心功能不全发生急性加重时,应用 RLX 治疗,能改善急性心功能不全的症状和 60 天及 80 天的预后,可减轻急性心肌梗死合并心功能不全的症状、预后。

松弛素在急性心衰中的作用机制包括——

增加肾小球过滤率 GFR:松弛素能活化血管内皮的 MMP2,可将前内皮素降解成 ET－32,活化内皮素受体 B,促进表达 NOS,产生生理性一氧化氮,使血管舒张,降低体循环血管阻力(SVR),增加肾血流量(RBF),增加尿量,降低心脏的负荷,缓解心衰症状。

增加心输出量:松弛素对心脏有正性变时/变力作用,并呈浓度依赖性。松弛素通过活化蛋白激酶 PKC,使心肌纤维磷酸化增多,能与钙离子一起,增强心肌纤维收缩力,但不增加 ATP 的消耗。研究发现,给予重组松弛素治疗 2 天后,患者心功能指数上升;治疗两周后,能拮抗内皮素、血管紧张素Ⅱ、儿茶酚胺对血管的收缩作用,使动脉弹性蛋白增加,胶原减少,动脉弹性、顺应性增加,改善血流动力学。

松弛素的 Ⅲ 期临床研究:有人研究松弛素治疗急性心衰患者 1 395 例,静脉给予松弛素 30 μg/kg,结果发现安全、有效;第 2 天心衰症状、肺部湿啰音等明显改善,减少心衰恶化,第 5 天中/重度呼吸困难症状明显改善,利尿剂使用减少、总的住院时间缩短。180 天内心血管死亡率降低,能改善出院后生存率。但还需要进一步研究。

十、左西孟旦作用机制

根据作用位点的不同,钙离子增敏剂可分成 3 类:Ⅰ 型钙离子增敏剂,通过直接作用或变构调节,提高钙离子与肌钙蛋白 C 的亲和力,增加心肌收缩力,代表药物为匹莫苯丹。Ⅲ 型钙离子增敏剂,通过直接作用于横桥,在缺乏钙离子情况下,也能激活肌球蛋白的 ATP 酶诱导收缩,如 EMD57033。

Ⅱ 型钙离子增敏剂如左西孟旦,通过作用于肌钙蛋白 C,促进肌动蛋白增加心肌纤维对钙离子的敏感性,使钙离子诱导的心肌收缩所必需的心肌纤维蛋白的空间构型稳定,使心肌收缩力增加,而心率、心肌耗氧无明显变化;有扩血管作用,激活 ATP 敏感钾通道,关闭细胞膜 L 型钙离子通道,减少心肌细胞质钙超载、心律失常,不引起心肌耗氧量增加,能引起血管扩张,使肺动脉压、肺毛细血管嵌压、总外周血管阻力下降,外周静脉扩张,降低心脏前负荷,治疗心衰;大剂量时抑制磷酸二酯酶,可使细胞内 cMP 水平升高,发挥正性肌力作用,其正性肌力作用独立于对 β 肾上腺素受体刺激,可用于正接受 β 受体阻断剂治疗的患者。

近年来左西孟旦等常用于治疗急性心衰,当收缩期心肌细胞质钙离子水平升高时,可直接作用于心肌肌钙蛋白 C,增加心肌收缩力。舒张期心肌细胞质钙离子水平下降时,左西孟旦从肌钙蛋白 C 上分离出来,故左西孟旦有选择性收缩期钙离子增敏作用;在心衰患者心肌重塑中,左西孟旦等能抗氧化、抗炎、抗心肌细胞凋亡,能降低白介素 6、脂质过氧化物丙二醛、肿瘤坏死因子 α 的水平,降低促凋亡因子的水平。研究表明,急性心衰患者应用左西孟旦静脉滴注后,可明显增加心排血量、每搏量,降低肺毛细血管嵌压、全身血管阻力、肺血管阻力;改善血流动力学,改善心衰症状,出现心律失常、心肌缺血的概率降低,3 个月后的死亡率降低。

用法:口服每次 1~4 mg,每天 2~4 次。静滴时以 5%葡萄糖液稀释,起始以 12~24 μg/kg 负荷剂量静注(大于 10 分钟),而后以每分钟 0.1 μg/kg 的速度静脉滴注。用药 30~60 分钟后,观察药物的疗效,滴注速度可调整为每分钟 0.2~0.5 μg/kg;建议进行 6~24 小时的输注;可酌情减半或加倍。对收缩压<100 mmHg 的患者,不需应用负荷剂量,可直接用维持剂量左西孟旦,以防止发生低血压。每片左西孟旦片 1 mg;左西孟旦注射液有:12.5 mg/5 ml,25 mg/10 ml。

有人静脉注射左西孟旦治疗 1 104 例 5 天内有急性肺水肿的急性心衰患者,6 小时后患者心衰症状明显改善,24 小时内能明显增加患者的心输出量,2 周后左西孟旦组、多巴酚丁胺组的死亡率分别为 11.7%、19.6%,有明显差异;治疗半年后发现,左西孟旦组 100%获益,死亡率 15.3%(最低)。

左西孟旦对慢性失代偿心衰有效,可作为 β 受体阻断剂的替代药,能轻度升高心率,降低血压,在有心脏负荷时的作用更为明显;应用初期的血流动力学效应,可引起心收缩、舒张压的降低,对基线收缩压、舒张压较低的患者,或存有低血压风险的患者,应慎用。

急性心衰患者需全面权衡,是否用左西孟旦,不能仅依赖一两次血压测量的数值,还必须综合评价临床状况,如是否伴组织低灌注的表现。血压降低伴低心排血量、低灌注时,应尽早使用左西孟旦;而当器官灌注恢复和/或循环淤血减轻时,则应尽快停用左西孟旦。左西孟旦剂量、静脉滴注速度,应根据患者临床反应做调整,强调个体化的治疗。左西孟旦可即刻改善急性心衰患者的血流动力学、临床状态,但也有可能促进、诱发一些不良的病理生理反应,甚至导致心肌损伤和靶器官损害,必须警惕。血压正常又无器官、组织灌注不足的急性心衰患者,一般不宜使用左西孟旦。

左西孟旦的应用:

适应证:左西孟旦适用于传统治疗(利尿剂、ACEI、洋地黄类)疗效不佳,并需要增加心肌收缩力的急性失代偿心衰(ADHF)的短期治疗。

药动学:左西孟旦可很快从肠道吸收,生物利用度高;药物及其代谢产物在体内广泛分布,但较难透过血-脑屏障。左西孟旦在肝中完全与谷胱甘肽结合,结合物很快转换为半胱氨酸-甘氨酸结合物,有生物活性;尿中主要是代谢产物,原形量微。左西孟旦可经胆汁排泄,被肠道菌群还原,产生氨基衍生物(OR－1855),在随粪排出前,可被乙酰化为 OR－1896,参与肠肝循环、有与左西孟旦相似的生物活性,但能引发头痛、眩晕等。OR－1855、OR－1896血清除半衰期较长,可延长药作用。

不良反应:较少,偶见头痛、眩晕、心悸等。对本品过敏者禁用。

药物相应作用:本品可与多巴酚丁胺、氨力农、ADP 合用,有协同作用。

十一、主动脉内球囊反搏术

1968 年主动脉内球囊反搏术(IABP)被首次应用于急性心肌梗死合并心源性休克患者,通过股动脉在左锁骨下动脉以远 1～2 cm 的降主动脉至肾动脉间放置一个体积 30～50 ml 的长球囊,球囊于左室舒张末期排气,使主动脉收缩压下降,使心脏后负荷下降,能降低心肌耗氧量;球囊于收缩末期充气,使冠状动脉灌注增加,能提高心肌收缩力,增加心排出量。由于其较易经皮植入、费用相对较低、并发症较少,能提供血流动力学效应,为常用的心脏辅助装置。

——AMI 合并心源性休克的应用:心肌损伤、心功能下降、血流动力学不稳定,可引发心源性休克,血压降低可导致脏器氧供减少;早期主动脉内球囊反搏术辅助治疗,可使患者获益。美国 23180 名 AMI 合并心源性休克的患者,一般总病死率为 70%;药物溶栓＋IABP 后,能减少死亡风险 18%;但在急诊血管成形术中,IABP 的应用常未见明显益处。

——高危患者的应用:IABP 常被选择性应用于高危 PCI、围手术期血流动力学不稳定的患者。高危 PCI 术定义为:靶血管为无保护左主干、多支血管病变、严重左室功能不全、急性 STEMI。预防性应用 IABP,可增加手术成功率,减少院内死亡,增加 6 个月内生存率,减少围手术期心脑血管不良事件。多年来 IABP 的使用,尤其对心源性休克、合并机械通气并发症等的治疗有效,能改善血中炎性指标、心功能指标、血流动力学指标等。高危患者行心脏手术时,预防性应用 IABP,也可减少病死率。但正在进一步研究。目前已有较多抗栓药物、心脏辅助装置、介入器械、介入技术、更早期的干预措施,IABP 的重要性已渐降低,2013 年一些指南,已将 IABP 对心源性休克治疗定为 Ⅱa 类推荐,B 级证据。IABP 的使用,应有更严格的适应证。

十二、体外血液超滤治疗

难治性心衰是一种复杂的临床症候群,主要见于各种器质性心脏病的严重阶段,其发病率较高,预后较差;常有较长的心衰病史,心脏收缩功能降低,心排血量减少,肾内血流重新分布,肾灌注不足、肾淤血、肾间质水肿、肾小球滤过率下降,肾功能受损,逐渐失去对利尿剂的敏感性。而大剂量使用利尿剂,可引起患者电解质紊乱、利尿剂抵抗;心脏收缩功能降低,可进一步激活交感神经- RAS 系统,升高血管加压素血水平,使心脏前/后负荷增加,加重心衰、肾脏损害。此时给予洋地黄已不能提高心输出量,且易导致洋地黄中毒。

连续性血液净化包括各种缓慢、持续性血液净化方法,血流动力学较稳定,可缓慢、持续、平稳、有效清除潴留的水分、溶质,是危急重症救治手段,能清除过多水分,减轻心脏前/后负荷,增强心脏收缩力、肾脏灌流量,恢复肾小管对利尿剂的反应,改善肾功能;血溶质清除率较高,可清除炎性介质、活性氧、有害的中分子物质。

有人研究连续性血液超滤(UF)治疗 350 例难治性急性心衰,结果发现,患者总体有效率为 97.50%,血氧饱和度升高;48 小时后减轻体重/液体潴留,分别比利尿剂组多 44%/33%($P=$ 0.001),给予相对较少的血管活性药物,就可稳定血压;还能降低 90 天内的再住院率,减少住院时间。

UF 是指用机械装置从外周静脉、中心静脉将血液抽出,通过第二个泵产生静水压,对血浆进行过滤,再输回患者静脉;能调节体液/溶质,稳定内环境;纠正失代偿心衰患者的血容量负荷或血容量不足,消除血电解质、酸碱异常,恢复血管内、血管间隙的容量,不导致神经-内分泌激活,能代替静脉利尿剂治疗急性心衰;等渗性脱水,能保持血压、电解质、内环境稳定,升高血浆蛋白水平,促进组织水分进入血管;可使在治疗过程中不受输液量限制,可同时使用静脉高营养、药物,能多重治疗,改善心率、呼吸、中心静脉压、血氧饱和度、症状,不良反应率较低。

治疗难治性心衰时,要控制液体潴留(Ⅰ类推荐,B级证据);可静脉滴注正性肌力药物(如多巴酚丁胺、米力农)与血管扩张剂(如硝酸甘油、硝普钠),可短期(3～5 天)应用以缓解症状(Ⅱb 类推荐,B级证据)。情况稳定后,即应改为口服药物治疗,不推荐常规间歇静脉滴注正性肌力药物(Ⅲ 类推荐,B级证据)。必要时可最后进行心脏移植(Ⅰ类推荐,B级证据)。双室辅助装置(Ⅰ类推荐,B级证据)、左心室辅助装置(LVAD,Ⅱa 类推荐,B级证据)可作为心脏移植前的过渡或替代。

十三、无创正压通气在左心衰竭治疗中的应用

传统的机械通气是指有创通气,通过气管插管连接患者与呼吸机,确保机械通气,但可造成气道损伤。近年来通过鼻罩、面罩连接呼吸机的无创正压通气技术(NIPPV)广泛应用,有利于治疗左心衰竭;虽非绝对无创,但能更好被患者接受,并发症较少;随着通气技术、人机连接界面材料的改善,适应证不断扩展,临床地位提高。大多数左心衰竭患者可通过常规的药物干预来改善心功能;而部分严重持续低氧血症、进行性加重的呼吸窘迫患者,需借助 NIPPV 治疗,能降低气管插管率、改善心功能,缓解临床症状。

1. NIPPV 治疗心衰的机制

(1)对循环系统的影响

——NIPPV 时胸腔内压升高,减少体循环回心血量,可减轻心脏前负荷。

——NIPPV 通过升高胸内压、作用于心室壁、降低心室跨壁压,能抵消左心室收缩时对抗的胸腔负压,能反射性抑制交感神经兴奋,降低外周血管阻力,减轻心脏后负荷。对鼻罩或面罩持续气道正压(CPAP)通气的心脏反应,常取决于心功能。PCWP 较高,左心功能较差,对 CPAP 引起的后负荷下降较敏感,可出现心脏每搏排出量、心脏指数(CI)升高、心功能改善;而 PCWP 较低,左心功能较好,对 CPAP 引起的前负荷下降较敏感,可出现心脏每搏排出量、心脏指数、心功能降低。

(2)对呼吸系统的影响　NIPPV 通过正压呼吸增加通气量、促进 CO_2 排出;复张萎陷的肺泡,减少动静脉分流,升高肺泡内压力,促进肺吸收渗出,有利于减轻肺水肿,改善通气/血流比值,提高肺氧合功能,提高动脉血氧含量,增加心肌供氧,改善肺顺应性,降低呼吸做功。

(3)对慢性充血性心衰(CHF)的影响　该类患者,常合并睡眠呼吸障碍,有阻塞性睡眠呼吸暂停(OSA)、陈-施氏呼吸(CSR),促进 CHF 发展。NIPPV 通过减轻心脏前/后负荷,能改善心功能;通过改善氧合、提高血氧含量,能增加心肌供氧;还能治疗 CHF 相关的睡眠呼吸障碍。

2. 通气方式

(1)持续气道正压通气 使用持续气道正压通气(CPAP)时,患者自主呼吸能触发呼吸机按需流量阀开放,释放高速气流;呼吸机通过调节气流,保证整个呼吸周期给予恒定正压。可根据患者反应,调整呼吸机压力,一般多用 5~10 cm H_2O 的压力;15 cm H_2O 以上的压力难耐受、较少用。临床对 ICU、急诊科左心衰竭患者,给予常规抗心衰处理的同时采用 CPAP,能改善氧合、缓解呼吸窘迫、改善血流动力学、降低气管插管率。

(2)双水平气道正压通气 双水平气道正压通气(BIPAP),是在呼吸周期的双相,给予不同水平的正压,使吸气相压力大于呼气相。吸气相压力增加肺泡通气量,促进 CO_2 排出,降低呼吸做功;呼气相压力,增加功能残气量,改善氧合。吸气相压力从 8~11 cm H_2O 开始加,呼气相压力从 3~5 cm H_2O 开始加;可从低水平逐步增加压力;具体压力水平取决于通气效果、耐受性。若吸气相压力不够,就需增加呼吸做功;若吸气相压力过高,会出现人机对抗。呼气相压力值,亦应尽量使用较低值,在改善症状同时,提高患者耐受性。BIPAP 已逐渐应用;由于能分开调节吸/呼气相的压力,较符合生理要求,易接受;在慢性阻塞性肺病、呼吸衰竭的治疗中,能改善患者症状,降低插管率,治疗心源性肺水肿。

(3)CPAP 与 BIPAP 的比较 有人在急性心源性肺水肿患者进行试验,结果表明,BIPAP 改善血液 pH、心率、呼吸频率及降低呼吸肌做功,优于 CPAP;但两组患者在住院时间、住院死亡率方面并无差异;具体操作常取决于医生的经验等。

十四、人工肺与左心辅助装置

人工肺是生命支持技术,可在肺功能衰竭、不能维持器官充分氧供时使用,或植入人体替代人体肺功能。人工肺有三型:膜型、气泡型、平面接触型。体外膜式氧合器,可替代肺功能,短期支持循环/呼吸,改善预后;它由数万根中空纤维集束组成,每根纤维表面布满微孔使血液渗不出去,但可排出二氧化碳、吸进氧气,进行气体交换。

左心辅助装置(LVAD)为经皮电磁感应传导能源的电机搏动泵,已实现 LVAD 内置化,可减少感染;高能电池微型化改善了便携性;随左心功能逐步改善,而可脱离辅助。LVAD 是血泵,效能较 IABP 高 6~8 倍,能替代心脏工作能力的 80%,可每分钟泵血 10L,能将左心血流引入辅助泵,经泵驱动血流进入主动脉,完全替代左心功能,左心室内张力降低 80%,心肌氧需求降低 40%,可纠正心衰,是心脏移植前的治疗手段。对危重心脏手术患者,在适宜足量药物治疗下,患者难于维持正常循环,预示应启用 LVAD。

LVAD 装置植入和使用,需在体外循环支持下植入;首先开始慢速(35~45 次/分钟)非同步搏动,逐步增加血泵搏动次数,使 LVAD 逐步替代体外循环、维持循环,在 24 小时内达到左室压最低、血泵每搏血量和每分搏血量最大,维持到左心功能恢复或行心脏移植手术;须注意纠正低血容量、右心功能不全,酌情用适量正性肌力药物或少量 α 受体激动剂,提高体循环阻力,使平均动脉压大于 70 mmHg。抗凝初期使用肝素,后期为华法林。辅助期间应保温,维持有效胶体渗透压,适当补充新鲜血浆、凝血因子、血小板,伤口无菌处理。并发症有渗血、脏器血栓、气栓栓塞、感染、LVAD 失灵、右心衰竭等;一般至少使用 24 小时以上。

十五、心力衰竭防治的要点

一些心衰防治指南推荐慢性心衰规范化治疗,伴液体滞留的患者先应用利尿剂。继后给予 ACEI 或 β 受体阻断剂。尽快使 ACEI、β 受体阻断剂联用。无禁忌证者可再加用醛固酮受体阻断剂。如果这 3 种药已达循证剂量,患者仍有症状,可再加用伊伐布雷定。

在慢性心衰评估中,要监测血浆 BNP/NT‐proBNP 水平,推荐治疗后水平较治疗前降幅≥30％为治疗有效;如未达到,即便临床指标有改善,仍应列为疗效不满意,需继续加强治疗,增加药物种类、提高药物剂量。

一些指南强调临床评估是主要的,BNP/NT‐proBNP 血浆水平评估是补充、辅助;推荐心脏再同步化治疗(CRT)可用于 NYHA 心功能 Ⅱ 级心衰患者,提出较严格适应证标准,主要推荐CRT 用于有左束支传导阻滞、伴显著心室激动不同步的患者;在决策是否采用心脏再同步化治疗前,给予一段时间的标准、优化的内科治疗是适宜的。

(陈　森)

进一步的参考文献

[1] KHATIBZADEH S. Worldwide risk factors for heart failure:a systematic review and pooled analysis. [J]. IntJ Cardiol,2013,168(2):1186‐1194.

[2] RAMANI GV. Chronic heart failure:contemporary diagnosis and management[J]. Mayo Clin Proc,2010,85(2):180‐195.

[3] ALLEN LA. Decision making in advanced heart failure a scientific statement from the American Heart Association[J]. Circulation,2012,125(15):1928‐1952.

第二章 心力衰竭的病理生理

一些指南认为急性心衰综合征最终的共同点是:心肌不能维持足够的心输出量以满足外周循环的要求;不管原因是什么,恶性病理循环激活,将导致慢性心衰、死亡,要给予有效治疗,纠正急性心功能不全、心衰。这对有心肌顿抑、心肌冬眠的患者尤其重要,积极治疗后常可逆。

一、心肌顿抑

心肌顿抑(MS)指缺血心肌经冠状动脉再灌注挽救尚存活的心室肌,虽无坏死,但心功能障碍持续1周以上(心肌收缩、高能磷酸键储备、超微结构可不正常),血流恢复后,仍将持续存在可逆性心肌损伤的延迟恢复状态、功能抑制状态,能持续数小时、数天、数周;其强度取决于心肌缺血程度、持续时间,可逐渐好转,称心肌顿抑;这时心肌长期缺血后心功能不全,但未发生细胞凋亡。心肌顿抑可见于急性冠脉综合征缺血再灌注期、心脏移植/心脏瓣膜置换手术后、心肌梗死/应激性心肌病/心脏骤停/心肺复苏/主动脉狭窄/高血压性心脏病/房颤转复时,是导致心梗死亡、心衰再住院的重要病因。

心肌顿抑的发病机制包括:缺血再灌注直接损伤、氧化应激损伤心肌细胞,心肌收缩蛋白对钙离子敏感性下降,心肌抑制因子水平升高,心肌细胞兴奋-收缩脱耦联,心肌线粒体/肌浆网损伤,血管内皮细胞功能障碍、微血管痉挛,能量代谢障碍、炎性介质释放、基因组学改变;心肌细胞酸中毒,细胞膜通透性增加,钙离子内流入增多,肌浆网钙库重吸收钙离子障碍,细胞质钙超载,引起弹性蛋白酶活化、心肌细胞破坏、肌钙蛋白溶解,心功能障碍。可根据心肌电生理情况,评估心肌细胞存活度,挽救顿抑心肌,减少并发症。

二、心肌顿抑的临床防治

——缺血预处理和缺血后处理:指在持续缺血前/后,给予短时间周期性局部缺血,然后长时间再灌注,增强心肌抵抗缺血能力,防止致命性心肌损伤,保护顿抑心肌;能升高钙通道稳定蛋白FKBP12.6的水平,抑制肌浆网膜钙离子通道开放,减少细胞质钙超载;抑制TLR4信号通路,抗炎症。

——麻醉剂对顿抑心肌的保护:在心脏持续缺血前后,用挥发性麻醉药异氟烷、异丙酚预处理或后处理,能保护顿抑心肌,能在24小时内促进表达抗氧化酶、内皮型一氧化氮合成酶、热休克蛋白70,减少产生活性氧;激活PPARγ,产生15-脱氧前列腺素J$_2$,增强细胞抗损伤能力,促进心肌缺血后功能恢复,保护心肌。

——钙离子增敏剂左西孟旦,可开放ATP敏感钾通道,关闭细胞膜L型钙通道,在不增加心肌细胞质钙离子水平前提下,提高心肌收缩力,降低能量消耗,预防心肌顿抑。

——钙通道阻断剂:氨氯地平、阿折地平,可阻断细胞膜L型钙通道、抑制钙离子进入心肌细胞,减轻细胞质钙超载,激活Akt/eNOS/生理性一氧化氮/VEGF信号通路,改善短期缺血再灌注后的心肌收缩障碍,增加冠脉血流量;对血管平滑肌有负性肌力作用,能降低高血压、较少心绞痛,抗心肌顿抑。

——蛋白酶抑制剂:缺血后心肌再灌注早期释放的中性粒细胞弹性蛋白酶,能降解结构蛋白,如弹性蛋白、胶原蛋白、纤维蛋白原。西维来司钠是选择性中性粒细胞弹性蛋白酶抑制剂,可抑制炎症因子,改善心肌收缩功能。

西维来司钠能治疗全身性炎症反应综合征、急性肺损伤,已上市;能抑制弹性蛋白酶(NE)释放(体内内源性 NE 抑制剂-丝氨酸蛋白酶抑制剂超家族,多存在于细胞基质中,难以通过组织间隙发挥作用;易被活性氧降解)。西维来司钠分子量较小,为 528.51,能渗透到组织和细胞内,不易被活性氧降解,可在局部抑制弹性蛋白酶,减轻炎症反应,减少释放炎症因子、趋化因子,抑制炎症细胞产生 TNF-α、IL-6、高迁移率族蛋白(HMGB1),减少出血和蛋白渗出,降低组织炎性反应、脓毒血症;可抑制表达 IL-8、丝状肌动蛋白,减少中性粒细胞在毛细血管滞留,降低炎症反应;抑制产生内皮细胞白细胞黏附分子 1(VCAM1)、细胞间黏附分子 1(ICAM1)抑制中性粒细胞黏附、浸润;能抑制 NF-κB,减轻脂多糖诱导的微血管炎症反应,抑制黏液分泌,有组织保护作用;毒性较低、使用安全。他汀类可减少钙离子流入心肌细胞,能改善心肌顿抑。米力农能抑制磷酸二酯酶,可改善左心室功能、增加缺血性心肌血流。法舒地尔能抑制 Ras 激酶,改善顿抑心肌的功能。

——医用气体:氢气是抗氧化剂、电中性,易穿透细胞膜进入细胞核、线粒体,可减轻器官功能障碍;吸入 2% 氢气,可促进顿抑心肌功能恢复。吸入外源性一氧化碳或硫化氢,能保护心脏损伤。但一氧化碳中毒可加重心肌顿抑。

三、缺血再灌注导致的心肌细胞直接损伤

严重的缺血再灌注,可激活钙蛋白酶,催化黄嘌呤脱氢酶转化为黄嘌呤氧化酶,增加产生活性氧,导致心肌组织损伤,诱发心肌顿抑;能降低细胞器功能,导致心肌细胞直接损伤、坏死、凋亡;缺血程度相对较轻的心肌细胞常发生可逆性损伤,使心肌收缩功能、细胞功能储备降低,离子稳态破坏,代谢功能失衡;可使心肌细胞处于低代谢状态,导致心肌顿抑。

四、心肌细胞兴奋-收缩脱耦联

肌动蛋白、肌球蛋白、肌钙蛋白是心肌主要收缩蛋白,兴奋-收缩耦联是心脏维持泵功能的核心。缺血再灌注时,线粒体功能障碍,ATP 生成减少,肌浆网膜钙泵活性减弱,不能摄入细胞质钙离子,细胞质钙超载,钙蛋白酶Ⅰ激活,肌钙蛋白Ⅰ等降解,心肌细胞兴奋-收缩脱耦联,对钙离子敏感性降低,收缩力下降;细胞膜氢离子泵功能障碍,细胞质氢离子聚积,使钠离子-氢离子交换增强,细胞质钠离子增加;又使钠离子-钙离子交换增强,细胞质钙离子增加,激活钙离子依赖的磷脂酶,导致细胞膜结构破坏、细胞损伤、心肌顿抑。钙离子增敏剂如左西孟坦或钙通道阻断剂地尔硫䓬,可改善顿抑心肌心功能。

五、线粒体及内质网损伤

缺血再灌注时,缺氧、酸中毒等可导致线粒体损伤,降低呼吸链功能,ATP 产生障碍,生物氧化能效降低;肌浆网膜 RyR 钙离子通道开放、肌浆网膜钙泵活性降低,细胞质钙超载,引发产生活性氧,收缩心肌,使心肌收缩能力降低;细胞内酸中毒,能导致内质网蛋白加工障碍,未折叠蛋白增多,引发内质网应激,促进心肌细胞凋亡。

六、血管内皮细胞功能障碍及微血管痉挛

缺血再灌注时,心肌血管内皮细胞结构改变,舒缩功能受损。心肌缺血时,微循环中 PGI2、PGE2、生理性一氧化氮等扩血管物质减少;儿茶酚胺、血管紧张素Ⅱ、内皮素 1、血管加压素、血栓

烷 A$_2$等释放增多,能激活相关 G 蛋白,开放 L 型电压门控钙通道,导致钙离子流入血管平滑肌细胞,促进肌浆网钙离子释放,促进微血管痉挛。

七、能量代谢障碍

冠脉病变所致的缺血缺氧损害和线粒体、内质网功能障碍所致的氧化磷酸化受阻,可导致ATP 产生不足,能量代谢/利用障碍;糖脂代谢紊乱,游离脂肪酸增加,抑制碳水化合物氧化;能激活磷脂酶 C/D,使心肌细胞功能障碍,导致心肌顿抑。曲美他嗪能改善顿抑心肌能量代谢,抑制游离脂肪酸氧化,刺激丙酮酸脱氢酶,间接使葡萄糖氧化得到加强,保护线粒体功能,提高氧的利用度,产生更多的高能磷酸键,改善 ST 段抬高型心肌梗死的症状,减少心律失常,缓解心肌缺血;还能减少细胞内氢离子、钙离子、钠离子,提高乳酸的利用率,减少酮体产生,抑制酸中毒;曲美他嗪能降低血管阻力,增加冠脉血流量及周围循环血流量,能减低心脏工作负荷,增加对强心苷的耐受性。

八、炎症因子

炎症因子能经 Toll 样受体(TLR4)介导心肌炎症反应、免疫损伤,促进心肌表达 IL - 6、IL - 1β、TNF - α、热休克蛋白 70、高迁移率族蛋白 1、单核细胞趋化蛋白 1、早期生长因子 1、细胞间黏附分子 1、诱导型一氧化氮合成酶等,加重炎症反应、心肌顿抑。给予抗高迁移率族蛋白 1 中和抗体或抗热休克蛋白 70 抗体(1 mg /1 ml)治疗,可改善心功能。

九、基因表达改变

心肌梗死后发生心肌顿抑时,表达水平上调的基因包括:细胞生长相关基因(如激活转录因子ATF - 3、翻译延长因子 1a/2、缺氧诱导因子 HIF - 1α、内联素、葡萄糖转运体 GLUT1、血管内皮生长因子 VEGF 的基因等),细胞保护基因(热休克蛋白 20/27/70,AMPK 蛋白激酶的基因等),抗凋亡基因(纤溶酶原激活抑制物 PAI - 1、凋亡抑制物 IAP、早期生长因子的基因等)。

十、心肌冬眠

心肌冬眠指冠脉严重缺血导致的心功能不全状态,是心肌自适应机制,细胞结构常未受损害;细胞降低自身耗氧量,预防缺血、坏死;可和心肌顿抑同时存在。当冠脉血流、供氧恢复后,冬眠心肌功能可改善;而顿抑心肌心功能不全仍将维持一段时间,但对正性肌力药物有反应;这常取决于心肌缺血持续的时间,因此快速恢复冠脉血流,可逆转病理过程。冠脉慢性缺血、急性心肌梗死,都会有慢性冬眠心肌(CHM)产生,可引起心功能降低、心律失常、再梗死、心血管事件;冬眠心肌中血管紧张素 Ⅱ 水平升高,肝细胞生长因子(HGF)水平降低。缬沙坦可阻断血管紧张素 Ⅱ 的作用,使肝细胞生长因子水平升高,能保护缺血心肌,逆转梗死后心室重构,抑制心肌纤维化;降低左心室舒张末容积、肺血管阻力,减少心肌耗氧量,增加冠脉血流、氧供、心输出量,逆转心肌肥大;抑制 RAS 系统,减少合成胶原,提高胶原酶活性,加速胶原降解;减少细胞质钙超载,抑制细胞凋亡,改善冬眠心肌功能。

腺苷扩血管药物负荷试验超声心动图(ASE)、多巴酚丁胺强心药负荷试验超声心动图(DSE),已被应用于冬眠心肌的诊断,但诊断可受主观性制约,结果重复性较低。二维斑点追踪成像技术(STE)是测量心肌运动变形的新技术,将心肌组织视为有无数个像素,实时跟踪心肌内回声斑点的空间运动,重建心肌组织实时运动、变形的状态,自动定量显示心肌运动速度、应力、应变率、位移、背向散射积分,可对心肌节段变形评价,研究心脏力学运动,相对不受心脏摆动、牵拉的影响。ASE/DSE 结合 STE,能识别冬眠心肌,DSE 结合 STE 检测冬眠心肌的敏感度为 90.9%,特异度为 85.7%;ASE 结合 STE 敏感度为 87.8%,特异度为 87.8%。ASE 的特异度高于 DSE,但敏感度不如 DSE 高。

在 DSE 及 ASE 中,冬眠心肌小剂量负荷时,收缩期峰值经向应变(PRS)随着多巴酚丁胺等剂量的增加而增大;达到一定剂量后,增加幅度降低;达到最大剂量时,反而减小。在 DSE 中,正常心肌 PRS 随着多巴酚丁胺剂量的增加而逐渐增大。在 ASE 中,正常心肌 PRS 随着血管扩张剂腺苷剂量的增加而逐渐增大。冠脉造影是目前冠心病诊断、冬眠心肌检测的金标准,DSE、ASE 结果,常与冠脉造影结果符合。提示 ASE/DSE 结合 STE 能识别冬眠心肌,有助于冠心病患者的诊断及预后判断。

十一、心力衰竭的流行病学

一些指南认为,随着人口老龄化、急性心肌梗死后生存率上升,慢性心衰患者因心衰失代偿而首诊的人数已不断增加;住院患者中,4.7%女性、5.1%男性由急性心衰而入院,住院率与年龄相关。慢性心衰患者每年急性心衰的发病率为 2.3%(其中冠心病占 60%~70%)。老年急性心衰患者中,常见病因为冠心病。在年轻急性心衰患者中,常见病因为扩张型心肌病、心律失常、先天性心脏病、瓣膜性心脏病、心肌炎。住院的急/慢性心衰患者中,常伴其他器官终末期疾病、代谢性疾病,二尖瓣反流占 29%,主动脉瓣反流占 7%,主动脉狭窄占 7%,二尖瓣狭窄占 3%,阵发性房性心律失常占 4%,严重心律失常占 8%。53%心衰综合征患者伴高血压或左室肥厚,27%伴糖尿病,17%伴肾脏疾病,32%伴呼吸道疾病。在住院的失代偿性心衰患者中,60 天内死亡率为 9.6%,而死亡率加再住院率则达 35.2%。急性心衰的预后很差。欧洲一些治疗指南报道,心功能不全在 AMI 患者中占 30%~35%,在不稳定型心绞痛患者中占 9%。AMI 伴有严重心衰者死亡率较高,12 个月的死亡率可达 30%;急性肺水肿患者的院内死亡率为 12%,12 个月的死亡率为 40%。

1. 急性心衰死亡率的预测因子

一些指南报道,其预测因子包括:肺毛细血管嵌压升高、低钠血症、左室扩大、心肌峰耗氧量下降。急性心衰住院患者中,约 45%在 12 个月内再住院至少 1 次。急性心衰住院患者 60 天内的死亡率、再住院率为 30%~60%,但可因受试人群不同而有差异。

2. 急性心衰患者的分类

(1)急性失代偿性心衰 它包括:既往没有明确的心功能不全病史的新发的急性心衰和慢性心衰失代偿;一般其急性心衰的症状和体征较轻,常达不到心源性休克、肺水肿、高血压危象的标准。

(2)高血压性急性心衰 它有心衰的症状、体征,同时伴高血压,左室功能相对正常,胸部 X 线检查常发现急性肺水肿。

(3)肺水肿 肺水肿(胸部 X 线检查证实)患者常伴严重呼吸困难、肺部啰音、端坐呼吸,治疗前在室内吸空气情况下,氧饱和度常<90%。

(4)心源性休克 它指在纠正心脏前负荷后,依然存在急性心衰及所致的组织低灌注;常有血压下降和/或尿量减少,脉率>60/分,伴或不伴器官淤血的表现。患者从低心输出量综合征到心源性休克,是一个连续的过程。

(5)高心输出量性急性心衰 它的特点是心输出量增加,常伴心率加快(原因包括心律失常、甲亢、贫血、医源性疾病等),患者身体外周部分较温暖,肺淤血,有时(如感染性休克时)会出现低血压。

（6）右心衰　它的特点是右心室搏出功能障碍、体循环淤血为主的综合征,颈静脉压升高、肝大、低血压;主要见于肺心病、三尖瓣或肺动脉瓣的疾病,常继发于左心衰竭;此时心输出量减少,常伴下肢水肿,严重时可发生全身性水肿。病因包括:右室心肌损害,如大面积右室梗死;右室后负荷增高,大片肺梗死;右室前负荷增高,如大量快速静脉输血、输液。

（7）NYHA 分级　它按心衰症状的活动程度,将心功能的受损状况分为四级,于 1928 年提出,因操作简单,临床沿用至今;实际上是对 C/D 期症状严重度的分级。

Ⅰ级:患者有心脏病,但日常活动量不受限制,一般体力活动不引起过度疲劳、心悸、气喘或心绞痛。

Ⅱ级:患者的体力活动轻度受限制。休息时无自觉症状,一般体力活动引起过度疲劳、心悸、气喘或心绞痛。

Ⅲ级:患者有心脏病,以致体力活动明显受限制。休息时无症状,但小于一般体力活动即可引起过度疲劳、心悸、气喘或心绞痛。

Ⅳ级:患者不能从事任何体力活动,休息状态下也出现心衰症状,体力活动后加重。

1994 年 NYHA 的心功能分级修订方案,采用并行的两种分级方案;第一种即上述的四级方案;第二种是客观评估,根据心电图、负荷试验、X 线、超声心动图等评估心脏病变严重度,分 A、B、C、D 四级:

A 级,无心血管病的客观证据;

B 级,有轻度心血管病的客观证据;

C 级,有中度心血管病的客观证据;

D 级,有重度心血管病的客观证据。

简便易行,仍为临床医生所用;缺点在于仅凭患者主观陈述,有时症状与客观检查结果有很大差距。

（8）Forester 分级　Forester 分级根据临床体征、血流动力学参数分级,已用于 AMI 后的急性心衰(分为四级)、新发的急性心衰。临床体征的分级依据,包括外周组织低灌注(脉搏细弱、皮肤湿冷、外周发绀、低血压、心动过速、意识模糊、少尿)和肺淤血(啰音、X 线检查异常);血流动力学的分级依据,则包括心脏指数降低等。其临床体征、血流动力学状态,决定治疗策略。Forester Ⅰ级死亡率为 2.2%,Ⅱ级为 2.1%,Ⅲ级为 2.4%,Ⅳ级为 5.5%。(表 14－1)

表 14－1　急性心衰的 Forrester 分级

分级	PCWP(mmHg)	心脏指数(每分钟 L/m²)	组织灌注状态
Ⅰ	≤18	≥2.2	无肺淤血,无组织灌注不良
Ⅱ	>18	>2.2	有肺淤血
Ⅲ	≤18	≤2.2	无肺淤血,有组织灌注不良
Ⅳ	>18	≤2.2	有肺淤血,有组织灌注不良

（9）临床严重度分级　它可根据临床表现分级,已用于心肌病患者、慢性失代偿性心衰;主要分级依据是外周循环(灌注)视诊、肺部听诊(淤血)的结果,据此急性心衰的临床程度床边分级分为四级。这种分类方法一直用于判断心肌病等患者的预后,也适合住院/门诊的慢性心衰患者。(表 14－2)

表 14－2 急性心衰的临床程度床边分级

分级	皮肤	肺部啰音
Ⅰ	温暖、干燥	无
Ⅱ	温暖、湿润	有
Ⅲ	寒冷、干燥	无或有
Ⅳ	寒冷、湿润	有

(10)Killip 分级 由于急性心肌梗死的患者需卧床休息,不能采用 NYHA 分级标准的活动度来判定心功能状态,此时应采用 Killip 分级;后者可用于评估 AMI 患者心功能不全的严重程度:

Ⅰ级,无心衰,没有心功能失代偿的临床体征;

Ⅱ级,有心衰,诊断标准包括肺部湿啰音、S3 奔马律、肺静脉压升高、肺淤血,但湿啰音局限于肺野下 1/2;

Ⅲ级,严重心衰,肺水肿,湿啰音超过肺野下 1/2;Ⅳ级,心源性休克,体征包括低血压(收缩压<90 mmHg)和外周血管收缩的表现,如少尿、发绀、出汗。

(11)急性心衰临床综合征 一些指南报道,急性心衰是临床综合征,包括心输出量减少、组织灌注不足、肺毛细血管嵌压升高、组织淤血;发病机制中可能有心脏本身/心脏外的因素;病损发展可能是一过、可逆的,也可能永久损害,能转为慢性心衰;原因包括收缩/舒张的功能不全(缺血、感染所致最常见)、急性瓣膜功能不全、心脏节律异常、心脏前/后负荷过重等。

(12)心脏以外的病理过程 心脏以外的多种病理过程,也可通过改变心脏负荷诱发急性心衰,如体/肺循环压力升高、大块肺栓塞,可导致心脏后负荷增加;肾功能衰竭、内分泌疾病、体液摄入增加/排出减少,能导致心脏前负荷增加;感染、甲亢、贫血可导致心脏高输出量状态;心衰可合并终末器官疾病,严重心衰可诱发多器官功能衰竭。恰当的长期治疗配合病理结构纠正,可预防急性心衰发作。心衰还可分为前向性左心/右心心衰、后向性左心/右心心衰、混合型心衰。

急性前向性左心/右心心衰:轻者仅表现为体力下降,重者静息状态下即出现组织灌注不足的表现,如虚弱、意识模糊、困倦、外周苍白或发绀、皮肤湿冷、低血压、脉搏细弱、少尿,更甚者出现心源性休克;与多种病理状态相关。病史可能提示诊断:①急性冠脉综合征史,常有相关危险因素、既往史、提示性症状。②急性心肌炎史,常有近期病毒感染史。③急性心瓣膜功能不全史,常有慢性心瓣膜病、瓣膜手术、细菌感染性心内膜炎、胸部外伤病史。④肺栓塞史,常有相关的危险因素、症状。⑤心包填塞史。心血管体格检查可提示诊断,如颈静脉怒张、奇脉,提示心包填塞;心音低钝,提示心脏收缩功能不全;瓣膜音消失或出现杂音,提示心瓣膜疾病。急性前向性心衰的处理包括:支持治疗以增加心输出量,改善组织氧合等;具体为应用血管扩张剂、体液置换,获得最佳心脏前负荷;短期应用正性肌力药物,必要时可应用主动脉内球囊反搏。

急性后向性左心衰:它与左室功能不全相关,轻者仅表现为劳累性呼吸困难,重者有肺水肿,如呼吸困难(干咳,有时有泡沫痰)、苍白或发绀、皮肤湿冷、血压正常或升高;肺部可闻及细湿啰音,胸部 X 线检查时可显示肺淤血或肺水肿。左心病理改变包括:与慢性基础病有关的心功能不全、心肌缺血/梗死所致的急性损害、主动脉瓣/二尖瓣/三尖瓣功能不全、心律失常、左心肿瘤。心脏以外病理改变包括:严重高血压、高输出量状态(贫血、甲亢)、神经源性病变(脑肿瘤、外伤)。心血管系统体格检查时,心尖搏动、心音性质、杂音、肺部细湿啰音、呼气相哮鸣音等,对主要诊断都有提示价值。急性后向性左心衰的治疗,主要是血管扩张剂,可加用利尿剂、支气管扩张剂、麻醉药。必要时需呼吸支持,包括持续正压通气、无创正压通气,某些情况下,即使已行气管内插管也需无创通气。

急性后向性右心衰:它与肺/右心功能不全相关,包括慢性肺病/肺动脉高压加重、急性大面积肺部疾病(如大面积肺炎/肺栓塞)、急性右室梗死、三尖瓣功能不全(外伤性/感染性)、急性或亚急性心包疾病。严重的左心疾病累及右心、先天性心脏病累及右心时,可出现右心衰。心肺以外的病理改变包括:肾炎/肾病综合征、终末期肝病、能分泌血管活性物的肿瘤。典型表现有乏力、踝部可凹性水肿、上腹部压痛(肝淤血)、呼吸困难(胸腔积液)、腹膨隆(腹水)。疾病发展到后期时,由于肝功能不全、少尿,可出现全身水肿。病史、体检提示急性右心衰诊断后,可进一步检查,包括心电图、血气、D-二聚体、胸部 X 线、心脏多普勒超声心动图、肺动脉造影、胸部 CT 等。急性后向性右心衰血容量负荷过重的治疗方法是,给予利尿剂,包括螺内酯,有时还包括小剂量(利尿剂量)的多巴胺;肺部感染、细菌性心内膜炎时应用抗生素,原发性肺动脉高压时应用钙通道阻断剂、前列腺素,肺栓塞时应抗凝、溶栓、取栓。

（陈　森）

进一步的参考文献

［1］ KHATIBZADEH S. Worldwide risk factors for heart failure:a systematic review and pooled analysis. ［J］. IntJ Cardiol,2013,168(2):1186－1194.

［2］ RAMAN IGV. Chronic heart failure:contemporary diagnosis and management［J］. Mayo Clin Proc,2010,85 (2):180－195.

［3］ GUGLIN M. Diuretics as pathogenetic treatment for heart failure［J］. Int J Gen Med,2011,4:91－98.

第三章 慢性心衰药物治疗

一、慢性心衰的处理原则

慢性心衰(CHF)是指持续存在的心衰状态,可以为稳定、恶化、失代偿。治疗目标是改善症状、提高生活质量,要针对心肌重构机制,延缓心肌重构发展,降低心衰住院率、死亡率。

病因:多数患者有心脏病史,对因治疗能改善慢性心衰预后;冠心病、高血压、老年性退行性心瓣膜病,常与老年人心衰相关;风湿性心瓣膜病、扩张型心肌病、急性重症心肌炎等,常与年轻人心衰相关。收缩性心衰常见病因为冠心病,积极重建血运,可防止心衰发展;舒张性心衰常见病因为高血压,控制血压极重要,否则心衰进展迅速,也可诱发急性心衰。

临床表现:运动耐力下降、呼吸困难、乏力;有体液潴留症状,腹部、腿部水肿,有其他心脏病引起的症状(如急性心肌梗死、心律失常、血栓/栓塞性疾病),可有心脏扩大、心功能不全的表现。可应用心电图、胸部 X 光片、超声心动图、检查心衰标志物 BNP、NT - proBNP 而诊断。慢性心衰的严重程度常以 NYHA 分级表示,也可应用 6 分钟步行试验分析。

慢性心衰治疗时,要住院进行临床评估,判断心脏病性质、程度;要采集病史,检查症状、体征;要检查二维超声心动图、多普勒超声心动图、心电图(Ⅰ类推荐,C 级证据);实验室检查包括血/尿常规、血生化、空腹血糖/糖化血红蛋白、血脂/甲状腺功能等(Ⅰ类推荐,C 级证据)。检查 BNP、NT - proBNP、cTn 血浆水平(Ⅰ类推荐,A 级证据),检查可溶性白介素- 33 受体(ST2)、半乳糖凝集素 3 的血浆水平(Ⅱb 类推荐,B 级证据);检查 X 胸片(Ⅱa 类推荐,C 级证据)。有的患者要检查心脏磁共振(CMR)、冠状动脉造影、核素心室造影、核素心肌灌注与代谢显像、负荷超声心动图、食管超声心动图、心肌活检(Ⅱa 类推荐,C 级证据)。判断液体潴留程度,可检查体质量增加、液体潴留症状与体征。判断其他功能时,可应用血流动力学检查、心脏不同步检查等。

慢性心衰治疗中,要注意疗效、疾病进展、预后的评估;要区分对慢性收缩性心衰、慢性舒张性心衰的诊治;注意对难治性心衰的治疗/对心衰病因合并临床情况的处理,注意对左心衰竭的诊治、整体治疗,注意随访管理;治疗目标是早期干预心室重构始动环节,减少心衰发病率;改善慢性心衰血流动力学,改善症状,减轻心脏负担,增加心脏排血量;防止心肌损伤,提高生活质量、运动耐力,延长寿命,降低致残率、住院率、死亡率;拮抗神经-内分泌紊乱,拮抗异常细胞因子,防止心衰、心肌损伤进一步恶化。

一些指南认为,治疗主要措施包括:①高血压时应降压治疗,能减少冠心病、脑血管疾病、心衰的发生;目标为:单纯高血压的血压应低于 140/90 mmHg;高血压合并肾功能不全或慢性心衰者血压应低于 130/85 mmHg;高血压合并糖尿病、慢性心衰者血压应低于 130/80 mmHg;②纠正冠心病的危险因素,戒烟、减轻体重、控制血压、调脂治疗、控制血糖、抗血小板聚集等;③改变不良生活习惯,如酗酒(防止酒精中毒性心肌病)、禁止吸毒等;④治疗冠心病病因,控制快速心律失常患者的心室率、预防风湿热和瓣膜性心脏病、治疗甲状腺疾病、定期随访高危人群、适当休息与运动、限水钠、营养支持、吸氧、心理治疗等。

(一)慢性心衰无症状期的治疗原则

一些指南认为,对左室收缩功能降低、尚在慢性心衰无症状期的患者,主要阻止左室重构,防止进展到有症状心衰;措施包括:去除慢性心衰基础心脏病的病因、诱发因素,动脉粥样硬化、高血压、糖尿病、心血管疾病高危人群,均可应用 ACEI,减少心血管事件风险,改变慢性心衰自然病程,抑制 RAS 系统,阻断血管紧张素Ⅱ受体 ATIR 信号通路,阻断其介导心室重构,增加缓激肽、血管紧张素 1～7 的作用,是心衰治疗基石性措施;慢性心衰无症状期患者,须用 ACEI,除非有禁忌证或不能耐受;慢性心衰无症状期左室收缩功能不全伴窦性心律患者,一般不主张应用洋地黄。无高血压、无液体潴留的慢性心衰无症状期患者,不必严格限盐。不主张常规使用营养添加剂、抗氧化剂治疗无症状期的器质性心脏病或预防心衰发生。

(二)慢性心衰有症状期的治疗原则

近年慢性心衰的治疗取得进展,治疗已从单纯改善血流动力学,转为阻断该期的神经-内分泌过度激活、阻滞心室重构、改善生活质量、提高运动耐力、延长寿命。近年指南不断更新,ARB 和醛固酮受体阻断剂治疗地位已提高,β 受体阻断剂使用范围扩大;目前该期药物可分为:利尿剂、ACEI、ARB、醛固酮受体阻断剂、β 受体阻断剂、洋地黄类、血管扩张剂(如硝酸酯类、肼苯达嗪)、正性肌力药等。一些指南认为,利尿剂、β 受体阻断剂、ACEI,是治疗有症状期患者的基础药物,在无禁忌证时可给予。洋地黄为Ⅱb 类推荐。螺内酯适用于 NYHA 心功能Ⅲ～Ⅳ级的有症状期患者。也可给予非药物治疗,如先天性心脏病手术、心脏瓣膜手术、经皮冠脉成形术、冠脉支架、冠脉旁路手术、体内除颤装置、心脏同步化治疗等。药物治疗是有症状期患者的主要治疗方法,能改善神经-内分泌、生化代谢、血流动力学、心室重构等。一些指南认为,对心衰发展的不同阶段推荐的治疗方案为:

——NYHA 心功能Ⅰ级:控制危险因素;给予 ACEI。

——NYHA 心功能Ⅱ级:给予 ACEI、利尿剂、β 受体阻断剂,地高辛用或不用;

——NYHA 心功能Ⅲ级:给予 ACEI、利尿剂、β 受体阻断剂、地高辛;

——NYHA 心功能Ⅳ级:给予 ACEI、利尿剂、地高辛、醛固酮受体阻断剂;病情稳定者,谨慎应用 β 受体阻断剂。慢性心衰的处理如图 3-1:

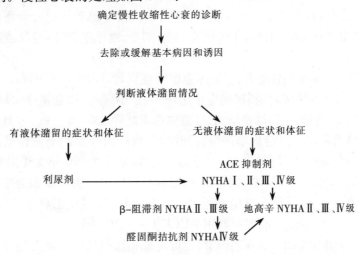

图 3-1　慢性心衰的处理

1. 抗慢性心衰的药物

(1)正性肌力药

——强心苷类:洋地黄、洋地黄毒苷、乙酰洋地黄毒苷(Acetyl digitoxins)、吉地洛辛、地高辛、乙酰地高辛、甲地高辛、毛花苷 C、去乙酰毛花苷 C、毒毛旋花子苷 K、毒毛旋花子苷 G、羊角拗苷、黄夹苷、铃兰毒苷、万年青总苷、布福吉林等。

——磷酸二酯酶Ⅲ抑制剂:氨力农、米力农、贝马力农、维司力农、依诺昔酮、匹罗昔酮等。

——钙增敏剂:匹莫苯、左西孟坦、噻唑嗪酮、硫马唑、伊索马唑等。

——多巴胺受体激动剂等:多巴胺、多卡巴胺、异波帕胺、多培沙明、多巴酚丁胺、布托巴胺、地诺帕明、普瑞特罗、扎莫特罗等。

(2)血管扩张药

——ACEI:卡托普利、贝那普利、培多普利、咪达普利、赖诺普利、依那普利、依那普利拉、福辛普利、雷米普利、喹那普利等。

——ARB:氯沙坦、缬沙坦、坎地沙坦等。

——β受体阻断剂:美托洛尔、比索洛尔、卡维地洛、布新洛尔、奈必洛尔等。

(3)其他

有可尼伐普坦、托伐普坦、奈西利肽、胰升糖素、磷酸肌酸、辅酶 Q10、阿魏酸钠、蒺藜总皂苷、苦碟子提取物、地高辛抗体 Fab 片段等。

2. 慢性心衰的一般治疗

一些指南认为,慢性心衰患者应去除诱发因素、病因等,改善生活方式,减少对心脏的损害,戒烟,严重慢性心衰患者禁止饮酒、减体重、适度运动,控制高血压/高血脂/糖尿病,低脂饮食,预防感染。限制钠盐摄入,一般每天钠盐 2~5 g 为宜,晚期慢性心衰患者每天小于 2 g。对慢性心衰患者 NYHA 心功能 Ⅱ 级或以上患者,一般限制过多运动。适度休息可减少肢体需血量,增加肾血流、冠脉血供,利于静脉血回流、增强心肌收缩力,改善心功能。慢性心衰患者 NYHA 心功能 Ⅲ级患者,一般卧床休息,但不长期卧床,否则去适应状态对恢复和预后不利。反复适度的体力活动,可提高运动耐力,提高骨骼肌氧合能力,改善生活质量。运动强度以不出现心衰症状为宜,并根据患者耐受能力逐渐延长。国内已有运动处方,但还在进一步研究。

饮食宜清淡、易消化、低热量、低胆固醇,注意补充维生素、微量元素、膳食纤维。血浆蛋白低下者,蛋白摄取量每天不少于 1.0~1.5 g/kg。血钠过低(<130 mmol/L)可能由利尿剂或血高水平肾素-血管紧张素Ⅱ引发口渴而使液体摄取量过多。液体摄取量须在每天 1.5 L 以下,防止稀释性低钠血症;患者焦虑时,可服用地西泮,每次 2.5 mg,每天 2~3 次,以保证休息。可接种抗流感病毒/抗肺炎球菌的疫苗,减少感染。应交代病情和预后,指导患者认识心衰症状和体征,每天自测体重、监测液体潴留,指导理性治疗,了解药物作用、剂量、副作用、中毒表现、漏服后补救措施。

3. 利尿剂

一些指南认为,所有慢性心衰患者、有液体潴留的证据者,应给予利尿剂;NHYA 心功能Ⅰ级一般不需用利尿剂;有液体潴留时,利尿剂应早用,先给予小剂量,如氢氯噻嗪每天 12.5 mg,呋塞米每天 10 mg,逐渐增加剂量,直至尿量增加、体重应每天减轻 0.5~1.0 kg;一旦病情控制(肺部啰音消失、水肿消退、体重稳定),可给最小剂量长期维持;维持治疗期间仍应根据液体潴留情况,随时调整利尿剂剂量。氢氯噻嗪每天 100 mg 已达最大效应,呋塞米剂量不太受限制。一般给予利尿剂数小时后即见效,能减少血容量,消除水肿。利尿剂治疗反应取决于利尿剂量、利尿剂进入尿液的时间。轻度慢性心衰患者,即使小剂量利尿剂也常反应良好;但应用利尿剂后心衰症状得到控制、稳定时,不能单一应用利尿剂;有时可联用 ACEI、β受体阻断剂。

慢性心衰进展恶化时,需加大利尿剂剂量,但可出现利尿剂抵抗。每天的体重变化,是监测利尿剂效果、调整剂量的指标;患者轻度液体潴留时,可给予噻嗪类(如氢氯噻嗪,开始每天 25 mg,最大量每天 100 mg)。出现噻嗪类抵抗时(常伴心衰症状恶化),可给予呋塞米 40 mg,静脉注射,再给予呋塞米每小时 10~40 mg 静脉滴注;肾小球滤过率低于每分钟 20~30 ml 时,可给予呋塞米每天 20mg,或托塞米每天 10 mg;也可给予噻嗪类＋呋塞米;也能短期给予多巴胺,以每分钟 100~250 μg 静脉滴注,增加肾血流量。NYHA 心功能 Ⅲ~Ⅳ 级慢性心衰患者,可给予选择性醛固酮受体阻断剂依普利酮(没有螺内酯的性激素副作用),开始每天 10 mg,最大量每天 20 mg,可酌情隔天给予 10 mg,通过抑制肾小管髓袢升支钠离子、氯离子的重吸收而利尿,消除水肿,减轻心脏前负荷,改善心功能。

在治疗短期慢性心衰中,利尿剂一般可降低颈静脉压,减轻肺充血、周围水肿、体重;可提高心功能、改善症状和运动耐力;目前还没有利尿剂长期治疗慢性心衰的大样本研究,但临床常用利尿剂;有液体潴留者,利尿剂能改善心功能、症状、运动耐量,可减少致残率、住院率,是治疗慢性心衰基石性措施,能迅速缓解心衰、血管充血症状,可使肺水肿、外周水肿数天内消退(ACEI、β受体阻断剂需数周以上);为唯一能充分控制慢性心衰液体潴留的药物;合理使用利尿剂,能促进其他治疗药物取得成功,用量不足可造成液体潴留,会降低对 ACEI 的反应,增加使用 β 受体阻断剂的危险;利尿剂用量过度可导致血容量不足,易促进 ACEI 和血管扩张剂引发低血压,增加 ACEI 和 ARB 引发肾功能不全的危险。出现利尿剂抵抗时(常伴心衰恶化),可静脉给予呋塞米持续静脉滴注(每小时 $1\sim5$ mg);或$\geqslant2$ 种利尿剂联用;或应用增加肾血流量的药物,如短期应用小剂量多巴胺或多巴酚丁胺持续静脉滴注(每分钟 $2\sim5$ μg/kg)。

临床常用的利尿剂有三类:①弱效利尿剂,有保钾作用,包括氨苯蝶啶、螺内酯等;②中效利尿剂:主要为噻嗪类,有氢氯噻嗪(应用最广)、氯噻酮;③强效利尿剂,包括呋塞米、依他尼酸、布美他尼等。吲哒帕胺为噻嗪样利尿剂,兼有氯噻酮样作用、轻度钙通道阻断剂作用,对慢性心衰有效。氢氯噻嗪能抑制近端/远端肾小管对钠/氯离子的重吸收,治疗轻度慢性心衰效果良好,适用于有轻度液体潴留、肾功能正常的慢性心衰患者;尤其适用于伴有高血压的慢性心衰患者;一般氢氯噻嗪口服,每次 $25\sim50$ mg,每天 $2\sim3$ 次,以间歇疗法为宜,即用药 $3\sim5$ 天,停药 $2\sim3$ 天。口服氢氯噻嗪 2 小时起效,$6\sim12$ 小时血水平达峰值,作用维持 18 小时;氢氯噻嗪每天 100 mg 已达最大效应。

氨苯蝶啶主要作用于远端肾小管、集合管,抑制分泌钾离子,保钾排钠;它联用噻嗪类或血醛固酮水平较高时,其保钾作用更明显,能拮抗其他利尿剂的排钾作用;口服,每次 0.1 g,每天 $2\sim4$ 次。口服后 1 小时起效,10 小时作用达高峰,一般作用维持 16 小时。

螺内酯是醛固酮受体阻断剂,是继 ACEI、β 受体阻断剂后,第三个能降低慢性心衰死亡率的药物,是心衰、心肌梗死后的强适应证药物;螺内酯与醛固酮相似,为醛固酮受体抑制剂,作用于远端肾小管、集合管,阻断钠离子-钾离子和钠离子-氢离子交换,结果钠离子、氯离子、水排泄增多,钾离子、镁离子、氢离子排泄减少,对钙离子和磷酸根的作用不定;由于对肾小管其他各段无作用,故是低效利尿剂,对醛固酮其他靶器官也有作用;能保钾排钠。治疗右心功能不全为主的慢性心衰时,螺内酯与袢利尿剂合用,能发挥更大的利尿作用。螺内酯能拮抗醛固酮分泌,故与 ACEI 联用时,对 RAS 的抑制作用会更强。小剂量螺内酯(每天 50 mg)与 ACEI、袢利尿剂合用较安全,常不引起高钾血症。一般口服每次 20 mg,每天 $3\sim4$ 次;口服后 $6\sim12$ 小时起效,$48\sim72$ 小时作用达高峰,作用维持 $1\sim2$ 天。

利尿剂久用应注意不良反应,主要是电解质紊乱、血糖紊乱、血脂紊乱、利尿剂抵抗等。电解质丢失可引起低钾血症、低镁血症而诱发心律失常;螺内酯联用 ACEI,常能减少低钾血症、低镁血症的发生,常较补充钾盐、镁盐更有效,易耐受。出现低钠血症时,应区别缺钠性低钠血症、稀释性低钠血症。单用利尿剂引起 RAS 系统活化时,常难以维持疗效,故须与 ACEI、ARB、β 受体阻断剂联用。在应用利尿剂时,如有低血压、氮质血症,而慢性心衰患者已无液体潴留,则可能是利尿过量、血容量减少所致,应减少利尿剂剂量;如患者有持续液体潴留,则其低血压、氮质血症可能是慢性心衰恶化所致,常有终末器官灌注不足,应继续利尿,并短期持续静脉滴注能增加肾灌注的药物如多巴胺或多巴酚丁胺。

4. 血管紧张素转换酶抑制剂

一些指南认为,ACEI 可改善慢性心衰患者症状、提高生活质量、增加运动耐量、增加患者的存活率,常被用于慢性收缩性心衰患者的治疗;无液体潴留时,可单用 ACEI;ACEI 与 β 受体阻断剂联用,能产生协同作用。对慢性心衰患者,其适应证包括:①除有 ACEI 禁忌证外,一般 NYHA 心功能 Ⅰ～Ⅳ 级慢性心衰患者、所有左室收缩功能不全(LVEF<45%)的慢性心衰患者,都可终生给予 ACEI;②无症状的左室收缩功能不全(NYHA 心功能 Ⅰ 级)患者、无症状慢性心衰患者、

LVEF<40%的慢性心衰患者亦应使用 ACEI；③慢性心衰(轻、中、重)患者长期治疗时，可应用 ACEI。

5. β受体阻断剂

β受体阻断剂应用于慢性心衰，开始于 20 世纪末，它产生负性肌力，禁用于重度心衰。已有 20 多项 2 万多例慢性心衰患者(LVEF<35%)，参与试验评估美托洛尔、比索洛尔、卡维地洛的临床疗效，均同时使用利尿剂、ACEI。β受体阻断剂从小剂量开始，缓慢递增，长期应用后能预防、抑制心肌细胞肥大，抑制心肌重构，可改善血流动力学、临床症状、运动耐力、生活质量等，减少死亡、住院的危险。这些益处在有/无冠心病及有/无糖尿病的患者、妇女患者中同样能获得。β受体阻断剂的益处，在已用 ACEI 的患者中也存在，联用后能产生协同作用。

6. 洋地黄制剂

强心苷包括洋地黄、毒毛旋花子苷 K、羊角拗苷、羚羊毒苷、洋地黄毒苷、乙酰洋地黄毒苷、吉地洛辛、地高辛、乙酰地高辛、甲地高辛、毛花苷 C、去乙酰毛花苷 C、毒毛旋花子苷 G、黄夹苷、万年青总苷、海葱次苷、布福吉林等，能选择性作用于心脏，降低再住院率，对死亡率的影响为中性(比儿茶酚胺、磷酸二酯酶抑制剂好)。洋地黄正性肌力作用的机制，是抑制心肌细胞膜钠泵，使细胞内钠离子水平升高，通过钠离子/钙离子交换体，使钙离子内流增加，心肌收缩力增强。细胞内钾离子水平明显降低、钙离子明显超载，为洋地黄中毒的重要原因。

——毒毛旋花子苷 K：它口服吸收率仅 3%～5%，只能静脉注射；作用快速而短暂，与血浆蛋白的结合率仅 5%。在体内不代谢，几乎全部以原形由肾排出，少量由肠排出。血清除半衰期为 18 小时。一般以 0.25 mg 静脉注射，5～10 分钟显效，0.5～2 小时血水平达峰值，1～3 天作用消失。有人研究毒毛旋花子苷 K 治疗 200 例窦性心律的冠心病心衰患者，A 组用维持量地高辛治疗，每天 0.25 mg；B 组用间歇疗法，第一天给本药 0.25 mg(加生理盐水 20 ml)静脉注射，此后一周内每天静脉注射 0.125 mg；第 2 周起至 1 个月底，隔天静注 0.125 mg；第二、三个月，每周静注 2 次，每次静注 0.25 mg；结果发现，两组的疗效、中毒发生率相似，心功能改善较好，硝酸甘油用量减少。

毒毛旋花子苷 K 可扩张周围动脉、冠脉，轻度降压，部分改善缺血心肌收缩；治疗冠心病心衰起效较快，适用于急性左心衰竭、慢性心衰、冠心病心衰(尤其合并高血压者)；作用维持 1～2 天，很少发生积蓄中毒。与地高辛比，毒毛旋花子苷 K 兴奋迷走神经、引起心率减慢的作用较弱，窦性心律、心率每分钟≥60 次时，仍可继续使用。毒毛旋花子苷 K 间歇疗法，有间歇性强心作用，能持续改善心功能，可减轻左室后负荷、增加心肌灌注，增加活动耐量，改善生活质量；洋地黄中毒未见增加；与维持量治疗同样有效，可根据患者的情况选用。

(6)醛固酮受体阻断剂 醛固酮可与远端肾小管、集合管细胞膜的醛固酮受体结合，引发贮钠排钾。高水平醛固酮通过心脏成纤维细胞膜醛固酮受体，促使成纤维细胞产生胶原，促进心脏间质纤维化、心室重构，降低心肌顺应性，增加充盈压、舒张功能障碍；能使血管内皮功能紊乱，钝化压力感受器反应；能通过刺激 PAI-1 在血管平滑肌、内皮细胞的表达，可促进血栓形成。可给予醛固酮受体阻断剂治疗。

8. 血管紧张素Ⅱ受体 AT1R 阻断剂

ARB 与 ACEI 作用类似，能阻断 RAS 系统血管紧张素Ⅱ的不良作用，能阻断 ACE、糜蛋白酶等产生的血管紧张素Ⅱ与其受体 AT1R 结合，阻断作用比 ACEI 更完全；ARB 不使缓激肽生成增加，不引发咳嗽等，但同时也失去一些缓激肽舒张血管作用。

9. 血管扩张剂

血管扩张剂主要用于慢性心衰急性失代偿期、急性心衰的治疗；但可激活交感神经-RAS 系统，促进心室重构，因此不宜在慢性心衰患者长期应用。血管扩张剂包括：

——直接血管扩张剂：它使毛细血管前的阻力小动脉扩张，可使外周阻力、血压下降，能改善血流动力学；但不降低心衰患者死亡率。目前认为，硝酸酯类在慢性心衰治疗中的地位尚不肯定。

胼苯哒嗪不良反应较重,应慎用。

硝酸酯类:硝酸酯类有硝酸甘油、硝酸异山梨酯(消心痛)、三硝酸甘油酯、单硝酸异山梨酯、硝酸戊四醇酯(长效硝酸甘油)等;能缓解心绞痛、呼吸困难,可减轻心脏的前/后负荷,能降低慢性心衰患者的左室充盈压、增加心输出量、改善临床症状、提高运动耐力、减少呼吸困难;能抑制心血管重构,改善症状。对应用其他药物治疗心衰疗效不佳的患者,可加用硝酸酯类;长期应用后,机体的阻力血管可对硝酸酯类产生耐药性,但容量血管、肺血管常仍对硝酸酯类敏感。硝酸酯类与ACEI、胼苯达嗪联用时,至少要间隔 10 小时,能减少耐药。不良反应为头痛、低血压。硝酸甘油多用于冠心病心绞痛、高血压急症。硝酸甘油、硝酸异山梨醇酯可口服、喷雾吸入,每 5～10 分钟一次。硝酸甘油静脉滴注开始为每分钟 $5～10 \mu g$,可逐渐增加到每分钟 $100～200 \mu g$。硝酸异山梨酯静脉滴注开始为每小时 $5～10 mg$,可逐渐增加量,是第一个被报告对心衰长期治疗有效的血管扩张剂。硝酸酯类透皮吸收类正在研究中。

10. cAMP 依赖性正性肌力药物

儿茶酚胺类,如异丙肾上腺素、去甲肾上腺素、多巴酚丁胺、多巴胺,均可经 G 蛋白耦联受体(GPCR)上调心肌细胞内的 cAMP/蛋白激酶 A 的活性水平,能增强心肌收缩力,扩张外周血管;短期内应用,有良好的血流动力学效应。由于缺乏有效的证据,考虑到它可致心律失常,故主要用于心脏移植前终末期心衰、心脏手术后心肌抑制所致的急性心衰、难治性心衰患者;限用于对其他抗慢性心衰药物反应不佳或有禁忌证的 NYHA 心功能 Ⅳ 级患者的短期治疗,特别是合并心室率缓慢、伴传导阻滞的慢性心衰患者。

不主张对慢性心衰患者长期、间歇静脉滴注该类药。研究显示,慢性心衰的心肌,因长期遭受血高水平儿茶酚胺类物质(去甲肾上腺素、肾上腺素等)的刺激,心肌细胞膜 β 肾上腺素受体密度下调,对儿茶酚胺敏感性降低。非洋地黄类强心苷的该类药,对慢性心衰患者,常只能维持短期的血流动力学改善,易产生快速耐药性(如连续静滴多巴酚丁胺 3 天,即可产生耐药性),故应间歇给药。该类药有时可引起心率加快、传导紊乱、心肌耗氧量增加、严重室性心律失常等。研究发现,长期应用多巴酚丁胺间歇静滴治疗中/重度心衰患者,治疗组死亡率高于对照组;因此该类药只能短期应用。

非洋地黄类强心药主要包括:α 受体激动剂、β 受体激动剂、磷酸二酯酶抑制剂、钙增敏剂(如匹莫苯、左旋赛敏坦)、多巴胺类(多巴胺每分钟 $250～500 \mu g$ 静脉滴注时,主要有心脏正性肌力的作用,增强血管收缩作用不明显;可给予多巴酚丁胺静脉滴注,每分钟 $100～250 \mu g$ 或每分钟 $2～5 \mu g/kg$,短期用 $3～5$ 天;多巴酚丁胺为选择性 β_1 受体兴奋剂,主要通过兴奋心血管细胞 β_1 受体,激活腺苷酸环化酶,增加心血管细胞内 cMP 含量)。还有多培沙明等静脉制剂及非诺多巴、异波巴胺、普瑞特罗、吡布特罗、扎莫特罗等口服制剂。

非诺多巴是多巴胺 D_1 受体激动剂,与 α_2 肾上腺素受体有中度结合力,是快速作用的血管扩张药物,能诱导小动脉扩张,降低血压,可扩张肾血管,增加肾血流量;能作用于肾小管,促进排钠、利尿。非诺多巴口服,一般每次 $0.1 g$,每天 4 次;也可静脉滴注。

磷酸二酯酶广泛分布于心脏(Ⅲ 型为主)、血管、血小板、肺等,至少有 7 型。双吡啶类磷酸二酯酶抑制剂,是兼有心脏正性肌力作用、血管扩张作用的抗心衰药物,可有效改善心衰患者的血流动力学、临床症状、运动耐力等,能抑制磷酸二酯酶降解 cAMP,可细胞内上调 cAMP 水平、活化蛋白激酶 A,正性心肌肌力,扩张肺血管床,降低心脏负荷,减少心肌耗氧量;可导致受磷蛋白磷酸化,减少肌浆网的 SERCA2(钙泵)摄入钙离子到肌浆网,使肌浆网经兰尼碱受体-钙离子通道,释放钙离子增多,升高细胞质钙离子水平,促进心肌收缩;然后心肌细胞要消耗 ATP,使钙泵把钙离子泵出细胞质。

国内磷酸二酯酶 Ⅲ 抑制剂有氨力农、米力农。氨力农一般先给予负荷量 $0.5～0.75 mg/kg$ 缓慢静脉注射 10 分钟以上,然后每分钟 $5～10 \mu g/kg$ 静脉滴注;氨力农长期口服应用时,不良反应较多、较重,如肝功能异常、发热、血小板减少(20%)、胃肠道不适等,故口服制剂已被禁止使用;目前仅用静脉制剂作短期(1周左右)使用,禁止长期应用。

　　米力农(米利酮)分子量:211.22。米力农的不良反应较少,长期疗效不优于地高辛,较常引起心律失常,仅作短期静脉给药(有人建议负荷量2.5～3 mg,一般首剂给予25～50 μg/kg,静脉注射10 min以上,缓慢静注,然后每分钟20～40 μg或每分钟0.25～0.5 μg/kg,静脉滴注维持,短期用3～5天),每天最大剂量不超过1.13 mg/kg。口服:一次2.5～7.5 mg,每天4次。米力农能选择性抑制磷酸二酯酶,可正性肌力、扩张血管,强心作用是氨力农的10～30倍,口服后1/2小时起效,1～3小时血水平达峰值,血清除半衰期为2小时,作用持续4～6小时;静脉注射后,5～15分钟起效,血清除半衰期为2～3小时,血浆蛋白结合率为70%;不良反应较少,但仍然可引发心律失常;目前已取代氨力农,而应用于治疗严重的充血性心衰。

　　药理作用:它是氨力农的同类药。米力农口服、静注均有效,兼能正性心脏肌力、扩张血管,耐受性较好;使心肌细胞质cAMP、钙离子增加,心肌收缩力加强,心排血量增加;其血管扩张作用可能是直接作用于小动脉所致,可降低心脏前/后负荷,降低左心室充盈压,改善左室功能,增加心脏指数,但对平均动脉压、心率无明显影响。其心血管效应与剂量有关,小剂量时主要为正性心脏肌力作用,大剂量时正性心脏肌力效应、扩张血管作用逐渐都能达到最大水平;对伴心脏传导阻滞的患者较安全。但口服时不良反应较重,不宜长期应用。

　　适应证:米力农适用于对洋地黄、利尿剂、血管扩张剂治疗无效的各种原因引起的急、慢性顽固性充血性心衰。

　　不良反应:较氨力农少见。少数有头痛、室性心律失常、无力、血小板计数减少等。过量时可有低血压、心动过速。长期口服因不良反应增加,可导致远期死亡率升高,目前米力农已不再长期口服。不宜用于严重瓣膜狭窄、梗阻性肥厚型心肌病患者。低血压、心动过速、心肌梗死、急性缺血性心脏病慎用;肾功能不全者宜减量。用米力农期间应监测心率、心律、血压,必要时调整剂量。米力农联用强利尿剂时,可使左室充盈压过度下降,易引起水、电解质失衡。对房扑、房颤患者,因米力农可增加房室传导,导致心室率增快,宜先用洋地黄制剂控制心室率。肝肾功能损害者、孕妇、哺乳妇女、儿童慎用。

　　药物相互作用:米力农与丙吡胺同用可导致血压过低。米力农与常用强心、利尿、扩血管药合用,尚未见不良相互作用。米力农与硝酸酯类合用有相加效应。米力农有加强洋地黄的正性肌力作用,故应用期间不必停用洋地黄。

　　配伍禁忌:米力农以生理盐水或5%葡萄糖液稀释后使用,不能用含右旋糖酐的溶液稀释。米力农与呋塞米混合立即产生沉淀。规格:5 mg/5ml。

　　——钙增敏剂左西孟坦:它2000年上市,作用与匹莫苯相似,是磷酸二酯酶Ⅲ抑制剂,升高细胞质cAMP、PKA活性水平,增强心肌收缩力,大剂量时增加心率,同时能扩张静脉、冠状动脉、脑血管、外周血管;能改善心衰患者血流动力学参数、临床状态;与多巴酚丁胺比,左西孟坦可能更适用于患缺血性心脏病、正在应用β受体阻断剂的心衰患者。但左西孟坦能否降低死亡率尚在研究中。左西孟坦一般首剂25～50 μg/kg以5%葡萄糖稀释后,静脉注射10分钟,20～30分钟起效;以每分钟0.25～1.0 μg/kg维持,每天最大剂量不超过1.13 mg/kg。口服:一次2.5～7.5 mg,每天4次。

　　——依诺昔酮是钙增敏剂、咪唑类磷酸二酯酶抑制剂,它是在阿糖胞苷的4位N有三磷酰基,使其亲脂性提高,其血/组织中水平能维持较长时间,能选择性抑制心肌细胞膜磷酸二酯酶,升高细胞内cAMP、PKA活性水平,能增强心肌收缩力,扩张血管;升高LVEF、E/A,而心率、血压无显著变化;能改善循环功能,改善心脏舒张功能,而心率并不增快;能舒张肺血管、降低肺动脉压,改善右心输出,对血氧饱和度无明显影响;适用于治疗严重充血性心衰。

　　用法用量:按每天3.5～6.0 mg/kg,与葡萄糖、生理盐水混合,每天1次或分2次在2～4小时内静脉滴注。一般连续使用6～10天后中止给药,以后再重复同样的给药法。用量及给药持续时间,要根据患者的外周血象、骨髓象而适当增减。

不良反应:偶见血压下降、胸部压迫感、嗳气、皮疹、发绀、过敏时,应即停药、抢救;可有白细胞及血小板减少、出血、食欲不振、恶心、腹痛;偶见肝功能损伤。

注意事项:禁用于对本品有过敏史者。慎用于骨髓功能受抑、合并感染、有肝病的患者。孕妇应权衡利弊慎重使用。应经常进行血液、肝功能、肾功能的检查,注意感染、出血倾向的出现。授乳期妇女给药应停止授乳。使用时应保证完全溶解。

——CK-1827452是一种特异性的心肌肌球蛋白激动剂,可增强心衰患者的心收缩力,不引起心律不齐及心肌缺血,是用于左心室收缩性心脏衰竭的临床药物。已进入中国销售。

11. 钙通道阻断剂

由于目前较缺乏其治疗心衰有效的证据,一般不宜用于心衰治疗;有负性肌力作用的维拉帕米、地尔硫䓬,对心肌梗死后伴LVEF下调的患者可能有害,不宜应用。只有氨氯地平、非洛地平临床治疗心衰有长期安全性,不影响生存率;一般氨氯地平开始每次2.5mg,每天1次;必要时每天给予10mg;非洛地平缓释片(每天5～10mg)对心衰患者的死亡率无明显影响;氨氯地平、非洛地平适用于慢性心衰合并高血压、心绞痛时。

——氨氯地平是心肌细胞膜、血管平滑肌细胞膜的第三代二氢吡啶类钙通道阻断剂,作用与硝苯地平相似,但血管选择性更高;能减少钙离子进入细胞;直接舒张血管平滑肌,可降低冠脉、全身血管的阻力,能增加冠脉血流量,减少心脏每搏做功,能在24小时内较好控制血压,抗高血压;可扩张外周小动脉,使心脏后负荷降低、心肌耗能、氧需求减少;不引发交感神经系统兴奋、心动过速,可扩张冠状动脉,缓解心绞痛,减少硝酸甘油用量,减轻心肌缺血,增加心绞痛心肌供氧;长期应用后可见血浆去甲肾上腺素水平下调,可减少左心室肥大,改善心脏舒张功能与赖诺普利相似,能增加运动耐受力。每天口服1次,7～8天达血水平稳态;主治高血压病、心绞痛等。

药动学:口服易吸收,6～12小时血药水平达峰值,生物利用度为64%～80%,血浆蛋白结合率为97.5%,血清除半衰期为35～50小时;每天一次,连续给药7～8天后血药水平达稳态;氨氯地平通过肝脏代谢为无活性代谢物,10%原形药、60%代谢物由尿排出。

药物相互作用:氨氯地平与下列药物合用安全,如噻嗪类利尿剂、β受体阻断剂、ACEI、长效硝酸酯类药物、舌下用硝酸甘油、吲哚美辛、常用抗生素、口服降糖药、地高辛、西咪替丁、苯妥英钠、华法林。

不良反应:患者对氨氯地平能很好耐受,不良反应较少;可有头痛、疲劳、恶心、腹痛、心悸、瘙痒等。本品在肝中代谢,在肝功能受损时使用应小心。二氢吡啶类钙通道阻断剂过敏的患者禁用。

——非洛地平是第二代二氢吡啶类钙通道阻断剂,作用强度与硝苯地平相似,对冠状动脉、脑血管、外周血管有扩张作用,能增加冠脉等血流量。非洛地平口服易吸收,口服后2小时血水平达峰值,血清除半衰期为11～16小时;主要由肝代谢,有明显的肝首过效应;约70%非洛地平以代谢物形式从尿排出,10%非洛地平由粪便排出;非洛地平缓释剂作用时间延长。老年人血清除半衰期为36小时。

适应证:用于轻/中度原发性高血压的治疗(可单独使用或与其他抗高血压药物联用)。

药理作用:非洛地平为选择性钙通道阻断药,抑制小动脉平滑肌细胞外钙离子的内流,选择性扩张小动脉(如冠状动脉、脑血管、外周血管),能增加冠脉等血流量,对静脉无此作用,不引起体位性低血压;对心肌亦无明显抑制作用,可增加心输出量、心脏指数,降低心脏后负荷,而对心脏收缩功能、前负荷、心率无明显影响。非洛地平在降低肾血管阻力的同时,不影响肾小球滤过率、肌酐廓清率,肾血流量无变化甚至稍有增加,能促尿钠排泄、利尿。

用法用量:非洛地平治疗高血压、心绞痛时,口服,起始剂量2.5mg,每天2次,或遵医嘱。2周后可调整剂量;非洛地平维持量每次 2.5~10 mg,每天 1 次,必要时剂量可进一步增加,或加用其他降压药。应早晨用水吞服。应用于治疗高血压时,每天不能超过 20 mg;药物过量可引起外周血管过度扩张,可伴低血压、心动过缓,应给予对症处理。

不良反应:某些患者会导致面色潮红、头痛、头晕、心悸、疲劳、皮疹、低血压,不良反应有剂量依赖性;踝肿、牙龈轻微肿大可在应用时间延长后消失。对本品过敏者、孕妇禁用。

药物相互作用:非洛地平经用本品时,经胞色素 p450 代谢;同时加服影响细胞色素 p450 诱导药如苯妥英、卡马西平、巴比妥,能引起非洛地平血药水平降低。同时加服 p450 抑制药西咪替丁,可引起非洛地平血药水平升高。非洛地平有较高血浆蛋白结合力,但一般不影响其他血浆蛋白结合药物如华法林的结合程度。

12. Istaroxime(PST - 2744)

收缩性心衰患者,2/3 需要增强心肌收缩力来改善血流动力学,传统药物是 β 受体激动剂多巴酚丁胺、多巴胺、磷酸二酯酶抑制剂米力农,在短期内可提高血流动力学参数、缓解症状,但易诱发致命性心律失常;由于约 60% 心衰患者并存冠状动脉疾病,心肌血液、能量供应不足,长期应用 β 受体激动剂,将促进心肌能量供应不足,使心肌细胞受损更严重,从而增加病死率。目前已开发了更安全有效的新型正性肌力药物 Istaroxime。

作用机制:Istaroxime 可提高肌浆网钙泵活性,促进细胞质钙离子转入肌浆网贮存,使肌浆网钙泵每分解 1mmolATP,就有 1 mmol 钙离子被摄入肌浆网,促进心肌舒张,能提高心肌细胞氧利用率;能抑制钠泵,增加细胞质钠离子/钙离子,可增加心肌收缩力;故有正性收缩、正性舒张的双调节作用。

安全性:由于 Istaroxime 促进心肌收缩的剂量,与导致心律失常的剂量有较大距离,故安全性比地高辛高;在每分钟 1~5 μg/kg 的剂量范围内,Istaroxime 不诱发心律失常,不延长 QT 间期,可抑制迟后除极,减少心律失常;能快速起效、失效,可降低肺毛细血管嵌压;与地高辛比,它有更高的致心律失常剂量阈、更小的促收缩剂量阈、更快的药物代谢速度、更宽的安全范围;主要不良反应是胃肠道反应、注射部位疼痛,呈剂量相关性,常在注射结束后数分钟内即可消失。

对血流动力学影响:与传统正性肌力药物比,Istaroxime 可提高心肌收缩力,又有正性舒张作用;心肌梗死时,Istaroxime 能和地高辛同等程度地提高心室收缩速率,提高心室最大松弛速率;降低左室舒张末期压力优于地高辛。慢性心衰患者心脏中,常有一定比例的缺氧心肌、冬眠心肌,心脏耗氧量增加时,易使这部分心肌损伤。给予 Istaroxime 时,增加心率作用较小,能明显提高左室射血分数,降低左室收缩末、舒张末的容积,不影响心率,不增加心肌耗氧量,不影响冠心病患者的收缩压,对合并有冠心病、低血压的慢性心衰患者较有益处。剂量可为每分钟 1~3 μg/kg,静脉滴注。

13. 其他

其他药物有他汀类、胰升糖素、肾上腺髓质素、镁盐、内皮素受体阻断剂(波生坦、达卢生坦、唑生坦;波生坦开始可给予每次 62.5 mg,每天 2 次,共 4 周;维持量为每次 125 mg,每天 2 次)。心钠素、脑钠肽、中性肽酶抑制剂、红细胞生成素、心肌细胞修复剂(纽兰格林),正在研究中;有时可给予抗心律失常药物、抗凝剂。他汀类可改善慢性心衰、免疫功能,促进心肌细胞增殖,可防止心肌缺血,降低血总胆固醇/低密度脂蛋白水平;服用阿托伐他汀 4.9 年(每天 80 mg),能使血 LDL - C、心衰住院率降低,症状改善增加。但他汀类可能引起辅酶 Q 水平下调。

二、利尿剂作用机制

临床证实,有液体潴留的慢性心衰患者,均应在第一时间给予利尿剂(Ⅰ类推荐,C 级证据),可在数小时或数天内发挥作用,能缓解液体潴留;利尿剂不足可引发液体潴留,降低对 ACEI 的反应,增加应用β受体阻断剂的风险。利尿剂是慢性心衰标准治疗的一部分,能配合其他药物治疗心衰;与 ACEI、β受体阻断剂、地高辛联用时,一般能保证它们的疗效、减少不良反应。慢性心衰时,一般首选袢利尿剂。一般应从小剂量(氢氯噻嗪每天 25 mg、呋塞米每天 20 mg、托拉塞米每天 10 mg)开始治疗,逐渐加量。袢利尿剂呋塞米剂量一般不受明显限制。噻嗪类利尿剂适用于轻度液体潴留、伴高血压、肾功能正常的心衰患者;一般每天 100 mg 时能达最大效应。

心衰患者病情控制、肺部啰音消失、水肿消退、体重稳定后,利尿剂一般以最小有效量长期维持;可根据液体潴留情况,随时调整利尿剂剂量。每天体重变化是可靠的检测利尿剂效果、调整其剂量的指标。

在利尿剂治疗过程中,如出现低血压、氮质血症;而患者已无液体潴留,则可能是利尿剂过量、血容量减少所致,应减少利尿剂剂量;但患者有持续液体潴留,则低血压、液体潴留很可能是心衰恶化、终末器官灌注不足的表现,应继续使用利尿剂,并短期使用能增加肾灌注的药物,如多巴胺。重度慢性心衰患者,由于血液循环功能降低,肠道吸收及肾小管转运利尿剂受限,常出现利尿剂抵抗,一些指南推荐给予呋塞米静脉注射 40 mg,继以持续静脉滴注每小时 10～40 mg,或与多巴胺或多巴酚丁胺联用;也可联用 2 种或 2 种以上利尿剂;或短期、小剂量应用可增加肾血流的药物,如多巴胺等。

利尿剂缓解症状常较其他药物迅速,数小时或数天内可缓解肺部、外周的水肿。利尿剂一般不单用于慢性心衰治疗,因为单用一般不能保持慢性心衰的长期稳定。适当使用利尿剂是使用其他抗心衰药物的基石,慢性心衰患者很少可不用利尿剂而维持干体重;但利尿剂剂量不合理,会影响其他药物的作用,或增加其他药物的不良反应。使用利尿剂时要注意避免电解质失调、低血压、氮质血症。NYHA 心功能 Ⅰ级患者无液体潴留时,一般不需用利尿剂。在目前慢性心衰治疗中,利尿剂剂量常大于以往所推荐的剂量。

——奈西立肽:心钠素(ANP)/脑钠肽(BNP)一般释放入血后,能抑制 RAS 系统和交感神经系统、对抗醛固酮,有利尿作用。脑钠肽是心室在容量或压力负荷下分泌的一种神经内分泌激素;可作为慢性心功能不全的诊断和鉴别诊断的指标,其血清水平变化,可预测药物、器械治疗的疗效、预后。慢性心衰患者应用利尿剂时,可导致心钠素/脑钠肽分泌减少,引起肾血流量减少。重组脑钠肽(奈西立肽)能短期改善肾血流动力学、症状,加强利尿。

——血管平滑肌细胞膜的血管加压素(抗利尿激素)受体阻断剂:血管加压素共有 3 种受体:V1a、V1b、V2。血管加压素通过激活肾脏集合管细胞膜的 V2 受体,能促进水的重吸收;能刺激血管平滑肌细胞膜的 V1 受体,促进血管收缩。血管加压素受体阻断剂,可抑制集合管水的重吸收、抑制血管收缩,减轻心脏后负荷,抑制心肌肥大,增强利尿作用,改善心衰患者预后。

考尼伐坦静脉给予时,可阻断血管平滑肌细胞膜的 V1 受体;主要用于血容量正常的低钠血症(常伴发于血管加压素异常分泌综合征、甲减、肾上腺功能减退、肺部疾病)住院患者的治疗;考尼伐坦在 15～30℃ 下避光保存,只能经大静脉给药,建议每天更换一次注射部位,以减轻可能出现的血管刺激反应;考尼伐坦只能用 5％葡萄糖注射液稀释给药,而不用生理盐水。在负荷剂量给考尼伐坦时,抽取 4 ml(20 mg),加入 100 ml 5％葡萄糖注射液中,输注时间至少 30 分钟。在考尼伐坦维持剂量给药时,抽取 4 ml(20 mg)加入 250 ml 5％葡萄糖注射液中给药,输注时间为 24 小时。

托伐普坦口服时,能激活肾脏集合管细胞膜的 V2 受体,选择性阻断血管平滑肌细胞膜的 V1 受体,可用于治疗高容/等容性低钠血症伴心衰、肝硬化/血管加压素分泌异常综合征(SIADH 综合征)导致的低钠血症;可升高血浆钠离子水平,帮助多余水分从尿排出,增强肾脏处理水的能力;可抑制 cAMP 生成,抑制刺激多囊肾囊液分泌,抑制内衬细胞增殖,可治疗多囊肾。起始每天 1 次 15 mg,口服;24 小时后,根据血清钠离子水平调整剂量,可增加到每天 30 mg,最大剂量每天 60 mg,同时评估疗效、检测血清电解质水平、体液容量;在开始服用的 24 小时内,一般不必限制患者饮水;在整个治疗期间,患者感到口渴时,可在医生的指导下饮水。不良反应有口干、渴感、晕眩、恶心、低血压等。

——1 型腺苷受体阻断剂:肾脏管-球反馈,能维持肾脏电解质和液体平衡,是正常的自稳机制;但在慢性心衰患者中,肾脏管-球反馈机制活化,常引发腺苷水平升高,通过 1 型腺苷受体,能使入球小动脉收缩,可降低肾血流量、肾小球滤过率,促进近端肾小管重吸收钠离子,减少钠离子排泄;与肾功能恶化、利尿剂抵抗相关。1 型腺苷受体阻断剂 Rolofylline,是一种新型选择性 1 型腺苷受体阻断剂,能利尿利钠;可减弱呋塞米引起的肾小球滤过率下降,有利于尿液排出。正在进一步研究中。

有人使用 Rolofylline 治疗 2033 名心衰住院患者（24 小时内有液体负荷过重、肾功能受损、估计肾小球滤过率为每分钟 20～80 ml、血浆 NT - proBNP/BNP 水平升高）,结果发现,Rolofylline24～48 小时治疗组,呼吸困难症状改善,短期的病死率、病残率减少;但在一级终点、主要二级终点方面,治疗组和安慰剂组并无显著性差异;Rolofylline 对肾功能受损患者无效。正在进一步研究中。

——血液超滤:它用于治疗顽固性心衰已有多年历史,能清除过多体液,降低右心房、肺动脉的高压,增加心搏出量,促进利尿、利钠,能使患者恢复对利尿剂的敏感性,改善临床症状。血液超滤一般不引起 RAS 系统的不良激活,不引起交感神经系统的过度反应,其引起低血钾、心律失常的风险一般较小。2007 年有人研究血液超滤、静脉用利尿剂治疗 200 例急性失代偿性心衰、容量负荷过重的患者,结果显示,血液超滤组 90 天内心衰住院率、再住院天数、复诊率都明显下降,48 小时内的体质量明显减轻;但呼吸困难分数、肾功能恶化、住院时间指数、心衰患者生活分数、血浆 BNP 水平、6 分钟步行距离两组均相似。

——高渗盐水联合大剂量呋塞米:有人研究 60 例难治性重度心衰患者,第一组连续静脉微量泵给予呋塞米 500～1 000 mg ＋150 ml 高渗氯化钠溶液,30 分钟滴注完,每天 2 次;第二组单用呋塞米 500～1 000 mg,30 分钟静脉滴注完,每天 2 次;结果发现,第一组的血钠水平升高,水、钠迅速清除;而第二组血肌酐水平升高、住院时间延长。在常规抗心衰治疗、连续静脉微量泵入大剂量呋塞米的基础上,静脉滴注高渗生理盐水,可使血浆晶体渗透压升高,组织间水分重吸收增加,血容量、肾血流量增加,能使血中水、钠迅速经肾清除,可确保在输入高渗盐水时不加重心衰,有利于呋塞米发挥最大效应。

——糖皮质激素联合利尿剂:一般认为,糖皮质激素可促进肾小管分泌钾离子,促进肾小管重吸收钠离子、水,对心衰患者一般应慎用糖皮质激素。但近年有人提出,在呋塞米抵抗的慢性心衰患者使用泼尼松,有时可增强利尿效应,获得快速、显著、持久的利尿效应,改善心肾功能,减少袢利尿剂需求量;可增加肾血管壁生理性一氧化氮、扩张肾血管,降低入球小动脉、出球小动脉阻力,增加肾小球血流量、肾小球过滤率;糖皮质激素可促进下丘脑、肾脏表达 ANP 受体,产生利尿作用,增加肾小球滤过率,抑制肾小管重吸收钠离子,能促进排钠利尿,改善肾功能。心衰患者由于肾上腺皮质缺血缺氧,功能减退,可使对利尿剂产生不反应。应用糖皮质激素可使血皮质醇水平升高,能重新唤起机体对袢利尿剂的良好反应。严重心衰患者体内醛固酮、抗利尿激素血水平升高,促进对利尿剂反应不佳;而糖皮质激素能减少垂体后叶分泌抗利尿激素,抑制垂体前叶功能、减少分泌醛固酮,增强利尿效果。值得进一步探索。

三、血管紧张素转换酶抑制剂与血管紧张素Ⅱ受体阻断剂

当慢性心衰发生时,RAS 系统、交感神经系统被激活,血中血管紧张素Ⅱ水平升高,引起血管收缩、心肌缺血再灌注损伤、心肌重构,可给予 RAS 系统抑制剂治疗慢性心衰。

1. ACEI

除有禁忌证或不能耐受者,全部 LVEF 降低的慢性心衰患者,须终身应用 ACEI（Ⅰ类推荐,A

级证据），有液体潴留时，一般与利尿剂合用；如无液体潴留，亦可单独应用；ACEI 与 β 受体阻断剂联用，常有协同作用；ACEI 与阿司匹林联用，常对冠心病患者利大于弊。A 期慢性心衰，应考虑应用 ACEI 预防心衰（Ⅱa 类推荐，A 级证据）。

ACEI 起始治疗后 1～2 周内，应监测血压、血钾、肾功能，以后定期复查。血肌酐水平升高 30%～50% 时，ACEI 应减量或停用；ACEI 联用醛固酮受体阻断剂时，ACEI 应减量，并立即应用祥利尿剂。各种 ACEI 与血管紧张素转换酶（ACE）的亲和力并未显示差异，故全部 ACEI 有类效应，但临床上倾向于用经临床证实可降低病残率/病死率的 ACEI（如卡托普利、依那普利、赖诺普利、雷米普利），它们的治疗剂量已明确。

在治疗慢性心衰中，ACEI 可缓解症状，改善临床状态，提高舒适感，降低死亡/住院的危险。无论是轻、中、重度患者，无论有无冠心病，ACEI 都有益。ACEI 可用于所有左心室功能不良所致的心衰，除非有禁忌证或不能耐受。使用 ACEI 应从小剂量开始，如可耐受，则剂量可逐渐增达最大剂量；如不能耐受或不能耐受大剂量，可应用中/小剂量治疗。ACEI 可使心衰患者的一些症状在短期内改善，但其临床疗效的完全发挥常需数周、数月；中途停用 ACEI 可导致临床状态恶化，应尽量避免；除非出现威胁生命的并发症或严重不良反应如低血压、肾功能恶化、血钾升高、血管神经性水肿等。

ACEI 的基本作用机制包括：①抑制血管紧张素转换酶（ACE），使血管紧张素 Ⅰ 不能转变为血管紧张素 Ⅱ，导致血管扩张、醛固酮分泌减少、交感神经张力降低；②抑制激肽酶，减少降解缓激肽，引起血管扩张；③缓激肽水平升高，能激活磷脂酶 A_2，而使前列腺素生成增加，导致血管扩张；④抑制血管紧张素 1～7 失活，能和缓激肽协同拮抗血管紧张素 Ⅱ，导致血管扩张；⑤减少钙离子内流，减少心肌细胞质钙超载，减少心律失常。

ACEI 应用要点包括：①须告知心衰患者，ACEI 的较好疗效一般在数周后才出现，即使症状未见改善，仍可降低疾病进展。ACEI 的不良反应可能早期就发生，但不妨碍长期、终生使用；②ACEI 一般与利尿剂合用，如无液体潴留时可单用。ACEI 可与 β 受体阻断剂、地高辛合用；一般不需补钾；③应熟记 ACEI 禁忌证或须慎用的情况。须从小剂量开始，如能耐受，则每隔 3～7 天剂量加倍。剂量调整的快慢，取决于每个慢性心衰患者的临床状况；低血压、低钠血症、糖尿病、氮质血症、服用保钾利尿剂者，剂量递增速度宜慢。④ACEI 起始治疗前，需使利尿剂维持在最适剂量；起始治疗后 1～2 周内，应监测血清尿素氮、肌酐、血钾、肾功能，以后定期复查。根据临床试验结果，一般推荐应用较大剂量的 ACEI，可增加到最大耐受量，长期维持。ACEI 应尽早、足量、维持较大剂量；一般剂量不根据治疗反应而改变，常要达到目标剂量，并终生使用，减少死亡率和住院率；随便撤除 ACEI，可导致临床症状恶化，应予避免。⑤各种 ACEI 对心衰患者的症状、体征、死亡率、疾病进展的作用常无明显差别，均可应用。目前心衰患者中，有不足一半的患者（美国 17%～33%）使用 ACEI 剂量常未达靶剂量，所用量常是靶剂量的 25%～50%，应纠正。

目前 ACEI 被批准应用的有十几种，可分为三型：①含巯基的卡托普利、阿拉普利；②含羟基的依那普利、赖诺普利、雷米普利、地那普利、贝那普利、培哚普利等；③含磷酰苯的福辛普利等。

卡托普利开始可给予 6.25～12.5 mg，治疗量每次 50～100 mg，每天 3 次。依那普利开始给予 2.5～5 mg，治疗量每次 10～20 mg，每天 2 次。雷米普利开始给予 1.25～2.5 mg，治疗量每次 5～10 mg，每天 2 次。福辛普利开始给予 5～10 mg，治疗量每次 20～40 mg，每天 1 次。赖诺普利开始给予 2.5～5 mg，治疗量每次 10～40 mg，每天 1 次。ACEI 静脉滴注时，剂量应个体化。

在 ACEI 治疗中，应监测肾功能，特别是存在轻-中度肾动脉狭窄的老年患者。血清肌酐水平升高 <30% 为预期反应，不要特殊处理；血肌酐水平升高 30%～50% 时，ACEI 应减量或停用。ACEI 可对抗醛固酮而升高血钾，如血钾 >5.5 mmol/L 时，ACEI 应停用；应避免联用保钾利尿剂及钾盐，防止高钾血症。合用螺内酯时，ACEI 要减量，停用祥利尿剂。

在一项平均年龄 75 岁老年慢性心衰患者的研究中，对老年慢性心衰患者（LVEF 为 40%～

49％、LVEF≥50％)应用 ACEI 治疗 6 个月,随访显示,患者死亡率分别降低 63％、39％。老年慢性心衰患者在低钠血症、血容量不足纠正以后,应开始小剂量 ACEI 治疗,治疗之前宜避免过度利尿(在 ACEI 开始应用或加量时,血容量不足可引起低血压和肾功能不全);当 ACEI 达到维持剂量时,可加大利尿剂剂量。应在慢性心衰患者可耐受范围内,尽量应用大剂量 ACEI 治疗。

ACEI 的禁忌证包括:①双侧肾动脉狭窄。②逐渐加重的氮质血症,血肌酐水平显著升高(>225.2 μmol/L)。③血清钾≥5.5 mmol/L。④症状性低血压(收缩压<90 mm Hg)。⑤对 ACEI 有致命性不良反应的患者,如血管神经性水肿患者、无尿性肾衰竭患者、妊娠妇女;一些患者不能耐受 ACEI 引发的剧烈干咳、皮疹等。尽管单用阿司匹林、ACEI 治疗心衰有益,但这两种药物可相互作用,联用应谨慎。

过高水平 ACEI 能引发血管紧张素Ⅱ低水平,抑制出球小动脉收缩,引起肾功能损害。患者伴肾动脉狭窄、合用非固醇类抗炎制剂时,ACEI 易损伤肾功能;这时减少利尿剂剂量,肾功能可改善,一般不需停用 ACEI;如因液体潴留,不能减少利尿剂剂量,可容忍轻/中度氮质血症、维持 ACEI 治疗。血肌酐水平>225.2μmol/L 后,应停用 ACEI。ACEI 可引发低血压,与血管紧张素Ⅱ被明显抑制相关,易见于 ACEI 治疗开始几天或 ACEI 增加剂量时。

ACEI 能引发钾潴留,能阻止醛固酮合成而减少钾排出,ACEI 应用 1 周后应复查血钾,如血钾≥5.5mmol/L,应停用 ACEI。ACEI 能引发缓激肽积聚,引发干咳,常见于治疗开始的前几个月内,干咳不严重、可耐受者,鼓励继续应用;如持续咳嗽影响生活,可改用 ARB;罕见(<1％)有过敏性血管性水肿、声带水肿,危险较大,多见于首次用药或治疗最初 24 小时内。

ACEI 能有效治疗慢性心衰,可使慢性心衰患者病死率降低。国外 40 多项试验证实,ACEI 对慢性心衰有益,可使心衰住院率降低 35％,总死亡率降低 23％,心衰病死率降低 31％,致命性/非致命性心肌梗死率降低 20％。衰竭心脏组织中 ACE 酶、血管紧张素Ⅱ的活性水平,均比血水平显著升高,提示临床在应用 ACEI 治疗慢性心衰时,有时可能需要更大剂量的 ACEI,以降低心脏组织中 ACE 酶、血管紧张素Ⅱ的活性水平。

有人研究 ACEI 治疗慢性充血性心衰的有效剂量,随访 24 周后结果发现,大剂量组临床有效率为 89.3％,小剂量组为 60.7％,有显著性差异;大剂量组治疗前后,心脏每搏量、心脏排血量、心脏射血分数、左室短轴缩短率,常有明显提高,而低剂量组改善不明显;故在治疗慢性心衰患者中,大剂量(目标剂量)对血流动力学、神经-内分泌、症状、预后可产生较大治疗作用,可应用最大耐受量。有人应用卡托普利＋卡维地洛治疗慢性充血性心衰 145 例,随访两年,结果发现,卡托普利剂量达标组患者,两年后心脏变小、左室射血分数正常、6 分钟步行距离提高、2 年内住院次数明显减少。早期、足量、维持应用 ACEI,可能有重要预后意义。

临床应用 ACEI 时,宜从小剂量开始,逐渐增加,达到最大有效剂量。ACEI 为慢性充血性心衰(左心室射血分数<45％)患者的一线治疗药物;对合并原发性高血压、糖尿病、动脉粥样硬化的患者尤为适用。对于老年慢性充血性心衰患者,尤其是 80 岁以上患者,肝肾功能常减退,ACEI 可能较易被蓄积,应用低剂量常能达到治疗效果,可能不需要应用靶剂量。研究证实,ACEI 能延缓慢性肾功能衰竭(CKD)的进展,无论哪一期慢性充血性心衰患者,只要肾功能没有进行性恶化、没有严重高钾血症、没有血肌酐水平升高时,仍可继续应用 ACEI。

ACEI＋β受体阻断剂联用:有人研究治疗老年慢性充血性心衰,与对照组比,在常规应用洋地黄类、利尿剂等药物基础上,增加 ACEI＋β受体阻断剂,随访半年后,临床疗效、左室射血分数、左室舒张期末内径、左房内径等心脏功能、心室重塑指标明显改善(P<0.01),疗效较确切;长期应用可改善心功能,提高生活质量,减少住院率、病死率。国外研究分别应用卡维地洛、依那普利、卡维地洛＋依那普利联用,结果显示,联用组疗效较好;该研究认为,β受体阻断剂可早期应用,ACEI＋β受体阻断剂有协同作用,可明显降低慢性充血性心衰的死亡率、住院率。

ACEI＋醛固酮受体阻断剂联用:研究发现,在慢性充血性心衰治疗中,尽管应用了 ACEI 和

ARB,但也不能完全长期抑制醛固酮的产生,长期后可产生醛固酮逃逸现象,使 ACEI 和 ARB 的作用减弱。低钠、高钾能刺激醛固酮分泌;可给予醛固酮受体阻断剂。

近年来多项治疗指南指出,中/重度心衰、心梗后早期左室功能失代偿期时,在给予 ACEI、β 受体阻剂、利尿剂的同时,应考虑加用小剂量醛固酮受体阻断剂。ACEI＋ARB、ACEI＋ARB＋β 受体阻断剂、ACEI＋ARB＋醛固酮受体阻断剂,因临床试验结论不一、不良反应增加、安全性证据不足、增加死亡率等,目前一般不推荐应用于临床。

2. ARB

血管紧张素 Ⅱ 受体 ATIR 阻断剂(ARB)可预防心衰发生,推荐应用于不能耐受 ACEI 的患者(Ⅰ类推荐,A 级证据);也可应用于经利尿剂、ACEI、β 受体阻断剂治疗后改善不满意、又不能耐受醛固酮受体阻断剂的心衰患者(Ⅱb 类推荐,A 级证据)。对常规治疗后心衰症状持续存在、左室射血分数低下者,可考虑加用 ARB。

坎地沙坦、缬沙坦可明显降低死亡率、病残率。ARB 在慢性心衰治疗中并未显示出优于 ACEI 的作用,因此对以往未使用过 ACEI 的患者,不宜首先使用 ARB;可耐受 ACEI 的患者不宜用 ARB 替代。ARB 一般适用于因血管神经性水肿、顽固性咳嗽而不能耐受 ACEI 的患者。ACEI 和 ARB 联用的作用尚未确定。也可考虑在不能耐受 ACEI 的患者中,使用肼苯哒嗪和二硝酸异山梨醇,但更多的医师此时选用 ARB。

有人对 2 型糖尿病肾病患者随访 3.4 年,结果发现,氯沙坦组的心衰入院率降低 32%(阿替洛尔组较高)。有人研究坎地沙坦治疗 3 023 例舒张性心衰患者,随访 37 个月,结果心血管病死亡率、心衰入院率降低 11%。

ARB 不上调血缓激肽水平,可用于不能耐受 ACEI 的心衰患者作为一线药物,可预防心脏肥大患者心衰的发生,能减少其发病率、死亡率。对心肌梗死后 LVEF 低、无心衰、不能耐受 ACEI 的患者,可换用 ARB;对 LVEF 低、有心衰持续存在的患者,可加用 ARB。

有人认为在慢性心衰治疗中 ARB 优于 ACEI,目前尚缺乏证据。有人研究治疗 3 152 例 60 岁以上收缩性心衰患者,分为每次 50 mg 氯沙坦组、每次卡托普利 50 mg 组,均每天 3 次,随访 555 天,结果发现,与氯沙坦组比,卡托普利组总死亡率降低 13%;与氯沙坦＋美托洛尔组比,卡托普利＋美托洛尔组死亡率降低 77%。ARB 有氯沙坦、缬沙坦(每天 80～160 mg,1 次口服)、伊贝沙坦、替米沙坦(每天 40～80 mg,1 次口服)、坎地沙坦、厄贝沙坦(开始量每天 75 mg,维持量为每天 150 mg,1 次口服),常能降低慢性心衰患者死亡率。

ARB 应用要点为:

——ARB 治疗心衰有效,但目前尚无试验证实 ARB 疗效等同于 ACEI。

——常推荐不能接受 ACEI 不良反应(咳嗽、血管性水肿)的心衰患者,选用 ARB 替代 ACEI。

——未应用过 ACEI 和能耐受 ACEI 的患者,不宜首先选用 ARB。

——心衰患者对 β 受体阻断剂有禁忌证时,可给予 ARB 与 ACEI 联用。

——与 ACEI 相同,ARB 亦能引起低血压、高血钾、肾功能损害。因此不能耐受 ACEI 引起的低血压/肾功能损害的患者,同样不能应用 ARB。

研究发现,与依那普利组比,缬沙坦治疗组血浆 NT - proBNP 水平较低;超声心动图心功能参数提高的水平一般相似,能有效、平稳治疗慢性充血性心衰;在对照组常规应用地高辛、β 受体阻断剂、利尿剂的基础上,每天加用缬沙坦 80～160 mg,疗程 12 周,患者左室射血分数提高,血浆 BNP 水平降低,能明显改善心功能,减小心脏舒张期末径。每天缬沙坦 160 mg 的疗效,可能比每天 80 mg 的疗效好。

ACEI、ARB 都抑制 RAS 系统,对心衰患者同样安全、有效;ACEI＋ARB 可完全阻滞 RAS,能改善血流动力学、神经内分泌指标、左室重塑;研究发现,坎地沙坦＋ACEI 能使心血管疾病患者死亡率、心衰住院率均降低;而全因死亡率、全因住院率未见显著性差异。有人认为,坎地沙坦＋

ACEI 的疗效与坎地沙坦、ACEI 单用没有差异,心血管死亡率没有改善。虽然有的 Meta 分析有利于 ACEI＋ARB 联用,但 ACEI＋ARB 获益,常以不良反应发生率增加为代价,包括低血压、高血钾、肾功能恶化、血肌酐水平升高、一些生化指标异常。不良反应增加常与 ARB 增加量相关。目前尚不能建议将 ACEI＋ARB 作为常规治疗慢性充血性心衰的方法;临床应用时要采用审慎的态度,权衡利弊。有人认为,常规治疗后心衰症状持续存在、LVEF 低者,可考虑加用 ARB;在临床中,ACEI 客观上不能达到最佳目标剂量时,可考虑加用 ARB;当由于心率等因素未服用 β 受体阻断剂时,可考虑加用 ARB。要选择依从性强的患者,以免得不偿失。

四、β 受体阻断剂作用机制

β 受体阻断剂的适应证包括:

——全部有慢性收缩性心衰患者、病情稳定的 NYHA 心功能 Ⅱ、Ⅲ 级患者,LVEF＜45％患者,一般终生应用,除非有禁忌证或不能耐受。

——NYHA 心功能 Ⅳ 级者,如病情稳定改善后(4 天内未静脉应用抗心衰药物,无液体潴留),可在严密监护下应用 β 受体阻断剂。

——应在利尿剂、低/中剂量 ACEI 的基础上,加用 β 受体阻断剂。

欧洲有人研究 1 511 例慢性心衰患者,用卡维地洛(每次 25 mg,每天 2 次),1 518 例患者用酒石酸美托洛尔(每次 25 mg,每天 2 次),共 58 个月,结果发现,卡维地洛组慢性心衰患者的病死率(34％)明显低于美托洛尔组(40％),但死亡率、全因入院率无差异(卡维地洛 74％,美托洛尔 76％)。此结果可能与美托洛尔为短效型、剂量较小有关。在应用 ACEI 前,先应用美托洛尔、卡维地洛治疗,可改善 NYHA 心功能 Ⅱ～ Ⅲ 级的慢性心衰患者的心脏功能,增加 LVEF,减少利尿剂的剂量等。

有人研究卡维地洛＋ACEI 改善 572 例轻度慢性心衰的心室重构的作用,观察 18 个月,结果显示,联合用药组疗效最佳,认为在轻度慢性心衰患者的治疗中,β 受体阻断剂的应用不应过迟,ACEI 或 β 受体阻断剂,均可作为轻度慢性心衰治疗的首选药。有人荟萃分析 39 个应用 ACEI 的临床试验,结果发现,慢性心衰患者的死亡危险下降 24％,而 β 受体阻断剂并用 ACEI 时,死亡危险下降 36％,可产生相加效应。

β 受体阻断剂的作用机制为:

——可同时阻断慢性心衰患者的交感神经系统、RAS 系统,降低血肾素、血管紧张素 Ⅱ、去甲肾上腺素、血管加压素、内皮素 1 的水平,减轻醛固酮、血管加压素所致的水钠潴留,改善心室功能、能量利用,逆转心室病理重构。

——能降低慢性心衰患者过快的心率,减少心肌耗氧量,增加冠脉灌注,抗心律失常。

——能阻断血循环高水平儿茶酚胺对慢性心衰患者心肌的直接毒性作用,降低猝死率,抑制外周血管收缩。

——能改善心功能,逆转心室重构,改善心肌的舒张性、顺应性,降低心室充盈压,改善血流动力学,减慢心率,改善心肌收缩/舒张功能,延长冠脉舒张期灌注时间,增加心肌血供。

——使慢性心衰患者心血管细胞膜的 β 受体密度上调,恢复 β 受体对交感神经系统刺激的敏感性;

——能改善心肌能量代谢,使心肌细胞内磷酸肌酸、三磷酸腺苷比值(CP/ATP,心肌能量储备指标)升高。

——卡维地洛能抗氧化、清除活性氧,能在缺血、中性粒细胞介导组织损伤时保护心脏。给予 β 受体阻断剂后,症状改善常在治疗 2～3 个月后才出现,即使症状不改善,β 受体阻断剂亦能防止疾病的进展;不良反应常发生在治疗早期,一般不妨碍长期用药。β 受体阻断剂不能应用于抢救急性心衰患者、难治性心衰。

应用β受体阻断剂时须注意如下问题。

——β受体阻断剂可用于所有LVEF下降的慢性心衰稳定的患者、患者没有明显症状;服用β受体阻断剂后,能延缓疾病进展、减少猝死(除非有禁忌证或不能耐受)。应在慢性心衰左室功能下降诊断明确后,尽快开始使用β受体阻断剂;即使症状较轻或对其他治疗反应良好,β受体阻断剂的治疗也不应延迟(除非出现慢性心衰进展)。β受体阻断剂起始治疗前,患者应无明显液体潴留,体重较恒定,利尿剂已维持在合适剂量。

——选择恰当的剂量:β受体阻断剂在慢性心衰时的使用,应从小剂量开始,逐渐缓慢增加剂量。中国人对β受体阻断剂的耐受性常较西方人低。倘若发生低血压、心动过缓、慢性心衰症状加重,应立即采取有效措施。β受体阻断剂达最大耐受量或靶剂量后,应长期维持治疗;长期使用β受体阻断剂时,不能突然停药,否则能使心衰突然加重。一般不按患者治疗反应来确定剂量。

——开始使用β受体阻断剂时,可引起体液潴留,起始治疗3~5天时体重可增加,如不处理,1~2周后体液潴留明显时,常可致慢性心衰恶化。应告知慢性心衰患者,每天称体重,如有增加,应加大利尿剂剂量。在开始β受体阻断剂治疗前,已存在体液潴留的慢性心衰患者,在β受体阻断剂治疗过程中,发生体液潴留的风险较大。一般在开始用β受体阻断剂治疗前,应确定慢性心衰患者没有体液潴留、没有血容量负荷过大。应监测慢性心衰患者症状、体征;注意不能因发生体液潴留、慢性心衰恶化而永久停用β受体阻断剂。

——β受体阻断剂可引起乏力。但在很多慢性心衰患者治疗中,乏力可在几周内自行消失。有些患者乏力较重,应限制β受体阻断剂增量或停药。一般乏力者,可降低β受体阻断剂剂量,或联用利尿剂;如乏力同时伴外周低灌注,β受体阻断剂的治疗应中止。以后重新开始治疗时,应选用不同种类的β受体阻断剂,使患者减少产生乏力。

——β受体阻断剂可引起心动过缓、房室传导阻滞,常与剂量成正比,多无症状,一般不需治疗。但如心动过缓伴头晕,或出现Ⅱ或Ⅲ度房室传导阻滞,应降低β受体阻断剂的剂量或停用。

——β受体阻断剂,尤其是伴α_1受体阻断作用的卡维地洛,可引发血管扩张、低血压,常无明显症状,但也可产生头晕、视物模糊,常见于首剂或首次增加β受体阻断剂剂量后24~48小时,继续应用原剂量后,一般可逐渐消退。β受体阻断剂和ACEI,一般要在一天的不同时间给予,可减少低血压的发生。也可将ACEI、扩血管药物减量,一般不将利尿剂减量。如这种措施无效,要暂时减少ACEI剂量。在血容量降低的慢性心衰患者,减少利尿剂的剂量后,可缓解低血压症状。倘若低血压伴其他低灌注,在对慢性心衰患者进一步评估前,可减量或停用β受体阻断剂。

——临床上常用的β受体阻断剂有十多种,一般根据对β受体的选择性、有无内在拟交感活性,可分4类:①无β受体选择性,无内在拟交感活性,有普萘洛尔(心得安)、纳多洛尔、索他洛尔、替莫洛尔、拉贝洛尔等;②无β受体选择性,有内在拟交感活性,有氧烯洛尔、阿普洛尔、吲哚洛尔等;③有β受体选择性,无内在拟交感活性,有阿替洛尔、美托洛尔等;④有β受体选择性,有内在拟交感活性,有醋丁洛尔等。

美托洛尔每次12.5mg,每天1次;或每次6.25mg,每天3次;可逐渐增加至每次100mg,每天2次。比索洛尔每次1.25mg,每天1次,终剂量每次5~10mg,每天1次。卡维地洛每次3.125~6.25mg,每天2次,终剂量每次25~50mg,每天2次。布新洛尔每次3mg,每天2次,终剂量每次50~100mg,每天2次。它们一般每隔2~4周剂量加倍,直至最大耐受量(以清晨静息心率每分钟55~60次为达到最大耐受剂量的指标)。

卡维地洛兼有β/α受体阻断作用,但对β受体的阻断作用较强,能抗慢性心衰,全面阻断肾上腺素能受体,抗缺血、抗氧化;对β_1受体有较强阻断作用,无内在拟交感活性,有细胞膜稳定性,作用比普萘洛尔稍弱。美托洛尔能抑制窦房结、房室结的自律性、传导性,能治疗心律失常、心绞痛、心肌梗死、心衰;治疗剂量的美托洛尔对血管、支气管的β_2受体作用不明显,可慎用于支气管哮喘患者。

不是所有的 β 受体阻断剂对慢性心衰均有效,可能与本类药物的 β 受体选择性、水溶性、体内分布等相关。较有效的品种有美托洛尔缓释片、比索洛尔、卡维地洛、布新洛尔,能抑制慢性心衰患者的交感神经- RAS 系统过度激活;对血流动力学可有一些不利,对重度慢性心衰和血流动力学不稳定的患者,一般应把 β 受体阻断剂放在 ACEI 之后应用。

ACEI 对血流动力学有稳定作用,可降低 β 受体阻断剂对心肌的负性作用,两者可联用。临床中,β 受体阻断剂的应用,并不需在 ACEI 达最大剂量后才开始;卡维地洛可在 ACEI 应用之前使用。

β 受体阻断剂的禁忌证包括:①支气管痉挛性疾病;②心动过缓(心率每分钟<60 次);③有 Ⅱ 级以上房室传导阻滞(除非已安装起搏器)。β 受体阻断剂是较强的负性肌力药,不能用于急性心衰或难治性心衰、正在静脉应用正性肌力药、强利尿剂的患者。

除有禁忌证、不能耐受者,所有慢性收缩性心衰、NYHA 心功能 Ⅱ～Ⅲ 级(左室射血分数<40%)的患者,均须终身应用 β 受体阻断剂;NYHA 心功能Ⅳ 级心衰患者需待病情稳定(4 天内未静脉用药、已无液体潴留、体重恒定)后,在严密监护下由专科医师指导应用;要在应用利尿剂、ACEI 的基础上,加用 β 受体阻断剂;应用低/中等剂量 ACEI 时,可早期加用 β 受体阻断剂。β 受体阻断剂起始治疗前,患者应无明显液体潴留、体重恒定、利尿剂已维持在最合适剂量;必须从小剂量开始(琥珀酸美托洛尔每天 12.5 mg,比索洛尔每天 1.25 mg,卡维地洛每次 3.125 mg,每天 2 次),每 2～4 周后剂量加倍;也可应用酒石酸美托洛尔片,起始剂量每次 6.25 mg,每天 3 次。一般以用药后的清晨静息心率为每分钟 55～60 次为达到目标剂量或最大耐受量的标志,但不宜低于每分钟 55 次。

β 受体阻断剂应用时需注意:①低血压,一般在首剂或加量的 24～48 小时内发生,可先停用不必要的扩血管剂。②液体潴留、心衰恶化,如在 3 天内体重增加>2 kg,可立即加大利尿剂用量;如病情恶化,可暂时减量或停用 β 受体阻断剂,静脉应用正性肌力药(磷酸二酯酶抑制剂,常较 β 受体激动剂更合适)。③心动过缓、房室传导阻滞。

β 受体阻断剂长期使用,可减轻心衰的临床症状,降低死亡、住院的危险(不论是否有冠心病、糖尿病)。在所有左心室收缩功能不全、病情稳定的患者,均可使用 β 受体阻断剂,除非有禁忌证或使用后出现不稳定状态;病情稳定是指无或仅有很少的液体潴留/血容量不足,近期不需静脉使用正性肌力药物。患者应先使用利尿剂的强化治疗,病情稳定后,再次评估是否适用 β 受体阻断剂。需注意,开始使用 β 受体阻断剂时,可导致体液潴留,要密切观察,可及时增加利尿剂剂量。临床研究中,约 85% 患者可耐受 β 受体阻断剂的短/长期治疗,并达到最大预期剂量;但如剂量递增时出现不良反应,应暂停剂量递增。

在临床中,应努力使 β 受体阻断剂的剂量达到有效剂量、长期使用、体现效益。在长期使用过程中,出现临床症状恶化时,如用 β 受体阻断剂,可能增加心脏失代偿的危险;因此如出现体液潴留、症状很轻,可增加利尿剂剂量、继续使用 β 受体阻断剂;如出现低灌注、需要静脉使用正性肌力药物,可暂停使用 β 受体阻断剂,直至临床状态稳定;此时最好使用不依赖于 β 受体介导的正性肌力药物(如磷酸二酯酶抑制剂);一旦病情稳定,应再次使用 β 受体阻断剂,以降低继发性心脏恶化的危险。一般推荐应用临床证实有效的 β 受体阻断剂,如琥珀酸美托洛尔、比索洛尔、卡维地洛。一些指南认为,应尽量达到临床试验推荐的靶剂量。但有人发现,低剂量组、高剂量组,有时能同样达到目标心率 67 次/分钟,同样能降低总死亡率、猝死率、住院率;提示每个心衰患者交感神经激活的程度不等,对 β 受体阻断剂的耐受性、疗效可不同。

β 受体阻断剂剂量滴定,应以心率为准;达到清晨静息心率为每分钟 55～60 次时,即为已给予最大耐受量或靶剂量。一些指南指出,患者在应用 β 受体阻断剂前,ACEI 并不需要用足至高剂量;在 β 受体阻断剂的临床试验中,多数患者常未用高剂量 ACEI。而应用低剂量 ACEI 加 β 受体阻断剂的患者,对改善症状和降低死亡的危险常更有益。

三项大型临床试验表明,在慢性充血性心衰常规治疗基础上,加用比索洛尔、美托洛尔、卡维地洛,能降低心衰患者的猝死率、心衰病死率、心血管病病死率,能使总死亡率降低34%。一般开始剂量美托洛尔为每天5 mg、美托洛尔缓释剂为每天12.5 mg、比索洛尔为每天1.25 mg、卡维地洛为每天3.125 mg,每5~7天倍增剂量一次,在一个月内完成增量,可分别达靶剂量每天150 mg、200 mg、10 mg、50 mg。

有文献报道,缩短达到最大剂量化或最大耐受的时间,可能有利于患者的依从性、心功能恢复。可检测慢性充血性心衰患者的血浆BNP水平及变化情况,来指导应用β受体阻断剂的时间、加/减量速度,可指导中/重度心衰患者从强心、利尿、扩血管药过渡到主要应用β_1受体阻断剂。

五、地高辛作用机制

洋地黄类药物是传统治疗慢性充血性心衰的药物,临床已应用200多年,有它的临床应用价值;主要作用机制如下。

——抑制衰竭心肌细胞膜钠泵活性20%,使心肌细胞的钾离子-钠离子交换减少,细胞内钠离子水平升高,从而促进钠离子-钙离子交换,提高细胞质钙离子水平,提高心肌收缩力;但抑制钠泵活性30%~40%时,可引发细胞质钙超载、洋地黄中毒。

——抑制副交感传入神经细胞膜的钠泵,提高左房、左室、右房入口处、主动脉弓、颈动脉窦的压力感受器的敏感性,增加抑制性传入冲动,使中枢交感神经兴奋性降低,使外周血管扩张,心率减慢。

——抑制RAS系统:能直接作用于肾脏,使肾素释放减少,降低心衰患者血浆肾素水平,降低交感神经兴奋性。

——直接兴奋迷走神经:长期应用小剂量地高辛治疗,可对抗心衰时交感神经的兴奋,直接兴奋迷走神经,减慢心室率。

——改善心脏压力感受器的敏感性、功能,使其对交感中枢抑制作用的反应能增强。

——增加分泌心钠素,升高心钠素血水平,改善心室功能、症状。地高辛可增加心肌细胞质钙离子、增加心肌收缩力、增加左室充盈压;但可使舒张性心衰恶化,故一般不用于窦性心律的舒张性心衰患者。

——洋地黄类提高心肌收缩力后,肾血流量增加;洋地黄类能抑制肾小管上皮细胞膜钠泵,抑制近端肾小管对钠离子重吸收,使远端肾小管内钠离子水平升高,导致RAS系统活性下降,肾素、醛固酮分泌减少,从而可减少水钠吸收。洋地黄类还能降低神经内分泌活性来治疗心衰。

国外临床常用毛花苷C治疗急性危重心衰患者;我国常用地高辛口服,维持治疗慢性充血性心衰);目前认为,小剂量(每天0.125~0.25 mg地高辛)长期治疗,一般能达到较明显的临床疗效,可改善慢性充血性心衰患者的左室功能、神经-内分泌紊乱。研究提示,在应用ACEI、利尿剂、β受体阻断剂的同时,联用地高辛,有时能达到更好的临床疗效,可改善症状,提高生活质量、运动耐量。

洋地黄类一般给予应用ACEI/β受体阻断剂/利尿剂后还有收缩性心衰的患者,尤其是伴房颤的患者,可增强心肌收缩力、减慢心率,能在不增加心肌耗氧量的同时,增加心肌收缩力。近年研究表明,洋地黄类增加心肌收缩力的作用并不强,但能直接、间接改善心衰时神经-内分泌异常,增加迷走神经张力,改善心衰心脏的功能,是正性肌力药中唯一能使射血分数持续增加的药物,同时能减轻症状,提高运动耐力。

洋地黄类的适应证包括:

——心衰伴快心室率如房颤,这是洋地黄类的最佳适应证;房颤而心室率不快的慢性心衰,也可使用洋地黄类治疗(目前控制快速房颤常选择 β 受体阻断剂、维拉帕米、地尔硫草,然后是洋地黄类)。

——改善收缩性心衰患者的临床状况,应与利尿剂、ACEI、β 受体阻断剂联用。因地高辛不降低慢性心衰死亡率,不推荐应用于 NYHA 心功能 I 级患者。

——呈窦性心律的慢性心衰。经利尿剂、ACEI、β 受体阻断剂治疗后,仍有持续存在的女性慢性心衰、男性收缩性心衰患者,可应用地高辛治疗。联用利尿剂、血管扩张剂,能排除潴留的液体,减轻心脏负担,又不增加心肌收缩做功,较有益。

洋地黄使用的禁忌证包括:

——心动过缓、窦房阻滞、病态窦房结综合征、II 度或以上房室传导阻滞无永久起搏器保护者。

——颈动脉窦综合征、预激综合征合并室上速、肥厚梗阻性心绞痛、低钾血症、高钙血症的患者。洋地黄类与抑制窦房结、房室结功能的药物合用时,需谨慎。

——快速性心房扑动(QRS 宽大畸形者)、室性心动过速、单纯二尖瓣狭窄、电复律时、奎尼丁复律时,重复或长期口服洋地黄类治疗心衰,可增加患者的死亡率,故口服制剂不建议长期用于心衰患者。在急性心肌梗死后头 24 小时内,一般不用洋地黄治疗急性心肌梗死合并的心衰。

舒张性心衰患者一般不用洋地黄类;合并肺心病、肺动脉高压的右心衰患者中,应用洋地黄类的人数有限。左心衰患者应用洋地黄类,可改善近期症状,但不能降低死亡率。洋地黄静脉制剂一般适宜于严重心衰、伴肺淤血与外周低灌注的患者,可纠正严重的血流动力学紊乱;但可引发治疗相关的并发症,其对预后的作用尚在研究中。

地高辛适用于慢性心衰已在应用利尿剂、ACEI/ARB、β 受体阻断剂、醛固酮受体阻断剂、LVEF<45%、仍持续有症状的患者,伴快速心室率的房颤患者尤其适合(II 类推荐,B 级证据);重症慢性充血性心衰患者可同时应用以上药物。地高辛不能明显降低慢性心衰的病死率,慢性心衰时不主张早期应用、不推荐应用于 NYHA 心功能 I 级患者;急性心肌梗死后,特别是有进行性心肌缺血者,应慎用或不用地高辛;地高辛不能用于窦房传导阻滞、II 度/III 度房室传导阻滞患者,除非已安置永久性起搏器。地高辛与能抑制窦房结/房室结功能的药物合用时,须较谨慎。地高辛常采用维持量疗法(每天 0.25 mg);>70 岁和肾功能减退者,宜每天或隔天 0.125 mg。

有人认为,地高辛安全性、耐受性良好,其不良反应主要见于大剂量时,但治疗慢性充血性心衰时,一般并不需要大剂量。洋地黄类可用于改善慢性充血性心衰患者的临床症状等,应与利尿剂、ACEI、β 受体阻断剂联用。在开始使用 ACEI 或 β 受体阻断剂后症状无改善时,应尽早使用洋地黄类,可减轻心衰患者症状。使用 ACEI 或 β 受体阻断剂后有效时,不需急于使用洋地黄类。慢性房颤的心衰患者,一般常规使用地高辛,但在控制心室率方面,β 受体阻断剂常更有效,特别是控制运动时的心室率。

有人研究地高辛治疗 7788 例老年心衰患者(6800 例收缩性心衰,988 例舒张性心衰),随访 37 个月,发现地高辛治疗组患者心衰入院率明显下降,收缩性心衰患者入院率下降 28%,舒张性心衰患者下降 21%。

洋地黄类中毒发生率随年龄增加而上升,50~59 岁组发生率为 0.67%,60~69 岁组为 1.91%,70~79 岁组为 2.47%,80 岁以上组为 4.42%。目前洋地黄类已不再是治疗心衰的首选药物。虽然洋地黄临床应用已逾 200 年,但目前还没有充分的资料证实洋地黄能降低心衰的死亡率、延长生存期。

有人研究地高辛治疗 1926 名女性舒张性心衰患者,结果发现,地高辛能增加女性舒张性心衰患者死亡率 20%;舒张性心衰患者的 NYHA 心功能分级越高,疗效越差。因此窦性心律的女性/男性舒张性心衰患者,可能不宜常规应用地高辛治疗。

地高辛临床上使用较多,是经过对照临床试验评估的洋地黄制剂,美国有人确认其能有效治疗病情不太急的心衰患者;较易发生洋地黄中毒的心衰患者,可用地高辛口服;后者血浆安全水平为 $0.5\sim0.9$ ng/ml。一般开始给予地高辛口服时,每天 $0.25\sim0.5$ mg,共 7 天,总量 $0.75\sim1.25$ mg,这时血浆水平可达稳定治疗水平(0.8 ng/ml),然后以每天 $0.125\sim0.5$ mg 维持。对 70 岁以上或肾功能受损的病情不太急的心衰患者,宜每次 0.125 mg,每天 1 次或隔天 1 次。控制房颤心室率时,可用较大剂量地高辛,每天 $0.375\sim0.5$ mg。对病情较急、较重、较不易发生洋地黄中毒的患者,可采用负荷量地高辛,首先将 $0.8\sim1.5$ mg 地高辛在 24 小时分 $3\sim4$ 次口服,密切观察心率、心电图等,然后改用维持量(多为上述剂量的 $1/3\sim1/2$,肾功能不全者宜酌情再减量)。地高辛较有效、安全、使用方便、价格低廉。

地高辛口服后吸收快,吸收率 $50\%\sim80\%$,1 小时血药水平达峰值;老年人对地高辛吸收减少,原因是肠黏膜表面积减少、内脏血流减少。服药同时进餐/给予制酸剂,可减少地高辛的吸收率,有些抗生素能增加地高辛的吸收;地高辛吸收后全身分布,心肌和骨骼肌中含量较高。

地高辛血浆蛋白结合率为 25%,常以原形由肾脏排泄(与肾小球滤过率相关);血清除半衰期为 $25\sim35$ 小时(老年人常有延长),常每天服药 1 次。不良反应常见于大剂量时,使用地高辛要个体化(不同患者地高辛剂量不同)、因时而异(同一患者病程的不同时间,剂量亦不同)。

六、醛固酮受体阻断剂作用机制

醛固酮受体阻断剂适用于:LVEF<35%、NYHA 心功能 Ⅱ～Ⅳ 级的中/重度心衰患者;已应用 ACEI/ABR 与 β 受体阻断剂、仍持续有临床症状的心衰患者(Ⅰ类推荐,A 级证据);急性心肌梗死后合并心衰且左室射血分数<40%、有心衰症状或有糖尿病史的心衰患者(Ⅰ类推荐,B 级证据)。

ACEI 与醛固酮受体阻断剂联用,能降低慢性心衰患者的病死率(Ⅰ类推荐,A 级证据)。螺内酯起始剂量为每天 10 mg,最大剂量为每天 20 mg,亦可隔天给予;主要危险是高钾血症、肾功能异常。入选患者的血肌酐水平应在 176.8(女性)～221.0(男性) μmol/L($2.0\sim2.5$ mg/dl) 以下,血钾<5.0 mmol/L。一旦开始应用螺内酯,应立即加用袢利尿剂、停用钾盐、ACEI 减量。(表 3-2)

表 3-2　醛固酮在心衰发生发展中的致病多效性

心脏	血管系统	肾脏
心肌细胞肥大	内皮细胞肥大	水-钠潴留
间质纤维化	血管平滑肌细胞肥大	钾/镁离子丢失
冠状动脉粥样硬化	动脉粥样硬化	肾小球硬化、蛋白尿
ANP 合成减少	生理性一氧化氮效能降低	肾小管间质纤维化
去甲肾上腺素摄取减少	血管舒缩功能障碍	促细胞凋亡
	血小板聚集	

人们对高水平醛固酮致病作用的认识已有 50 多年,但一些指南推荐使用醛固酮受体阻断剂治疗 NYHA 心功能 Ⅲ～Ⅳ 级、左心室射血分数 ≤35% 的重度心衰患者仅有 10 年;2013 年一些指南推荐醛固酮受体阻断剂应用于 NYHA 心功能 Ⅱ 级心衰患者,适用于所有已接受 ACEI/ARB/β-受体阻断剂的治疗、但仍持续存在临床症状(NYHA 心功能 Ⅱ～Ⅳ 级)、LVEF ≤35% 的心衰患者(Ⅰ类推荐,A 级证据),起始剂量为每天螺内酯 25 mg 或伊普利酮 25 mg、靶剂量为每天螺内酯 $25\sim50$ mg 或伊普利酮 50 mg,能阻断钠离子-钾离子、钠离子-氢离子的交换,结果细胞钠离子、氯离子、水排泄增多,钾离子、镁离子、氢离子排泄减少,对钙离子和磷酸根的作用不定。

由于醛固酮受体阻断剂对肾小管其他各段无作用,故它是低效利尿剂。慢性心衰患者应用醛固酮受体阻断剂后,可拮抗醛固酮,保钾利尿,抑制 RAS,抑制心脏重构,改善远期预后,可用于心衰的治疗;但其利尿作用较弱,且易引起高钾血症,故常限制其临床应用。

螺内酯每次 25 mg,每天 1 次,可降低重度心衰患者的死亡率、住院率,可应用于 NYHA 心功能 Ⅳ 级的收缩性心衰患者;若患者血钾水平正常,血肌酐水平不高,可考虑应用小剂量的螺内酯,每次 20 mg,每天 1~2 次,并根据应用后血钾、血肌酐的水平调整剂量。如肾功能代偿、血钾正常,螺内酯可联用利尿剂、ACEI、β 受体阻断剂。螺内酯重要的不良反应是高钾血症、抗雄激素不良反应(如男性乳腺痛性增生症,发病率 8%~9%);后者发生时应停用螺内酯。开始螺内酯等治疗后,一般停补钾,定期检测血钾。

螺内酯在美国较常用,可降低 NYHA 心功能 Ⅳ 级患者的死亡/住院危险。近期在休息状态下仍有症状的患者,使用地高辛、利尿剂、ACEI、β 受体阻断剂后仍不能缓解,可增加小剂量螺内酯。开始治疗前,血钾应<5.0 mmol/L,血清肌酐水平<25 mg/L,要密切随访。如出现严重高血钾或男性乳房发育,应停药。轻/中度心衰患者使用螺内酯的疗效不明确,暂时不建议在这类患者中使用。

伊普利酮(EPL)能治疗轻/中度高血压,对雄激素受体、黄体酮受体的亲和力明显降低,治疗时一般不会出现螺内酯样的抗雄激素不良反应,可减少男性乳腺痛性增生;一般每天 50~100 mg,分 1~2 次口服。螺内酯与伊普利酮能否换用,目前正在研究中;但售价有大差异。一些专家共识认为,如有经济问题,可考虑用螺内酯。

试验表明,对心肌梗死后 3~14 天内伴发 LVEF<40% 及心衰的患者,在标准治疗的基础上加用伊普利酮,可减少 15% 全因死亡、17% 一级联合终点事件(心血管病性死亡、因心血管事件而住院)、21% 心源性猝死。对有高血压史的急性心肌梗死后、心衰、LVEF≤40% 的患者,加用伊普利酮可降低全因死亡率,减少一级联合终点事件、心源性猝死;而对无高血压史的患者,伊普利酮虽可减少心衰住院,但常未减少死亡率、其他终点事件。

高血压是心血管死亡的危险因素,伊普利酮能降低无高血压史者因高血压而住院的风险。急性心肌梗死后早期(3~7 天)使用伊普利酮,可减少 24% 一级联合终点事件、34% 心源性猝死。而≥7 天再使用伊普利酮,则改善预后效果较不明显。对急性心肌梗死后 LVEF≥40% 的患者,加用伊普利酮可降低 MMP-9 基线水平较低的患者发生终点事件(心血管疾病死亡、非致死性再梗死、因不稳定性心绞痛而住院、心衰恶化)的风险。而对 MMP-9 水平基线较高的患者,则改善预后不明显。

试验表明,对 55 岁以上、NYHA Ⅱ 级、LVEF≤30%(或 30%<LVEF≤35% 伴 QRS>130 mm)且正在接受 ACEI、ARB 或 β 受体阻断剂治疗的患者,加用伊普利酮可减少 24% 的全因死亡。对心脏收缩功能正常(LVEF>45%)而舒张功能不全的心衰患者,在标准治疗的基础上加用伊普利酮,虽然能遏制血清 PⅢNP 水平升高,但是对舒张功能及生活质量影响不大。

对伴高血压的左室肥厚患者,单用伊普利酮与单用依那普利对减轻左室质量的效果相似。伊普利酮与依那普利合用,能更有效地减轻左室质量。对心梗后 LVEF 在 30%~40%,单用伊普利酮即可防止左室舒张末容积(LVEDV)与左室收缩末容积(LVESV)的增加及 LVEF 的降低。

血清 PⅠNP、PⅢNP、ICTP 等胶原转换标志物,可作为评估急性心肌梗死后充血性心衰、左室功能障碍者心肌重塑的重要工具。伊普利酮可降低血清 PⅠNP、PⅢNP、ICTP 水平,提示伊普利酮对左室重塑、左心室功能及预后的保护和改善,得益于其对心肌胶原转换的抑制。

醛固酮受体阻断剂在轻至中度心衰中的有效性尚待进一步研究。一般可考虑在心衰 C 期部分患者中,使用醛固酮受体阻断剂、肼苯哒嗪、二硝酸异山梨醇、运动训练。试验表明,在 ACEI 基础上可加用醛固酮受体阻断剂如螺内酯、伊普利酮,对中至重度心衰及心肌梗死后心衰患者有益(Ⅰ类推荐,B级证据)。

一些指南强调,注意高钾血症的危险(可达 24%);选用醛固酮受体阻断剂时,应权衡其降低心衰死亡、住院率的益处与致命性高钾血症的危险,一般须与袢利尿剂合用。虽然使用 ACEI 能部分抑制醛固酮的分泌,但 ACEI 应用数月后,血醛固酮水平可升高,可能与糜蛋白酶途径增加产生醛固酮相关,临床治疗效果可下降,表明醛固酮除能由肾上腺皮质球状带分泌外,还可由心脏、血管壁、大脑等组织合成、分泌,它们的合成常不受 RAS 系统调节,从而可产生醛固酮逃逸现象。醛固酮通过与肾小管上皮细胞、心肌细胞、血管平滑肌细胞等细胞质的醛固酮受体结合,促进表达相关蛋白,能促进肾小管、集合管重吸收钠离子、排泄钾,可引起水电解质紊乱、血容量增加,能刺激组织合成胶原,引起心肌重构;可导致冠脉痉挛、心律失常等,引发心衰加重。故在心衰时,只有抑制醛固酮作用,才能阻断心肌重构,阻断醛固酮对心血管、脑、肾等损伤。

有人在慢性心衰治疗研究中,对照组应用 ACEI、β 受体阻断剂、利尿剂、洋地黄,而治疗组每天加用螺内酯 20～40 mg,随访 1 年,结果发现,治疗组的心功能恢复总有效率为 83.3％,而对照组为 61.7％;心脏射血分数改善,治疗组为 45.3％,对照组为 42.3％;治疗组心脏舒张期末内径为 45.3 mm,对照组为 52.3 mm;每搏输出量治疗组为 90.3 ml,对照组为 80.6 ml,均有统计学显著性差异;对心衰患者,在常规治疗基础上加小剂量螺内酯,治疗较安全有效,可改善心脏功能,抑制心肌重构,提高生存率,阻止心衰发展。

有人在急性心肌梗死后心衰患者中每天加用依普利酮 25～50 mg,随访 1 年,与常规应用 ACEI、β 受体阻断剂比,加用依普利酮组治疗前后心功能改善,心脏射血分数、左室后壁厚度、室间隔厚度测定、左室舒张期末径等指标均有好转;不良反应较少,耐受性较好。

七、有合并症者的药物治疗

1. 心衰合并室性心律失常

抗心律失常药物仅适用于合并严重症状性室速的心衰患者,首选胺碘酮。无症状、非持续性室性心律失常(频发室早、非持续性室速)的心衰患者,不建议常规或预防性使用除 β 受体阻断剂以外的抗心律失常药物,包括胺碘酮。应避免使用 Ⅰ 类抗心律失常药,因其可促发致命性室性心律失常,增加病死率。胺碘酮可用于安装埋置式心律转复除颤器的患者,以减少器械放电。

2. 心衰合并房颤

采用复律及维持窦性心律的方法治疗心衰合并房颤的价值,尚在进一步研究中;目前治疗的主要目标是,控制心室率、预防血栓栓塞合并症。β 受体阻断剂、洋地黄制剂或两者联用,可用于心衰合并房颤患者的心室率控制;如有使用 β 受体阻断剂的禁忌证、不能耐受,可用胺碘酮,也可应用洋地黄控制心室率。胺碘酮可用于复律后维持窦性心律,一般不建议使用其他抗心律失常药物;如有条件,可用多非力特。

心衰伴阵发性/持续性房颤,或曾有血栓栓塞史者,应予华法林抗凝治疗。心衰时心室负荷增加、心肌收缩力下降、心脏排血量减少、重要器官灌注不足,晚期易并发房颤,可诱发或加重心衰,可增加脑卒中、栓塞的风险。

药物治疗是转复房颤后维持窦性心律的常用方法。胺碘酮对房扑、房颤、室上速、室速等都有效,可降低外周阻力、扩张冠状动脉、改善心肌供血、减缓心率,降低交感神经兴奋性;对心衰合并房颤,可改善心功能;转复房颤的总有效率约为 80％,常无严重不良反应。

3. 慢性心衰急性加重

慢性心衰急性加重时,应首先处理诱发其恶化的原因。对伴低氧血症的急性心衰患者,维持 95％～98％的血氧饱和度水平,有助于防止外周脏器衰竭。伴有液体潴留的患者,推荐静脉给予袢利尿剂;慢性心衰急性加重时,应静脉用药,以尽快达到疗效,但应尽量避免含钠液体。要根据患者收缩压、肺淤血情况,分别选用利尿剂、血管扩张剂、正性肌力药。不建议此时调整 ACEI 剂量,但如患者出现低灌注导致的肾功能衰竭,可酌情减量或暂时停用 ACEI。慢性心衰急性加重时,应注意鉴别是否与 β 受体阻断剂的应用相关;与 β 受体阻断剂的应用无关者,停用 β 受体阻断剂后,将增加临床失代偿危险。

八、袢利尿剂在急性心衰综合征中的应用进展

急性心衰综合征是各种病因引起的、以急性失代偿性心衰为主要表现的临床症候群,其中以慢性心衰急性发作最为常见。在发达国家中,成年人群心衰患病率为 2%;65 岁以上人群为 10% 以上。

目前纠正急性心衰综合征的药物,主要包括利尿剂、β 受体阻断剂、ACEI、硝酸酯类、洋地黄等。其中利尿剂治疗应用较广泛,可在短时间内排出体内多余水分,降低心脏前负荷,改善心功能,快速缓解体循环充血/肺淤血。

袢利尿剂虽可增加一些心衰患者的住院率、病死率,但其在积极减轻心衰水负荷方面,仍有无法替代的作用。一些心衰指南指出,不论左室射血分数高低,对有体循环充血/肺淤血体征/症状的患者,可推荐袢利尿剂治疗。目前国内外仍缺乏关于袢利尿剂治疗策略的大样本临床研究,给药方式/剂量/临床疗效要进一步研究。

1. 袢利尿剂的种类及作用机制

袢利尿剂为一种强效利尿剂,代表药物有呋塞米、布美他尼、托拉塞米、依他尼酸(利尿酸);能抑制钠-钾-氯同向协同转运体,抑制髓袢升支粗段对钠离子、氯离子的主动重吸收,使肾小管腔液钠离子、氯离子水平升高,而肾髓质间液的钠离子、氯离子水平降低,使肾髓质渗透压梯度差降低,肾脏水重吸收减少,肾小管浓缩功能下降,致钠离子、氯离子、水排出增加。由于钠离子重吸收减少,远端肾小管的腔液钠离子水平升高,促使钠离子-钾离子交换、钠离子-氢离子交换增加,使钾离子、氢离子排出也增多。研究表明,袢利尿剂可使钠离子排出增加 20% 以上,体内自由水清除率升高。患者肾功能严重受损(内生肌酐清除率每分钟<5 ml)时,可降低袢利尿剂的治疗作用。

2. 布美他尼

布美他尼生物利用度较高;在减少尿液时,布美他尼所需的摩尔浓度较呋塞米较低;一般 0.5 mg 布美他尼的利尿作用,相当于 20 mg 呋塞米、10 mg 托拉塞米。

布美他尼作为袢利尿剂中呋塞米的衍生物,能抑制表达 ERK、抑制钠-钾-氯同向协同转运体,抑制肾脏细胞重吸收氯离子、钠离子,摄入钾离子,阻碍钠-水交换,使肾脏细胞对水的重吸收减少;能用于治疗各种顽固性水肿、急性肺水肿、急慢性肾功能衰竭患者,常能增加肾血流量、肾小球滤过率、尿量,可改善心功能,降低血浆 BNP 水平,能保护心、肾、脑等;长期治疗肾功能不全时,布美他尼的利尿作用的减弱程度低于呋塞米;在某些肾衰患者用大剂量呋塞米无效时,更换为布美他尼常可有效,能增加尿量,改善心功能。有人研究 2 型老年糖尿病中/晚期肾病患者使用布美他尼,结果发现,与呋塞米比,布美他尼治疗组血清 FBG、HbA1c、LDL-C、尿素氮、血肌酐、尿酸的水平有所降低,但两组患者的差异无统计学意义。美国近期有人研究 242 名急性心衰患者,结果发现,一般给予布美他尼、呋塞米的利尿效果无统计学差异。

布美他尼不良反应中以电解质紊乱为主;剂量增大时对血糖、尿酸、听力影响增加;剂量较小时,以上不良反应较少,但仍需注意长期影响。布美他尼较易引发电解质紊乱,其耳/肾毒性可能较呋塞米、托拉塞米重。

3. 托拉塞米

托拉噻米为磺酰脲吡啶类利尿剂,作用于髓袢升支粗段,抑制钠-钾-氯同向协同转运体,抑制钠离子、氯离子的重吸收,使髓袢管腔液 NaCl 浓度升高,而肾脏髓质间液 NaCl 浓度降低,使肾脏髓质渗透压梯度差降低,肾小管浓缩功能下降,从而使水、钠离子、氯离子排泄增多;可应用于难治性心力衰竭患者伴顽固性水肿。托拉塞米与呋塞米治疗慢性心力衰竭水肿的临床效果均较好,两药物治疗效果比较无明显差异;但托拉塞米不良反应可能较呋塞米少,对肾小球滤过率、肾血流量、体内酸碱平衡常无显著影响。

托拉塞米 1993 年上市后,多年来在临床广泛应用,其 20％经肾代谢、80％经肝代谢为无活性的羧酸衍生物,后者对肾小球滤过率等无显著影响;托拉塞米有一定醛固酮受体阻断作用,故对血清钾离子、钙离子、镁离子的水平常无明显影响。托拉塞米血清除半衰期为 3.8 小时(为呋塞米的 5 倍),其临床作用时间长达 5～8 小时(为呋噻米的 3～4 倍),托拉塞米的利尿作用要比呋塞米强 20 倍,且持续静脉给药可维持托拉塞米血药有效浓度,可避免急性血容量减少、血压降低引起的肾脏低灌注,对神经-内分泌激活也较少;可能比呋塞米更高效、安全,能改善心衰患者的左室重构/功能;但还要进一步研究。

目前医生多根据患者症状,经验性应用袢利尿剂,多依据患者症状缓解情况调整剂量。有人报道一组心力衰竭伴水肿患者,每天给予托拉塞米 120 mg 分次静脉推注(R 组),另一组(T 组)给予托拉塞米 20 mg 静脉推注后,继以每小时 20 mg 静脉泵入,每天总量 120 mg;输入 60 mg 托拉噻米后,静脉点滴甘露醇 125 ml;治疗 5 天后,心功能改善总有效率 T 组为 79.4％,R 组为 76.5％;水肿改善总有效率 T 组为 47.1％,R 组为 44.1％;在常规强心、扩血管治疗基础上,对病情改善不佳的 R 组患者,同时给予半量甘露醇增加血浆渗透压,结果表明,对心衰伴有低钠血症的患者可增加尿量,改善心功能。

一些心衰指南推荐,袢利尿剂的用量一般以能改善患者症状的最小量为准。一些袢利尿剂易激活 RAS 系统、交感神经系统,能导致肾小球血流量、滤过压下降,加重肾脏损害;同时易导致电解质紊乱(如低血钾、低血钠、低血镁),可诱发心律失常,不利于预后,所以袢利尿剂的剂量与其不良事件发生相关,是心衰远期生存率的强独立预测因子。

4. 依他尼酸

依他尼酸是肾小管亨氏袢升段细胞膜钠-钾-氯同向协同转运体抑制剂,是苯氧乙酸类化合物,利尿作用比呋塞米稍弱;口服时,每次 25～50 mg,每天 1～3 次;口服依他尼酸后 20 分钟起效,2 小时血水平达峰值,作用维持 6～8 小时。25～50 mg 依他尼酸用葡萄糖稀释后缓慢静脉注射,5 分钟起效,1 小时作用达高峰,维持 2 小时,能使氯离子、钠离子排泄增加。依他尼酸不良反应的耳毒性较重,目前已较少应用。

5. 呋塞米

呋塞米是氨磺酰类化合物,为邻氨基苯钾酸类衍生物,能抑制肾小管细胞膜钠-钾-氯同向协同转运体,是高效利尿药,能抑制钠/钾/钙/镁/氯等离子、HCO_3^- 的重吸收,且氯离子排出多于钠离子;但大剂量呋塞米易导致低氯性代谢性碱中毒、低血钾、低血镁。呋塞米能扩张肾血管,增加肾血流量,可扩张全身小静脉,减少心脏前负荷,减轻肺水肿。

呋塞米口服后易吸收,起效快(30 分钟),作用持续 2～3 小时;能治疗心、肺、肾疾病引发的水肿。对其他利尿剂无效时,呋塞米也可产生利尿效果。

呋塞米能抑制近端肾小管、亨氏袢升段的钠离子、钾离子、氯离子重吸收,使排泄增加,可消除水肿。但间歇性口服呋塞米在发挥利尿作用的同时,能激活交感神经- RAS 系统,增加电解质丢失;长期激活交感神经- RAS 系统,会促进疾病发展,除非慢性心衰患者同时接受交感神经-内分泌拮抗剂。

呋塞米可与 ACEI 及 β 受体阻断剂联用,而减小剂量。呋塞米持续性静脉滴注时,对交感神经-内分泌的激活作用,要弱于间歇性口服给药,对慢性心衰患者的副作用较小。对难治性慢性心衰患者,可给予呋塞米持续静脉滴注。

一般口服呋塞米每次 20～60 mg,每天 3～4 次。口服呋塞米 20～30 分钟起效,2～4 小时血水平达峰值,作用维持 6～8 小时。一般呋塞米 20～60 mg 静脉注射,5 分钟起效,30 分钟作用达高峰,维持 2～4 小时。可继以持续静滴每小时 10～40 mg。

低血钾是呋塞米的副作用,应注意补钾;可联用保钾利尿剂如螺内酯,效果优于补充钾盐。呋塞米类利尿剂与 ACEI 合用时,需注意血肌酐/血钾每 5～7 天测定一次,直至稳定为止。呋塞米适用于有明显液体潴留的慢性心衰患者,尤其是伴肾功能损害者;呋塞米剂量与利尿效应呈线性关系,呋塞米剂量常不受限制。

2009年有人研究呋塞米治疗82540例急性失代偿心衰患者,发现呋塞米用量每天≥160 mg,与住院病死率较高、ICU住院时间较长、总住院时间较长、肾功能不良加重等相关。美国有人研究2456名急性失代偿性心衰患者的治疗,结果显示,若给予大剂量呋塞米(每天≥160 mg)或等效量托拉塞米,较易对肾功能、生活质量产生不利影响,但对急性失代偿性心衰患者远期生存率无明显影响;与远期生存率相关的主要是血尿素氮水平,若袢利尿剂应用后导致血尿素氮水平升高,则提示远期病死率升高。但一些研究认为,大剂量袢利尿剂的应用,在安全、快速、有效改善急性失代偿性心衰患者临床症状、提高治疗有效性方面存在优势,对近期病死率可能无明显影响。

有人研究308名急性失代偿性心衰患者的治疗,通过对入院时/入院后72小时尿量、血肌酐水平、体质量、血浆 NT-proBNP 水平、患者主观症状的评定,比较不同剂量袢利尿剂对急性失代偿性心衰的纠正作用,结果发现,与小剂量(等同于患者日常口服量)袢利尿剂比,大剂量袢利尿剂(为患者入院前日常口服量的2.5倍)能显著改善急性失代偿性心衰患者症状;体质量、尿量、血浆 NT-proBNP 水平等降低较明显;尽管发现大剂量袢利尿剂对肾功可能有不利影响,但影响可能较短暂,可能与远期肾功能恶化不相关。但还要进一步研究。

6. 袢利尿剂给药方式

国外多个小样本临床试验得出了不同的结论。美国有人研究41名急性失代偿性心衰患者,通过比较不同给药途径(弹丸式或持续缓慢的静脉推注)发现,与持续缓慢静脉推注组比,弹丸式给药组血清肌酐水平升高较少、电解质紊乱发生率较低、体质量下降较明显,尽管并未存在显著性差异。但同期有人研究56名急性失代偿性心衰患者发现,与弹丸式用药组比,持续静脉推注呋塞米组尿量较多,住院时间较短。近期的 Meta 分析显示,与弹丸式用药组比,持续静脉推注呋塞米组利尿效果较强,能有效减轻急性失代偿性心衰患者的水负荷,可较快缓解症状。但可能还要进一步研究。

7. 袢利尿剂与其他类型利尿剂的相互作用

临床常见多型利尿剂联用,由于一些袢利尿剂可引起电解质紊乱(低血钾、低血钠、低血镁等),故而常与保钾利尿剂(如螺内酯)联用,以减少不良反应,增强利尿效果。

袢利尿剂还可与噻嗪类联用,以产生协同作用。因为噻嗪类利尿剂的作用位点在髓袢升支远段、远端肾小管,其排钠离子、氯离子、水的作用,有赖于肾小管上皮细胞;当肾小球滤过率显著下降,尤其在肾功能减退时,其利尿作用可受抑;然而袢利尿剂可改善噻嗪类利尿剂的利尿作用;同时噻嗪类利尿剂可减少肾脏对袢利尿剂的抵抗,减少因增加袢利尿剂剂量而出现的不良事件。研究发现,袢利尿剂+噻嗪类利尿剂联合,有时可引起严重电解质紊乱(低血钾、低血钠、低血镁)、低血压、肾功能恶化,甚至发生恶性心律失常,导致危及生命的意外事件发生。尽管目前有人对优化急性心衰综合征的利尿策略正在研究,但迄今仍缺乏袢利尿剂与临床终点事件关联的有效信息,仍有待进一步研究。

九、慢性心衰利尿剂抵抗的研究进展

慢性心衰是一种临床症状群,是各种心脏疾病的严重阶段,有临床症状患者的5年存活率降低。对慢性心衰患者,特别是有液体潴留的慢性中/重度心衰患者,利尿剂是唯一能充分有效控制液体潴留的药物。但在临床治疗中,常发现慢性心衰患者出现利尿剂抵抗;后者定义为:在减轻水肿的治疗目标尚未达到前,利尿剂的利尿作用减弱或消失的临床状态;在慢性中/重度心衰、长期应用利尿剂的患者中较常见;在心衰患者中,利尿剂抵抗的发生率为25%～30%,与总病死率、猝死、心脏泵衰竭导致死亡等相关。

1. 慢性心衰伴利尿剂抵抗的发生机制

(1)利尿剂的药动学及药效学变化 利尿剂通过影响肾小球滤过率、肾小管重吸收/分泌功能,增加水和电解质排泄而产生利尿作用。利尿剂必须达到超利尿阈值剂量,才能产生利尿作用。在健康人,呋塞米等袢利尿剂的剂量与利尿效应有关,剂量-效应曲线呈S形;随剂量加大,袢利尿剂效果增强;袢利尿剂剂量范围较大。在慢性心衰患者,袢利尿剂的药动学/药效学的性质可发生改变,如排尿量峰水平降低、达峰时间延长,袢利尿剂血清除半衰期延长,剂量-利尿效应曲线右下移,使袢利尿剂作用阈剂量升高、最大利尿效应下降,最终能产生袢利尿剂抵抗。

(2)心肾综合征 慢性心衰进展后,可引起进行性肾功能损害、利尿剂抵抗、心脏容量负荷过度,最终导致心衰恶化,称心肾综合征,常是心衰发展到终末期的表现,使相关交感神经- RAS 系统激活、导致肾脏疾病全面进展的标志;机制如下。

——慢性心衰时,肾脏血灌注量减少,致交感神经- RAS 系统过度活化,血管加压素、内皮素 1 的血水平升高,引起周围血管、肾内血管收缩,肾血流量减少、肾小球滤过率下降,能引发肾缺氧、炎症,产生细胞因子,造成进行性肾结构/功能损害,水钠潴留,可导致不可逆性肾脏损害。

——慢性心衰时,心脏排血流量减少、过度利尿、扩血管治疗等,可导致低血压、血容量不足,引起肾功能不全;由于肾血流量下降、肾血管输送袢利尿剂作用受损,同时累积的有机阴离子,能使近端肾小管厚壁段运输系统(钠泵相关的钠离子/氯离子配对转运体)转运能力下降,从而导致利尿剂抵抗。

——长期应用利尿剂,能抑制钠离子重吸收,导致大量钠离子转运至远端肾小管,能刺激远端肾小管、集合管的上皮细胞增加摄入钠离子、钙离子,可引起远离袢利尿剂作用部位的肾小管上皮细胞代偿性肥大、增殖、增加重吸收,使利尿剂效果钝化、作用减弱。心衰可导致胃肠道淤血、肠管水肿、小肠壁血灌注减少,导致对利尿剂吸收延迟、吸收率下降、达阈剂量时间延长,导致利尿剂作用下降。

——药物相互作用:前列腺素 E_2 在肾中能扩张肾小球动脉,增加肾小球血流量,促进水钠排泄。而阿司匹林或其他非甾体类抗炎药可抑制合成前列腺素 E_2,能减少肾小球血流量,降低肾小管利尿剂水平,从而导致利尿作用减弱。与呋塞米有相同转运途径的药物,如丙磺舒、青霉素等,可损害有机阴离子/钠离子协同转运体,使呋塞米在亨氏袢中的水平不能达到治疗所需水平,使离子排出不足;这时虽呋塞米活性没有改变,但相同剂量下的利尿效果却明显下降。

——利尿后钠离子潴留:给予呋塞米等后,其在肾小管中的水平足以抑制钠泵相关的钠离子/氯离子配对转运体时,才能发挥利尿作用。当肾小管内呋塞米水平低于利尿阈水平约 6 小时后,肾小管各段将会出现代偿性钠离子重吸收增加,被称作利尿后钠离子潴留。如患者饮食控制不佳、高盐饮食、钠离子摄入量较高,利尿后钠离子潴留作用,可抵消利尿剂的利尿作用,导致利尿剂抵抗。

——高盐饮食摄入:袢利尿剂有强利钠作用,但当饮食不当、高盐饮食时,给予呋塞米(口服或静脉注射)6～24 小时后,可导致钠盐在利尿后重吸收显著增加,利尿效果减弱,可抵消呋塞米的利尿效应。

——低钠血症:慢性心衰患者,可因长期使用利尿剂而产生低钠血症,也可由于重度心衰导致口渴感增强、饮水增多而造成低钠血症;低钠血症可导致远端肾小管的钠盐转运减弱,常伴利尿作用下降。

——低蛋白血症:袢利尿剂要和血中清蛋白结合,才能发挥生物学作用,慢性心衰患者长期肠道低血灌注、肠壁水肿,可引起肠壁吸收功能障碍,摄入蛋白减少,可发生低清蛋白血症。慢性心衰患者长期静脉压力升高,肝静脉回流受阻,常合并瘀血性肝硬化;心排血量减少,可造成缺血性肝损害;结果导致肝脏结构/功能变差,减少合成清蛋白。当心衰患者出现低清蛋白血症时,血中结合的袢利尿剂减少,其利尿作用会相应减弱,从而出现袢利尿剂抵抗。

2. 慢性心衰患者利尿剂抵抗的处理策略

——限制钠摄入:心衰患者利尿剂抵抗时,潴钠能力增强;限制钠盐摄入,对恢复钠平衡很重要。轻度心衰患者应控制在每天 2～3 g,中/重度心衰患者应控制在每天<2 g。

——限水:严重低钠血症(血钠<130 mmol/L)者,一般液体摄入量应每天<2 L。

——慢性心衰患者,应尽量避免应用非甾体类抗炎药物;对那些必须行抗血小板治疗的慢性心衰患者,应尽量减少阿司匹林用量或使用氯吡格雷替代阿司匹林。

——增加袢利尿剂用量:慢性心衰患者袢利尿剂的药效学/药动学特性可发生变化,增加袢利尿剂的量是较好的方法。持续静脉内给予袢利尿剂,是纠正袢利尿剂抵抗的有效方法;如呋塞米开始静脉注射 40 mg,继以持续每小时静脉滴注 10～40 mg。由于袢利尿剂作用时间较短,间歇性给药会导致治疗期间钠潴留反弹增加,从而促进袢利尿剂抵抗的发生。持续滴注袢利尿剂,可在肾小管作用位点持续保持有效水平的袢利尿剂,增强利尿效果,可减少在给予一次大剂量静脉注射袢利尿剂的患者中所见的血容量过快下降、低血压。

——多种利尿剂联用:袢利尿剂与作用于肾小管其他部位的利尿剂联用后,能增强利尿效果。袢利尿剂与噻嗪类利尿剂联用,有 1 ＋1>2 的协同效应,后者的产生缘于远端肾小管内利尿剂,可抑制袢利尿剂作用后的潴钠效应,能抑制长期使用袢利尿剂导致的远端肾小管上皮细胞增殖、肥大。

——应用改善肾血流的药物:如短期联用小到中等剂量的多巴胺(每分钟 2～10 μg/kg),可兴奋肾血管等的多巴胺受体等,引起血管扩张,增加肾血流量,提高肾小球滤过率;能直接兴奋心肌、增强心肌收缩力;可增加尿量,改善慢性心衰患者的肾脏血流动力学。

研究发现,在血压正常的心衰患者,静脉小剂量应用硝普钠、硝酸甘油、多巴酚丁胺等,可减轻心脏前/后负荷,改善心功能,增加肾脏血流量,增强袢利尿剂效果。

十、硝酸甘油的生物转化和耐药机制研究进展

硝酸甘油(GTN)用于治疗心绞痛、急性心肌梗死、慢性心衰,已有 100 多年。持续、频繁给药,会导致硝酸甘油的血流动力学效应减弱(硝酸甘油耐药)。

1. 硝酸甘油的血流动力学效应

硝酸甘油可扩张外周静脉容量血管,减少回心血量,降低心室前负荷、心室壁张力;可扩张动脉,减少心室后负荷、心室射血阻力,减少心肌做功、耗氧;能扩张大/中冠状动脉及交通支,增加心肌供血、供氧,降低心肌耗氧,对缺血心肌有保护意义。

2. 硝酸甘油和一氧化氮/cGMP 信号通路

硝酸甘油在体内能转化为一氧化氮或类似的活性物质(S-亚硝基硫醇),激活可溶性鸟苷酸环化酶(sGC),增加产生 cGMP,再激活 cGMP 依赖性蛋白激酶(PKG),关闭细胞膜 L 型钙通道,降低细胞质钙离子水平,引起血管平滑肌舒张。与硝普钠直接产生一氧化氮不同,硝酸甘油通过体内生物转化产生一氧化氮或类似的活性物质。

3. 硝酸甘油的生物转化

目前认为,硝酸甘油在体内的生物转化代谢途径如下:

——降解途径:其主要产生 1,3-二硝酸甘油、硝酸盐、少量亚硝酸盐,不能激活可溶性鸟苷酸环化酶。

——活化途径:其主要产生一氧化氮或类似的活性物质(S-亚硝基硫醇)、1,2-二硝酸甘油、亚硝酸盐,能激活可溶性鸟苷酸环化酶。活化途径有非酶活化途径、酶活化途径。非酶活化途径中,N-乙酰半胱氨酸、高水平 L-半胱氨酸、抗坏血酸盐,和硝酸甘油反应后,能产生一氧化氮,其生物转化作用可能较有限。酶活化途径中,内质网细胞色素 p450 酶、谷胱甘肽巯基转移酶 GSH、

黄嘌呤氧化酶 XOD、线粒体乙醛脱氢酶 ALDH2，可促进硝酸甘油产生一氧化氮。

ALDH2 还可促进硝酸甘油产生 1,2-硝酸甘油、亚硝酸盐（而 1,3-硝酸甘油、硝酸盐产生很少）。ALDH2 基因第 487 位的谷氨酸变为赖氨酸时，突变纯合子型酶活性约是正常酶的 5%，突变杂合子型酶活性是正常酶的 40%。这种基因突变在东亚人群中高达 40%，常需要更大剂量的硝酸甘油来维持较有效的作用。

4. 硝酸甘油耐药机制

——神经-内分泌激活和血容量扩张：长期使用硝酸甘油，可反射性激活交感神经-RAS 系统，促进血浆内儿茶酚胺、血管紧张素 Ⅱ、血管加压素、醛固酮的水平升高，促进血管收缩、水钠潴留、增加血容量，能对抗硝酸甘油的扩血管、减少回心血量的作用。但给予 β 受体阻断剂、ACEI、利尿剂并不总能改善硝酸甘油耐药。因此这个学说并不能完全解释硝酸甘油耐药。

——氧化应激：它可能是重要的耐药原因；长期应用硝酸甘油，能引发动脉壁的活性氧、蛋白激酶 C、NADPH 氧化酶、过氧化物的活性水平明显升高，使 ALDH2 活性降低，减少产生生理性一氧化氮，许多特异性线粒体抗氧化剂，可逆转硝酸甘油耐药。活性氧可和一氧化氮反应产生氧化性更强的过氧亚硝酸盐，直接减少生理性一氧化氮；给予肼苯达嗪（强效过氧亚硝酸盐清除剂），可改善硝酸甘油耐药。

——其他的耐药机制：①磷酸二酯酶 1A1 表达增加，可水解 cGMP。②使可溶性鸟苷酸环化酶对一氧化氮敏感性下降。③使 eNOS 酶产生生理性一氧化氮减少。给予替米沙坦可能逆转这些异常改变，改善硝酸甘油耐药。临床试验证实，N-乙酰半胱氨酸、左旋蛋氨酸、肼苯达嗪、卡托普利、卡维地洛、阿托伐他汀，可能改善硝酸甘油耐药，但还要进一步研究。

——受体依赖性血管扩张剂：如 α 受体阻断剂，能减轻心脏前/后负荷，发挥治疗作用；非选择性 α 受体阻断剂代表药物为酚妥拉明，降压作用较明显，但易引起反射性的心动过速，增加心肌耗氧量。选择性 α 受体阻断剂代表药物为喹唑啉类如哌唑嗪，或尿嘧啶类如乌拉地尔。哌唑嗪不能降低病死率，乌拉地尔血流动力学效应优于酚妥拉明。

十一、心肌肌球蛋白激动剂

心肌收缩力下降是造成心衰的主要原因之一。临床上应用的增强心肌收缩力的药物，包括 β 受体激动剂、强心苷、磷酸二酯酶抑制剂、钙敏化剂等，常通过升高心肌细胞质钙离子水平，间接增加心肌收缩力，但易造成心律失常、心率加快、心肌耗氧量增加等，不能改善预后，不能降低死亡率。目前治疗心衰的神经内分泌阻断剂 β 受体阻断剂、醛固酮受体阻断剂、ACEI、ARB 等，不能从根本上改善心肌收缩力不足，存在局限性。

心肌的收缩是体内信号通路作用于心肌肌节、产生的节律性收缩过程。心脏肌原纤维由相互交叠的粗肌丝（肌球蛋白）、细肌丝（肌动蛋白）组成；目前新型的、直接作用于心肌肌球蛋白的药物，能在不影响心肌细胞质钙离子、cAMP 水平的条件下，有效增加心肌收缩力、收缩时间，提高 ATP 利用率，延长心脏射血时间，增加每搏量；研究药物有 CK-0156636，选择性直接增强心肌肌球蛋白 ATP 酶活性，但溶解度较低、代谢稳定性较差、生物利用度较低；继而以 CK-0156636 为基础，用氟原子替换硝基，用脲结构替换酰胺结构，提高化合物溶解度，用哌嗪或哌啶基取代吡啶环，降低药物血浆蛋白结合率，最终得到 CK-1827452，药理活性显著提高，不良反应降低。

CK-1827452 分子量 401.43D，是新型有效的选择性直接作用于心肌肌球蛋白的激动剂，安全性较高，可快速有效增强心肌收缩力，缓解心衰症状，改善生活质量；能显著提高心肌肌球蛋白 ATP 酶活性，加快肌球蛋白与肌动蛋白结合，减少肌球蛋白非依赖性的磷酸释放，提高 ATP 利用率，静脉注射 3~4 小时后，每搏输出量增加 60.8%，心输出量增加 29.1%，同时心肌耗氧量并无明显增加；生物利用度达 80%，血浆蛋白结合率为 79.6%，可保证游离药物水平，对细胞质磷酸二酯酶活性、cAMP、钙离子的水平常无影响，能避免引发心律不齐、心率加快、心肌耗氧量增加等；可延长心肌细胞收缩时间56%，呈剂量依赖性。有人用CK－1827452治疗94例心衰患者，每小时静脉滴注≤1.2 mg/kg，心肌功能得到改善。但其高剂量时心肌功能没有得到明显改善，由于射血时间过度延长，可引发不良反应，如心肌缺血；剂量降低后，心肌缺血症状逐渐消失。一般剂量下不产生明显的不良反应。基于CK－1827452的治疗，直接改善心脏功能，可避免目前间接正性肌力药物的不良反应。目前正在进一步研究中。

十二、奈西利肽作用机制

反映心衰发生发展的特异性指标主要有：①神经内分泌系统激活，产生脑钠肽（BNP）、心钠素（ANP）、NT－脑钠肽原（NT－proBNP）、儿茶酚胺类物质。②心肌细胞损伤，产生心肌肌钙蛋白I/T(cTnI/cTnT)。③心肌细胞外基质重构标志物，有基质金属蛋白酶（MMPs）水平升高、组织型基质金属蛋白酶抑制剂（TIMPs）水平降低。④产生炎症标志物，如C-反应蛋白、白介素-6、TNF－α的水平升高。⑤肾功能不全标志，如肾小球滤过率eGFR、胱抑素C水平的降低。⑥血液学异常，有贫血、红细胞分布宽度改变。⑦氧化应激标志物，如血高水平尿酸、异前列腺素。⑧钠泵活性标志物。

BNP和NT－proBNP作为心衰的生化标志物，对心衰的诊断、病情和预后判断、指导治疗均有临床价值，NT－proBNP较BNP稳定，故在检测中更有优势。BNP和NT－proBNP可增加肾小球滤过率，阻止钠重吸收，引起尿钠排泄；可抑制分泌肾素，抑制肾上腺皮质释放醛固酮；可松弛平滑肌细胞，引起血管扩张；可改善冠脉血流，改善左心室舒张。BNP血清清除半衰期为22分钟，主要在肺和肾脏内降解。

奈西利肽是非单纯血管扩张剂，是基因重组人脑钠肽（rh－BNP），与人BNP分子相同，兼具多重作用，可促进排泄钠、利尿，抑制交感神经-RAS系统，阻断急性心衰的恶性循环，改善急性心衰患者的临床症状、血流动力学参数，为有里程碑意义的急性心衰治疗药物；可降低PCWP、肺动脉/右心房压力、系统血管阻力，轻度升高心脏指数，改善急性充血性心衰患者的症状、血流动力学。成人静脉给药推荐剂量为$2\,\mu g/kg$，于60秒内静脉弹丸注射，随后以$0.01\,\mu g/kg/min$的速度静脉滴注。下述公式用于计算适当的静脉弹丸注射和输液速度：静脉弹丸注射容积(ml)＝患者体重(kg)/3；输液速度(每小时 ml)＝0.1×患者体重(kg)。本药输液速度每小时0.1 ml/kg，即输送$0.01\,\mu g/kg/min$的剂量。肾功能不全时无须调整剂量，肝功能不全患者应避免使用较高剂量，老年人可能无须调整剂量。

有人研究奈西利肽治疗2489例急性失代偿充血性心衰患者，结果显示，与安慰剂组、硝酸甘油组比，奈西利肽组的治疗能显著改善血流动力学参数、呼吸困难症状，30天再住院率、病死率明显降低，6个月病死率无差别，不良反应如头痛较少，治疗心衰有较好的疗效、安全性。2010年，有人应用奈西利肽治疗3496例急性心衰住院患者，结果表明，能轻度减轻气急，降低肺毛细血管楔压，改善呼吸困难，不影响患者肾功能。有人研究7141名急性心衰患者，随机分为奈西利肽组、安慰剂组，肾功能恶化定义为血肌酐水平升高＞0.3 mg/dl，且升高≥25%；结果表明，奈西利肽组和安慰剂组血肌酐、尿素氮水平改变相似。奈西利肽已被美国FDA批准用于失代偿期心衰的治疗，其短期疗效已由诸多临床试验证实，但远期疗效要进一步研究。

研究显示，与多巴酚丁胺比，奈西利肽可缩短治疗时间，减少非胃肠药物的使用，降低心衰再住院率，显著减低6个月内的死亡率，提高长期生存质量。有人对比静脉给予奈西利肽、硝酸甘油、安慰剂3组的心衰治疗结果，发现短期内奈西利肽对临床症状、血流动力学指标的改善明显较优，不良反应如头痛、低血压、腹痛等发生率明显较低；但症状性低血压的持续时间长于硝酸甘油组，这与奈西利肽相对较长的血清除半衰期相关。有人研究门诊心衰患者心衰标准治疗＋间断静脉滴注奈西利肽的疗效,奈西利肽每周 1 次,治疗 12 周再随访 4 周,结果发现,高危患者死亡率和全因住院率降低;然而有的结果显示,奈西利肽组死亡相对危险和因心血管/肾脏原因的住院率,与安慰剂组比无显著性差异。奈西利肽改善慢性心功能不全患者远期预后的作用,还要进一步研究。

十三、血管加压素受体阻断剂作用机制

低钠血症常导致抗利尿激素(血管加压素)分泌异常综合征(SIADH),会导致全身水排泄功能障碍、脑水肿;SIADH 患者低钠血症的首选治疗方案包括:肠中给予饱和盐水、适度限制液体摄入、给予高渗盐水及盐皮质激素/糖皮质激素;每种疗法都有自身的局限,明显液体量限制可加重血容量不足,增加脑缺血的危险;糖皮质激素(如醋酸氟氢可的松)可增强钠潴留,纠正低钠血症的疗效有限,可引发水潴留。

1. 考尼伐坦

肾脏集合管顶膜中水通道上的血管加压素(抗利尿激素)受体(V1a、V2)非肽类阻断剂考尼伐坦,可用于治疗重症 SIADH 伴正常容量性低钠血症,促进水排出,同时保留钠,称为利水作用;能导致血清钠增加,可有效提高血容量,未发现其影响血压、心率。已被美国 FDA 批准治疗正常血容量性低钠血症;可促进脑损伤患者渗透压的恢复,减少脑含水量,降低颅内压;能通过阻断心脏成纤维细胞膜上的 V1a 受体,抑制成纤维细胞增殖,减少胶原产生;主要用于血容量正常的低钠血症(常伴发于 SIADH、甲减、肾上腺皮质机能减退、肺部疾病的患者)住院患者的治疗,2005 年在美国上市。

考尼伐坦血浆蛋白结合率为 99%。通过细胞色素 p450 酶 CYP3A4 代谢,其代谢产物有 4 种;83% 经粪排泄,12% 经尿排泄。肾功能减退时,血药水平升高 80% 左右。

注意事项:考尼伐坦禁用于血容量减少的低钠血症患者,也不应用于充血性心衰患者。肝病/肾功能减退患者、妊娠或哺乳女性慎用。可能导致考尼伐坦血水平升高的有 CYP3A4 抑制剂,如酮康唑、伊曲康唑、克拉霉素、利托那韦、印地那韦等。考尼伐坦有可能引起注射部位反应。

剂量及用药:考尼伐坦只能经大静脉给药,建议每天更换一次注射部位,以减轻可能出现的血管刺激反应;只能用 5% 葡萄糖注射液稀释给药,而不适用于生理盐水。一般在负荷剂量给药时,抽取 4 ml (20 mg)盐酸考尼伐坦注射剂,加入 100 ml 的 5% 葡萄糖注射液中,输注至少 30 分钟。在维持剂量给药时,抽取 4 ml (20 mg)盐酸考尼伐坦注射剂,加入 250 ml 的 5% 葡萄糖注射液中给药,输注 24 小时。必须在医生的指导和监督下使用。

2. 托伐普坦

托伐普坦是肾脏集合管顶膜中水通道上的非肽类血管加压素 V2 受体阻断药,可用于治疗充血性心衰、肝硬化、抗利尿激素分泌异常综合征的高容/等容性低钠血症。

托伐普坦分子量:448D;它可升高血浆钠离子水平,抑制生成 cAMP,帮助肾脏由尿液排出多余水分。目前正在进行治疗遗传多囊肾的临床试验。2013 年美国 FDA 发布信息,认为托伐普坦的治疗时间不应超过 30 天,且不应用于有基础肝脏疾病的患者,主要是因为该药可能导致肝脏损害,可使 ALT 水平升高大于 3 倍正常水平上限。

托伐普坦促进排水不排钠,能改善水钠潴留,保护肾功能。有人研究 319 例水钠潴留导致心衰加重而需住院的患者,结果发现,托伐普坦治疗 24 小时后体重显著性降低,住院病死率、心衰恶化率、60 天治疗后的研究终点与对照组无显著性差异。

新近有人研究托伐普坦治疗 4 133 例急性心衰的短期/长期疗效,结果显示,与安慰剂组比,托伐普坦组能短期明显降低心衰患者体重、临床症状(呼吸困难、外周水肿),改善低钠血症,保存肾功能;随访 9.9 个月后,发现对长期病死率、血流动力学无影响,适用于心衰合并严重淤血和低钠

血症的患者,能减轻体重和水肿,降低心脏前负荷。对急性心衰合并低钠血症的患者在缺乏有效治疗措施的情况下,托伐普坦有重要治疗作用。

十四、胺碘酮治疗心衰合并心律失常

Ⅲ类抗心律失常药胺碘酮,是碘化的苯并呋喃衍生物,初级代谢产物为有药理活性的 N-去乙基胺碘酮,其钠通道阻断作用强度与原药相同,而钙通道阻断作用强度较弱;可延长浦氏纤维、心肌细胞的动作电位时程、有效不应期,能降低房室结、窦房结的传导性(此作用比奎尼丁弱);还能抑制腺苷酸环化酶产生 cAMP,减少 β 受体数量,抗肾上腺素、交感神经,扩张血管。该药物的长期和短期效果是不同的。静脉输注胺碘酮后,患者的心率、QRS 波宽、QT 间期几乎没有变化;而长期口服胺碘酮,则会出现心率降低,QRS 波展宽,QT 间期延长。胺碘酮的负性肌力作用较小,且易被其扩张血管的作用抵消,因此心衰和急性心肌梗死伴有心律失常的患者适于用胺碘酮。

胺碘酮是轻度非竞争性的 α/β 肾上腺素受体阻断剂,有部分Ⅰ、Ⅳ类抗心律失常药性质;主要电生理效应是延长心肌组织的动作电位Ⅲ相时程、有效不应期,有利于消除折返激动;能抑制心房等传导纤维的快钠离子内流,减慢传导速度,减低窦房结自律性,可导致对阿托品无反应的心动过缓;对静息膜电位及动作电位高度无影响,对房室旁路前向传导的抑制大于逆向传导,可减慢窦房、房内、房室结房室旁路的传导(心律快时表现更明显)并延长其不应期,不改变心室内传导;能使复极延长,降低心房内、房室结、心室的心肌兴奋性,可有 QT 间期延长及 T 波改变。静注后有轻度负性肌力作用,但通常不抑制左室功能。对冠状动脉及周围血管有直接扩张作用。

药动学:口服吸收迟缓,生物利用度约为 50%。主要分布于脂肪组织、脂肪丰富的器官,其次为心、肾、肺、甲状腺等。在血浆中 62.1% 与清蛋白结合,33.5% 与 β 脂蛋白结合。主要在肝内代谢消除。长期服药时血清除半衰期为 14～28 天(有明显个体差异),停药后半年仍可测出其血药水平。口服后 4～6 小时血药水平达峰值,约 1 个月可达稳态血药水平,稳态血药水平为 0.92～3.75 μg/ml。4～5 天开始作用,5～7 天达最大作用,停药后作用可持续 8～10 天。静注后 5 分钟起效,停药后可持续 20 分钟～4 小时。有效血药水平为 1～2.5 μg/ml,中毒血药水平为 3.7 μg/ml以上。血液透析不能清除本品。一般应给予负荷量,以便使组织迅速饱和,发挥治疗作用。部分碘从分子中移出并经尿排泄,每天服 200 mg 胺碘酮时可排出 6 mg 碘,其余大部分碘经胆汁排泄由粪便排出,经肾脏排出极少,所以允许肾功能不全的患者应用常规剂量胺碘酮。

抗心绞痛作用:能降低外周阻力,减慢心率以致减少摄氧量;有 α/β 肾上腺素受体阻断作用,能直接作用于心肌/动脉的平滑肌,以增加冠状动脉血流量;可降低主动脉压力和外周阻力,维持心输出量。无明显的负性肌力作用。

有人研究胺碘酮治疗心衰合并心律失常的疗效,与常规治疗组比,常规治疗＋胺碘酮组的心率、LVEF、左室短轴缩短率(FS)、E/A 的改善较显著,两组均无严重不良反应。胺碘酮治疗心衰合并心律失常时,常能有效改善血压、心率、心功能。临床上室性心律失常患者常用胺碘酮治疗,疗效较好,是广谱抗心律失常药,不良反应较小,可长期口服,对心肌细胞膜钠通道的影响较小,不增宽 QRS 波;仅少数患者可出现心动过缓而需要停药;一般不导致尖端扭转性室速(TdP),但合并其他病症或与其他药物联用时,可增加出现 TdP 的可能性。使用 2～3 种抗心律失常药物对室性心律失常患者进行治疗无效时,称顽固性室性心律失常,治疗难度较大,常规用药一般没有理想疗效;可应用胺碘酮＋硫酸镁治疗,缓解室性心律失常,急诊救治恶性室性心律失常,治疗心肺复苏过程中快速性室性心律失常,有效改善心功能,且不良反应未见增多。由基础疾病造成的心律失常是导致心衰的主要原因;室上速、房颤可持续几周或几个月,快速心室率能使心房收缩功能消失,高能磷酸化合物耗竭,收缩功能衰竭;完全房室传导阻滞能恶化心衰;治疗控制心律失常后,能促进治愈心衰。动态心电图监护显示,心衰患者约 50% 有非持续性的室性心律失常,＞80% 有复杂的室性心律失常。心律失常的发作频率、严重性,常随心衰恶化而发展。

适应证:口服适用于房性/室性早搏;可防止反复发作室上速、房颤、房扑、室速、室颤、预激综合征伴室上速,有抗心绞痛作用。静注适用于阵发性室上速,尤其是伴预激综合征者,也可用于利多卡因治疗无效的室速。对持续性房颤、房扑疗效较差,不及奎尼丁;对房颤复律后维持窦性心律的效果不满意。为二线广谱抗心律失常药,疗效显著,但不良反应较多。也用于其他治疗无效疗的严重心律失常。胺碘酮适用于合并冠状动脉供血不足、心衰的心律失常。

用法用量:口服治疗室上性心律失常时,成人常用量每天 0.4~0.6 g,分 3 次服,1~2 周后根据需要改为每天 0.2~0.4 g 维持。治疗室性心律失常,每天 0.6~1.2 g,分 3 次服,1~2 周后根据需要改为每天 0.2~0.6 g 维持。饭后服。老年人用量可酌减。静脉推注时,150 mg 加于 25% 葡萄糖液 20 ml 中推注(按 3 mg/kg 计算)。静脉滴注时,按每次 5 mg/kg 给予或以 450~600 mg 加于 5% 葡萄糖液 500 ml 中静脉滴注。服药期间,应经常复查心电图,如 QT 间期明显延长(> 0.48 秒)、心率小于 60 次/分钟者停用。要经常注意心律及血压。片剂每片 200 mg,注射剂 150 mg/2ml。

孕妇使用时应权衡利弊。服本品者不宜哺乳。下列情况应慎用:①窦性心动过速;②长 QT 综合征;③低血压;④肝功能不全;⑤肺功能不全;⑥严重充血性心衰;⑦心脏明显增大,如心肌病者。

下列情况应禁用:①甲状腺功能异常或有既往史者;②碘过敏者;③Ⅱ 或 Ⅲ 度房室传导阻滞、双束支传导阻滞(除非已有起搏器);④病态窦房结综合征。白内障、心源性晕厥时忌用。

给药说明:①胺碘酮口服作用的发生及消除均缓慢,不宜在短期内加用过大剂量以期获得疗效,以防过量;②胺碘酮血清除半衰期较长,故停药后换用其他抗心律失常药时应注意相互作用;因多数不良反应与疗程及剂量有关,故需长期服药者尽可能用最小有效维持量,并应定期随诊;③需监测血压及心电图,口服时应注意 QT 间期、甲状腺功能。

不良反应:较其他抗心律失常药对心血管的不良反应要少。包括 ①窦性心动过缓(60 次/分钟以下)、一过性窦性停搏或窦房阻滞(阿托品不能对抗此反应);②房室传导阻滞;③偶有多形性室速,伴以 QT 间期延长;④静注时可产生低血压。以上情况均应停药,可用升压药、异丙肾上腺素、乳酸钠、起搏器治疗;注意纠正电解质紊乱;多形性室速发展成室颤时可用直流电转复。由于本品血清除半衰期较长,故有治疗不良反应后可持续 7 天。心血管系统最常见的是 QT 延长及窦性心动过缓,可引起或加剧心律失常;可有窦性停搏、窦房阻滞及各类传导阻滞;可有交界性心律、室速、室扑、室颤、心脏骤停、心衰、心源性休克等。这些反应可因血钾低而加重。一般认为静脉给药的心血管致死性反应发生率比口服用药为高。静脉给药后可发生血栓形成性静脉炎。

甲状腺功能异常:①甲亢可发生在停药后,除突眼征外可出现典型的甲亢征象,发病率约 3%,停药数周、数月可完全消失,少数需用抗甲状腺药、普萘洛尔、肾上腺皮质激素治疗;②甲减以老年人较多见,可出现典型的甲减征象,停药后数月可消退,但黏液性水肿常不易消,可用甲状腺素治疗。

服药 3 个月以上者,在角膜中及基底层下 1/3 有黄棕色色素沉着,与疗程、剂量相关;儿童发生较少。皮肤光敏感与疗程、剂量相关;皮肤石板蓝样色素沉着,可在停药 1 年后渐退。

相互作用:胺碘酮抗加强双香豆素、华法林的抗凝作用,凝血酶原时间可延长,早则发生在治疗后 3~4 天,迟则发生在治疗后 3 周,这种增效作用可持续数周或数月。因此在治疗开始后,双香豆素维持量可减少 1/3。胺碘酮还可影响肝素的活性,能使血浆地高辛水平升高;一般在用胺碘酮后 24 小时内血中地高辛水平开始升高,在 6~7 天内直线上升,随后稳定在高水平,可使 QT 间期延长,可加强 Ⅰ 类抗心律失常药的作用。胺碘酮与奎尼丁、丙吡胺、美西律、普罗帕酮合用,可引起尖端扭转性室速、室颤。胺碘酮与 β 受体阻断剂合用,可致窦房结受抑制、低血压。

禁止胺碘酮与可致尖端扭转型室速的药物联合应用因胺碘酮能使致命性尖端扭转型室速的

潜在危险增加：①抗心律失常药物，如苄普地尔，Ⅰ类抗心律失常药、索他洛尔。②非抗律失常药物，如长春胺、舒托必利、红霉素静脉剂型、喷他脒（非肠道用药）。

下列药物不宜与胺碘酮联用：①β受体阻断剂、钙通道阻断剂，如维拉帕米、硫氮䓬酮。因联用可出现自律性/传导性的紊乱。②刺激性泻药，因其可引起低钾血症，从而可增加尖端扭转型室速的危险。

下列药物与胺碘酮合用时需特别注意：可引起低钾血症的利尿剂（单独应用或合用）、糖皮质激素、盐皮质激素、替可克肽、两性霉素 B 静脉剂型、口服抗凝药物、洋地黄、苯妥英钠、全身麻醉、氧气疗法、环孢素等。

（陈　森）

进一步的参考文献

［1］RAMANI GV. Chronic heart failure：contemporary diagnosis and management［J］. Mayo Clin Proc，2010，85（2）：180－195.

［2］GUGLIN M. Diuretics as pathogenetic treatment for heart failure［J］. Int J Gen Med，2011，4：91－98.

［3］ALLEN LA. Decision making in advanced heart failure a scientific statement from the American Heart Association［J］. Circulation，2012，125（15）：1928－1952.

［4］KHO C. Altered sarcoplasmic reticulum calcium cycling－targets for heart failure therapy［J］. Nat Rev Cardiol，2012，9（12）：717－733.

第四章　慢性心衰的分期

一些慢性心衰治疗指南,按慢性心衰的发生发展分为 4 期,A 期是有心衰高危因素的时期,B 期是有心脏结构异常的时期,C 期是出现心衰症状的时期,D 期是发生顽固性心衰症状的时期;该分期方法,补充了 NYHA 按心功能分级方法的不足,但并不取而代之。一些心衰诊断治疗指南认为,慢性心衰不同期的治疗都有不同。

一、慢性心衰 A 期

一些心衰诊断治疗指南认为,慢性心衰 A 期是前心衰阶段,定义是:患者为心衰的高危人群,尚无心脏结构、功能异常,也无心衰的症状/体征。患病人群为:高血压、冠心病、糖尿病、肥胖、代谢综合征的患者及有应用心脏毒性药物史、酗酒史、风湿热史、心肌病家族史的患者。A 期的心衰高危、易患人群(如肥胖、代谢综合征患者),一般尚无心包、心肌、心瓣膜的结构/功能异常,也无任何心衰的症状/体征。在这些患者发生器质性心脏病前,常有发展为心衰的高危因素,要定期检查发现,如高血压病、动脉粥样硬化、糖尿病、甲状腺疾病、使用心脏毒性药物、酗酒、风湿热、心肌病家族史等。A 期治疗时要及时控制高危因素,治疗原发疾病如高血压、动脉粥样硬化、糖尿病、甲状腺疾病等可影响心脏的疾病,控制心律失常,调整空腹血糖,纠正血脂异常,戒烟、戒酒、禁用可卡因等药物;有规律体力运动,能降低血压至目标水平,可使心衰发生率降低 50%。有多重危险因素者,可考虑应用 ACEI;一些慢性心衰治疗指南,已将 ACEI 从原先的 Ⅰ 类推荐,改为 Ⅱa 类推荐;而 ARB 也可应用,也属 Ⅱa 类推荐。

二、慢性心衰 B 期

一些心衰诊断治疗指南认为,慢性心衰 B 期是前临床心衰阶段;定义为:患者从无心衰症状、体征,但已发展为结构性心脏病。患病人群为:左心室肥厚、左室射血分数(LVEF)低下、无症状性心脏瓣膜病、有心肌梗死史而发生左室重构的患者,有能导致心衰的心脏结构异常、危险,目前无症状。这一阶段,相当于无症状性心衰,或 NYHA 心功能 Ⅰ 级。减少心脏结构损害,能预防心衰的发生。B 期治疗时,除应用 A 期所有的措施外,对急性心肌梗死患者经溶栓或介入治疗后、射血功能仍然低下的患者,可联用 ACEI 和 β 受体阻断剂;既往有心肌梗死的患者,无论其左心室射血分数如何,都宜用 ACEI;左心室射血分数降低的冠心病者,建议用 β 受体阻断剂。瓣膜狭窄或反流、有严重血流动力学变化者,宜施行瓣膜置换、修补。不能耐受 ACEI 者,可代以 ARB。

三、慢性心衰 C 期

一些心衰诊断治疗指南认为,慢性心衰 C 期是临床心衰期;定义为:患者已有基础的结构性心脏病,以往或目前有心衰的症状、体征,如呼吸困难、乏力、液体潴留,或目前虽无心衰的症状/体征但曾因此治疗。C 期是有器质性心脏病并出现心衰症状的时期。患病人群为:有结构性心脏病伴气短、乏力、运动耐量降低者。C 期患者包括 NYHA 心功能 Ⅱ～ Ⅲ 级和部分 Ⅳ 级心功能患者。C 期的治疗包括所有 A/B 期的措施,并常规应用利尿剂、ACEI、β 受体阻断剂、洋地黄类,注意合理和充分用药。利尿剂应使用于有体液潴留的患者,可应用至干体重,然后继续使用,以防止再次出现体液潴留。LVEF<35%、NYHA 心功能 Ⅲ~Ⅳ 级、QRS 时限>0.12 毫秒的患者,可应用心室再同步化治疗(CRT)。有人研究 C 期患者的治疗,结果发现,与单纯内科治疗组比,内科治疗＋CRT 组的死亡、住院的危险降低 37%,总死亡率降低 36%,住院率降低 52%;内科治疗＋CRT 现为 Ⅰ 类推荐,A 级证据。一些研究发现,运动治疗可减缓心衰的进展,病情稳定的慢性心衰患者,可采用药物治疗＋运动治疗,但还要研究最佳运动方案。

1. 左心室射血分数降低心衰患者

(1)药物治疗 地高辛现仅适用于已应用 ACEI、ARB、β 受体阻断剂、利尿剂治疗而仍有心衰的患者。ACEI 和 ARB 能抑制神经内分泌体液因素的活性。β 受体阻断剂能抑制交感神经兴奋,改变心脏重构,减慢心率,防止心律失常。重组人脑钠肽(rhBNP,新活素)有利钠、利尿、扩血管作用,可改善心衰和呼吸困难。他汀类可延缓心衰的发生。

(2)非药物治疗 置入埋藏式心律转复除颤器(ICD)能应用于一级预防猝死;与常规药物比,置入 ICD 治疗可减少 31% 死亡危险,延长心衰患者寿命。心脏再同步化治疗(CRT)能改善左室重构。左室重建术通过切除无运动、矛盾运动的心肌节段,减少左室容积,恢复心脏的椭圆形态,可阻断心室重构的恶性循环。对室壁瘤较大者,可采用切除室壁瘤的左室重建术,改善左室整体功能,恢复患者心功能。心脏移植是治疗晚期心衰有效的方法;统计显示,心脏移植患者的 1、3、5 年存活率分别为 84.5%、78.0%、71.4%。但由于供体和费用,限制了心脏移植的进一步开展。干细胞移植和基因治疗目前正在临床研究。目前获准可进行晚期心衰 Ⅰ 期临床试验的是心肌肌浆网钙泵基因(SERCA2a)的基因治疗。

2. 左心室射血分数保留心衰患者

要重视左心室射血分数保留心衰(HF-PEF)、舒张性心衰,与单纯心脏舒张功能降低的鉴别;目前 HF-PEF、舒张性心衰,已有较明确的诊断标准、治疗规范;左心室射血分数保留心衰是有心衰的症状和体征、左室射血分数大致正常、心脏舒张功能障碍的综合征,即心室主动松弛能力受损、心腔僵硬度增加、顺应性下降,舒张期充盈受损、心室舒张末压升高,心搏量下降、收缩功能正常(常指左室射血分数≥45%~50%)时发生的心衰。

(1)诊断 一些心衰指南认为,HF-PEF 诊断需满足 3 个条件:有心衰的症状或体征,但仅表现呼吸困难也可作为 HF-PEF 的临床证据;正常或轻度异常的左室收缩功能,LVEF>50%;左室舒张功能不全,有创评价左室舒张功能不全参数中,有左室舒张末压或平均肺毛细血管嵌压升高。超声、心电图、组织多普勒超声评价参数中,左室充盈指数 E/E' 是舒张功能不全的指标。血脑钠肽水平升高,对有永久房颤、无瓣膜病的老年心衰患者,可提供有益的辅助诊断信息。中/重度左室舒张功能不全患者,常因心衰再住院或死于心脏疾病。

(2)HF-PEF 药物治疗 初次诊断 HF-PEF 的患者有较高的入院死亡率,而缺血性心脏病、扩张型心肌病、异位心律的病史,均为其入院死亡率的独立预测因子。

一些心衰指南认为,HF-PEF 患者药物治疗指征为:

——Ⅰ类指征:①依据高血压指南,控制 HF-PEF 患者的收缩压与舒张压(A 级证据)。②伴有房颤的 HF-PEF 患者,应控制心室率(C 级证据)。③要应用利尿剂改善 HF-PEF 患者的肺充血、外周水肿(C 级证据)。

——Ⅱa 类指征:有冠状动脉疾病、有心肌缺血严重影响心脏功能的 HF-PEF 患者,考虑冠状动脉重建治疗(C 级证据)。

——Ⅱb 类指征:①房颤患者恢复窦性心律,有助于改善 HF-PEF 患者症状(C 级证据)。②应用 ACEI、ARB、β 受体阻滞剂、长效钙通道阻断剂等,可减轻 HF-PEF 患者心衰症状(C 级证据)。③不推荐地高辛应用于窦性心律 HF-PEF 心衰患者(C 级证据);此类患者的治疗,应在维持窦性心律或转复为窦性心律的基础上,控制高血压、改善心肌缺血/脂质代谢紊乱、纠正贫血、控制心室率、降低盐负荷等。

对射血分数正常、伴慢性二尖瓣反流的、合并房颤的 HF－PEF 患者，β受体阻断剂能改善心室率、高血压、心肌缺血、预后；能降低心率，延长心肌舒张时间，改善心肌血供、左室重构；应用原则是长期、缓慢、谨慎、逐渐增加至治疗剂量。醛固酮受体阻断剂可预防和逆转心肌重构。他汀类降脂药，有心血管保护作用。一些心衰治疗指南，将他汀类药物列为 Ⅱb 类推荐，认为可用于心衰伴冠心病患者，降低住院风险。袢利尿剂（急性期）、噻嗪类利尿剂能降低 HF－PEF 患者心脏前负荷，保持机体干重状态。

（3）应尽量避免应用的药物　包括大多数钙通道阻断剂、大多数抗心律失常药；包括未证实有效、不推荐应用的药物，如间歇静脉滴注 cAMP 依赖性正性肌力药、抗氧化营养药和一些激素。（表4－1）

表4－1　常用于治疗慢性心衰的药物[*]

药物	起始剂量	最大预期剂量
袢利尿剂		
布美他尼	每次 0.5～1 mg；1～2 次/天	调节剂量至干体重（达 10 mg/天）
呋塞米	每次 20～40 mg；1～2 次/天	调节剂量至干体重（达 400 mg/天）
托拉塞米	每次 10～20 mg；1～2 次/天	调节剂量至干体重（达 200 mg/天）
ACEI		
卡托普利	每次 6.25 mg；3 次/天	50 mg；3 次/天
依那普利	每次 2.5 mg；2 次/天	10～20 mg；2 次/天
福辛普利	每次 5～10 mg；1 次/天	40 mg；1 次/天
赖诺普利	每次 2.5～5 mg；1 次/天	20～40 mg；1 次/天
哇那普利	每次 10 mg；2 次/天	40 mg；1 次/天
雷米普利	每次 1.25～2.5 mg；1 次/天	10 mg；1 次/天
β受体阻断剂		
比索洛尔	每次 1.25 mg；1 次/天	10 mg；1 次/天
卡维地洛	每次 3.125 mg；2 次/天	25 mg；2 次/天
卡维地洛	每次 3.125 mg；2 次/天	50 mg；2 次/天（体重＞85 kg 者）
酒石酸美托洛尔	每次 6.25 mg；2 次/天	75 mg；2 次/天
美托洛尔（琥珀酸缓释剂）	每次 12.5 mg；2 次/天	200 mg；2 次/天
洋地黄类		
地高辛	每次 0.125～0.25 mg；1 次/天	0.125～0.25 mg；1 次/天

注：噻嗪类利尿剂未列入本表，但可用于轻度慢性心衰或合并高血压的患者，或对单用利尿剂反应不佳的患者作为二线药物使用。

四、慢性心衰 D 期

一些心衰诊断治疗指南认为，慢性心衰 D 期是难治性顽固性终末期心衰阶段；定义为：患者有进行性结构性心脏病，虽经上述 A、B、C 期的积极内科治疗、强化治疗，尚不能安全出院，休息时仍有明显心衰症状；常因心衰须反复住院，需同时应用特殊治疗，包括持续性静脉滴注正性肌力药物、左心室辅助装置、心脏移植、住入晚期患者病房治疗等。如果肾功能不全严重，水肿为难治性，可应用血液滤过、血液透析。D 期患者可能包括一部分 NYHA 心功能Ⅳ级患者。

心脏移植的主要适应证，是心脏功能严重受损、最大运动氧耗量峰值小于正常值的 50％ 的患者，或长期依赖于静脉正性肌力药物的患者；次要适应证，是反复发作威胁生命的室性心律失常、心绞痛、对所有药物治疗都不敏感的患者。自 1967 年人类首例同种心脏移植成功以来，目前全世界有 304 个以上的医疗中心,已完成心脏移植至少 48 541 例。随着移植技术的提高和其他相关学科的发展,移植后 1 年生存率为 80%左右,3 年生存率为 74%左右。20 世纪 80 年代,环孢素等免疫抑制剂广泛运用于心脏移植,促进了心脏移植迅速发展。近几年全世界每年完成心脏移植 3 000 例左右,但供心来源受限。

——供心选择:宜选择<45 岁的供者的心脏,耐受力较强。45～55 岁供者的心脏,在缺血时间 ≤4 小时条件下,建议应用于情况稳定、合并外科情况较少的受者。>55 岁的供者心脏,不建议选用,或仅用于挽救生命或边缘受者等特殊情况(Ⅱa 类推荐,B 级证据)。

——供心缺血时间:心肌缺血时间应少于 4 小时。在年轻供者、心脏功能正常、未使用正性肌力药物支持等条件下,可考虑使用缺血时间>4 小时的供心(Ⅰ类推荐,C 级证据)。

——供-受者体质量匹配:供者体质量不低于受者体质量 70%是安全的。平均体质量(70 kg)的男性供者心脏,能安全应用于各类受者。如果是女性供者心脏移植给男性受者,女性供者体质量不低于男性受者体质量的 80%(Ⅰ类推荐,C 级证据)。

——供心若存在以下情况则弃用:合并顽固的室性心律失常、需大剂量正性肌力药物支持(多巴胺剂量每分钟>20 μg/kg 或相似剂量的其他肾上腺素能药物)、心脏超声检查提示室壁活动异常或左室射血分数<40%。

有人建议,对预期 1 年病死率>50%的 D 期患者、正在药物治疗中的患者,可考虑应用左心室辅助装置;继发二尖瓣关闭不全者,不建议行二尖瓣修补术或置换术;可考虑静脉应用正性肌力药物减轻症状;D 期内应提供心脏移植或临终关怀等。

五、慢性心衰的临床评估

1. 判断心脏病的性质与程度

1)病史、症状、体征

慢性心衰患者多以运动耐量降低、液体潴留、其他心源性/非心源性疾病来就诊。要评估容量状态、生命体征、体质量,估测颈静脉压、水肿、夜间阵发性呼吸困难、端坐呼吸等。

2)慢性心衰的常规检查

——二维超声心动图与多普勒超声检查(Ⅰ类推荐,C 级证据)。如临床情况发生变化,在评估疗效、考虑器械治疗时,应重复检查(Ⅰ类推荐,C 级证据)。

——心电图检查(Ⅰ类推荐,C 级证据)。有心律失常、怀疑有无症状性心肌缺血时,应进行 24 小时动态心电图检查。

——实验室检查(Ⅰ类推荐,C 级证据)。包括:全血细胞计数、尿分析、血生化(检查血钠离子、钾离子、钙离子、尿素氮、肌酐、胆红素及血清铁)、空腹血糖、HbA1c、血脂、甲状腺功能等。对某些患者应检查血色病、HIV、风湿性疾病、淀粉样变性、嗜铬细胞瘤等。

——生物标志物检查:检查血浆 BNP/NT - proBNP 水平,可评估慢性心衰患者的严重度、预后(Ⅰ类推荐,A 级证据)。心肌损伤标志物心脏肌钙蛋白(cTn),可诊断 AMI,也可对心衰患者做进一步的危险分层(Ⅰ类推荐,A 级证据)。其他标志物如纤维化(可溶性心肌生长刺激蛋白 ST2,Ⅱ 类推荐,B 级证据;半乳糖凝集素 3,Ⅱb 类推荐,B 级证据)、炎症、氧化应激、神经激素紊乱、心肌/基质重构的标志物。

——X 线胸片(Ⅱa 类推荐,C 级证据)。

3)慢性心衰的特殊检查

①心脏核磁共振检查(CMR)。②冠状动脉造影。③核素心室造影、核素心肌灌注/代谢显像。④负荷超声心动图。⑤经食管超声心动图。⑥心内膜心肌活检(Ⅱa 类推荐,C 级证据)。

2. 判断慢性心衰的程度

①NYHA 心功能分级（Ⅰ～Ⅳ级）。②6 分钟步行试验：评估患者运动耐力。6 分钟步行距离＜150 m 为重度心衰；150～450 m 为中度心衰；＞450 m 为轻度心衰。

3. 判断液体潴留及其程度

4. 其他生理功能评估

①有创性血流动力学检查。②心脏不同步检查。

六、心衰治疗评估

1. 疗效评估

①NYHA 心功能分级。②6 分钟步行试验。③超声心动图。④检查血浆 BNP/NT－proBNP 水平（Ⅱa 类推荐，B 级证据）。⑤生活质量评估（SF－36 量表）。

2. 疾病进展的评估

包括：①症状恶化（NYHA 心功能分级加重）。②因心衰加重，要增加药物剂量或新药。③因心衰或其他原因要住院治疗。④死亡。

3. 预后的评估

预后不佳的指标包括：LVEF 降低、NYHA 心功能分级恶化、低钠血症及其程度加重、运动峰耗氧量减少、血细胞压积容积降低、QRS 波展宽、慢性低血压、静息对心动过速、肾功能不全、血肌酐水平升高、eGFR 水平降低、不能耐受常规治疗、难治性容量超负荷、血浆 BNP/NT－proBNP 明显升高、可溶性 ST2/半乳糖凝集素 3 血水平升高等。

七、英国慢性心衰指南更新解析

2010 年英国国家健康与临床优化研究所（NICE），公布了更新的慢性心衰治疗指南，旨在规范慢性心衰的诊断流程，提供优化的治疗建议，内容涉及慢性心衰的诊断、药物、侵入性治疗、监测、康复治疗。

英国目前约有 90 万心衰患者；随着年龄的增长，其发病率呈增加趋势，平均诊断年龄为 76 岁；在 65～74 岁人群中，慢性心衰发病率为 2.86%，而 85 岁以上人群中则升高至 14.29%。心衰为心脏病终末期的表现，30%～40% 患者可在 1 年内死亡，10% 以下在 1 年后死亡。估计心衰治疗的年预算，占整个英国国家医疗服务预算的 2%，其中 70% 为住院费用。需要更规范有效的预防和早期诊治，以便改善预后。

在心衰的诊断中，近年来心脏超声等技术的进展、新型血浆生物标志物的出现等，已为心衰诊断提供了有效手段。但不应忽视分析临床症状、检查重要体征，改善诊断准确性。

心衰常见的症状包括：呼吸困难、乏力、活动耐量下降、液体潴留。其中端坐呼吸、夜间阵发性呼吸困难的特异度较高，但敏感度较低。其他症状包括夜尿、厌食、腹胀、腹部不适、便秘及神经症状如意识模糊、头晕、记忆力障碍等。因上述症状缺乏特异性，故不能单独作为心衰的诊断依据。同时需要与其他相似症状鉴别，如肥胖/胸部疾病/下肢静脉功能不全/药物性关节肿胀/药物性液体潴留等。心衰症状的严重程度，与基础心脏疾病的严重程度可能并不相符，心脏严重损害者可能仅有轻微症状，反之亦然。

在体格检查中，颈静脉压升高的预测价值较高，但敏感度相对较低。而其他一些心衰相关体征，包括心动过速、心尖搏动移位、额外心音（如第三心音）、肺部啰音、肝肿大等，其特异度都高于敏感度；但如这些体征单独存在，其预测价值相对较低。在多项症状和体征同时存在的情况下，心衰的诊断较有把握。对可疑心衰的患者，应进行详细的病史采集、体格检查，以获取心衰诊断的依据。但要对潜在基础疾患、功能损伤程度量化评估时,仍需进行影像学、血清学的检查。

对慢性心衰的辅助检查,推荐二维超声心动图检查作为基础影像学检查,评估心脏基础结构、收缩/舒张功能。对可疑心衰且有心肌梗死病史者,需在 2 周内行二维超声心动图检查;同时进行胸部 X 线、血常规、尿常规、全血生化、甲状腺功能的检测,有助于发现、鉴别加重因素及诊断。一些指南强调 BNP 在心衰诊断、预后评估中的地位,同时也指出其局限性;既往无心肌梗死史的可疑心衰患者,应进行 BNP 检测。有心肌梗死病史或血浆 BNP 水平升高者,应在 2 周内明确有无心衰,并及时调整治疗。对血浆 BNP 水平中度升高者,须在 6 周内明确诊治。一些指南推荐的 BNP 阈值范围如下:

——BNP>400 pg/ml(>116 pmol/L)或 NT‐proBNP>2000 pg/ml(>236 pmol/L),应在 2 周内行超声心动图及专家临床评估。

——BNP100~400 pg/ml(29~116 pmol/L)或 NT‐proBNP400~2 000 pg/ml(47~236pmol/L)者,应在 6 周内做超声心动图及专家评估。

——若 BNP<100 pg/ml(<29 pmol/L)或 NT‐proBNP<400 pg/ml(<47 pmol/L)且未行心衰治疗,可初步排除心衰诊断。对经胸二维超声左心室射血分数正常的患者,如仍疑有心衰诊断,应考虑进行 BNP 检测。

由此可见,对既往无心肌梗死史的可疑心衰患者,血浆 BNP 水平检测的价值得到了进一步的提升,其阴性预测价值再次被强调,同时其检测结果影响进一步治疗的策略。但一些指南指出,血浆 BNP 水平受诸多因素影响,如左心室肥厚、心肌缺血、心动过速、肺动脉高压、低氧血症、肺动脉栓塞、右心室高负荷、肝硬化、败血症、糖尿病、慢性肾脏病、慢性阻塞性肺疾病等,也可使血浆 BNP 水平升高。女性及年龄>70 岁患者血浆 BNP 的基础水平也可升高,而肥胖和接受利尿剂、β受体阻断剂、RAS 系统阻断剂等药物治疗,可能降低其水平。一些指南指出,血浆 BNP 水平升高,无法鉴别左心室收缩功能衰竭的心衰与左心室功能保留的心衰。在临床中,应积极并审慎地对待血浆 BNP 水平检查,既要积极检测,同时也要谨慎解读,将其与更多的临床及影像学信息结合起来综合分析,以得到更为准确的判断。

除规范药物治疗、侵入性治疗外,长期康复治疗、连续监测血浆 BNP 水平、患者自我监测/远距监测,也可提高患者运动耐量、改善心功能、减少心衰再发。无运动治疗禁忌、病情较稳定的心衰患者,可进行心理辅导、教育、运动康复治疗。常规监测指标包括:

——所有慢性心衰患者,均需进行心功能临床评估,监测血流动力学、心率、认知、营养状态、药物回顾、血清尿素氮/电解质/肌酐等。

——慢性心衰的长期治疗,需根据专家指导意见,建议住院治疗的心衰患者,需在临床症状稳定、治疗方案优化后方可出院;院外治疗还应考虑患者、家属的依从性、社区基本治疗条件,应对患者的心理疾患,进行必要的评估。

八、慢性心衰防治指南解析

2011 年一些指南,总结了自 2006 年以来有关慢性心衰的诊断、治疗、预防方面的进展,反映了循序渐进、不断深化的研究结果。慢性心衰住院患者逐渐增加,1998 年至 2008 年增加约 7%。对慢性心衰患者,应强调适量规律有氧运动,有助于纠正神经‐内分泌异常、缓解症状、改善运动功能,能改善健康、提高射血分数,可提高严重心衰患者(左室射血分数 LVEF≤35%)的生活质量。按预定计划适当锻炼的心衰患者,其全因死亡率、心血管疾病死亡率、慢性心衰住院率均可有改善。适量规律运动对慢性心衰、特别对中度收缩性心衰患者有益。慢性心衰患者只要能耐受,均应有计划地锻炼。但对老年、左室收缩功能正常的慢性心衰患者,体育锻炼的益处尚在进一步研究中。

慢性收缩性心衰的药物治疗包括:β 受体阻断剂、奈必洛尔(安全有效,B 级推荐)、ARB、醛固酮受体阻断剂(依普利酮,B 级推荐)、ω-3 不饱和脂肪酸(B 级推荐)、选择性窦房结抑制剂(伊伐布雷定,能将其窦性心率降至 60 次/分,B 级推荐)、铁剂(B 级推荐)等。

慢性心衰禁用、慎用的药物:决奈达隆可增加 NYHA Ⅳ 级慢性心衰患者的死亡率,使 NYHA Ⅱ~Ⅲ 级慢性心衰患者因失代偿心衰、近期需要住院的机会增加。曲妥球单抗可降低心衰患者的 LVEF,加重心衰症状,对症状性心衰患者、LVEF<45% 者,应尽量避免使用,如需使用该药,应充分评估其心脏状况、LVEF 水平等。酪氨酸激酶抑制剂如舒尼替尼,可能引发高血压、LVEF 降低、心衰;在使用时,应充分评估其心血管危险因素、左室功能,定期观察。莫索尼定缓释片能增加心衰患者的死亡率,在心衰患者中应禁用。荟萃分析显示,无肾功能损害的慢性心衰患者使用二甲双胍相对安全。有肾功能损害的慢性心衰患者,应尽量避免使用二甲双胍。

终末期收缩性心衰的药物治疗:多巴酚丁胺、多巴胺,可短期用于急性血流动力学障碍的心衰患者。钙增敏剂左西孟旦,对一般终末期心衰的疗效可能优于多巴酚丁胺;但其对失代偿的终末期心衰的疗效仍需进一步研究。对静脉注射强心剂依赖的急性心衰患者,左西孟旦、多巴酚丁胺都能提高患者长期生存率;7~30 天生存率左西孟旦略占优势。对多巴酚丁胺无效或因心律失常、心肌缺血而禁用多巴酚丁胺者,可考虑用左西孟坦。

辅助装置包括:双心室起搏治疗、预防性给予心脏再同步化治疗-埋藏式心律转复除颤器(CRT-ICD,A 级推荐)。

外科治疗:近期研究表明,与单纯冠状动脉旁路移植术(CABG)比,冠状动脉旁路移植术+外科心室重建术,在减少左室容积的同时,常未实现临床获益,提示外科心室重建术不应推荐为慢性心衰常规治疗方案。

慢性心衰急性加重期:无创性辅助通气如呼气末正压气道通气(CPAP)和双向气道正压通气(BIPAP),对急性肺水肿有效;慢性心衰失代偿性心衰合并肺水肿、低氧血症时,CPAP、BIPAP 有效;可减少急性肺水肿患者进行有创通气,减轻症状、代谢紊乱。急性加重期心衰患者,特别是合并急性肺水肿、高碳酸血症的 Ⅱ 型呼吸衰竭患者,应考虑使用 CPAP 和 BLPAP 通气(A 级推荐)。

慢性心衰合并房颤:慢性心衰合并房颤的患者,可能需电复律治疗,也可给予药物治疗包括胺碘酮、索他洛尔。试验表明,LVEF≤35% 伴房颤的慢性心衰患者,可用地高辛、β 受体阻断剂控制心室率,维持窦性心律,减少主要终点事件。除急性可逆性房颤外,多数需华法林长期抗凝。控制心室率同时联用华法林抗凝,是慢性心衰合并房颤的首选方案(B 级推荐);如无法长期维持窦性心律,要强调控制心室率、华法林抗凝。射频消融术能治疗 95% 复发性房扑,但对房颤的消融仍在研究中。肺静脉隔离术对慢性心衰合并房颤有较高的成功率,并可改善症状、提高运动耐量,正在进一步研究中。(表 4-2,表 4-3,表 4-4,表 4-5,表 4-6)

对慢性心衰患者院外管理,旨在延长生存期、改善生活质量,减少住院,实现成本-效益优化。可远程监控、电话监控。心衰患者出院后,应获得多学科协同管理,在紧急情况下要及时转送至急诊中心。(A 级推荐)

表 4-2　纽约心脏协会(NYHA)Ⅲ/Ⅳ 心衰患者的治疗建议

建议:　CRT-P/CRT-D 减少发病率和死亡率
患者人群:最佳药物治疗后心功能仍 NYHA Ⅲ/Ⅳ,可步行,左心室射血分数 LVEF≤35%,QRS>120 毫秒,窦性心律;建议等级:Ⅰ。证据水平:A。

表 4-3　纽约心脏协会心功能 Ⅱ 级心衰患者的治疗建议

建议:　更推荐心脏再同步化治疗除颤功能(CRT-D),能减少发病率或防止疾病进展
患者人群:纽约心脏协会心功能 Ⅱ 级,左心室射血分数 LVEF≤35%,QRS≥150 毫秒,窦性心律;建议等级:Ⅰ。证据水平:A

表 4-4　纽约心脏协会心衰合并永久房颤患者的治疗建议

建议一：　推荐心脏再同步化治疗起搏功能 CRT-P/除颤功能 CRT-D 减少发病率

患者人群：纽约心脏协会 NYHA 心功能分级 Ⅲ/Ⅳ 级,左心室射血分数 LVEF ≤35％,QRS≥130 毫秒,消融房室结植入起搏器;建议等级:Ⅱa。证据水平:B

建议二：　推荐心脏再同步化治疗起搏功能 CRT-P/除颤功能 CRT-D 减少发病率

患者人群：纽约心脏协会 NYHA 心功能分级 Ⅲ/Ⅳ 级,左心室射血分数 LVEF ≤35％,QRS≥130 毫秒,心室率慢且频繁起搏;建议等级:Ⅱa。证据水平:C

表 4-5　纽约心脏协会心衰合并永久房颤患者的治疗新建议

建议一：　心脏再同步化治疗起搏功能 CRT-P/除颤功能 CRT-D 减少发病率

患者人群：纽约心脏协会 NYHAⅢ/Ⅳ,左心室射血分数 LVEF ≤35％,QRS≥120 毫秒,建议等级:Ⅱa。证据水平:B

建议二：　心脏再同步化治疗起搏功能 CRT-P/除颤功能 CRT-D 很可能减少发病率

患者人群：纽约心脏协会 NYHAⅢ/Ⅳ,左心室射血分数 LVEF ≤35％,QRS＜120 毫秒,建议等级:Ⅱa。证据水平:C

建议三：　心脏再同步化治疗起搏功能 CRT-P/除颤功能 CRT-D 可能减少发病率

患者人群：纽约心脏协会 NYHAⅡ,左心室射血分数 LVEF ≤35％,QRS＜120 毫秒;建议等级:Ⅱb。证据水平:C

表 4-6　纽约心脏协会严重心衰不适合移植患者的治疗建议

建议：　左心室辅助泵 LVAD 可能是降低死亡率的终极治疗

患者人群：纽约心脏协会 NYHAⅢB/Ⅳ,左心室射血分数 LVEF ≤25％,峰值摄氧量＜每分钟 14ml/kg;建议等级:Ⅱa。证据水平:B

（陈　森　郭　增）

进一步的参考文献

[1] ALLEN LA. Decision making in advanced heart failure a scientific statement from the American Heart Association[J]. Circulation,2012,125(15):1928-1952.

[2] KHO C. Altered sarcoplasmic reticulum calcium cycling - targets for heart failure therapy[J]. Nat Rev Cardiol,2012,9(12):717-733.

[3] FILIPPATOS TD. Hyponatremia in patients with heart failure[J]. World J Cardiol,2013,5(9):317-328.

[4] WANG Y. Electrophysiological remodeling in heart failure[J]. J Mol Cell Cardiol,2010,48(4):619-632.

第五章 舒张性心衰诊断

一、舒张性心衰

研究发现,心衰可能有两种综合征:一是心室射血分数降低的收缩性心衰(HF‐PEF);二是心室射血分数保留、心室舒张功能降低的心衰(HF‐NEF),又称舒张性心衰(DHF),占全部心衰的 50%左右,且预后凶险程度与收缩性心衰相同,多见于老年女性。舒张性心衰常见病因是高血压、冠心病、肥厚性心肌病、瓣膜病、心肌肥厚、限制性心肌病(如心肌淀粉样变、心内膜下弹力纤维增生、糖尿病心肌病)、房颤等。

二、诊断舒张性心衰的必备条件

2007 年,一些舒张性心衰诊断的专家共识,认为舒张性心衰的诊断需要满足以下条件:

1. 有充血性心衰的症状、体征

包括:肺部啰音、肺水肿、踝部水肿、肝肿大、劳力性呼吸困难、疲乏等;X 线检查有肺淤血,肺淤血致呼吸困难常最早出现;常有心输出量降低,骨骼肌无力;老年、肥胖患者这时常有静息/劳累时呼吸困难。患者常有舒张性心衰的相关病因。

2. 左室功能正常或轻度异常

一些专家共识认为,可将 LVEF>50%、左室舒张末期容积指数<97 ml/m² 作为舒张性心衰的必备条件之一;患者左心室射血分数保留,心脏收缩时常伴长轴缩短率降低、短轴缩短率常代偿性增加。

3. 左室舒张功能障碍

有左心室舒张/充盈异常、舒张期僵硬;一些专家共识认为,舒张性心衰时,超声检查能发现左心房扩大,左心室不扩大,左心室舒张程度降低,左心室舒张末期压力升高,充盈减少,舒张期僵硬(左心室舒张僵硬系数>0.27,顺应性降低;左心室舒张僵硬度的倒数反映左心室的顺应性);心脏向心性肥厚,左心室壁质量指数 >122 g/m²(女性)或 >149 g/m²(男性)。介入导管技术能获取左心室舒张/充盈异常、舒张期僵硬的证据,包括左心室舒张时间常数 r>48 毫秒、左心室舒张期末压>16 mmHg、平均肺毛细血管嵌压 >12 mmHg,左室舒张期末内径(LVEDV)减小,一般左室舒张期扩张性降低(可通过有创导管检查获得),也可通过无创的组织多普勒超声(TD,E/E′>15)获得;如 15>E/E′>8,则需其他无创检查,提供左室舒张功能障碍的诊断依据,包括二尖瓣/肺静脉血流多普勒超声、左室重量指数、左房容积指数、房颤、血浆 BNP 水平升高的证据;上述检查有较高的阴性预测值。对气促、无充血性心衰体征的患者来说,可用相似的策略来检查舒张性心衰。

超声多普勒心动图能分析、描述左心室后壁运动速度、左心室质量指数 LVMI、左心室等容舒张时间(IVRT)、舒张早期血流速度 E、舒张晚期血流速度 A、E/A、早期二尖瓣减速时间 DT、肺静脉收缩期血流速度 S 与舒张期血流速度 D 比值(S/D)、舒张早期运动速度 E′、舒张早期血流速度与舒张晚期血流速度比值 E/A、舒张早期二尖瓣血流速度与舒张早期运动速度比值 E/E′ 等,能精确测量心肌收缩/舒张的速度。如结果超过相同年龄组的正常值,都是诊断左室舒张性心衰的依据;EF>50%时,左心室舒张性心衰诊断敏感度为 90.0%,特异度为 96.4%;E/E′ 与左室造影所测的左室舒张期末压(LVEDP),常应用于诊断左心室舒张性心衰。二尖瓣血流速度、肺静脉血流速度的多普勒超声检查,能为 93% 疑诊左心室射血分数正常心衰患者,提供左心室舒张功能不全的证据。心房收缩期逆向肺静脉血流持续时间(Ard)和二尖瓣 A 峰血流时间(Ad)的差值(Ard - Ad)>30 毫秒,可诊断左室舒张性心衰。

组织多普勒超声能测出舒张期左心室心功能不全,常测量二尖瓣环间隔面、侧面,获取左心室基部心肌长轴缩短率、舒张速度、收缩期缩短率峰值、舒张早期血流速度 E、舒张晚期血流速度 A、早期二尖瓣减速时间 DT、舒张早期运动速度 E′、舒张早期血流速度与舒张晚期血流速度比值 E/A、舒张早期二尖瓣血流速度与舒张早期运动速度比值 E/E′。E/E′ 比值主要反映左心房收缩压、左心室充盈压。当 E/E′ 比值>15 时,左室充盈压增高,是左心室舒张性心衰的证据;当 E/E′ 比值<8 时,左室充盈压降低,表示左心室舒张性心衰诊断依据不足;若 E/E′ 在 8~15,即属左心室舒张性心衰可疑,确诊还需一步检查。E 起始到 E′ 起始的时间间期(TE - E′)能反映左室充盈压。

收缩性心衰、舒张性心衰,可能有不同的病理机制。收缩性心衰一般呈离心性左室肥厚,左室壁质量-体积比值较低,心肌细胞常变性,心肌肌联蛋白水平较高,一般对传统治疗收缩性心衰治疗药物有反应。舒张性心衰一般有心脏基质金属蛋白酶减少、间质胶原沉积增加、心肌蛋白表达增加、心肌结构重塑、心肌僵硬;称左室射血分数正常心衰。舒张性心衰一般呈向心性肥厚,其心肌细胞直径常增大 1 倍,心肌的肌丝密度、心肌细胞静息张力较高,左室壁质量-体积比例较高;心肌肌丝、肌联蛋白能双向滑动,可引起左室舒张早期松弛,并阻止左室舒张晚期的舒张延展;心肌肌联蛋白水平较低;对传统治疗收缩性心衰药物常无反应。

4. 应变和应变率

组织多普勒超声发现的心脏应变、应变率,是心脏局部变形的量化指标,并独立于心肌传导、运动。今后用心脏应变、应变率来诊断左心室舒张性心衰,将可能成为一个新亮点。

5. 左心房容积指数的测定

可用单纯平面法、面积-长度法,测量左心房容积指数(LAVi),后者>32 ml/m²,与左心室舒张性心衰的严重性、持续时间相关。

正常时 LAVi 为 23.6 ml/m²;轻度舒张功能不全时为 25.8 ml/m²;中度舒张功能不全时为 31.8 ml/m²;严重舒张功能不全时为 48.12 ml/m²。LAVi>29 ml/m²,为是左心室舒张功能不全的预测指标,在 E/E′ 比值不能得出结论(如 15>E/E′>8)时,LAVi>40 ml/m² 是诊断左心室舒张性心衰的充分依据;LAVi<29 ml/m² 可考虑排除左心室射血分数正常的心衰。LAVi>29 ml/m²、>40 ml/m²,分别提示左心房容积轻度异常、严重异常。

6. 心衰生化指标

脑钠肽 BNP,是舒张期心房/心室内张力增加时,由心房、心室分泌 pro - BNP,随后再在血中形成 NT - proBNP、BNP。在左心室舒张射血期心衰患者,血浆 NT - proBNP 水平和舒张早期左心室的弛缓指数、舒张晚期左心室弛缓指数、左心室舒张期末压、左心室僵硬系数等相关。血浆 BNP 水平不断升高,常见于左心室舒张性心衰。血浆 NT - proBNP 水平和左室舒张末期压正相关,一般可应用于对仅有症状的左心室舒张性心衰患者临床前的筛查、诊断。

7. 心脏磁共振

心脏磁共振(CMR)可在不同平面、轴向上获取图像,已成为左心室容积、左心房容积、左心室质量等测定的金标准。心衰患者常规心脏磁共振检查,包括从心底到心尖的整个心脏系列短轴影像、长轴影像(二腔心、三腔心、四腔心),可提供全部左心室充盈参数,其所获取的数据,常和超声检查所得的几乎相同。对超声图像质量不好、不能获取可靠参数的患者,选择做心脏磁共振是一个有效方法,可作为超声的替补检查;在观察心房、心室、左心室质量的一些细小变化时,也可作为首选(如需要评估疾病进展或对治疗的反应)。心脏一些特定的形态、功能参数,如组织特定性、左心室舒张解旋,仅能通过心脏磁共振进行评价,在鉴别缺血性心脏病、心肌炎、心肌侵扰性疾病及评价左室舒张功能不全时,这些参数都有重要意义。

8. 如何排除左室射血分数正常心衰

左室射血分数正常心衰,是一个较难鉴别的疾病,尤其是无液体潴留体征时。推荐排除左室射血分数正常心衰的策略流程为:如果是无体液潴留体征的呼吸困难患者,其血浆 NT‑proBNP 水平<120 pg/ml 或血浆 BNP 水平<100 pg/ml,基本可排除各种原因的心衰,而肺部疾病所致的可能性较大。如超声检查无瓣膜、心包疾病,应测定左心室容积、左室射血分数,如果左室射血分数>50%、LVEDVI<76 ml/m^2、患者无房颤、心房扩张、左心室肥厚,有低 TDS 或高 E/E',即可排除左心室射血分数正常心衰的诊断。

舒张性心衰治疗时要控制危险因素,积极控制血压,原有冠心病者,要有效改善心肌缺血,降低高血糖;要降低心率(每分钟<70 次);要控制房颤患者的心室率,除 β 受体阻断剂、地高辛外,亦可考虑应用非二氢吡啶类钙通道阻断剂;可使用利尿剂治疗肺水肿、外周水肿;可对心肌缺血患者实行血管重运。目前尚无一种药物被证实能降低此类患者的病死率、发病率,缺乏改善预后的治疗措施;治疗药物一般包括利尿剂、地高辛、ACEI/ARB、β 受体阻断剂、钙通道阻断剂、其他血管扩张剂等,作用均欠满意。在左心室射血分数降低的心衰患者中应避免应用的药物,本病患者也应避免应用。

（郭　增）

进一步的参考文献

[1] KHATIBZADEH S. Worldwide risk factors for heart failure:a systematic review and pooled analysis. [J]. Int J Cardiol,2013,168(2):1186‑1194.

[2] ALLEN LA. Decision making in advanced heart failure a scientific statement from the American Heart Association[J]. Circulation,2012,125(15):1928‑1952.

[3] LUO M. Ca^{2+} cycling in heart failure[J]. Circ Res,2013,113(6):690‑708.

第六章 欧洲急/慢性心衰治疗

近年来,对急/慢性心衰治疗的研究有很多进展。2012 年欧洲急/慢性心衰治疗指南内容涵盖了慢性心衰、急性心衰、收缩性心衰、舒张性心衰,心衰诊断方法、症状、体征、心功能状态,心衰并发症、基本病因、心衰治疗方法、预后等;推荐的药物、方法均有获益的证据支持,值得进一步研究。

一、重要改变

(1)脑钠肽在心衰诊断中的意义　鉴于各种心衰在病理生理、诊断、治疗方面的差异,一些指南将心衰划分为急性发作的心衰(包括慢性心衰急性发作、新发的急性心衰)及慢性稳定的心衰;更改了急性心衰、慢性心衰的血浆脑钠肽(BNP)/N 末端脑钠肽前体(NT-proBNP)水平的诊断标准。

(2)甲状腺激素测定的意义　一些指南认为,检测甲状腺激素较重要,因为甲亢不但可酷似心衰,且常加重心衰。

(3)心衰的治疗目标　一些指南提出,要缓解心衰症状、体征,防止再住院、改善存活;首次将防止再住院作为心衰的治疗目标之一。

(4)心衰治疗的起始药物及应用顺序　收缩期心衰/舒张期心衰患者只要需要,起始用药均包括利尿剂、ACEI、ARB、β受体阻断剂、醛固酮受体阻断剂,不必考虑射血分数。心衰药物应用顺序为:利尿剂+ACEI/ARB→β受体阻断剂→醛固酮受体阻断剂→其他药物。一般建议 ACEI/ARB 的使用,优先于 β受体阻断剂。ARB 仅是 ACEI 的替代品,在患者不能耐受 ACEI 时才使用 ARB,一般参与 ARB+β受体阻断剂+醛固酮受体阻断剂方案。ACEI 虽已用至靶剂量,但仍有症状,且不能耐受醛固酮受体阻断剂,可形成 ACEI+β受体阻断剂+ARB 的方案。

(5)扩大醛固酮受体阻断剂应用范围　对射血分数降低的心衰患者,应用利尿剂、ACEI/ARB、β受体阻断剂后仍有症状者,可加用醛固酮受体阻断剂,而不仅限于 NYHA 心功能Ⅲ～Ⅳ级者。一些指南建议,在应用利尿剂、ACEI/ARB、β受体阻断剂后仍有症状,且射血分数低于35%、心率超过 70 次/分的患者,可考虑加伊伐布雷定。

(6)不建议应用的药物　在射血分数降低的心衰的药物治疗方面,一些指南降低了地高辛的地位,将其用于 CRT-D、药物治疗后的辅助用药;没有将他汀类药物、肾素抑制剂、抗凝药(有房颤者除外)列入心衰的推荐治疗药物;原因是没有证据表明它们在心衰患者中一定有益。某些药物可能对心衰患者有害,包括噻唑烷二酮类、大部分 CCB(氨氯地平、非洛地平除外)、非类固醇抗炎药、Cox-2 抑制剂、联用 ACEI+ARB+醛固酮受体阻断剂等。(表 6-1)

(7)非药物治疗措施的价值　一些指南扩展了 ICD、CRT 的适应证。对射血分数降低的心衰患者,在经过积极药物治疗仍有症状(并不限于 NYHA 心功能Ⅲ～Ⅳ级)者,如 QRS 波群宽度≥120 毫秒,即可考虑 CRT-P/CRT-D;而对 QRS 波群宽度<120 毫秒者,则可考虑 ICD。一些治疗指南取消了在安装 CRT-D 或 ICD 时对左心室内径的要求。如有可能,应尽可能安装 CRT-D 而不是 CRT。对房颤患者、有心脏起搏指征但不符合 CRT 指征的患者,CRT 的获益尚在研究中。

表 6 - 1　心衰患者 CRT 治疗选择及适应证

NYHA 分级	治疗方式	LVEF	心电图指征	心脏节律	推荐等级
Ⅲ～Ⅳ	CRT - P 或 CRT - D	≤35%	LBBB,QRS≥120 毫秒	窦性心律	Ⅰ
	CRT - P 或 CRT - D	≤35%	非 LBBB,QRS≥150 毫秒	窦性心律	Ⅱa
	CRT - P 或 CRT - D	≤35%	QRS≥120 毫秒,缓慢心室率需起搏治疗	永久心房颤动	Ⅱa 或 Ⅱb
	CRT - P 或 CRT - D	≤35%	具有起搏指征	窦性心律或房颤	Ⅱa
Ⅱ	CRT,最好 CRT - D	≤30%	LBBB,QRS≥130 毫秒	窦性心律	Ⅰ
	CRT,最好 CRT - D	≤30%	非 LBBB,QRS≥150 毫秒	窦性心律	Ⅱa
	CRT	≤35%	具有起搏指征	窦性心律或房颤	Ⅱb

　　一些指南放宽了血运重建标准,认为冠状动脉旁路移植术,在慢性缺血性心肌病心衰治疗中有作用,建议在有心绞痛的缺血性心肌病心衰、左主干病变或 2、3 支病变的患者,可考虑冠状动脉旁路移植术(均为Ⅰ类推荐)。PCI 可作为在上述情况下冠状动脉旁路移植术的替代方法(Ⅱb 类推荐)。无心绞痛、心肌存活的患者,不能采用血运重建方法治疗。心室辅助装置在心衰治疗中有重要作用。

二、慢性心衰的药物治疗进展

　　对慢性心衰(CHF)发生机制的认识及治疗,大致经历三个阶段:开始认为慢性心衰是心脏泵衰竭引起的血流动力学紊乱,治疗方法为强心、利尿、扩张血管。20 世纪 90 年代后认为其基本机制是心室重构,治疗关键是阻断神经内分泌系统,防止心室重构。近年来完善了对心脏分子异常的认识,治疗目标指向逆转心脏分子异常/重构、促进心肌细胞再生、基因治疗等。

　　1. 强心、利尿、扩血管治疗

　　——正性肌力药物:地高辛用于治疗心衰已有 200 余年历史,但终期生存率与对照组间没有明显差异。目前不主张早期应用地高辛,不推荐应用于 NYHA 心功能Ⅰ级慢性心衰患者;慢性心衰患者应用之目的是改善慢性收缩性心衰的状况,适用于已用 ACEI/ARB/β 受体阻断剂/利尿剂、但仍持续有症状的慢性心衰患者,一般采用小剂量维持量疗法。

　　有人用米力农＋硝普钠治疗顽固性心衰,结果发现,能增强心肌收缩力,减轻心脏前/后负荷,对顽固性心衰有效,但宜短期应用。对难治性心衰、心脏移植的终末期心衰、心脏手术后心肌抑制的急性心衰,可考虑正性肌力药物的短期支持应用。左西孟旦短期疗效肯定不良反应较少,耐受性良好。

　　——利尿剂:它的合理使用是其他药物治疗心衰成功的基础。不恰当大剂量使用利尿剂,可导致血容量减少、电解质紊乱,能增加 ACEI/ARB 应用时发生低血压、肾功能不全的风险。对 C、D 期慢性心衰,利尿剂应与 ACEI、β 受体阻断剂等联用,力求患者处于干重状态、无液体潴留。一旦病情控制,可给予最小的有剂效量长期维持。在非保钾利尿剂基础上,合用保钾利尿剂即醛固酮受体阻断剂,可降低慢性心衰患者的住院率、病死率。

　　——血管扩张剂:直接作用的血管扩张剂,在慢性心衰的治疗中有一定作用,包括奈西立肽(重组人脑钠肽,rhBNP);后者能改善血流动力学、呼吸困难等,可缓解失代偿性心衰患者的症状,但对死亡率、住院率无影响。

　　2. 神经-内分泌阻断剂

　　慢性心衰时神经-内分泌系统如交感神经、RAS 系统激活。国内有人推荐,所有慢性心衰患者都能应用 ACEI,包括 B 期无症状性心衰、左室射血分数＜45% 的患者,除非存在禁忌证、不能耐受。有人研究不能耐受 ACEI 的 2 028 例心衰患者换用 ARB 类坎地沙坦,结果发现,坎地沙坦能使心血管死亡率、心衰恶化住院率,较常规治疗对照组明显降低(33%:40%)。一些指南推荐,对常规治疗或 ACEI 后心衰症状持续存在、LVEF 低下的患者,可考虑加用 ARB。

——螺内酯:它已不是传统利尿剂,在慢性心衰治疗中地位已提高,可能属于神经内分泌抑制剂。重度慢性心衰患者在常规治疗的基础上加用螺内酯,2 年总死亡率能降低 30%,该研究结果奠定了醛固酮受体阻断剂在重度慢性心衰治疗中的地位,是能降低心衰病死率的有效药物。美国已批准依普利酮用于改善左室收缩功能不全、急性心肌梗死后充血性慢性心衰;与螺内酯比,依普利酮不良反应较少。有人随访 16 个月,结果发现,标准药物+依普利酮组的全因死亡率降低 15%($P=0.008$),心血管病死率、猝死率降低,提示急性心肌梗死后充血性心衰患者,一般可及早应用醛固酮受体阻断剂。有人研究 2737 例 NYHA 心功能 Ⅱ 级、LVEF ≤35% 的慢性心衰患者,应用标准药物+依普利酮每天 50mg 治疗 21 个月,结果发现,与标准药物+安慰剂组比,标准药物+依普利酮组心血管死亡+再住院的联合风险降低 37%,其中心血管死亡风险降低 24%;证明依普利酮对轻度收缩性心衰有效。非保钾利尿剂+保钾利尿剂即醛固酮受体阻断剂,可降低慢性心衰患者住院率、病死率。

——β 受体阻断剂:能改善临床症状、左室功能、心室重构,能降低猝死率41%~45%。有循证医学证据的 β 受体阻断剂有:美托洛尔缓释片、比索洛尔、卡维地洛。国内有人强调,对慢性收缩性心衰、NYHA 心功能 Ⅱ~Ⅲ 级、病情稳定的患者及处于 B 期、无症状性慢性心衰、NYHA 心功能 Ⅰ 级的患者,除有禁忌证、不能耐受外,均需终身使用 β 受体阻断剂,应在 ACEI、利尿剂基础上加用 β 受体阻断剂。

——肾素抑制剂阿利克仑:是美国批准的第一个肾素抑制剂,用于治疗高血压。研究发现,慢性心衰患者给予 ACEI+β 受体阻断剂+阿利克仑,对阻断神经内分泌激活更有益。

三、口服降压药阿利克仑的临床药理学研究

阿利克仑为口服有效的非肽类肾素抑制剂,单服有效,也能与其他抗高血压药物联用;是第二代肾素抑制剂,分子量 609.8D。肾素由肾缺血刺激肾小球入球动脉上方的球旁细胞分泌而产生,可作用于肝脏合成的血管紧张素原,使其转化为 Ang Ⅰ,再经肺、肾等组织的血管紧张素转换酶(ACE)及非 ACE 依赖性途径,形成 Ang Ⅱ,能收缩血管、刺激肾上腺髓质及交感神经节,刺激分泌去甲肾上腺素、醛固酮,促使水钠潴留,升高血压。

阿利克仑口服有效,能直接抑制肾素,抑制血管紧张素原转化为 Ang Ⅰ;能持续降低 Ang Ⅰ、Ang Ⅱ 的血水平;与 ACEI 比,阿利克仑更能降低 Ang Ⅱ 的血水平。口服阿利克仑 150mg 后,血药峰水平为 85ng/ml。若与高脂肪食物同服,血药峰水平降低 85%。吸收的阿利克仑,1/4 以原型经尿排泄;3/4 被肝细胞色素 p450(CYP3A4)酶代谢。阿利克仑每天 150~300 mg,能短期内快速降低高血压,能长期控制血压。氨氯地平+阿利克仑,能减少不良反应,增强降压作用。阿利克仑口服的不良反应发生率与安慰剂相似;可有头晕、头痛、腹泻、过敏、血管性水肿等。

四、依普利酮

一些指南扩展了醛固酮受体阻断剂适用的范围,对慢性收缩性心衰患者推荐应用依普利酮,适用于 NYHA 心功能Ⅱ、Ⅲ、Ⅳ 级患者;与安慰剂组比,依普利酮组死亡率、心衰住院率降低37%,全因死亡率、全因住院率、心衰住院率分别降低 24%、23%、42%,治疗慢性心衰有益。醛固酮能通过肾脏、结肠上皮等细胞的盐皮质激素受体(MR)信号通路,调节水和电解质代谢;过多的醛固酮,可通过心脏、血管、肾脏等细胞的盐皮质激素受体信号通路,导致对组织器官的损害,引发纤维化等。盐皮质激素受体阻断剂日益受重视。螺内酯价格低廉,但较高的性激素相关不良反应发生率限制其应用。新一代选择性盐皮质激素受体阻断剂依普利酮(EPL),主要通过肝脏细胞色

素 p450(CYP3A4)酶代谢,2 天内血水平达稳态,吸收不受食物的影响;32%经粪便排出,67%经尿液排出,血清除半衰期为 4～6 小时,较螺内酯(13.8～16.5 小时)短。

1. 依普利酮与心血管疾病

(1)依普利酮与心衰

——试验表明,对心梗后 3～14 天内伴 LVEF<40%、慢性心衰的患者,标准治疗＋依普利酮可减少 15%的全因死亡,减少 17%一级联合终点事件(因心血管事件而住院、死亡),可减少 21%心源性猝死(SCD)。急性心肌梗死后 3～7 天使用依普利酮,可减少 24%一级联合终点事件及 34%心源性猝死;而≥7 天再使用依普利酮,则改善预后的效果较不明显。对急性心肌梗死后 LVEF≥40%的患者,每天加用 25 mg 依普利酮,可使基质金属蛋白酶 MMP9 水平较低(<12.7 ng/ml)的患者,减少发生终点事件(如心血管疾病死亡、非致死性再梗死、因不稳定性心绞痛而住院、心衰恶化)。而对基质金属蛋白酶 MMP9 水平较高(>12.7 ng/ml)的患者,则预后的改善不明显。对心梗后 LVEF 在 30%～40%的患者,单用依普利酮即可有效防止左心室舒张末容积(LVEDV)、左心室收缩末容积(LVESV)的增加及 LVEF 的降低。Ⅰ型前胶原氨基端肽(PⅠNP)、Ⅲ型前胶原氨基端肽(PⅢNP)、Ⅰ型胶原末端肽(ICTP)等血中胶原转换标志物水平,可评估急性心肌梗死后充血性心衰、左室功能障碍者的心肌重塑。依普利酮可降低血 PⅠNP、PⅢNP、ICTP 水平,提示依普利酮可改善左室重塑、左心室功能、预后,抑制心肌胶原沉积。

——对有高血压史的急性心梗后慢性心衰、LVEF≤40%的患者,加用依普利酮,可显著降低全因死亡率,减少一级联合终点事件、心源性猝死。对无高血压史的患者,依普利酮可减少高血压心衰的住院率。对伴高血压的左室肥厚患者,每天单用依普利酮 200 mg 与每天单用依那普利 40 mg,减轻左室质量的效果相似。与单用依普利酮比,每天依普利酮 200 mg 与每天依那普利 10 mg 联用,能更有效减少左心室质量。

——试验表明,对 55 岁以上、NYHA 心功能 Ⅱ 级、LVEF≤30%(或 30%<LVEF≤35%伴 QRS>130 毫秒、正在接受 ACEI、ARB 或 β 受体阻断剂治疗的慢性心衰患者),加用依普利酮,可减少 24% 的全因死亡。对收缩功能正常(LVEF>45%)、舒张功能不全的慢性心衰患者,标准治疗＋每天依普利酮 25～50 mg,虽能遏制 Ⅲ 型前胶原氨基端肽血水平升高,但对心脏舒张功能、生活质量改善不大。

(2)依普利酮与高血压　对轻/中度高血压患者,螺内酯每次 50 mg,每天 2 次组的降血压幅度,大于依普利酮每次 50 mg,每天 2 次组或每次 100 mg,每天 1 次组。在原发性醛固酮增多症所致的高血压患者,螺内酯降压效果亦优于依普利酮。对≥50 岁的高血压患者,依普利酮每天 50～200 mg 降低收缩压的效果,与钙通道阻断剂氨氯地平每天 2.5～10 mg 疗效相似。对 1、2 级高血压患者,依普利酮每天 50～200 mg 与每天依那普利 10～40 mg,在 SBP、DBP 的长期控制上同样有效。在低肾素性高血压患者,依普利酮的降压效果优于氯沙坦。对单用 ARB 控制不佳的高血压患者,每天加用依普利酮 50～100 mg,8 周,其降低 SBP、DBP 的作用均可进一步增强。对 ACEI、ARB 控制不佳的老年高血压患者,加用低剂量(每天平均 37.5 mg)依普利酮,可降低 24 小时平均 SBP、DBP。然而依普利酮对儿童高血压患者降压效果不佳。

2. 依普利酮与肾病

对非糖尿病性肾病患者,依普利酮可减轻高血压导致的肾小球硬化、蛋白尿(不依赖于血压降低),该作用在肾功能轻度损伤的患者较优。对非糖尿病性慢性肾脏疾病(CKD)患者,若 RAS 阻断剂控制蛋白尿效果不佳,每天加用低剂量依普利酮 25～50 mg,可减少蛋白尿,其长期效果、安全性较好。糖尿病性肾病肾小球硬化发生,与Ⅰ型/Ⅳ型胶原、PAI-1、TGF-β、纤连蛋白等肾小球硬化相关分子的高水平表达相关。低剂量依普利酮,能抑制肾小球硬化相关分子的表达,抑制作用随剂量增大而增强;高剂量依普利酮,可改善肾小球硬化。对 2 型糖尿病患者,与单用赖诺普利比,依普利酮＋赖诺普利能有效减少蛋白尿;但可减少肾小球灌注,联用初期可降低血肌酐清除率,故血肌酐水平升高较明显;血肌酐清除率可在 8 周后恢复,不必过于担心肾功能下降。依普利酮可减轻环孢素、阿霉素等导致的肾损害(该作用不依赖于其降压作用);可降低炎症因子水平,减轻炎症反应,能抗基底膜抗体所致的肾小球肾炎,减少蛋白尿,保护肾脏。对合并肾血管性高血压的肾病综合征患者,若 ARB 效果不佳,加用依普利酮可改善高血压、蛋白尿。

3. 依普利酮的不良反应和注意事项

研究发现,依普利酮可升高血钾,高血钾风险常随肾功能损害的加重而升高,故血清钾离子水平>5.5mmol/L、血肌酐清除率每分钟≤30ml 的患者,不宜使用依普利酮;对高血压患者,有以下任何一条,亦不宜使用依普利酮:

——有微量蛋白尿的 2 型糖尿病的高血压患者,给予依普利酮可使高血钾发生风险升高。

——血肌酐水平>2.0mg/dl 的男性、>1.8mg/dl 的女性、或血肌酐清除率每分钟<50ml 的高血压患者,不宜使用依普利酮。对任何患者,依普利酮不宜与细胞色素 p450(CYP3A4)酶强抑制剂如红霉素联用。对高血压患者,在使用依普利酮同时,不宜补钾或使用保钾利尿剂,如阿米洛利、螺内酯、氨苯蝶啶。

对急性心肌梗死后的慢性心衰患者,依普利酮常见的不良反应是高血钾、血肌酐水平升高;而对高血压患者,常见的不良反应则为头晕、腹泻、咳嗽、疲乏、流感样症状。依普利酮尚可导致低血钠,能导致血 TG、TC、谷丙转氨酶、γ谷氨酰转肽酶、血尿素氮/肌酐比值、尿酸等的水平升高,但较为少见。依普利酮治疗高血压的效果,与螺内酯有一定差距,还要进一步研究。

五、伊伐布雷定

一些指南推荐了窦房结起搏电流抑制剂伊伐布雷定,它是近年确认的对慢性心衰有效的药物;研究证实,与安慰剂组比,抗心衰标准药物治疗+伊伐布雷定组的主要复合终点率(心血管死亡率、因心衰恶化住院率)降低 18%,生活质量改善,心肌重构有所逆转。

1. 一些指南对伊伐布雷定的推荐

——对窦性心律、LVEF≤35%、心率持续≥70 次/分钟、症状迁延(NYHA 心功能 Ⅱ~Ⅳ级)的患者,即使已应用循证剂量(或低于循证剂量的最大耐受剂量)的 β受体阻断剂、ACEI、ARB、醛固酮阻断剂,仍应考虑使用伊伐布雷定,以降低心衰住院率(Ⅱa 类推荐,B 级证据)。

——对窦性心律、LEF≤35%、心率≥70 次/分、不耐受 β受体阻断剂的慢性心衰患者,可考虑使用伊伐布雷定,以降低心衰住院率(Ⅱb 类推荐,C 级证据)。这使不能耐受 β受体阻断剂、静息心率偏快的心衰患者有了替代药。

伊伐布雷定是窦房结起搏电流 I_f、超极化激活环核苷酸门控离子通道(HCN4)选择性抑制剂;伊伐布雷定在 HCN4 通道开放时,从内侧通道口进入通道,与通道内位点结合,抑制窦房结起搏电流 I_f,减慢心率;治疗剂量下,不影响心肌收缩力、左心室收缩功能、QTc、PR 间期、QRS 间期,无尖端扭转性室速的风险,不干扰心肌细胞不应期、传导功能;不干扰支气管平滑肌、血脂、血糖、血压;能改善心衰症状、预后,对快速型窦性心律失常有效。伊伐布雷定降低心率,能治疗稳定型心绞痛,保护血管内皮功能、抗氧化应激、稳定斑块、减缓动脉粥样硬化进展,改善冠心病、心衰患者预后。有人报道,与<70 次/分钟者比,对冠心病合并左室收缩功能障碍、心率>70 次/分钟的患者,其临床结局较差。

一些指南认为,伊伐布雷定适用于窦性心律、LVEF 降低的心衰患者。应用 ACEI/ARB、β受体阻断剂、醛固酮受体阻断剂,已达推荐剂量或最大耐受剂量,心率仍然每分钟≥70 次,并持续有症状(NYHA 心功能分级 Ⅱ~Ⅳ)的患者,可加用伊伐布雷定(Ⅱ类推荐,B 级证据)。目前临床上常用的控制心率的药物,有 β受体阻断剂、非二氢吡啶类钙通道阻断剂等,但因有不良反应、禁忌证,它们的临床应用常受限;伊伐布雷定疗效不差于 β受体阻断剂,因而能成为新选择。

2. 伊伐布雷定的作用与特性

（1）作用机制 心率的快慢，取决于窦房结细胞自动除极频率。参与窦房结自动除极的离子电流有：HCN电流 I_f、延迟整流钾电流 I_k、内向钙电流 I_{Ca-T}、钠钙交换电流 I_{Na-Ca}、持续性内向离子流 I_{ST}、背景钠离子电流、背景钾离子电流、I_{Ca-D}钙电流等。HCN通道主要有钠离子、钾离子通过，还可有钙离子通过。心脏有 HCN1/2/4；神经纤维有 HCN3。HCN4 在窦房结、房室结、希氏束、浦肯野传导系统中表达水平较高。伊伐布雷定是 HCN4 选择性抑制剂，能剂量依赖性抑制 I_f，减缓窦房结细胞舒张期去极化，能降低静息心率、运动心率。

（2）药物特性 治疗剂量伊伐布雷定对支气管平滑肌、血脂、血糖、血压无干扰；减慢心率时不影响心肌收缩力；不影响心房、房室结、希氏束-浦肯野系统、心室的不应期、传导功能；停药后无反跳现象，不诱发心肌缺血。口服伊伐布雷定后，吸收迅速完全，1小时血药水平达峰值；血浆蛋白结合率为 70%；经肝细胞色素 p450（CYP3A4）酶代谢；血浆清除半衰期为 11 小时；主要活性代谢物是 N-去甲基衍生物，可随粪便、尿液排出；尿液中原药含量约为 4%。

（3）不良反应及药物的相互作用 较常见的不良反应是窦性心动过缓（3.2%）、一过性视觉症状（16.4%）；后者主要是因为视网膜细胞膜存在 I_f 通道，被伊伐布雷定抑制后，会出现闪光幻视、频闪效应、非特异性视觉模糊等；一般不影响生活质量。伊伐布雷定与经 CYP3A4 酶途径代谢的药物如奥美拉唑、兰索拉唑联用时，疗效不受影响，但与 CYP3A4 酶抑制剂如大环内酯类抗生素联用时，会升高伊伐布雷定血药水平，需减少剂量。

3. 伊伐布雷定与冠心病

有人研究 24 913 例冠心病患者，随访 14.7 年，结果发现，患者有静息心率加快，静息心率在每分钟 77～82 次患者的全因死亡风险增高，而静息心率>83 次/分钟的风险更高；会使心肌耗氧量增加，缩短心脏舒张、心肌灌注时间，能加重心肌缺血、诱发心绞痛。心率与动脉粥样硬化的进展、斑块的稳定性相关，心率每分钟>80 次是冠状动脉斑块破裂的独立危险因素。

（1）伊伐布雷定与稳定型心绞痛 研究显示，伊伐布雷定可提高稳定性心绞痛患者冠脉的血流速度、血流储备，减少心血管事件的发生；其抗缺血、抗心绞痛作用不差于阿替洛尔；其缓解症状、提高运动耐量的作用，与阿替洛尔、氨氯地平相似。有人研究 10 917 例冠心病、左室射血分数<40% 的患者，伊伐布雷定组与安慰剂组的主要终点、次要终点事件发生率均无显著性差异；然而对心率每分钟≥70 次组的患者，伊伐布雷定可降低心肌梗死性住院率 36%，可降低冠脉血运重建率 30%。伊伐布雷定能降低稳定型心绞痛患者的静息心率、运动心率，减轻心绞痛症状，防止冠心病合并糖尿病患者心绞痛的发生，且不影响血糖；能改善预后，减少冠状动脉血运重建率，可改善心肌缺血，减缓动脉硬化进展，减少动脉斑块破裂。伊伐布雷也是 β 受体阻断剂禁忌的心绞痛患者的选择。

（2）伊伐布雷定与急性冠状动脉综合征 研究表明，应用伊伐布雷定 4 周，可减少心肌细胞间质、胶原含量，减少心肌梗死后的结构重塑，降低血管紧张素 Ⅱ、转化生长因子 β 的血水平，降低血管紧张素 Ⅱ 受体 AT1R 表达水平，限制心肌梗死后左心室舒张期末压的升高，限制左心室射血分数的恶化，能改善患者心肌血流和收缩功能，减少梗死面积；可使心率降低 31%，心室颤动阈值提高 2.9 倍；可预防动作电位时程缩短，使左心室内压不变，能缩小受损心肌面积。有人研究 1 270 例住院的、非 ST 抬高的急性冠状动脉综合征患者，结果发现，患者入院后即给予伊伐布雷定治疗，可降低血清 hsCRP 水平，改善预后。

4. 伊伐布雷定与心衰

心衰患者常伴有心率增快，心率与心衰患者的生存率呈负相关，而伊伐布雷定可在不影响血压、心肌收缩力的情况下减慢心率，能逆转左心室收缩功能不全患者的心脏重塑，可改善预后。2010 年有人研究 6 505 例心率每分钟≥70 次的中/重度慢性心衰患者，纳入标准包括：左室射血分数 ≤35%、窦性心律、心率每分钟≥70 次、NYHA 心功能 Ⅱ～Ⅳ 级、伴或不伴缺血性疾病、入选前 12 个月内曾因心衰住院治疗并规律服用抗心衰药物；随访 22.9 个月,结果显示,与安慰剂组比,常规治疗＋伊伐布雷定(每次 7.0 mg,每天 2 次)组,主要终点事件发生率(心血管死亡率、心衰住院率)降低 18％($P<0.0001$),心衰死亡风险、住院风险降低 26％；耐受性良好,可进一步改善预后、生活质量、生存率、运动耐受性,可应用于心衰的治疗。伊伐布雷定单用或联合卡维地洛,比卡维地洛单用更有效。2012 年欧洲批准伊伐布雷定用于合并收缩功能异常的慢性心衰的治疗。

5. 伊伐布雷定与心律失常

研究表明,伊伐布雷定对快速型窦性心律失常有效；有人研究伊伐布雷定每天 15 mg 治疗病理性窦性心动过速患者,结果显示,患者心率从每分钟 94 次下降到每分钟 74 次,疗效较满意。β 受体阻断剂或钙通道阻断剂维拉帕米治疗无效、有禁忌时,可用伊伐布雷定抑制窦房结功能。

六、慢性心衰的治疗

一些指南认为,LVEF$<35％$是区别收缩性心衰、舒张性心衰的主要标准之一。NYHA 心功能 Ⅱ、Ⅲ、Ⅳ 级分别称为轻、中、重度心衰。NYHA 某一级别的患者,可应用特定药物治疗。目前的醛固酮受体阻断剂、CRT 的新适应证的心功能分级,均指经标准化药物抗心衰治疗≥3 个月后的心功能分级。一些指南认为,慢性心衰症状严重度,与患者生存率、住院风险、死亡风险相关,但与左心室功能的相关性不强；症状较轻微的患者,其心衰住院风险、死亡风险也可很高；而且心衰症状可迅速改变。症状轻微者由于心律失常可突然发生静息呼吸困难。而急性心衰伴肺水肿患者应用利尿剂后,症状可迅速缓解。改善症状是心衰治疗的主要目标之一。

一些治疗指南对疑似心衰患者提出,都要分析病史、症状、体检、超声心动图(Ⅰ类推荐,C 级证据)、12 导联 ECG(Ⅰ类推荐,C 级证据)、血生化检查(Ⅰ类推荐,C 级证据)、全血计数(Ⅰ类推荐,C 级证据)、血浆 BNP/NT‐proBNP 水平(Ⅱa 类推荐,C 级证据)、胸部 X 线检查(Ⅱa 类推荐,C 级证据)。选择性治疗患者要检查:CMR(Ⅰ类推荐,C 级证据)、冠脉造影(Ⅰ类推荐,C 级证据)、心肌灌注/缺血影像检查如 CMR、SPECT、PET 等(Ⅱ类推荐,A 级证据)、左/右心导管检查(Ⅰ类推荐,C 级证据)、运动试验(Ⅱa 类推荐,C 级证据)。一些治疗指南充分肯定了血浆 BNP/NT‐proBNP 水平作为心衰标志物在诊断和鉴别诊断中的价值,也肯定了超声心动图在病因诊断、心功能评估中的重要价值。

七、药物

1. 一些治疗指南推荐的药物

一些治疗指南推荐,慢性收缩性心衰的治疗药物如 ACEI、β 受体阻断剂、醛固酮受体阻断剂(均为Ⅰ类推荐,A 级证据),可应用于所有 NYHA 心功能 Ⅱ～Ⅳ 级患者；但获益证据稍欠的药物 ARB(Ⅰ类推荐,A 级证据)、伊伐布雷定,可用来降低心衰住院率(Ⅱa 类推荐,B 级证据),或替代用于不能耐受 β 受体阻断剂的患者(Ⅱb 类推荐,C 级证据)。其他可考虑的药物有地高辛(Ⅱb 类推荐,B 级证据)、肼苯达嗪、硝酸酯类联用(Ⅱb 类推荐,B 级证据)、ω‐3 多不饱和脂肪酸(Ⅱb 类推荐,B 级证据)。利尿剂可减轻气促、水肿,推荐用于有心衰症状、体征,尤其伴显著液体滞留的患者,他汀类、阿利吉仑、口服抗凝药可选择性应用。

2. 可能有害而一些治疗指南不予推荐的药物

——噻唑烷二酮类降糖药；可使心衰恶化。

——大多数钙通道阻断剂,有负性肌力作用,能使心衰恶化；氨氯地平、非洛地平除外,必要时可用。

——一些非甾体类抗炎剂、Cox‐2 酶抑制剂,有时可导致水钠潴留,使心衰恶化,并损害肾功能。但必要时可用。

——ACEI＋醛固酮受体阻断剂＋ARB,可能增加肾功能损害、高钾血症的风险。

八、心衰伴其他疾病的处理

1. 心衰伴稳定性心绞痛

——首先考虑用β受体阻断剂。

——用β受体阻断剂后,仍有心绞痛,可加用伊伐布雷定(Ⅰ类推荐,A级证据)、硝酸酯类(Ⅰ类推荐,A级证据)、氨氯地平(Ⅰ类推荐,A级证据)、尼可地尔(Ⅱb类推荐,C级证据)。

——两药联用仍有心绞痛时,考虑做冠脉血运重建术,或加用第3种药,可在上述药物中选择。不推荐尼可地尔、硝酸酯类联用。

2. 心衰左室功能障碍伴高血压

这时可在ACEI、β受体阻断剂、醛固酮受体阻断剂(均为Ⅰ类推荐,A级证据)中先选择1～2种应用;血压仍未控制,可依序加噻嗪类利尿剂(Ⅰ类推荐,C级证据)、氨氯地平或非洛地平(Ⅱa类推荐,B级证据)、肼苯达嗪(Ⅰ类推荐,A级证据)。

(陈　森)

进一步的参考文献

[1] KHATIBZADEH S. Worldwide risk factors for heart failure:a systematic review and pooled analysis. [J]. Int J Cardiol,2013,168(2):1186-1194.

[2] BHIMARAJ A. Role of oxidative stress in disease progression in stage B heart failure[J]. Heart Fail Clin, 2012,8(1):101-111.

[3] WANG Y. Electrophysiological remodeling in heart failure[J]. J Mol Cell Cardiol,2010,48(4):619-632.

[4] VIGEN R. Aging of the United States population:impact on heart failure [J]. Curr Heart Fail Rep,2012,9(4):369-374.

第七章　美国心衰治疗

一些治疗指南认为,心衰症状严重度与患者生存率、住院风险、死亡风险相关;改善症状是心衰治疗的主要目标之一。2013 年美国心脏病学院基金会(ACCF)和美国心脏协会(AHA)制定了心衰(HF)的治疗指南,内容发生变动;认为有效干预可使部分心衰患者增加数年有质量的寿命;首次提出指南导向药物治疗(GDMT)的概念,报道了左心室射血分数保存的心衰研究结果,试图给出能满足多数患者需要的治疗;特定患者的诊疗须由医生根据情况决定。

一、心衰患者起始和系列连续性评价

1. 临床评价

(1)了解病史和体检规范推荐

——Ⅰ类推荐:对心衰患者应了解病史、体检,确定疾病表现。特发性扩张型心肌病(DCM)患者,应获得 3 代人家族史,这有助于确立诊断(C 级证据)。对每一位患者应进行血容量状态、生命体征的评价,包括体重的连续测量,估测颈静脉压力、周围水肿、端坐呼吸的状态(B 级证据)。

(2)心衰风险计分

——Ⅱa 类推荐:心衰风险计分可能有助于估测门诊/住院心衰患者的死亡风险。

2. 心衰辅助检查

——Ⅰ类推荐:心衰患者最初要检查全血细胞计数,要分析尿常规、血清电解质(钙、镁)、血中尿素氮、血清肌酐、血糖、空腹血脂谱、肝功能、促甲状腺激素水平(C 级证据)。可进行连续的血清电解质、肾功能检查(C 级证据)。最初应进行 12 导联心电图检查。

——Ⅱa 类推荐:心衰患者选择性进行血色病、艾滋病病毒感染的筛选是合理的(C 级证据)。心衰就诊的患者,临床疑似风湿性疾病、淀粉样变性、嗜铬细胞瘤时,进行此方面的辅助检查是合理的(C 级证据)。

3. 生物标志物检查的推荐

(1)门诊推荐

——Ⅰ类推荐:对有呼吸困难的门诊心衰患者,检查血浆 NT - proBNP、BNP 水平,有助于心衰诊断(A 级证据)、预后、疾病严重性的确定(A 级证据)。

——Ⅱa 类推荐:正常血容量心衰患者,检查血浆 BNP、NT - proBNP 水平,可指导心衰治疗,有助于确定指南导向药物治疗(GDMT)的剂量(B 级证据)。

——Ⅱb 类推荐:血浆 BNP 或 NT - proBNP 水平连续检查,能降低心衰患者住院率、死亡率,但还要进一步研究(B 级证据)。为了对慢性心衰患者风险分层,可进一步检查风险因素、心肌损伤/纤维化的生物标志物(B 级证据)。

(2)住院患者推荐

——Ⅰ类推荐:检查血浆 BNP、NT - proBNP 水平,有助于判断急性失代偿性心衰,尤其在诊断不确定时(A 级证据);如同时进行心脏肌钙蛋白水平检查,有助于对急性失代偿性心衰的预后、疾病严重性的确定(A 级证据)。

——Ⅱb 类推荐:检查血浆 BNP、NT - proBNP 水平,能指导急性失代偿性心衰治疗,但还要进一步研究(C 级证据)。

4. 无创性心脏影像检查

——Ⅰ类推荐:对疑似心衰、新发心衰、急性失代偿性心衰的患者,应进行胸部 X 线检查,评价心脏大小、肺充血状况,检查心、肺疾病等(C 级证据)。应进行多普勒超声心动图检查,评价心室功能/大小/室壁厚度/室壁运动 /瓣膜功能(C 级证据)。导向药物治疗可改善心功能,也适用于器械置入治疗者;检查心脏射血分数、心脏重构,有助于提供更多信息(C 级证据)。

——Ⅱa 类推荐:对首次发作心衰的患者,已明确患冠心病而无心绞痛,除非患者不适宜于血管重建治疗,一般可进行无创性影像学检查,探查心肌缺血、心肌存活状况(C 级证据)。患者计划行血管重建时,评价心肌存活是合理的(B 级证据)。当超声心动图检查结果不能充分支持诊断时,进行平衡法核素心室显像(ERNA)、MRI,有助于评价左心室的射血分数、容量(C 级证据)。MRI 可评价心肌浸润疾病进展、瘢痕负荷(B 级证据)。

平衡法核素心室显像能测量室间、室内的收缩同步性。有人将 206 例慢性心衰患者,按心衰发生发展过程的 4 个期,分成高发危险因素期组(A 期组)、器质性心脏病期组(B 期组)、症状性心衰期组(C 期组)、难治性心衰期组(D 期组),采用平衡法核素心室显像测量,并比较各组室间收缩延迟(IVCD)、左心室相角程宽(LVPSW)、左心室位相角标准差(LVPSD)。结果发现,对室间同步性,A、B、C、D 组室间收缩延迟均明显高于对照组;随心衰发展,室间收缩延迟逐渐增高,B、C、D 组室间收缩延迟显著高于 A 组。

对室内同步性,A、B、C、D 组左心室相角程宽均明显高于对照组。B、C、D 组左心室相角程宽明显高于 A 组、对照组。C、D 组左心室相角程宽明显高于 B 组。从 A 组到 D 组,左心室相角程宽逐渐增加,左心室位相角标准差逐渐增高。慢性心衰患者从 A 阶段开始出现室间、室内收缩不同步。从 A 阶段发展到 D 阶段,左心室内收缩同步性逐渐变差。

心脏收缩不同步,促进心衰的发生发展,是发生临床事件、生存率下降的独立预测因子。随着 NYHA 心功能分级的进展,心脏收缩同步性逐渐变差,能使室壁呈节段性收缩/舒张,导致相当部分血液不能被射出,还会影响心肌松弛,使舒张末压升高,舒张时间缩短,损害心室舒张功能。

提前收缩的心肌不做功,但会牵拉其他部分心肌,使心肌初长度增加、心脏前负荷增加。乳头肌及周围心肌的不协调收缩,会产生严重的二尖瓣反流;加上左心室残余血量增加、舒张期末压升高,均会引起心肌耗氧增加、射血分数降低、左心室功能恶化、心衰进展,使室内收缩不同步与心衰进展形成恶性循环。

——Ⅲ 类推荐:无临床状况变化或治疗干预时,不应反复常规检查左心室功能(B 级证据),一般无益。

5. 有创性检查评价推荐

——Ⅰ类推荐:对呼吸困难、有组织灌注受损的患者,临床评价不能确定心脏充盈压不足还是过高时,可用肺动脉右心导管。进行有创性血流动力学检查,以指导治疗(C 级证据)。

有人对特发性肺动脉高压患者进行静息状态下超声心动图、肺动脉右心导管的检查,结果发现,筛查、病情评估、治疗效果评价、病情恶化监测,可促使早期发现、早期干预。虽然肺动脉高压的诊断金标准是肺动脉右心导管检查,但超声心动图为非侵入性检查,是很好的筛查方法。有人建议,可通过超声心动图检查、NYHA 心功能分级、6 分钟步行距离这些非侵入性方法,对特发性肺动脉高压筛查、病情评估、治疗效果评价、病情恶化监测。

——Ⅱa 类推荐:急性心衰患者进行标准药物治疗后,症状仍然持续,及其体液容量状态、组织灌注情况、体循环/肺循环血管阻力不清;即使最初给予治疗,收缩压仍然低,或症状加重,治疗后肾功能仍然恶化,需要注射使用血管活性药物,可能需要考虑心脏辅助支持装置或心脏移植。此时有创性血流动力学检查可能有用(C 级证据)。

当缺血可能加重心衰时,对适合于再血管化的患者,冠状动脉造影是合理的(C 级证据)。心衰患者疑似一种特殊疾病、并与其预后相关时,心内膜心肌活检(EMB)可能有用(C 级证据)。

二、慢性心衰 A 期治疗

Ⅰ类推荐　应依据现代指南控制血压、血脂异常,以降低心衰发生的风险(A 级证据)。可能导致或加重心衰的其他临床情况,如肥胖、糖尿病、吸烟、已知的心脏毒性制剂,应限制或避免(C级证据)。

三、慢性心衰 B 期治疗

1. Ⅰ类推荐

近期或既往心肌梗死或急性冠状动脉综合征(ACS)、合并射血分数(EF)降低的所有患者,应使用 ACEI 预防症状性心衰、降低死亡率;不耐受 ACEI 者,ARB 较合适,除非禁忌(A 级证据);应使用基于证据的 β 受体阻断剂以降低死亡率(B 级证据)。近期或既往心肌梗死或急性冠状动脉综合征的所有患者,应使用他汀类降脂药物,以预防症状性心衰和心血管事件的发生(A 级证据)。对结构性心脏异常包括左心室肥厚的患者,既往无心肌梗死或急性冠状动脉综合征,对高血压应依据临床实践指南控制血压,以预防症状性心衰的发生(A 级证据)。即使既往无心肌梗死的病史,射血分数减低的所有患者,应使用 ACEI 以预防症状性心衰的发生(A 级证据)。即使既往无心肌梗死的病史,射血分数减低的所有患者,应使用 β 受体阻断剂,以预防症状性心衰(C 级证据)。

2. Ⅱa 类推荐

无症状性缺血性心肌病患者,心肌梗死后至少 40 天、LVEF ≤30%,在最佳药物治疗基础上,各器官最佳功能状态预计合理的寿命为 1 年以上,为预防猝死的发生,ICD 的置入是合理的(B 级证据)。

3. Ⅲ类推荐

对低 LVEF、无症状的患者、心肌梗死后无症状的患者,有负性肌力作用的非二氢吡啶类钙通道阻断剂可能有害(C 级证据)。

四、慢性心衰 C 期治疗

1. C 期非药物干预

(1)教育　Ⅰ类推荐:慢性心衰患者应接受特殊教育,以促进心衰的自我治疗与护理(B 级证据)。

(2)限钠　Ⅱa 类推荐:对症状性心衰患者,为减轻充血症状,钠盐限制是合理的(C 级证据)。

(3)睡眠障碍的治疗　Ⅱa 类推荐:心衰和呼吸睡眠暂停的患者,持续气道正压呼吸(CPAP)对提高 LVEF 和改善左心室功能状态可能有益(B 级证据)。

(4)活动、运动处方、康复

Ⅰ类推荐:心衰患者能参加改善机体功能状态的运动训练(规律体力活动)而安全有效时,给予推荐(A 级证据)。

Ⅱa 类推荐:临床稳定的心衰患者,为改善功能耐量、运动持续时间、健康相关生命质量、死亡率,心脏康复可能有用(B 级证据)。

2. 对射血分数减低、慢性心衰 C 期的药物治疗

Ⅰ类推荐:给予对慢性心衰 A 和 B 期Ⅰ类推荐的措施,如果对 C 期患者适用,建议推荐(A、B、C 级证据)。

(1)利尿剂治疗　Ⅰ类推荐:除非禁忌,左心室射血分数减低的慢性心衰患者,证据显示液体

潴留,为改善症状,推荐使用利尿剂(C 级证据)。

(2)ACEI 使用　　Ⅰ类推荐:除非禁忌,左心室射血分数减低的心衰患者,现在/既往出现症状,为降低临床发病率和死亡率,推荐使用 ACEI(A 级证据)。

(3)ARB 使用　　Ⅰ类推荐:除非禁忌,左心室射血分数减低的心衰患者,现在/既往出现症状,不能耐受 ACEI,为降低临床发病率和死亡率,推荐使用 ARB(A 级证据)。

Ⅱa 类推荐:除非禁忌,对 ACEI 作为一线治疗、左心室射血分数减低的心衰患者,为降低临床发病率和死亡率,另外使用 ARB 是合理的,尤其由于其他适应证已经服用 ARB 者(A 级证据)。

Ⅱb 类推荐:症状持续性左心室射血分数减低的心衰患者,已使用 ACEI、β 受体阻断剂治疗,醛固酮受体阻断剂不适宜或不能耐受,可能考虑另外使用 ARB 治疗(A 级证据)。

Ⅲ类推荐:左心室射血分数减低的心衰患者,常规联合使用 ACEI、ARB、醛固受体阻断剂可能有害(C 级证据)。

(4)β受体阻断剂的使用　　Ⅰ类推荐:除非禁忌,现在/既往出现症状的所有射血分数减低心衰患者,为降低临床发病率和死亡率,推荐使用可降低死亡率的 3 种β受体阻断剂(如比索洛尔、卡维地洛、缓释型琥珀酸美托洛尔)的一种(A 级证据)。

(5)醛固酮受体阻断剂的使用　　Ⅰ类推荐:除非禁忌,NYHA 心功能 Ⅱ～Ⅳ 级患者,射血分数 ≤35%,为降低临床发病率、死亡率,推荐使用醛固酮受体阻断剂(或盐皮质激素受体阻断剂)。NYHA 心功能 Ⅱ 级患者,既往有心血管疾病住院史、血浆脑钠肽水平升高史,应考虑醛固酮受体阻断剂。男性血肌酐水平应 ≤2.5 mg/dl,女性血肌酐水平应 ≤2.0 mg/dl(估计肾小球滤过率每分钟>30 ml/1.73 m²),以及血钾<5.0 mmol/L。最初和其后要密切随访,应进行血钾、肾功能、利尿剂剂量的监查,以降低高血钾、肾功能不全的风险(A 级证据)。除非禁忌,急性心肌梗死后患者 LVEF ≤40%、进展为有心衰症状,或既往有糖尿病病史,为降低临床发病率和死亡率,推荐使用醛固酮受体阻断剂(B 级证据)。

Ⅲ推荐:当男性血肌酐水平>2.5 mg/dl,女性血肌酐水平>2.0 mg/dl(估计肾小球滤过率每分钟<30 ml/1.73 m²),和/或血钾>5.0 mmol/L 时,醛固酮受体阻断剂不适当的使用可能有害,可引发威胁生命的高血钾、肾功能不全(B 级证据)。

(6)肼苯达嗪和硝酸异山梨酯　　Ⅰ类推荐:除非禁忌,对 NYHA 心功能 Ⅲ～Ⅳ 级的射血分数减低的心衰、已接受 ACEI、β受体阻断剂最佳治疗的患者,为降低临床发病率和死亡率,推荐联合使用肼苯达嗪和硝酸异山梨酯(A 级证据)。

硝酸异山梨酯是临床常用的抗心绞痛药,作用持久,经肝脏代谢后的活性物质仍有扩血管作用,不良反应较小,能促进释放生理性一氧化氮,激活鸟苷酸环化酶,使平滑肌细胞质 cGMP/PKG 活性水平升高,从而松弛血管平滑肌。小剂量时扩张小静脉,使回心血量减少、心脏前负荷降低;较大剂量时使小动脉扩张,外周阻力降低,心脏后负荷降低,血压下降,冠状动脉扩张、灌注量增加,能降低肺毛细血管嵌压,改善心肌供血等。研究发现,硝酸异山梨酯应用于急性心源性肺水肿治疗有较好疗效。

米力农适用于对洋地黄、利尿剂、血管扩张剂治疗无效或效果欠佳的各种原因引起的急/慢性顽固性充血性心衰患者,属于 3 型磷酸二酯酶抑制剂,是生理性一氧化氮供体类药物,能使血管平滑肌细胞内 cGMP 水平升高,促进肌浆网摄入钙离子,减少细胞质钙超载,扩张血管,降低肺动脉压、肺血管阻力;可减轻低氧血症引起的肺损伤。硝酸异山梨酯+米力农治疗急性肺水肿,可快速有效改善心肌供血,降低肺动脉高压。

Ⅱa 类推荐:除非禁忌,现在或既往症状性射血分数减低心衰患者,由于不能耐受药物、低血压、肾功能不全,不能给予 ACEI 或 ARB,为降低临床发病率、死亡率,推荐肼苯达嗪+硝酸异山梨酯联用治疗,可能有用(B 级证据)。

(7)地高辛

Ⅱa类推荐:除非禁忌,对左心室射血分数减低心衰患者,为降低心衰住院率,给予地高辛可能有益(B级证据)。

有人研究慢性中/重度充血性心衰患者在病情稳定后,在常规给予ACEI、β受体阻断剂等基础上,研究每次地高辛0.125mg+呋塞米20mg,隔天1次~每周2次口服治疗的疗效,治疗7天以上,结果发现,洋地黄中毒发生率、电解质异常发生率较低,心功能改善有效率达75.0%,较安全有效。在排除地高辛制剂的禁忌证后,长期服用地高辛,能加强心肌收缩力,减慢心率,抑制传导;呋塞米可控制心衰患者液体潴留,减轻心脏的前负荷,迅速缓解心衰症状;联用疗效较好。但地高辛有效治疗的安全范围较窄,而呋塞米是强效排钾、排钠利尿剂,且两者存在药代学、药效学的相互作用,联用时要掌握好剂量。老年人强心苷的表观分布容积减少,宜用至成人量的25%左右。地高辛为辅助用药,小剂量有良好作用、耐受性,且对心功能的维护有效。在给予ACEI、β受体阻断剂等治疗的同时,要密切观察地高辛与呋塞米联用的不同给药方式所出现的不良反应,出现电解质紊乱时,要补钾。

(8)抗凝治疗 Ⅰ类推荐:慢性心衰患者合并永久/持续/阵发性房颤及心源性脑卒中的其他风险因素(高血压、糖尿病、既往脑卒中或短暂脑缺血发作的病史,或年龄≥75岁),如无抗凝禁忌证,应接受慢性抗凝治疗(A级证据)。依据风险因素、药物价格、药物耐受性、患者要求、药物相互作用的可能性,及其他临床特性包括正在服用华法林的国际标准化比率在治疗范围,对永久/持续/阵发性房颤患者给予抗凝药物(华法林、达比加群酯、阿哌沙班、利伐沙班)的选择应个体化(C级证据)。

Ⅱa类推荐:对慢性心衰患者合并永久/持续/阵发性房颤,但无心源性脑卒中的其他风险因素,如果无抗凝治疗禁忌,一般慢性抗凝治疗是合理的(B级证据)。

Ⅲ类推荐:慢性射血分数减低心衰患者不合并房颤、血栓栓塞事件史、心源性栓子,不推荐抗凝治疗(B级证据),一般无益。

(9)他汀类降脂治疗推荐

Ⅲ类推荐:当单纯作为心衰的辅助用药治疗而无其他适应证时,他汀类无益(A级证据)。

(10)ω-3多不饱和脂肪酸

Ⅱa类推荐:除非禁忌,为降低死亡率和心血管住院率,对NYHA心功能Ⅱ~Ⅳ级及左心室射血分数减低心衰或左心室射血分数保留心衰患者,ω-3多不饱和脂肪酸(ω-3PUFA)增补剂作为辅助治疗是合理的(B级证据)。

ω-3多不饱和脂肪酸第一个不饱和键出现在碳链甲基端的第三位碳,故命名。细胞膜是由脂类构成的双分子层结构,膜脂类亲水端暴露在膜的外表面,疏水端位于膜内。脂肪酸分为饱和脂肪酸、不饱和脂肪酸。不饱和脂肪酸多含2个以上的双键,称多不饱和脂肪酸,由于双键位置的不同,其构型、功能可不同。细胞膜脂肪酸成分的不同,直接影响细胞膜结构、流动性、通透性,影响膜蛋白构象、功能。

重要的ω-3不饱和脂肪酸有:α-亚麻酸(ALA)是ω-3多不饱和脂肪酸(EPA、DHA)合成前体。二十碳五烯酸(EPA)是重要的多不饱和脂肪酸化学信使物,与免疫、炎症相关。二十二碳六烯酸(DHA)是脑、视网膜正常发育所必需的。二十二碳五烯酸(DPA)是ALA在体内生成EPA和DHA的中间产物,对冠心病有潜在治疗作用。

增加ω-3多不饱和脂肪酸摄取量,可促进婴儿视网膜、脑发育;能降低糖尿病患者血清LDL-C、TG水平,抑制肿瘤细胞增殖/促进凋亡。有人研究12513例有心血管风险因子的人,结果发现,ω-3多不饱和脂肪酸能降低心血管死亡率、发病率。

(11)未证实有价值或可能恶化心衰的药物 Ⅲ类推荐:对现在或既往症状性射血分数减低心衰患者,不推荐对心衰患者进行抗氧化营养补充治疗(B级证据);如不是校正激素缺乏,不推荐激素治疗(C级证据),一般无益。

已知对现在或既往症状性射血分数减低心衰患者临床状况产生不良影响的药物,可能是有害的,应避免或停药(如多数抗心律失常药物、除氨氯地平外的多数钙通道阻断剂、非固醇类抗炎药、噻唑烷二酮)(B级证据);长期使用静脉正性肌力药物可能有害,除非终末期疾病患者用标准药物治疗不能稳定病情而作为姑息治疗(C级证据)。

(12)钙通道阻断剂

Ⅲ类推荐:作为射血分数减低心衰患者常规治疗无益,一般不推荐二氢吡啶类钙通道阻断剂(A级证据)。

(13)对左心室射血分数保留心衰C期的药物治疗

——Ⅰ类推荐:对左心室射血分数保留的心衰患者,应按照一些指南,控制收缩压、舒张压,以预防临床发病(B级证据);患者由于容量负荷过度导致症状时,为缓解症状,应使用利尿剂(C级证据)。

——Ⅱa类推荐:冠心病患者,即使给予指南导向药物治疗(GDMT),但有症状(心绞痛)或心肌缺血,对左心室射血分数保留的心衰能产生不良影响时,冠状动脉再血管化治疗是合理的(C级证据);按照一些指南治疗房颤,以改善症状性心衰是合理的(C级证据)。对高血压患者,为控制射血分数保留的心衰患者的血压,使用β受体阻断剂、ACEI、ARB是合理的(C级证据)。

——Ⅱb类推荐:对射血分数保留心衰的患者,为降低住院率,可考虑使用ARB(B级证据)。

——Ⅲ类推荐:对射血分数保留心衰的患者,不推荐常规使用抗氧化营养补充剂(C级证据),一般无益。

(14)对射血分数减低心衰患者装置置入治疗

——Ⅰ类推荐:选择性非缺血性扩张型心肌病或心肌梗死后至少40天的缺血性心脏病,LVEF≤35%,在指南导向药物治疗(GDMT)基础上的NYHA心功能Ⅱ或Ⅲ级,寿命预期1年以上,为降低总死亡率,推荐ICD治疗,为心源性猝死(SCD)的一级预防治疗(A级证据)。LVEF≤35%,窦性心律,左束支阻滞合并QRS间期≥150毫秒,在GDMT基础上的NYHA心功能Ⅱ级、Ⅲ级或门诊Ⅳ患者,适宜于心脏再同步化治疗(对NYHA心功能Ⅲ/Ⅳ级者,A级证据;对NYHA心功能Ⅱ级者,B级证据)。心肌梗死后至少40天患者,LVEF≤30%,虽然接受GDMT但NYHA心功能Ⅰ级者,预期寿命1年以上,为降低总死亡率,推荐ICD为SCD的一级预防治疗(B级证据)。

——Ⅱa类推荐:LVEF≤35%,窦性心律,非左束支传导阻滞而QRS间期≥150毫秒,在指南导向药物治疗(GDMT)基础上NYHA心功能Ⅲ级/门诊NYHA心功能Ⅳ级患者,心脏再同步化治疗可能有用(A级证据)。LVEF≤35%,窦性心律,左束支传导阻滞而QRS间期120~149毫秒,在指南导向药物治疗基础上NYHA心功能Ⅱ级、Ⅲ级或门诊NYHA心功能Ⅳ患者,心脏再同步化治疗可能有用(B级证据)。房颤患者在指南导向药物治疗后LVEF≤35%,如果患者需要心室起搏、其他方面符合心脏再同步化治疗的置入标准、房室结消融、药物室率控制而允许心脏再同步化治疗后达接近100%心室起搏,则心脏再同步化治疗可能有用(B级证据)。患者在指南导向药物治疗基础上LVEF≤35%,及进行新装置置入、装置置换,预期需要明显的心室起搏(>40%),则心脏再同步化治疗可能有用(C级证据)。

——Ⅱb类推荐:由频繁住院、极度虚弱、有并发病如全身恶性肿瘤或严重肾功能不全预示的非猝死高危者,ICD对延长有意义的生存时间有益,给予ICD置入的有用性正在研究中(B级证据)。LVEF≤35%,窦性心律,非左束支传导阻滞而QRS间期120~149毫秒,在指南导向药物治疗基础上NYHA心功能Ⅲ级/门诊NYHA心功能Ⅳ级患者,可考虑心脏再同步化治疗(B级证据)。LVEF≤35%,窦性心律,非左束支传导阻滞而QRS间期≥150毫秒,在指南导向药物治疗基础上、NYHA心功能Ⅱ级,可考虑心脏再同步化治疗(B级证据)。LVEF≤30%,心衰病因为缺血性,窦性心律,左束支传导阻滞并QRS间期≥150毫秒,在指南导向药物治疗后NYHA心功能Ⅰ级，一般可考虑心脏再同步化治疗(C级证据)。

——Ⅲ类推荐：NYHA心功能Ⅰ或Ⅱ级，非左束支传导阻滞而QRS间期<150毫秒，不推荐心脏再同步化治疗(B级证据)。由于并发病和/或虚弱限制生存，良好功能下生存<1年，不适宜心脏再同步化治疗(C级证据)，一般无益。

五、慢性心衰D期治疗

1. 水摄入限制

Ⅱa类推荐：对慢性心衰D期的患者，为减轻充血症状，限制水摄入(每天1.5~2 L)是合理的，尤其对合并低钠血症的患者(C级证据)。

2. 正性肌力支持治疗

(1)Ⅰ类推荐　在最终治疗(如冠状动脉再血管化治疗、心脏移植)或导致急性发作的因素解决前，心源性休克患者应接受临时性静脉正性肌力药物支持治疗，以维持体循环灌注，保护终末器官功能(C级证据)。

(2)Ⅱa类推荐　心力衰竭D期患者，对指南导向药物治疗、装置置入治疗无效，其适合于等待机械辅助循环(MCS)或心脏移植治疗；作为桥接性治疗，持续性静脉正性肌力药物支持治疗是合理的(B级证据)。

(3)Ⅱb类推荐　收缩功能严重障碍的住院患者，出现低血压、心输出量显著降低，为维持体循环灌注和保护终末器官功能，短期、持续性静脉正性肌力药物支持治疗是合理的(B级证据)。即使最佳的指南导向药物治疗、装置治疗仍处于D期的患者，不宜心脏移植，对其中患者有选择地做姑息治疗、控制症状，可考虑长期持续性静脉正性肌力药物支持治疗(B级证据)。

(4)Ⅲ类推荐　对心衰患者，无特异性适应证、非姑息治疗原因，长期持续或间断性静脉正性肌力药物可能有害(B级证据)。住院患者无收缩功能严重障碍、低血压、灌注受损，证据显示没有显著心输出量降低，有或无充血，静脉正性肌力药物可能有害(B级证据)。

3. 机械辅助循环(MCS)治疗

(1)Ⅱa类推荐　左心室射血分数减低心衰D期患者，经仔细挑选，预期、计划进行最终治疗(如心脏移植)或心脏功能可恢复，机械辅助循环有益(B级证据)。作为恢复性桥接性治疗、确定治疗决策的桥接性治疗，对仔细选择的左心室射血分数减低心衰患者，出现急性、严重的血流动力学障碍，进行非永久性机械辅助循环，包括经皮或体外左心室辅助装置(VADs)的使用是合理的(B级证据)。对仔细选择的射血分数减低心衰D期患者，为延长寿命，应用永久性机械辅助循环是合理的(B级证据)。

4. 心脏移植治疗

(1)Ⅰ类推荐　即使指南导向药物治疗、装置治疗、手术治疗仍然处于D期的心衰患者经仔细选择，适宜于心脏移植的评价(C级证据)。心脏移植技术已日益成熟，已成为终末期心脏病患者有效的治疗手段，1982~2008年全世界心脏移植手术已达8万例，每年心脏移植5000例，患者生存质量提高。WHO将生存质量定义为个体对目标、期望、标准、所关心的事情的生存状况体验，包含生理健康、心理状态、社会关系、与周围环境的关系。在国外所进行的心脏移植相关生存质量的研究中，应用较为广泛的测评量表为简明健康调查量表(SF-36)，内容包括8个方面：①躯体功能；②躯体角色功能；③躯体疼痛；④一般健康状况；⑤活力；⑥社会功能；⑦情绪角色功能；⑧心理健康。量表的效度和信度较好，共有36个条目。有人研究786例心脏移植术后5~10年的患者，发现34%~45%心脏移植患者躯体功能没有发生障碍，日常行为能力明显提高，躯体功能可得到较大的改善，对家庭、社会经济、心理、精神生活各个方面较满意，生存质量较术前得到一定改善，至术后6个月时保持平稳。心脏移植患者术后生存质量与患者社会支持度相关，良好的应对方式、提高患者的社会支持度,可有助于生存质量的提高。

5. 住院患者治疗

(1)促进心衰失代偿因素的治疗　Ⅰ类推荐:在急性冠状动脉综合征(ACS)急性心衰的加重失代偿时期,应尽快通过心电图、血清生物标志物确诊,包括高敏心脏肌钙蛋白(hs-cTn)检验;应尽快在对患者整体情况、预后有益的条件下,给予最佳治疗(C级证据)。在最初评价时,应考虑加重急性心衰的常见诱发因素,明确这些疾病情况是关键因素后,应指导给予合适的治疗(C级证据)。

临床医师治疗心衰失代偿因素时,常检查血中高敏心脏肌钙蛋白(hs-cTn)水平;可应用更敏感结合抗原的抗体、增加抗体浓度与上样量、优化缓冲液,能提高检验的敏感性、准确性。性别、年龄、种族、肾功能、心衰、结构性心脏病、左室质量增加,与血 hs-cTn 水平升高相关。一般人群中约 2% 血 hs-cTn 水平>99 百分位正常参照水平上限而有中等水平升高(阳性)。急诊室心衰患者可能有 20% 阳性率。

分析血 hs-cTn 水平检验值随时间的动态变化(Δhs-cTn),可确定是否出现急性心肌损伤。非心源性胸痛、血 hs-cTn 水平升高,可能由不稳定型心绞痛、心脏结构异常引起。生物标志物的释放是血流依赖性的,生物标志物并非总是快速进入血液。心脏肌钙蛋白I(cTnI)和心脏肌钙蛋白T(cTnT)可使用 ELISA 测定,它们的定量可受试剂抗体、分析物被干预,而导致假阳性、假阴性。cTnI、cTnT 的自身抗体可出现于 5%～20% 心衰个体,可能影响测定的准确性;胚胎性 cTn 异构体可在病变骨骼肌表达,可能导致假阳性。从外周静脉系统抽血时溶血,可能影响 cTn 测定的准确性。血中心脏肌钙蛋白,包括 hs-cTn 水平升高时,长期全因死亡率、心血管死亡率的风险,可较血心肌钙蛋白阴性高 2 倍。可用 hs-cTn 检验结果,对患者危险分层。

(2)住院期间维持指南导向药物治疗　Ⅰ类推荐:射血分数减低心衰患者,在指南导向药物治疗(GDMT)的慢性维持治疗期间,出现心衰症状加重时需要住院;无血流动力学不稳定或禁忌证时,推荐持续进行指南导向药物治疗(B级证据)。当容量状态最佳和成功停用静脉内利尿剂、血管扩张剂、正性肌力药物后,推荐开始使用β受体阻断剂时仅用于稳定患者,并以低剂量开始。对住院期间需要正性肌力药物的患者,开始使用β受体阻断剂时应谨慎(B级证据)。

(3)住院患者利尿剂的治疗　Ⅰ类推荐:心衰患者血容量负荷过度时,应立即使用静脉袢利尿剂,以减少心衰发作(B级证据)。如患者已接受袢利尿剂治疗,最初的静脉使用剂量应≥慢性口服剂量,应间断静脉推注或持续静脉滴注给药,并应连续评价尿量、充血症状、体征,相应地调整利尿剂的剂量,以减轻症状,降低血容量负荷过度,避免低血压(B级证据)。通过仔细检查液体的摄入、排出、生命体征、每天同一时间的体重、体循环灌注、充血的临床症状和体征,进行心衰治疗效果检查。在利尿剂静脉使用或心衰治疗药物持续使用期间,应每天检查血清电解质、尿素氮、血肌酐的水平(C级证据)。

Ⅱa 类推荐:当利尿治疗不足以缓解症状时,要提高静脉袢利尿剂的剂量(B级证据),或加用第二种利尿剂如噻嗪类利尿剂(B级证据)。

Ⅱb 类推荐:为改善利尿效果,更好保护肾功能,增加肾血流量,除袢利尿剂外,可考虑低剂量多巴胺静滴(B级证据)。

有人探讨多巴胺+硝普钠治疗 92 例慢性心衰患者;分为两组,对照组用洋地黄、利尿剂、ACEI 等常规治疗;观察组在上述基础上+微量泵持续输入多巴胺、硝普钠。结果发现,两组治疗后都有 LVEF 增加及 LVESD、LVEDD、LA 减少,观察组治疗总有效率为 93.5%,对照组为 82.6%,差异有统计学意义。硝普钠+多巴胺对慢性心衰患者心功能改善的疗效显著,能缩小已扩大的左房、左室,提高 LVEF,减少患者住院时间。增强心肌收缩力、减轻患者心脏负荷,是治疗心衰的关键。多巴胺收缩外周血管,有正性肌力作用,有剂量依赖性;剂量每分钟 2～5μg 时,还能增加心肌收缩力、心排血量;有升压作用,可抵消硝普钠产生的低血压,能改善血流动力学,改善临床症状、体征、心功能,降低左室收缩/舒张的末期直径,增加左室射血分数,减少患者住院时间。硝普钠能扩张静脉、小动脉,使血容量由中心逐渐向外周静脉分布,能快速降低心室充盈压,降低全身血管阻力、心室前/后负荷,增加主动脉壁顺应性,改善心肌收缩,增加心排血量;在常规治疗基础上加硝普钠/多巴胺治疗心衰,能增强心肌收缩力,减轻心脏负荷。

(4)住院患者肾替代治疗血液超滤　Ⅱb 类推荐：血容量负荷明显过度的患者,为减轻充血症状、去除液体,可考虑血液超滤治疗(B 级证据)。顽固性充血患者,对药物治疗无反应,可考虑血液超滤治疗(C 级证据)。

有人研究顽固性心衰(NYHA 心功能 Ⅳ,常规抗心衰治疗无效)应用连续性静脉-静脉血液滤过治疗(CVVH)的疗效,超滤 6～20 时,超滤量为 3 000 ml,每天 1 次,治疗 7 天;总有效率为96.0%;患者呼吸、心率、血压、血钠、血肌酐、动脉血氧分压、血氧饱和度均改善;CVVH 可用于顽固性心衰的治疗,可将潴留过多的水、钠清除,减轻心脏前负荷;降低心室舒张末期压力/容量,减少室壁张力,降低心肌耗氧量;经透析后,血液内胶体水平相对提高,促使水由细胞间隙向血管内移动,有利于水肿消退;通过透析及置换液电解质的调整,能纠正水、电解质代谢及酸碱平衡紊乱,有利于心功能改善;能清除体内的一些药物抗体,恢复对抗心衰药物治疗的敏感性;增加肝、肾血流量,降低心衰时 RAS 系统活性,降低去甲肾上腺素水平,增加尿量。CVVH 是等渗性脱水,出现低血压的概率较低,同时可纠正电解质紊乱,是治疗顽固性心衰的简单、安全、有效的方法之一。

(5)住院心衰患者静脉用药治疗　Ⅱb 类推荐：急性失代偿性住院心衰患者,如无症状性低血压,可考虑静脉使用硝酸甘油、硝普钠、奈西利肽辅助利尿、缓解呼吸困难(A 级证据)。

(6)住院患者静脉血栓栓塞预防治疗　Ⅰ类推荐：如收益-风险比合适,失代偿心衰住院患者,可接受抗凝剂治疗,预防静脉血栓栓塞的发生(B 级证据)。慢性心衰患者常有血液高凝、血液淤滞、血管壁及血液成分异常,处于血栓前状态,易发生血栓栓塞事件(1%～4.5%);有人 Meta 分析抗凝治疗慢性心衰患者 2 506 例,结果显示,抗凝治疗可减少慢性心衰患者死亡、血栓栓塞事件。但与应用抗血小板药物比,支持慢性心衰患者进行抗凝治疗的证据仍不充分,为 B 级证据,一般尚不能作为常规治疗。

(7)血管加压素受体阻断剂　Ⅱb 类推荐：即使限制水摄入以及最大剂量的指南导向药物治疗,仍然血容量负荷过度的住院患者,包括心衰患者,可出现持续性严重低钠血症、进展性认知症状,可考虑短期应用选择性、非选择性血管加压素受体阻断剂,改善高容量、低钠血症状态(B 级证据)。

(8)住院患者治疗　Ⅰ类推荐：为确定指南导向药物治疗(GDMT)的合适患者,对住院患者推荐使用治疗性能改进系统、循证系统,要提供一些指南导向药物的治疗及评价(B 级证据)。如果合适,整个住院期间、出院前、出院后第一次就诊、随后的随访就诊中,应处理下列问题(B 级证据):①如果以前未进行指南导向药物治疗及无禁忌证,开始指南导向药物治疗;②处理加重心衰的诱因、影响最佳过渡治疗的因素、出院后的支持治疗;③适时调整心衰的治疗,评价容量状态、卧位/直立低血压;④滴定及给予最佳化慢性心衰口服药物治疗;⑤适当评价肾功能、电解质;⑥评价和治疗并发病;⑦加强对心衰患者的教育,教育自我管理性治疗、急诊方案、依存性需要;⑧选择患者考虑姑息治疗或临终关怀治疗。再次住院风险高的患者,推荐教育-多学科管理治疗方案,促进指南导向药物治疗的实施,解决影响行为变化的各种因素,降低随后再住院的风险(B 级证据)。

Ⅱa 类推荐：安排一次出院后早期随访复诊(7～14 天内)和早期电话随访(3 天内)是合理的(B级证据)。使用临床风险预测工具/生物标志物,确定患者出院后处于临床事件发作的高风险是合理的(B 级证据)。

(9)手术/经皮/经导管的介入治疗心衰　Ⅰ类推荐：指南导向药物治疗的患者(射血分数保留心衰患者、射血分数减低心衰患者),心绞痛仍发作、冠状动脉解剖结构合适,可通过冠状动脉旁路移植术(CABG)或经皮冠状动脉介入(PCI)治疗,进行冠状动脉再血管化,尤其左主干病变(>

50%)或左主干等同病变(C 级证据)。

冠状动脉旁路移植术(CABG)是治疗冠心病的主要手段之一,手术方式包括体外循环下冠状动脉旁路移植术(ONCABG)、浅低温不停跳行非体外循环下冠状动脉旁路移植术(OPCABG)。有人回顾性分析 1650 例男性患者施行 OPCABG、ONCABG 的临床资料,结果发现,与 ONCABG 组比,OPCABG 组搭桥时间和总手术时间均短,搭桥数大于 3 的患者较多,应用连续肾脏替代疗法(CRRT)和主动脉内球囊反搏较少,两组术后院内病死率差异无统计学意义。因此在年龄>70岁、术前肾脏功能下降、心功能差的患者,施行 OPCABG 手术,对早期恢复可能有益。目前OPCABG 占冠状动脉旁路移植术总量的比例逐年增加,可部分避免体外循环导致的合并症,对术后早期的心功能恢复有益,早期预后较好;可避免体外循环导致的全身炎性反应、肾血管紧张度改变、红细胞破坏、搏动血流消失、补体系统和凝血旁路的激活、微血栓/气栓等的形成等。

Ⅱa 类推荐:轻到中度左心室收缩功能不全的患者(EF 为 35%～50%),及显著的多支病变(≥70%直径狭窄)或前降支近段冠状动脉病变的患者,当再血管化的区域存在存活心肌时,改善生存的冠状动脉旁路移植术手术是合理的(B 级证据)。对严重左心室功能不全(EF<35%)、心衰、显著冠状动脉病变的患者,应用冠状动脉旁路移植术或药物治疗,来改善临床发病率和心血管死亡率,是合理的(B 级证据)。严重主动脉瓣狭窄、预测手术死亡率不超过 10%时,主动脉瓣手术置换是合理的(B 级证据)。严重主动脉狭窄患者,被认为手术不能治愈时,仔细考虑后,选择经导管主动脉瓣置换是合理的(B 级证据)。

Ⅱb 类推荐:缺血性心脏病患者,合并严重左心室收缩功能不全(EF<35%)、有可行手术的冠状动脉解剖病变,无论有无存活心肌,为改善生存,可考虑冠状动脉旁路移植术(B 级证据)。对功能性二尖瓣功能不全患者,经导管二尖瓣修补或二尖瓣手术的益处不清;只有经仔细选择及指南导向药物治疗后,才应考虑这些手术(B 级证据)。仔细选择的射血分数减低心衰患者,可能有特殊的适应证,包括难治性心衰、室性心律失常,可考虑手术逆转左心室重构,或行左心室室壁瘤切除术(B 级证据)。

(10)慢性心衰患者的协调治疗　Ⅰ类推荐:对于每例慢性心衰的患者,为确保有效的治疗,要获得指南导向药物治疗、系统协调治疗、出院过渡治疗(B 级证据)。每例心衰患者,应有循证的治疗方案,确保有效治疗并发病、及时随访、合适的饮食和体力活动、心血管疾病二级预防。这些治疗方案应该定期更新,随时提供给每例患者、医疗团队的所有成员(C 级证据)。症状性进展性心衰患者,为改善生活质量,姑息和支持治疗有效(B 级证据)。

(11)生存质量标准　Ⅰ类推荐:心衰治疗以改善生活质量为目的,应使用专业开发的性能表衡量指标(B 级证据)。

Ⅱa 类推荐:为提高心衰治疗质量,生存质量改善计划可能有益,要达到临床指南的生存质量标准/性能表现指标(B 级证据)。

六、正性肌力药物的靶

正性肌力药物能影响心肌收缩力,是治疗心衰的药物之一,与心肌收缩力有关的靶点包括:β肾上腺素受体、磷酸二酯酶、蛋白磷酸酶、钙通道、蛋白激酶 A、蛋白激酶 C、钠离子-钙离子交换体、细胞膜/肌浆网膜钙泵、受磷蛋白、兰尼碱受体-钙离子通道、三磷酸肌醇受体-钙离子通道、与钙增敏剂相关的心肌收缩蛋白、钠泵等。正性肌力药物应具备靶点作用特征。

在心衰恶化阶段治疗中,常通过正性肌力药物来改善心肌收缩功能。传统的正性肌力药物有地高辛、肾上腺素受体兴奋剂如多巴胺、磷酸二酯酶抑制剂如米力农。与对照组比,长期应用地高辛没有提高心衰患者生存率,长期应用米力农反而可能降低心衰患者生存率,它们主要用于心衰时的短时间支持疗法;多巴胺只在病情严重时,帮助心衰患者渡过难关。故临床上需要研究毒性较低、使用范围较广的正性肌力药物。

——β肾上腺素受体兴奋剂：包括多巴胺、多巴酚丁胺等，多用于改善急性恶化阶段的心衰患者的血流动力学参数；它们正性肌力时，常增加心肌耗氧量，加快心律，易导致心律失常等，已应用较少。高水平蛋白激酶 A 易引起兰尼碱受体的过度磷酸化，进而导致心肌舒张时出现肌浆网膜钙离子渗漏，不利于对心衰的治疗。蛋白激酶 A 的作用比较广泛，至今没有其直接靶向药物在临床上应用。

——磷酸二酯酶抑制剂：心脏中主要有磷酸二酯酶(PDE)-Ⅰ/Ⅱ/Ⅲ。米力农、氨力农都抑制 PDE-Ⅲ 水解 cAMP，使细胞质 cAMP/PKA 活性水平升高，促使 L 型电压门控钙离子通道开放，产生正性肌力作用；还能扩张血管，相对不增加心肌耗氧量；但该类药物不良反应较多，如血小板减少、低血压、心律失常等，可导致远期死亡率升高，临床使用受限。

——L 型电压门控钙通道靶向药物：BayK8644 等 L 型电压门控钙通道激动剂，可使该通道开放时间延长，明显升高细胞质钙离子水平，产生正性肌力作用。但由于此类药物同时可引起血管收缩，限制其临床使用。

——蛋白激酶 C 靶向药物：蛋白激酶 C 的特异性抑制剂 LY333531 可减缓心衰过程中心肌肥厚等症状，改善心肌功能，有临床应用潜力。

——钠离子-钙离子交换体靶向药物：SEA0400 等能抑制钠离子-钙离子交换体的正向转运，促进钠离子-钙离子交换体的逆向转运，即增加钙离子进入细胞质，起正性肌力作用，几乎不影响其他受体和转运蛋白，有望成为有前途的药物。

——钠泵靶向药物：洋地黄类可抑制心肌细胞膜钠泵，引起细胞质钠离子水平升高，激活钠离子-钙离子交换体逆向转运系统，增加钙离子内流，产生正性肌力作用；地高辛兼有抑制交感神经作用、活化副交感神经的作用；但地高辛的治疗量、中毒量很接近，有很强的药物相互作用，对严重的心衰患者易引发心律失常，不能降低心衰死亡率。钠离子-钙离子交换体激动剂与钠泵抑制剂的联用，可能对正性肌力更有益。

——兰尼碱受体(RyR)-钙离子通道靶向药物：心衰时，RyR2-钙离子通道结构与功能改变，开放减少，导致心肌收缩时肌浆网经 RyR2-钙离子通道释放钙离子减少，心肌收缩力减弱。因此活化、开放 RyR2-钙离子通道是一种潜在的治疗方法。

——三磷酸肌醇(IP$_3$)-钙离子通道受体靶向药物：三磷酸肌醇受体-钙离子通道水平降低，三磷酸肌醇受体-钙离子通道介导的肌浆网钙释放减少，结果不能激活三磷酸肌醇受体-钙离子通道附近的兰尼碱受体 2-钙离子通道，与心衰发生相关。因此活化、开放三磷酸肌醇受体-钙离子通道是一种潜在的治疗方法。

——与钙离子增敏剂相关的收缩蛋白靶向药物：能增加心肌收缩蛋白对钙离子的敏感性，发挥强心作用，称作钙离子增敏剂；可分 3 型：Ⅰ 型钙离子增敏剂通过直接作用、变构调节，提高肌钙蛋白 C 对钙离子的亲和力，增强心肌收缩力，如 MCI-154；Ⅱ 型钙离子增敏剂作用于心肌细丝，增加心肌纤维对钙离子的敏感性，增强肌动蛋白的收缩作用，如左西孟坦，有正性肌力作用，可降低心衰患者的死亡率；Ⅲ 型直接作用于横桥，调节肌动蛋白-肌球蛋白的反应性，如 EMD57033。

钙离子增敏剂基本不影响心肌细胞质钙离子水平，通常不改变心率，避免了 cAMP 依赖型药物普遍导致心律失常的弊端；大部分能降低心脏的前/后负荷，减少心肌耗氧量，增加钙离子与心肌收缩蛋白的结合，提高心肌收缩功能；但同时也由于结合后解离困难，可能损害心肌的舒张功能。钙离子增敏剂左西孟坦起正性肌力作用，可降低心衰患者死亡率，将会有理想的前景。理想的治疗心衰的正性肌力药物，应有以下特性：①有正性肌力作用，但不引起细胞质钙超载。②舒张动脉血管，减轻心脏后负荷。③无变时作用，不影响心率。④口服有效、治疗范围大、无耐药现象。⑤有理想的心肌松弛作用。

七、心源性休克

心源性休克(CS)是常见的危重急症,需要有效处理,提高抢救成功率。

——心源性休克的原因主要有:①急性心肌梗死(AMI)及其所致的泵衰竭(占75%),特别是大面积急性心肌梗死。有时急性心肌梗死面积虽较小,但先前有心衰,或有急性心肌梗死延展。②由急性心肌梗死引起的心脏机械性并发症(占17%~20%),如二尖瓣乳头肌功能不全导致的急性二尖瓣反流、室间隔穿孔、心包填塞。③其他原因,如重症心肌炎、终末期心肌病、持久的心-肺旁路(体外循环)手术、主动脉瓣狭窄、二尖瓣狭窄、左心房黏液瘤、急性主动脉瓣关闭不全等。心源性休克的预后常很差,病死率平均50%,其中>75岁者病死率可达60%乃至70%。

——心源性休克的主要治疗措施包括:①药物,如正性肌力药物、一氧化氮合酶抑制剂等;②低温,特别是在体外循环手术中的心肌保护;③心肌再生疗法,自体骨髓间充质干细胞移植等;④血运重建和再灌注治疗,针对急性心肌梗死的经皮冠状动脉介入(PCI)治疗,抗血小板和抗血栓治疗;⑤机械性血流动力学支持,主动脉内球囊反搏术(IABP)、人工心脏辅助循环、经皮左/右心室辅助装置。

——主动脉内球囊反搏术的效果和局限性:研究显示,虽主动脉内球囊反搏术有降低PCI后6个月累计病死率的趋势,但结果差异常无统计学意义。分析显示,ST段抬高性急性心肌梗死并发心源性休克者,在未进行再灌注治疗组、溶栓组,主动脉内球囊反搏术有效;但在直接PCI组,主动脉内球囊反搏术常未显示出益处。

——经皮左心室辅助装置的设备和原理:基于主动脉内球囊反搏术的局限性和开胸植入心室辅助装置的手术创伤,经皮左心室辅助装置(pLVAD)的研究及应用不断深入,主要有:①Tandem Heart装置,可作为左心室辅助装置。②Impella系统,操作便捷,可用于左心室或右心室辅助循环。③A-MedSystems pLVAD,泵在体外,可根据需要更换不同功率和心排量的型号。④体外膜氧合器(ECMO),又称为全心肺支持,适合于伴有严重低氧血症的心源性休克患者。

经皮左心室辅助装置的适应证:①按照一些关于PCI的指南,ST段抬高性急性心肌梗死伴心源性休克,当药物治疗后不能迅速稳定者为Ⅰ类推荐、B级证据。②在仔细选择的高危PCI患者中,使用经皮左心室辅助装置可能是合适的,为Ⅱb类推荐、C级证据。③在某些室性心律失常的复杂射频消融术中,也可应用经皮左心室辅助装置。④心脏外科手术前为稳定血流动力学而可应用,如急性心肌缺血、急性心肌梗死的机械并发症的急性二尖瓣反流、室间隔穿孔、严重的术前左心室功能障碍。⑤恢复期的过渡治疗,如急性心肌梗死后、心脏手术后的心肌震荡期。⑥永久治疗的过渡,如手术植入永久左心室辅助装置前准备、心脏移植患者的术前治疗。

八、特发性扩张型心肌病

特发性扩张型心肌病(DCM)在原发性心肌病中较常见,常有左心室、右心室明显扩大,心室收缩功能降低,可有心脏扩大/心衰/心律失常/栓塞/猝死,常散发,中青年男性较多见。病因有多种,如病毒感染、自身免疫、遗传异常、营养不良、乙醇慢性中毒、高血压、妊娠、内分泌紊乱等;NYHA心功能常在Ⅲ级以上,左心室内径增大,左心室舒张期末内径(LVED)常为65~75 mm,左心室收缩期末内径(LVES)常>40 mm,左心室射血分数(LVEF)为20%~40%,左心室收缩活动降低(要排除肺心病、各种瓣膜病、先天性心脏病、心包积液等)。其临床表现为常起病缓慢,病程长短不等,多呈慢性、进行性发展;常有无明显原因的充血性心衰、心律失常、动脉栓塞、猝死等;后期伴右心衰时,则可出现浮肿、腹水、肝大等,提示预后不良。

特发性扩张型心肌病诊断:由于病因不明确,临床检查常缺乏特异性,确诊主要通过排除法。

常辅助检查心电图,可见传导阻滞、心律失常、病理性 Q 波。胸部 X 片常发现心室扩大,彩超可见左室运动弥漫性减弱,B 超可见各心房、心室扩大,也可为单纯左心扩大,心室壁薄,二尖瓣开放幅度减弱,射血分数常减小。

特发性扩张型心肌病的一般治疗方法:上呼吸道感染时,可应用抗生素、转移因子、丙种球蛋白,提高机体免疫力;急性期卧床休息可减轻心脏负荷,延长舒张期,减慢心率,有利于静脉回流,增加冠状动脉血流,增强心肌收缩,增加心排血量,改善心功能,减轻心衰。

特发性扩张型心肌病心功能不全治疗:

——洋地黄类药物:患者在应用利尿剂、血管扩张剂后,仍有左室充盈压升高、心排血量降低者,静脉应用毛花苷 C 或口服地高辛,能使血流动力学改善,减轻症状;洋地黄一般用小剂量,缓慢给药,一般可避免不良反应。

——ACEI:它能扩张小动脉,降低总外周阻力,降低血管紧张素 Ⅱ、交感神经活性水平,减少释放去甲肾上腺素,可降低心脏前/后负荷,不增加心率;能减少分泌醛固酮,促进排钠保钾,减少释放血管加压素,可改善心室重构,阻止心脏扩大,延缓心衰发生。常用卡托普利、依那普利,一般从小剂量开始,逐渐加到可耐受的最大剂量,剂量与效果呈正相关。

——β 受体阻断剂:美国有人研究卡维地洛治疗 1 094 例 NYHA 心功能 Ⅱ～Ⅳ 级、LVEF＜35％的患者,结果发现,与安慰剂组比,卡维地洛组(同时继续服地高辛、利尿剂、ACEI)的死亡率、住院率均降低;对轻、中、重度症状性心衰均有效,比常规治疗死亡率减少 35％,多数患者能耐受目标剂量(每天 50 mg)。根据循证医学证据,只要患者病情稳定,NYHA 心功能 Ⅱ 级或以上,均须服用 β 受体阻断剂;一般剂量从小渐增、加到最大耐受量;治疗特发性扩张型心肌病时,能增加心肌细胞膜 β 受体密度,改善心肌收缩功能,降低心率,延长舒张期,改善冠脉舒张期灌注,减少心肌耗氧量,改善心肌缺血,减少心律失常,对合并心律失常的特发性扩张型心肌病有益。有哮喘、严重慢性阻塞性肺病、Ⅱ 度以上房室传导阻滞、病窦综合征的患者,不宜应用 β 受体阻断剂。β 受体阻断剂可能于数月后才能明显,中途一般不应停药。

——利尿剂:心衰患者应用利尿剂,能使回心血量减少,迅速减轻心脏前负荷;但缓解体循环充血症状后,再用利尿剂常不能产生疗效,因利尿剂不增加心排出量,能激活神经-内分泌系统,可引起电解质紊乱、室性心律失常、猝死;心衰症状缓解后,可停用利尿剂,或合用洋地黄、ACEI、β 受体阻断剂。

——心肌代谢药物果糖 1,6-二磷酸(FDP),能促进红细胞膜保持韧性,促进向组织释放氧,改善葡萄糖代谢。辅酶 Q10 是线粒体氧化还原反应的辅酶,可改善特发性扩张型心肌病心肌代谢。

——抗心律失常的治疗:特发性扩张型心肌病患者常伴各种心律失常,如室性心律失常;一些抗心律失常药物有负性肌力作用,可使心衰加重;对无症状的频发性房性、室性早搏、非持续性室速,一般不主张急于用抗心律失常药,而应加强对心衰的治疗,消除各种诱因;对有明显症状的非持续性/持续性室速,可应用普罗帕酮、胺碘酮,必要时在心电图监护下应用,以保证用药安全。特发性扩张型心肌病伴慢性心衰者血栓、栓塞并发症的出现率较高,除有禁忌证外,可加用抗凝治疗,改善病情。应防治病毒型心肌炎。

九、心内膜心肌活检

心内膜心肌活检(EMB)能检查活体心脏组织,常为心脏移植术后的评价方法;能进行光镜/电镜组织形态学、免疫荧光、免疫组化、酶学、病毒学检查,能判断某些特殊心肌疾病的预后。目前常采用经皮右心室心内膜心肌活检,常使用右颈静脉、股静脉、锁骨下静脉为血管入路;在 X 线指导下,术中应监测心率、心律、血压、血氧饱和度。经皮左心室心内膜心肌活检,常使用股动脉或肱动脉为血管入路,同时还需给予肝素、阿司匹林、其他抗血小板药物;常很安全。心内膜心肌活检采取的标本,应来自右心室间隔的一个以上部位,取 5～10 块,每块 1～2mm³。标本须用无菌针头从活检钳上移到固定液里(如 10％甲醛缓冲液)。固定液应于室温下保存。如要进行透射电镜检查,标本要保存在 4％戊二醛固定液中。

心内膜心肌活检的并发症可分为急性并发症、迟发性并发症。急性并发症包括心脏穿孔、心包压塞、室性/室上性心律失常、心脏传导阻滞、气胸、大动脉穿孔、肺栓塞、神经麻痹、静脉血肿、右房室瓣损伤、动静脉瘘形成等。研究发现,心内膜心肌活检的迟发性并发症包括穿刺点出血、三尖瓣损伤、心包填塞、深静脉血栓等。心内膜心肌活检整体并发症的发生率为 1％～2％。有人报道,心脏穿孔发生率为 0.12％(在 3048 例患者中)。

以下情况建议考虑心内膜心肌活检:①经充分的临床考虑、无创检查排除多数疾病(如瓣膜病、先天性心脏病、心包疾病、冠心病),需借助心内膜心肌活检明确诊断或排除诊断。②需要心内膜心肌活检监测疾病的临床过程和治疗效果。对怀疑为心肌炎的患者,还可使用心脏磁共振定位取样;对右室致心律失常性心肌病患者,还可予以电标测;对心内肿物患者,还可使用超声心动图技术检查等。

原因不明的新发心衰(短于 2 周),伴血流动力学障碍、左室大小正常或扩张,应行心内膜心肌活检(Ⅰ类推荐,B 级证据)。原因不明的新发心衰(2 周至 3 个月),伴左室扩张、新发室性心律失常、Ⅱ度莫氏二型或Ⅲ度房室传导阻滞,或常规治疗 1～2 周后反应差者,应接受心内膜心肌活检(Ⅰ类推荐,B 级证据)。原因不明的新发心衰(大于 3 个月),伴左室扩张及新发室性心律失常、Ⅱ度莫氏二型或Ⅲ度房室传导阻滞,或常规治疗 1～2 周后反应差者,接受心内膜心肌活检是合理的(Ⅱa 类推荐,C 级证据);此类患者应考虑心脏结节病、特发性肉芽肿性心肌炎。与扩张型心肌病相关且原因不明的心衰(不论时间长短),有可疑的过敏反应,伴嗜酸细胞增多症的患者,接受心内膜心肌活检是合理的(Ⅱa 类推荐,C 级证据)。原因不明心衰,考虑高累积剂量蒽环类药物性心肌病时,接受心内膜心肌活检是合理的(Ⅱa 类推荐,C 级证据)。原因不明的限制型心肌病伴心衰患者,接受心内膜心肌活检是合理的(Ⅱa 类推荐,C 级证据)。

怀疑心脏肿瘤并已除外典型心脏黏液瘤后,接受心内膜心肌活检是合理的(Ⅱa 类推荐,C 级证据)。原因不明的儿童心肌病患者,接受心内膜心肌活检是合理的(Ⅱa 类推荐,C 级证据)。原因不明的新发心衰(2 周至 3 个月),伴左室扩大,不伴新发心律失常、Ⅱ度莫氏二型或Ⅲ度房室传导阻滞,常规治疗 1～2 周后有效的患者,可考虑行心内膜心肌活检(Ⅱb 类推荐,C 级证据)。原因不明的心衰(大于 3 月),伴左室扩大,不伴新发心律失常、Ⅱ度莫氏二型或Ⅲ度房室传导阻滞,常规治疗 1～2 周后有效的患者,可考虑行心内膜心肌活检(Ⅱb 类推荐,C 级证据)。

原因不明心衰伴肥厚型心肌病患者,可考虑行心内膜心肌活检(Ⅱb 类推荐,C 级证据)。怀疑心律失常性右心室发育不良(ARVD)的患者,可考虑行心内膜心肌活检(Ⅱb 类推荐,C 级证据)。不明原因的室性心律失常患者,可考虑行心内膜心肌活检(Ⅱb 类推荐,C 级证据)。心内膜心肌活检不应用于不明原因的房颤患者(Ⅲ 类推荐,C 级证据)。虽然心内膜心肌活检属于有创检查,但是在那些技术成熟的心脏中心并发症的发生率在 1％以下。

——Ⅲ 类推荐:急性失代偿性心衰、合并充血的患者,血压正常,对利尿剂和血管扩张剂有反应时,不推荐常规进行有创性血流动力学检查(B 级证据),一般无益。

——Ⅲ 类推荐:心衰患者的常规评价,不应进行心内膜心肌活检(C 级证据),一般有害。

十、华法林

华法林是使用广泛的口服抗凝药,能预防血栓形成,主要用于机械心脏瓣膜置换术后、非瓣膜性房颤、深静脉血栓等患者的抗凝治疗。治疗安全范围较窄,剂量的个体差异较大,即使同一个体,不同时期所需的剂量也会不同,临床上因华法林剂量调整不及时而导致的出血、栓塞事件经常发生。影响华法林抗凝作用的因素,最主要的有遗传基因突变、基因多态性、体质量、年龄、其他药物因素。华法林的口服剂量较难调整,既易出现抗凝过度导致出血,也常出现抗凝不足引起血栓。美国一般要求华法林生产厂家须在其产品说明书中提醒患者,在使用华法林前,要优先考虑基因型分型的影响,包括 CYP2C9、CYP4F2、维生素 K 环氧化物还原酶复合体 1(VKORC1)、内质网钙结合蛋白基因(CALU)、γ 谷氨酰羧化酶基因(GGCX)、环氧化物水解酶基因(EPHX1)、载脂蛋白 E 基因等的分型。不同基因的单核苷酸多态性(SNP)也对华法林的抗凝作用有影响,所需华法林剂量有差异。年龄越大,所需华法林剂量越小;年龄不同,华法林抗凝维持剂量可差 6.3%。华法林维持剂量与体表面积呈正相关,体表面积不同,华法林维持剂量可差 11.4%。胺碘酮的代谢产物脱乙基胺碘酮,能抑制华法林代谢酶 CYP2C9,能增强华法林抗凝作用,华法林剂量可减 6%～65%。辛伐他汀、洛伐他汀、氟伐他汀、头孢洛林、氯唑西林、左氧氟沙星等,均增强华法林的抗凝作用,这时要减少华法林的剂量。有人对 2022 例患者进行分析后,得出基于抗凝指数、年龄、体表面积、胺碘酮/华法林剂量、目标国际标准化比值、遗传因素的剂量预测模型,相关性为 69.1%。

维生素 K 能促使维生素 K 依赖性凝血因子 Ⅱ、Ⅶ、Ⅸ、Ⅹ 的 N-端谷氨酸羧基化转变成 γ 羧基谷氨酸,羧基化能促进维生素 K 依赖性凝血因子结合到磷脂表面,可加速血液凝固。γ 羧基化需还原型维生素 K(维生素 K-H2)参与。双香豆素通过抑制维生素 K 环氧化物还原酶,从而阻断维生素 K-H2 的生成,进而抑制维生素 K 依赖性凝血因子的 γ 羧基化。维生素 K 拮抗剂也可抑制抗凝蛋白 C/S 的羧基化。

华法林是香豆素类抗凝剂,抗维生素 K;可抑制维生素 K 参与的凝血因子 Ⅱ、Ⅶ、Ⅸ、Ⅹ 在肝脏微粒体的合成;能诱导肝脏产生维生素 K 依赖性凝血因子前体物质,并使之释放入血,该物质抗原性与有关凝血因子相同,但并无凝血功能,反而有抗凝血作用,能减少凝血酶诱导的血小板聚集。在华法林作用下,凝血因子 Ⅱ、Ⅶ、Ⅸ、Ⅹ、蛋白 S/C 合成减少,假凝血因子即维生素 K 拮抗药诱导蛋白增多,有抗凝效应。华法林对血液中已有的凝血因子 Ⅱ、Ⅶ、Ⅸ、Ⅹ 并无抵抗作用,因此不能作为体外抗凝药使用,体内抗凝也须有活性的凝血因子消耗后才能有效,起效后作用维持时间较长,主要用于防治血栓栓塞性疾病。

华法林的药动学性质较稳定,优于其他口服抗凝药;常在患者对华法林不耐受时,才选用其他口服抗凝药。在非风湿性房颤患者预防脑卒中时,华法林疗效优于阿司匹林。在防治已妊娠患者血栓栓塞时,皮下或静脉注射肝素疗效则优于华法林(因肝素分子量大,不易透过胎盘,不影响胎儿)。

华法林是同分异构体 R 型、S 型等比例构成的消旋混合物,通过消化道迅速吸收,有很高的生物利用度,口服 90 分钟后达血水平峰值。消旋华法林的血清除半衰期是 36～42 小时,血浆清蛋白结合率较高。最大效应在 3～5 天内产生。几乎完全通过肝脏代谢,代谢产物抗凝作用微弱,主要通过肾脏排泄,很少进入胆汁;极少量以原形从尿排出,肾功能不全的患者不必调整华法林剂量。华法林可通过胎盘。华法林的剂量-反应关系变异很大,受遗传因素及环境因素的影响,包括肝 p450 酶突变、多态性,需严密监测。

华法林的抗凝效应能被小剂量维生素 K_1 拮抗;大剂量维生素 K_1(通常大于 5 mg)可抵抗华法林的作用达一周以上,因为聚集在肝脏的维生素 K_1 可通过旁路而被维生素 K 环氧化物还原酶所还原。华法林也可抑制骨中蛋白谷氨酸残基的 γ 羧基化;孕期妇女接受华法林治疗可导致胎儿严重的骨发育异常。华法林通过抑制凝血因子的活化,抑制血栓的扩大,抑制在血栓的基础上形成新的血栓,抑制血栓脱落、栓塞,有利于机体纤溶系统清除已经形成的血栓。华法林没有溶栓作用,使用华法林后血栓减小是华法林在抑制新的血栓形成时,机体清除血栓(纤溶)后的结果。

适应证:适用于预防和治疗血栓栓塞性疾病。可防止血栓形成与发展,如治疗血栓栓塞性静脉炎,降低肺栓塞的发病率、死亡率,减少外科大手术的静脉血栓发生率。仅口服有效,奏效慢而持久,对需长期维持抗凝者才选用本品。需要迅速抗凝时,应选用肝素,或在肝素治疗基础上加用华法林。后者是心肌梗死的辅助用药。

用法用量：口服华法林第 1 天 0.5～2.0 mg，第 2 天起每天 2.5～7.5 mg。最初 1～2 天的凝血酶原活性降低，主要反映短寿命凝血因子Ⅶ的消失程度，这时的抗凝作用不稳定。约 3 天后，维生素 K 依赖性凝血因子Ⅱ、Ⅸ、Ⅹ均耗尽，凝血酶原活性降低才能充分显示抗凝效应；可据此确定维持量。

小儿华法林常用量应按个体所需。妊娠早期 3 个月及妊娠后期 3 个月禁用本品。老年人用量适当减少。有出血倾向、活动性消化性溃疡、脑/脊髓/眼科手术患者禁用。恶病质、衰弱、发热、慢性酒精中毒、活动性肺结核、充血性心衰、重度高血压、月经过多、先兆流产等慎用。

给药说明：严格掌握适应证。在无凝血酶原测定的条件时，切不可滥用华法林。不同患者对华法林的反应不一，用量务必个体化。要依据凝血酶原时间而调整用量。一般维持凝血酶原时间是正常对照值的 1.5～2.5 倍。华法林是间接作用抗凝药，血清除半衰期较长，给华法林 5～7 天后疗效才可稳定，维持量的足够与否，务必观察 5～7 天后方能做定论。当凝血酶原时间已显著延长至正常对照值的 2.5 倍以上，或有少量出血倾向时，应即减量或停用。出血严重者可静脉给予维生素 K_1 2.5～20 mg，用药后 6 小时凝血酶原时间可恢复至安全水平，用量以能控制出血为指标，必要时可给冷冻血浆沉淀物、新鲜全血、血浆、凝血酶原复合物。

华法林的疗效个体差异明显，过量易致出血，治疗期间宜严密观察口腔黏膜、皮下的出血，减少不必要的手术操作，避免过度劳累和易致损伤的活动。疗程中应随访检查凝血酶原时间、粪/尿隐血等。在长期应用最低维持量期间，如需进行手术，可先维生素 K_1 静注 50 mg，但进行中枢神经系统及眼科手术前，应先停药。胃肠手术后，应检查大便潜血。

不良反应：与口服抗凝药一样，华法林过量易致出血。华法林可引起肝肾损害，停药后症状消失。用华法林期间应定时测定凝血酶原时间，应保持在 25～30 秒，凝血酶原活性至少应为正常对照值的 25%～40%；不能用凝血时间、出血时间代替上述两指标。无测定凝血酶原时间、凝血酶原活性的条件时，切勿随便使用华法林，以防过量引起低凝血酶原血症而导致出血。凝血酶原时间超过正常对照值的 2.5 倍（正常对照值为 12 秒左右）、凝血酶原活性降至正常值的 15% 以下或出现出血时，应立即停药。

能增强华法林抗凝作用的药物有：①阿司匹林、保泰松、羟基保泰松、甲芬那酸、水合氯醛、氯贝丁酯、磺胺类药、丙磺舒等，与血浆蛋白的亲和力较强，竞争结果使游离的双香豆素乙酯增多；②如氯霉素、别嘌醇、单胺氧化酶抑制药、甲硝唑、西咪替丁，能抑制肝 p450 酶，使华法林代谢水平降低而增效；③各种广谱抗生素、长期服用液状石蜡、考来烯胺等，可减少维生素 K 的吸收和影响凝血酶原合成的药物；④奎尼丁、甲状腺素、同化激素、苯乙双胍，能促使华法林与受体结合；⑤大剂量阿司匹林、水杨酸类、前列腺素合成酶抑制药、氯丙嗪、苯海拉明等，能干扰血小板功能，促使抗凝作用更明显；⑥还有丙硫氧嘧啶、二氮嗪、丙吡啶胺、口服降糖药、抗痛风药等，机制尚在研究中；⑦肾上腺皮质激素和苯妥英钠既可增加，也可减弱华法林抗凝的作用，有导致胃肠道出血的危险，一般不合用；⑧华法林不能与链激酶、尿激酶合用，否则易导致重危出血。

与华法林合用能减弱抗凝作用的药物：①制酸药、轻泻药、灰黄霉素、利福平、格鲁米特、安宁等，能抑制口服华法林的吸收；②维生素 K、口服避孕药和雌激素等，能竞争有关酶蛋白，促进因子Ⅱ、Ⅶ、Ⅸ、Ⅹ的合成。

华法林优点是口服有效，作用时间较长；缺点是显效较慢，作用持久，不易控制。对需快速抗凝者，一般应先用肝素发挥治疗作用后，再用华法林维持疗效。华法林与抗血小板药合用，可减少外科大手术、风湿性心脏病、人工瓣膜置换术的静脉血栓发生率。

临床上使用的凝血活酶试剂有不同的来源，每一个批次的凝血活酶活性都不同，这样即便同一份血浆，使用不同的试剂测得的凝血酶原时间，常无法比较。临床使用标准化的凝血酶原时间检查，即国际标准化比值（INR）检查，来调整华法林的用药剂量。INR = PTR × ISI，其中 ISI 为国际敏感指数,代表凝血活酶活性(敏感性);PTR 为受试者 PT 与正常血浆 PT 的比值。虽然同一份血浆使用不同试剂测得的 PT 不同,但如采用 INR,则结果都是一样的。原则上 ISI 越接近 1 越好。

十一、左心室辅助装置

理想的心室辅助装置,能对高危冠心病患者、急性心肌梗死患者提供有效循环支持,维持全身血流动力学稳定,阻止心输出量的中断,减少心肌缺血,减少心肌细胞损伤、出血、末梢组织栓塞等,能保护心肌,较安全简便。有人发现,体外左心室辅助装置 Impella 能增加心输出量,降低心率、左室舒张末期压力,减少左心室工作量,保持较正常的心脏血流动力学状态。

——Impella 是留置导管中的血流泵,能提供全身血流动力支持、心肌保护,使左心室能每分钟泵出 2.5L 血液,通过主动脉瓣进入主动脉根部,通过降主动脉流向全身,同时通过冠脉供应心肌。

Impella 的植入是在直接 X 线控制下采用的植入,一般在严格无菌情况下,在股动脉穿刺处放置 13F 鞘,放入一根冠状动脉指引导丝后,再将 0.018 英寸的导丝钩通过主动脉瓣进入左心室,当导丝钩进入主动脉瓣后,移出指引导丝,再将 Impella 导管穿入到导丝钩,使 Impella 装置定置在左心室后,再移除导丝钩,然后 Impella 控制台以最小调整开始,在确认 Impella 定置合适和固定后,使 Impella 性能调整到更高水平。植入和操作过程较简便、创伤性较小,安全性好,使用方便,能有效阻止主要不良并发症的发生。

临床试验和应用方面——

有人在 64% 进行高风险经皮冠状动脉介入治疗(PCI)手术的患者,都植入 Impella 装置,平均循环支持时间 1.7 小时,PCI 术中平均泵出血流量 2.2L/min,没有主动脉瓣损伤、心脏穿孔、肢体缺血发生。

2008 年美国许可急性心肌梗死患者使用 Impella 2.5,至今超过 300 个医疗单位使用 Impella 2.5,能增加冠状动脉血流,增加氧供、主动脉压力,减少左心室容积、压力,减少心肌间室壁张力、微血管阻力,减轻心室负荷、氧耗;在高风险 PCI 手术中显著缺血时,有能力提供稳定的血流动力学支持,可为球囊扩张、支架植入争取更多时间,能扩大 PCI 治疗范围,是较理想的心室辅助装置。

(陈 森)

进一步的参考文献

[1] RAMANI RM. Chronic heart failure:contemporary diagnosis and management[J]. Mayo Clin Proc,2010, 85(2):180 - 195.

[2] GUGLIN M. Diuretics as pathogenetic treatment for heart failure[J]. Int J Gen Med,2011,4:91 - 98.

第八章　中国埋藏式心律转复除颤器治疗

一、埋藏式心律转复除颤器治疗的适应证

埋藏式心律转复除颤器(ICD)体积很小,能植入患者胸腔、腹腔,通过电脉冲等对心脏治疗,能控制一些致命性心律不齐,可除颤。ICD 会伸出几根导线,导线另一端连接到心脏腔室的电极,这样 ICD 就可持续监控心律。当 ICD 检测到心室内心律不齐时,就会对心脏释放出电脉冲,恢复其正常心律;ICD 释放较低能量的电脉冲时,一般用于症状较轻的心律不齐(如心房心律不齐);如这样不能恢复正常心律,或患者开始室颤,ICD 就会对心脏释放高能量的电击来除颤。

目前大多数新型 ICD 既有心脏起搏器功能,也有心律转复除颤器功能;可一级预防心衰,能应用于 LVEF ≤35%、长期优化药物治疗后(至少 3 个月以上)NYHA 心功能 Ⅱ 或 Ⅲ 级、预期生存期 >1 年、状态良好的患者。缺血性心衰患者,心肌梗死后至少 40 天,ICD 可降低心脏性猝死率、总死亡率(Ⅰ类推荐,A 级证据)。非缺血性心衰患者,ICD 可降低心脏性猝死率、总死亡率(Ⅰ类推荐,B 级证据)。一些指南认为,ICD 最初用于幸免于一次至多次心脏骤停、药物治疗无效患者;目前也可二级预防心衰,能应用于慢性心衰伴低 LVEF、有心脏停搏/房颤/室速、伴血流动力学不稳定的患者(Ⅰ类推荐,A 级证据)。试验证实,与抗心律失常药物比,ICD 能改善生存率;对既往未发生过心脏骤停、持续性室速的选择性患者,也可改善总体生存率。

二、埋藏式心律转复除颤器的规范推荐

一级预防指,对既往无心脏骤停、无持续性室速的患者,进行心源性猝死的预防。二级预防指,对既往幸免于心脏骤停、持续性室速的患者,进行心源性猝死(SCD)的预防;伴可导致猝死的高危临床疾病的患者,出现晕厥/室性心律失常时,一般考虑二级预防。ICD 治疗可用于接受最佳药物治疗、心脏功能状态良好、预期寿命 1 年以上的患者。心衰住院患者,尤其是出现肾功能减低、有早期死亡高风险时,入选 ICD 组的标准主要基于左心室射血分数。一些指南认为,LVEF ≤40%的患者,可置入 ICD 进行心源性猝死的一级预防;而 LVEF ≤30%,一般要基于特殊入选标准进行心源性猝死一级预防。

1. Ⅰ类推荐

幸免于室颤、血流动力学不稳定的持续性室速的患者,确定原因、排除可逆性室速后,适用于 ICD 治疗(A 级证据)。结构性心脏病患者、合并自发性持续性室速,无论血流动力学稳定或不稳定,适用于 ICD 治疗(B 级证据)。晕厥患者不能确定病源、电生理检查能诱发血流动力学异常、持续性室速或室颤,适用于 ICD 治疗(B 级证据)。既往有心肌梗死史、心肌梗死后至少 40 天、LVEF≤35%、NYHA 心功能 Ⅱ或 Ⅲ 级,适用于 ICD 治疗(A 级证据)。非缺血性扩张型心肌病患者,LVEF ≤35%、NYHA 心功能 Ⅱ或 Ⅲ 级,适用于 ICD 治疗(B 级证据)。由既往心肌梗死致左心室功能不全的患者、心肌梗死后至少 40 天、LVEF ≤30%、NYHA 心功能 Ⅰ级,适用于 ICD 治疗(A 级证据)。由既往心肌梗死致非持续性室速、LVEF ≤40%、电生理检查可诱发出室颤/持续性室速的患者,适用于 ICD 治疗(B 级证据)。

2. Ⅱa 类推荐

对有无法解释的晕厥、显著的左心室功能不全的非缺血性扩张型心肌病患者,ICD 置入是合

理的（C 级证据）。持续性室速、心室功能正常或接近正常的扩张型心肌患者，ICD 置入是合理的（C 级证据）。对于肥厚型心肌病患者，合并一项或多项心源性猝死主要风险因素，ICD 置入是合理的（C 级证据）。心律失常性右室发育不良/右室心肌病（ARVD/C）患者，合并一项或多项心源性猝死风险因素，为预防心源性猝死，ICD 置入是合理的（C 级证据）。

长 QT 综合征患者，服用 β 受体阻断剂期间发生晕厥/室速，为减少发生心源性猝死，ICD 置入是合理的（B 级证据）。等待心脏移植的非住院患者，ICD 置入是合理的（C 级证据）。Brugada 综合征患者发生晕厥，ICD 置入是合理的（C 级证据）。Brugada 综合征患者，证实室速不导致心脏骤停，ICD 置入是合理的（C 级证据）。儿茶酚胺敏感度多形性室速患者，服用 β 受体阻断剂期间发生晕厥/持续性室速，ICD 置入是合理的（C 级证据）。心脏结节病、巨细胞性心肌炎、查加斯病患者，ICD 置入是合理的（C 级证据）。

3. Ⅱb 类推荐

非缺血性心脏病患者、LVEF ≤35%、NYHA 心功能分级 Ⅰ级，可考虑 ICD 治疗（C 级证据）。长 QT 综合征的患者，有心源性猝死的风险因素，可考虑 ICD 治疗（B 级证据）。有晕厥的结构性心脏病晚期患者，全面的有创/无创性检查不能确定其原因，可考虑 ICD 治疗（C 级证据）。家族性心肌病患者，有猝死风险，可考虑 ICD 治疗（C 级证据）。左心室致密化不全患者，可考虑 ICD 治疗（C 级证据）。

4. Ⅲ 类推荐

患者预期没有合理的生存寿命，即功能状态生存不足 1 年，即使符合上述 Ⅰ、Ⅱa、Ⅱb 类推荐详细规定的 ICD 置入标准，也不适用于 ICD 治疗（C 级证据）。无休止的室速、室颤的患者，不适用于 ICD 治疗（C 级证据）。严重精神疾病患者，可能由于装置的置入而加重病情，不适于 ICD 治疗（C 级证据）。NYHA 心功能 Ⅳ患者，合并药物难治性充血性心衰，其不是心脏移植、CRT－D 的候选者，不适用于 ICD 治疗（C 级证据）。不能确定晕厥原因的患者，无室速、无结构性心脏病，不适用于 ICD 治疗（C 级证据）。室颤、室速能通过手术、导管消融治疗（如房性心律失常与 WPW 综合征有关，右心室/左心室的流出道室速、特发性室速、分支性室速），不合并结构性心脏病（如电解质紊乱、药物、创伤时），不适用于 ICD 治疗（C 级证据）。完全可逆性原因的室速，不合并结构性心脏病，不适用于 ICD 治疗（B 级证据）。

三、儿童、青少年、先天性心脏病患者 ICD 的规范推荐

对年轻人、先天性的心脏病患者，ICD 主要用于 SCD 的一、二级防治。

1. Ⅰ 类推荐

心脏骤停存活者，确定原因、排除可逆性室速后，适用于 ICD 置入（B 级证据）。与先天性心脏病相关的症状性持续性室速患者，进行血流动力学、电生理学评价后，在已仔细选择的患者，导管消融、手术修复可能是治疗选择，适用于 ICD 置入（C 级证据）。

2. Ⅱa 类推荐

先天性心脏病患者合并能确定原因的复发性晕厥，电生理检查时出现心室功能不全，或可诱导出室性心律失常，ICD 置入是合理的（B 级证据）。

3. Ⅱb 类推荐

复发性晕厥与复杂的先天性心脏病、高度左心室功能不全相关，当全面无创/有创性检查不能确定其原因时，可考虑 ICD 置入（C 级证据）。

4. Ⅲ 类推荐

在可置入心脏转复除颤治疗的适应证中的所有 Ⅲ 类推荐，也适用于儿科患者、先天性心脏病患者，对后者 ICD 置入不适用（C 级证据）。

四、肥厚型心肌病 ICD 的规范推荐

ICD 用于肥厚型心肌病心源性猝死一级、二级预防的适应证,可应用于儿科、成人肥厚型心肌病患者。儿科肥厚型心肌病患者的 ICD 治疗推荐时,应仔细考虑其置入风险,因为患者体格较小时风险增加。

五、ICD 的局限和其他考虑

1. 对生活质量的影响

ICD 不恰当的放电可导致生活质量减低、焦虑、有装置依赖性、不合群等;其原因有:室上速被错误分类、ICD 功能障碍、T 波过度感知、QRS 波群延长双计数、电磁干扰(可能占 4%～30%)。多次 ICD 放电患者应立即评价,确定原因,直接紧急治疗。早期可用抗焦虑药物短期治疗;对复发性装置放电,要减少不恰当放电。双心室起搏的最佳程序化,可减少室上速引起的不恰当放电。家属应在精神方面给予支持。

2. 手术置入的需要

当标准的经静脉电极置入不适应、禁忌时,手术置入心外膜起搏电极,能适用于选择性患者,包括:①不能置入恰当的左心室电极,或置入左心室电极失败,需要双心室起搏;②有先天性、获得性静脉异常,妨碍经静脉通路到心脏;③人工三尖瓣置换、儿童或成人菌血症患者,适用于置入永久起搏。

3. 患者寿命

对符合起搏器置入标准的老年患者,一般要进行器械选择(ICD、CRT),再确定置入;选择时需有临床获益证据、寿命估测,要考虑适应证、并发病、手术过程风险、患者选择。资料提示,虽然年龄是 ICD 治疗预后预测指标,但 80～90 岁患者、预期有平均 4 年以上的寿命时,单纯年龄也不应作为拒绝置入的唯一指标;老年患者与年轻患者的 CRT 的收益常相似。

六、ICD 的随访

所有置入 ICD 的患者需要定期随访,以确保安全、最佳的 ICD 运行,监查患者情况;要随访装置系统功能,达到好的临床效果、最长的 ICD 寿命、最少的并发症,要按建议更换系统部件,确保临床问题及时解决、对患者教育、维护 ICD 系统记录,患者随时携带自己装置的信息资料。须依据患者情况,进行个体化 ICD 随访,解决发生的所有问题;要与患者接触,保证病史采集、体格检查、检查装置程序。装置随访间隔一般为 6 个月,可遵照厂家指南,早期监查电池情况、电极系统参数、选择性置换指示、功能运行情况。遥测监控是随访的辅助工具,但一般不能完全替代诊室随访。

要限制患者的特殊体力活动。如确定复发性 VT/VF 可导致意识接近丧失,则最近 6 个月内要避免驾驶机动车。如出现下列情况,要考虑电极/装置置换:装置/电极故障可能复发、威胁生命;患者依赖于起搏器;装置已接近其置换的规定时间。电磁干扰可影响 ICD 工作。ICD 起搏器置换的并发症包括感染、须再次手术、死亡等。

（王　芳）

进一步的参考文献

［1］ GIGLIN M. Diuretics as pathogenetic treatment for heart failure[J]. Int J Gen Med,2011,4:91－98.

［2］ ALLEN LA,Stevenson LW,Grady KL. Decision making in advanced heart failure a scientific statement from the American Heart Association[J]. Circulation,2012,125(15):1928－1952.

第九章 心衰时 NT – proBNP 的意义

近年来,脑钠肽(BNP)在心衰中的应用取得进步,包括诊断心衰标准的细化、心衰病情的监测、预后的判断等。2008 年美国发表了 NT – proBNP 在心衰的诊断、预后、治疗管理相关的专家共识,阐明了 NT – proBNP 的应用、意义,有重要参考价值。

一、NT – proBNP

1. 来源和分类

(1)来源

心脏缺血缺氧的早期,即能促进心肌细胞表达缺氧诱导因子(HIF – 1α)、血红蛋白合成刺激蛋白、IL – 6、TGF – β1、Smad2,再促进 NT – proBNP、BNP 表达水平升高,后者与心衰、心室壁张力升高、冠状动脉疾病、血肌酐清除率降低、肺动脉高压、右心功能障碍、心肌梗死后心室重构等相关。心肌细胞先表达含 134 个氨基酸残基的前 BNP 原,脱去 26 个氨基酸残基的肽段后,成为含 108 个氨基酸残基的 BNP 原;在分泌入血时再裂解产生有活性的脑钠肽(BNP,含 32 个氨基酸残基的 C–端片段)及无活性的 N–端脑钠肽原(NT – proBNP,含 76 个氨基酸残基的 N–端片段);血浆 NT – proBNP 水平比血浆 BNP 水平高 10 倍以上,较有利于临床检查。

(2)代谢

BNP 的血清除半衰期约为 20 分钟,而 NT – proBNP 为 70～120 分钟。血中 BNP 清除主要有两种路径:①通过细胞膜其受体介导被细胞内吞,在细胞内被溶酶体酶降解;②通过细胞膜表面肽链内切酶,切开 BNP 的环状结构而降解,是降解的主要途径。NT – proBNP 主要通过肾脏排出。

(3)作用

BNP 的生理效应:①拮抗 RAS 系统;②抑制交感神经系统,舒张血管平滑肌,扩张外周动脉,降低外周阻力、血压,减轻心脏后负荷;③舒张冠状动脉;④抑制心肌纤维化、血管平滑肌增生,改善心肌重构。

NT – proBNP 较稳定(常温下血标本可放置 72 小时),检测结果重复性较好,可检出早期轻度心衰,其血水平与短期内 BNP 新表达的水平相关(不与贮存释放的 BNP 相关)。血浆 BNP、NT – proBNP 的水平,常随心衰程度的加重而升高,为心衰诊断、治疗、预后分析的重要指标;与常规心肌损伤标志物比,更有助于心肌缺血、缺氧、损伤的早期诊断,其特异度、敏感度较高。

健康人血浆 NT – proBNP 水平随年龄增长而升高,女性水平高于男性;肥胖常使血浆 BNP 水平降低。一些指南提出,在一些急性临床状况下,血浆 BNP/NT – proBNP 水平常升高,可见于急性心衰、急性冠脉综合征、房性/室性心律失常、败血症、肝衰竭、肺栓塞、慢性阻塞性肺疾病(COPD)伴肺动脉高压、肾功能衰竭(肾小球滤过率每分钟<60 ml)、左心房/右心房压增加、机械通气时等。在一些慢性临床状况下,血浆 BNP/NT – proBNP 水平升高,常见于慢性心衰、老年人(>75 岁)、房性心律失常、左心室肥厚、COPD、慢性肾脏疾病(CKD)、心肌受牵拉、低氧、暴露于细胞毒性药物等。排除急性心衰时,要有血浆 BNP<100 pg/ml 或血浆 NT – proBNP<300 pg/ml。排除慢性稳定心衰时,要有血浆 BNP 水平<35 pg/ml 或血浆 NT – proBNP 水平<125 pg/ml。

在射血分数保存的心衰(HF – PEF)患者,血浆 BNP、NT – proBNP 水平升高不明显;与超声心动图、心电图、血生化、血常规等为 Ⅰ 类推荐不同,血浆 BNP 或 NT – proBNP 水平为 Ⅱa 类推荐,可作为超声心动图检查的替代指标。胸部 X 线检查也被推荐为 Ⅱa 类检查项目。

血浆 BNP、NT－proBNP 水平升高,并不是诊断舒张性心衰的充分证据,还需进一步检查。研究发现,在诊断左室射血分数保存的心衰时,如选较高水平的血浆 NT－proBNP(220 pg/ml)、BNP(200 pg/ml)为标准,即有很高的阳性预测价值。

当选血浆 NT－proBNP 水平 120 pg/ml、BNP 水平 100 pg/ml 为标准时,即有很高的阴性预测价值。血浆 NT－proBNP 在 120 pg/ml、220 pg /ml 时,其阴性、阳性预测值分别为 93％、80％。血浆 BNP 水平在 100 pg/ml 和 200 pg/ml 时,其阴性、阳性预测值分别为 96％、83％。

血浆 BNP 水平与 NYHA 心功能不全的分级相关($P < 0.01$);随着心功能不全分级的升高,血浆 BNP 水平升高,左室舒张末期内径扩大,左室射血分数降低,与 LVEF 呈负相关(r ＝－0.960,$P < 0.01$),与 LVEDD 呈正相关(r ＝0.921,$P < 0.01$),对心衰的早期诊断、治疗、预后评估有一定价值。血浆 BNP 水平＞400 pg/ml 的患者,房颤、陈旧性心梗的发生率及死亡率更高($P < 0.05$);可被用于排除左室射血分数保存的心衰,而不推荐用于其诊断。一般可根据有心衰症状、体征,超声心动图发现左心室射血分数正常、无瓣膜异常,而排除其他有类似表现的疾病如心包缩窄、贫血、甲亢、动静脉瘘等高动力循环状态。

(4)临床研究

——血浆 BNP、NT－proBNP 水平,与冠状动脉病变程度相关:稳定型心绞痛冠心病患者,血浆 NT－proBNP 水平和冠状动脉狭窄呈正相关,和反映冠脉斑块致狭窄程度的 Gensini 总积分(0.5～5 分)基本一致。急性心肌梗死组入院时诊断的血浆 NT－proBNP 水平,显著高于不稳定型心绞痛组;随着病变冠状动脉的支数、冠状动脉病变程度增加,血浆 NT－proBNP 水平亦升高。研究发现,冠心病患者血清 NT－proBNP 水平,显著高于非冠心病患者,而冠状动脉病变程度与血浆 BNP 水平正相关的证据,目前尚在研究中。

——血浆 BNP 或 NT－proBNP 水平与急性心肌梗死的关系:血浆 BNP 水平,与血浆肌钙蛋白 T、肌酸激酶同工酶的水平相关。在心肌坏死发生前、坏死标志物阴性时,血浆 BNP 水平常已升高,对胸痛的急性冠状动脉综合征患者有较高的诊断特异度、敏感度。

血浆 NT－proBNP 诊断的敏感度高于肌钙蛋白 T、肌酸激酶同工酶。在急性心肌梗死早期出现血流量减少、心肌缺血时,血浆 NT－proBNP 水平即升高,在诊断时间上有优越性。

——血浆 BNP、NT－proBNP 水平在心肌缺血再灌注前后的变化:急性心肌梗死患者测定血浆 BNP、NT－proBNP 水平,可间接判断心肌缺血再灌注损伤程度。急性心肌梗死后,心室的收缩/舒张功能减弱,容量负荷过重,心室壁过度牵张,能诱发心肌组织快速表达 BNP、NT－proBNP;早期积极再灌注治疗、溶栓,可降低室壁张力,降低血浆 BNP、NT－proBNP 水平,并提示预后改善。

二、NT－proBNP 在门诊心衰患者中的应用

门诊心衰患者有症状时,血浆 NT－proBNP 水平常升高,有高敏感度,有较好的阴性预测值,是性价比较高的排除诊断指标,可用于疑似心衰患者的筛查。一般不提倡对无症状、低危人群常规检测血浆 NT－proBNP、BNP 水平。对心衰高危人群(年龄＞60 岁,有糖尿病、高血压、冠心病),一般需进行血浆 NT－proBNP 水平检查,如水平升高,需加强对其心衰的防治。

目前对门诊的一般心衰患者,有人认为,血浆 NT－proBNP 水平的诊断标准为:年龄＜50 岁,50～75 pg/ml;50～75 岁,75～100 pg/ml;而对 ＞75 岁的老年心衰患者,研究发现,诊断标准为250～300 pg/ml;其中伴肥胖、肾功能异常、性别差异、糖尿病的患者,都采用统一的诊断标准。

目前对急性失代偿性心衰患者,有人认为,血浆 NT－proBNP 诊断标准为:患者年龄＜50 岁,450 pg/ml; 50～75 岁,900 pg/ml;＞75 岁,1800 pg/ml;该标准可减少假阳性、假阴性,提高阳性预测值,且诊断标准不受肾功能调整。其中有肺呼吸困难的患者,其诊断标准常要低于上述标准。

三、NT-proBNP 用于急性失代偿性心衰诊断

对急性失代偿性心衰患者,血浆 NT-proBNP、BNP 水平升高,是强的独立预测因素;其预测意义大于端坐呼吸、X 胸片显示间质性肺水肿、就诊时已应用袢利尿剂、肺部啰音等。用于疑诊的急性失代偿性心衰患者时,血浆 NT-proBNP 水平升高提供的信息,其价值优于临床提供的信息;而血浆 NT-proBNP 水平升高＋临床信息,其诊断的敏感度、特异度能进一步提高。

有人认为,对急诊室的急性心脏病患者,血浆 NT-proBNP 水平＜300 pg/ml 时,可基本排除急性失代偿性心衰,其阴性预测值达 98%,常无须考虑进一步做超声心动图检查;血浆 NT-proBNP 水平为 300 pg/ml 左右时(占急诊室急性心脏病患者的 17%),要联合病史询问、体格检查、发现病因,进一步诊断心脏病。

在慢性肾脏疾病(CKD)患者,其血浆 NT-proBNP 水平,常高于无 CKD 的患者;其高水平常与存在心脏疾病相关,但不与 NT-proBNP 的肾脏清除率降低相关。与肾功能代偿的患者比,合并肾功能不全的急性心衰患者血浆 NT-proBNP 水平常明显升高;年龄＜50,50～75 岁,＞75 岁的患者,诊断标准为 450 pg/ml、900 pg/ml、1800 pg/ml,不需要进一步按肾功能校正;对年龄＜50 岁、肾小球滤过率每分钟＜60 ml 的上述患者,推荐的诊断标准为 1200 pg/ml,诊断心衰的敏感度、特异度分别为 85%、88%。必须结合患者的病史、体格检查等,合理应用血浆 NT-proBNP 水平检测结果。

四、NT-proBNP 用于预测心衰患者的预后

1. NT-proBNP 与急性心衰预后

在急性心衰患者中,血浆 NT-proBNP 水平是独立的强预后预测因子;与许多临床参数(包括 NYHA 心功能分级)比,有明显优势。有人认为,对急性失代偿性心衰患者,血浆 NT-proBNP 水平＞5 180 pg/ml 时,预示短期不良事件发生概率提高;而降至 1 000 pg/ml 以下时,预后较佳。治疗前后的血浆 NT-proBNP 水平的改变有临床价值,能评价左/右室衰竭引起的急性心衰。对任何原因引起的急性呼吸困难患者,血浆 NT-proBNP 水平升高,是发生不良事件、包括一年内死亡的强力预测指标。联合检测血浆 NT-proBNP 与其他肾功能、贫血、心肌损伤、炎症的相关指标,可使预测意义更大;联合检测发现血浆 NT-proBNP 水平高于诊断标准、肌钙蛋白 T 水平大于 0.03μg/L 时,60 天、1 年的死亡率明显升高。

2. NT-proBNP 与慢性心衰预后

研究表明,反复检测血浆 NT-proBNP 水平,能独立预测慢性心衰临床不良事件,如死亡、心衰再入院等。门诊慢性心衰患者血浆 NT-proBNP 水平 ＞1 000 pg/ml 时,慢性心衰的发病率、死亡率明显升高。肾功能不全可能使慢性心衰患者的血 NT-proBNP 水平升高,应予考虑鉴别。

五、NT-proBNP 用于急性失代偿性心衰住院患者的检测

急性失代偿性心衰住院患者经有效治疗后,血浆 NT-proBNP 水平很快下降 30%,危险度改善;不能提供其基线水平时,治疗后达到＜4 000 pg/ml 较理想。血浆 NT-proBNP 基线水平测量,能应用于诊断、分类、指导初始治疗;患者病情变化时,其血浆 NT-proBNP 水平测量,可帮助决定是否要强化治疗、出院;患者经治疗后如其血浆 NT-proBNP 水平仍高,需考虑心衰治疗是否充分,如临床症状恶化或血浆 NT-proBNP 水平上升＞30%,提示心衰失代偿,需积极治疗,包括给予 ACEI、ARB、利尿剂、运动疗法、双心室起搏,应在 2 周内持续监测血浆 NT-proBNP 水平,

常可降低其血浆水平。患者开始接受 β 受体阻断剂治疗时,可出现短期血浆 NT - proBNP 水平升高,但这并不反映临床状况的恶化;随着 β 受体阻断剂治疗时间的延长,其血浆水平一般可降低。

六、NT - proBNP 在不稳定性/稳定性冠脉疾病中的应用

在不稳定性/稳定性冠脉疾病时,血浆 NT - proBNP 水平是独立的强预测因子,能预测发生心衰、死亡(独立于其他预测因子,如肾功能指标、血肌钙蛋白);这时血浆 NT - proBNP 水平升高,与其合成、释放增加相关,预示有较高的危险性。在急性冠脉综合征患者入院时,一般推荐检测血浆 NT - proBNP;入院时水平升高,强烈建议早期行介入治疗,特别是伴血浆肌钙蛋白水平也升高时。应在发病 24~72 小时后、3~6 月时,反复测血浆 NT - proBNP 水平,有较好的长期预测能力;对稳定的冠心病患者,应每隔 6~18 个月反复检测。缺血性心脏病患者血浆 NT - proBNP 水平持续>250 pg/ml,预示预后不佳。

七、在新生儿和儿童中检测 NT - proBNP 的应用

新生儿出生 1 小时内,血浆 NT - proBNP 水平常明显升高,1 周内其水平逐渐降至正常;出生 1 周以后,就可运用年龄分层的诊断标准评价心衰。血浆 NT - proBNP 水平,对有呼吸困难症状的儿童排查心衰有价值;在先心病患儿中,不管有没有心衰症状,其血浆水平常都明显升高。血浆 NT - proBNP 水平用于心衰有很强的预测实用性,可在较长期治疗中作为监测治疗反应的指标。

(王　芳)

进一步的参考文献

[1] KHATIBZADEH S. Worldwide risk factors for heart failure:a systematic review and pooled analysis. [J]. Int J Cardiol,2013,168(2):1186 - 1194.

[2] RAMANI GV. Chronic heart failure:contemporary diagnosis and management[J]. Mayo Clin Proc,2010,85 (2):180 - 195.

[3] ALLEN LA. Decision making in advanced heart failure a scientific statement from the American Heart Association[J]. Circulation,2012,125(15):1928 - 1952.

第十章 欧洲心衰器械治疗

国外有人编著的《心衰器械治疗》,详细论述了心衰的病理生理学机制、心衰的药物治疗、慢性心衰的器械试验、FDA 有关抗心衰器械的观点、心衰的血流动力学监测、置入 ICD、心脏再同步化＋起搏治疗(CRT - P)、房性心律失常的起搏及除颤治疗、心脏再同步化＋除颤治疗(CRT - D)、房颤导管射频消融、冠心病的介入治疗、经皮介入治疗周围动脉疾病、瓣膜性疾病的经皮治疗、心室辅助装置和全人工心脏、左心功能不全的辅助装置治疗;科学实用,指导性强,适合内科医师阅读参考。2010 年欧洲心脏病协会(ESC)指南工作委员会,推出了心衰器械治疗指南,纳入了新的循证医学证据,有重要指导作用。

一、心功能 Ⅲ～Ⅳ 级心衰患者器械治疗的选择

一些指南肯定了 CRT - P、CRT - D 在心功能 Ⅲ～Ⅳ 级心衰患者治疗中的作用,远期疗效可使 NYHA 心功能分级降低 0.5～0.8 级,6 分钟步行试验的步行距离增加 20%,氧摄取峰值提高 10%～15%;生活质量提高、逆转左室重构过程是持久性的,可使心功能改善,但全因死亡率常没有降低,因此在患者选择上应更严格。NYHA 心功能 Ⅳ 级患者 CRT - D 时应为非卧床患者、有生存期望、一般状态良好、预期生存期大于 1 年者。一些指南对心脏再同步化治疗的推荐为:NYHA 心功能 Ⅲ～Ⅳ 级,左室射血分数(LVEF)<35%,左室舒张末期内径大于 55 mm,窦性心律,QRS 波时限 >120 毫秒;但有人不再将左室舒张末期内径大于 55 mm 作为推荐标准,而提出左束支传导阻滞是左室舒张末期直径增大的强证据,QRS 波时限 >150 毫秒的患者获益较大。2014 年一些指南认为,心脏再同步化治疗适用于窦性心律、经标准化与优化的药物治疗至少 3～6 个月仍持续有症状、LVEF 降低、预期生存超过 1 年,且状态良好的患者,具体为:

——NYHA 心功能 Ⅲ～Ⅳa 级心衰患者:LVEF<35%,且伴左束支传导阻滞(LBBB)及 QRS ≥150 毫秒,推荐置入 CRT、CRT - D(Ⅰ 类推荐,A 级证据)。LVEF<35%,且伴以下情况之一:①伴 LBBB 且 120 毫秒 ≤QRS ≤150 毫秒,可置入 CRT、CRT - D(Ⅱa 类推荐,B 级证据);②非 LBBB 但 QRS≥150 毫秒,可置入 CRT、CRT - D(Ⅱa 类推荐,A 级证据);③有常规起搏治疗适应证、但没有 CRT 适应证时,如 LVEF<35%,预计心室起搏比例>40%,无论 QRS 时限,患者预期生存超过 1 年,且状态良好,可置入 CRT(Ⅱa 类推荐,C 级证据)。

——NYHA 心功能 Ⅱ 级心衰患者:LVEF<30%,且伴 LBBB 及 QRS>150 毫秒,推荐置入 CRT、最好是 CRT - D(Ⅰ 类推荐,A 级证据)。LVEF ≤30%,且伴 LBBB,130 毫秒 ≤QRS <150 毫秒,可置入 CRT 或 CRT - D(Ⅱa 类推荐,B 级证据)。LVEF<30%,非 LBBB 但 QRS≥150 毫秒,可置入 CRT 或 CRT - D(Ⅱb 类推荐,B 级证据)。非 LBBB 但 QRS<150 毫秒,不推荐(Ⅲ 类推荐,B 级证据)。

——NYHA 心功能 Ⅰ 级心衰患者:LVEF≤30%,伴 LBBB、QRS≥150 毫秒、缺血性心肌病,推荐置入 CRT 或 CRT - D(Ⅱb 类推荐,C 级证据)。永久性房颤、NYHA 心功能 Ⅲ 或 Ⅳa 级,QRS≥120 毫秒,LVEF ≤35%,能预期良好生活 1 年,以下 3 种情况可考虑置入 CRT 或 CRT - D:①固有心室率缓慢,需要起搏治疗(Ⅱb 类推荐,C 级证据);②房室结导管射频消融后起搏器依赖(Ⅱb 类推荐,B 级证据);③静息心室率每分钟 ≤60 次,运动时心室率每分钟 ≤90 次(Ⅱb 类推荐,B 级证据),但需尽可能保证双心室起搏,否则可考虑房室结导管射频消融。

二、心功能Ⅰ～Ⅱ级心衰患者器械治疗的选择

NYHA 心功能Ⅰ～Ⅱ级患者进行心脏再同步化治疗的目的：主要是延缓心血管疾病进展，降低死亡率。一些指南认为，CRT-D 可使 NYHA 心功能Ⅰ～Ⅱ级的患者全因死亡的风险减少34%，心衰相关心脏事件减少41%。研究证实，心脏再同步化治疗可改善 NYHA 心功能Ⅰ～Ⅱ级患者的左室重构，降低左室收缩/舒张的末期容积，增加 LVEF，伴左束支传导阻滞及女性患者获益较大；试验显示，NYHA 心功能Ⅰ级患者，较Ⅱ级患者心脏再同步化治疗有受益更少的趋势，不推荐心功能Ⅰ级患者进行心脏再同步化治疗。CRT-D 后逆转左室重构的长期效果、生存率仍需进一步研究。

一些指南认为，CRT-D 常较 CRT-P 有优势；与 NYHA 心功能Ⅲ～Ⅳ级患者比，心功能Ⅰ～Ⅱ级患者年龄较小，预期寿命较长，支持应用 CRT-D。另一些人不同意将 CRT-P 排除在外；认为对 NYHA 心功能Ⅰ～Ⅱ级的患者，CRT-D 可逆转心室重构，但优势不明显；对心功能Ⅲ～Ⅳ级患者，CRT-D、CRT-P 获益相同；相关并发症方面，CRT-D 较 CRT-P 发生风险高，对心功能较好的患者，CRT-D 的相对获益优势还要进一步研究；一些指南对该类患者的选择没有给出明确答案，需要医生评价后自己选择。一些指南认为：对 NYHA 心功能Ⅰ～Ⅱ级的患者，心脏再同步化治疗发病的受益者，主要为 QRS 波时限＞150 毫秒、有典型左束支传导阻滞、女性患者；获益主要源于逆转左室重构。

三、心衰伴永久性房颤患者器械治疗的选择

NYHA 心功能Ⅰ级心衰患者房颤发生率为5%，Ⅲ/Ⅳ级心衰患者房颤发生率为25%～50%；一些指南没有提相关推荐，还要进行前瞻性对照研究；目前欧洲一批心衰伴永久性房颤患者，正在接受心脏再同步化治疗，不久的将来研究结果将会揭晓。

四、常规起搏、心脏再同步化治疗的选择

一些指南认为：有常规起搏适应证、NYHA 心功能Ⅲ/Ⅳ级、症状明显、LVEF＜0.35、QRS 波时限＞120 毫秒者，推荐置入心脏再同步化治疗仪 CRT-P/CRT-D。对有临床症状、缺血的心衰患者，右室起搏对左心功能、LVEF 有一定不利影响，且长期右室常规起搏可诱发左右室不同步，因此左心功能不全的患者应避免长期右室起搏。实验证实，NYHA 心功能Ⅲ级、心衰症状明显、长期右室常规起搏的患者，不管 QRS 波时限如何，改为双心室起搏后临床获益较大。

2007年，一些指南将心动过缓符合永久起搏治疗、有心衰、合并持续性房颤的心衰患者，列为CRT 的Ⅱa 类适应证，提升了 CRT 在特定人群的治疗地位。一些指南指出，对过去植入常规心脏起搏器的患者，如合并严重左心功能不全，长期右室常规起搏可导致左心室失同步化，而使左心功能恶化。因此建议：对这些患者，如 NYHA 心功能Ⅲ～Ⅳ级、LVEF ≤35%、左室扩大、QRS 波为右心室起搏图形，为行双心室起搏的Ⅱa 适应证，右心室已植入常规起搏器的，应升级为双心室起搏，可部分改善心衰症状、左室功能，可避免长期右心室常规起搏带来的危害。对符合常规心脏起搏适应证、心室起搏依赖的患者，或起搏治疗后出现心脏扩大、心功能恶化的患者，建议为 CRTⅡb类适应证。

2008年中国专家共识认为：因心动过缓而植入常规起搏器的患者，出现或合并心衰，应尽早升级为双心室起搏，较安全可行，可改善心衰症状和住院率，改善心功能，预防房性心律失常发生，也适用于儿童患者。ICD 升级为 CRT-D 还有预防室性心律失常的作用。

2008 年中国专家共识认为：如果出现慢性心衰、NYHA 心功能分级 Ⅲ～Ⅳ 级或 LVEF 逐步下降、心室起搏依赖、超声心动图发现心脏收缩不同步的患者，需尽早考虑升级为双心室起搏。对 NYHA 心功能 Ⅱ 级、LVEF 降低、心室收缩不同步、预期存活期较长的患者，可在电池耗竭时考虑升级为双心室起搏。对长期右心室常规起搏后心功能良好、LVEF 正常的患者，无心脏收缩不同步或程度很轻的患者，心室起搏器不常用的患者（常不用 DDD 模式而常用 AAI 模式工作），其他疾病导致预后差，预期生存期不超过 1 年的患者，都不考虑升级为双心室起搏。

五、左室辅助装置-终末期心衰治疗的新选择

尽管心脏移植能给患者带来 1～10 年的生存时间，但供体来源有限。研究认为，左室辅助装置（LVAD）的改进、成功植入，使其成为一种选择，能为心脏移植提供机会，可作为一种目标治疗方法，但还要进一步研究。一些指南认为，终末期心衰患者生活质量很差，死亡率较高，是 LVAD 置入对象；但目前收缩性心衰患者的支持治疗效果常优于置入 LVAD；故常只有 10％患者置入 LVAD。一些指南对肾、肺、肝功能障碍或感染的患者，不推荐置入 LVAD，因为恒定血流装置优于搏动血流装置。但 LVAD 应用时间较短，还要进一步研究。

（王　芳）

进一步的参考文献

[1] RAMAN I. Chronic heart failure：contemporary diagnosis and management[J]. Mayo Clin Proc，2010，85 (2)：180 - 195.

[2] GUGLIN M. Diuretics as pathogenetic treatment for heart failure[J]. Int J Gen Med，2011，4：91 - 98.

第十一章　各国慢性心衰治疗

随着对心衰分子机制的深入了解、神经-内分泌抑制剂的研究、应用,慢性心衰的治疗有明显进展。β受体阻断剂、ACEI等,已成为各国治疗慢性心衰的主导药物。

一、针对心肌重构的神经-内分泌抑制剂治疗

纵观近年慢性心衰治疗指南的演变,大致可分3个阶段。1987年前主要给予强心、利尿、扩血管药物。1987年有人应用ACEI治疗心衰,比以前治法降低患者死亡率27%,奠定了神经-内分泌抑制剂治疗心衰的基础。20世纪90年代,ACEI+β受体阻断剂,能进一步使患者死亡率降低34%~35%,可延缓、逆转心肌重构,使慢性心衰的内科治疗措施,转为更长期的生物学基础修复性治疗。目前有人认为,应是与神经-内分泌抑制剂为主的ACEI、β受体阻断剂、利尿剂的3类药物联用,或加上地高辛/醛固酮受体阻断剂的4类药物联用。治疗正在进入更高一级的水平。

二、依据临床实践的深化优化治疗

(1)ACEI和β受体阻断剂　目前ACEI、β受体阻断剂,仍是重要的神经-内分泌抑制剂,未能被超越;ACEI能降低慢性心衰死亡率,是慢性心衰A~D期都推荐治疗的药物。NYHA心功能Ⅰ、Ⅱ、Ⅲ、Ⅳ级患者(Ⅰ类推荐,A级证据)都必须终生应用ACEI,除非有禁忌证或不能耐受。各种ACEI与组织ACE酶的亲和力没有显著性差异,ACEI为类效应药物。一般认为ACEI可联用阿司匹林。ACEI推荐用中等剂量或可耐受的靶剂量。心衰时肾功能损害发生率较高,可考虑选用肝、肾双通道排泄的ACEI,如贝那普利、福辛普利。

(2)β受体阻断剂　一些指南强调,糖尿病心衰患者应用β受体阻断剂利大于弊,仍可应用。β受体阻断剂能降低心衰猝死率41%~44%。在应用低/中等剂量ACEI的基础上,及早加用β受体阻断剂,可降低心衰死亡率。必须达到有效的β_1受体阻断;一般以清晨静息心率为准,来检查β_1受体阻断状态;可选用临床试验已证实有效的琥珀酸美托洛尔缓释片、比索洛尔、卡维地洛、酒石酸美托洛尔速释片。

(3)利尿剂　一些指南强调,利尿剂必须最早应用,应以袢利尿剂为首选。

(4)血管紧张素Ⅱ受体　ATIR阻断剂(ARB)　不能耐受ACEI时,可代之以ARB(Ⅰ类推荐,A级证据)。ARB作用相当于ACEI,作为一线治疗也是合理的(Ⅱa类推荐,A级证据)。一些慢性心衰指南,推荐ARB治疗舒张性心衰,是肝肾双通道排泄的。

(5)醛固酮受体阻断剂　醛固酮受体阻断剂(Ⅰ类推荐,B级证据)可用于中/重度心衰患者、心肌梗死后心衰患者。一些指南强调,应警惕其引发的高钾血症,应用时要注意:①须与袢利尿合用;②停用钾盐;③ACEI减量;④一般应用小剂量。

(6)血管扩张剂　血管扩张剂、β受体阻断剂、钙通道阻断剂,特别是有负性肌力作用的药物,都不推荐应用于心衰患者,属禁忌。单用硝酸盐一般仅短期应用,以缓解呼吸困难症状。

(7)神经-内分泌抑制剂的联用

——ACEI+β受体阻断剂属较佳联用、基础药物,应尽早应用(Ⅰ类推荐,A级证据),易使心衰患者状况稳定,能早期发挥β受体阻断剂减少猝死的作用和ACEI+β受体阻断剂的协同作用;应用后可根据临床情况变化,分别调整各自剂量。

——ACEI＋β受体阻断剂＋醛固酮受体阻断剂（Ⅰ类推荐，B级证据）应用时，要警惕高钾血症；ACEI应减量。

——ACEI＋ARB有较小效益，有时不良反应增加（欧洲心脏病学会，Ⅱa类推荐、B级证据；美国心脏协会/美国心脏病学会，Ⅱb类推荐、B级证据）。

——不推荐ACEI＋ARB＋醛固酮受体阻断剂三者联用；ACEI一般只与ARB或醛固酮受体阻断剂分别联用。ACEI与醛固酮受体阻断剂为Ⅰ类推荐、较优；而ACEI与ARB联用为Ⅱ类推荐。

三、针对专题的深入

（1）慢性心衰急性加重　慢性心衰急性加重有3种情况：①血容量负荷增加，有肺/体循环淤血，常伴慢性高血压的急性升高；②心排出量降低，可导致低血压、肾功能不全、休克；③上述两种情况并存时，患者预后较差，6个月内再住院率为50%；12个月死亡率为25%～35%。

（2）慢性心衰急性加重的促发因素　促发因素主要有心肌缺血（通常没有症状）、心肌梗死、严重高血压、房性/室性心律失常、感染、肺栓塞、肾衰、不依从性应用药物、饮食不当等。

（3）慢性心衰急性加重的治疗　其治疗的内容主要有：①积极控制诱发因素；②氧疗与通气支持，维持氧饱和度在95%～98%；③根据收缩压、肺淤血的情况，分别选用利尿剂、血管扩张剂、正性肌力药。如收缩压＞100 mmHg，有肺淤血，可用呋塞米加血管扩张剂（硝酸甘油、硝普钠）。如收缩压为85～100 mmHg，有肺淤血，可用血管扩张剂、正性肌力药（多巴酚丁胺、磷酸二酯酶抑制剂）。如收缩压＜85 mmHg，无肺淤血，也无颈静脉怒张，应予快速补充血容量。如收缩压＜85 mmHg，有肺淤血，应在血流动力学监测下补充血容量（使肺毛细血管嵌压≤18 mmHg），可短期应用中等剂量多巴胺（每分钟＞250 μg）或多巴酚丁胺、去甲肾上腺素等。硝酸酯类可缓解肺淤血而不增加心肌耗氧量，应予首选（ⅠB类推荐）；硝酸甘油和低剂量呋塞米合用，优于单用高剂量呋塞米。硝普钠适用于重度心衰伴高血压危象者（ⅠC类推荐）。已在应用β受体阻断剂的患者，宜用磷酸二酯酶抑制剂（Ⅱa类推荐，C级证据）如米力农。洋地黄治疗心衰急性发作的指征，为房颤并发快速室率诱发心衰急性加重。

（4）原有药物的维持应用和调整

——ACEI类：一般不建议调整ACEI的剂量；如患者出现低灌注导致的肾衰竭，可酌情减量或暂时停用。

——β受体阻断剂：当患者发生心衰的急性加重时，应注意鉴别是否与β受体阻断剂的应用相关，而做出相应处理。急性心衰并非应用β受体阻滞剂的指征，除非患者有持续性胸痛且应用吗啡无效；有进行性心肌缺血、心动过速时，可给予静脉注射酒石酸美托洛尔（Ⅱb类推荐，C级证据）。

（5）左心室射血分数保留心衰

舒张性心衰（一般是左心室射血分数正常心衰），是由于左心室舒张期主动松弛能力受损、心肌顺应性降低、僵硬度增加（心肌细胞肥大伴间质纤维化），近年来临床治疗研究进展较少；治疗方面要着重控制血压、心率、心律，可应用利尿剂、ACEI、ARB、β受体阻断剂等以缓解症状。

（6）瓣膜性心脏病

内科药物治疗不能使瓣膜病消除，不能替代介入或手术治疗。一些指南认为所有瓣膜性心脏病心衰（如重度主动脉瓣狭窄伴晕厥、心绞痛），均须手术置换、修补瓣膜。21世纪头10年中，慢性心衰死亡率已降低46%；但心血管医师仍要弥补从指南到临床实践的缺失。

（王　芳）

进一步的参考文献

［1］ IQBAL N. Cardiac biomarkers：new tools for heart failure management ［J］. Cardiovasc Diagn Ther，2012 ，2 (2)：147 - 164.

［2］ BUIAL. Epidemiology and risk profile of heart failure ［J］. Nat Rev Cardiol，2011，8(1)：30 - 41.

［3］ ROGER VL. Epidemiology of heart failure ［J］. Circ Res，2013，113(6)：646 - 659.

第二篇　高血压病治疗

第十二章　难治性高血压诊治

正常人的血压随内外环境变化在一定范围内波动,血压水平随年龄增长逐渐升高,以收缩压更为明显,但 50 岁后舒张压呈现下降趋势,脉压也随之加大。高血压患者约半数有家族史;中国人群患病率为 18.8%,是心脑血管疾病主要的危险因素,其脑卒中、心肌梗死、心衰、慢性肾脏病等并发症可致死、致残。近年来,高血压的诊断标准也在不断调整;同一血压水平的患者发生心血管病的危险不同,要对高血压患者危险分层;发生心血管病危险度不同的患者,适宜的血压水平不同。要在参考标准基础上,根据患者具体情况,判断最合适的血压范围,采用针对性治疗措施。

中国 2010 年制定了高血压防治指南,认为要考虑世界防治趋势、跨学科合作,总结出中国高血压患者的危险分层(血压水平分层、心血管风险分层),要针对中国 60% 患者为盐敏感型+饮食高钠,开展限钠补钾;要针对中国患者常有高同型半胱氨酸血症,开展叶酸预防脑卒中。中国高血压发病的重要危险因素包括:高钠低钾、超重、肥胖、饮酒、精神紧张、年龄、家族史、缺乏体力活动等。诊断性评估包括:①确定高血压水平、其他心血管危险因素;②判断高血压病因,明确有无继发性高血压;③检查靶器官损害及相关临床情况。治疗策略包括:高危患者立即治疗;中危患者先观察、检查血压数周,然后决定治疗;低危患者先观察、检查血压较长时间,然后决定治疗。

难治性高血压(RH)是治疗难点;随人口老龄化、肥胖、睡眠呼吸暂停低通气综合征、慢性肾脏病等的增多,RH 已成为常见问题;血压较难控制,较易导致心、脑、肾等靶器官损害,促进血管事件发生;准确诊治、使血压达标、介入治疗等,是控制的重要环节。血压难以达标的因素包括:患者的不良生活方式、药物依从性差、药物治疗不足、继发性高血压等。

一、难治性高血压的定义

一些指南认为,在改善生活方式的基础上,应用合理、可耐受的足量≥3 种降压药物(包括利尿剂)治疗>1 月血压仍未达标,或服用≥4 种降压药物血压才能有效控制,称为难治性高血压。

二、难治性高血压的流行病学及患病率

研究报道,血压未达标高血压患者的比例为 26%～47%(不论是否患有糖尿病,血压≥140/90 mmHg);2008 年美国有人推算,难治性高血压的患病率为 15%～30%。

三、难治性高血压的病因及病理生理学机制

一些指南认为,基本原因是高盐摄入、肥胖、颈动脉化学/压力感受器反射功能减退;在此基础上中枢或肾脏交感神经兴奋、RAS 系统激活,促进氧化应激/动脉硬化,产生炎症因子、脂肪细胞因子、功能异常,可引发胰岛素抵抗、分泌醛固酮、去甲肾上腺素,降低内皮细胞功能,产生间歇性低氧血症、血容量过高,引起心血管结构/功能改变,肾血管收缩、血流量减少、增加释放肾素,使入球

小动脉收缩,肾小球滤过率减少、水钠重吸收增多;导致难治性高血压的进展。

四、难治性高血压的诊断方法

1. 血压测量

在诊室,坐位、非同日测量 3 次以上血压,血压未达标时,建议同时测量双侧上臂血压;当两上臂血压相差 20 mmHg 以上时,建议增加双侧下肢血压的测量。在诊室血压测量的基础上,建议连续家庭自测血压、24 小时动态血压监测(ABPM),排除白大衣效应、了解血压特点等(如杓型、非杓型、超杓型、晨峰现象、清晨高血压)。家庭自测血压时,新诊断的高血压患者连续 2 周、血压波动明显的患者连续 3~7 天,早晚 2 次(早上在晨起服药前,晚上在晨起服药后至少 12 小时或睡前)自测血压,每次测 3 遍(计算最接近的 2 次血压的平均值)。家庭自测血压≥135/85 mmHg 一般可诊断为高血压。建议采用上臂式肱动脉全自动血压表(已用台式水银血压计校准)。情绪障碍、焦虑的患者,一般不宜进行家庭自测血压。24 小时动态血压监测,能了解全天血压波动程度,排除假性高血压;高血压的诊断标准为:全天(24 小时)平均>130/80 mmHg,白昼>135/85 mmHg,夜间>120/70 mmHg,全天 85% 以上为有效检测。肥胖者臂围>40 cm、严重失眠、长期夜班者,一般不适宜 24 小时动态血压监测。

2. 排除假性难治性高血压,鉴别影响血压控制不良的原因

——血压测量方法不正确:它是假性难治性高血压的常见原因。如患者背部没有支撑等,有时可使舒张压升高;双腿交叉有时可使收缩压升高。

——治疗依从性:分析患者是否持续按医嘱服药,是否存在高血压药物治疗不充分,如药物用量不足、未使用利尿剂、联合方案不正确。

——是否服用影响血压的药物:如甘草、非固醇类抗炎药物(阿司匹林、布洛芬)、口服避孕药、类固醇激素、环孢素、促红细胞生成素、麻黄素等。

——生活方式因素:是否存在高盐摄入、过度焦虑、大量吸烟、重度肥胖、慢性疼痛等。要寻找继发性高血压的线索。

五、难治性高血压中继发性高血压的鉴别

一些指南认为,难治性高血压中的继发性高血压,多种降压药物联合治疗后血压常仍难控制,要对因治疗。继发性高血压常见:①睡眠呼吸暂停综合征(OSA);②原发性醛固酮增多症(PA);③肾实质性高血压(RPH);④肾血管性高血压(RVH);⑤嗜铬细胞瘤(CT);⑥精神因素导致的难治性高血压。除常用检查,围绕疑似病因进行的检查包括:肾动脉超声和 CT、肾上腺 CT、血浆醛固酮/肾素水平、醛固酮抑制/激发试验、血/尿儿茶酚胺测定、[131]碘 MIBG 闪烁扫描示踪、皮质醇节律试验、地塞米松抑制试验、睡眠呼吸监测、精神心理评估等。估计肾小球滤过率(eGFR)计算的简化 MDRD 公式为:eGFR(每分钟 ml/1.73m^2)= 186 × Scr (mg/dl)$^{-1.154}$ ×(年龄)$^{-0.203}$ ×(0.742 女性);Scr 为血清肌酐水平,其 1 μmol/L = 0.0113 mg/dl。

eGFR 计算的 Cockcroft - Gault 公式为:eGFR(每分钟 ml/1.73m^2)= [(140 − 年龄)× 体重 kg]× K/[72 × Scr mg/dl],K(女性)= 1.04,K(男性)= 1.23;并以体表面积(BSA,m^2)校正,BSA = 0.00718× 体重(kg)$^{0.425}$ ×身高(cm)$^{0.725}$。

六、难治性高血压的治疗

1. 矫正不良生活方式

要减肥;适度酒精摄入,建议男性每天白酒<50 ml,红酒<300 ml,啤酒<600 ml;女性或较低体质量的人减半;限盐,建议每天食盐量<6 g;高膳食纤维、低脂饮食;增加体力活动,每天进行有氧运动至少 30 分钟,每周多天进行体力活动。注意心理调节,减轻精神压力。

2. 药物治疗

(1)药物治疗原则

在纠正不良生活方式的同时,要按个体情况、耐受性,合理使用降压药物包括利尿剂,停用升高血压的药物;合理联用药物(包括单片固定复方制剂),以达到最大降压效果、最小不良反应。尽量用长效制剂,有效控制夜间高血压、晨峰高血压、清晨高血压,24 小时持续降压。

(2)药物治疗方法

要联合≥3 种不同降压机制的药物,常选长效制剂、单片固定复方制剂,减少给药次数、片数。酌情全天一次用药、早或晚服用,控制全天血压。尽量避免使用影响降压效果的药物(见表 12-1)。

表 12-1 影响降压效果的药物

药物名称	种 类
非麻醉性镇痛药	非固醇类抗炎药,如阿司匹林;选择性环氧化酶-2 抑制剂如塞束昔布。
拟交感胺类药物	血管收缩剂、减肥药(盐酸西布曲明)、可卡因
兴奋剂	哌甲酯、右苯丙胺、苯丙胺、去氧麻黄碱、莫达非尼
其他	过量酒精、口服避孕药、糖皮质激素、环孢素、促红细胞生成素、甘草、麻黄

(3)治疗药物的选择

——对血浆肾素高水平、交感神经高兴奋(以心率为指标)的患者,以 ACEI、ARB、β 受体阻断剂为主。

——对血容量增高(高盐、老年、北方人群,以 24 小时尿钠排泄为指标)及血 RAS 组分水平低下的患者,以钙通道阻断剂、噻嗪类利尿剂为主,严格限盐。

——对 eGFR 每分钟 ≤30 ml/1.73 m² 的患者,应采用袢利尿剂。

——非透析的肾功能不全的患者,ACEI、ARB 使用受限,可与二氢吡啶类/非二氢吡啶类钙通道阻断剂联用,增加剂量。

——对肥胖患者应增加 ACEI、ARB 剂量。

——以收缩压升高为主、老年患者,钙通道阻断剂应加量。

(4)降压药物使用的原则

难治性高血压的基本药物治疗应以 ARB/ACEI＋钙通道阻断剂＋噻嗪类利尿剂为主,较合理,各药物剂量应为常规剂量或双倍的可耐受剂量;如血压仍不能达标,可依据患者临床特点,考虑加用螺内酯(需评估肾功能、高血钾风险),或联合 β 受体阻断剂、α/β 受体阻断剂、α 受体阻断剂。血压仍不能达标时,可乐定、利血平等中枢神经抑制药物,可作为第五种降压药物的选择。联合治疗时,要寻求疗效叠加、不良反应较少、依从性较高的方案。

(5)治疗依从性评估

在药物调整阶段,每 2～4 周随诊 1 次,了解服药种类、数量、频率、时间、依从性,听取对用药方案的意见,针对性调整,提高依从性。服用 β 受体阻断剂者要常测心率,服用 α 受体阻断剂者要常测立位血压,服用利尿剂者要常观察血尿酸/血钾。

(6)药物疗效及安全性评估

需结合诊室血压、家庭自测血压(一定次数)、24 小时动态血压,评估降压疗效;对血压波动性较大的患者,应每次服药前、清晨、午前、傍晚、睡前测量血压并记录,携带结果就诊。对诊室血压与家庭自测血压不符、血压波动较明显、需了解夜间血压情况时,推荐进行 24～48 小时动态血压监测。要了解患者的不适、体位性头晕、黑矇、药物耐受情况、不良反应。肾功能受损且应用 ACEI、ARB、醛固酮受体阻断剂、袢利尿剂的患者,须定期测定血钾、血肌酐的水平,计算 eGFR。

3. 有创介入治疗

真性难治性高血压患者在规范强化治疗后,无法耐受多种降压药物治疗、依从性很差、血压控制不满意的患者,可给予肾动脉交感神经射频消融术(RDN)介入治疗。肾交感神经纤维进出肾脏主要经过肾动脉外膜,肾动脉交感神经射频消融术时,可通过插入肾动脉的射频导管释放能量,透过肾动脉的内/中膜,选择性毁坏肾动脉外膜的大部分肾交感神经纤维。研究表明,术后多数患者近期对治疗有反应(诊室收缩压降低≥10 mmHg),无明显并发症,可减少降压药物剂量;对胰岛素抵抗、睡眠呼吸暂停综合征、室性心律失常、慢性肾脏病等存在交感神经过度激活的疾病,也有一定疗效,但需进一步研究。

七、临床建议

对已采用 3 种以上最佳剂量、最合理配比的联合治疗方案(包括利尿剂)、治疗至少＞1 月后、血压仍然在目标水平以上,可确定为难治性高血压。应筛查产生血压控制不良的原发因素、继发因素,鉴别出真性难治性高血压。对糖尿病、心衰、冠心病、脑卒中、慢性肾脏病等多器官受损及多种疾病并存的难治性高血压患者,需综合干预多种危险因素,更积极地控制血压。在药物控制血压的同时,需坚持限盐、有氧运动、戒烟、降低体质量为主的强化生活方式性治疗。要采用优化的药物联合方案及最佳的、可耐受的治疗剂量。

八、难治性高血压问题

中国难治性高血压患者估计占全部高血压患者的 12%～15%。国内有人研究 54 590 例高血压患者后发现,与女性患者比,难治性高血压男性患者较多见(65.6%：60.2%),年龄较小(59.5 岁：61.8 岁),体质量指数较高(24.8 kg/m² : 24.3 kg/m²),病程≥10 年比例更高(38.0%：26.9%),空腹血糖、TC、TG 水平较高,3 级高血压较多见(71.7%：27.2%),代谢综合征、糖尿病、心肌梗死、脑卒中等的患病率较高(均 $P<0.01$);两组肌酐清除率没有差别。

治疗依从性较差,常是确定难治性高血压的关键,可能的原因为:医源性问题,一些医生水平不高,使患者药物疗效不满意;有药物不良反应,使患者常换药、停药,影响血压控制。原发性醛固酮增多症,是继发性高血压的常见病因之一。

九、继发性高血压的鉴别诊断和治疗

继发性高血压是病因明确、可通过去除病因而缓解的高血压,常见于青年、中年人;常见的原因包括肾实质性疾病、肾动脉狭窄、肾上腺疾病、原发性醛固酮增多症、皮质醇增多症、阻塞性睡眠呼吸暂停等;继发性高血压约占高血压的 10%左右。

1. 肾实质性高血压

导致血压升高的肾实质性疾病主要包括:慢性肾小球肾炎/肾盂肾炎、糖尿病肾病、多囊肾等;高血压症状常不典型,高血压发现、诊断常较晚。多可通过尿常规、肾功能、影像学检查、肾脏穿刺活检得以诊断。其治疗应在治疗原发疾病的基础上,积极进行药物和非药物(限盐等)降压治疗,尽可能将血压控制在 130/80 mmHg 以下；对 24 小时尿蛋白排泄量大于 1 g 的患者,应尽可能将血压控制在 125/75 mmHg 以下。有蛋白尿、中/重度肾功能不全的肾实质性高血压患者,降压治疗首选 ACEI 或 ARB 等,可保护肾脏功能,延缓进展为终末期肾病。对重度肾功能不全患者,透析治疗可显著影响血压,有时会出现透析后低血压,应注意。

2. 肾血管性高血压

肾血管性高血压指由于单侧或双侧肾动脉主支狭窄所导致的血压升高。狭窄的原因包括:大动脉炎、纤维肌性发育不良、动脉粥样硬化等。应进行腹部或双肾区听诊、肾动脉彩超检查、CT 血管造影检查。其治疗原则是改善狭窄,控制血压,改善肾功能。常用经皮肾动脉球囊扩张术或支架置入术,对肾血管狭窄≥70%的患者进行治疗。

3. 内分泌性高血压

(1)原发性醛固酮增多症　它是继发性高血压最常见的原因之一,在普通高血压患者中约占 6%,在难治性高血压中占 17%～20%。与原发性高血压比较,原发性醛固酮增多症患者更易发生心肌梗死、脑卒中、房颤等。

原发性醛固酮增多症的表现包括:高血浆醛固酮、低血浆肾素、低血钾、高血压等。近来采用血浆醛固酮与肾素活性比值(ARR)进行筛查。初筛阳性患者,应进一步行确诊试验,如口服氟氢可的松抑制试验(一些指南推荐)、高盐负荷试验、卡托普利试验、静脉盐水负荷试验。确诊患者均应进行影像学检查,常用肾上腺薄层 CT 扫描,有助于定位分型。如选择手术治疗,则需鉴别单或双侧肾上腺病变,应行选择性肾上腺静脉取血标本(AVS),测定血醛固酮水平。如确诊为单侧肾上腺瘤或单侧肾上腺增生,可考虑腹腔镜单侧肾上腺手术切除。如不能手术、双侧肾上腺增生,应使用螺内酯、依普利酮等治疗,如疗效不佳,可合用 ACEI、ARB,但应注意血钾。对糖皮质激素可治性醛固酮增多症患者,推荐用小剂量糖皮质激素治疗以纠正高血压、低血钾。

(2)嗜铬细胞瘤　它为起源于肾上腺髓质(占 90%,多为单侧)、交感神经节等的嗜铬组织肿瘤,释放大量儿茶酚胺,能引起阵发性/持续性高血压、儿茶酚胺紊乱症候群。诊断依赖于临床表现、肿瘤定位、功能诊断、基因检测、CT/MRI、血/尿的间甲肾上腺素、儿茶酚胺含量。RET、VHL、NF1、SDHD、SDHB 等基因可突变。嗜铬细胞瘤多数为良性,手术切除有效,但术前应控制血压并积极扩容,做好充分准备。手术治疗常用腹腔镜手术,开放手术主要用于切除巨大肿瘤和术前不明良/恶性的肿瘤。

(3)库欣综合征　它是以皮质醇分泌过多引起的疾病的总称,根据病因可分为促肾上腺皮质激素(ACTH)依赖性、非依赖性库欣综合征。前者包括垂体的 ACTH 瘤或 ACTH 细胞增生、分泌 ACTH 的垂体外肿瘤(异位 ACTH 综合征);后者包括自主分泌皮质醇的肾上腺腺瘤、腺癌、大结节样增生。本征表现包括高血压、向心性肥胖、满月脸、紫纹、多血质、糖代谢异常、骨质疏松等。怀疑库欣综合征者,可检查尿游离皮质醇(至少测定 2 次)、午夜唾液皮质醇(至少测定 2 次),可进行 1 mg 过夜地塞米松抑制试验(DST)、小剂量地塞米松抑制试验(每天 2 mg×48 小时)等而筛查。在进行生化检查前,应详细了解有无糖皮质激素服用史,以排外医源性库欣综合征。

ACTH 依赖性皮质醇增多症,以经蝶窦微腺瘤摘除术为首选治疗方法,手术失败或不能手术者,应进行蝶窦微腺瘤放射治疗,或双侧肾上腺次全切除术。肾上腺皮质腺瘤首选肿瘤摘除术;肾上腺皮质腺癌手术疗效不佳,放疗及化疗无效,内科治疗首选米托坦。米托坦结构与杀虫药 DDT 相似,可使肾上腺皮质坏死,可使皮质激素水平下降,可用于肾上腺皮质腺癌或肾上腺增生引起的枯氏综合征。

米托坦口服后约 40%由胃肠道吸收,其余 60%以原型随粪便排出。每天 5～10 g,血药水平可达 10～90 μg/ml,代谢物水平 30～50 μg/ml。停药 6～9 周后,血浆中仍可测到代谢物。米托坦脂溶性较高,主要储存于脂肪中;从尿中排出的水溶性代谢物约占给药量的 25%。适应证:无法手术的、功能性和非功能性肾上腺皮质腺癌、肾上腺皮质增生及肿瘤所致的皮质醇增多症。

剂量:对 18 岁以下的儿童,米托坦的疗效、安全性尚在研究中,医生会视患者体重、体表面积决定每天服用量;成人每天 1 至 6 克(可分 3 至 4 次服),然后可逐步递增至每天 8 至 10 克;每天最高剂量为 18 克。对米托坦有过敏反应者不宜服用。

用药注意:对轻至中等度肝肾受损患者,剂量可能需相应下调。严重肝肾受损患者不建议服用。接触药物时最好佩戴手套,避免由孕妇处理药物;饭后服用可增加吸收。

常见不良反应:米托坦可抑制中枢神经系统,引致嗜睡、眩晕等,故服药期间尽量避免驾驶等。服药期间可能出肾上腺皮质功能不全,需要时个别患者可补充皮质激素。它可引发中枢神经系统抑制、眩晕、嗜睡、皮肤出疹、食欲不振、恶心、呕吐、腹泻、头痛、高血压、体位性低血压。

药物相互作用:螺内酯可降低此药的疗效,故不建议同时使用。酒精、第一代抗组织胺药物、镇静/安眠药、吗啡类止痛药、抗癫痫症药等有中枢神经系统抑制作用,合用可增加相关不良反应如嗜睡、眩晕等。米托坦可增加肝脏对某些药物(如部分抗癫痫药物、巴比妥类药物、华法林等)的代谢,合并使用可使后者的药效下降,故需特别监察。

4. 阻塞性睡眠呼吸暂停综合征

本综合征是由睡眠期间咽部肌肉塌陷、堵塞气道、反复呼吸暂停、口鼻气流量降低,睡眠期间打鼾,频繁发生呼吸暂停,白天嗜睡,可导致血压升高;中国成人患病率为 2%~5%,约 50% 有高血压;至少 30% 高血压患者有本征,顽固性高血压患者中达 60% 以上。多导联睡眠监测是诊断标准方法,但简单的鼻导管通气法、无创指尖血氧监测,能提高筛查效率;减轻体重、改善生活方式有治疗作用,中重度患者可行持续正压气道通气(CPAP)治疗,有助于改善睡眠期间通气、白天嗜睡,提高睡眠质量,降低血压。鼻咽腭颌等结构明显异常的患者,可考虑相应手术治疗。

(王　芳)

进一步的参考文献

[1] BUIA L. Epidemiology and risk profile of heart failure[J]. Nat Rev Cardiol,2011,8(1):30-41.

[2] GUGLIN M. Diuretics as pathogenetic treatment for heart failure[J]. Int J Gen Med,2011,4:91-98.

[3] PERSU A. Ultimaratio or standard in treatment-resistant hypertension[J]. Hypertension,2012,60(3):596-606.

[4] BLAUSTEIN MP. How NaCl raises blood pressure: a new paradigm for the pathogenesis of salt-dependent hypertension[J]. Am J Physiol Heart Circ Physiol,2012,302(5):1031-1049.

第十三章 β受体阻断剂治疗高血压

近年来,瑞典、英国一些人提出,β受体阻断剂不再是多数高血压患者的首选降压治疗药物,建议将其作为第四线降压药物,故引起不同意见。β受体阻断剂目前在高血压、冠心病、心衰临床治疗中应用较广泛。2010年中国众多专家讨论达成β受体阻断剂治疗高血压共识,提出很多有益建议。

一、从高血压的发病机制看β受体阻断剂应用的合理性

一些共识认为,交感神经过度激活,是导致原发性高血压的重要机制,心脏及肾脏去甲肾上腺素水平升高、交感神经末梢对去甲肾上腺素的再摄取减少、肾血管阻力增加,促进释放肾素,再激活 RAS 系统,使外周阻力增加;可促进分泌抗利尿激素,导致水钠潴留;能使血管对缩血管物质的敏感性增加,对心脏产生正性变时、正性变力作用,导致心输出量增加。β受体阻断剂可抑制肾上腺素能受体,对抗交感神经过度激活,降压,预防儿茶酚胺的心脏毒性,抑制 RAS,保护心血管,改善心肌重构,减少心律失常,减慢心率,提高心室颤动阈值,预防猝死,减弱心肌收缩力,降低血压,减少心肌耗氧量,改善左室和血管的重构及功能;用于高血压治疗有较坚实的理论基础。

二、关于β受体阻断剂用于治疗高血压的质疑

1. 英国成人高血压治疗指南对一些β受体阻断剂的论述

英国指南推荐高血压患者的初始药物治疗中,对55岁以上患者首选钙通道阻断剂、噻嗪类;对55岁以下患者首选 ACEI;如上述单药治疗不满意,第二步应采用 CCB＋ACEI 或利尿剂＋ACEI 治疗;第三步将 ACEI、CCB、利尿剂三药联用;如仍不能控制,考虑增加利尿剂剂量、换用其他利尿剂、β受体阻断剂、α受体阻断剂。与其他降压药物比,β受体阻断剂对脑卒中的疗效较低,不推荐一些β受体阻断剂作为其高血压的初始治疗药物;但这些指南的数据均来源于阿替洛尔(水溶性),其结论推广至所有β受体阻断剂(如脂溶性者),还应进一步研究。一些指南指出,对年轻高血压患者、存在 ACEI/ARB 应用的禁忌证、交感神经活性明显激活、怀孕的高血压患者,应考虑用β受体阻断剂。

2. β受体阻断剂与糖、脂代谢

非选择性β受体阻断剂抑制糖、脂分解代谢,它通过阻断 β_2 受体,能抑制分泌胰岛素,促进释放胰升糖素、糖原分解,减少肌肉组织摄取葡萄糖,升高血糖、TC、TG 水平;但β受体阻断剂长期治疗时,对血浆胰岛素水平并无显著影响。理论上讲,β受体阻断剂对 β_1 受体选择性越高,其对糖、脂代谢的影响越小;但大剂量选择性 β_1 受体阻断剂,仍可剂量依赖性阻断 β_2 受体的作用。β肾上腺素受体(βAR)属 G 蛋白耦联受体,分子内包括3个胞内环、7次跨膜区、3个胞外环。

表 13 - 1　β肾上腺素受体的特点

	β_1 AR	β_2 AR	β_3 AR	β_4 AR
染色体定位	10	5	8	—
mRNA 大小(kb)	2.6	2.2	2.3	—
氨基酸残基数	477	413	402	—
主要存在的组织	心脏/肾脏	肺/血管	脂肪组织	—
心脏中的分布	全部心脏中	冠脉、主动脉	冠脉	窦房结、主动脉、血管

	β₁ AR	β₂ AR	β₃ AR	β₄ AR
G 蛋白	Gαs	Gαi	Gαi	Gαs
效应物	腺苷酸环化酶	腺苷酸环化酶	腺苷酸环化酶	腺苷酸环化酶
儿茶酚胺类	去甲肾上腺素	肾上腺素	去甲肾上腺素	—
选择性激动剂	扎莫特罗	丙卡特罗	CGP12177A CL316243	CGP12177, 氟基吲哚洛尔
选择性拮抗剂	CGP20712A	ICI118551	普萘洛尔	普萘洛尔
一般作用	血管舒张	支气管舒张	脂肪分解	—
心脏作用	刺激	刺激	抑制	刺激

β_1 AR 主要分布于心肌,可激动 Gαs/腺苷酸环化酶/cAMP/PKA 信号通路,使 PKA 激活、开放细胞膜 L 型电压门控钙通道,促使肌浆网释放钙离子,使细胞质钙离子水平升高,促进 CaMK 使心血管肌球蛋白轻链磷酸化,增加心肌收缩力/心率/自律性/传导性,促进细胞增殖。儿茶酚胺类水平下降后,特异性磷酸二酯酶水解 cAMP,使 β_1 AR 对儿茶酚胺类脱敏;β - Arrestin 可阻止 β_1 AR 与 Gαs 结合,导致 β_1 AR 被内吞入胞内、减少,对儿茶酚胺反应能力降低,使心肌收缩力减弱。

β_1 AR 短期活化,能改善心功能;但其长期过度活化,可损伤心功能,使收缩力、射血分数降低;可通过 β - Arrestin 募集 Src,激活 Ras/MAPK 通路,促进蛋白合成、过度增殖、心肌肥厚、心血管重构,促使 β_1 AR 转而耦联 Gαi,招募 PDE4 把 cAMP 转为 $5'$ - AMP,后者再和 Src 活化 JNK,促进心血管细胞凋亡、纤维化、炎症,与心肌梗死、心衰、心肌重构相关。β_1 AR 基因 SNP 已发现至少 26 种,Gly389Arg 纯合子易患高血压病。

β_2 AR 存在于支气管和血管平滑肌,可激动引起支气管扩张、血管舒张、内脏平滑肌松弛等;β_2 AR 结合 Gαi 抑制腺苷酸环化酶/cAMP/PKA/CaMK,介导平滑肌舒张,能治疗哮喘;可稳定肥大细胞膜,抑制其释放炎性介质。去甲肾上腺素对 α 受体的作用强于对 β_1 受体的作用,而其对 β_2 受体的作用很小;肾上腺素对 α、β_1、β_2 受体都有较强的作用。

β_3 AR 主要存在于棕色脂肪及白色脂肪组织,可激动引起脂肪分解。β_3 AR 末端缺乏蛋白激酶 PKA 和 β 受体激酶的磷酸化位点,β_3 AR 信号通路活化后,能经 Gαi 抑制腺苷酸环化酶/cAMP,调节心血管功能,促进脂肪分解/抗肥胖、调节糖代谢,使胃肠道和泌尿道解痉等;能活化 eNOS/NO/cGMP/蛋白激酶 G 信号通路,增加脂肪细胞线粒体,促进脂肪氧化分解。

β 受体阻断剂可分为三类:①非选择性的,作用于 β_1 和 β_2 受体,常用药物为普萘洛尔(心得安),目前已较少应用;②选择性的,主要作用于 β_1 受体,常用美托洛尔(倍他乐克)、阿替洛尔(氨酰心安)、比索洛尔(康忻)等;③非选择性的,可同时作用于 β 和 α_1 受体,有外周扩血管作用,常用阿罗洛尔、卡维地洛、拉贝洛尔。β 受体阻断剂还可以划分为脂溶性/水溶性类,及有或没有内在拟交感活性类。

3. β 受体阻断剂临床应用的循证医学证据

一些指南荟萃分析 17 项阿替洛尔的研究,发现其在降血压的同时不能减少心血管事件的发生率、病死率,发生脑卒中的危险较高,对血糖水平不利;但从水溶性的阿替洛尔临床研究得到的结论,不一定能类推至选择性脂溶性 β_1 受体阻断剂。

β 受体阻断剂用于高血压的治疗已有 40 多年的历史。1978 年世界卫生组织将其列为高血压治疗的一线药物;1984 年后,它被欧美国家指南推荐为与利尿药并列的首选一线抗高血压药。目前水溶性 β 受体阻断剂在各国的临床地位可能受到一定影响。(表 13 - 2)

表 13－2　β受体阻断剂在各高血压指南中的推荐级别

指南名称	β受体阻断剂在指南中的地位
2010 年中国指南	β受体阻断剂与 ACEI、ARB、CCB、利尿药同为一线药物,可用于高血压的起始和维持治疗。对于高血压伴稳定型冠心病、心肌梗死后、心衰可优先选择 β受体阻断剂治疗。不推荐应用阿替洛尔
2011 年 NICE 指南	不推荐将 β受体阻断剂作为一线降压药,仅在针对难治性高血压患者应用 ACEI/ARB＋CCB＋利尿药,血压不达标时方考虑加用。但可考虑用于年轻患者,特别是不适于 ACEI/ARB 治疗者,孕妇以及高交感神经张力者
2013 年欧洲指南	β受体阻断剂与 ACEI、ARB、CCB、利尿药同为一线药物,可用于高血压的起始和维持治疗。对于高血压伴心肌梗死病史、心绞痛、慢性心衰、主动脉瘤、房颤的预防及心室率控制、孕妇,可优先选择 β受体阻断剂治疗
2013 年美国一会议指南	高血压是唯一或主要病症时,不作为首选药物。对于高血压伴冠状动脉疾病或心肌梗死后、收缩性心衰及舒张性心衰、糖尿病,β受体阻断剂仍为推荐用药
2013 年美国指南	高血压是唯一或主要病症时,不作为首选药物。对于高血压伴心肌梗死病史或慢性心衰的高血压患者,仍可首选 β受体阻断剂治疗
2014 年美国指南	一般不推荐作为起始降压治疗药物

由表 13－2 可归纳出以下两点:一是除 2010 年版《中国高血压防治指南》和 2013 年版《欧洲高血压指南》外,对单纯性高血压患者,其余的高血压指南均未将 β受体阻断剂列在首选降压药内。二是对非单纯性高血压患者,尤其是合并冠心病、心衰的患者,各指南均将其作为首选药物。

不同 β受体阻断剂临床获益不同,β受体阻断剂不具有类效应。β受体阻断剂治疗心血管疾病的临床获益,可能主要由阻断 β_1 受体产生;其不良反应,可能主要由阻断 β_2 受体造成;选择性 β_1 受体阻断剂治疗心血管疾病的临床疗效、安全性较好,如比索洛尔、美托洛尔;兼有扩血管作用的 β受体阻断剂如卡维地洛、阿罗洛尔、奈必洛尔等也较好。琥珀酸美托洛尔缓释片降压作用持久,降压同时减慢心率,无负性肌力作用,适合于原发性高血压患者的治疗。卡维地洛、美托洛尔在降低收缩压、舒张压、心率方面差异无统计学意义。

——卡维地洛降压主要抑制 β_1 受体、α_1 受体,从而扩张血管,降低外周血管阻力;降压迅速、长时间维持,较少产生水钠潴留;能促进骨骼肌细胞对葡萄糖的吸收,改善外周血管顺应性,不影响心输出量;能加强脂肪酶水解 TG,能降低血 TG 水平 13%,减少糖原分解、糖异生,减少 TG、胆固醇从肝脏输出,加速 LDL－C 与肝细胞受体的结合、清除,可改善胰岛素抵抗,降低体重、空腹血糖,降低胆固醇水平 11%,降低 LDL－C 水平 16%,升高 HDL－C 水平 11%,对肾功能有保护作用。

卡维地洛可用于治疗轻/中度高血压、伴肾功能不全/糖尿病的高血压患者;分子式为 $C_{24}H_{26}N_2O_4$,分子量为 406.48D。剂量须医师指导个体化;推荐起始剂量每次 6.25 mg,每天 2 次口服,如果可耐受,以服药后 1 小时的立位收缩压为指导,维持该剂量 7~14 天,然后根据血药谷水平时的血压,在需要的情况下增至每次 12.5 mg~25 mg,每天 2 次。一般 7~14 天达最大降压作用。总量不得超过每天 50 mg;须和食物一起服用,以减慢吸收,降低体位性低血压的发生。卡维地洛＋利尿剂常可产生累加作用,但能增加体位性低血压。

不良反应:发生率≥1% 的不良事件有:乏力、心动过缓、体位性低血压、体位依赖性水肿、失眠、嗜睡、腹痛、腹泻、血小板减少、背痛、病毒感染。

禁忌:NYHA 分级 Ⅳ 级失代偿性心功能不全;气管痉挛或相关气管痉挛状态;二度或三度房室传导阻滞;病态窦房结综合征;心源性休克;严重心动过缓;临床严重肝功能不全患者;对该品过敏者;糖尿病酮症酸中毒。

注意事项:肝损害、黄疸时须立即停药,不重复使用。如果周期性长期使用卡维地洛,麻醉和重大手术使用乙醚、三甲烯、三氯乙烯时须加倍小心。易自发性低血糖者或接受胰岛素或口服降糖药的糖尿病患者使用须谨慎。卡维地洛不能突然停药,必须在 1～2 周以上逐渐停药;导致心动过缓、脉搏<55 次/分时,须减量。为减少体位性低血压发生,心功能不全患者的开始治疗剂量为每次 3.125 mg,每天 2 次;缓慢加量。起始治疗期,患者必须小心避免驾驶或危险操作等。如肾功能恶化,要停药或减量。卡维地洛加量期可能出现心功能不全恶化或体液潴留,必须增加利尿剂、卡维地洛不加量,直到临床稳定。怀疑嗜铬细胞瘤、变异性心绞痛的患者使用卡维地洛时须小心。

　　药物相互作用:卡维地洛与 CYP2D6 抑制剂(如奎尼丁、氟西汀)可能提高卡维地洛右旋体的血水平。卡维地洛与可耗竭儿茶酚胺药物(如利血平、单胺氧化酶抑制剂)同服时,必须密切观察患者的低血压、心动过缓。卡维地洛和地高辛同用,可升高血地高辛血水平 15%。可乐定与卡维地洛同时服用,可能增强降低血压和减慢心率的作用。在停用可乐定前几天,应先停用卡维地洛,然后可乐定逐渐减量至停药。卡维地洛能升高环胞素的血水平。异烟肼可减少卡维地洛的血水平 70%。西咪替丁能使卡维地洛的血水平升高。卡维地洛与地尔硫草合用,可发生心脏传导障碍;建议监测心电图和血压。卡维地洛能增强胰岛素或口服降糖药降低血糖的作用,因此需监测血糖。

　　药代动力学:卡维地洛为碱性亲脂化合物,口服后易于吸收,生物利用度为 25%～35%,有明显的首过效应,血清除半衰期为 7～10 小时。与食物一起服用时,其吸收减慢,但对生物利用度没有明显影响,且可减少引起体位性低血压的危险性。卡维地洛血浆蛋白结合率大于 98%。药物在肝脏被 CYP2D6、CYP2C9 等代谢,其代谢物扩血管活性微弱。卡维地洛代谢物经胆汁通过粪便排出,不到 2% 以原形随尿液排出。体内卡维地洛右旋体的血水平,是左旋体的 2～3 倍。肝肾功能不全的患者,卡维地洛的血水平升高。老年人卡维地洛的血浆水平比年轻人大约高 50%。

三、选择性 β_1 受体阻断剂用于治疗高血压

　　选择性脂溶性 β_1 受体阻断剂,治疗高血压疗效、安全性较好,能减慢心率,如比索洛尔、美托洛尔,能改善患者长期临床转归,降低病死率、脑卒中/ 心衰患病率;大规模试验显示,它们在降低血压、降低心血管危险方面,与 CCB、ACEI 无显著差别。有人研究 3234 例轻/中度高血压患者,随访 4.2 年,结果发现,与利尿剂组比,酒石酸美托洛尔有相同的降压疗效,但总死亡率、心源性死亡率、心源性猝死发生率较低。

四、心肌梗死后 β 受体阻断剂的应用

　　一些指南认为,β_1 受体阻断剂能治疗急性心肌梗死,其应用于再灌注治疗前时可降低病死率,为急性心肌梗死一线用药。在急性心肌梗死早期,如无禁忌证,无论是否接受溶栓治疗或直接进行 PCI,均应即口服 β_1 受体阻断剂(Ⅰa 类推荐);对 ST 段抬高的急性心肌梗死患者,特别是出现心动过速或高血压时,一般可迅速静脉注射 β_1 受体阻断剂(Ⅱb 类推荐),可缩小心肌梗死面积,减少心律失常,缓解心绞痛,降低病死率,减少心源性猝死。它也可用于心肌梗死二级预防;有人研究 335 万例心肌梗死后患者,随访 2 年,发现普萘洛尔、美托洛尔、比索洛尔等选择性脂溶性 β_1 受体阻断剂长期治疗,可减少心源性死亡、心源性猝死、再发心肌梗死,可使存活率提高 20%～25%,即使同时用阿司匹林、ACEI、溶栓药,获益依然存在;而水溶性 β_1 受体阻断剂如阿替洛尔则未见此作用。

五、β 受体阻断剂治疗心衰

　　β_1 受体阻断剂通过抑制过度激活的交感神经系统,减慢心率,抑制儿茶酚胺的心脏毒性;其治

疗收缩性心衰时,可使病死率降低35%。在心肌梗死后合并轻/中度收缩性心衰、有或无症状的患者,普萘洛尔、美托洛尔、比索洛尔能改善心衰患者长期预后;它们与ACEI联用,能降低病死率。对心肌病引起的、NYHA心功能Ⅱ～Ⅳ级、慢性收缩性心衰患者,无禁忌证时,均应长期使用选择性脂溶性β₁受体阻断剂治疗(Ⅰ类推荐,A级证据)。

六、预防心源性猝死

在急性心肌梗死、心肌梗死后二级预防、慢性心衰、肥厚性心肌病等患者,选择性脂溶性β₁受体阻断剂一、二级预防心源性猝死(90%与心律失常,尤其是室速相关)的作用可能较优,可能是首选药物,其作用是现有其他药物所不能替代的;能抗室颤,可使心室颤动阈值升高60%～80%;易进入中枢,抑制中枢交感神经,使外周交感神经兴奋性减弱,迷走神经兴奋性增强,能降低心率。

——第3代β₁受体阻断剂奈必洛尔,能治疗高血压,降低动脉僵硬度,改善血管重塑。与美托洛尔组比,奈必洛尔组中心动脉压、肺毛细血管嵌压均较低,血管组织中eNOS明显活化,产生大量生理性一氧化氮,引发血管舒张;细胞线粒体数量增加,剂量依赖性升高线粒体复合物Ⅰ/Ⅲ、PGC-1α/TFAM/NRF1的表达水平,改善糖脂代谢,能经Gαi抑制腺苷酸环化酶/cAMP,调节心血管功能、抗肥胖。奈必洛尔选择性阻断β₁受体的强度为比索洛尔、阿替洛尔、普萘洛尔强;奈必洛尔不引起支气管/血管平滑肌收缩,无内源性拟交感活性。

国内有人研究奈必洛尔片治疗轻/中度高血压315例,随机分为盐酸奈必洛尔每天5 mg组、比索洛尔片每天5 mg组,观察12周,发现两组的24小时平均舒张压、收缩压下降,降压有效率分别为73.4%、69.7%;收缩压谷/峰比为78.9%,舒张压谷/峰比为75.3%。两组间不良事件相似。提示奈必洛尔降压持续平稳、安全、耐受。肝肾功能不全及老年人可适当减量。

七、中国的专家共识与推荐

2010年中国的专家共识推荐:一些选择性脂溶性β₁受体阻断剂,仍是临床上治疗高血压常用、有效、安全的药物;目前使用β₁受体阻断剂进行治疗的患者,如血压稳定控制,应当继续使用,不宜换药。阿替洛尔在临床试验中已暴露问题,除一些特殊人群,一般不建议将其作为降血压治疗的首选用药。

——β₁受体阻断剂对合并以下情况的患者有不可替代的地位、应当首选:快速性的心律失常如窦性心动过速、房颤、冠心病(稳定/不稳定型心绞痛、心肌梗死后)、心衰合并高血压的患者;交感神经激活的患者(如高血压发病早期伴心率增快、社会心理应激、焦虑等精神压力增加、围手术期高血压、高循环动力状态如甲亢、高原生活者等);ACEI/ARB禁忌使用或不能耐受的年轻高血压患者。

——临床用药中,尽量选用无内在拟交感活性、对β₁受体选择性较高,或兼有α₁受体阻断作用的脂溶性β₁受体阻断剂,以减少长期用药的不良反应,它们对糖/脂代谢、外周血管的影响相对较小,可较安全有效地应用于糖尿病合并高血压患者。

——β₁受体阻断剂与其他药物的联用降血压较有效;它与长效二氢吡啶类CCB、α受体阻断剂的联用,能协同降压,可抑制CCB、α受体阻断剂引起的反射性交感神经兴奋;从靶器官保护的角度来讲,β₁受体阻断剂与ACEI、ARB的联用,是目前用于高血压合并冠心病、心衰的标准治疗,ACEI、ARB可能抵消β₁受体阻断剂对糖代谢的潜在不利影响。

——在无心衰、心肌梗死的高血压患者,应避免单独联合大剂量α受体阻断剂、噻嗪类利尿剂,以减少引起糖、脂代谢紊乱。

——对患代谢综合征、糖尿病，且无心衰/心肌梗死/快速性心律失常（如窦性心动过速、房颤）的高血压患者，及 60 岁以上的老年患者（不存在糖尿病合并高血压），不推荐 α_1 受体阻断剂作为起始治疗的用药选择。

一些 β_1 受体阻断剂仍可作为高血压患者药物治疗的选择，尤其适用于有心肌梗死病史、心绞痛、快速心律失常如房颤、心衰的患者。

（王　芳）

进一步的参考文献

［1］ FILIPPATOS TD. Hyponatremia in patients with heart failure[J]. World J Cardiol,2013,5(9):317 - 328.

［2］ WANG Y. Electrophysiological remodeling in heart failure[J]. J Mol Cell Cardiol,2010,48(4):619 - 632.

［3］ RIGOLL IM. Heart failure with preserved ejection fraction[J]. J Geriatr Cardiol,2012,10(4):369 - 376.

第十四章 成人高血压治疗

2014 年美国防治高血压联合委员会,颁布了新的成人高血压治疗指南,它基于严格的证据,推荐高血压治疗方法,以满足医学需要,降低治疗负担,改善预后;但临床治疗决策时,必须注意结合患者具体情况。

一、证据资料回顾

通过证据资料回顾,一些指南重点解决 3 个关键的高血压治疗问题,提出 9 项推荐;确定降压治疗启动的血压水平、目标值、特定降压药。一些指南回顾:①高血压的总死亡率、心血管疾病相关死亡率、慢性肾脏疾病相关死亡率;②高血压的心肌梗死率、心衰率、心衰住院率、脑卒中率;③冠状动脉血管重建(包括冠状动脉旁路移植术、冠状动脉血管成形术、冠状动脉支架置入)、其他血管重建(包括颈动脉、肾动脉、下肢血管的重建)的高血压;④终末期肾病(如导致透析、肾移植的肾功能衰竭)、血肌酐水平倍增、肾小球滤过率减半的高血压。

二、治疗的推荐

(1)推荐 1 在≥60 岁的一般人群中,收缩压(SBP)≥150 mmHg 或舒张压(DBP)≥90 mmHg时,启动降压药物治疗,降压目标值为 SBP<150 mmHg 和 DBP<90 mmHg(Ⅰ类推荐,A 级证据)。在≥60 岁的一般人群中,降压治疗达到 SBP<150 mmHg 的目标值,可降低脑卒中、心衰、冠心病的发病率;达到<140 mmHg 的目标值,可获得额外的益处(Ⅰ类推荐,B 级证据)。专家组复习了所有证据,支持治疗到血压<150 mmHg 有益。

配套推荐 1:在≥60 岁的一般人群中,如高血压药物治疗获得较低的收缩压水平(如<140 mmHg),且降压药物对健康、生活质量无不良影响,不需调整治疗使血压上升。对高危组患者,如合并 CVD 患者(包括有脑卒中等多项危险因素的患者),目前证据不足以将 SBP 目标值从<140 mmHg 升高到<150 mmHg。

(2)推荐 2 基于 A 级证据,推荐在<60 岁的一般人群中,DBP≥90 mmHg 时起始药物治疗,将血压降至 DBP<90 mmHg 的目标值;将 DBP 降至 ≤80 mmHg 或≤85 mmHg 的目标值并无益处;在主要终点或次要终点方面三组无显著性差异。对 30~59 岁个体,药物治疗可改善健康结局,降低脑血管事件、心衰、总体的死亡率(Ⅰ类推荐,A 级证据)。对 18~29 岁个体,启动降压治疗的血压水平和目标值,应与 30~59 岁人群相同(专家意见,E 级证据)。

(3)推荐 3 在<60 岁的一般人群中,SBP≥140 mmHg 时起始药物治疗,将血压降至 SBP<140 mmHg 的目标值(专家意见,E 级证据)。因无 RCT 进行该年龄组人群现在的标准(<140 mmHg)与其他更高或更低标准的比较,所以无足够理由改变现在的推荐。研究证实,多数患者达到 DBP<90 mmHg 的同时,SBP 也可能达到<140 mmHg。

(4)推荐 4 在≥18 岁的慢性肾脏病(CKD)患者(eGFR 低于每分钟 60 ml /1.73m² 的 70 岁以下、合并白蛋白尿的任何年龄者)中,SBP≥140 mmHg 或 DBP≥90 mmHg 时起始药物治疗,将血压降至 SBP<140 mmHg 和 DBP<90 mmHg 的目标值(专家意见,E 级证据)。白蛋白尿定义为:eGFR 处于任何水平时、尿白蛋白/肌酐比值大于 30 mg/g。对蛋白尿患者(24 小时>3g),治疗使血压达到较低的目标值后,慢性肾脏病预后可获益。降压治疗到<130/80 mmHg,对延缓慢性肾

脏病进展并无益处。对 eGFR 每分钟<60ml /1.73m² 的 70 岁以上人群,降压治疗应个体化,要考虑对虚弱、并发症的疗效。

(5)推荐 5　在≥18 岁糖尿病患者中,SBP≥140 mmHg 或 DBP≥90 mmHg 时起始药物治疗,将血压降至 SBP<140 mmHg 和 DBP<90 mmHg 的目标值(专家意见,E 级证据)。一些证据显示,对高血压合并糖尿病的<60 岁的成人患者,SBP<150 mmHg 的目标值,也能改善心脑血管结局、降低死亡率。

与较低目标值比,使用 SBP<140 mmHg 的目标值,有同样的预后结局。SBP<130 mmHg 是糖尿病合并高血压患者通常的推荐目标值,能减少脑卒中;专家组不推荐 SBP 的目标值为<120 mmHg;该类患者的 DBP 目标值与一般人群(<90 mmHg)相同。DBP<80 mmHg 的目标值,无足够证据支持。

(6)推荐 6　对一般人群(包括糖尿病患者),起始降压治疗应包括噻嗪类利尿剂、CCB、ACEI 或 ARB(Ⅱ 类推荐,B 级证据)。每一类药物对总体死亡率、心血管/脑血管病、肾脏病的预后产生一定的效果。在改善心衰预后方面,起初使用噻嗪类利尿药较 CCB、ACEI 更有效,而 ACEI 较 CCB 更有效。专家组不推荐 β₁ 受体阻断剂为起始降压药物,脑卒中增加较多。不推荐 α 受体阻断剂为起始降压治疗药、一线治疗药物。α₁/β 受体双重阻滞剂如卡维地洛尔、扩张血管的 β₁ 受体阻断剂如奈必洛尔、中枢性 α₂ 受体激动药如可乐定、直接血管扩张剂如肼苯哒嗪、醛固酮受体阻断剂如螺内酯、外周作用的肾上腺素能拮抗剂如利血平、袢利尿剂如呋塞米,未被推荐为一线降压药。下列几点值得注意:①多数患者需要一种以上的降压药物,才能达到控制血压,该推荐适用于起始降压药物、加用药物的选择;②该推荐特指的利尿剂包括噻嗪类利尿剂、氯噻酮、吲达帕胺,不包括袢利尿剂或保钾利尿剂;③要合适地调整药物剂量;④推荐 6 应谨慎用于冠心病、心衰患者。

(7)推荐 7　对一般人,起始降压治疗包括噻嗪类利尿剂或 CCB(Ⅱa 类推荐,B 级证据);对糖尿病患者,初始降压治疗包括噻嗪类利尿剂或 CCB(Ⅱb 类推荐,C 级证据)。

(8)推荐 8　在≥18 岁的所有伴高血压的慢性肾脏病(CKD)患者中,起始(或增加)降压治疗应包括 ACEI、ARB,以改善肾脏预后,无论其人种、是否伴糖尿病(Ⅱ 类推荐,B 级证据)。该推荐适用于合并或不合并蛋白尿的 CKD 患者。与 β₁ 受体阻断剂、CCB 比,ACEI、ARB 常不能改善一般 CKD 患者的心血管预后,但可改善糖尿病肾病患者的心血管预后。肾素抑制剂未被包括在该推荐中。如果 ACEI、ARB 未用作起始治疗药物,而需要另外药物使血压达标,则 ACEI、ARB 可作为二线药物加用。虽然对>75 岁的伴高血压的 CKD 患者,使用 ACEI、ARB 治疗可能受益,但使用利尿剂、CCB 也是一种选择。CKD 患者人群使用 ACEI、ARB 时,要监测血清电解质、肌酐水平。

(9)推荐 9　降压治疗主要目标是达到并维持目标血压。如治疗 1 个月后仍然未达目标血压,应增大初始药物剂量,或加用推荐 6 中另一种药物;应继续评估血压,调整治疗策略,直至血压达标。如应用 2 种药物血压仍未达标,加用第 3 种药物并调整剂量。一般不要同时应用 ACEI、ARB。如仅用推荐 6 中的药物不能使血压达标,须应用超过 3 种药物,可选择其他类降压药。对经上述策略治疗血压仍不能达标的病情复杂者,可转诊至高血压专科医师处(专家意见,E 级证据)。使用每种策略时,医师应定期评价血压,鼓励生活方式干预,改善依存性,调整治疗,直至达到和维持血压目标值。如一种降压药物无效或产生不良反应时,可用另一种替代。

(王　芳)

进一步的参考文献

[1] FILIPPATOS TD,ELISAF MS. Hyponatremia in patients with heart failure[J]. World J Cardiol,2013,5(9):317-328.

［2］PERSU A. Ultimaratio or standard in treatment‑resistant hypertension［J］. Hypertension,2012 ,60(3)：596‑606.

［3］BLAUSTEIN MP. How NaCl raises blood pressure：a new paradigm for the pathogenesis of salt‑dependent hypertension［J］. Am J Physiol Heart Circ Physio,2012,302(5):1031‑1049.

第十五章　降低钠负荷治疗高血压

研究证实,钠盐摄入量与高血压的发生发展相关;成人钠盐大量摄入与收缩压水平独立相关,是高血压特别是难治性高血压的重要原因之一(有人每天钠盐摄入 >18 g)。

一、钠盐与高血压及靶器官损害相关

盐敏感时可适度减少食盐摄入量,要控制血压,减少降压药用量。与欧美国家比,我国高血压患者中盐敏感者约占 60%,可增加血容量,激活交感神经- RAS 系统,增加外周阻力,血压升幅较高,易诱发心室肥厚,增加血管僵硬度,危害心血管、脑、肾;钠盐会增加血小板活性、有致血栓倾向,会增加心血管事件风险 17%,增加脑卒中风险 23%。

二、限制钠盐摄入是防治高血压的基石

限制钠盐摄入有可靠的降压作用,对老年人、糖尿病、慢性肾病、代谢综合征患者效果尤为明显。将钠盐摄入量控制在每天 5~6 g,可使收缩压降低 2~8 mmHg。对血压轻度升高者,仅通过限盐就可能使其血压降至目标值以下。对血压明显升高、难治性高血压者,减少钠盐摄入,能改善降压药物疗效,减少其用量。如将美国居民人均钠盐摄入量每天降低 3 g,可使每年新发冠心病减少 6 万~12 万例,新发脑卒中减少 3.2 万~6.6 万例,新发心肌梗死减少 5.4 万~9.9 万例,各种原因死亡减少 4.4 万~9.2 万例。然而限盐策略知易行难,依从性较差,日常钠盐不少来自于加工食品中的隐性盐。对我国北方居民,将食盐摄入量控制在每天 6 g 以内,短期内难以实现,这就要加强教育。

三、充分发挥利尿剂在降压治疗中的作用

一些指南继续肯定利尿剂在降压治疗中作为一线降压药、联合用药的基石地位,甚至将利尿剂推荐为高血压初始治疗的唯一首选药物。噻嗪类利尿剂在高血压的起始治疗、维持治疗中,均有肯定疗效、优势;在减少冠心病事件方面,其与钙通道阻断剂、ACEI 有相同效果。大剂量利尿剂(相当于氢氯噻嗪每天 50~100 mg)可能对糖代谢有潜在的不利影响;每天 ≤25 mg 时,其对糖代谢的影响甚微。研究表明,与氨氯地平比,空腹血糖受损的高血压患者,接受利尿剂治疗 4~8 年后,一般新发糖尿病有所增加,冠心病事件的发生率降低。

在难治性高血压的治疗方面,利尿剂有重要临床地位。严格来讲,未经过利尿剂治疗的高血压患者,不能称之为难治性高血压患者。虽然一般不推荐利尿剂为糖尿病患者的首选降压药物,但当单药治疗不达标时加利尿剂有重要作用。研究显示,为使 2 型糖尿病患者血压达标,80%以上高血压伴糖尿病患者,需用氯沙坦+利尿剂治疗;ACEI/ARB+噻嗪类利尿剂,为糖尿病患者降压达标的优先选择。

四、RAS 阻断剂能增加尿钠排泄

一些指南肯定 ACEI、ARB 的重要地位,认为 RAS 阻断剂,特别是 ARB 能阻断血管紧张素Ⅱ

对 AT1R 的作用,增加尿钠排泄,降低钠负荷,减少释放醛固酮保钠,减少血容量,降低血压,保护靶器官。

五、RAS 阻断剂＋噻嗪类利尿剂与排钠

一些指南推荐 ACEI 或 ARB＋噻嗪类利尿剂、ACEI 或 ARB＋钙通道阻断剂(CCB)、噻嗪类利尿剂＋钙通道阻断剂,部分患者亦可联用 β 受体阻断剂。这突显了噻嗪类利尿剂在联用降压药物中的核心地位;ACEI/ARB＋噻嗪类利尿剂应用广泛,可增强降压效果,保护靶器官,能互相抵消不良反应,被视为钠负荷增加的高血压患者最佳方案之一,两类药物均促进尿钠排泄,更适用于高盐摄入的高血压患者;均具有血管扩张作用,能进一步改善降压作用。可给予单片固定复方制剂(ACEI/ARB＋噻嗪类利尿剂),有助于提高患者长期治疗依从性,降低治疗费用。

（王　芳）

进一步的参考文献

[1] PERSU A. Ultimaratio or standard in treatment‐resistant hypertension[J]. Hypertension,2012 ,60(3):596‐606.

[2] BLAUSTEIN MP. How NaCl raises blood pressure:a new paradigm for the pathogenesis of salt‐dependent hypertension[J]. Am J Physiol Heart Circ Physiol,2012 ,302(5):1031‐1049.

[3] VIGEN R. Aging of the United States population:impact on heart failure [J]. Curr Heart Fail Rep,2012,9(4):369‐374.

[4] PABLO PL. The causes,consequences, and treatment of left or right heart failure[J]. Vasc Health Risk Manag,2011,7:237‐254.

第十六章　高血压治疗策略变迁

药物治疗对高血压控制率的提高起重要作用。随着抗高血压药物的增多,人们研究如何正确使用这些药物,先后出现过阶梯疗法、单药序贯治疗、联合治疗等策略。

一、高血压药物发展历程

最早有人通过切除交感神经来控制血压,但手术死亡率高达5%。有人提出化学性交感神经切除的思想,20世纪40年代,第一个交感神经节阻断剂四乙胺,作为抗高血压药物应用于临床,能显著降低血压,但可引起口干、体位性低血压等不良反应,口服吸收差。20世纪40年代末报道,印度萝芙木根生物碱-利血平有降压作用,能耗竭交感神经末梢的儿茶酚胺,阻断其对血管的收缩作用,从而降压;其于1953年被美国批准为降压药物,同期还有胍乙啶等,主要抑制交感神经活性。20世纪50年代,有人报告氯噻嗪可治疗高血压。20世纪60年代,第一个β受体阻断剂被合成。1964年有人报道普萘洛尔的降压作用,副作用较明显。钙通道阻断剂(CCB)用于高血压已有30多年历史。第一个口服的ACEI-卡托普利于1981年在美国上市;1981年又发现ARB-氯沙坦。20世纪90年代中后期是ARB发展的时期。2007年第一个肾素抑制剂阿利吉仑在美国上市。将来会有更多、更好的新型降压药物问世,中枢受体调节剂、双受体阻断剂等正在研发中。

——阿利吉仑:有人Meta分析其联合降压药物治疗原发性高血压的安全性,共纳入12个研究、高血压患者8346例,结果发现,与传统降压药物单药治疗比,传统降压药物+阿利吉仑在总不良反应发生率等方面,差异无统计学意义,但头痛发生率较低,血钾>5.5 mmol/L及血肌酐>176.8 μmol/L的发生率较高;血钾<3.5 mmol/L发生率较低;肾功能异常时,要慎用阿利吉仑联合降压药物方案。

阿利吉仑是低分子量、高选择性口服直接肾素抑制剂,能降低血浆肾素水平,能抑制血管紧张素原转化为血管紧张素Ⅰ;其单药能降低血压,对心脏、肾脏、血管等有保护作用,能保钾,可与排钾利尿剂合用。阿利吉仑可能增加ACEI/ARB的保钾作用,它们联用时会轻度升高血钾水平;有时可使血肌酐水平升高(可能与患者本身存在慢性肾功能不全相关)。在肾功能及血钾正常情况下,可优先考虑阿利吉仑联合降压药物方案;在患者的肾功能降低时,慎用阿利吉仑联合降压药物方案;在高血钾时慎用ACEI/ARB联合阿利吉仑。

到2010年底,中国已管理上亿高血压患者,其中的3533.8万例在50万社区中,为1、2级高血压患者,管理满1年患者的血压控制率为70%。

二、降压治疗策略发展历程

1.降压药物阶梯治疗方案

20世纪60年代,美国已有近20种降压药物,如利尿剂、利血平、肼苯哒嗪、胍乙啶、甲基多巴、神经节阻断剂等。1977年美国有人提出阶梯治疗方案,指从小剂量的单一药物开始(如利尿剂噻嗪类),逐渐增加至可耐受的最大剂量;若血压没有达标,则加用第二(如甲基多巴、利血平、β受体阻断剂普萘洛尔)、第三(如血管扩张剂肼苯哒嗪)或更多种药物(可加用胍乙啶或使用胍乙啶/可乐定/哌唑嗪替代第二步中的药物);能明显提高高血压达标率,减少药物不良反应。对舒张压在105 mmHg的患者,要多药联合治疗。β受体阻断剂的降压疗效、改善预后作用,与利尿剂等同,但能进一步减少心脏猝死;这些奠定了 β 受体阻断剂在高血压治疗中的地位。舒张压 105～129 mmHg 的患者是阶梯疗法的适用对象,有人研究 143 例这些患者,结果与加安慰剂组比,接受氢氯噻嗪 100 mg＋利血平＋肼苯哒嗪组舒张压在 115～129 mmHg 患者的心血管事件风险减少 92％;舒张压在 90～114 mmHg 患者风险减少 59％。阶梯疗法作为经验总结的升华,一直被广大医患实践、验证着。20 世纪 80 年代初,ACEI、CCB 有良好的降压疗效,能降低主要心血管事件风险。

1988 年有人建议,药物治疗宜低剂量、大剂量、加用其他药物的个体化阶梯治疗,每个患者要选择适合的药物;首选降压药物应根据患者的血压水平、合并的靶器官损害、危险因素,个体化治疗有了更明确的定义。2007 年一些降压指南原则是:开始用有效而不良反应较小的单一药物(建议可选用利尿剂、β 受体阻断剂、CCB 或 ACEI),以适度降低血压,用低剂量逐渐增量的方法;如疗效不佳时,可晋级为不同种类的降压药物的联合用药。严重高血压患者,首次治疗即可选用联合用药;血压控制后,可考虑降级用药。JNC Ⅶ 指南及后来的高血压指南,都提倡个体化阶梯治疗、起始联合治疗。

2. 单药序贯治疗方案

在一些指南中,对起始治疗血压不达标的患者,可有三种选择:①增加药物至推荐的最大剂量;②加上另一种不同类型的药物(有时这两种可增加不良反应);③换用另一种不同类型的降压药物(单药序贯治疗),采用不同降压机制的药物先后治疗,试图根据患者具体的升压机制,寻找一种药物进行针对性治疗(如 RAS 系统激活、交感神经激活、水钠潴留等)。单药序贯治疗原则为:尽可能用一个药物的最小剂量来控制血压,并假设大多数单一降压药物的有效率为 30％～60％。假定单药序贯治疗能改善 30％对第一种药物无反应的患者,那么单药序贯治疗的总有效率为 70％～80％。1997 年发布的 JNC Ⅵ 指南,对单药序贯治疗做出了修正,在药物剂量加倍后如无效,再使用单药序贯治疗(可能是药物发展的结果);这时明确了 ACEI、ARB、CCB 降压有效,其耐受性优于老药,作为起始治疗药物已广泛应用,这些药物剂量加倍时不良反应增加不明显,特别是 ARB,因此在单药疗效不佳时可加量。单药序贯治疗方案疗效甚低,耗费时间。之后的指南中再没有出现单药序贯治疗。

3. 联合治疗方案和起始联合治疗

与阶梯治疗比,联合治疗的长处是治疗方案的起始降压药物有多样性。近年 70％以上患者都要用两种或以上药物,才能使血压＜140/90 mmHg(达标率为 66.9％左右),各种联合治疗方案有很多优势,能干预多种升压机制,增强降压效应,延长降压持续时间,减少不良反应。联合低剂量 ACEI 和二氢吡啶类 CCB,比这些单一药物更能减少蛋白尿、踝部水肿。

起始联合治疗(自由联合或单片复方制剂)是指没有进行单药治疗的过程,就使用联合治疗;可应用于重度高血压、血压高于目标值 20/10 mmHg 的患者。2007 年一些指南均推荐起始联合治疗,可六个月内降压达标,主要心血管事件风险降低,降压效果常高于单药加倍剂量。在 2010 年一些指南中,优化的联合降压方案略有不同;二氢吡啶类 CCB＋噻嗪类利尿剂也是降压方案,认为可降低高血压患者脑卒中的发生风险,能减少老年单纯收缩期高血压患者的心血管事件风险;在一些指南中,首次启用了药物强适应证、禁忌证,建议不同的高血压患者,首选不同的降压药物。

4. 三种不同治疗方法降压疗效的比较

有人比较了阶梯治疗、单药序贯治疗、起始联合治疗的降压效果。533 例高血压患者随机接受:①阶梯治疗,第一步用缬沙坦,第二步用缬沙坦/氢氯噻嗪;②单药序贯治疗,为阿替洛尔/氯沙坦/氨氯地平;③起始联合治疗,为培哚普利/吲达帕胺,剂量从 2 mg/0.625 mg 到 4 mg/1.25 mg 不等;随访 6 个月,阶梯治疗、单药序贯治疗、起始联合治疗的血压达标率(＜140/90 mmHg)分别为 47％、49％、62％。对二级及以上的高血压患者,起始联合治疗的效果较好,但仍在研究中。

有人研究 324 例高危高血压患者随机接受缬沙坦/氨氯地平单片复方制剂或氨氯地平单药治

疗,随访4周。结果发现,与单药组比,单片复方制剂组患者收缩压、舒张压的降幅较大(收缩压降幅28.5 mmHg：10.8 mmHg;舒张压降幅16.4 mmHg：6.9 mmHg);血压达标率较高(60.9%：15.3%);第8周时,单片复方制剂组患者收缩压、舒张压的降幅更大(收缩压降幅32.3 mmHg：17.4 mmHg;舒张压降幅17.5 mmHg：10.1 mmHg);血压达标率更高(68.3%：39.9%)。对高危高血压患者,起始治疗使用该单片复方制剂降压效果较明显,血压达标率较高,不良反应较小,耐受性较好。药物联合治疗是提高降压达标率的途径。约2/3高血压患者需联合治疗才能达标,可增强降压疗效,减少不良反应,改善血管僵硬度,提高耐受性、依从性。氨氯地平的直接扩张动脉作用,能引起踝部水肿等;缬沙坦扩张动脉、静脉,能减轻踝部水肿。缬沙坦＋氨氯地平可有效控制血压,保护血管和靶器官,预防心脑血管并发症。

(王 芳)

进一步的参考文献

[1] IQBAL N. Cardiac biomarkers:new tools for heart failure management[J]. Cardiovasc Diagn Ther,2012 ,2(2):147 - 164.

[2] PERSU A. Ultimaratio or standard in treatment - resistant hypertension[J]. Hypertension,2012 ,60(3):596 - 606.

[3] BLAUSTEIN MP. How NaCl raises blood pressure:a new paradigm for the pathogenesis of salt - dependent hypertension[J]. Am J Physiol Heart Circ Physiol,2012 ,302(5):1031 - 1049.

第十七章　单片复方制剂降压治疗

与单药治疗、阶梯治疗、序贯治疗比,近年的各种组方简单(常使用一些指南推荐的两种降压药物)的单片复方制剂(SPC),可较有效控制血压;多个高血压指南建议使用这些单片复方制剂。我国单片复方制剂在降压药中的使用比例不高。因此最近中华医学会心血管病学分会制定共识文件,系统分析使用单片复方制剂降压治疗的必要性、有效性,提出了治疗建议。2002年中国调查显示,18岁以上成人高血压(血压≥140/90 mmHg)患病率为18.8%,知晓率为30.2%,治疗率为24.7%,控制率为6.1%;知道自己患有高血压者的治疗率为81.8%,血压控制率为24.4%。血压管理的形势是严峻的。目前中国高血压患病率升高6.9%,知晓率升高3.6%,患者治疗率升高36.3%,治疗控制率升高1.9%;提示中国高血压患病率较高,知晓率较低,知晓后治疗率较高,但控制率较低。2009年对全国93家三级医院的门诊18岁以上5 086例高血压患者调查显示,每例患者平均服用1.73种降压药物,其中的54.1%患者联用≥两种降压药物。过去20年,我国高血压控制情况无明显改善的原因,既有疾病本身的变化,也有疾病管理方面的问题。随着我国经济发展、人口老龄化,高血压患者伴糖尿病、高脂血症、肥胖等比例升高;老年患者比例升高,这使高血压管理更加困难。

为了更有效控制血压,可采取两种措施,一是增加药物的剂量,二是增加药物的种类,即进行联合治疗。采用≥两种降压药合理联合治疗,特别是使用单片复方制剂,大部分高血压患者的血压能得到有效控制。

一、单片复方制剂降压治疗的必要性

单片复方制剂的出现是高血压治疗理念半个多世纪发展的需求,而不是制剂学的需求,它适用于各类高血压患者实现降压目标,器官保护作用更强,预防心脑血管并发症效果更好,不良反应更少。高血压常至少涉及3方面机制,即血容量、心脏功能、血管张力。当维持血压升高的某些机制被阻断后,其他升压机制常可代偿性增强。近20年的研究显示,不同联合治疗方案降压作用相似,但预防心脑血管并发症的作用可有较大差别。因此要根据临床试验充分证据,配伍合理、降压疗效及靶器官保护作用肯定、不良反应较少、用药较简便、依从性较好,要能成为多数中/重度高血压患者的首选,对进一步改善降压达标有重要意义;有良好的性/价比,有合理的药效学搭配,不同作用机制的药物联用的降压作用较显著;联合用药的药动学性质应匹配,在药动学(血浆水平达峰时间、血清除半衰期、维持时间)上不宜有太大的差异,药品不良反应要低于单药治疗,尤其对老年人、肝肾功能不全者。

荟萃分析表明,指南推荐的常用的5类降压药(利尿剂、β受体阻断剂、ACEI、ARB、CCB)的降压作用相似,一种降压药物只能使患者的血压平均降低9.1/5.5 mmHg。除血压轻度升高者外,单药治疗一般只能使30%左右患者血压达标,而45%患者需要使用2种药物,22%患者需要使用≥3种药物。研究显示,与单药剂量加倍比,联用作用机制互补的药物所产生的附加降压效果常较高。因此联合用药,应作为单药治疗不能达标者的首选策略。研究显示,小剂量联合治疗组血压达标率明显高于单药序贯治疗组(62%:49%)。荟萃分析表明,为使血压达标,75%以上患者需要接受≥2种药物治疗。合理的组合方式是治疗成功的关键。

一般确定联合治疗方案时应遵循以下原则:①每种药物均应有肯定的降压作用;②每种药物均被证实可改善远期心血管预后;③选用作用机制不同的药物联合使用,降压作用能相加,降压幅度明显超出加倍量单药治疗;④所选药物在药代动力学方面互补,以保证其降压作用平稳且持久;⑤不同药物间的不良反应能相互抵消,或至少不能重叠,有良好的安全性、耐受性。依据上述原则,一些指南推荐 ARB＋利尿剂、ACEI＋利尿剂、ARB＋CCB、ACEI＋CCB 为首选的联合用药方案;还有利尿剂＋肾素抑制剂等;尚有联合他汀类、内皮素受体阻断剂、血小板聚集抑制剂、叶酸、维生素等的大联合制剂;固定组合单药有剂量较小(1/2～1/4 量)、起效较迅速、耐受性和依从性较好、可转换调整、价格低廉的优势。

ARB＋噻嗪类利尿剂作用机制互补,噻嗪类利尿剂可增加排钾,在减少血容量的同时对交感神经系统、RAS 系统有潜在兴奋作用;ARB 可升高血钾,可对抗交感神经- RAS 系统。噻嗪类利尿剂可能对糖/脂代谢不利,而 ARB 则可改善糖/脂代谢。厄贝沙坦＋氢氯噻嗪起始治疗重度高血压患者的研究表明,治疗第 3 周时,舒张压/收缩压降幅分别为>20 mmHg/27 mmHg,治疗 5 周内,可使 47.2% 重度高血压患者血压达标(舒张压<90 mmHg);而厄贝沙坦单药组在第 7 周时仍未达到相似的降压幅度。厄贝沙坦＋氢氯噻嗪组的总体不良事件发生率低于单药组,且大部分不良事件为轻/中度,体现了强效降压与安全性兼顾的优势,可使 56%、73%经单药治疗血压未控制的 2 型糖尿病、代谢综合征患者的收缩压达标。

国外有人列举了一些不合理的联用方式,如 ACEI＋ARB、ACEI＋β 受体阻断剂、ARB＋β 受体阻断剂、非二氢吡啶类 CCB＋β 受体阻断剂、噻嗪类利尿剂＋β 受体阻断剂等方案,已不推荐;认为这些联用方式不符合前述联合用药的基本原则。如 ACEI＋ARB 作用机制相似,联用所产生的附加降压效果很小,但不良反应风险却明显增加。

虽在慢性心衰、冠心病的治疗中,常联用 ACEI＋β 受体阻断剂、ARB＋β 受体阻断剂,但这三种药都抑制神经-内分泌活性,联用所产生的附加降压效果很小,对无靶器官损害的高血压患者不宜选用此类组合。非二氢吡啶类 CCB＋β 受体阻断剂对心脏收缩功能、传导系统均有抑制作用,合用时易导致明显的功能障碍。

高危高血压患者心血管事件发生较早,需要更积极的早期降压,常能获益更大。2010 年一些指南建议,对血压>160/100 mmHg,高于目标血压 20/10 mmHg 及以上或高危患者,起始即可采用小剂量两种药物联合治疗,或用固定配比单片复方制剂;能起始联合,尽早达标,降低心血管风险,提高治疗依从性。单片复方制剂是多数高血压患者的理想选择,血压易持久达标,可使治疗依从性提高 26%,有利于终身服药治疗、明显临床获益。目前处方自由联合的使用率,明显超出单片复方制剂,影响患者治疗依从性,有可能会增加不合理配方。

二、单片复方制剂降压治疗的有效性与安全性

1. 降压作用

血压达标是保证降压获益的根本。中国有人研究 1 394 例缬沙坦 80 mg、氨氯地平 5 mg 各单药治疗不达标的高血压患者,分为两组,一组继续缬沙坦单药治疗,另一组用缬沙坦 80 mg＋氨氯地平 5 mg 单片复方制剂。结果显示,单片复方制剂组降压治疗的达标率明显较高,控制血压有优势;但还要与自由联合治疗的随机对照试验。

国外有人研究 1 779 例高血压患者,分为单片复方制剂组、单药序贯治疗组、阶梯治疗组,随访 9 个月,单片复方制剂组 62% 患者血压达到<140/90 mmHg 的目标,明显高于其他组;单片复方制剂组收缩压、舒张压平均下降幅度明显较大,治疗达标率明显较高;与自由联合治疗比,单片复方制剂可更有效提高降压治疗达标率。

2. 保护靶器官,预防心脑血管并发症

有人随访 4.3 年发现与安慰剂组比,单片复方制剂组能进一步降低血压,减少心血管疾病死亡、冠心病事件、心脏事件、保护靶器官、预防心脑血管并发症;明显降低主动脉、颈总动脉反射波

增强指数。目前多数指南推荐 ACEI/ARB 与钙通道阻断剂或利尿剂联用。有人研究 11 506 例高血压患者,分别进入贝那普利＋氨氯地平或贝那普利＋氢氯噻嗪的单片复方制剂组,随访 36 个月,结果发现,两组平均血压降低水平相似;与贝那普利＋氢氯噻嗪组比,贝那普利＋氨氯地平组心脑血管并发症风险降低 19.6%,肾脏事件、左心室肥厚发生率降低,治疗 52 周后,左心室质量指数下降 3.4 g/m²。奥美沙坦＋钙通道阻断剂阿折地平,经过 24 周治疗后,主动脉脉搏波传导速度、中心动脉收缩压、主动脉反射波增强指数等显著降低,能更有效改善大动脉血管的弹性,降低中心动脉收缩压,可能更适合组成单片复方制剂。但需进行更多的试验。

3. 不良反应与副作用

降压治疗需要长期甚至终身坚持,一个降压治疗方案的有效性取决于其耐受性、能否长期使用。药物联用要在增加有效性的同时,相互抵消不良反应;如 RAS 阻断剂＋钙通道阻断剂联用,可减少使用钙通道阻断剂的脚踝部水肿。氯沙坦＋氢氯噻嗪联用时,氯沙坦可有效缓解氢氯噻嗪所带来的血尿酸水平升高。联用时将其中一个药物剂量用得更大,可能不出现严重的不良反应。

三、单片复方制剂降压治疗的其他优势

单片复方制剂降压治疗,使治疗更方便、可靠、有保证,常比自由联合治疗更有效,有利于缓解患者精神压力;如方案设计得当,单片复方制剂常比自由联合治疗有更好的价值-效应关系、价格更低,减少医疗费用,可更早达标,更少门诊检查,更多保护靶器官,预防心脑血管并发症。中国最近有人发现,缬沙坦＋氨氯地单片复方制剂的成本,低于自由联合治疗。

四、单片复方制剂的局限

单片复方制剂也有一定的局限,其灵活性较差,调整剂量不方便;有时不能为患者提供准确信息,可造成同时不合理加用单片复方制剂中的组分药物,可出现不良反应。推广使用单片复方制剂时,应提供准确的信息,使医患了解其组成药物的剂量。

五、治疗建议

应更积极地推荐普遍使用单片复方制剂。一般新诊断的 2 级以上高血压患者(收缩压≥160 mmHg,或舒张压≥100 mmHg),可在起始治疗时即使用单片复方制剂。目前正在接受降压药物治疗,血压在 140～159/90～99 mmHg 的 1 级高血压患者,可直接换用单片复方制剂;而血压在 160/100 mmHg 以上的 2 级或 2 级以上高血压患者,一般可在单药治疗的基础上加用合适的单片复方制剂。应根据患者血压升高类型、合并症选择单片复方制剂。已接受降压治疗的患者,治疗过程中出现过的各种不良反应,是选择单片复方制剂时的参考,如用 ACEI 出现过咳嗽的患者,应选择 ARB 单片复方制剂;使用钙通道阻断剂出现脚踝部水肿的患者,则应选择利尿剂组成的单片复方制剂;如有痛风、血肌酐水平较高、低血钾,则应尽可能避免选择噻嗪类利尿剂参与组成的单片复方制剂。在使用单片复方制剂后血压仍不能控制时,可选择增加单片复方制剂的剂量,也可加用第 3 种降压药物,即把 RAS 阻断剂、钙通道阻断剂、噻嗪类利尿剂联合使用。

六、单片复方制剂的研究

第一个单片复方制剂是利血平＋肼苯哒嗪＋氢氯噻嗪,还有复方利血平＋氨苯蝶啶片、贝那普利/氨氯地平、缬沙坦＋氨氯地平(后者血压达标率为 71%)。

1. ARB/噻嗪类利尿剂单片复方制剂作用优势

（1）药理作用协同　ARB/噻嗪类利尿剂单片复方制剂中，噻嗪类利尿剂可降低体液量，有肾内、外双重降压作用，能增加肾脏对钾、钠、氯、磷、镁的排泄，抑制远端肾小管前段、近端肾小管对氯、钠的重吸收；增加胃肠道对钠的排泄。ARB 在体循环、血管局部能全面阻断 Ang Ⅱ 结合 AT1R 受体，降低血管外周阻力。

（2）添加效应显著　研究发现，ARB/噻嗪类利尿剂单片复方制剂有降压添加效应，对单药厄贝沙坦 300 mg 不能有效控制血压者，添加氢氯噻嗪 12.5 mg 能使舒张压再降 6.1 mmHg。添加厄贝沙坦（150 mg、300 mg）到单药氢氯噻嗪（6.25 mg、12.5 mg、25.0 mg）所产生增加降压效应约为 8～10/3～6 mmHg。

（3）药动学性质同步　ARB/噻嗪类利尿剂的药动学性质近似同步。氢氯噻嗪生物利用度为 60%～80%，血浆水平达峰时间为 4 小时，2 小时后产生利尿作用，3～6 小时后产生最大降压作用，血浆清除半衰期为 15 小时，作用持续 6～12 小时，血浆蛋白结合率为 40%，不通过肝酶代谢。厄贝沙坦生物利用度 60%～80%，1.5～2 小时血浆水平达峰值，6 小时后产生最大降压作用，血浆清除半衰期为 11～15 小时，一般作用持续 18～24 小时，血浆蛋白结合率为 96%，通过肝酶 CYP2C9 代谢，原型及代谢物经胆道和肾脏排出。两药几无不良相互作用。

（4）不良反应相抵　噻嗪类利尿剂可激活交感神经，ACEI 和 ARB 可抑制交感神经；氢氯噻嗪可排钾；ACEI 和 ARB 可保钾，并减轻利尿剂引起醛固酮增加所致的低血钾症；氢氯噻嗪抑制排泄尿酸；ARB 兼具降血尿酸作用，能抑制近曲小管对尿酸的重吸收，同时增高尿液 pH 值，减少尿路尿酸结晶。

2. ARB/噻嗪类利尿剂单片复方制剂的应用

国内研究发现，5 086 例高血压患者，其中 54.1% 正在应用 ≥2 种抗高血压药，目前 ARB＋噻嗪类利尿剂单片复方制剂有 4 种规格：75 mg/6.25 mg、150 mg/12.5 mg、300 mg/12.5 mg、300 mg/25 mg；应用后血压达标率在 94% 以上，治疗 2 年以后血压达标率仍超过 80%；不良反应较小，300 mg/12.5 mg 和 300 mg/25 mg 的低血钾发生率分别为 0.2%、0.1%，高尿酸血症发生率 1.4%，水肿发生率由单药的 27% 降至 13%。同时有较好的经济/效益比，且增加患者用药依从性。

美国有人对平均 76 岁的高血压者研究，其中 2336 例服用单片复方制剂（阿司匹林 75 mg＋叶酸 0.8 mg＋阿托伐他汀 40 mg 或者用辛伐他汀 20 mg＋氢氯噻嗪 12.5 mg＋阿替洛尔 25 mg＋依那普利 2.5 mg）；3 368 例服用临时自由组合药，随访 1 年。结果固定组合组依从性为 63.4%，临时组合组为 49.0%；经费比为 3179：5236 美元；总支出平均降低 12.5%。

目前大多数高血压患者均应用两种以上高血压药治疗，但服用时间不统一，药物的起效时间有差异，易出现漏服、错服现象。ARB/噻嗪类利尿剂单片复方制剂每天服用 1 次，可在 24 小时内强效、平稳降压，提高患者依从性；基层医生便于掌握，成为世界一些国家指南推荐的组合方案。

（王　芳）

进一步的参考文献

[1] PERSU A. Ultimaratio or standard in treatment‐resistant hypertension[J]. Hypertension, 2012, 60(3): 596－606.

[2] BLAUSTEIN MP. How NaCl raises blood pressure: a new paradigm for the pathogenesis of salt‐dependent hypertension[J]. Am J Physiol Heart Circ Physiol, 2012, 302(5): 1031－1049.

[3] IQBAL N. Cardiac biomarkers: new tools for heart failure management[J]. Cardiovasc Diagn Ther, 2012, 2(2): 147－164.

［4］ BOVIN A. Myocardial perfusion imaging in patients with a recent，normal exercise test［J］. World J Cardiol，2013，5(3)：54－59.

第十八章 动态血压监测

一些高血压指南建议,除诊室血压≥180/110 mmHg 的重度高血压患者,其他诊室血压在140/90 mmHg 以上怀疑高血压的患者,要进行动态血压监测(ABPM)再诊断。2011 年欧洲、澳大利亚的动态血压监测专家共识,提供了降压起始治疗的动态血压监测数值,以指导临床动态血压监测。

常见的测量血压的方法有诊室血压、动态血压监测、家庭自测血压。与诊室血压比,动态血压监测与临床预后、靶器官损害如左心室肥厚的关系更为密切,监测较准确。血压水平可受活动、体温、情绪、昼夜节律等的影响,诊室血压测量次数过少时,常不能准确反映整体血压水平。

动态血压监测时,白天每15～30 分钟测量血压 1 次,夜间每30～60 分钟测 1 次,可测量活动状态、睡眠中的血压,可较准确反映整体血压水平。西班牙有人研究了 10 万余例动态血压监测的高血压患者,结果发现,单纯采用诊室血压管理高血压患者,可低估/高估高血压控制情况,造成医疗资源浪费。与日间觉醒血压比,夜间血压对预测预后更重要;夜间血压不降低,与夜间睡眠呼吸暂停、糖尿病等相关,可增加脑卒中、靶器官损害、心血管事件、死亡的发生风险。动态血压监测易发现夜间血压升高,能更好地预测预后、指导治疗。

一、动态血压监测的适应证

一些共识推荐,动态血压监测的适应证为:怀疑为白大衣高血压、隐蔽性高血压、夜间非杓型高血压患者;心血管事件高危、虽经适当降压治疗血压仍未达标(包括老年单纯收缩期高血压)患者;已知或怀疑阵发性血压升高的患者;也可用于调整降压药物、体位性低血压晕厥、睡眠呼吸暂停综合征、妊娠早期高血压的患者;能通过 24 小时血压曲线,诊断夜间非杓型高血压及晨峰高血压、孕妇高血压/低血压、儿童高血压、继发性高血压等,发现患者心血管事件危险、难治性高血压。与血压正常的患者比,白大衣高血压患者8～10 年中发生高血压的风险增加 1 倍,增加空腹血糖受损、糖尿病的风险。一旦疑诊白大衣高血压,应进行动态血压监测。隐蔽性高血压指诊室血压正常,但动态血压监测数值高于正常,可增加严重心血管事件风险。诊室监测血压正常(特别是早晨)的主要原因包括:夜间饮酒、应用短效降压药、睡眠呼吸暂停综合征等。

据报道,约 1/4 顽固性高血压患者,其动态日间血压数值基本正常;而夜间血压升高或不下降,提示有靶器官损害、自主神经功能失调、阻塞性通气功能障碍,预测临床预后较准确。夜间和白天的收缩压/舒张压比值每增加 5%,心血管死亡危险上升 20%。夜间血压过度下降,指夜间血压下降大于 20%,也不是良性现象,与脑组织低灌注、老年人轻度认知功能受损相关。

二、实施 24 小时动态血压监测的作用

24 小时动态血压监测,能提高诊治高血压的水平,指导临床用药(一般用量更少),减少靶器官损害;提高降压治疗质量,促进平稳控制血压;能敏感发现血压控制不良,确定是否 24 小时治疗都有效;为检测降压药物疗效的手段。澳大利亚研究 8575 例高血压患者,明确了与诊室血压相对应的动态血压值,这为临床应用动态血压监测指导降压药物的使用提供了依据。动态血压监测的日间血压数据,可能低于相应的诊室血压;日间动态血压监测发现血压高于168/105 mmHg,相当于诊室血压高于180/110 mmHg。动态血压监测中的晨峰高血压、血压/心率变异性、平滑指数、动态

动脉硬化指数（AASI）等,有助于对高血压新类型的识别,可评估动脉硬化进展、抗高血压药优劣、预测靶器官损伤、心脑血管并发症风险。

动态动脉硬化指数反映动脉壁僵硬度,可从动态血压监测中获得,有重要临床意义。僵硬血管的收缩压升高程度,常高于舒张压升高程度。动态动脉硬化指数为1减去舒张压对收缩压的回归曲线斜率。正常年轻人动态动脉硬化指数<0.5,正常老年人<0.7。动脉弹性越好,动态动脉硬化指数趋向于0;动脉硬化越重,动态动脉硬化指数越趋向于1,靶器官损害标志物水平、心血管死亡率较高。动态血压监测是一项专门的技术,应选择合适的袖带,能实际反映血压在全天内的变化规律(血压节律),将带给医生全新的高血压诊治模式、给药方法,减少靶器官损害、心血管事件。

有人研究24小时动态血压监测242例住院高血压患者,结果发现,患者中白大衣高血压、隐匿性高血压、单纯日间高血压、单纯夜间高血压的检出率分别是8.3%、22.7%、1.2%、8.3%,单用诊室血压诊断高血压漏诊率较高。24小时动态血压监测常采用示波法血压监测仪,血压测量的时间间隔为:8:00～22:00为30分钟,22:00～8:00为1小时。白天定义为8:00～18:00,夜间定义为22:00～6:00。一些指南已定义白大衣高血压、隐匿性高血压、单纯日间高血压、单纯夜间高血压、日夜持续高血压。诊室高血压的标准为血压≥140/90 mmHg,或目前接受降压治疗。有人发现,在住院患者中,白大衣高血压、隐匿性高血压、单纯夜间高血压的检出率较高。白大衣高血压常是介于血压正常、持续性高血压之间的一种状态,易进展为持续性高血压,和心肾结构功能改变、糖代谢异常、自主神经功能紊乱等相关。隐匿性高血压约占正常诊室血压者的15%,多见于男性、老年人、糖尿病患者、诊室血压正常高值者,24小时脉压常升高,和靶器官损害相关。对临床上不能解释的靶器官损害,有蛋白尿、眼底出血、心衰等,均应行24小时动态血压监测,以排外隐匿性高血压。单纯夜间高血压是新的高血压类型,在中国、日本、非洲人群中的患病率约为8%～11%,在西欧人群中约为7%。然而若仅用诊室血压,该部分患者的漏诊率高达95.7%。

三、一些动态血压监测应用指南介绍

证据显示,动态血压监测、家庭血压监测,优于诊室血压监测,更能反映患者的真实血压,但目前诊断高血压主要依据诊室血压。如何将动态血压用于预测高血压的预后,正在研究中。

诊室血压、动态血压、家庭血压的测量,各有优势、劣势,可相互补充。由于患者血压一天内变化幅度较大,而诊室血压提供的血压值太少,常不能提供多种因素如环境温度/湿度改变、体力活动、饮酒、咖啡因、食物、情绪状态(焦虑、愤怒)、睡眠、清醒状态等影响下的血压值,可导致血压被高估或低估。动态血压是减少诊室血压误差的有效方法,比诊室测量数值更接近真实血压。与常规诊室血压比,动态血压是临床治疗结果、与血压升高相关的终末靶器官损害(如左心室肥厚、尿微量白蛋白、颈动脉内膜中层厚度)的预测因子。动态血压监测可发现非杓型血压,判断昼夜血压节律。夜间(睡眠)时血压无明显降低时(非杓型血压),脑卒中、终末器官损害、心血管事件、死亡的危险性增加。与使用动态血压监测指导治疗比,依据诊室血压指导治疗控制高血压的费用可多3倍。

未经治疗的人在诊室测量时,血压达到高血压诊断标准,但可在家中测量、动态血压监测时血压正常,即为白大衣性高血压(孤立的诊室高血压),发生率为10%～15%。同正常血压者比,白大衣性高血压者8～10年内患高血压的危险增大约2倍,常有焦虑,能增加空腹血糖受损、糖尿病的危险,需要1～2年内重复测量,检测终末器官损害、控制其他心血管病危险因素(包括糖耐量、生活方式危险因素)。对没有靶器官损害的白大衣性高血压,不需要药物治疗。

隐蔽性高血压指没有治疗的个体,诊室血压正常(<140/90 mmHg),但动态血压监测、家庭血压>135/85 mmHg;在总人口中约占10%,在诊室血压正常者中占40%。诊室检测隐蔽性高血压失败的可能原因为：①夜间血压高于白天；②晨峰高血压，即醒后血压立即短暂升高；③由活动、精神压力造成的工作场所高血压；④吸烟；⑤晚上饮酒、用短效抗高血压药物、睡眠呼吸暂停综合征。相对于正常血压者，隐蔽性高血压患者预后较差，主要心血管事件增加；10 年内可发展为高血压、空腹血糖受损或糖尿病。当怀疑隐蔽性高血压时，动态血压监测对白天、夜间血压能提供更全面的评估。评估白天血压曲线、难治性白大衣反应程度，也是动态血压监测的适应证。

　　老年人的收缩压、脉压升高，血压短时间内变化增加，常有白大衣性高血压、晨峰高血压，体位性低血压、餐后低血压、排尿性低血压增加。老年人动态血压监测的白天、夜间血压值，对心血管事件长期预后有更好的预测价值。

　　儿童白大衣性高血压、隐蔽性高血压、抗高血压药物、低血压发作是动态血压监测的适应证。在儿童，继发性高血压、夜间高血压、夜间非杓型血压较常见，舒张压常比原发性高血压患者高。原发性高血压在儿童中较罕见。当儿童怀疑高血压、特别是血压变化较大时，必须排除白大衣性高血压，用动态血压监测评估实际血压，可排除继发性高血压。

　　动态血压监测可用于晕厥、直立性低血压的确诊（特别是诊室不能确诊时），可诊断血压波动、自主神经功能失调、无症状餐后低血压，这些在老年人中更易发生。糖尿病老年人体位性低血压的发生率较高（68%）。动态血压监测已被推荐用于 2 型糖尿病心脏自主神经病变引起的隐蔽性高血压患者。

　　动态血压监测可作为孕妇诊室血压检查的补充。在一些指南中，正常孕妇动态血压监测 24 小时平均血压为 100/70 mmHg，正常上/下限为 130/80 mmHg。孕妇通常白天（清醒）的血压平均值是：怀孕 22 周前＜132/79 mmHg，怀孕 26～30 周＜133/81 mmHg，怀孕＞30 周＜135/86 mmHg。动态血压监测可诊断早孕的白大衣性高血压，可避免对早孕白大衣性高血压进行降压治疗，可早期发现先兆子痫、怀孕晚期高血压，能检测出与白天（清醒）高血压一致的夜间（睡眠）高血压，后者可导致母亲肝肾功能障碍、新生儿低体质量。先兆子痫妇女怀孕早期，可显示白天的动态血压值较高。但动态血压监测对管理已发病的先兆子痫、孕期高血压一般没有作用。

　　阵发性高血压（如嗜铬细胞瘤患者）在诊室测量可能被漏诊。动态血压监测至少 24 小时，能增加捕获阵发性高血压发作的可能。动态血压监测在睡眠时可测量血压，可显示可疑睡眠呼吸暂停综合征患者的夜间血压下降缺失。

　　对有心血管疾病（如脑卒中或心肌梗死）、靶器官损害（左心室肥厚或微量白蛋白尿）或相关心血管疾病危险因素（糖尿病或慢性肾疾病）增加，及在心血管疾病高危状态的患者，诊断和治疗达标至关重要。在这些患者，动态血压监测可评估治疗反应、指导治疗剂量。24 小时血压变化紊乱，常提示继发性高血压存在，与血压升高造成的靶器官损害有关，但不能作为诊断依据。动态血压监测对发现血压波动规律、确定抗高血压治疗方案至关重要。

　　与常规的诊室血压相比，动态血压监测能为调整血压达标的药物剂量，提供更好的管理。当动态血压用于管理抗高血压治疗时，在对血压维持时，常不需过高强度的治疗；动态血压监测可检测血压控制平稳性、24 小时疗效，可用于抗高血压药物的临床研究，可评价不同药物对 24 小时血压变化的影响，可评价抗高血压药的降压幅度、作用时间，比较不同降压药物的疗效；可用于非药物抗高血压疗效评价。

　　一些共识提出动态血压监测正常值、高血压诊断和分类标准、降压目标值，强调从动态血压监测得到的数值，必须参照日志信息、服药时间仔细分析。对非怀孕成人，动态血压正常参考值为 24 小时 平均血压＜115/75 mmHg（高血压阈值 130/80 mmHg）；白天（清醒）平均血压＜120/80 mmHg（高血压阈值 135/85 mmHg）；夜间（睡眠）平均血压＜105/65 mmHg（高血压阈值 120/75 mmHg）。平均收缩压和舒张压夜间（睡眠）比白天（清醒）平均下降至少 10%。血压负荷（24 小时超过高血压阈值时间的百分比）理想状态为＜20%。动态血压值高于正常值、低于高血压阈值为正常血压高限。动态血压的治疗目标低于诊室血压值。动态血压的数值，要参照患者睡眠、服药、姿态、活动、症状和(或)其他事件的日志记录进行解释;要依据白天/夜间的实际记录时的时间分析。

（王　芳）

进一步的参考文献

［1］ FILIPPATOS TD. Hyponatremia in patients with heart failure［J］. World J Cardiol,2013,5(9):317 - 328.

［2］ PERSU A. Ultimaratio or standard in treatment - resistant hypertension［J］. Hypertension,2012 ,60(3): 596 - 606.

［3］ BLAUSTEIN MP. How NaCl raises blood pressure:a new paradigm for the pathogenesis of salt - dependent hypertension［J］. Am J Physiol Heart Circ Physiol,2012 ,302(5):1031 - 1049.

第十九章　各国高血压防治

高血压是心脑血管疾病主要的危险因素,其主要并发症脑卒中、心肌梗死、心衰、慢性肾脏病等较多见,致残率、致死率较高。全世界约62％脑卒中、约49％心脏事件,由高血压引起。40～69岁人群中,收缩压每升高20 mmHg,舒张压每升高10 mmHg,缺血性心脏病、脑卒中、其他血管疾病的死亡率增加1倍。2009年欧洲、加拿大、日本发表了高血压指南;2010年中国发表了高血压防治指南;都相应进行了调整,治疗上强调联合用药,目标血压不宜过低,同时要干预其他可逆性心血管危险因素。单片复方制剂得到推广,新型降压药物肾素抑制剂已推向临床。肾脏交感神经射频消融术,是治疗顽固性高血压的新技术;肾上腺动脉栓塞术作为治疗肾上腺瘤的介入方法,已在我国开展。

一、我国高血压流行情况

目前我国约有2亿高血压患者,约占全球高血压总人数1/5;高血压前期患者约3.86亿人,10年后约50％可转变为高血压;还有隐匿性高血压患者约1亿。我国心脑血管病死亡人数,占总死亡人数的40％以上,高血压是首位危险因素。我国高血压的知晓率、治疗率、控制率已有提高,但仍分别不到50％、40％、10％。高血压防治的任务仍相当艰巨。

二、高血压指南解读

各国高血压防治指南已基本达成共识,治疗目的是减少心脑血管并发症、死亡;在治疗高血压的同时,综合干预所有可逆性心血管危险因素,适当处理各种临床情况;目标血压为<140/90 mmHg。不建议将目标血压过度降低,并提出"J型"曲线现象,即当血压低于某一界值时,患者心血管危险水平反而可逐渐增高。对有靶器官损害、有其他心血管危险因素的高血压患者,建议尽早药物治疗。伴糖尿病、慢性肾病、心肌梗死的患者,血压≥130/80 mmHg时起始接受治疗;对没有靶器官损害、没有其他心血管危险因素的患者,建议血压≥160/100 mmHg时起始接受联合药物治疗;五大类降压药物均可作为起始用药、维持用药,大部分患者要联合用药。

三、高血压治疗进展

1. 降压药物的联合应用

联合用药已成为降压治疗的基本方法,血压≥160/100 mmHg时,应联合用药;二氢吡啶类CCB＋ACEI/ARB＋噻嗪类利尿剂最为常用。三药联合的方案是在上述两药联合方式中,加上另一种降压药物;四药联合的方案主要适用于难治性高血压。贝那普利＋氨氯地平联合降压治疗后,患者达标率较高,能降低心血管事件风险20％。有人研究3 845例高血压患者,平均年龄83.5岁,结果发现,与安慰剂比,利尿剂吲达帕胺＋培哚普利治疗组降压幅度明显较优,能减少心脑血管事件,降低死亡率。一些指南指出,固定剂量复方制剂(单片复方制剂)可简化治疗方案,提高患者依从性,故应优先选用。三种小剂量降压药,联合他汀类、阿司匹林、叶酸组成复方制剂,可减少人群(合并一种心血管危险因素)80％以上的心血管事件。但还要进一步研究。

3. 肾素抑制剂

阿利吉仑是新一代非肽类低分子量、高选择性口服直接肾素抑制药,能降低 RAS 系统、肾素、血管紧张素 Ⅱ、醛固酮水平,不影响缓激肽、前列腺素。阿利吉仑单药降压效果不优于 ACEI、ARB,联用时降压效果较明显;但是否能替代 ACEI、ARB 还需要进一步研究。阿利吉仑能降低血浆肾素活性 70%,对心、肾、血管等有保护作用。研究显示,在轻/中度高血压患者治疗中,与安慰剂比,阿利吉仑联合方案的头痛、头晕、疲倦、腹泻等不良反应率相似,低钾血症发生率较低,可能会增加 ACEI 或 ARB 的保钾作用;阿利吉仑能与排钾利尿剂合用。

4. 肾脏交感神经射频消融术

2010 年,有人报道经皮导管肾脏交感神经射频消融术(RSD)治疗顽固性高血压 151 例,随访 1年,结果收缩压、舒张压下降 27~33/11~17 mmHg,未见明显并发症;RSD 是一种新型的、选择性降低肾脏交感神经活性的介入治疗手段,可治疗顽固性高血压,逆转左心室肥厚,改善心功能、改善胰岛素抵抗,降低尿蛋白水平等;较安全有效,开创了顽固性高血压非药物治疗新途径。

5. 肾上腺动脉栓塞术

肾上腺腺瘤可外科或腹腔镜手术切除,也可应用经皮选择性肾上腺动脉栓塞术(SAAE)介入治疗。随着介入的不断改进,SAAE 介入治疗已用于治疗肾上腺转移性癌等疾病、原发性醛固酮增多症,并发症较少;近期有效率为 82%,但远期疗效有待进一步随访。手术成功定义为,术后血浆肾素、醛固酮水平维持在正常范围内超过 6 个月,可明显降低患者的血压。

SAAE 介入治疗选择性直接毁坏肾上腺病变处供血动脉,导致肾上腺病变组织坏死;和外科或腹腔镜切除比,有如下优势:①微创;②操作时间较短,平均 36 分钟;③术中出血较少;④术后恢复较快;⑤并发症较少;⑥ 适用于外科高危、双侧肾上腺增生的患者;尤其对腹腔镜操作相对困难、伴手术高危风险/心脑血管疾病、双侧肾上腺增生的患者,对拒绝手术的患者,不失为一种安全有效的替代方法;安全、近/中期降压疗效确切。

有人入选 43 例原发性醛固酮增多症 (PA)、肾上腺腺瘤患者,接受 SAAE 治疗,82% 治愈,术后 6 个月的诊室血压、24 小时平均血压、使用降压药种类数、立位血浆醛固酮水平都降低,立位血浆肾素水平、血钾水平都升高;无严重不良事件发生。但仍需进一步研究。

但也有不足之处:①少部分肾上腺动脉的解剖不适合经皮选择性肾上腺动脉栓塞术治疗;②少部分腺瘤、增生可能不止 1 条动脉供血,如遗漏,可导致治疗不彻底、复发;③少部分供血动脉术中造影已无血流通过,但未彻底闭塞,有再通导致复发的可能。与外科与腹腔镜手术切除比,肾上腺动脉栓塞术治疗肾上腺腺瘤的成功率略低。

四、继发性高血压

随着认识水平提高、辅助检查手段改进,继发性高血压的检出日渐增多;常见病因为肾实质性(常见)、内分泌性(较常见)、肾血管性高血压及睡眠呼吸暂停综合征等,明确诊断尤为重要。

1. 原发性醛固酮增多症

研究显示,原发性醛固酮增多症(Liddle 综合征)占高血压的 5% 左右;其筛查方法主要是血浆醛固酮/肾素水平比值(ARR)。但多种药物可造成 ARR 假阳性,建议检测前要停用利尿剂至少 4周,要停用 β 受体阻断剂、甲基多巴、可乐定、二氢吡啶类钙通道阻断剂、ACEI、ARB 至少 2 周;如必须控制血压,可给予缓释维拉帕米、肼苯哒嗪、α 受体阻断剂。由于低钾血症会促进醛固酮分泌,造成假阴性结果,故检测前必须纠正低钾血症。某些特殊试验如低钠试验、高钠试验、卡托普利试验等有助于鉴别诊断。CT 定位结合肾上腺静脉取血,可鉴别单侧或双侧肾上腺腺瘤或增生,并进一步指导治疗。

2. 嗜铬细胞瘤

嗜铬细胞瘤占顽固性高血压患者的 $0.05\%\sim0.1\%$。至少 $24\%\sim27\%$ 的嗜铬细胞瘤与某种基因突变相关。

3. 库欣综合征

库欣综合征有典型的临床表现，常伴有血压升高。尿游离皮质醇检测、地塞米松抑制试验、促肾上腺皮质激素释放激素兴奋试验等是常规检测方法。有人报道，夜间唾液皮质醇水平，能反映血清游离皮质醇水平，其敏感度为 $92\%\sim100\%$，特异度为 $93\%\sim100\%$。

库欣综合征是内源性皮质醇产生过多、有多种临床表现的疾病，手术为首选治疗；但部分患者因病情较复杂、较难明确病因/进行手术，或术后疗效不好，持续的高皮质醇血症会引发严重并发症。在等待治疗与等待治疗起效期间，药物治疗可暂时抑制过度产生皮质醇、缓解临床表现。抑制促肾上腺皮质激素分泌的药物，有生长抑素受体激动剂帕瑞肽、多巴胺受体激动剂卡麦角林、PPARγ 激动剂罗格列酮、赛庚啶、丙戊酸钠。抑制肾上腺类固醇激素合成酶、抑制皮质醇分泌的药物，有酮康唑、氟康唑、氨鲁米特、甲吡酮、米托坦、依托咪酯、曲洛司坦，可单用或与其他治疗药物联用。还有外周组织糖皮质激素受体阻断剂。另外，米非司酮已被批准用于未缓解或复发的不适于手术的库欣综合征。

五、动脉血管的结构检测

随着影像学技术的进步，已可直接、无创、重复测量动脉血管的结构功能，常测量斑块数量、大小，测量动脉血管内径大小、血管壁厚度、主动脉内径、动脉内膜中层厚度、小动脉腔壁比值等。

动脉血管的功能可间接检测，如测定尿清蛋白、血中一氧化氮，反映血管功能。动脉血管的功能也可用无创动脉血管检测仪器直接检测，如测量大动脉弹性功能的脉搏波传导速度（PWV）、颈股动脉脉搏波传导速度（cfPWV）、肱踝动脉脉搏波传导速度（baPWV）、反射波增强指数（AI）、血流介导的血管扩张（FMD）、主动脉脉搏压（AI）。动脉血管的功能检测可用于评估心血管风险，预测心脑血管并发症，可观察对各种危险因素干预的效果，可评估降压治疗效果，有助于选择降压药物。但评估治疗效果时较不敏感，指标较不稳定。

研究发现，五大类降压药物，均可改善动脉血管弹性功能，降低脉搏波传导速度，改善大动脉弹性，作用相互差别不大；β 受体阻断剂能升高主动脉脉搏压（可能与 β_1 受体阻断剂减慢心率相关）。脂溶性药物易到达血管壁，较易产生作用。

ACEI 血管保护作用较强，与安慰剂、β_1 受体阻断剂比较，ACEI 能降低 cfPWV1.69/秒，降低 AI3.79%；与钙通道阻断剂、β_1 受体阻断剂比，ACEI 平均增加 FMD1.26%，差别均有统计学意义。ACEI 短期降压治疗时，主要降低血管壁张力，包括环形张力、纵向张力；延长治疗时间到数年，可改善血管壁结构，预防、逆转血管内膜中层增厚，能扩张血管，特别是小动脉、小静脉，能保护血管功能。ACEI 升高缓激肽水平，有内皮依赖的扩血管作用；也能升高 ACE2 水平，再将血管紧张素 I 转化为血管紧张素 1～7，后者通过 Mas 受体发挥保护内皮功能等。培哚普利、雷米普利等高脂溶性 ACEI，易结合、抑制血管壁组织 RAS 系统，产生血管保护作用。高血压患者接受血管功能检查，发现脉搏波传导速度、主动脉脉搏压升高及血流介导的血管扩张下降时，都宜选择血管保护作用更强的降压药物治疗。

六、嗜铬细胞瘤

世界卫生组织将来源于肾上腺髓质、分泌儿茶酚胺的肿瘤，定义为嗜铬细胞瘤（PHEO），将来源于肾上腺外（常位于胸腔、腹腔、盆腔）交感神经节分泌儿茶酚胺的肿瘤定义为副神经节瘤

（PGL）。

——定性诊断：根据病史、临床表现，考虑嗜铬细胞瘤诊断时，一般先检查尿儿茶酚胺（CA）、结合形式尿香草基苦杏仁酸（VMA）、血儿茶酚胺，检查血浆和尿甲氧基肾上腺素（NM）、间甲肾上腺素（M）、3-甲氧酪胺及血浆嗜铬粒蛋白A（CGA）。但尿VMA的漏检率可达35%。成人血儿茶酚胺水平较儿童高。随年龄增加，尿儿茶酚胺排泄物水平/尿肌酐水平的比值降低；药物、饮食、体位、运动等，都可导致假阳性、假阴性。对功能性嗜铬细胞瘤而言，激素的成分、分泌量、间歇性分泌间隔长短、分泌模式等都可不同，检测常不能100%准确。间甲肾上腺素是儿茶酚胺（肾上腺素、去甲肾上腺素、多巴胺）代谢产物，血清除半衰期较长、水平较不易波动、受药物影响较小，血浆间甲肾上腺素水平测定价值，优于血浆儿茶酚胺水平测定；但敏感性较高、特异性较低。

国外一般将检查血浆分次间甲肾上腺素/甲氧基肾上腺素，作为嗜铬细胞瘤初始检查的通用方法；结果高于参考水平上限4倍时，诊断准确性接近100%；否则就应联合尿分次检查间甲肾上腺素/甲氧基肾上腺素、血浆嗜铬粒蛋白A；有尿分次间甲肾上腺素/甲氧基肾上腺素阳性时，患嗜铬细胞肿瘤的可能性明显升高，易检出真正患者。只分泌多巴胺的嗜铬细胞瘤患者（如头颈部嗜铬细胞瘤），血浆间甲肾上腺素/甲氧基肾上腺素常正常；只能通过检测3-甲氧酪胺才能诊断。研究提出，血浆或尿间甲肾上腺素水平的定量检查，可能是儿童患者最好的检查方式；要在仰卧位采集血样标本。

——影像学定位诊断：开始可应用静脉肾盂造影/血管造影（已很少用）、腹部B超等，再进行CT、MRI、PET等；B超检出率为89%，而CT、MRI检出率为96%。儿童和妊娠期患者可应用MRI检查（可显示肿瘤与血管的关系），常优于CT检查，有较高的诊断率，但在区分嗜铬细胞瘤和转移性肿瘤、界定嗜铬细胞瘤病变的范围（单发、多发、肾上腺内还是肾上腺外）时，可能需PET检查辅助。PET的 ^{18}F-脱氧葡糖效果较好，没有间位碘代苄胍的蓄积，能对临床和激素检查补充。在多数的定位诊断中联用MRI、间位碘代苄胍已足够。

——基因检查：成人、40%儿童的嗜铬细胞瘤患者，常有RET、HL、NF1、SDH（SDH-B/C/D）基因突变（占12%～27.4%）。有以下表现的患者，应考虑检查基因突变：有可疑的家族史（占11%～24%），年龄小于35岁（尤其儿童），有多发、双侧肾上腺、肾上腺外的嗜铬细胞瘤。研究发现，能预测嗜铬细胞瘤分类的相关基因，已报道至少100个。

——治疗：以外科手术为主，较有效。在麻醉诱导、插管、皮肤切开、建气腹、处理肿瘤中，都可能引起儿茶酚胺的失控性释放，可引起心血管系统并发症，甚至危及生命。术前要给予α受体阻断剂、扩血容等预处理，能使术中死亡率由45%降到2%以下，术中并发症发生率为3%（而未术前处理的患者为69%）。开放性手术、腹腔镜手术后，可出现低血压、低血糖、复发、转移等，术后要随访，特别是儿童。

扩血容方法有药物、饮食摄入等。常用选择性/非选择性α/β受体阻断剂、钙通道阻断剂、抑制儿茶酚胺合成的药物、ARB。术前可用α受体阻断剂酚苄明，对抗术中儿茶酚胺突然释放，但需用2～3周才开始有血容量增加，术中有时仍可出现高血压危象、直立性低血压、反应性心动过速而须同时使用β受体阻断剂；酚苄明有中枢抑制等不良反应，血清除半衰期较长，可与肾上腺素不可逆共价结合，术后易出现长时间难治性低血压（常为8天以上）。

α受体阻断剂多沙唑嗪不引起心动过速，一般术中不同时用β受体阻断剂，除非肿瘤本身产生肾上腺素；术后一般不引起长时间难治性低血压，对中枢神经系统抑制较小。多沙唑嗪对嗜铬细胞瘤患者一般不易引起低血压、儿茶酚胺相关冠状动脉痉挛，可用于有冠状动脉痉挛、心肌炎的嗜铬细胞瘤患者。当多沙唑嗪引发心动过速、直立性低血压等时，可给予钙通道阻断剂。

甲基酪氨酸在术中能减少出血量，但只有在其他药物无效时方可谨慎使用，其不良反应较多；儿童患者服用甲基酪氨酸时，可出现抑郁、焦虑，须引起重视。一般在出现心动过速时，才使用β受体阻断剂，前提是已使用足量的α受体阻断剂。

单独使用 α 受体阻断剂做术前准备,只能使患者的血容量恢复 60%,所以需摄入高盐(每天>10 g)、流质为主的食物,或术前夜输注生理盐水(通常 1~2 L)扩容,以免术后发生低血压。应避免摄入胰升糖素、类固醇、组胺、血管紧张素Ⅱ、血管加压素、拟交感胺(如奶酪、香蕉、葡萄酒、酱油、发酵食品、香烟、不新鲜肉和鱼)、减肥药、利奈唑胺、多巴胺受体阻断剂(如甲氧氯普胺、氯丙嗪、丙氯拉嗪)等,它们都促进儿茶酚胺释放。

研究表明,术前准备的时间 4~7 天可能足够。准备的目标是成人嗜铬细胞瘤患者血压为 130/80 mmHg 左右、站立位收缩压在 100 mmHg 左右(不能低于 80/45 mmHg);心率控制在坐位每分钟 60~70 次,站位每分钟 70~80 次。儿童患者可根据年龄、体质量、具体病情参照相关指标。术前要对血钾、血糖、心电图的异常进行处理;儿童患者术后低血糖发生率较高。如何进行术前准备没有统一标准,需根据具体情况行个体化处理。

手术治疗:有开放性手术(OA)、腹腔镜手术(LA)。腹腔镜手术是治疗嗜铬细胞瘤的金标准,失血量较少、手术时间较短、切除瘤体较大、住院时间较短、进食/下床活动时间较早、术中出现高血压较少,全身炎症反应综合征发生率较低,局部/全身影响较小,用止痛药较少等。对腹腔镜切除嗜铬细胞瘤的直径可为 6~11 cm。开放性手术多用经腹进路、经腹膜后进路,后者优越性为操作空间较大、解剖学结构较清晰、对肾上腺中央静脉的控制更早。气腹压在 15 mmHg 左右,8~10 mmHg 时对儿茶酚胺的释放和血流动力学的波动的影响相对较小。为避免肿瘤残留,对复发率高的患者要大范围切除。残留肾上腺的复发率为 10%~20%,需要权衡利弊,以选择全切还是部分切除。

术后处理:嗜铬细胞瘤患者的儿茶酚胺分泌速度,常是正常人的 20 多倍;在术中处理肿瘤时,可能有大量的儿茶酚胺释放,可超过血液正常水平的 1 000 倍;术后体内的儿茶酚胺水平会骤减,术后短期内可能出现低血压、低血糖,需长时间监护、对症处理。目前较难确诊嗜铬细胞瘤的良、恶性,较难准确预测复发;即使 1 期手术后达到镜下边界阴性,也可有 16%~17% 复发;复发时间可在 1~20 年。研究表明,患者较年轻、肿瘤体积较大、有家族遗传、肾上腺双侧损害、右侧发病的嗜铬细胞瘤患者,复发率较高。儿童患者的复发率、恶变率较成人患者高;对儿童嗜铬细胞瘤患者,应每年检测 1 次血儿茶酚胺水平,维持终身。

(郭 增 王 芳)

进一步的参考文献

[1] VIGEN R. Aging of the United States population:impact on heart failure [J]. Curr Heart Fail Rep,2012,9(4):369-374.

[2] PERSU A. Ultimaratio or standard in treatment-resistant hypertension[J]. Hypertension,2012,60(3):596-606.

[3] BLAUSTEIN MP. How NaCl raises blood pressure:a new paradigm for the pathogenesis of salt-dependent hypertension[J]. Am J Physiol Heart Circ Physiol,2012,302(5):1031-1049.

第二十章　老年高血压诊治

高血压是老年人常见的疾病，是导致老年人心衰、脑卒中、冠心病、肾功能衰竭、主动脉疾病的发病率、病死率升高的重要危险因素，严重影响患者生活质量、寿命。随着我国老龄化的进展，老年人高血压防治对减少心血管疾病病死率有重要意义。2011 年老年高血压诊治中国专家共识认为，老年人高血压的发病机制、临床表现、预后等均有一定特殊性，应根据老年高血压的个体特点，进行治疗。

一、老年高血压的定义及特点

1999 年世卫组织（WHO）的老年高血压的定义为，年龄在 60 岁以上，血压持续或 3 次以上非同日坐位收缩压（SBP）≥140 mmHg 和（或）舒张压（DBP）≥90 mmHg。若收缩压（SBP）≥140 mmHg，舒张压（DBP）＜90 mmHg，则称为老年单纯收缩期高血压（ISH），较常见。

二、老年人血压的测量

要规范化测量血压：一是患者一般坐位测量血压，测量前需静坐至少 5 分钟，将血压袖带与心脏保持同一水平；二是与诊室血压测量比，非诊室血压检测（特别是家庭自测血压）有助于提高血压评估的准确性；三是首次应测量双侧上肢血压；四是要监测立位血压，观察有无体位性低血压。

三、老年高血压的临床特点

（1）收缩压增高为主　老年人收缩压水平，一般随年龄增长而升高，60 岁以上老年人的收缩压升高、舒张压降低、脉压升高，易发生心血管事件。在老年人群中，收缩压增高更常见；与舒张压比，收缩压升高与心脑肾等靶器官损害更相关；收缩压水平是心血管事件的独立预测因素。

（2）脉压增大　脉压＞40 mmHg 为脉压增大；老年人脉压常可达 50～100 mmHg，脉压升高，是比收缩压、舒张压升高更重要的危险因素。60 岁以上老年人的基线脉压水平，与全因死亡、心血管死亡、脑卒中/冠心病发病均呈正相关。脑血管病患者脉压水平，与脑卒中复发相关；脉压越大，脑卒中复发危险越高。

（3）血压波动大　随年龄增长，老年人压力感受器敏感性降低，动脉壁僵硬度增加，血管顺应性降低，血压较易随情绪、季节、体位的变化而波动，部分老年人可发生餐后低血压，能增加降压治疗难度，因此需谨慎选择降压药物。老年高血压患者常伴左心室肥厚、室性心律失常、冠状动脉/颅内动脉病变等，血压急剧波动时，可增加发生不良心血管事件、靶器官损害的危险。

（4）易发生体位性低血压　体位性低血压是指，从卧位改变为直立位的 3 分钟内，收缩压下降≥20 mmHg 或舒张压下降≥10 mmHg，同时伴低灌注症状。老年人自主神经系统调节功能减退，尤其当高血压伴糖尿病、低血容量及应用利尿剂/扩血管药物/精神类药物时，较易发生体位性低血压。在老年人高血压的诊断与疗效监测过程中，需注意测量立位血压。

（5）常见血压昼夜节律异常　老年高血压患者常见血压昼夜节律异常，表现为夜间血压下降幅度＜10%（非杓型高血压）或＞20%（超杓型高血压），甚至表现为夜间血压不降、反较白天升高（反杓型高血压），使心脑肾等靶器官损害的危险增加。老年高血压患者非杓型高血压发生率可达

60％以上。与年轻患者比,老年人靶器官损害程度与血压的昼夜节律异常相关。

(6)常与多种疾病并存,并发症较多　老年高血压患者,常伴动脉粥样硬化、冠心病、脑血管病、外周血管病、缺血性肾病、血脂异常、糖尿病、老年痴呆等,易发生靶器官损害,增加心血管死亡率、全因死亡率;部分老年人的靶器官损害常缺乏明显的临床表现,易漏诊,应进行综合评估;脑血管病变较常见,应注意筛查评估。若患者存在双侧颈动脉狭窄≥70％伴严重颅内动脉狭窄,过度降压治疗时,可能会增加缺血性脑卒中的危险。

(7)白大衣高血压　与中青年患者比,老年人白大衣高血压更为多见,易导致过度降压治疗。应加强监测血压,鼓励患者家庭自测血压,必要时进行动态血压监测评估。

四、易漏诊的高血压

(1)继发性高血压　老年高血压患者中,可有继发性高血压,如动脉粥样硬化肾血管性高血压、肾性高血压、嗜铬细胞瘤、原发性醛固酮增多症。如老年人血压在短时内突然升高、原有高血压突然加重、应用多种降压药物治疗后血压仍难以控制,应注意排除继发性高血压。呼吸睡眠暂停综合征,可导致或加重老年人高血压,表现为夜间睡眠/晨起时血压升高,血压昼夜节律改变。老年人常因多种疾病服用多种药物治疗,应注意由某些药物(如非固醇类抗炎药等)引起的高血压。

(2)隐匿性高血压　隐匿性高血压(MH)的心血管疾病/脑卒中的发病率、病死率,与持续性高血压患者相近。其中单纯夜间高血压易被漏诊,可导致靶器官损害。

五、老年高血压治疗的目标

治疗目标是保护靶器官,减少心血管事件、死亡风险;对血压中/重度升高的老年患者,积极合理降压治疗,可降低心血管事件发生率、全因死亡率。在心脑血管病高发的老年人群中,降压治疗获益较大。

目前对老年患者的血压降至140/90 mmHg以下是否有更大获益,正在进一步研究。一些共识推荐血压<150/90 mmHg为血压控制目标值,若患者能耐受可将血压降至140/90 mmHg以下;主要强调收缩压达标,不应过分强调舒张压变化的意义,同时应避免过快、过度降低血压,应在患者耐受的前提下逐步降压。

对高血压合并心、脑、肾等靶器官损害的老年患者,一些共识建议采取个体化治疗、分级达标:首先将血压降低至<150/90 mmHg,如患者能良好耐受,可继续降到<140/90 mmHg。对年龄<80岁且一般状况良好、能耐受降压的老年患者,可在密切观察下,将血压进一步降低到130/80 mmHg。对80岁及以上的高龄患者,一些共识建议,将<140/90 mmHg作为血压控制目标。一些共识提出,应关注降压治疗的J形曲线现象,血压过高可增加心脑肾等靶器官损害的危险,但过度降低血压可降低各重要脏器的血流灌注。冠心病患者舒张压水平低于65~70 mmHg时,可能增加心脏事件的危险。对伴缺血性心脏病的老年单纯收缩期高血压患者,在强调收缩压达标的同时,应避免过度降低舒张压。各类降压药物的降压幅度与基线血压水平相关,基线血压水平越高,其降压幅度常越大。应用降压药物后,收缩压下降幅度常较大,而舒张压降低常较少。不要因担心舒张压过低,而放弃对老年单纯收缩期高血压的治疗。

六、老年高血压的治疗策略

一些共识强调,对老年高血压患者降压药治疗时,应从小剂量开始,降压速度不宜过快,在治疗中需观察有无脑循环低灌注、心肌缺血相关症状、药物不良反应,对高龄、体质较弱、多种疾病并存者尤应如此。老年高血压患者常同时存在多种心血管疾病、靶器官损害,应选择降压药物,避免矫枉过正。多数老年高血压患者,须联用两种以上降压药物,常为多种药物联合,逐步使血压达标;联用药物时,须从小剂量开始,逐渐增加药物种类、剂量。要根据老年患者的个体特征、并存的临床情况、合并用药情况,选择降压药物。

在降压治疗时,还应评估、干预其他心血管危险因素。在治疗初期及调整治疗方案过程中,应注意监测立位血压,避免体位性低血压、过度降压。对体位效应明显者,应根据其坐/立位血压判断血压是否达标。动态血压监测有助于了解血压波动情况,有时可作为诊断及疗效监测的检查项目。家庭自测血压对患者监测血压、疗效评估有重要价值,应鼓励患者选择合适的袖带式电子血压计,掌握测量方法,加强血压自我管理。

七、老年高血压的非药物及药物治疗

一些共识强调老年人应纠正不良生活方式、不利于身心健康的行为和习惯,包括减少钠盐摄入,调整膳食结构,减少脂肪及饱和脂肪酸摄入,增加不饱和脂肪酸摄入,增加膳食纤维摄入,戒烟,避免吸二/三手烟,限制饮酒,适当减轻体重,规律适度的运动,减轻精神压力,保持心理平衡。在此基础上,选择合理的降压药物。老年人(特别是高龄老年人)过于严格的控制饮食、限制食盐摄入,可能导致营养不良、电解质紊乱(如低钠血症),应根据患者具体情况,选择个体化的饮食治疗方案。过快、过度减轻体重,可导致患者体力不佳,影响生活质量,甚至导致抵抗力降低而易患其他系统疾病。因此应鼓励老年人适度逐渐减轻体重,而非短期内过度降低体重。运动方式更应因人而异,需结合患者体质状况、并存疾病等情况,制定适宜的运动方案。

一些共识建议,治疗老年高血压的理想降压药物应符合以下条件:①平稳、有效;②安全性好,不良反应少;③服用简便,依从性好。临床常用的 5 类降压药物如 CCB、利尿剂、ACEI、ARB、β_1受体阻断剂,均可用于老年高血压的治疗。老年人使用利尿剂和长效 CCB 降压疗效较好,不良反应较少,推荐用于无明显并发症的老年高血压患者的起始治疗。若患者已存在靶器官损害,或并存其他疾病、心血管危险因素,则应根据具体情况选择降压药物。

降压药物联合治疗时,利用多种不同机制的药物降压,降压效果较好,不良反应较少,更有利于靶器官保护,能提高患者用药依从性、成本/效益比。当使用单药常规剂量不能降压达标时,应采用多种药物联合治疗。老年高血压患者常需服用 2 种以上的降压药物,才能使血压达标。可根据老年个体特点选择不同作用机制的降压药物,以达到协同增效、减少不良反应的目的。对并发冠心病、心衰、脑血管疾病、肾功能不全、糖尿病的老年高血压患者,选择联合治疗降压药物时,应充分考虑到这些特殊情况,并确定个体化治疗方案。

八、80 岁以上老年高血压患者的降压治疗

一些共识强调,80 岁以上的高龄老年高血压患者,常伴心脑肾疾病、糖尿病、血脂代谢异常,联合使用多种药物,其临床特征更为复杂,治疗更困难,较易发生药物不良反应。在强调降压达标的同时,需注意伴随疾病的影响,加强靶器官的保护,避免过度降低血压。高龄老年高血压患者的降压药物选择应更谨慎,要从小剂量开始,遵循平稳、缓慢、适度的原则,尽量避免血压波动;要根据患者对降压药的反应情况,调整剂量或治疗药物种类。在患者能耐受降压治疗的前提下,在数周甚至数月内逐渐使血压达标。若治疗过程中出现头晕、体位性低血压、心绞痛等心脑血管灌注不足症状时,应减少降压药物剂量。

1. 老年高血压患者心血管病危险因素的综合管理

一些共识提出,老年高血压患者常有其他疾病或心血管疾病的危险因素(如血脂异常、糖尿病等)并存,建议在积极降压治疗的同时,应加强对危险因素的综合管理。老年高血压患者血脂/血糖管理、抗血小板治疗的原则,与一般成年人群相似,但应关注老年患者的特殊性。

——血脂异常的老年人,可从他汀的治疗中获益。一般常规剂量他汀治疗可使多数患者血TC、LDL-C水平达标,一般无须服用大剂量他汀。老年人常服用多种药物,在应用他汀过程中需注意药物间的相互作用并监测不良反应。

——低血糖对老年人危害更大,应尽量避免使用易引发低血糖的降糖药物;在应用降糖药物过程中,应加强血糖水平监测。对老年患者(特别是一般健康状况较差、并存严重心血管疾病者)的血糖水平控制目标,宜适当宽松。

——应用阿司匹林或其他抗血栓药物,可降低老年人血栓事件的风险,但对老年高血压患者需认真评估抗栓治疗出血的风险,用药过程中,要注意监测药物的不良反应。高血压对老年人的危害较大,老年高血压患者发生靶器官损害以及相关死亡的危险显著增高。在老年人群中有效地控制血压,可获得与年轻高血压患者一样甚至更大的益处。

2. 减少钠盐摄入

老年人群中盐敏感性高血压较常见,限制食盐摄入较重要。一般患者建议每天摄盐量<6 g,老年高血压患者的摄盐量可每天<5 g。也应警惕过度严格限盐导致低钠对老年人的不利影响。要调整膳食结构,鼓励老年人摄入多种新鲜蔬菜、水果、鱼类、豆制品、粗粮、脱脂奶及其他富含钾、钙、膳食纤维、多不饱和脂肪酸的食物。控制总热量摄入,减少膳食脂肪、饱和脂肪酸摄入;饮食中脂肪含量应控制在总热量的25%以下,饱和脂肪酸的量应<总热量的7%。要戒烟,避免吸二/三手烟。吸烟及二/三手烟可增加发生高血压的危险,降低血管弹性,促进动脉粥样硬化斑块进展,增加心脑血管事件发生率、病死率。老年人应限制酒精摄入,不鼓励多饮酒。饮酒者男性每天饮用酒精量应<25 g,女性应<15 g。小至中等量饮酒,不影响甚至降低血压;每天摄入酒精量>30 g者,随饮酒量增加血压升高,降压药物疗效降低。计算公式:纯酒精量(g)=饮酒量(ml)×酒精度数%×0.8。

3. 适当减轻体重

一些共识建议,将老年高血压患者体重指数控制为<25 kg/m²,可改善胰岛素抵抗、糖尿病、血脂异常、左心室肥厚。规律适度的运动,有助于减轻体重,改善胰岛素抵抗,提高心血管系统调节能力,有助于降低血压。老年高血压患者,可根据个人爱好、身体状况,选择适合并易坚持的运动方式,如快步行走,一般每周3~5次,每次30~60分钟。调试生活、减轻精神压力,避免情绪波动,保持精神愉快,合理选择降压药物,有利于提高老年高血压患者血压达标率,降低患者心血管疾病的发病率、病死率,可预防靶器官损害(脑卒中、冠心病、心衰、肾功能不全)。

4. CCB

目前一般推荐长效二氢吡啶类CCB,作为老年高血压患者降压治疗的基本药物,降压疗效较好,作用平稳,无绝对禁忌证,与其他4类基本降压药物均可联合使用;对代谢无不良影响,适用于糖尿病、代谢综合征患者的降压治疗。其降压作用不受高盐饮食影响,尤其适用于盐敏感性高血压。对低肾素活性或低交感活性的患者疗效较好。长效CCB的不良反应较少,主要包括外周水肿、头痛、面色潮红、便秘等。不同CCB对心肌、窦房结功能、房室传导、外周动脉、冠脉循环的作用,可存在明显差异。硝苯地平、维拉帕米、地尔硫䓬,应避免用于左室收缩功能不全的老年高血压患者;存在心脏房室传导功能障碍或病态窦房结综合征的老年高血压患者,应慎用维拉帕米、地尔硫䓬。高血压是心血管疾病重要危险因素,严重影响心、肾等生理功能。复方降压药采用不同降压机制,通过各组分合理配比,在有效控制血压的同时,能很好兼顾治疗其他发病机制诱发的疾病,有良好的安全性、耐受性。近年来,世界各国在复方降压药物研究开发、临床应用方面取得了很大进展。目前已上市氨氯地平＋替米沙坦、氨氯地平＋缬沙坦、氨氯地平＋奥美沙坦、氨氯地平＋坎地沙坦、氨氯地平＋氢氯噻嗪＋缬沙坦、氨氯地平＋氢氯噻嗪＋奥美沙坦等。

CCB 降压作用强,对兼有稳定性心绞痛、周围血管病患者亦有良好疗效;同时能降低后负荷,抗心肌缺血,可用于充血性心衰合并心绞痛或高血压的治疗,对兼有心室舒张功能衰竭也有较好疗效。但高血压兼有心衰或心动过速患者禁用 CCB。少数患者可有头痛、踝部水肿等不良反应。ARB 选择性阻断 AT1 受体,可发挥长效降压作用。与 CCB 比,ARB 有更好的靶器官保护作用,能抑制 Ang Ⅱ 导致的缩血管、心肌肥厚、心肌纤维化,减少交感神经突触前膜释放去肾上腺素,降低交感神经活性,恢复颈动脉的敏感性,降低心率,不抑制缓激肽降解,无咳喘副作用。CCB＋ARB 双层片制剂目前正在研发,CCB 降压效果好,但器官保护作用稍差,ARB 降压作用确切,有器官保护作用,两者协同降压,能更好保护器官,可减少服药的次数,提高依从性。深入研究双层片、三层片的剂型改造,优化药动学特征,也都有重要的意义。

5. 利尿剂

试验表明,利尿剂能减少心血管事件,降低病死率。一些指南将其推荐用于老年高血压患者的起始治疗、联合治疗;迄今我国尚缺乏以人群为基础的大规模临床试验证据。过去噻嗪类利尿剂降压获益的研究使用的剂量较大(每天 50～100 mg 氢氯噻嗪);目前研究显示,小剂量利尿剂(每天 12.5～25.0 mm 氢氯噻嗪)可使患者获益;鉴于其不良反应呈剂量依赖性,目前临床上很少单用大剂量利尿剂降压治疗。利尿剂应作为老年高血压联用药时的基本药物,可用于治疗老年单纯收缩期高血压,尤其适用于合并心衰、水肿的老年高血压患者。由于长期应用利尿剂增加电解质紊乱、糖脂代谢异常的风险,可能影响肾脏血流灌注,需监测肾功能的变化、血电解质水平,预防发生低钾血症、高尿酸血症。老年高血压患者使用利尿剂,应从小剂量开始;血肌酐清除率每分钟＜30 ml $/1.73 m^2$ 的患者,应使用袢利尿剂如托拉塞米、呋塞米等。

6. ACEI 与 ARB

ACEI 对高肾素活性的高血压患者有良好降压疗效,能保护肾脏,适用于伴冠状动脉疾病、心肌梗死、心绞痛、左心功能不全、糖尿病、慢性肾脏疾病、蛋白尿的老年高血压患者。ACEI 对糖脂代谢无不利影响,不增加心率、不影响心排血量,不良反应较少。主要不良反应包括咳嗽、皮疹,少部分患者可出现味觉异常、肾功能恶化、血管神经性水肿。ARB 的降压、肾脏保护作用与 ACEI 相似,咳嗽等不良反应较少,血管神经性水肿罕见,适用于不能耐受 ACEI 咳嗽等不良反应的患者。老年患者常存在动脉粥样硬化性肾血管疾病或其他肾脏病变,需要使用 ACEI 或 ARB 治疗的老年患者,需除外双侧重度肾动脉狭窄。在用药过程中,需要密切监测血钾、血肌酐水平的变化。

7. β_1 受体阻断剂

虽然近年对 β_1 受体阻断剂在降压治疗中的地位存在争议,如无禁忌证,仍推荐作为高血压合并冠心病、慢性心衰老年患者首选药物。β_1 受体阻断剂禁用于病窦综合征、Ⅱ 度及 Ⅱ 度以上房室传导阻滞、支气管哮喘的患者,长期大量使用可引起糖脂代谢紊乱。老年人常存在心动过缓、窦房结功能异常,应根据适应证决定是否使用 β_1 受体阻断剂及用量。α 受体阻断剂一般不作为老年高血压患者的一线用药。伴有症状的前列腺增生症的老年高血压病患者可选用 α 受体阻断剂;最主要的不良反应是体位性低血压,治疗时应从小剂量开始、睡前服用,并监测立位血压以避免发生体位性低血压,根据患者对治疗的反应逐渐增加剂量。

8. ARB＋氢氯噻嗪单片联合制剂

ARB＋氢氯噻嗪单片联合制剂适合老年高血压患者的降压治疗。一些共识对单片联合制剂(SPC)应用于老年患者的建议为:

——推荐起始治疗使用单片联合制剂,作为 2 级或以上高血压、高于靶目标值20/10 mmHg和(或)伴有多种危险因素/靶器官损害/临床疾患的高危患者的起始和维持治疗药物。

——推荐加用或换用单片联合制剂的老年患者:①正在接受降压药物治疗,如血压未能达标,可改用单片联合制剂治疗；②已使用1种或2种降压药物治疗但血压未达标的老年患者,可换用单片联合制剂治疗；③需要≥3种降压药物才能控制血压的老年患者,如无禁忌证,其药物治疗方案应包含一种利尿剂。由RAS阻断剂＋噻嗪类利尿剂组成的单片联合制剂,可作为这类患者药物治疗方案的组成部分。

目前多数高血压指南推荐的优化联合方案有以下两大类:ARB或ACEI与噻嗪类利尿剂联合方案,ARB或ACEI与CCB联合方案。应依据患者的病理生理特点、靶器官损害等因素进行综合评估后,选用不同组合的单片联合制剂。单片联合制剂药物种类的选择包括:①主要依据患者的血压特征、靶器官损害、并发症或合并症情况、既往降压药物使用及不良反应发生情况、禁忌证等临床特征进行综合评估；②RAS阻断剂＋CCB可优先推荐于并存动脉粥样硬化性疾病的老年高血压患者；③RAS阻断剂＋噻嗪类利尿剂,可用于各级无禁忌证的老年高血压患者,尤其适用于盐摄入较多或盐敏感性、并存糖尿病/肥胖/代谢综合征/房颤/高容量负荷/慢性心衰、难治性老年高血压等患者。ARB＋氢氯噻嗪二者降压机制优势互补,可干预神经内分泌和容量两种血压调节机制,产生协同降压作用并减少不良反应,在老年患者中的降压效果和临床获益明显。

从临床研究结果看,ARB＋氢氯噻嗪治疗老年高血压的优势主要表现为能增强降压效应,提高血压达标率；平稳降压,改善血压昼夜节律；改善治疗依从性和安全性。研究发现,厄贝沙坦＋氢氯噻嗪治疗总体血压达标率为73%,治疗18周后,血压较基线平均降低23.0/10.9mmHg；以舒张压达标<90mmHg为目标血压,有96%老年患者可达标。有人研究发现,氯沙坦100mg＋氢氯噻嗪25mg治疗单纯性收缩期高血压患者12周时,坐位收缩压下降19.2mmHg,且降压幅度与基线血压水平呈正相关。

ARB＋氢氯噻嗪可平稳降压,改善血压昼夜节律。老年高血压患者由于动脉压力感受器敏感性减退,维持短时血压和血流动力学稳定的能力降低,血压变异性增大,因此降压方案应能平稳降压。ARB＋氢氯噻嗪联合方案能改善血压昼夜节律,能平稳降压。对中国老年高血压患者研究显示,厄贝沙坦＋氢氯噻嗪治疗1周后,与基线水平比,血压降低12.8/7.2mmHg,4周时降低25.5/13.3mmHg,以收缩压<150mmHg为目标,血压达标率高达90.6%；其降压幅度较高,24小时降压作用平稳。ARB＋氢氯噻嗪安全性好,低血钾发生率较低,治疗依从性和持续性均优于自由联合治疗,不良反应发生率较低,组分药物的剂量配伍已经反复验证筛选,最终确定的是降压效应相对最大、而不良反应相对最小的组合。厄贝沙坦＋氢氯噻嗪的安全性良好,低血压、低血钾发生率与安慰剂相当,尤适用于老年高血压。

九、隐匿性高血压及靶器官损害

隐匿性高血压(MH)是高血压的一种特殊类型,较易进展为单纯收缩期高血压,其心血管疾病和脑卒中的发病率和死亡率,与持续高血压者相近。在隐匿性高血压各亚型中,夜间高血压型易导致肾功能损害,清晨高血压型则是脑卒中的独立危险因素。早期诊断和治疗隐匿性高血压,可减少靶器官损害,尤其是心血管事件的发生率。

隐匿性高血压是指诊室血压正常(<140mmHg/90mmHg)而24小时动态血压监测显示血压高于正常(日间平均血压≥135mmHg/85mmHg,24小时平均血压≥130/80mmHg)。其可分为3个亚型:清晨高血压、日间高血压、夜间高血压。不同亚型有不同的病因和治疗方式。有人称隐匿性高血压为逆白大衣高血压等；其检出率逐渐增高,其靶器官损害与持续高血压(SHT)者相近,应及早诊治。

1. 隐匿性高血压的流行病学

隐匿性高血压可能是高血压的前期阶段,不同国家、不同种族间,隐匿性高血压发生率未见显著性差异；在一般健康人中约占10%；在已接受治疗的高血压患者中,约占20%；在诊室血压正常高值（130～139 mmHg/84～85 mmHg）组中，约占60%。可见隐匿性高血压在人群中较普遍存在。在24小时动态血压监测尚未能普及的情况下，有左心室肥厚、微量蛋白尿等靶器官损害证据的个体，尤其应警惕隐匿性高血压。研究发现，隐匿性高血压青年患者，近50%有高血压家族史，提示伴有靶器官损害、血压正常、有高血压家族史、父母亲高血压发病年龄较早的青年人，应作为隐匿性高血压的筛查对象。

2. 隐匿性高血压的病因与发病机制

隐匿性高血压的发病机制目前还在研究中。隐匿性高血压患者的平均年龄，一般低于持续高血压人群，以40～50岁多见；男性多于女性；患者体重指数显著高于持续正常血压（SNBP）组，且血 LDL - C/肌酐、血糖的水平常升高。文献报道，隐匿性高血压与饮酒、吸烟、咖啡因等相关。隐匿性高血压儿童多伴肥胖（尤其是向心性肥胖），提示肥胖与隐匿性高血压相关；同时隐匿性高血压儿童心率较高，可能也与此相关。

有人认为，产生诊室血压和24小时动态血压监测检测值差异的原因，可能与检测时的体位变化有关。诊室血压通常采用坐位和卧位，而24小时动态血压监测记录多体位变换时的血压时，可能出现血压监测值较诊室血压监测值偏高。隐匿性高血压患者，存在反常警觉反应时，其在诊室时反而会因情绪放松而出现血压下降，也可导致诊室血压较真实血压值低。有学者认为，隐匿性高血压一般可能与交感神经兴奋相关；隐匿性高血压的夜间高血压亚型，可能与睡眠呼吸暂停综合征相关。诊断隐匿性高血压应结合诊室血压和24小时动态血压监测两项检测结果。

3. 隐匿性高血压与靶器官损害

近年来研究证实，隐匿性高血压同样可引起心、脑、肾等重要靶器官的损害，并且与较差的心血管预后相关。隐匿性高血压患者常合并 BMI 过高及糖尿病等，可引起左心室肥厚、蛋白尿、血肌酐水平偏高等靶器官受累表现，甚至可导致严重心血管事件的发生。有人研究1332例普通人群，平均随访10年，结果显示，隐匿性高血压组心血管疾病发病率和死亡率，较血压正常组升高2倍，接近于持续性高血压组；脑卒中发生和死亡的相对危险指数（RH）值与持续性高血压组相似，分别为2.13、2.26。有人研究报道，持续正常血压、隐匿性高血压、持续性高血压三组的心血管靶器官损害情况，左心室质量指数（LVMI）分别为 $73/m^2$、$86/m^2$、$90g/m^2$，颈动脉斑块发生率分别为15%、28%、28%。隐匿性高血压较易发展为单纯收缩期高血压，其心血管事件的发生率较高，超声心动图检查提示左心室肥厚者较血压正常人群明显增多。成年隐匿性高血压患者心血管疾病发生危险增高，且隐匿性高血压较易进展为持续性高血压。隐匿性高血压的清晨高血压型，是老年高血压患者脑卒中的独立危险因素。研究发现，伴有隐匿性高血压的糖尿病患者，易出现多发性缺血性脑卒中。

（孙　震　郭　增）

进一步的参考文献

[1] PERSU A. Ultimaratio or standard in treatment - resistant hypertension[J]. Hypertension,2012 ,60(3)：596 - 606.

[2] BLAUSTEIN MP. How NaCl raises blood pressure：a new paradigm for the pathogenesis of salt - dependent hypertension[J]. Am J Physiol Heart Circ Physiol,2012 ,302(5)：1031 - 1049.

[3] IQBAL N. Cardiac biomarkers：new tools for heart failure management[J]. Cardiovasc Diagn Ther,2012 ,2(2)：147 - 164.

第二十一章　利尿剂治疗高血压

噻嗪类利尿剂用于治疗高血压的历史已经超过 50 年,由于其良好的疗效和性价比,能增强其他抗高血压药物的效力,可降低高血压相关的病残率、死亡率,至今仍是高血压治疗中获得广泛推荐的一线用药;随着 CCB、ACEI、ARB 的问世,利尿剂在高血压患者中的使用率降低(降为 12%)。2013 年中国利尿剂治疗专家共识,旨在阐明对利尿剂治疗高血压的正确认识、合理使用。

一、利尿剂的临床药理学

常用的利尿剂可根据其作用部位或按其利尿效能的不同分类。

1.袢利尿剂

袢利尿剂抑制肾髓袢升支髓质部、升支粗段皮质部与钠泵相关的钠离子 - 氯离子配对转运体对 NaCl 的主动重吸收,结果管腔液钠离子、氯离子水平升高,而髓质间液钠离子、氯离子水平降低,使渗透压梯度差降低,肾小管浓缩功能下降,从而导致水、钠离子、氯离子排泄增多;由于钠离子重吸收减少,远端肾小管内钠离子水平升高,促进远端肾小管分泌钾离子增加;能抑制髓袢对钙离子、镁离子的重吸收,增加钙离子、镁离子、水的排泄;短期用药能增加尿酸排泄,而长期用药则可引起高尿酸血症;能抑制前列腺素分解酶,使前列腺素 E_2 水平升高,可扩张肾血管,降低肾血管阻力,增加肾血流量尤其是肾皮质深部血流量,促进利尿。呋塞米能扩张肺部容量静脉,降低肺毛细血管通透性,加上利尿作用,能使回心血量减少,左心室舒张末期压降低,有助于急性左心衰竭的治疗。在强心、扩张冠脉、解痉、抗炎的基础上,大剂量、快速使用呋塞米,能迅速达到治疗效果。呋塞米用量 20~80 mg 未见明显不良反应,能较快控制心衰、减轻肺水肿,减少毛花苷 C、硝酸甘油的用量,并协助降压,治疗前后血钾水平变化不明显,有利于妊娠高血压性心衰等的治疗。

2.噻嗪类利尿剂

噻嗪类利尿剂作用于远端肾小管,阻断钠离子-氯离子配对转运体,减少钠离子、氯离子重吸收,促进钠离子、氯离子、水的排出。由于使远端肾小管的钠离子负荷增高,促进钠离子-钾离子交换,故也排泄钾离子;而且血容量的减少促进醛固酮的分泌,能进一步排泄钾离子。噻嗪类利尿剂对尿液的浓缩过程没有影响,利尿作用中等。

(1)噻嗪类利尿剂的降压机制　初期降压机制是通过利尿,使血容量、细胞外液容量减少;血容量减少时,肾灌注减少,导致肾素、血管紧张素Ⅱ、醛固酮分泌增多,使体液和肾小管液能通过调节机制快速恢复稳定,可部分抵消噻嗪类药的降压作用;对大多数噻嗪类药而言,服药 6 小时后就几乎没有促尿钠排泄作用,但血管阻力持续下降;长期降压机制主要与降低外周血管阻力有关,可能因其促进排钠,而降低血管平滑肌内钠离子水平,钠离子-钙离子交换减少,使细胞质钙离子减少,从而降低血管平滑肌对血管收缩物质的反应性,增强对舒张血管物质的敏感性;还能抑制碳酸酐酶活性,使细胞内 pH 升高,激活、开放钾离子通道,使细胞膜电位超极化,部分关闭 L 型电压门控钙通道,减少钙离子进入细胞,使血管平滑肌松弛;还可下调血管紧张素受体 1 表达水平,使血管平滑肌细胞钾通道部分开放,L 型电压门控钙通道部分关闭。

(2)噻嗪类利尿剂药代动力学特点　噻嗪类利尿剂又可分为噻嗪型利尿剂、噻嗪样利尿剂。噻嗪型利尿剂的基本化学结构由苯并噻二嗪核、磺酰胺基组成,血清除半衰期为 9~10 小时,以氢氯噻嗪、苄氟噻嗪为代表,特别是氢氯噻嗪已成为大多数单片复方制剂所选择的利尿剂。噻嗪样利尿剂的化学结构含磺酰胺基,包括氯噻酮、吲达帕胺、美托拉宗(该药还作用于近端肾小管)等;

吲哒帕胺虽同样含有磺酰胺基,但有一个特殊的二氢吲哚结构,更具亲脂性,更易与血管壁内皮细胞结合,血管舒扩张作用更强,血清除半衰期长达 14～16 小时。氯噻酮、吲达帕胺的血清除半衰期、作用持续时间,均长于氢氯噻嗪、苄氟噻嗪。

(3)降压疗效 低剂量噻嗪类药物可提供接近全效的降压作用。如在老年收缩期高血压治疗中,起始剂量为每天 12.5 mg 氯噻酮,可使 50% 高血压患者血压下降,5 年后仍有 30% 患者保持此低剂量;而将剂量增至每天 25 mg 时,仅使另外 20% 患者产生疗效反应,同时会带来明显的代谢异常。除美托拉宗外,噻嗪类药在肾功能中度损害时疗效明显降低,并可因血清除半衰期延长,而致药物蓄积。

试验证实,高血压患者在应用赖诺普利治疗 5 年后,其平均血压为 137.2/76.2 mmHg,其降压达标率为 59.3%;患者在应用氨氯地平治疗 5 年后,其平均血压为 135.5/75.4 mmHg,其降压达标率为 62.8%;患者在应用氯噻酮治疗 5 年后,其平均血压为 132.6/73.3 mmHg,其降压达标率为 68.5%。噻嗪类利尿剂在高血压联合用药治疗时,可增强降压效果、提高药物的性价比,是首选的联合用药之一。一些共识指出,将 CCB、ARB/ACEI 与噻嗪类药物联合治疗高血压,可取得较理想的疗效。我国的珍菊降压片、复方降压片、常药降压片中均含小剂量噻嗪类。

噻嗪类利尿剂也有一些不良反应,发生高尿酸血症、电解质紊乱、糖尿病的概率(其糖尿病新发率为 13.8%) 均高于使用氨氯地平、赖诺普利($P<0.05$)。在氯噻酮治疗的高血压患者中,24% 患者血胆固醇水平超过 260 mg/dl,升高率超过氨氯地平、赖诺普利($P<0.05$)。长期大剂量(每天 50～120 mg) 噻嗪类,会对代谢产生不良影响。近年来有人提倡小剂量使用噻嗪类(每天 20 mg～30 mg),合理联用。噻嗪类利尿剂适用于各类高血压患者,尤其对心衰、肥胖引起的高血压有效,在其与 CCB、ARB、ACEI 等降压药物联用时,可提高患者用药的安全性,取得更显著的降压效果。

(4)氢氯噻嗪 研究表明,氢氯噻嗪降低收缩压、舒张压的幅度一般为 39.76%,作用不超过 24 小时。2008 年有人对 18 项中小剂量氢氯噻嗪降压研究荟萃分析,结果表明,氢氯噻嗪降低诊室高血压与其他药物类似,但其降低 24 小时动态血压水平逊于 ACEI、β_1 受体阻断剂、CCB、ARB,血压差值达 6/4 mmHg。

(5)氯噻酮 2009 年有人报道,每天 25 mg 氯噻酮对收缩压的降低作用,强于每天 50 mg 氢氯噻嗪,并且在夜间能比氢氯噻嗪进一步降低收缩压 7 mmHg。2010 年有人对 108 个氢氯噻嗪降压试验、29 个氯噻酮降压试验荟萃分析,结果表明,氢氯噻嗪、氯噻酮平均剂量分别为每天 33 mg、25 mg 时,收缩压分别平均降低 17 mmHg、23 mmHg;提示要达到与氯噻酮相同的降压疗效,氢氯噻嗪需要更高剂量。两药对血钾的影响相当。

(6)吲达帕胺 吲达帕胺可利尿、排钠,能升高前列腺素 E_2、前列环素水平,能扩张外周血管、冠状动脉,其血清除半衰期较长,降压作用可持续>24 小时。有人发现,氯沙坦组治疗 8 周后降压显效率 64.2%,有效率 30.2%;吲达帕胺组显效率 61.3%,有效率 33.0%。吲达帕胺降低收缩压、舒张压的作用,与氨氯地平、坎地沙坦相同。吲达帕胺普通片降压的同时,也降低血钾,升高血尿酸水平,使其临床应用受限。吲达帕胺缓释片每天 1.5 mg 降低老年患者收缩压的幅度,明显大于氢氯噻嗪每天 25 mg,对血钾的影响很小,对糖脂代谢常无不良影响。虽然氢氯噻嗪是大多数单片复方制剂中的主要成分,但目前一些高血压治疗指南,并未具体推荐使用何种噻嗪类利尿剂。

3. 保钾利尿剂

螺内酯、依普利酮可竞争性结合、阻断醛固酮受体,抑制醛固酮的排钾保钠作用,称为醛固酮受体阻断剂。研究发现,醛固酮受体阻断剂有重要作用,能减少水和电解质紊乱,降低 RAS 系统活性,抑制分泌儿茶酚胺,扩张血管,增强压力感受器的减压反射,减轻左心室肥厚、心律失常、心肌重塑和纤维化,能阻断醛固酮逃逸。螺内酯价格较低,但可引起性激素相关不良反应,限制其应用。

阿米洛利是较强的排钠保钾利尿剂,20 世纪 70 年代初就应用于临床,能治疗肝硬化、水肿、原发性醛固酮增多症、轻中度高血压,可阻断多种离子通道,如远端肾小管、集合管的钠离子-氢离子交换体(NHE,1∶1 交换入钠离子,NHE 活化、开放,可引发细胞质钠离子、钙离子的超载)、酸感受离子通道(ASIC,是上皮钠离子通道/Degrnerin 通道超家族成员,是非电压门控的钠离子通道;病理状态下对钙离子开放)、钠离子-钙离子交换体(NCX)、电压门控钠离子通道、钙离子通道等。阿米洛利阻断钠离子-氢离子交换体后,能抑制钠离子再吸收,减少钾离子分泌,其作用不依赖醛固酮,利尿作用较弱。

二、利尿剂降压治疗的循证证据

1. 循证证据

(1)早期的降压证据　1960 年有人证实,与安慰剂比,每天氢氯噻嗪 50～100 mg(与利血平、肼苯哒嗪合用)能有效降低血压。20 世纪 70 年代有人研究 10 940 例高血压患者,年龄 30～69 岁,随机分为阶梯治疗组、一般治疗组,随访 5 年,结果发现,以噻嗪类为基础的阶梯治疗组的血压控制率较高,总死亡率降低。

(2)降压预防心脏病发作的证据　2002 年有人对 162 341 例高血压患者的降压回顾分析,发现 ACEI、CCB、利尿剂、β_1 受体阻断剂,在降低主要终点事件方面并无明显差异。有人研究 31 000 多例高危高血压患者中,使用氨氯地平、赖诺普利、多沙唑嗪、氯噻酮等降压预防心脏病发作,发现作用同样有效,能预防心衰、脑卒中;但氯噻酮可增加新发糖尿病的风险。2003 年有人对 9 项临床试验荟萃分析,未显示 CCB、利尿剂在临床终点(包括总死亡率、心血管死亡率、总心血管事件率、脑卒中率、心肌梗死率、心衰率)存在差异。近期荟萃分析显示,利尿剂能有效降压、减少心血管病并发症事件;对血糖异常患者,利尿剂可不增加心血管事件。利尿剂作为一线降压药较合理、价格低廉,故被专家视为起始治疗的首选用药,可单独或与其他药物联用。

(3)治疗老年高血压的作用证据　有人研究氯噻酮治疗 22 331 例老年收缩期高血压患者,随访 4.5 年,结果发现,可使脑卒中减少 36%,非致命性心衰、心肌梗死能分别减少 54%、33%;此后延长随访 10 年,结果发现,氯噻酮治疗组的死亡或非致死性心血管事件发生率,仍显著低于对照组;血压控制率达 66%,氯噻酮降低收缩压的效果,可能优于 ACEI、CCB(差 0.8 mmHg 左右)。有人研究治疗 80 岁以上老年高血压患者,结果发现,与安慰剂组比,吲达帕胺缓释片(每天 1.5 mg)能使各种致死性、非致死性心血管事件、死亡率均显著降低,不良反应差异无统计学意义。老年高血压患者一般对盐更敏感,血浆肾素水平常较低,RAS 系统反应不太强烈,故利尿剂治疗的效果较好。有人建议,年龄<55 岁的患者可首选 RAS 抑制剂,>55 岁的患者应首选利尿剂或 CCB。

(4)联用降压的证据　糖尿病患者的降压治疗,常首选对糖代谢无不良影响的 ACEI、ARB,但单药的血压控制达标率不高。有人对 2 型糖尿病高血压患者(有血容量增加)强化降压、降糖治疗,给予培哚普利+吲达帕胺,可使患者心血管死亡风险减少 18%,肾病并发症风险减少 21%;吲达帕胺带来的益处,胜于其对代谢的不良影响,不良反应也因可与培哚普利合用而减轻;培哚普利+吲达帕胺可使脑卒中再发风险降低 43%。故 2010 年一些指南主张,在首选 ACEI 或 ARB 后,如患者血压仍未达标,当估计肾小球滤过率(eGFR)降低时,可优先考虑加用噻嗪类利尿剂,或选用袢利尿剂。国内有人研究治疗 50～79 岁高血压患者,与氢氯噻嗪单药组比,氢氯噻嗪+非洛地平组的收缩压、舒张压降低 4.2 mmHg、2.1 mmHg,脑卒中、心血管事件发生率都减少 27%、心血管病死亡率都减少 33%、全因死亡率都减少 31%($P=0.01$)。长期抗高血压治疗研究也证实,氢氯噻嗪+氨氯地平治疗高血压有效。

(5)治疗高血压合并心衰的证据　急/慢性心衰的高血压患者,应用袢利尿剂、噻嗪类利尿剂,可消除潴留的液体、使患者处于干重状态降血压;只要无禁忌证,噻嗪类利尿剂需与 RAS 抑制剂合用,因为利尿剂激活 RAS 的有害作用,可被 RAS 抑制剂抵消。噻嗪类利尿剂+RAS 抑制剂+

β₁受体阻断剂方案,已成为高血压合并轻/中度心衰的重要治疗方法。

（6）治疗难治性高血压的证据　容量负荷过高是难治性高血压的原因之一,与利尿剂治疗不充分、高盐摄入、进行性肾功能不全等相关;给予长效噻嗪类利尿剂降压效果较佳(长效氯噻酮优于长效氢氯噻嗪)。对伴慢性肾病的难治性高血压患者,需选择袢利尿剂,因其能有效控制血容量和血压;呋塞米需每天3次,否则利尿作用在短期内消失后,更促使肾对水钠潴留;呋塞米加大剂量时降压疗效不增,而不良反应增加。

（7）噻嗪类利尿剂在联合降压方案中的循证证据

——利尿剂＋ACEI:它适合于糖尿病合并高血压患者,可改善患者的大血管、微血管病变。研究证明,噻嗪类利尿剂在联合降压中的安全性有充分的循证证据;有人研究11 140例年龄≥55岁、伴有至少一项心血管病危险因素的2型糖尿病合并高血压的患者,随访4.3年,结果显示,与安慰剂组比,培哚普利＋吲达帕胺缓释片组减少联合终点事件9%,减少总死亡14%,减少心血管死亡18%,减少总冠脉事件14%,减少总肾脏事件21%,减少新发生微量蛋白尿21%;说明治疗安全有效、耐受良好、可预防心血管事件、改善糖尿病患者预后,单片复方制剂能提高患者依从性。此研究认为,使用1.5 mg吲哒帕胺缓释片较2.5 mg吲哒帕胺片有优势,降压幅度较大、血清除半衰期更长、不良反应更小等。

——利尿剂联合CCB方案:它可减少脑卒中事件,不增加新发糖尿病的风险。国内有人研究积极降压、常规降压方案对近万名高危高血压患者(至少合并1个或2个危险因素或1个临床情况)脑卒中的影响,随访3.3年,结果显示,与安慰剂＋氢氯噻嗪组比,强化降压组(非洛地平＋氢氯噻嗪)的主要终点事件率降低26.8%;次要终点事件中,全因死亡率降低33.2%,冠脉事件率降低32.5%,所有心血管事件率降低34.6%,癌症发生率降低36.4%;提示非洛地平＋氢氯噻嗪降压幅度增大,脑卒中事件率下降,而新发糖尿病风险未见增加,耐受性良好。

——利尿剂＋ARB方案:它拥有较多的循证医学证据,高血压患者能尽早、尽快达标。有人研究1005例既往单药治疗(包括CCB、ARB、ACEI、β₁受体阻断剂)收缩压不达标的高血压患者,采用厄贝沙坦＋氢氯噻嗪治疗方案,16周后,收缩压达标率为77%,舒张压达标率为83%;治疗5周内可使47.2%重度高血压患者血压达标;治疗第3周时,坐位舒张压、收缩压降幅分别>20 mmHg及27 mmHg,而厄贝沙坦单药组在第7周时仍未达到相似的降压幅度。厄贝沙坦＋氢氯噻嗪组的总体不良事件发生率低于单药组;说明对重度高血压患者采用利尿剂＋ARB的优化方案,较单药治疗更加安全有效,使高危患者更早、更快达标。我国高血压患者约50%属盐敏感型,以利尿剂为基础联合国产卡托普利及尼群地平适合中国的国情,成本较低,辽宁有人研究高血压患者5 292例,分为健康教育组、药物干预组(给予国产氢氯噻嗪＋尼群地平＋卡托普利),结果显示,与健康教育组比,干预组的血压控制率明显较高,血压平均下降16.1/9.4 mmHg,治疗有效率达86%,非致死性脑卒中发病风险减少57.3%,总脑卒中发病风险减少59.4%,患者一年降压药物费用仅30元左右,可作为农村地区降压治疗的一线药物。

肥胖是难治性高血压患者的特征之一,脂肪大量增加,扩充血管床,血循环量相对增加,适合利尿剂治疗。有人研究1 411例肥胖的难治性高血压患者给予3种降压药＋螺内酯每天25～50 mg,结果发现,能降低血压21.9/9.5 mmHg;未能控制者,加用依普利酮后常有效。美国已批准依普利酮单用或联用治疗高血压,能减少左心室心肌重构、心肌纤维化、微量白蛋白尿、血管并发症。

2. 利尿剂在高血压指南中的地位

有人建议,利尿剂应作为无合并症的高血压患者首选用药;噻嗪类利尿剂适用于充血性心衰、老年高血压、单纯收缩期高血压患者;袢利尿剂适用于终末期肾功能不全、充血性心衰等;保钾利尿剂适用于充血性心衰、心肌梗死后。2008年一些难治性高血压诊治指南认为,氯噻酮对多数患者降压显著,疗效优于氢氯噻嗪。2010年加拿大有人推荐:无合并症的高血压患者,起始单药治疗应包括噻嗪类利尿剂（A级证据）；对合并心衰的高血压患者（NYHA心功能Ⅱ～Ⅲ级），可使用醛固酮受体阻断剂（B级证据），如需要可加用噻嗪类利尿剂（B级证据）及袢利尿剂（D级证据）；对合并脑血管疾病的高血压患者，可联用利尿剂及ACEI；合并左心室肥厚者，可选用噻嗪类（D级证据）；合并非糖尿病肾病时，可选用噻嗪类利尿剂；当血容量过多时，可选用袢利尿剂（D级证据）；合并糖尿病且无蛋白尿时，可选用噻嗪类利尿剂（55岁及以上时，A级证据；55岁以下时，B级证据），合并蛋白尿且降压未达目标值时，可加用噻嗪类利尿剂（C级证据）。

三、噻嗪类利尿剂的联合降压治疗

一些共识认为，利尿剂适宜与多数抗高血压药物联用，互补增强降压效果，抵消利尿剂某些不良反应。

（1）噻嗪类利尿剂与RAS抑制剂联合　噻嗪类利尿剂与肾素抑制剂、ACEI、ARB联用降压较理想。有人研究2776例高血压患者，结果发现，氢氯噻嗪＋阿利吉仑的降压作用明显优于这些药物单用，阿利吉仑能抑制氢氯噻嗪所致的血浆肾素活性增强。噻嗪类＋ACEI/ARB是目前优先选择的联合降压方案。有人观察489例高血压伴肥胖患者，发现氢氯噻嗪＋阿利吉仑的降压效果，与氢氯噻嗪＋厄贝沙坦或氢氯噻嗪＋氨氯地平相当，显著优于氢氯噻嗪单药，耐受性更好。

有人研究氢氯噻嗪＋厄贝沙坦起始治疗重度高血压，结果显示，治疗7周时，血压降幅达31.7/24.5 mmHg，血压达标率显著高于其药物单用，而总体不良事件发生率更低。有人研究4年，结果显示，与培哚普利单药比，吲达帕胺＋培哚普利可使既往患暂时性脑缺血发作或脑卒中患者的血压、脑卒中再发风险降低；亚洲人群疗效较优；研究发现，对高危高血压患者，氢氯噻嗪＋贝那普利与氨氯地平＋贝那普利降压幅度接近。

（2）噻嗪类利尿剂与CCB联合　CCB能促进肾脏钠离子排泄，与噻嗪类利尿剂降压机制部分重叠，都能导致交感神经系统和RAS激活，因此噻嗪类利尿剂＋CCB更适于低肾素型高血压如多数老年高血压患者。氢氯噻嗪＋非洛地平组降低收缩压/舒张压的幅度，明显大于氢氯噻嗪单药治疗组。

（3）噻嗪类利尿剂与β1受体阻断剂联合　β1受体阻断剂通过降低心输出量、抑制交感神经活性、减少肾素分泌，发挥降压作用，能抑制噻嗪类利尿剂、CCB所致的交感神经系统和RAS激活。研究发现，噻嗪类利尿剂＋β1受体阻断剂降压幅度，与其他组合方案相当，但代谢相关不良反应更多见，新发糖尿病发生率较高；不推荐该组合用于伴代谢综合征、糖耐量异常、有糖尿病的高血压患者。

（4）噻嗪类利尿剂与保钾利尿剂联合　低钾血症是噻嗪类剂量相关不良反应，严重时可导致恶性心律失常、甚至心脏性猝死。噻嗪类利尿剂与氨苯蝶啶或阿米洛利等保钾利尿剂合用，能减少低钾血症发生，防止镁离子经肾脏丢失，部分增强降压效果。伴肾功能不全高血压患者使用保钾利尿剂，需注意高钾血症风险。

（5）噻嗪类利尿剂的多药联合及单片复方制剂　约1/5的高血压患者联用2种降压药物时血压仍不能达标，常需更多降压药物联合。2009年一些指南推荐，噻嗪类利尿剂＋RAS抑制剂＋CCB联用，对中重度高血压患者，可使平均坐位收缩压降低40～50 mmHg，与氢氯噻嗪＋氨氯地平、氢氯噻嗪＋缬沙坦、氨氯地平＋缬沙坦方案比，上述3药联合组的收缩压、舒张压达标率远高于2药联合组，耐受性与2药联合方案无明显差异。我国含噻嗪类利尿剂的单片复方制剂价格低廉、降压效果肯定，广泛应用于基层，但长期应用的疗效有待进一步研究。新型单片复方降压制剂多为噻嗪类与ACEI/ARB、保钾利尿剂的联用，配伍较合理，有循证医学证据支持。

四、利尿剂的不良反应

大剂量噻嗪型及噻嗪类似物有可能引起胰岛素抵抗、高血糖症、加重糖尿病、减弱口服降糖药的效能，可引起血钾、血钙水平降低，血尿素氮、肌酐及尿酸水平升高。

（1）低血钾　血钾降低程度与患者血钾基线水平、利尿剂剂量呈正相关。研究发现，每天单用12.5 mg 氯噻酮，可使血钾水平约降低 0.3 mmol/L。每天单用 25 mg 氢氯噻嗪，可使血钾水平约降低 0.3～0.4 mmol/L。每天使用氢氯噻嗪 25 mg、12.5 mg 时，低血钾发生率分别为 10％、5％。我国人群日常钾的摄入量仅为西方人群的 1/2；使用低剂量的非长效利尿剂时，仍可导致部分患者有低钾血症。一项荟萃分析显示，与吲达帕胺 2.5 mg 普通片比，在降压疗效相似的情况下，吲达帕胺缓释片每天 1.5 mg，能减少低血钾发生率的 62.5％。近年国际上一些原发性醛固酮增多症患者诊治指南建议，对利尿剂引起的低血钾患者，要进行原发性醛固酮增多症的筛查。

（2）糖代谢障碍　噻嗪类利尿剂可引起低血钾，增加钾离子排出胰岛细胞，减少钙离子进入胰岛细胞，胰岛素分泌减少；可引起继发性 RAS 激活，引发胰岛素抵抗。在一项使用噻嗪类利尿剂的 59 个临床试验（58 520 例）的分析中发现，低血钾与血糖升高相关；但如基础血钾水平＞3.8 mmol/L，一般不会明显影响糖代谢；提示避免低血钾，可阻止导致新发 2 型糖尿病。小剂量噻嗪类利尿剂对血糖的影响有限，其他不良反应的发生率也较低。

（3）低镁、高钙血症　使用小剂量噻嗪类利尿剂＋保钾利尿剂可增加尿镁离子排出，必要时可口服补镁离子。噻嗪类利尿剂可促使远端肾小管对钙离子重吸收增加，在肾功能不全者可诱发高钙血症。

（4）高尿酸血症　噻嗪类利尿剂能干扰尿酸排出，使血尿酸水平升高，但通常不会导致尿酸蓄积，多无须治疗。已患痛风者为噻嗪类利尿剂应用禁忌证。

（5）高脂血症　低剂量噻嗪类利尿剂很少引起明显的血脂异常改变。

（6）其他　保钾利尿剂可引发高钾血症、代谢性酸中毒，尤其在钾排泄减少、使用大剂量ACEI、ARB 的患者中更常见。醛固酮受体阻断剂常见高钾血症、空腹血糖轻度增加、一过性血脂异常。螺内酯有激素样结构，可致男性乳腺发育、男性性功能障碍、性欲减低、多毛症、女性月经周期紊乱等。在低血容量情况下，慢性心衰患者使用利尿剂＋RAS 抑制剂时，有可能出现体位性低血压、血肌酐水平升高。氢氯噻嗪、吲达帕胺、呋塞米、布美他尼，有磺胺类结构，都可能与其他磺胺类药物发生交叉过敏。

五、利尿剂降压治疗的使用建议

1. 适应证和禁忌证

一些共识认为，噻嗪类利尿剂适用于大多数无利尿剂禁忌证、高血压患者的起始治疗、维持治疗，适合于老年高血压、单纯收缩期高血压、伴肥胖或充血性心衰的高血压患者；可作为二线用药与 RAS 抑制剂联合，用于合并 2 型糖尿病高血压患者。我国城乡居民的平均每人盐摄入量为每天 12 g，利尿剂的利钠、缩小血容量机制，适宜于高盐摄入患者的血压控制，能提高我国高血压患者的血压治疗率、控制率。袢利尿剂主要用于伴肾功能不全、充血性心衰、肾病综合征的高血压患者、某些难控制的高血压。保钾利尿剂的降压作用较弱，不宜单独使用，常与其他利尿剂合用。醛固酮受体阻断剂，是原发性醛固酮增多症所致高血压首选降压药物，对某些难治性高血压可能有效；由于可能导致高血钾，肾功能不全者慎用；服药前血清钾超过 5.5 mmol/L 者禁用。痛风、低钾血症为利尿剂使用禁忌证，重度肾功能不全不用噻嗪类利尿剂；妊娠为相对禁忌证，妊娠头 7 月尽量不用利尿剂，但可用于血容量过高患者。

2. 用法和用量

噻嗪类利尿剂由于剂量-反应曲线平坦,一般小剂量即可达到较好降压效果,不良反应呈剂量依赖性,推荐使用小剂量即氢氯噻嗪每天 12.5(多数使用)～25 mg,吲达帕胺使用每天 1.25～2.5 mg 或其缓释片每天 1.5 mg,或使用等效剂量的另一种噻嗪类利尿剂。氢氯噻嗪多和其他降压药物合用。氢氯噻嗪用于慢性心衰的治疗剂量为每天 25～100 mg。推荐小剂量噻嗪类利尿剂与 RAS 抑制剂合用,或使用噻嗪类利尿剂缓释剂型。与普通片每天 2.5 mg 比,吲达帕胺缓释片每天 1.5 mg 降压疗效相似,但降压更平稳,低血钾发生的相对危险较低。

一般 eGFR 每分钟<30 ml/1.73m² 时,通常给予噻嗪类利尿剂无效,可选用袢利尿剂。呋塞米降压剂量通常为每天 20～80 mg,分 2 次口服;治疗心衰的剂量为每次 20～80 mg,每天 2～3 次。托拉塞米作用时间较长,可每天 1 次口服 5～10 mg 用于治疗高血压,每天 1 次 10～20 mg 用于治疗心衰。保钾利尿剂氨苯蝶啶常用剂量每天 25～100 mg,分 2 次口服;复方阿米洛利每片含阿米洛利每片 2.5 mg,每次 1～2 片,每天口服 1～2 次。醛固酮受体阻断剂螺内酯每天 20～40 mg;依普利酮每天 50～100 mg。

3. 应对利尿剂不良反应的基本策略

(1)电解质紊乱　利尿剂引起的电解质紊乱,主要表现为低钾、低镁、低钠、高钙、低磷血症等。如基线血钾水平<3.8 mmol/L,推荐与 RAS 抑制剂或保钾利尿剂合用。利尿剂引起低钾血症时,常合并低镁血症;补镁治疗后低钾血症更易纠正。给予保钾利尿剂有助于同时纠正低钾和低镁血症。低钠血症一般常见于老年、女性、低体质量、大剂量利尿剂长期服用者,其发生主要与利尿剂促进水钠排出、使抗利尿激素分泌增加有关。如发生低钠血症,应增加饮食钠盐摄入,限制水摄入,必要时停用利尿剂并输注等渗或高渗盐水。噻嗪类利尿剂可使血钙水平轻微升高。合并高钙血症的患者(如原发性甲旁亢)慎用利尿剂。噻嗪类利尿剂可使肾小管对磷的重吸收减少,引起继发性低磷血症,一般无需特殊治疗。

(2)糖代谢障碍　噻嗪类利尿剂可诱发糖耐量异常甚至糖尿病,可能与低血钾相关。在使用噻嗪类利尿剂同时,给予补钾或合用保钾利尿剂,糖代谢障碍可在一定程度得到改善。如使用利尿剂期间出现糖尿病,推荐加用或改用 ACEI、ARB 类。

(3)高尿酸血症　利尿剂所致的高尿酸血症呈剂量依赖性,其发生机制与利尿剂竞争性抑制尿酸排泄、血容量减少致尿酸重吸收增加相关,通常不会导致尿酸蓄积,也很少引起痛风。尽管目前认为高尿酸血症为肾功能不全的独立危险因素之一,不建议多饮水,可口服碳酸氢钠碱化尿液,必要时同时给予丙磺舒、苯溴马隆等促进尿酸排出。已患痛风者不宜使用利尿剂降压。

(4)血清肌酐水平　一过性血清肌酐水平增加,可能与血压降低后肾脏灌注减少有关。推荐停用肾毒性药物(如非固醇类抗炎药等),减少利尿剂使用剂量,必要时适当补充血容量治疗。

(5)体位性低血压　直立 3 min 内收缩压下降>20 mmHg 或舒张压下降>10 mmHg,同时伴有低灌注的症状,即为体位性低血压。常见于老年人、血容量不足或同时应用血管扩张药物者。建议晨服利尿剂,并指导患者避免快速直立,必要时减少利尿剂用量或停用利尿剂。在利尿剂使用前和使用过程中定期监测血糖、电解质、肾功能,有助于及时发现并纠正噻嗪类利尿剂所致不良反应。

(郭　增　孙　震)

进一步的参考文献

[1] WANG Y. Electrophysiological remodeling in heart failure[J]. J Mol Cell Cardiol,2010,48(4):619 - 632.

[2] PERSU A. Ultimaratio or standard in treatment - resistant hypertension[J]. Hypertension,2012,60(3):596 - 606.

［3］ BLAUSTEIN MP. How NaCl raises blood pressure：a new paradigm for the pathogenesis of salt - dependent hypertension［J］. Am J Physiol Heart Circ Physiol,2012 ,302(5):1031 - 1049.

第二十二章 妊娠期高血压治疗

妊娠期高血压是指妊娠妇女出现的血压异常增高;研究发现,欧美孕妇发病率为6%~10%,我国为5.6%~9.4%;可引发胎儿生长受限、胎盘早剥、弥漫性血管内凝血、脑水肿、急性心衰、急性肾衰竭,是孕产妇、胎儿死亡的重要原因。妊娠期高血压疾病包括:孕前高血压、妊娠期出现高血压、子痫前期、子痫等;由于病理生理机制、临床特点不同,其防治原则与非妊娠高血压显著不同,一般要控制血压,预防、延缓血压升高所致的靶器官损害,充分顾及孕/产妇、胎儿的安全,显著增加血压管理的难度。近年较缺乏妊娠期高血压降压治疗的大型研究证据,为规范妊娠期高血压患者的治疗,2012年中国医师协会高血压专业委员会,在征求妇产科专家意见的基础上,制定2012年中国妊娠期高血压治疗共识,提出了有益的建议,可供参考。

一、妊娠期高血压的分类与诊断

妊娠期高血压疾病的分类与诊断,一般参照美国妇产科学会等的标准。可将妊娠期高血压疾病分为4类。

(1)妊娠期慢性高血压 指妊娠前或孕龄20周前出现收缩压≥140 mmHg和(或)舒张压≥90 mmHg,或产后12周后血压仍不能恢复正常;收缩压140~179 mmHg和(或)舒张压90~109 mmHg为轻度高血压;收缩压≥180 mmHg和(或)舒张压≥110 mmHg,特别是并发靶器官损害时,为重度高血压。

(2)妊娠期高血压 指妊娠20周后首次出现的高血压。高血压的确诊需2次测量血压,均符合收缩压≥140 mmHg和(或)舒张压≥90 mmHg(取柯氏音第5音读数),且至少相隔6小时。患者尿蛋白阴性,产后12周内血压逐渐恢复正常。妊娠期高血压可能会进展为子痫前期。部分妊娠期高血压患者在分娩后12周血压仍不能恢复正常者,应诊断为妊娠期慢性高血压。

(3)子痫前期 它是妊娠期特有的疾病,指妊娠20周后首次出现高血压、蛋白尿,常伴水肿、高尿酸血症。子痫前期又分为轻/重度;轻度子痫前期是指收缩压≥140 mmHg和(或)舒张压≥90 mmHg,24小时尿蛋白≥300mg和(或)定性试验(+)。

重度子痫前期是指,收缩压≥160 mmHg和(或)舒张压≥110 mmHg,24小时尿蛋白≥2.0g和(或)定性试验(++)以上,血肌酐>106 μmol/L或较前升高,血小板<100 000/mm³或出现微血管溶血性贫血,血中乳酸脱氢酶或肝转氨酶水平升高,伴头痛或其他脑部或视觉症状,持续性上腹不适。子痫前期患者出现抽搐即可诊断为子痫。抽搐可出现于分娩前、分娩期、产褥期或产后,甚至可见于无子痫前期的妇女。

(4)慢性高血压并发子痫前期/子痫 它指妊娠前或孕龄20周前出现收缩压≥140 mmHg和(或)舒张压≥90 mmHg,并在妊娠过程中发生子痫前期或子痫。

二、妊娠期高血压的发病机制、易患因素及危害

1. 妊娠期血流动力学的变化

在正常妊娠期,孕妇体内可发生一系列适应性血流动力学改变,如血容量增加,平均动脉压、全身血管阻力下降,心排出量增加。从妊娠第4周开始,孕妇血浆容量、红细胞计数可分别逐渐增加,并于第28~32周达高峰,分别可渐增加40%、25%。由于血浆增加多于红细胞增加,血浆肾素

活性降低,血中的心钠素水平升高,使血管阻力降低,因此尽管循环血量增加30%～50%,血压仍可较妊娠前有所下降。

2. 妊娠期高血压的发病机制

——免疫学说认为,妊娠是一种半同种移植现象,其成功有赖于母体的免疫耐受;若其耐受性异常,则可能导致病理性妊娠,可引发妊娠期高血压等。

——胎盘或滋养细胞缺血学说认为,妊娠过程中可能发生子宫螺旋小动脉生理重塑障碍、重塑数减少、重塑多限于蜕膜段螺旋小动脉,胎盘浅着床;可导致胎盘或滋养细胞缺血,进而引起妊娠期高血压等。

——氧化应激学说认为,妊娠期间发生的缺血再灌注,可诱发氧化应激,产生大量氧化中间产物,导致毒性效应、中性粒细胞炎性浸润、释放多种蛋白酶、细胞损伤,可引发妊娠期高血压等。

——遗传学说认为,妊娠期高血压存在家族遗传倾向,主要表现为母系遗传;患者一级亲属发病率,比无家族史的孕妇高5倍,患者二级亲属的发病率仍高出2倍,表明患者可有遗传易感性。

3. 妊娠期高血压的易患因素

①精神紧张;②气候寒冷;③初产妇年龄<18岁或>40岁;④伴慢性高血压、肾炎、糖尿病、抗磷脂综合征等;⑤营养不良;⑥体型矮胖;⑦子宫张力过高,如羊水过多、双胎或多胎、糖尿病巨大儿、葡萄胎等;⑧高血压(特别是妊娠期高血压)家族史;⑨其他:研究显示,妊娠期高血压的发生发展,与睡眠呼吸暂停综合征、反流性肾病也可能相关。

4. 妊娠期高血压对孕妇与胎儿的危害

妊娠期高血压、子痫前期,可增加对母体及胎儿的危害,增加围产期死亡、胎盘早剥、低出生体质量、胎儿宫内生长受限。调查发现,10%～25%妊娠期高血压孕妇,可发展为子痫前期;同时患有其他心血管疾病、肾病的患者风险更高。当尿蛋白量增加2～3倍、血压骤升、伴靶器官损害时,应警惕是否发展为子痫前期。无论是否并发子痫前期,出现蛋白尿的妊娠期高血压孕妇,早产(妊娠<35周)及胎儿小于胎龄的发生率可增加3倍。子痫前期患者血压>160/110 mmHg伴蛋白尿者,未来罹患缺血性心脏病的风险增加2.65倍。有子痫前期史患者的心血管死亡风险可增加80%以上,脑血管死亡风险可增加3.59倍。

三、妊娠期高血压的诊断步骤

——询问病史:要了解患者既往有无高血压病史、肾病史、夜间打鼾。若有,应进一步了解其发病时间、是否服用降压药物。

——测量血压:按照规范化方法测量血压。若发现血压升高,6小时后至少重复测量1次。重复测量血压均升高者,拟诊妊娠期高血压。

——进一步评估:对拟诊妊娠期高血压者,需进一步了解有无高血压、子痫前期的临床症状、体征,进行必要的辅助检查,了解是否存在靶器官损害。检查项目一般包括动态血压监测、血常规、尿液分析、凝血功能、肝功能、肾功能、血糖、血尿酸,并留取24小时尿液用于尿蛋白定量检测。

四、妊娠期高血压的降压治疗

一些共识认为,子痫前期/子痫属危重的临床情况,主要由妇产科医生参照相关指南,进行紧急处理。其他不同类型的妊娠期高血压,常有不同的病理生理基础,因而其临床特征与处理原则也有所不同。

1. 降压目标及时机

目前对妊娠期高血压疾病的降压目标值尚在研究中。此类患者降压治疗的目的,在于延长孕龄,保证胎儿成熟。短期降压治疗能否同样改善轻度高血压孕妇的远期预后、是否会对胎儿产生不良影响,尚在研究中。患者血压≥140/90 mmHg 时,即应根据患者具体情况,进行非药物/药物干预;而妊娠期高血压疾病患者启动药物治疗的血压界值,常比一般高血压患者高,应采取积极而谨慎的血压管理策略。一些指南认为,对血压明显升高、无靶器官损害的孕妇,血压控制在 150/100 mmHg 以下是合理的。对血压轻度升高的孕妇(血压<150/100 mmHg)可密切观察,暂不用降压药物治疗。收缩压≥150 mmHg/舒张压≥100 mmHg、出现靶器官受损时,考虑应用药物治疗。妊娠前已接受降压药物治疗的慢性高血压患者,应将血压控制在适当水平,避免低血压发生。

2. 妊娠期高血压的治疗原则及降压药物选择

(1)妊娠期高血压的治疗原则

一些共识认为,虽然妊娠期高血压与一般高血压的病理机制不同,但两者的降压治疗原则相似。非药物治疗适合于所有妊娠期高血压疾病患者,内容包括加强血压监测、限制体力活动,重症高血压患者可能需要卧床休息;对病因明确的高血压,要及时干预和控制其病因。与一般高血压患者不同,妊娠期高血压严格限制食盐摄入量虽有助于降低血压,但可能导致血容量减少,而对胎儿产生不利影响;妊娠期高血压患者应适度限盐。体质量增长应保持在孕期推荐的合理范围。孕妇血压显著升高时,需要予以药物治疗。

(2)妊娠期高血压的降压药物选择

——美国有人推荐首选 α 受体激动剂甲基多巴,其证据来自于一项随访时间长达 7.5 年的大规模对照研究;但甲基多巴在国内很少供应。

——β 受体阻断剂:①拉贝洛尔:它是 α/β 受体阻断剂,降压作用显著,不良反应较少,故可优先考虑选用。②美托洛尔缓释剂:对胎儿影响很小,也可考虑选用,但需注意加强对胎儿的监测,警惕心动过缓、低血糖的发生。③普萘洛尔:为非选择性 β 受体阻断剂,可导致孕妇早产、胎儿宫内发育受限、新生儿呼吸暂停。④阿替洛尔:可影响胎儿血流动力学状态、而导致妊娠早期胎儿宫内发育受限。国内一般不推荐普萘洛尔、阿替洛尔。

——CCB:①硝苯地平:研究显示,妊娠早/中期服用硝苯地平,不会对胎儿产生不良影响,可用于妊娠早/中期患者。②氨氯地平、非洛地平、地尔硫䓬、维拉帕米、尼卡地平:目前尚无关于此类药物导致胎儿畸形的报道,但其对胎儿的安全性仍有待论证。孕妇服用 CCB 可能会影响子宫收缩,临床中也需要给予关注。

——利尿剂:它在妊娠期高血压疾病治疗中的价值仍在研究中;理论上讲,过量利尿剂可使孕妇血容量不足,并导致电解质紊乱;然而新近一项纳入 9 个随机试验共 7000 例妊娠妇女的荟萃分析显示,利尿剂一般不对胎儿产生不利影响,并可使孕妇获益;建议妊娠前已服用噻嗪类利尿剂治疗的孕妇可继续应用;妊娠期间发生全身性水肿、急性心衰、肺水肿者也可选用。子痫前期则应停止服用。

——ACEI 与 ARB:它们是妊娠期禁用的药物。妊娠早期服用 ACEI 可致胎儿心血管等畸形、自发性流产;妊娠中/晚期可导致胎盘血流灌注下降、羊水过少、胎儿宫内生长受限、肾功能衰竭、低出生体质量、胎儿肺发育不全、颅骨发育不全等;可使胎儿出现严重先天神经系统畸形,因此妊娠期妇女禁用 ACEI、ARB;正在服用此类药物的慢性高血压妇女,在计划妊娠前应停止服用。上述单药治疗后血压控制不满意时,需考虑联合应用降压药物,一般可选用硝苯地平+拉贝洛尔/小剂量氢氯噻嗪。

(3)静脉注射药物的选择

一些共识认为,拉贝洛尔、尼卡地平、乌拉地尔的注射剂可用于静脉注射,应从小剂量开始,并加强监测,避免低血压;硝普钠可增加胎儿氰化物中毒风险,除非其他药物疗效不佳时,否则不建议使用;以上药物常用于妊娠期高血压重症患者(血压>180/110 mmHg)。对孕妇而言,目前没有任何一种降压药物是绝对安全的。多数降压药物在美国 FDA 的安全性评价中属于 C 类水平(不能除外对母儿有风险),因此为妊娠期高血压疾病患者选择药物时应权衡利弊。正确的监测和治疗、配合生活方式、饮食习惯的调整,均有助于维持孕妇的正常分娩及胎儿的安全;但降压策略仍需进一步探讨。硫酸镁常被用于子痫前期或子痫患者,能镇惊、止抽、镇静、预防抽搐复发、促胎肺成熟,降低孕妇死亡率方面优于一般镇静药。

五、慢性高血压拟妊娠的指导建议

(1)妊娠前评估　慢性高血压患者拟妊娠前,需要进行全面评估,包括血压水平、靶器官损害情况、正在应用的降压药物与疗效等。

(2)妊娠前准备　要指导患者改善生活方式,限盐,通过饮食控制与体力运动控制体质量指数$(18.5\sim24.9\,kg/m^2)$,使血压轻度升高者,可降至正常范围内。积极查找可能引起高血压的原因,并予以纠正。

(3)调整降压药物　经生活方式干预措施,血压不能降至正常者,需要药物治疗。建议在拟妊娠前6月,开始改用硝苯地平、拉贝洛尔控制血压。经过这两种药物治疗后,血压仍不能降至150/100 mmHg以下,或轻度高血压但伴有蛋白尿者,建议暂缓妊娠。

六、妊娠期高血压疾病血压管理的建议

一些共识认为,妊娠期高血压患者需严密监测血压。在血压波动时,建议进行24小时动态血压监测及家庭血压测量。在每次产前检查时,需进行尿蛋白测定。妊娠期高血压如需药物控制血压时,优先推荐使用甲基多巴、拉贝洛尔、硝苯地平等。妊娠前使用利尿剂的高血压患者在妊娠期可继续服用,但在血容量不足的情况下应慎用,并发子痫前期时则应停用。妊娠期高血压患者发生子痫前期、子痫时,应及时到产科就诊,在产科医师和心血管医师的共同协作下控制血压,同时采取止抽、镇静、促胎肺成熟等治疗手段,由产科医师依据指南、临床评估后决定是否需要终止妊娠。妊娠期高血压疾病的发病率较高,且常对孕妇与胎儿构成严重危害,但由于其病理生理机制的特殊性及相关循证医学证据的匮乏,其治疗策略仍有待进一步完善。加强对高危人群的监测并早期合理干预,可能有助于减少妊娠期高血压疾病对孕妇与胎儿的不利影响。(表22-1)

表 22-1　妊娠期高血压疾病降压药物的选择参考*

降压药物	推荐情况			妊娠期使用时间		
	推荐	不推荐	无证据	早期	中期	晚期
普萘洛尔	−	+++	−	0	0	0
阿替洛尔	−	++	−	0	+	+
美托洛尔缓释片	++	−	−	+	++	++
拉贝洛尔	+++	−	−	+++	+++	+++
硝苯地平	+++	−	−	+++	+++	+++
氨氯地平	−	−	+	0	++	++
非洛地平	−	−	+	0	++	++
ACEI 或 ARB	−	+++	−	0	0	0
甲基多巴	+++	−	−	+++	+++	+++
氢氯噻嗪	+	−	−	+	++	++
吲达帕胺	++	−	−	+	++	++
呋塞米	+	−	−	+	++	++

*:ACEI:血管紧张素转换酶抑制剂;ARB:血管紧张素Ⅱ受体ATIR拮抗剂。妊娠早期是指妊娠满12周之前,妊娠中期是指妊娠13周至满28周前,妊娠晚期是指妊娠28周至分娩。

(彭杰成　李从圣)

进一步的参考文献

［1］ PERSU A. Ultimaratio or standard in treatment－resistant hypertension［J］. Hypertension,2012 ,60(3):596－606.

［2］ BLAUSTEIN MP. How NaCl raises blood pressure:a new paradigm for the pathogenesis of salt－dependent hypertension［J］. Am J Physiol Heart Circ Physiol,2012 ,302(5):1031－1049.

［3］ RAMANI GV. Chronic heart failure:contemporary diagnosis and management［J］. Mayo Clin Proc,2010,85(2):180－195.

第二十三章　射频消融去肾交感神经术治疗高血压

经皮经导管射频消融去肾交感神经术(RDN),使用特殊的消融系统,经肾动脉应用低能量的射频电流,对肾动脉外膜交感神经产生热效应、消融;较安全有效,常用于治疗难治性高血压;后者是指已服用≥4种(包含1种利尿剂)降压药物,且其中每天螺内酯剂量≥25 mg、血压仍未达标的患者。

为使临床及介入医生更好地熟悉该项技术,2012年法国制定经皮经导管射频消融去肾交感神经术治疗高血压专家共识。术前患者的血压是:诊室收缩压≥160 mmHg、舒张压≥100 mmHg,且经动态血压监测证实(家庭自测血压、动态血压监测显示,白天收缩压≥135 mmHg、舒张压≥85 mmHg)。该项技术的降压效应,一般在术后3月达峰值,故术后不应立即停止降压药物。术后应定时随访,监测其血压、肾功能。

一、难治性高血压诊疗进展

一些共识认为,通过药物治疗使血压控制的患者约为50%。对血压未达标的患者应采取以下措施。

①评估患者药物治疗的依从性。

②改善生活方式:低盐饮食,加强对某些含隐性盐食物的认识(如面包、奶酪、咸肉等);控制体质量,尽量降低4~5kg;限酒等。

③合理调整降压方案:若单药降压效果差,应逐渐加用其他类降压药至3种,应包括ACEI、CCB、一种噻嗪类利尿剂。经上述方法,排除继发性高血压,三联降压药已达最大剂量、动态血压监测血压仍未达标的需第四/五种药的原发性高血压患者,称为难治性高血压。

④确诊难治性高血压后加强药物治疗:每种降压药物增至最大耐受量。

⑤加用醛固酮受体阻断剂(螺内酯)。可加另一种利尿剂。

⑥加用其他类型降压药:如α受体阻断剂、中枢性降压药、直接肾素抑制剂等。

⑦使用复方降压药。

⑧根据动态血压监测调整降压方案。不必再低盐饮食,可按正常盐摄入量饮食。

2008年一些研究表明,难治性高血压患者约占全部高血压患者的9%,较易导致靶器官损害、心血管并发症,病死率较高,RND是治疗新手段。

二、RND治疗高血压的病理生理机制

一些共识认为,自主神经系统通过神经反射调节(压力反射、化学反射、机械反射)或体液调节,激活交感神经系统,参与高血压的过程。肾脏交感神经系统包括肾脏的交感传入/传出神经,支配肾血管、肾小管、球旁器。交感神经兴奋能激活球旁器的β受体,激活RAS系统并使血容量增加;可激活血管α受体导致血管收缩。RND通过消融分布在肾动脉外膜的交感传入/传出神经,导致总体交感活性下降,可降低外周及中枢交感活性,减少肾素释放,可降低血压。

1. 肾脏交感神经组织解剖

肾脏交感神经呈网络状,分布在肾动脉外膜及其周围,常在射频能量可达的范围之内。肾动脉管腔周围肾脏交感神经的分布,以管腔横断面的中心为圆点,自管腔内壁向四周、每隔0.5 mm

分为 0～0.5 mm、0.5～1.0 mm、1.0～1.5 mm、1.5～2.0 mm、2.0～2.5 mm 共 5 层。各层交感神经比例依次为 1.0%、48.3%、25.6%、15.5%、9.5%；管腔内壁外 2.0 mm 范围内的交感神经，占总交感神经的 90.5%；肾脏交感神经的解剖结构，使射频消融手术成为可能。

2. RND 的降压效应

目前 RND 策略包括：一是途径，国际上均采用经股动脉途径；二是消融导管，国际上一般选用 Symplicity 专用肾动脉射频消融导管，经 5Fr 动脉鞘引导，可使消融靶点局限在更小的范围内；三是射频能量，一般功率为 6～8W，每次持续不超过 2 分钟；四是肝素化处理，有人建议，活化凝血时间维持在 200 秒乃至 250 秒以上；五是镇痛处理：可用吗啡、芬太尼等。

RND 后患者的肾上腺素分泌、肌肉交感神经活性降低；有人研究 259 例顽固性高血压患者，随访 2 年，患者术后 1、3、6、9、12 个月的血压降低 14/10、21/10、22/11、24/11、27/17 mmHg，92% 患者治疗有效（术后血压降低≥10 mmHg，或收缩压＜140 mmHg），相关并发症发生率为 3%，有良好的安全性、有效性；与对照组有明显差异，能在不影响心率的情况下，降低患者运动状态时的血压水平、静息心率，可改善心率储备。

3. RND 的非降压效应

(1)改善糖代谢及胰岛素抵抗　交感神经系统慢性激活，可促发葡萄糖代谢受损、胰岛素抵抗，导致糖尿病，约 50% 原发性高血压患者合并胰岛素抵抗。研究证实，RND 可改善糖代谢、提高胰岛素敏感性；术后 3 个月空腹血糖、血胰岛素/C 肽水平降低，胰岛素抵抗指数降低。

(2)治疗睡眠呼吸暂停综合征　70% 以上顽固性高血压患者伴睡眠呼吸暂停综合征(SAS)，后者与交感神经活性增加相关，是心血管事件的独立预测因子，SAS 患者睡眠时上气道阻塞，导致呼吸浅慢、暂停，反复发生低氧、高碳酸血症、酸血症、微觉醒、睡眠结构改变，能刺激中枢、外周化学感受器，兴奋交感神经系统；因此降低交感神经活性，可能是 SAS 患者的一个治疗靶点。研究发现，RND 可治疗 SAS，结果表明，术后 3 个月、6 个月，血压、血糖水平均显著下降，术后 6 月时低通气指数(AHI)改善；但其疗效有待进一步验证。

(3)逆转左心室肥厚　左心室肥厚与心血管病发病率、病死率相关，是心血管病的一个独立预测因子；降低交感神经兴奋，可逆转左心室肥厚。RND 通过减少去甲肾上腺素释放、减少下丘脑、肾脏交感神经的交感信号输出，抑制 β/α 肾上腺素受体，可降低顽固性高血压患者左心室重量、逆转左心室肥厚、改善其舒张功能；能使室间隔厚度、左心室重量指数持续下降；提示 RND 对左心室肥厚、舒张功能的改善，不依赖于血压降低。

(4)改善心衰症状　交感神经兴奋可使肾素释放增加、水钠潴留、肾脏血流量降低，可导致慢性心衰进展，交感神经活性可预测心衰患者的病死率。RND 可改善顽固性高血压患者心脏收缩功能，使左心室收缩期末容积(LVESV)减小，左心室射血分数升高；舒张功能的改善主要表现在左心室充盈压显著降低、左心房内径减小；左心室充盈压降低，可用组织多普勒显像测得的二尖瓣血流速度与瓣环松弛速度之比(侧壁 E/E′ 比值)表示；有 E/E′ 比值降低。

(5)改善多囊卵巢综合征症状　多囊卵巢综合征(PCOS)以卵巢功能不全、不孕、雄激素过多、肥胖、胰岛素抵抗、高血压为特征；女性育龄期发病率 10%～18%，是女性心血管病的一个主要危险因素。交感神经激活程度与多囊卵巢综合征临床症状的严重程度相关；研究发现，多囊卵巢综合征患者 RND 后，胰岛素敏感性较术前可改善 17.5%。提示 RND 可作为多囊卵巢综合征的一个有效的潜在治疗手段。

(6)改善慢性肾脏病症状　肾脏交感神经兴奋，导致氧化应激增加，加重心力衰竭，促进慢性肾脏病进展。实验证实，RND 可抑制肾小球足细胞损伤、减少尿蛋白，阻断上述病理生理过程，达到治疗目的。

三、相关临床研究

1. RND 的降压作用

有人术后随访 6 月,结果发现,患者血压下降 25/11 mmHg、收缩压<140 mmHg 占 39%;收缩压下降 10 mmHg 以上占 85%(对照组药物降压有反应者占 35%);术后降压效应可延迟,最大降压效应约在术后 3 个月;未发现手术导致体位性低血压者。

2. RND 并发症

受试者术中疼痛剧烈,需镇静止痛处理。部分受试者术中因心动过缓须阿托品处理。3.5% 受试者存在短期不良反应风险;但还要进一步研究。

3. 技术设施与培训

一些共识认为,技术设施主要包括满足以下条件的造影室,可对双肾显像;手术室有移动式高质量显像设备;有严格的 X 线防护措施;术前/后双肾动脉造影留像,要对比研究有无血栓、动脉夹层;每个消融靶点位置留像。要多科室(其中至少有一名高血压内科专家)会诊,明确适合的介入手术。

——操作者培训:由于该术存在血管并发症风险,需对操作者进行术前培训。介入放射科医师或心血管医师需具备 15 例以上肾动脉支架成形术经验;或有 10 例肾动脉支架成形术经验及近 2 年 50 例以上外周血管支架成形术经验;或有 5 年以上肾动脉导管取栓术经验(每年 5 例以上,最后 2 年每年 10 例)。

——操作步骤:①准确定位,肾动脉主干远端第一分叉处作为起始点;②消融射频能量,一般功率为 6~8W、每次 2 分钟;③后撤 5mm 以上旋转 60°~90°再次环形旋转消融至肾动脉开口;④每侧平均 4~6 个消融点。

——须注意的事项:术中检测生命体征;肝素有效抗凝;备用术前肾动脉应用的硝酸酯类药物;备用肾动脉支架;术中出现肾动脉并发症及时终止操作并处理。(表 23 - 1,表 23 - 2)

表 23 - 1 适应证及禁忌证

适合行 RDN 的指征:

接受≥4 种降压药物血压未达标者具备以下条件:

至少服用一种利尿药;螺内酯剂量达每天 25 mg 仍无效;诊室血压:收缩压≥160 mmHg 和(或)舒张压≥100 mmHg;

动态血压监测确定白天血压水平:收缩压≥135 mmHg 且舒张压≥85 mmHg;

估计肾小球滤过率≥45 ml/(min /1.73m²);肾动脉解剖结构适合手术(直径≥4 mm,主干长度≥20 mm);

两侧肾脏直径均≥90 mm;有肾动脉影像资料;无肾动脉支架成形术史;有合适的介入治疗途径;

多科室(其中至少有一名高血压内科专家)会诊明确适合介入手术。

不适合行 RDN 的指征:

肾动脉狭窄>30%;肾动脉纤维肌性发育不良;年龄<18 岁;妊娠。

表 23 - 2 随访要求

术后留观监测 1 小时,返回病房继续监测 24 小时;术后 6、12、24、36 个月行 24 小时动态血压监测

术后 12、36 个月检测肾动脉 CT 血管成像;术后 6、12、24、36 个月检测肾功能

术后不应立即中断药物治疗,随诊调整药物治疗方案

(李从圣 彭杰成)

进一步的参考文献

［1］ PERSU A. Ultimaratio or standard in treatment‐resistant hypertension［J］. Hypertension,2012 ,60(3):596‐606.

［2］ BLAUSTEIN MP. How NaCl raises blood pressure:a new paradigm for the pathogenesis of salt‐dependent hypertension［J］. Am J Physiol Heart Circ Physiol,2012 ,302(5):1031‐1049.

［3］ HOUSTEN M. The role of nutrition and nutraceutical supplements in the treatment of hypetension［J］. World J Cardiol,2014,26;6(2):38‐66.

第三篇 心律失常治疗

第二十四章 房颤冠脉支架术后华法林抗血栓治疗

一、概述

心房颤动（房颤）临床上较常见；慢性房颤患者常面临血栓/栓塞性并发症，后者可严重影响预后、生活质量；严重的血栓事件，如大面积的脑梗死会危及生命。近年来慢性房颤抗凝已受重视。对存在血栓/栓塞高危因素的房颤患者，建议应用华法林抗血小板治疗；但如这些患者合并冠心病，特别是急性冠脉综合征、急性心肌梗死并置入冠脉支架，处理就较棘手。因单用阿司匹林或阿司匹林＋氯吡格雷，都不能替代华法林预防房颤患者血栓栓塞、脑卒中，而在口服华法林的基础上加用阿司匹林/氯吡格雷，又可增加患者的出血风险。一些指南建议，在冠脉支架置入术后早期，进行三联抗凝治疗，即联用华法林（要调整凝血酶原时间国际标准比值 INR 在 2.0～3.0）、氯吡格雷每天75 mg、低剂量阿司匹林，随后联用华法林（INR 值在 2.0～3.0）和氯吡格雷每天 75 mg，治疗 9～12 个月，1 年后长期应用华法林抗凝治疗。

早期房颤的华法林抗凝治疗 INR 范围仍在研究中，一项荟萃分析显示，将 INR 控制在 2.0～3.0 可获得较佳临床结局；与 INR 2.0～3.0 比，INR＞4.0、3.0～4.0、1.5～2.0、＜1.5 对缺血性脑卒中的 OR 值分别为 1.49、1.19、2.11、3.15；对出血事件的 OR 值为 3.23、2.34、2.19、2.10。由以上结果可看出，将 INR 控制在 2.0～3.0 可将出血性事件发生率降到最低。一些专家对近年来相关研究系统回顾，汇总了 12 项相关研究，一般随访时间从住院期间到术后 1 年，共入选口服华法林患者 3413 例，平均年龄 70 岁，绝大部分服用华法林的适应证是房颤。华法林＋低剂量阿司匹林＋氯吡格雷治疗的大出血发生率为 0～21％，30 天内的出血并发症相对较少，严重出血的发生率为 4.6％；应用 6～12 个月或更长时间后，严重出血的发生率增加至 10.3％，多数为胃肠道出血，相关因素包括年龄、既往胃肠道疾病史、创伤、术前应用肝素或血小板糖蛋白Ⅱb/Ⅲa 受体阻断剂。结果显示，华法林＋低剂量阿司匹林＋氯吡格雷三联药物治疗组支架内血栓形成的发生率最低，明显优于标准的二联抗血小板治疗或口服华法林加用单一抗血小板药物。

二、具体治疗方案

一些共识的治疗方案如下：首先应用门诊出血危险指数评价患者的出血风险，如存在以下危险因素，每项计 1 分：年龄 65 岁、既往脑卒中病史/出血史、红细胞比积（PCV）＜30％、血清肌酐水平（Cr）＞132.6 μmol/L、糖尿病，最高 4 分；0 分时年出血风险为 3％（低危患者）；1～2 分时年出血风险为 8％～12 ％（中危患者）；3～4 分时年出血风险为 30％～48％（高危患者）。

1. 对出血风险低/中危患者的建议

——择期置入金属裸支架患者：建议术后 1 个月内应用三联药物治疗，即华法林＋阿司匹林（每天 ≤100 mg）＋ 氯吡格雷每天 75 mg，同时合用质子泵抑制剂；1 年后长期应用华法林。

——择期置入药物洗脱支架患者：术后至少应用 3 个月（西罗莫司支架患者）或 6 个月（紫杉醇

支架患者)三联药物治疗,同时合用质子泵抑制剂;至 12 个月前,华法林+氯吡格雷每天 75 mg 治疗;1 年后长期用华法林治疗。

　　——置入金属裸支架或药物洗脱支架的急性冠脉综合征患者:建议术后 6 个月内应用三联药物治疗,同时合用质子泵抑制剂;6～12 个月华法林+氯吡格雷每天 75 mg 治疗,1 年后长期应用华法林治疗。

2. 对出血风险高危患者的建议

　　——择期手术患者:建议术后 2～4 周三联药物治疗,同时合用质子泵抑制剂,2～4 周后长期应用华法林治疗。

　　——急性冠脉综合征患者:建议术后 2～4 周应用三联药物治疗,同时合用质子泵抑制剂;到 12 个月前华法林+氯吡格雷每天 75 mg 治疗,1 年后长期应用华法林治疗。

　　为避免血管穿刺部位早期出血,建议选择桡动脉为血管入路;由于三联药物治疗期间多数并发胃肠道出血,建议同时合用质子泵抑制剂;可捕获血中内皮祖细胞而能快速内皮化的新型支架,可能更适用于这些患者。目前一些研究旨在评价不同抗栓策略对上述患者潜在益处、危害,研究终点是随访 12 个月时出血、血栓栓塞,这项研究结果,将进一步指导对长期口服华法林的房颤患者冠脉支架术后的抗血栓策略的选择。

(张　静　王　静)

进一步的参考文献

　[1] RENO CM. Severe hypoglycemia induced lethal cardiac arrhythmias mdiated by smpathoadrenal activation [J]. Diabetes,2013,62(10):3570 - 3581.

　[2] RUDY Y. Noninvasive electrocardiographic imaging of arrhythmogenic substrates in humans[J]. Circ Res, 2013,112(5):863 - 874.

　[3] BROWN DA. Cardiac mitochondria and arrhythmias [J]. Cardiovasc Res,2010,88(2):241 - 249.

　[4] PEACOCK J. Psychological distress and arrhythmia:risk prediction and potential modifiers[J]. Prog Cardiovasc Dis,2013,55(6):582 - 589.

第二十五章　室性心律失常导管消融

　　室性心动过速(室速)尤其是器质性室速,是心律失常的重要问题;目前器质性室速的导管消融依然在研究中。2009年欧美发布了室性心律失常导管消融专家共识,以相关文献为证,反映了专家经验;将室速分为瘢痕相关的折返性室速、局灶性室速,可能有利于标测、消融。瘢痕相关的折返性室速包括器质性室速,后者常需通过激动顺序、拖带、三维标测进行定位;也需通过线性/片状消融,彻底阻断折返环。局灶性室速大多是特发性室速,病灶相对局限、表浅,常需通过激动顺序、起搏标测进行定位,大多只需点状消融即奏效。

一、室速

　　(1)室速的发生机制　室速(VT)的发生机制为触发活动、自律性增加、瘢痕依赖性折返、浦肯野纤维系统内折返等。器质性室速的发生,主要是折返机制。

　　(2)室速导管消融的适应证　适应证为室速患者常有阵发性室上速发作史,服用抗心律失常药物疗效较差,近半年来有加重趋势;或发作时伴有明显的血流动力学改变。导管消融能促进二级预防器质性室速,减少室速发作,改善预后。要根据室速12导联QRS形态,判断病灶大致起源部位;根据起搏、室速的12导联QRS形态对比,判定消融导管大头移动方向。在心脏三维标测系统指引下,对耐受性好、血流动力学稳定的器质性室速患者,可采用激动标测消融;对血流动力学不稳定的室速患者,可采用窦性心律下基质标测、电压图判断室速的解剖基质,结合起搏标测、拖带标测技术,识别室速的折返环,进行盐水灌注导管消融治疗等。

　　(3)室速标测和消融治疗技术　它主要涉及标测系统、机器人导航、计算机成像、消融的能源形式、不同情况的抗凝治疗、消融过程中的镇静和镇痛、围消融期抗心律失常药物使用、导管消融的风险等。

　　(4)器质性心脏病室速的导管消融治疗　器质性心脏病室速选择导管消融治疗的患者,这时要选择瘢痕依赖性室速的标测、消融终点、消融策略。心肌梗死后、非缺血性扩张型心肌病、先天性心脏病外科修补术后、右心室病变所致室速的导管消融治疗,有较好的成功率,也有一些并发症。对已置入ICD的室速是否选择消融,正在进一步研究。特发性流出道室速、维拉帕米敏感性分支折返室速、多形性室速、室颤,都有其心电图诊断要点,相关导管消融治疗时有一些注意事项。

　　(5)术者准入资格　室速消融术者须经过严格培训,应有消融室速的能力、掌握心肺复苏技能。培训内容包括:①患者选择;②掌握心室、心瓣膜、冠脉系统的解剖;③熟知可能引起室性心律失常的不同机制;④熟知室速导管消融以外的治疗方法;⑤心脏疾病、室性心律失常对血流动力学可能不利的影响;⑥并发症的预防、识别、处理;⑦当前室速消融策略、方法、辅助器材运用;⑧如何针对器质性心脏病患者进行筛查、选择适合消融患者、制定治疗策略和随访;⑨操作技巧训练。

二、临床试验构思

　　目前对器质性心脏病室速的消融仍有许多问题,包括:一是导管消融的远期效果;二是消融治疗、药物治疗达到何等疗效,才为较成功;三是采取不同消融策略(如消融折返峡部、出口、其他靶点)的结果如何;四是经证实心外膜起源的室速,是否首先即采取心外膜消融;五是消融对心室大小、形态、功能有否影响。成功消融室速后是否能延缓心室重构;六是对有基础心脏病、无基础心脏病患者,消融室速获益有否不同;七是消融是否降低室速发病率和死亡率;八是消融能否降低对ICD的需求;九是与其他抗心律失常治疗比,导管消融的效价比如何;十是其他消融方式如经冠脉乙醇消融、冷冻消融、超声消融、激光消融的安全性和疗效如何。

三、室速消融

——禁忌证:①心室内存在活动性血栓(此种情况下可考虑心外膜消融);②无症状性室性早搏、不被认为是导致心室功能障碍的非持续性室速;③由急性缺血、高钾血症等一过性可逆性原因导致的室速,或是由药物引发的尖端扭转型室速。但对我国无症状室早、非持续性室速的部分患者,确实有消融需求时,不应一概禁忌。

——标测技术:近年已有CARTO、非接触式的标测,正在研究中。磁共振心脏成像可评价病变心肌可能的室速病灶;心内超声可指导导管准确定位、接触。机械手、磁共振动态三维解剖成像技术整合,可降低操作难度。与室上速、房颤不同,室速常有诱发消融不确定性,医生常要承担较大压力。在未来相当长时期内,射频将是导管消融的主要能量方式。盐水冲洗消融导管大头对治疗器质性室速有价值。开放式冲洗常风险更低。但开放式冲洗的盐水总量如达到1 L,有可能导致急性心衰,应有警惕,必要时可使用利尿剂。

——关于标测和消融:12导联体表心电图是室速标测的基础,可用于导管消融定位。心内标测时,可用常规标测手段(如激动顺序标测),寻找特发性室速的心内最早激动点;可用拖带标测手段,寻找器质性折返性室速的心内最早激动点,窦性心律时如标测到延迟激动的电位,常提示该处是室速的起源。近年来也应用心外膜标测/消融技术,应用前要对心律失常的起源、心内标测技术有足够理解。导管消融治疗室性心律失常的长期效果、费用-效应比,还要进一步研究。

四、特发性室速

特发性室速(IVT)指排除明确的器质性心脏病、代谢/电解质紊乱、遗传性心电疾病后的室速;约占室速的10%。

——发生机制:包括心肌自律性增高、触活动发、折返。对局灶性室速(由自律性增强、触发活动、局灶性微折返引发,统称为局灶性室速)来说,QRS波形态不同,常与起源点位置不同相关。

束支折返型室速(BBRVT)是持续性单形性室速,由希-浦系统大折返引起,对射频消融治疗有效率为71%,常发生在器质性心脏病的基础上,如扩张型心肌病(占50%)、心瓣膜病、缺血性心肌病、心肌炎及室内传导阻滞而无器质性心脏病的患者(可能系单纯希-浦系统病变者)。发作时QRS≥0.12秒,常可出现室房分离。大多呈左束支阻滞(LBBB)图形,因束支折返激动最常见的是QRS呈左束支阻滞图形,即激动经左束支逆传至希氏束,再由希氏-右束支系统前传至心室;左束支传导阻滞图形的室速,常起源于室间隔、右心室。少数患者的QRS波呈右束支阻滞(RBBB)图形,激动经右束支逆传至希氏束而前传经左束支至心室;右束支传导阻滞图形的室速,常起源于左心室。心室率不快,常可自然终止,但易复发。

在能诱发出束支折返型室性心动过速者的常规心电图上,窦性心律时,往往有室内传导延迟的表现,常是非特异性室内传导延迟,也可表现为典型的左束支阻滞或右束支阻滞图形(这种图形并非肯定某侧束支真正发生了阻滞,而有可能是其传导延迟使室上性激动沿对侧束支下传而引起心室激动)。而一侧束支的前向传导完全阻滞时,其逆向传导仍可正常,所以仍可能发生持续性束支折返。

起源于心内膜的室速,QRS波起始向量较快;起源于心外膜的室速,QRS波较宽、起始向量较粗顿。出现QS波,常表明激动波起源于此点。QS波在V2~V4出现,常说明室速起源于前壁;

QS 波在 V3～V5 出现,常说明室速起源于心尖;QS 波在 V4～V5 出现,常说明室速起源于侧壁心尖部;QS 波在下壁出现,常说明室速起源于下壁。心底部位起源的室速,胸前导联呈正向同向性;心尖部位起源的室速,胸前导联呈负向同向性。QRS 波电轴常会出现相应偏移。这些一般的规则,也可用于器质性心脏病室速,但准确性下降。特发性心内膜室速,多起源于右心室流出道,部分起源于左心室流出道、左心室间隔,少数起源于右心室或左心室流入道。

——右心室流出道特发性室速:心电图特征为左束支传导阻滞图形,额面电轴向下(Ⅱ、Ⅲ、aVF 导联呈高 R 波),诊断原则如下:

右心室流出道游离壁起搏,占流出道室速的 34%,下壁导联 QRS 波较宽、R 波有切迹,V3 导联 R/S<1。右心室流出道间隔部起搏,有窄的左束支传导阻滞图形,胸前导联 R/S 移行在 V3 或更早。前壁导联 QRS 明显增宽,提示有器质性心脏病、心肌纤维化。起源于右心室流出道后壁的特发性室速,由于初始向量左偏,常有 Ⅰ 导联呈 R 或 qR 型。起源于右心室流出道前壁的特发性室速,常有 Ⅰ 导联呈负向 QS 波。起源于右心室流出道中部的特发性室速,QRS 波常在等电位线上。起源于右心室流出道近端、距离肺动脉瓣<2 cm、靠近希氏束的特发性室速,aVL 导联 QRS 波呈负向。若 aVL 导联 QRS 呈等电线或正向,提示室速部位起源在右心室流出道远端。

——右心室非流出道特发室速:起源部位包括三尖瓣环周边(三尖瓣环、希氏束旁、靠近三尖瓣环部)、右室心尖部、间隔区域、右心室乳头肌部;这组特发性室速可能占右心室特发室速的 10%左右。诊断原则如下:

三尖瓣环起源特发性室速:与间隔部起源的室速比,三尖瓣环游离壁起源的特发性室速,常有更宽的 QRS 波,V1～ V3 导联有更深的 Q 波,QRS 波有更多的切迹,胸前导联移行更晚。希氏束旁起源的特发性室速,Ⅰ 导联为 R 波,V1 导联呈 QS 型,胸前导联 R/S 移行在 V2/V3 或更早、R 波振幅较心室流出道组高,下壁导联 QRS 波时限窄,V5、V6 导联 R 波振幅较右心室流出道组高。

右心室心尖部起源特发性室速:下壁导联均为主波向下;与基底部的 VT 比,Ⅱ 导联振幅更低,aVR 导联 S 波较深,而且有更晚的胸前导联移行,常≥V6。

右心室乳头肌部起源特发性室速:由于前/后乳头肌插入心尖部较深,起源于该位置的特发性室速,胸前导联移行较晚,常> V4,电轴上偏;与前乳头肌的室速比,起源于后乳头肌的特发性室速电轴上偏更明显;而起源于间隔乳头肌的特发性室速,常表现为电轴下偏,移行较早,常 ≤V4。

——左心室特发性室速:常起源于左心室间隔中后部,少数起源于游离壁或流出道部位。诊断原则如下:

左心室流出道特发性室速:多起源于二尖瓣环的前外侧,心电图为右束支传导阻滞图形,伴下壁导联较迟的切迹,胸前导联单向 R 波。胸前导联的 R 波移行早于 V2 时,提示室速起源于左心室流出道。隔面、前外侧面、侧面起源的室速,心电图能发现 QRS 时间延长,导联大部分呈负向。

希氏束旁间隔部特发性室速:心电图常有源于右心室的左束支传导阻滞图形,导联出现直立的 R 波,电轴常偏向左下。源于左心室流出道底部(主动脉瓣与二尖瓣交汇处)的特发性室速,V1 呈 qR 型,由左纤维三角的初始心电激动左偏所致;由于纤维三角的位置、范围可不同,部分源于主动脉瓣与二尖瓣交汇处的室速,心电图为右束支传导阻滞图形,伴胸前导联正向同向性 S 波。源于主动脉瓣与二尖瓣交汇处、二尖瓣的特发性室速,较主动脉瓦氏窦的室速的胸前导联的 R 波移行较早,有更长的本位曲折。

左心室间隔部特发性室速:起源于左心室间隔中后部的特发性室速,多为右束支传导阻滞伴电轴左偏。起源于左心室间隔基底部的特发性室速,Ⅱ、Ⅲ、aVF 导联主波向下,Ⅰ 导联主波向上;起源于左心室间隔近心尖部的特发性室速,Ⅰ 导联主波向下(rS)。起源于左前分支区域的特发性室速,一般右束支传导阻滞伴电轴右偏者最少见。起源于左心室间隔前部的特发性室速,Ⅰ 导联主波向下(rS),有 Ⅱ、Ⅲ、aVF 导联主波向上,但非 R 型(qRs、Rs)。起源于左心室流出道上部的特发性室速,Ⅱ、Ⅲ、aVF 导联呈单向 R 波。

二尖瓣环特发性室速：V6 导联均出现 S 波，下壁导联有晚期切迹。可应用 A 型预激体表心电图，判断室速起源点相对于二尖瓣的位置。V1 导联主波向上时，二尖瓣环特发性室速起源于游离壁；V1 导联为 rS 形时，起源于后间隔部位。Ⅰ、avL 导联起始 Q 波越深大，Ⅱ、Ⅲ、aVF 导联 R 波越高大，二尖瓣环室速起源位置越偏前。

——心外膜特发性室速：占特发性室速的 10%～20%，主要分布在：①心室-大动脉交界处，需要在主动脉窦附近或肺动脉瓣上消融；②冠状血管周围，需经心脏静脉系统、通过心包穿刺导管消融，或经心外科手术方能根治室速；诊断原则如下：

主动脉窦特发性室速：源于主动脉瓦氏窦的特发性室速（ASOV），约占特发性室速的 21%；起源于左冠状窦较起源于右冠状窦多见；而起源于无冠状窦者罕见，可能是心肌延伸超过主动脉瓣环进入瓦氏窦所致。其特征性心电图是，胸前导联移行较早，多出现在 V1 或 V2 导联；下壁导联 R 波高振幅；V5、V6 导联有特征性 S 波缺失；V1 或 V2 导联 R 波时限≥50%QRS 波宽度，R/S≥30%。左冠状窦起搏标测常发现，V1 导联呈 M 或 W 波形。QRS 波群的振幅在 Ⅲ 导联大于 Ⅱ 导联，提示室速源于左冠状窦，否则源于右冠状窦。源于左冠状窦心外膜的特发性室速，V1、V2 导联表现为宽而高的 R 波，Ⅰ 导联呈 QS 或 RS 型；源于右冠状窦的特发性室速，V2、V3 导联有宽而高的 R 波，Ⅰ 导联呈正向 R 波。无冠状窦的特发性室速，一般无特征性心电图改变。冠状窦室速的心电图形状有重叠时，会增加判别难度。

——肺动脉瓣上特发性室速：占特发性室速的 4%，发病机制类似肺静脉引起房颤的机制，肺动脉常包埋、延伸于半月环以上的肌袖。其源于肺动脉瓣顶端 0.5～2.1cm 处时，有类似典型右心室流出道特发性室速的图形，有时下壁导联的 R 波高尖。特发性室速源于肺动脉干、动脉圆锥左侧时，能发现胸前导联移行更早，aVL 导联比 aVR 有更深的 QS 波；由于起源位置更高，该部位特发性室速的下壁导联 R 波振幅、aVL 与 aVR 导联 Q 波振幅比、V2 导联 R/S 振幅比，常大于源于右心室流出道部位的特发性室速。

——冠状静脉系统周围心外膜特发性室速：其源于心大静脉与心前静脉的交汇处较多见；能发现左束支传导阻滞图形伴电轴向下，一般胸前区导联移行在 V3。最大达峰指数（MDI），为胸前导联最大转折处的时间与 QRS 波时限的比值；当 MDI>0.55 时，对判断冠状静脉系统周围心外膜特发性室速，有较高的特异度、敏感度。源于冠状静脉系统周围的特发性室速的另一个心电图特征是，胸前导联出现图形中断现象：V1 导联呈 RS 型，而 V2 的 R 波突然消失，接下来是恢复 V3～V6 的 R 波逐渐增高过程。源于心大静脉远端的特发性室速，心电图常发现右束支传导阻滞图形；源于心大静脉近端的室速，心电图常发现左束支传导阻滞图形。邻近心中静脉与冠状窦连接处心外膜的特发性室速，心电图常发现胸前导联转移在 V2 前，电轴偏向左上，最大达峰指数>0.55，下壁导联呈 QS 型，类似于后间隔旁路引起的预激图形。

由于心脏转位/心脏解剖变异可影响心电图 QRS 波形，有时可有心电图例外出现；体表心电图对特发性室速（IVT）起源定位有一定局限性。但体表心电图方法简单、便捷、较实用，能对特发性室速快速定位，术中能指导其射频消融，减少标测时间和 X 线曝光时间。

五、特发性室性心律失常

特发性室性心律失常（IVA），是指发生于没有明显器质性心脏疾病的室速（VT）、频发性室性期前收缩（FVPB），以流出道起源的特发性室性心律失常最常见，多数起源于右室流出道（RVOT），部分起源于左室流出道（LVOT）。导管消融常可消融右室流出道、主动脉窦（ASC）、左室流出道起源的特发性室性心律失常，较安全、有效。

——发病机制：典型的心脏流出道起源的特发性室性心律失常，常于运动、情绪激动时诱发，也可在静脉注射异丙肾上腺素、阿托品、氨茶碱后诱发，可被维拉帕米、腺苷等终止，提示右室/左室流出道起源的特发性室性心律失常,可能有刺激引起心肌细胞质的钙离子、儿茶酚胺、cAMP 水平升高,能介导迟后除极、触发活动;少数流出道起源的室速有折返机制。源于左室流出道的特发性室性心律失常,常起源于主动脉二尖瓣环连接处(AMC)、室间隔左上部分、二尖瓣前部、主动脉窦内不同部位、心外膜部位(均与主动脉根部相毗邻)。主动脉根部占据心脏的中心部位,主动脉瓣的三个瓣叶为半月形,呈环形排列悬挂于主动脉壁上,形成主动脉窦,此瓣窦称为 Valsalva 窦,并分为左冠窦(LCC)、右冠窦(RCC)、无冠窦(NCC)。左冠窦、右冠窦分别有左右冠状动脉的开口。右冠窦的后部与中心纤维体相邻,其中有希氏束穿过,右冠窦在前方与房室传导束分叉、左束支起始部相关,在该处消融心律失常,应避免损伤这些结构。

左冠窦、右冠窦分别与左右心耳毗邻,右室流出道在主动脉瓣前由右下向上稍向左走向,圆锥形的右心室心肌漏斗象游离的袖管在室间隔上方,并在高于主动脉瓣水平延伸为肺动脉瓣。圆锥形的右心室心肌漏斗后壁不是肌性间隔,其后方有心外膜组织。右室流出道都是肌性组成,而左室流出道部分为肌性组成,部分由纤维组织组成。主动脉和二尖瓣间的纤维连接,位于无冠窦叶和左冠窦叶后部间,称为左纤维三角。右冠窦的大部分、左冠窦的部分,分别与室间隔和左室的游离壁相关联。主动脉窦本身属于非肌肉组织,在半月瓣与主动脉壁连接处的下方、相邻半月瓣之间的空隙处,包绕有心室肌。研究发现,这些心室肌可延伸到左右冠窦的基部,而成为致心律失常的解剖学结构。无冠窦一般由纤维组织组成,很少有心肌延伸,因此无冠窦起源的室性心律失常较少见。

有人研究 603 例尸体的心脏解剖,结果发现,主动脉根部的心肌延伸,可分为瓣窦上心肌延伸、瓣窦间心肌延伸、瓣膜内心肌延伸,55% 右冠窦、24% 左冠窦、0.66% 无冠窦,可见瓣窦上心肌延伸,24% 同时存在右冠窦、左冠窦的心肌延伸。49% 主动脉根部可见瓣窦间心肌延伸。285 例心脏同时存在瓣窦和瓣窦间延伸,但没有发现 3 个瓣窦同时存在心肌延伸。主动脉瓣膜内的心肌延伸较少见(2.2%),且以右冠窦瓣为主(2.0%),仅 1 例为无冠窦。主动脉根部与二尖瓣连接区(AMC)为纤维组织,即左纤维三角,基本上无心肌成分,偶在右冠窦边缘存在心肌。

——左室流出道(LVOT)起源的特发性室性心律失常的心电图特征:左室流出道与右室流出道的关系紧密,两者呈交叉走向,右室流出道位于左室流出道前方,呈右下至左上走向;左室流出道在右室流出道后方,呈左下至右上走向。左室流出道前侧特别是右冠窦,紧靠右室流出道的后侧,此处起源的特发性室性心律失常,在标准 12 导联体表 ECG 上 QRS 形态有特点。由于主动脉瓣位于肺动脉瓣的后下方,右室流出道起源的特发性室性心律失常,与主动脉瓣起源特发性室性心律失常,在标准体表 ECG 上可存在差异。

左室流出道主动脉窦以下起源的特发性室性心律失常,其 ECG 为右束支传导阻滞图形,V1~V6 导联均主波向上,电轴向右下偏转;Ⅰ导联呈负向波为主,呈 QS 或 rS;aVL 导联呈 QS 型,Ⅱ、Ⅲ、aVF 导联主波向上;V5、V6 导联或单独 V6 导联有 s 波,其敏感度为 100%。V5、V6 导联均无 S 波,确定起源于冠窦内特发性室性心律失常,特异度为 88%。主动脉窦与右室流出道毗邻,其特发性室性心律失常的 V1 导联也呈左束支传导阻滞图形,下壁导联均呈高大 R 波,与右室流出道起源的特发性室性心律失常十分相似。解剖学上,主动脉窦比右室流出道更偏后、偏右,V1、V2 导联 R 波要宽、高一些,R/S 值要大一些,当 R 波持续指数≥50%,R/S≥30% 时,强烈指示起源于主动脉窦。但右冠窦在解剖上与右室流出道上间隔更接近,少数患者可出现 R 波持续时间指数、R/S 偏小。

有人认为,胸前导联移行对判别右、左室流出道的室速的起源有价值;R/S 移行发生在 V3,右室流出道源性室速占 58%,右室流出道外源性室速占 42%;敏感度为 55%,特异度为 38%,其阳性、阴性预测值分别为 58%、36%。移行发生在 V4 的特异度为 100%,敏感度 45%,阳性预测值为 100%,阴性预测值为 54%。移行发生在 V1、V2 时,消融成功的靶点在右室流出道外,特异度为 100%,敏感度为 38%,阳性预测值为 100%,阴性预测值为 71%。通过移行区指数(TZI)可鉴别左、右流出道源性特发性室性心律失常；一般先分别确定特发性室性心律失常、窦律、胸前导联移行积分，特发性室性心律失常或窦律、胸前导联 R/S＝0.9～1.1 时，胸导联的编码号数即为移行积分，以 0.5 为进阶；如特发性室性心律失常在 V2 为 rS，在 V3 为 Rs，说明移行区在 V2 后、V3 前，积分为 2.5。窦律时，V3 为 rS，V4 为 Rs，移行区在 V3 后、V4 前，积分为 3.5。如移行区指数≥0，说明特发性室性心律失常在胸前导联的移行晚于窦律，提示起源于右室流出道；如移行区指数＜0，说明特发性室性心律失常在胸前导联的移行早于窦律，提示起源于左室流出道。

V2 移行比率(V2TR)可鉴别左/右流出道特发性室性心律失常。其计算方法是测量 V2 导联的特发性室性心律失常(VT)、窦律(SR)时 QRS 的 R、S 波，以公式 V2 移行比率 ＝[B/(B＋C)](VT)÷[E/(E＋F)](SR)计算，其中 B 为特发性室性心律失常时 R 波振幅，C 为 S 波振幅，E 为窦律时 R 波振幅，F 为窦律时 S 波振幅。如 V2 移行比率≥0.6，提示为左室流出道起源；V2 移行比率＜0.6，为右室流出道起源；其敏感度为 95％，特异度为 100％。主动脉窦内不同部位起源的特发性室性心律失常，在标准体表 ECG 也有各自的特征：左冠窦起源的特发性室性心律失常，I 导联呈 rs、rS 型，由于起源点更接近左上方向，所以 aVL、aVR 均呈 QS 型，QsaVL＞QSaVR。部分右冠窦、无冠窦接近右冠窦部位起源的特发性室性心律失常的 ECG，可表现为希氏束起源的特发性室性心律失常图形。

大部分左冠窦-右冠窦交界区起源的特发性室性心律失常，QRS 在 V1 导联的下降支均有切迹，胸前导联移行在 V3。无冠窦起源的特发性室性心律失常，V1 导联 QRS 呈双裂形，胸前导联移行早，aVL 呈负向波。有人将二尖瓣 11：00 点钟位置至主动脉根部间定义为二尖瓣连接区，二尖瓣 11～1 点钟位置定义为二尖瓣前部(MA)。二尖瓣连接区、MA 起源的室速，胸前导联移行区在 V1～V2，二尖瓣连接区起源的室速，胸前导联表现为单相 R 波，无 S 波；多数二尖瓣前部起源的室速，胸前导联常有 S 波(Rs、RS)，两者在 V6 导联上基本上均无 S 波。少数左室流出道室速起源于心外膜，在 ECG 上表现为假性 δ 波。

左冠窦与心大静脉(GCV)和前室间静脉(AIV)间的移行区，是特发性室性心律失常的好发部位，属心外膜起源的特发性室性心律失常，后者多位于左冠窦与心大静脉-前室间静脉移行区中。左室心外膜/左冠窦内起源的特发性室性心律失常，ECG 形态上相似，I 导联 S 波，QaVL 较深，下壁导联 R 波较高，胸前导联移行于 V1～V3 是起源于左心室心外膜的 ECG 特点。V1、V2 的 R 波持续指数＞50％，R/S＞30％，预测左冠窦起源的特发性室性心律失常。最大转折指数(MDI，指胸前导联最大转折时间/QRS 时限)是确定心外膜起源的特发性室性心律失常的新参数，当 MDI≥0.55 时，应考虑心外膜起源的特发性室性心律失常。I 导联无 S 波或胸前导联移行＞V3 时，可排除心外膜起源的特发性室性心律失常。在心大静脉-前室间静脉移行区起源的特发性室性心律失常，V1 深 S 波，QaVL/QaVR 比值较高。当 SV1≥1.2 或 QaVL/QaVR＞1.4 时，提示特发性室性心律失常起源于远离左冠窦的心大静脉-前室间静脉移行区。

——左室流出道起源的特发性室性心律失常的标测方法：主要为双极电极最早激动标测、起搏标测，两者常结合使用。但在半月瓣以上部位，即使＞8V 的电压刺激，也常不能夺获心室。通过将冠状窦电极深置，比较右室流出道内标测电极、冠状窦电极、希氏束电极的激动顺序，有利于鉴别左/右流出道起源的特发性室性心律失常。如冠状窦远端电极激动顺序非常提前，应考虑起源于左冠窦或心大静脉-前室间静脉内起源；如冠状窦近端、希氏束、右室流出道激动顺序提前，提示起源于右冠窦或右室流出道。单极激动标测在确定起源点上也有一定的价值。当标测电极位于起源点时，单极腔内图表现为起始陡峭的 QS 图形；如单极腔内图虽呈 QS 型、但起始平缓，常预示标测电极距起源点有一定的距离，消融可能无效，或消融时有反应、但停止消融后特发性室性心律失常又可出现。如果单极腔内图呈 rS 型，常提示起源点位于标测电极的对侧，消融不能成功。通过左冠窦消融左室心外膜起源的特发性室性心律失常时，在冠状窦内放置电极于心大静脉-前室间静脉移行区，有较大的帮助。有时虽然左冠窦内特发性室性心律失常的激动，早于心大静脉-前室间静脉,但左冠窦内消融可能不成功。

有人发现,心外膜起源的特发性室性心律失常,消融成功组比消融失败组的左冠窦心室激动常早于心大静脉-前室间静脉激动;但两组有相当的重叠,两组间心大静脉-前室间静脉的心室激动时间没有差异。如以心大静脉-前室间静脉的心室激动时间-左冠窦的心室激动时间<10 毫秒预测,在左冠窦成功消融的敏感度为 88%,特异度则为 100%,阳性预测值为 100%,阴性预测值为75%。部分右冠窦、无冠窦接近右冠窦部位起源的特发性室性心律失常的 ECG,表现为希氏束起源的特发性室性心律失常,其最早心室激动位于希氏束区(HB 区)。右冠窦后部分毗邻中心纤维体,希氏束于其中穿过,右冠窦前侧和房室传导束、左束支起始相关。无冠窦位于中心纤维体上方,希氏束穿过中心纤维体,延续为房室传导束,然后在膜部下方到达肌性室间隔。由于有快速的跨间隔传导,单独的右室激动标测,不能区别特发性室性心律失常是来源于左侧或右侧,说明两者在激动时间上的差异不大。在右室希氏束记录到的远场电位,可代表特发性室性心律失常起源于右冠窦或无冠窦;当远场电位激动领先于近场电位时,提示特发性室性心律失常起源于右冠窦或无冠窦;但由于相对较短的跨间隔传导时间,近场电位与远场电位重叠时,则较难发现激动先后。

流出道起源的特发性室性心律失常,在消融过程中,可出现心电图形态变化。有人报道,在205 例流出道起源的特发性室性心律失常消融患者中,6 例在消融过程中 QRS 形态出现变化;在流出道不同部位再次消融,可最终消除该特发性室性心律失常心电图图形;原因可能是出口或传导路径发生改变;也可能同时存在两个起源点。起源于主动脉窦内的部分异常激动,可优先传导至右室流出道,在右室流出道暴发、产生特发性室性心律失常。约 25%右室流出道的起搏,比在主动脉窦内起搏产生的 QRS 形态,更有自发特发性室性心律失常特点;主动脉窦起搏时,St-QRS 间期比右室流出道内起搏的 St-QRS 间期长,提示这部分患者特发性室性心律失常起源于主动脉窦内,再优先传导于右室流出道出口暴发、产生特发性室性心律失常。理论上选择性起搏主动脉窦起源点或右室流出道出口,均可复制出匹配的特发性室性心律失常的 QRS 图形;但主动脉窦内起搏时会出现 St-QRS 间期延长。主动脉窦内起搏常不能获得很好的特发性室性心律失常的QRS 图形匹配,原因为主动脉窦起源点还存在向左室心肌传导的纤维,故主动脉窦内起搏不仅传向右室流出道,还传向左室间隔,能掩盖向右室流出道传导的优势。这时激动标测常比起搏标测更精确;后者只能确定优先传导的出口、而不是特发性室性心律失常的起源点。

有人在 12 例半月瓣以上起源的室速患者的主动脉根部,记录到分离的心室近场电位,且与其远场电位分开,称为分离的动脉电位(4 例),主要位于左冠窦/左冠窦与无冠窦的交界区,与特发性室性心律失常相关,是半月瓣上心肌延伸致心律失常基质,对其消融可消除特发性室性心律失常。如动脉电位晚于心室激动,结果不是每个心室激动均伴有动脉电位,窦性心律与频发性室性期前收缩动脉电位的位置并不发生改变,称为旁观电位。左冠窦被心外膜脂肪层和结缔组织包围,与左房、肺动脉相连,且主动脉瓣叶也从冠窦延伸而来,该部位消融存在潜在的损伤这些结构的风险。功率设置:主动脉窦内为 15~30W、55℃、20~60 秒,主动脉瓣下为 30~40W,55℃,60~120 秒。

左、右冠状动脉起源于左、右冠窦,消融时有损伤冠状动脉开口的风险,在消融前,要通过冠状动脉造影,明确消融靶点与冠状动脉开口及主干的距离。当消融靶点距冠状动脉开口的距离达 5至 10 mm 以上时,方能进行消融。消融后要进行冠脉造影,以排除冠脉痉挛、损伤。术后要进行心脏超声检查,以排除瓣膜损伤。有人通过股静脉置入超声导管于希氏束部位、右室流出道,可实时提供主动脉根部的图像,观察主动脉瓣、左右冠状动脉开口及主干、消融导管的位置、与左右冠状动脉开口与主干的距离。消融时,应观察消融导管的稳定性,如发生心电图移位应立即停止消融。消融后即刻观察主动脉根部解剖的完整性、各结构功能状况,提高安全性。消融心外膜起源特发性室性心律失常有两个途径:一是经冠状窦内消融,因冠状窦内血流缓慢,温度升高很快,消融功率常达不到有效的程度,因此常使用盐水灌注消融导管,参数一般为 43℃、20~30W、110 秒;二是心包穿刺于心包腔内标测、消融。

六、器质性心脏病瘢痕相关室速导管消融

它的发生机制主要是折返,目前多采用心脏三维标测系统指引下,对耐受性好、血流动力学稳定的室速激动标测消融;对血流动力学不稳定的室速,窦性心律下基质标测、电压图判断室速的解剖基质,结合起搏标测、拖带标测技术,识别室速的折返环、盐水灌注导管消融治疗。器质性心脏病瘢痕相关室速,常见的病因是冠心病心肌梗死,还有致心律失常性右室心肌病(ARVC)、非缺血性心肌病、先天性心脏病心室修补术后、心脏肿瘤等;常伴血流动力学障碍,药物较难控制,可危及生命;导管消融为可根治的措施。

1. 器质性心脏病瘢痕相关性室速的电生理基础

室速器质性心脏病瘢痕相关性室速的常见类型,是心肌梗死后室速,心梗 2 周后逐渐形成室速电生理基质,坏死心肌被纤维组织取代可致心律失常,表现为传导/不应期异常与各向异性、自律性增强、出现非兴奋区域等。基质常位于高密度梗死带,部分瘢痕和二尖瓣环等相关。非折返机制也与心肌梗死后室速相关。反复单一非持续性室速,常起源于梗死区,室速的驱动部位常为临近梗死区的浦肯野纤维系统。心肌病特征性改变包括:心肌肥大和纤维化、心肌细胞质钙超载、动作电位时程延长,心肌细胞间缝隙连接通道数量、位置、功能改变;解剖异常导致细胞间耦联异常时,可形成缓慢传导区,导致室性心律失常;其折返环常复杂多变,大小、形态、位置常因人而异,与瘢痕的部位、范围、存活心肌的电生理学特性等相关。折返环由缓慢传导区、出口、入口、外环、内环及共同通道或无关通道等部分组成,可以是单环、多环的折返径路。

2. 导管标测消融方法

(1)心内膜标测法　目前器质性心脏病室速的标测方法及消融策略,常采用 CARTO 心脏三维标测系统,指引心内膜标测消融,对可耐受、血流动力学稳定的室速患者,一般按激动顺序标测,寻找最早激动部位、折返环、缓慢传导区,然后进行消融。对血流动力学不稳定的室速患者,一般按窦性心律下基质标测,利用电压图,识别潜在的电解剖基质(瘢痕、瘢痕内的通路、边缘区),结合传统起搏标测、拖带标测,识别室速折返基质后进行消融。Ensite 心脏标测系统,通过非接触式多电极矩阵,以单极方式在心腔内记录心内膜电位,经计算机处理,还原高密度虚拟心内等电位标测图、透射在三维解剖构型上,直观显示心内膜除极和复极全过程等电位图,进行实时或离线分析;对非持续性难诱发血流动力学不稳定的室速有优越性,理论上只需一次室性期前收缩或短阵室速,即可标测定位,指导消融。

——窦性心律标测法:窦性心律时,可在心内某些部位记录到 QRS 波群后的碎裂电位(5~10 mm 间距双极导管标测,波幅 ≤0.5 mV、时程≥133 毫秒,振幅与时程的比值 ≤0.005),与体表心电图上记录到的晚电位对应。碎裂电位常出现在缓慢传导区、出口、入口、无关通道等;室速发作时碎裂电位可消失,也可出现在室速舒张期,称为舒张期电位,后者是室速标测、消融定位的参考指标。窦性心律标测对血流动力学不稳定的室速患者,可粗略标测定位,能为进一步起搏标测、室速时拖带标测奠定基础。

——起搏标测法:用标测电极以室速相似频率刺激心室,瘢痕相关性室速的缓慢传导区、出口、内环、共同通道、无关通道等部位起搏心电图 QRS,均可与室速时 QRS 形态一致;但由于传导有双向性,传导路径可随起搏频率、刺激强度而改变,同一部位起搏可出现多种图形,因此单纯起搏标测有一定局限性。起搏标测法常用于判断异常传导区(刺激信号到 QRS 波间期>40 毫秒)和瘢痕组织区(刺激强度 10 mV、脉宽 2 毫秒起搏无夺获),血流动力学不稳定的室速患者,窦律下起搏标测能粗略定位室速折返环出口、可能的缓慢传导区,起搏也可诱发室速进一步的拖带标测、激动标测。

——激动标测法:血流动力学稳定的室速患者,室速时采用 CARTO 心脏三维标测系统,激动

标测红色代表最早激动点,随后激动顺序依次为黄色、绿色、蓝色、紫色,紫色代表最晚激动点,激动标测有助于判断室速折返环出口、缓慢传导区。窦性心律时记录到碎裂电位的部位,在室速时碎裂电位可消失,或出现舒张期电位,后者可在缓慢传导区、无关通道等处记录,常表现为连续性高频低幅电位(双极导管记录)、低幅单波电位或一组高频低幅波(舒张中期电位),后者如果能隐匿性拖带,则可指导消融。

——电压标测法:器质性心脏病室速发作时,血流动力学常不稳定,室速发作折返环亦不恒定,可表现为多种单形性室速或多形性室速,甚至蜕变为室颤,或不能诱发室速等,常采用窦性心律下电压标测:双极电极记录,滤波 10~400Hz,振幅设定 0.05~1.5 mV,<0.05 mV 为瘢痕区,0.5~1.5 mV 为异常电压区或边缘区,>1.5 mV 为正常心肌。CARTO 三维标测系统电压图,红色代表低电压瘢痕区,随后为黄色、绿色、蓝色、紫色,紫色代表正常心肌组织区。

——拖带标测法:起搏后间期(PPI)和室速周长两者差值<30 毫秒、窦律(或室速)时刺激信号到 QRS 波间期 ≤20 毫秒,均提示刺激部位位于室速折返环,>20 毫秒则位于无关通道。临床上消融线常垂直、平行、围绕非正常心肌区,穿过瘢痕区消融,而消融线根据瘢痕大小、与二尖瓣环距离,结合电压图、起搏标测、拖带标测等因素确定。常见消融部位为心肌梗死瘢痕边缘区(69%)、瘢痕区(17%)、正常心肌组织区(4%)、心外膜(10%)。瘢痕相关性室速患者平均可诱发出 3 种形态的单形室速;可起源于某个区域,多数起源于多个区域,常需在多个区域消融;主要消融临床室速。

(2)新的标测消融和辅助技术

——心外膜标测消融技术:起源于心外膜或心外膜下肌层的室速,心内膜消融较难成功,可依据体表心电图初步判断室速起源心外膜:一是假 delta 波时限≥34 毫秒;二是 R 波峰值时限增宽≥85 毫秒;三是胸前导联 R 波起点到 QRS 波最低点时限增宽≥121 毫秒。41%ARVC、28%~35%非缺血性心肌病、16%~23%缺血性心肌病患者,需从心外膜途径消融。瘢痕相关性室速拖带等检查,常不能确认折返环在心内膜,心内膜无明显低电压区或最早激动点在心内膜但是消融失败时,应考虑室速起源于心外膜/心外膜下。急性和延迟并发症为 5%和 3%,心外膜途径消融室速较安全。

——磁导航系统:临床上它可用于室上速、房颤等导管消融治疗,安全可行,2010 年有人采用磁导航系统心外膜途径消融治疗室速,较手控方法的消融时间、手术时间均明显延长,但 X 线曝光时间缩短,较安全可靠。

——磁共振增强扫描技术(ceMRI):有人采用 ceMRI 识别心肌梗死后室速传导通路,对患者心肌梗死后单一持续性室速基质分析,有利于鉴别室速危险患者,能指导导管消融。

——人工肺循环系统辅助技术:严重心肌病、血流动力学不稳定、室速电风暴患者,易导致急性心衰、心脏性猝死;人工肺循环系统辅助技术支持下进行消融心肌病室速患者,一些患者消融成功,能辅助不稳定性室速患者度过导管消融手术关,较安全有效,为导管消融治疗严重患者提供契机,能维持血流动力学稳定,开辟了室速/室颤治疗新的途径。

3. 临床循证研究

近年来有关器质性心脏病室速导管消融的循证证据较多,欧洲联合电解剖标测技术与盐水灌注导管消融心肌梗死后反复室速研究项目,采用 CARTO 系统、盐水灌注导管标测消融,即刻成功率81%,37%复发,随访 12 个月,结果发现,血流动力学稳定与不稳定室速的结果相似,认为导管消融不能作为心肌梗死患者二级预防的唯一措施;ICD 保护导管消融,可显著减少放电次数。有人应用心外膜途径导管消融治疗心肌肉瘤室速、室速电风暴已成功。三维标测系统指导下的基质改良和线性消融,是目前导管消融的主流方法,能减少室速发作,改善生活质量。

（王　静　张　静）

进一步的参考文献

[1] RENO CM. Severe hypoglycemia - induced lethal cardiac arhythmias mediated by smpathoadrenal activation[J]. Diabetes,2013,62(10):3570 - 3581.

[2] RUDY Y. Noninvasive electrocardiographic imaging of arrhythmogenic substrates in humans[J]. Circ Res, 2013,112(5):863 - 874.

[3] PEACOC KJ. Psychological distress and arrhythmia:risk prediction and potential modifiers[J]. Prog Cardiovasc Dis,2013,55(6):582 - 589.

第二十六章　长 QT 综合征基因检测

2011 年,欧洲心律学会/美国心律学会,组织国际上遗传性心律失常和心肌病遗传学研究的著名专家,讨论、发表了《心脏离子通道病与心肌病基因检测专家共识》,评估了基因检测对 13 种长 QT 综合征等的价值及基因检测结果对诊断、预后、治疗的影响。

一、长 QT 综合征

1. 长 QT 综合征基因筛查研究情况

已发现 13 个长 QT 综合征(LQTs)致病基因的至少 1700 种突变,这些基因是 KCNQ1(LQT1)、KCNH2(LQT2)、SCN5A(LQT3)、Ankyrin - B(LQT4)、KCNE1(LQT5)、KCNE2(LQT6)、KCNJ2(LQT7)、CAV1.2(LQT8)、CAV3(LQT9)、SCN4B(LQT10)、AKAP9(LQT11)、SNTA1(LQT12)、KCNJ5(LQT13)。KCNQ1、KCNH2、SCN5A 为 LQTs 常见的致病基因,见于临床 LQTs 患者的 75%;如加上 KCNQ1 和 KCNH2 拷贝数变异/基因重排,可见于 80%患者;4~13 型仅见于患者的 5%;但即使检测所有已知的 13 个基因,阴性率仍可达 15%~20%。散发(或新发)突变的发生率为 5%~10%。估计同时有耳聋表型的 JLNS 患者患病率约为百万分之一。患者所有一级亲属(父母、兄弟姊妹、子女)应进行特定突变基因检测。如基因检测、病史、12 导心电图均阴性,可排除 LQTs。

心源性猝死(SCD)发病率为 0.1%~0.2%;90%猝死患者可找到心脏病因;5%猝死患者与遗传性长 QT 综合征(LQTs)相关,多<40 岁;是离子通道病,QT 间期延长,T 波异常,易诱发尖端扭转室速、室颤,可反复晕厥、SCD。各种编码钾通道、钠通道、钙通道的蛋白或调控蛋白的基因突变,能导致异常的离子电流,可导致心室复极延长,又称心室复极延长综合征。特异的基因型与患者临床表型相关。长 QT 综合征按病因可分为获得性、遗传性两型。获得性长 QT 综合征虽也有遗传易感性,但主要与心肌局部缺血、电解质紊乱、应用某些药物等相关,去除这些病因后常可好转。遗传性长 QT 综合征的发生机制较复杂,常有家族聚集性,少数为散发型;晕厥、心脏骤停、猝死常发生在其他方面都健康、无心脏结构异常的年轻患者;遗传性长 QT 综合征患病率为 0.04%,包括 13 型遗传性长 QT 综合征、RWS 综合征、JLNS 综合征。RWS 较常见,发病率约为(1~2)/万。JLNS 发病率约为(0.16~1)/万,除心脏表现外,常伴先天性感觉神经性耳聋。

在 13 型遗传性长 QT 综合征中,KCNQ1(LQT1 型)、KCNE1(LQT5 型)、AKAP9(LQT11 型)基因突变,能引起缓慢延迟整流钾电流(I_{Ks})被抑制;KCNH2(LQT2 型)、KCNE2(LQT6)型基因突变,能引起快速延迟整流钾电流(I_{Kr})被抑制;SCN5A(LQT3 型)基因突变,能引起复极期内向钠电流(I_{Na})增大;BANK2(LQT4 型)、KCNJ2(LQT7 型)基因突变,能使内向整流钾电流(I_{KI})被抑制;CACNA1C(LQT8 型)基因突变,能使 L 型电压门控钙电流(I_{Ca-L})增大;CAV3(LQT9 型)、SCN4B(LQT10 型)、SNTA1(LQT12 型)基因表达蛋白调节钠电流,突变后使钠电流增大。KCNJ5(LQT13 型)基因突变,能使乙酰胆碱敏感性钾通道功能下降。LQT1 型、2 型、3 型分别占遗传性长 QT 综合征的 45%~50%、40%~45%、3%~8%,其他亚型都占不到 1%。遗传性长 QT 综合征的基因突变,包括错义突变、碱基缺失、阅读框移位、碱基片段插入、无义突变等。

2. 长 QT 综合征 1 型

它的相关 KCNQ1 基因位于 11p15.5,含 404kb 碱基对、16 个外显子,编码 I_{Ks} 缓慢激活延迟整流钾通道(K_v7.1)的 α 亚基;后者有 676 个氨基酸残基,分子量 75kD,表达于心脏,分子内有 6 次跨膜区、C-端区;1 型患者中已发现 250 多种 KCNQ1 基因突变,能使 K_v7.1 钾通道改变,不能运到细胞膜或失活,或不能与辅助蛋白结合,能引起该钾通道易对肾上腺素反应而延迟关闭,减小 I_{Ks} 电流,复极时间延长。多数 1 型患者由运动、劳累而触发心脏事件,尤其是游泳、跑步、受惊、生气;运动后心率加快时,易导致 QTc 间期延长。1 型的婴儿常表现独特的婴儿型 ST-T 波;成人 1 型患者的典型心电图特征为,迟或正常出现形态正常的单相 T 波或延长的基底宽大的 T 波。

3. 长 QT 综合征 2 型

它的相关 KCNH2 基因位于 7q35~ q36,含 33kb 碱基对、15 个外显子,编码快速激活延迟整流钾通道(K_v11.1)的 α 亚基。后者有 1159 个氨基酸残基,表达于心脏。K_v11.1 可单独调节钾电流,也可和 KCNE2 基因表达的辅助蛋白 MiRP1 一起调节钾电流。2 型患者已发现 300 多种 KCNH2 基因突变,大多可引起 K_v11.1 钾通道改变,不能运到细胞膜;其他突变可导致该通道关闭,减小 I_{Kr} 电流,复极时间延长。2 型患者多在声音刺激时触发症状,如电话铃、闹钟铃等;生产后心脏事件的发生在 2 型(16%)比发生在 1 型(<1%)更常见;15% 心脏事件发生在静息、睡眠中。2 型特征心电图形为下壁导联、侧壁导联双峰 T 波,或双峰 T 波不明显、T 波尖端扁平。

4. 长 QT 综合征 3 型

它的相关 SCN5A 基因位于 3p21,有 80 kb 碱基、28 个外显子,编码细胞膜电压门控钠通道(Nav1.5)的 α 亚基,4 个 α 亚基形成 Nav1.5 通道,每个亚基分子内含 6 跨膜区,所含的 S5 域、S6 域组成通道孔,控制钠离子内流。3 型患者中很多 SCN5A 基因突变能抑制钠通道失活,增大晚钠电流,导致复极时间延长。静息、睡眠常触发 3 型患者心脏事件,说明心率慢能更明显抑制钠通道失活,导致动作电位时程、QT 间期延长。大多数 3 型心电图为延迟出现的高尖 T 波或双相 T 波。3 型患者可合并病态窦房结综合征、传导功能障碍、房颤、心肌梗死后心律失常等。

5. 长 QT 综合征 4 型

它的相关 ANK2 基因定位于 4q25~ q27,有 46 个外显子;编码细胞间连接蛋白的锚蛋白 B,分子量 220 kD,分子内有 N-端血影蛋白结合域(SBD)、死亡结构域(DD)、C-端域,促进蛋白定位,维持膜蛋白复合体,维持特定膜微区与细胞骨架连接,参与各种离子通道及转运蛋白的运输,如 IP_3 受体、钠泵、钠钙交换体等。4 型患者突变的 ANK2 功能缺失,可引起 IP_3 受体等运输异常。运动和心理应激常是 4 型心律失常的触发因素。通常 4 型又被称为 ANKB 综合征,包括窦房结功能障碍、房颤、室颤、儿茶酚胺敏感性室速、猝死。

6. 长 QT 综合征 5 型

它的相关 KCNE1 基因位于 21q22.1~q22.2,有 3 个外显子,编码 K_v7.1 钾离子通道的 β 亚基(MinK);后者有 129 个氨基酸残基,能辅助 K_v7.1 组成 I_{Ks} 缓慢激活延迟整流钾通道,可调节钾电流。5 型患者 KCNE1 基因突变时,可导致 I_{Ks} 电流减小、复极时间延长。由于 I_{Ks} 通道也分布在内耳细胞膜,KCNE1 基因突变亦可导致先天性耳聋;LQTs 合并耳聋为 JLNS 综合征。

7. 长 QT 综合征 6 型

它的相关 KCNE2 基因位于 21q22.1,编码 I_{Kr} 快速延迟整流钾通道的 β 亚基 MiRP1,后者含 123 个氨基酸残基,能辅助调控该通道钾电流 I_{Kr}。6 型患者 KCNE2 基因突变时,I_{Kr} 电流减小,复极时间延长。

8. 长 QT 综合征 7 型

它的相关 KCNJ2 基因位于 17q23.1~q24.2,编码 I_{K1} 内向整流钾通道 KCNJ2,后者有 427 个氨基酸残基,分子内有 C-端域、2 个跨膜结构域、N-端域。I_{K1} 电流能调节复极过程。7 型患者已发现 KCNJ2 基因 11 种显性失活突变,能致通道功能缺失、I_{K1} 电流减小、复极时间延长。低钾血症常可引发 7 型患者频繁的室性心律失常、周期性瘫痪;7 型也称为 Andersen-Tawil 综合征,QTc

时程多正常,但有明显的 T-U 波形、QUc 间期延长,常合并低钾敏感周期性瘫痪、面部及肢体畸形(如耳位低下、小下颌),家族成员可有不完全显性遗传表现。

9. 长 QT 综合征 8 型

它的相关 CACNA1C 基因位于 12p13.33,长 640 kb,有 50 个外显子,编码 L 型电压门控钙通道(Ca$_v$1.2)的 α1C 亚基,后者有 2138 个氨基酸残基,分子内含 6 次跨膜区;由 4 个 α1C 亚基构成的 Ca$_v$1.2 钙离子通道,主要参与形成动作电位平台期钙离子内流电流 I_{Ca-L},引发兴奋-收缩耦联。8 型患者 CACNA1C 基因突变,常导致 L 型电压门控钙离子通道开放、平台期钙离子持续内流、复极时间延长、细胞质钙超载。8 型又称 Timothy 综合征,常合并多器官功能障碍(并指/趾、牙齿发育不全、先天性心脏病、免疫缺陷、间歇性低血糖、认知障碍、自闭症、秃发等),大多在儿童期因致死性心律失常而死亡。

10. 长 QT 综合征 9 型

它的相关 CAV3 基因位于 3p25,长 13kb,有 2 个外显子,编码心肌特异性小凹蛋白 3,后者有 196 个氨基酸残基,位于心肌细胞膜微囊内,分子内有 N-端域、SD 域、疏水域、C-端域。9 型患者的突变 CAV3 蛋白 SD 域,能与细胞膜多种蛋白如 Na$_v$1.5 通道 α 亚基结合,使晚钠电流增大 2~5 倍,复极时间延长,细胞质钠离子增加,引发细胞质钙超载。9 型患者多合并四肢肌营养不良、特发性高肌酸激酶血症、波纹肌病。

11. 长 QT 综合征 10 型

它的相关 SCN4B 基因位于 11q23,长 19.5kb,有 5 个外显子,编码心肌细胞膜电压门控制钠通道的 β$_4$ 亚基,能与其他亚基一起,共同形成 Nav 电压门控制钠离子通道复合体;β$_4$ 亚基一般抑制 I_{Na} 钠离子电流。10 型患者的突变 SCN4B,可使晚钠电流增大 8 倍、细胞质钠离子增加,引发细胞质钙超载,导致复极时间延长。

12. 长 QT 综合征 11 型

它的相关 AKAP9 基因,位于 7q21~q22,长 170kb,有 51 个外显子,编码蛋白激酶 A 锚定蛋白(Yotiao 蛋白),能结合 K$_v$7.1 钾通道的 N-端和 C-端、蛋白激酶 A、蛋白磷酸酶 1 而形成复合体,从而经蛋白激酶 A 能磷酸化 Kv7.1 钾通道 Ser^{27},增大 I_{Ks} 电流;11 型患者的突变 Yotiao 蛋白,能引起 I_{Ks} 通道对 cAMP/蛋白激酶 A 反应性降低,减小 I_{Ks} 电流,使 QT 间期、复极时间延长。

13. 长 QT 综合征 12 型

它的相关 SNTA1 基因,位于 20q11.5,长 36kb,有 8 个外显子;编码由 505 个氨基酸残基组成的膜相关结构蛋白(互生蛋白 α1、肌营养不良蛋白相关蛋白 A1),分子量 59kD,能结合神经型一氧化氮合酶、细胞膜钙泵、Na$_v$1.5 钠通道而形成复合物。12 型患者的突变 SNTA1,能增加 Na$_v$1.5 钠通道亚硝基化,增大晚钠电流,延长复极时间,增加细胞质钠离子,引发细胞质钙超载,延长 QT 间期。

14. 长 QT 综合征 13 型

它的相关 KCNJ5 基因,位于 11q23.3~q24.3,长 26kb,编码 K$_{ir}$3.4 亚基,再与 K$_{ir}$3.1 亚基形成乙酰胆碱敏感性钾通道,其钾电流 I_{K-Ach} 易被 I_{Kl} 钾电流掩盖,使 I_{K-Ach} 在心室肌复极期一般不明显。13 型患者的 K$_{ir}$3.4 亚基的 Gly^{387} 突变为 Arg^{387} 后,K$_{ir}$3.4 亚基相关钾通道在细胞膜减少,导致通道功能缺失,减小 I_{K-Ach} 电流,使 QT 间期复极时间延长。(见表 26-1,表 26-2)

表 26-1 LQTs 的分类、分型

分类	分型	突变基因	编码蛋白	基因定位	亚型比例(%)
RWS:					
	LQT1	KCNQ1	I_{Ks} α 亚单位	11p15.5	30~35
	LQT2	KCNH2	I_{Kr} α 亚单位	7q35~q36	25~30
	LQT3	SCN5A	I_{Na} α 亚单位	3p21~p24	5~10

续表

分类	分型	突变基因	编码蛋白	基因定位	亚型比例(%)
	LQT4	Ankyrin‑B	Ankyrin β	4q25～q27	<1
	LQT5	KCNE1	I_{Ks} β 亚单位	21q22.1	<1
	LQT6	KCNE2	I_{Kr} β 亚单位	21q22.1	<1
	LQT7	KCNJ2	$K_{ir}2.1α$ 亚单位	17q23	<1
	LQT8	CACNA1C	$Ca_v1.2α$ 亚单位	12p13.3	<1
	LQT9	CAV3	Ca_v3	3p25	<1
	LQT10	SCN4B	I_{Na} β4 亚单位	11q23	<1
	LQT11	AKAP9	A‑激酶锚定蛋白	7q21～q22	<1
	LQT12	SNTA1	互生蛋白	15q11.2	<1
	LQT13	KCNJ5	$K_{ir}3.4$ 亚单位	11q23.3～q24.3	<1
JLNS：					
	S.JLN tipo Ⅰ	KCNQ1	I_{Ks} α 亚单位	11p15.5	>90.5
	S.JLN tipo Ⅱ	KCNE1	I_{Ks} β 亚单位	21q22.1	<0.5

表 26‑2　遗传性 LQT 的诊断标准

诊断依据	记分
ECG 表现(无影响 ECG 的药物服用史、疾病史)	
QTC>480 毫秒	3
460～470 毫秒	2
>450 毫秒(男)	1
TdP＊	2
T 波交替	1
T 波切迹(3 导联以上)	1
静息心率低于正常 2 个百分位数	0.5
临床表现	
晕厥:紧张引起	2
非紧张引起	1
先天性耳聋	0.5
家族史	
家庭成员中有肯定的 LQTs	1
直系亲属中有<30 岁的心脏性猝死	0.5

＊ 除外继发性 TdP;得分>4 分为肯定的 LQT,2～3 分为可能的 LQT。QTc 为 QT/RR 间期的开平方根。

二、对 LQTs 基因检测的推荐建议

——以下情况推荐进行 LQT1～3(KCNQ1、KCNH2、SCN5A)的基因检测:基于病史,家族史,ECG 表型(静息 12 导联 ECGs 和/或运动或儿茶酚胺应激试验),心脏病专家高度怀疑遗传性长 QT 综合征的患者,无症状特发性 QT 间期延长者(其中青春前期 QTc>480 毫秒或成人QTc>500 毫秒,排除继发性 QT 间期延长因素,如电解质异常、药物因素、心肌肥厚、束支传导阻滞等)。

——以下情况可考虑进行 LQT1～3 基因检测:无症状特发性 QT 间期延长者;在后者中,青春前期 QTc>460 毫秒,成人 QTc>480 毫秒。

——已在先证者发现遗传性长 QT 综合征致病基因突变者,推荐其家族成员及相关亲属进行该特定突变的检测。

——10％～20％药物诱发性长 QT 综合征患者,有一些遗传性长 QT 综合征致病基因突变,对药物诱发的尖端扭转室速(TdP)的先证者,应考虑行基因检测,对其一级亲属推荐 12 导联 ECG

筛查。

　　——如果 LQT1~3 突变检测呈阴性,但有 QTc 间期延长,应考虑基因再评价,包括重复进行基因检测,或进行其他更多的致病基因检测。

三、LQTs 基因检测的意义

1. 基因检测对诊断的意义

　　一些共识认为,基于病史、家族史、T 波形态、运动或儿茶酚胺的激发试验等,心脏病专家怀疑遗传性长 QT 综合征的患者,均建议行相关基因检测。只有晕厥史的患者、未经心脏专科医生检查,不应进行相关基因检测;基因检测不应作为参加竞技运动前的筛查或作为普遍筛查的手段。如患者有运动诱发的心脏事件,QTc(按心率校正的 QT 间期,是反映心脏去极化和复极作用的指标)轻度延长或静息时正常(通常<460 毫秒),运动能引起多形性室性期前收缩,应考虑与 Andersen - Tawil 综合征、儿茶酚胺多形性室速相鉴别。即使没有症状,对那些诊断明确、排除了电解质紊乱、药物因素、心脏肥大、传导阻滞、糖尿病等心电图上显示 QT 延长者(青春期前的儿童 QTc≥480 毫秒或成人 QTc≥500 毫秒),建议进行遗传性长 QT 综合征相关基因检测。

　　对那些 12 导联 ECG 上(不是 24 小时 QTc 最大值)QTc≥460 毫秒的青春期前的青少年或者 QTc≥480 毫秒的成人,可考虑进行基因检测。这些 QTc 值是人为设定的,高于 AHA/ACCF/HRS 指南中规定的男性 QTc≥450 毫秒、女性 QTc≥460 毫秒的标准。对 2~4 周婴儿 QTc≥470 毫秒者,基因检测的阳性率一般为 50%。先证者筛查出特定基因突变后,其一级亲属(父母、兄弟姊妹、子女)应进行该基因突变检查,不管其有无临床表型。只有基因检测阴性结果才能排除遗传性长 QT 综合征,单纯 QTc 正常不能排除遗传性长 QT 综合征。如基因筛查阴性但又有 QTc 延长,应重复基因筛查或在更多的致病基因中进行筛查。

2. 基因检测对判断预后的意义

　　一些共识认为,基因型-表型关系研究,已发现 LQT1~3 型均有型特异的 ECG 特征、触发因素、自然病史、药物治疗反应。基因筛查结果已和传统的危险因素如性别、首次发病年龄、静息 QTc 值、晕厥史等,一并成为独立的预后危险因素。与 LQT1/2 比,LQT3 型可有更高的死亡率。对 LQT1/2 型,相关蛋白某些特定氨基酸残基的突变,也可以是独立的危险因素。

3. 基因检测对治疗的意义

　　一些共识认为,遗传性长 QT 综合征基因检测、治疗的目的是,预防心脏骤停、猝死。对遗传性长 QT 综合征患者,要避免应用延长 QT 间期的药物,要保持电解质平衡,避免遗传性长 QT 综合征特异性情景、环境刺激因素,可减少心脏事件的发生。治疗策略根据基因型、表型的严重度而定。一般遗传性 LQTs 患者可用药物、器械、手术治疗。对获得性 LQTs,去除致病因素是关键。镁离子可有效抑制 TdP。β 受体阻断剂是多数长 QT 综合征患者的一线治疗药物,1~3 型患者中,β 受体阻断剂对 1 型最有效,对 2 型患者中等有效;而对 3 型患者,普萘洛尔+美西律或氟卡尼或雷诺嗪可能是首选。治疗决策不能单纯基于基因型,也不能只依据某个特定致病突变,尤其是给一个无症状的 3 型患者安装 ICD 的决定,必须同时考虑基因型之外的危险因素。遗传性长 QT 综合征患者可有效治疗,猝死也可预防。不是每个遗传性长 QT 综合征患者都要安装 ICD,多达 50% 的基因突变携带者,终生不发生心脏事件。通过对患者进行基因检测、综合评估、危险分层,可帮助他们选择最适合的个体化治疗方案,并取得最佳的临床结果。

(陈多学　孔德华)

进一步的参考文献

［1］ BROWN DA. Cardiac mitochondria and arrhythmias ［J］. Cardiovasc Res,2010,88(2):241‒249.

［2］ PEACOC K. Psychological distress and arrhythmia:risk prediction and potential modifiers［J］. Prog Cardiovasc Dis,2013,55(6):582‒589.

［3］ BHIMARA JA. Role of oxidative stress in disease progression in stageBheart failure[J]. Heart Fail Clin, 2012,8(1):101‒111.

第二十七章　阵发性房室结折返性心动过速治疗

阵发性房室结折返性心动过速(AVNRT),约占阵发性室上速(PSVT)的50%,多见于成年人,女性较男性多见,婴幼儿较少见;以反复发作的快速性心悸为特征,心电图可见 P 波缺如、QRS 波终末部变形的 P 波;常不伴器质性心脏病,心率变化范围为每分钟100~280次。

一、房室结折返的电生理

在正常心脏,房室结为房室间的电学连接结构,位于 Koch 三角内;后者边界的前上方由 Todaro 腱构成,后方是冠状窦,下方是三尖瓣环。真房室结位于房间隔前上部位,其前上组纤维即快径路纤维,分布于心房肌周围;其后下组纤维即慢径路纤维,向下行至冠状窦口。当房性期前刺激的配对间期轻度减少(10毫秒)时,房室间期突然增加至少50毫秒,可诊断为房室结双径路。房性期前收缩激动下传时,快径路先有阻滞,激动循慢径路下传,然后由恢复传导功能的快径路逆传,形成典型的 AVNRT。在较少的情况下,快径路的不应期短于慢径路,激动从快径路顺传,而从慢径路逆传,可产生不典型的 AVNRT。折返环不局限于真房室结,后者周围心房组织常参与折返环形成。研究证实,AVNRT 一般不需要心房组织参与即能维持心动过速。

在阵发性室上速(PSVT)患者中,大多数心电图表现为 QRS 波形态正常、RR 间期规则的快速心律;大部分由折返机制引起,而折返可发生在窦房结、房室结、心房等部位。一般 PSVT 包括:AVNRT、阵发性房室折返性心动过速(AVRT)、阵发性窦房结折返性心动过速、阵发性房性心动过速;研究发现,其中 AVNRT、AVRT 共约占90%以上。PSVT 终止方法包括药物复律、食管心房调搏、直流电复律、导管射频消融等;药物复律可用 ATP、腺苷等。

二、阵发性房室结折返性心动过速的临床表现

AVNRT 常无明显病因;部分患者有家族倾向,可能为常染色体显性遗传。大多数不伴有器质性心脏病,年龄较大患者可伴高血压、冠心病等的器质性心脏病,常为阵发性突发突止,少数患者逐步终止。首次发病后常反复发作,持续多年;频繁程度、持续时间并不恒定。饮酒、吸烟、运动、吃刺激性食物等可诱发;常见心悸(无特异性),常伴快速规则的颈部搏动感、胸闷、呼吸困难、头晕等;伴器质性心脏病的患者可有气促、胸痛;部分患者有多尿,可能与发作时平均右房压、血浆心钠素水平升高相关。患者体表心电图在窦性心律时,可出现有房室结双径路的征象:①突发、持续的 PR 间期延长;②PR 间期交替;③经快径路、慢径路同时传导所致的双重心室反应。患者体表心电图在心动过速发作时,常表现为节律规则的窄 QRS 波心动过速;各次发作的频率可能不同,一次较长的发作中前后频率也可不同;这反映自主神经系统对房室结折返环前向、逆向传导影响的变异性。心动过速频率过快时,可出现电交替。

三、阵发性房室结折返性心动过速的诊断

根据美国 ACC 等的看法,阵发性房室结折返性心动过速分为慢-快型、快-慢型、慢-慢型。慢-快型占90%以上;心动过速时经慢径路前传,经快径路逆传;逆传心房波出现较早,可与 V 波同时或略后略早于 V 波,AH/HA>1,逆向性的心房激动在房室连接区最早出现,VA 间期在希氏

束电图上测量一般＜60 毫秒。患者体表心电图中,逆传 P 波接近 QRS 波,常隐没在 QRS 波中,也可在 QRS 波前后。体表心电图 V₁ 导联出现假性 Rc 波,或 Ⅱ、Ⅲ、avF 导联出现假性 S 波,高度提示慢-快型阵发性房室结折返性心动过速。

快-慢型占 5%～10%,心动过速时经快径路前传,经慢径路逆传。逆传心房波在 V 波后,AH/HA＜1,提示逆向传导速度慢于前向传导速度。VA 间期在希氏束电图上测量＞60 毫秒。最早的逆传心房波激动点在冠状窦口或低位右房间隔。在患者体表心电图中,RP 间期长于 PR 间期,P 波在 Ⅱ、Ⅲ、avF 导联呈倒置状,在 V₁、V₂、avL 呈直立,在 Ⅰ 导联呈双向或位于等电线上。慢-慢型 AH/HA＞1,但 VA 间期＞60 毫秒,提示两条慢径路参与折返,前传和逆传均经慢径路。V₁ 和 Ⅲ 导联 RP 差值＞20 毫秒,一般提示为阵发性室性折返性心动过速(VNRT),而不是阵发性间隔部房室折返性心动过速。心动过速时出现房室传导阻滞,可排除阵发性室性折返性心动过速;出现束支传导阻滞,若 AA 或 HH 间期不变,为阵发性室性折返性心动过速;若 VA 间期变化,诊断为顺传型阵发性房室结折返性心动过速,旁路位于阻滞侧。

心房起搏和心动过速时,AH 间期差值即 $AH,有助于鉴别不典型阵发性室性折返性心动过速、其他长 RP 心动过速。$AH＞40 毫秒提示为阵发性室性折返性心动过速;在阵发性间隔部房室折返性心动过速和房速,$AH 分别＜20 毫秒和 ＜10 毫秒。在心动过速、心室期前刺激时,AA 间期发生变化;心室期前刺激、终止心动过速时,并未传向心房;心动过速时,心房较大范围配对间期内的期前刺激 HA 间期相对恒定;这时可排除房速。停止起搏时观察心房波反应有助于鉴别,A-A-V 顺序者为房速,A-V 顺序者为阵发性房性/室性折返性心动过速。

阵发性室性折返性心动过速患者中,$HA＞0,阵发性顺传型房室折返性心动过速中 $HA＜-27 毫秒;若以 - 10 毫秒作为区分值,鉴别这两种心动过速的敏感度、特异度均达 100%。伴旁路旁观者时,阵发性室性折返性心动过速,须与阵发性逆传型房室折返性心动过速相鉴别。

四、阵发性房室结折返性心动过速的药物治疗

因为目前其药物治疗在进一步研究中;其反复发作的患者,可选择口服药物,包括非二氢吡啶类钙通道阻断剂、β 受体阻断剂、地高辛;有效率为 30%～50%。口服维拉帕米可减少发作次数、缩短发作持续时间。氟卡尼(每天 200～300 mg) 能抑制 65% 患者发作。Ⅰc 类药物＋β 受体阻断剂联用,能增强疗效。普罗帕酮预防本症有效。但 Ⅰc 类药物如氟卡尼、普罗帕酮,禁用于有器质性心脏病的本症患者。Ⅲ 类药物如胺碘酮、索他洛尔、多非利特,可预防本症复发;但有致心律失常作用,可引发尖端扭转型室速,应避免常规使用。胺碘酮主要抑制逆行快径路传导,用于器质性心脏病的患者,特别是左室心功能不全的患者,一般是安全的。在偶有本症发作、发作时间较长、仍能耐受的患者,使用迷走神经刺激法无效时,可单次口服药物治疗;在没有器质性心脏病的青少年、青年中,单次口服氟卡尼(约 3 mg/kg) 可终止阵发性室性折返性心动过速急性发作。一次口服地尔硫䓬(120 mg)和普萘洛尔(80 mg)治疗,也可作为单次口服药物治疗方案,但要注意其可能产生低血压、窦性心动过缓等并发症;有显著左室功能不全、窦性心动过缓、预激综合征的患者,一般不适合此种给药方法。

五、阵发性房室结折返性心动过速的导管射频消融

从理论上讲,射频消融(RFCA)可阻断快径路、慢径路的任一径路,使两条折返径路平衡,可治疗阵发性房室结折返性心动过速患者。射频消融方法,一般分前位法消融快径路、后位法消融慢径路。前位法消融快径路,因易引起高度房室传导阻滞(AVB)并发症,目前很少采用。后位法

消融慢径路,最常是在冠状窦口前方沿三尖瓣环处消融阻断慢径路,成功率为70%,并发症较少,已成为常规方法。15%本症患者需在冠状窦口下方三尖瓣环处消融;如在上述部位消融不成功,导管大头置于三尖瓣环稍前方区域,可使10%患者消融成功,5%患者要在三尖瓣环更靠前部位、冠状窦口、冠状窦上方的房间隔区域进行射频消融方能成功。一般采用温控放电,预设温度为55~60摄氏度,功率常从10~15 W开始,观察房室结性心律、AH间期,每隔5~10 s递增5~10W,以达到预设温度。如果出现加速性房室结性心律,一般预示可能为有效靶点。放电过程中,房室结性心律逐渐减少、消失,是房室结改良成功的预测指标。在有效靶点,常可记录到慢径路电位(Asp),但后者不是靶点成功消融的敏感指标。

研究发现两种慢径路电位:一种是尖锐快波,窦性心律时位于低频低幅的心电生理图A波后10~40毫秒,形成双电位,常在冠状窦口至三尖瓣区域记录到。当有逆传慢径路存在时,这种双电位顺序相反。另一种是缓慢低频低幅波,常隐藏于心电生理图A波或紧跟A波,占据部分或整个AV间期,可单向、双向、双峰。虽然在记录到慢径路电位处,射频放电大多数能成功,但费时较长。慢径路消融成功的标志,为房室结双径路相关心电图曲线消失;各种电刺激(包括静脉滴注异丙肾上腺素后)不能诱发本症。快-慢型本症发作时,标测到激动的心房出口点,可直接定为消融慢径路靶点。慢-慢型本症的逆行慢径路,可能起源于房间隔左缘的房室结外延部;在冠状窦口内能安全成功消融最早逆行的心房激动点。对程控刺激不能诱发的本症患者,如有双径路现象、体表心电图记录,可考虑慢径路消融。

文献报道,本症65岁以上组患者,19.3%合并冠心病;其发作频率常较年轻组低,但易有明显症状,晕厥发生率高达43.2%。慢径路消融同样安全有效。有人认为,房室旁路消融失败、手术时间过长的原因,50%以上是由消融导管的不稳定性引起。研究发现,可辅用SRO长鞘,放电过程中能减少导管移位;可把辅用SRO长鞘,作为慢径路消融的常用方法。研究发现,在少数慢-快型本症患者中,左后房室结延伸支参与折返,称左侧变异型;该型可出现以下特征:心动过速时房室间期<15毫秒;心房程序早搏刺激能刺激产生2个希氏束电位,分别经快径路、慢径路传导。从常规慢径路部位右房后中间隔或冠状窦口附近消融,常不能获得成功;在二尖瓣环后部左后间隔和冠状窦口内超过2 cm处,可能成功消融;75%患者能在近端冠状窦口消融阻断逆传慢径路,提示左后房室结延伸部分,构成折返环的逆传支。

选择性消融慢径路治疗本症的即时成功率在95%以上;并发症较少,主要为传导阻滞。有人报道1197例本症患者的消融手术,成功率达96.1%;严重并发症如Ⅱ度或Ⅲ度房室传导阻滞事件的发生率为1%(归因于快径路后移、慢径路上移、放电时导管移位)。已有Ⅰ度房室传导阻滞,一般并不增加术后发展为完全性房室传导阻滞的风险。国外报道,术后复发率为3%~7%,国内在1%以下。应尽力预防房室传导阻滞发生。与长期药物治疗比,射频消融已成为本症的首选治疗手段。对频繁发作的本症患者,射频消融可作为一线治疗;但选择消融还是药物治疗,常需根据患者情况、生活方式、职业、个体意愿倾向性、医疗中心消融经验、临床来判断。选择治疗策略可根据:心动过速的发作频率、持续时间、症状的耐受性、抗心律失常药物的疗效/耐受性;是否需要终身药物治疗;是否存在并发器质性心脏病等。

国内有人经导管射频消融术治疗阵发性室上速(PSVT)患者350例,常规行心腔内电生理检查,明确室上速类型。左侧房室旁道参与的折返性心动过速消融时,常采用主动脉瓣逆途径,或穿刺房间隔途径,进行标测、消融。右侧房室旁道参与的折返性心动过速,经右股静脉标测、消融。房室结折返性心动过速消融,采用下位法消融慢径路。研究发现,350例消融患者中,房室结折返性心动过速占57.4%,房室折返性心动过速占42.6%;手术即时成功率为99.4%,术后复发率为2.9%。患者平均手术时间为96.5分钟,其中房室结折返性心动过速患者的平均手术时间为87.2分钟,房室折返性心动过速患者的平均手术时间为98.4分钟;手术并发症7%,所有患者均无瓣膜损伤、心包填塞、死亡等严重并发症。射频消融治疗阵发性室上性心动过速较安全、有效。350

例射频消融患者中,复发率为 1.1%,复发的患者,以快-慢型、慢-慢型为主。术前分析完全发作时的体表 ECG,术中详细进行心内电生理检查,是明确诊断、提高疗效、减少并发症的关键。阵发性室上性心动过速是由房室结双径路、房室旁路(AP)参与的折返性心动过速时,一般采用药物治疗,常难以控制,且不能根治;目前经导管射频消融是根治的较有效方法。

有人指出,射频消融术的成功,与心律失常的电生理诊断是否正确、消融靶点定位是否准确、消融导管贴靠情况、放电时靶点组织的有效温度等相关。研究表明,房室结折返性心动过速的折返环,并不局限于房室结致密部,常包括房室结及其周围的交界区。房室交界区存在快径路、慢径路(偶有多条)是形成房室结折返性心动过速的电生理基础。95%房室结折返性心动过速为慢-快型,有由慢径路前传、快径路逆传构成的折返环;其快径路的前传不应期较长,慢径路的不应期较短;发作时心内电生理图 A 波激动呈中心性逆传,VA<AV,且 VA 间期<70 毫秒。少数的不典型房室结折返性心动过速包括快-慢型、慢-慢型、左侧慢-快型。快-慢型阵发性房室结折返性心动过速发作时,心率波动在每分钟 125～160 次,体表 ECG 表现为 P 波滞后现象(RP'≥70 毫秒);心内电生理图显示:AVN 传导曲线不中断,发作时常有 VA 逆传跳跃。最早心房激动处(EAA)多在 Koch 三角的后下方(冠状窦口附近)。

有人发现,有的阵发性房室折返性心动过速患者以左侧旁道为主(左后壁旁道占主要比例;右侧旁道患者则以右后壁旁道为主)。旁道消融的关键在于旁道定位是否准确,术中常以小 A 大 V、AV 或 VA 融合,V 波早于显性预激波提示为最佳消融靶点。左侧旁道可结合二尖瓣环心室侧消融和经股动脉途径的心房侧消融。右侧旁道由于靶点定位、消融导管固定都较左侧困难,且部分患者由于导管反复刺激,易导致房颤,使右侧旁道较难定位,故消融成功率常较左侧旁道低。有人认为,A 波或 V 波提前的程度,是确定旁道参与的房室折返性心动过速消融靶点的重要依据,而 AV 最佳融合点次之。目前房室结慢径路、快径路的确切解剖位置还在研究中。有人认为,慢径路常靠近冠状窦口,而快径路则位于希氏束附近,但两者间常有部分重叠;部分快径路位于 Kock 三角的中下 1/3 处,靠近冠状窦口,可和通常消融慢径路的区域重叠,故在慢径路区域放电时,有可能损伤快径路,导致 Ⅲ 度房室传导阻滞。

总之,经导管射频消融术是目前大部分快速性心律失常安全、有效的首选治疗方法。术前完善体表心电图、捕捉发作时心电图、详细的心内电生理检查、正确识别和处理术中出现的特殊电生理现象,是明确心律失常诊断、提高手术疗效、减少术后并发症的关键。

(孔德华　陈多学)

进一步的参考文献

[1] RENO CMS. Severe hypoglycemia‐induced lethal cardiac arrhythmias mediated by sympathoadrenal activation[J]. Diabetes,2013,62(10):3570‐3581.

[2] GRACE AA. Systems biology and cardiac arrhythmias[J]. Lancet,2012,380(9852):1498‐1508.

[3] TESTER DJ. Genetiocs of long QT syndrome[J]. Methodist Debakey CardiovascJ,2014,10(1):29‐33.

[4] GEORGE AL. Molecular and genetic basis of sudden cardiac death[J]. J Clin Invest,2013,123(1):75‐83.

第二十八章 心脏起搏器治疗

2012 年,美国心脏病学院基金会(ACCF)/美国心脏协会(AHA)/美国心脏节律协会(HRS)发布了心脏起搏器置入治疗指南,报道了重要的研究成果,如缓慢心律失常的治疗器械最佳化等。

一、起搏器的适应证

(一)窦房结和房室结功能不全导致心动过缓的起搏治疗

1. 窦房结功能不全

一些起搏器指南认为,窦房结功能不全(SND)包括持续性症状性窦性心动过缓、心脏变时性功能不全,一般较难确定病因;阵发性/持续性窦性停搏,被心房、房室交界、心室肌的逸搏性心律替代时,可引发阵发性房颤、窦性心动过缓等,可伴随症状。症状性窦性心动过缓,可进行永久性心脏起搏,但患者要进行选择。

(1)Ⅰ类推荐 窦房结功能不全,常有症状性心动过缓、频繁窦性停搏(C 级证据);有症状性心脏变时性功能不全(C 级证据);其起源于某些疾病时,要给予一定的药物治疗(C 级证据)。

(2)Ⅱa 类推荐 症状性窦房结功能不全,与心动过缓、晕厥、心率每分钟<40 次相关时,永久性起搏器的置入是合理的(C 级证据);电生理检查能诱发出异常时,永久起搏器的置入是合理的(C 级证据)。

(3)Ⅱb 类推荐 轻度症状性窦房结功能不全患者,心率每分钟<40 次,可考虑永久性起搏器置入(C 级证据)。

(4)Ⅲ 类推荐 无症状的窦房结功能不全患者,不适用永久性起搏器的置入(C 级证据);窦房结功能不全患者症状,发生在无心动过缓时,永久性起搏器的置入不合适(C 级证据);窦房结功能不全、症状性心动过缓,由药物治疗引起,不适用永久起搏器的置入(C 级证据)。

2. 成人房室传导阻滞

一些起搏器指南认为,成人房室传导阻滞分为Ⅰ、Ⅱ、Ⅲ 度(Ⅲ 度为完全性阻滞);阻滞定位于希氏束上、内、下。Ⅲ 度房室传导阻滞患者,常发生晕厥,即使心室率每分钟在 40 次以上,仍强烈推荐永久性起搏器置入。Ⅰ度房室传导阻滞患者,PR 间期超过 300 毫秒,可导致症状,能获益于双心室起搏。Ⅱ 度一型房室传导阻滞患者,合并窄/宽的 QRS 波,合并血流动力学障碍(如房室同步丧失)时,电生理检查发现激动起源于希氏束内/下,应考虑起搏治疗。Ⅱ 度二型房室传导阻滞患者,合并宽 QRS,弥漫性传导阻滞,电生理检查发现激动起源于房室结、希氏束内/下,应考虑起搏治疗。成人房室传导阻滞为永久性,不能逆转,常须置入永久性起搏器;即使房室传导阻滞暂时性逆转,疾病仍然有进展的可能时,常须置入永久性起搏器。瓣膜手术后房室传导阻滞,可依据患者不同的自然病程而判断。

3. 成人获得性房室传导阻滞

(1)Ⅰ类推荐 任何解剖部位的 Ⅲ 度或高度 Ⅱ 度成人获得性房室传导阻滞,导致心动过缓性症状(包括心衰)或室性心律失常(C 级证据)。任何解剖部位的 Ⅲ 度和高度 Ⅱ 度成人获得性房室传导阻滞,导致心律失常和其他疾病需要药物治疗,并导致症状性心动过缓(C 级证据)。清醒时任何解剖部位的 Ⅲ 度和高度 Ⅱ 度成人获得性房室传导阻滞,窦性心律时无症状,无收缩期≥3.0秒,逸搏心律每分钟<40 次,或逸搏心律起搏点低于房室结(C 级证据)。清醒时任何解剖

部位的 Ⅲ 度和高度 Ⅱ 度成人获得性房室传导阻滞,无症状性房颤,有≥1 次至少 5 秒 或更长停搏的心动过缓(C 级证据)。房室结导管消融后,任何解剖部位的 Ⅲ 度和高度 Ⅱ 度成人获得性房室传导阻滞(C 级证据)。

　　手术后发生于任何解剖部位的 Ⅲ 度和高度 Ⅱ 度成人获得性房室传导阻滞,预计心脏手术后不可恢复(C 级证据)。神经肌肉疾病导致的发生于任何解剖部位的 Ⅲ 度高度 Ⅱ 度成人获得性房室传导阻滞,如肌强直性肌营养不良,心脏传导阻滞-视网膜色素变性-眼肌麻痹综合征,厄尔布营养障碍(假肥大性肌营养障碍),腓侧肌萎缩,有或无症状(B 级证据)。Ⅱ 度成人获得性房室传导阻滞导致症状性心动过缓,无论类型或阻滞位置(B 级证据)。在任何解剖部位的无症状性持续性 Ⅲ 度成人获得性房室传导阻滞,清醒时平均心室率每分钟 40 次或更快,出现心脏肥大或左心室功能不全,或阻滞部位低于房室结(证据级别 B)。无心肌缺血时运动后出现 Ⅱ 度或 Ⅲ 度成人获得性房室传导阻滞(C 级证据)。

　　(2)Ⅱa 类推荐　持续性 Ⅲ 度成人获得性房室传导阻滞逸搏心率每分钟＞40 次,无症状,无心脏肥大,永久起搏器的置入是合理的(C 级证据)。无症状性 Ⅱ 度成人获得性房室传导阻滞,电生理检查发现阻滞部位位于希氏束内或希氏束下,永久起搏器的置入是合理的(B 级证据)。Ⅰ 度或 Ⅱ 度成人获得性房室传导阻滞,症状类似于起搏器综合征或血流动力学障碍,永久起搏器的置入是合理的(B 级证据)。无症状性 Ⅱ 度二型成人获得性房室传导阻滞合并窄 QRS 波,永久起搏器的置入是合理的。当 Ⅱ 度二型成人获得性房室传导阻滞合并宽 QRS 波,包括孤立性右束支阻滞,起搏治疗为Ⅰ类推荐(见慢性双束支阻滞)(B 级证据)。

　　(3)Ⅱb 类推荐　神经肌肉疾病,如肌强直性肌营养不良,厄尔布营养障碍(假肥大性肌营养障碍)和腓侧肌萎缩无论几度成人获得性房室传导阻滞,有或无症状,考虑置入永久性起搏器,由于这时能进展为不可预测的成人获得性房室传导阻滞(B 级证据)。使用药物和(或)药物毒性的成人获得性房室传导阻滞,即使停药后预期阻滞再发,考虑起搏器置入(B 级证据)。

　　(4)Ⅲ 类推荐　无症状Ⅰ度成人获得性房室传导阻滞不适应永久性起搏器置入(B 级证据)(见于慢性双束支阻滞章节);无症状 Ⅱ 度一型成人获得性房室传导阻滞,阻滞位于希氏束以上或不知希氏束内或希氏束下,不适应永久起搏器置入(C 级证据);房室传导阻滞预期能恢复或不可能再发,不适应于永久起搏器置入(如药物毒性、莱姆病、无症状性迷走神经暂时性紧张、睡眠呼吸暂停综合征中的低氧血症)(B 级证据)。

4. 慢性双束支阻滞

　　一些起搏器指南认为,慢性双束支阻滞指,心电图发现在房室结以下右束支、左束支的传导受损。交替性束支阻滞(也称双侧束支阻滞)指,ECG 证据显示明显的 3 束支阻滞,表现为连续的 ECG 显示右束支阻滞合并左束支阻滞,或在一份 ECG 中显示右束支传导阻滞合并左前分支传导阻滞,而另一份 ECG 中显示右束支传导阻滞合并左后分支传导阻滞。Ⅰ 度房室传导阻滞合并双束支阻滞时,有较高的死亡率、猝死率。Ⅲ 度房室传导阻滞常先出现双束支阻滞,再缓慢进展为 Ⅲ 度房室传导阻滞。如果双束支阻滞出现、但晕厥的原因不能确定,或治疗药物可加重房室传导阻滞,预防性永久起搏治疗是合适的。有人建议,无症状性双束支阻滞患者,HV 间期≥100 毫秒,应考虑永久起搏治疗。如果心房起搏诱发了非生理性希氏束下的阻滞,有人考虑此为起搏适应证。

5. 慢性双束支阻滞

　　(1)Ⅰ 类推荐　高度Ⅱ 度房室传导阻滞或间歇性 Ⅲ 度房室传导阻滞(B 级证据)。Ⅱ 度二型房室传导阻滞(B 级证据)。交替性束支阻滞(C 级证据)。

　　(2)Ⅱa 类推荐　晕厥的病因不能证实由于房室传导阻滞引起,其他可能的晕厥病因排除后,尤其排除了室性心动过速(VT),永久起搏器置入是合理的(B 级证据)。无症状患者电生理检查偶然发现明显的 HV 间期延长(≥100 毫秒),因而永久起搏器置入是合理的(B 级证据)。电生理检查偶然发现起搏诱导的非生理性希氏束下阻滞,永久性起搏器的置入也是合理的(B级证据)。

(3)Ⅱb类推荐　在神经肌肉疾病领域,如肌强直性肌营养不良,厄尔布营养不良(肢带肌营养不良)和腓侧肌萎缩合并双束支阻滞或任何束支阻滞,有或无症状,考虑永久性起搏器置入(C级证据)。

(4)Ⅲ类推荐　束支阻滞无房室传导阻滞或无症状,不适用永久性起搏器置入(B级证据)。束支阻滞合并Ⅰ度房室传导阻滞、无症状,不适用永久性起搏器置入(B级证据)。

6. 心肌梗死急性期后永久性起搏治疗的推荐

当急性心肌梗死合并房室传导/室内传导阻滞时,如考虑永久性起搏器置入,传导障碍的类型、梗死部位、电紊乱与梗死的关系必须考虑。当下壁心肌梗死合并症状性高度Ⅱ度或Ⅲ度心脏传导阻滞,即使有窄QRS波,如果阻滞不能恢复,可能考虑永久起搏器治疗。

(1)Ⅰ类推荐　STEMI后希氏束浦肯野系统内的持续性Ⅱ度房室传导阻滞合并交替性束支阻滞,希氏束浦肯野系统内或其下的Ⅲ度房室传导阻滞,适应永久性室性起搏器置入(B级证据)。短暂性高度Ⅱ度或Ⅲ度房室结下阻滞及相关束支阻滞,适用永久性心室起搏治疗。如果阻滞部位不清,可能需要电生理检查(B级证据)。持续性和症状性Ⅱ度或Ⅲ度房室传导阻滞,可应用永久性心室起搏治疗(C级证据)。

(2)Ⅱb类推荐　持续性Ⅱ度或Ⅲ度房室传导阻滞,阻滞位于房室结水平,即使无症状,可考虑永久性心室起搏治疗(B级证据)。

(3)Ⅲ类推荐　短暂性房室传导阻滞,无室内传导障碍,不适用永久性心室起搏治疗(B级证据)。短暂性房室传导阻滞,合并单独的左前分支阻滞,不适用永久性心室起搏治疗(B级证据)。新的分支传导阻滞或束支传导阻滞、无房室传导阻滞,不适用永久性室性起搏治疗(B级证据)。分支或束支传导阻滞时出现持续性无症状Ⅰ度房室传导阻滞,不适用永久性心室起搏治疗(B级证据)。

7. 颈动脉窦过敏综合征和神经心源性晕厥的永久性起搏器治疗的推荐

(1)Ⅰ类推荐　反复发作的晕厥,由自发性颈动脉窦刺激、颈动脉窦按压导致,可诱导室性停搏>3秒,可考虑永久性起搏治疗(C级证据)。

(2)Ⅱa类推荐　晕厥无明确的刺激性事件诱因,但有高敏性心脏抑制反应>3秒或更长,可考虑永久性起搏治疗(C级证据)。

(3)Ⅱb类推荐　自发性或直立倾斜试验时证实的、与心动过缓相关的、症状明显的神经心源性晕厥,可考虑永久性起搏治疗(C级证据)。

(4)Ⅲ类推荐　对颈动脉窦刺激产生高度敏感性心脏抑制反应,无症状或症状含糊,不适用永久性起搏治疗(C级证据)。情境性血管迷走性晕厥,其中有效的行为可避免其发生,不适用永久性起搏治疗(C级证据)。

8. 肥厚型心肌病(HCM)患者起搏治疗的推荐

(1)Ⅰ类推荐　窦房结综合征、房室传导阻滞的肥厚型心肌病患者,如上面所述(见窦房结、成人获得性房室传导阻滞),可考虑永久性起搏治疗(C级证据)。

(2)Ⅱa类推荐　药物难治性有症状的肥厚型心肌病患者、休息或诱发出现的显著LV流出道阻塞患者,考虑永久性起搏器治疗(A级证据)。作为Ⅰ类适应证,当猝死的危险因素出现时,考虑DDDICD。

(3)Ⅲ类推荐　无症状或药物治疗可控制症状的肥厚型心肌病患者,不适用永久性起搏器的置入(C级证据)。有症状的患者、无证据显示LV流出道梗阻的肥厚型心肌病患者,不适用永久性起搏器的置入(C级证据)。

9. 儿童、青年以及先天性心脏病患者的永久性起搏治疗的推荐

(1)Ⅰ类推荐　高度Ⅱ度或Ⅲ度房室传导阻滞,与症状性心动过缓、心室功能不全、低心输出量相关,适用永久性起搏器置入(C级证据)。窦房结综合征与年龄不适应的心动过缓症状相关时,适用永久性起搏置入;心动过缓的定义由于患者年龄等的差异而不同(B级证据)。手术后高度Ⅱ度或Ⅲ度房室传导阻滞,预期不能恢复,或心脏手术后持续至少7天,适用永久性起搏器置入(B级证据)。先天性Ⅲ度房室传导阻滞合并宽QRS逸搏心律、复杂心室异位心律、心室功能不全,适用永久性起搏器置入(B级证据)。婴幼儿先天性Ⅲ度房室传导阻滞、心室率每分钟<55次,先天性心脏病心室率每分钟<70次,适用永久性起搏器置入(C级证据)。

(2)Ⅱa类推荐 先天性心脏病和窦性心动过缓患者,为预防房内折返性心动过速事件的复发,永久性起搏器置入是合理的(C级证据)。先天性Ⅲ度房室传导阻滞、患者诊断的第一年后平均心率每分钟<50次,2~3倍心室率基本周期时间的突然停搏,心脏变时性功能不全导致心动过缓相关症状,久性起搏器置入是合理的(B级证据)。窦性心动过缓合并复杂的先天性心脏病,静息心率<40次/分或心室率停搏>3秒,永久性心脏起搏器置入是合理的(C级证据)。先天性心脏病及由窦性心动过缓、房室传导失同步导致血流动力学障碍患者,永久性心脏起搏器置入是合理的(C级证据)。无法解释的晕厥患者,既往有先天性心脏病手术合并短暂性完全性心脏阻滞、遗留束支阻滞,仔细评价后排出晕厥的其他原因,永久性起搏器的置入是合理的(B级证据)。

(3)Ⅱb类推荐 手术后短暂性Ⅲ度房室传导阻滞,转复为窦性心律遗留双束支阻滞,可考虑永久性起搏器置入(C级证据)。先天性Ⅲ度房室传导阻滞的无症状儿童或青年,有可接受的心率、窄QRS波群、正常的心室功能,可考虑永久性起搏器置入(B级证据)。先天性心脏病双心室修复后、无症状性窦性心动过缓,静息心率每分钟<40次或心室率停搏>3秒,可考虑永久性起搏器置入(C级证据)。

(4)Ⅲ类推荐 手术后短暂房室传导阻滞转复为正常房室传导的其他无症状患者,不适用永久性起搏器置入(B级证据)。先天性心脏病手术后无症状双束支阻滞、有或无Ⅰ度房室传导阻滞,既往无短暂性完全房室传导阻滞,不适用永久性起搏器置入(C级证据)。无症状Ⅱ度1型房室传导阻滞患者,不适用永久性起搏器置入(C级证据)。无症状性窦性心动过缓,最长风险间歇<3秒及最小心率每分钟>40次,不适用永久性起搏器置入(C级证据)。

(二)特殊临床情况的起搏治疗

以下这些特殊领域起搏治疗的进展,是先前指南发表后获得的新知识,以下进行详细探究。

1. 心脏移植后起搏治疗的推荐

(1)Ⅰ类推荐 持续性不恰当的或症状性心动过缓,预期不能恢复;其他原因的永久性起搏器Ⅰ类适应证;适用永久性起搏治疗(C级证据)。

(2)Ⅱb类推荐 相对性心动过缓持续发展或再发,影响康复或心脏移植术后的恢复出院,考虑永久性起搏器置入(C级证据)。心脏移植后晕厥,即使心动过缓性心律失常未被证实,考虑永久性起搏器置入(C级证据)。

2. 神经肌肉疾病

传导系统疾病进展为完全性房室传导阻滞,有时与几种神经肌肉疾病相关,包括强直性肌营养不良、埃默里-德赖富斯肌营养不良症,永久性起搏器置入有用。

3. 睡眠呼吸暂停综合征

CRT可减少中央型睡眠呼吸暂停,改善心衰、室性传导延迟患者的睡眠质量。

4. 心脏结节病

心脏结节病通常于20~40岁患者发病,导致非干酪化肉芽肿,易导致房室传导阻滞;由于疾病有进展的可能,建议置入起搏器,能确保对心动过缓性心律失常的治疗,但对防治室性心律失常无效。

(三)起搏预防和终止心律失常

1. 永久性起搏器自动起搏预防、终止室上速的推荐

(1)Ⅱa类推荐　症状性复发性室上速、能被永久性起搏器终止；导管消融、药物不能控制的心律失常或产生不可忍受的不良反应时，永久性起搏治疗是合理的(C级证据)。

(2)Ⅲ类推荐　附加旁路并有快速前向传导时，永久性起搏器不适用。

2. 起搏预防房速

许多心脏结节病患者有房速，适用起搏治疗。折返性房速，可用抗心动过速起搏(ATP)终止。某些房速由局灶自律性增高引发，可能对超速驱动抑制有反应。某些双腔起搏、ICD联合与抗心动过速起搏(ATP)，能终止30%～60%症状性房速。

3. 长QT综合征

研究发现，心脏起搏器联合β受体阻断剂，能预防先天性长QT综合征猝死；起搏器能暂停室速、窦性心动过缓、高度房室传导阻滞。

4. 起搏治疗预防室速的推荐

(1)Ⅰ类推荐　一些持续性室速，有或无QT延长，适用永久性起搏治疗(C级证据)。

(2)Ⅱa类推荐　先天性长QT综合征高危患者，永久性起搏治疗是合理的(C级证据)。

(3)Ⅱb类推荐　窦房结综合征与房颤共存的患者，为预防症状性、药物难治性、复发性房颤，可考虑永久性起搏治疗(B级证据)。

(4)Ⅲ类推荐　有复杂室性异位激动、不合并持续性室速的非长QT综合征患者，不适用永久性起搏治疗(C级证据)。可逆原因的尖端扭转性室速，不适用永久性起搏治疗(A级证据)。

5. 预防房颤的起搏推荐

Ⅲ类推荐　无起搏器置入的其他适应证的患者，永久性起搏器置入不适用于房颤的预防(B级证据)。

二、起搏治疗需进一步研究的问题

今后须进一步研究，确保最佳的起搏治疗效果提供给所有合适的患者人群；研究起搏治疗的效价比；寻找各种方法，改善电极和起搏器的可信赖性和寿命，确保发现起搏器运行中出现的问题；明确年龄对置入手术并发症发生率以及起搏装置置入风险/获益比的影响；确定正常心室功能患者双室或左心室刺激的效果；确定当今心肌梗死后起搏的需要；对疾病终末期患者制定起搏装置治疗或终止起搏治疗其他需要的指南。

三、起搏器应用

国内有人总结分析2001～2010年心脏置入起搏器的类型、植入病因、年龄、置入部位、变化趋势、心脏疾病类型对起搏器的选择的影响。结果发现，10年来共安置心脏置入装置2826例，病窦综合征(SSS)及房室传导阻滞(AVB)为起搏器安置的主要原因。双腔起搏器为主要类型。心脏再同步化治疗(CRT)、埋藏式心律转复除颤器(ICD)所占比例增加，预防性ICD置入较少；间隔起搏、螺旋电极数量增加。但猝死高危人群的预防性装置植入仍较发达国家少，经济条件、医生的认识是主要原因。

自1958年第一台起搏器成功置入以来，起搏器作为治疗心动过缓的有效手段在临床应用已有50余年。从第一代单腔起搏器，发展到如今有多种自动化功能的第四代起搏器，且随着1980年ICD的成功置入和1985年心脏再同步化治疗(CRT)的临床应用，心脏置入装置(CIED)已从单纯的治疗心动过缓,发展到治疗心衰、预防心源性猝死,使越来越多的患者受益。我国近年来心脏置入装置的使用,已越来越接近发达国家,指南不断更新。自 20 世纪 90 年代至今,越来越多的非心动过缓性心脏疾病患者,可用心脏置入装置治疗。

一些指南建议,除窦房结功能障碍、房室传导阻滞外,慢性心衰、肥厚型心肌病、长 QT 综合征、室速等,均可列入置入装置治疗的范围。心衰再同步化治疗、ICD 猝死预防的疗效,已得到证实。在欧美国家安置起搏器的患者中,50%～60% 为 CRT－D 或 ICD;ICD 用于心源性猝死一级预防的,约占 ICD 置入数量的 75%。我国 ICD 置入绝大多数用于二级预防。统计显示,近年来因心衰等接受心脏置入装置的患者逐年增加,但仍以窦房结综合征(SSS)、房室传导阻滞(AVB)为主,主要解决患者的心动过缓问题,与发达国家以预防心源性猝死、治疗心衰为主仍有很大差异。

统计显示,近 10 年全自动双腔起搏(DDD)方式占一些医院患者应用的 68.1%。相对于单腔起搏器,DDD 能较好维持正常的房室顺序收缩、窦房结优先地位,能预防房室不同步导致的心功能损伤,减少起搏器综合征的发生率、死亡率,提高患者生存率、生活质量。目前除了慢性房颤患者,一般建议房室传导阻滞的患者接受房室顺序起搏,故近 5 年中国室性抑制型起搏器(VVI)数量逐步减少,2010 年仅占安置总数的 22.8%。国内统计显示,在 2384 例新置入起搏器患者中,有 1208 例为 SSS 患者,而安置房性抑制型起搏器(AAI)的只有 26 人,虽然房性抑制型起搏器的起搏,对窦房结综合征、房室传导功能正常的患者是最为生理性的。但发达国家的全自动双腔起搏安置率已达 90% 以上。文献报道,窦房结综合征患者有发展为房室传导阻滞的危险。所以近年安置单心房起搏器的数量逐年减少,多见于起搏器更换患者。但就一些不发达地区和经济困难的患者,窦房结综合征的患者选用心房单腔起搏的价-效比较高,较符合我国国情。

近年来循证医学结果显示,高比例的右室心尖起搏可造成心室激动顺序异常,继而导致心室机械收缩顺序异常,引起急性和慢性血流动力学障碍,心功能受损,可加重和诱发心衰。鉴于右室心尖起搏造成的不良影响,已在探索其他起搏位点。理论上最为接近生理的电极位置是希氏束旁起搏,但因其技术要求复杂而难以实现。室间隔起搏处与希氏束接近,心室激动顺序从室间隔向双心室和心尖部扩散,最大限度保持心肌运动的同步性,可有效避免右室心尖起搏引起的心肌功能障碍。目前研究最多的是右室间隔起搏,虽然效果尚在研究中,但多数认为,右室间隔起搏优于右室心尖起搏。已证实,间隔起搏不论在短期或中期,都能改善左室结构/功能,提高射血分数,也能逆转亚临床左室功能障碍(由长时间心尖起搏造成的)。

研究证实,间隔起搏是可行和安全的,能减少心肌穿孔/心包填塞的发生率。右室流出道起搏的急性血流动力学,可能优于右室心尖起搏。2010 年一些医院间隔起搏的数量已占 16%,随着置入技术的成熟、间隔定位的精确性提升,间隔起搏会成为主要起搏方式。随着间隔起搏的开展,螺旋电极的使用呈递增趋势,一些医院近年来放置螺旋电极约占总安置数的 1/4。临床随访显示,其长期稳定性与被动电极无统计学差异,安全可靠。随着起搏器置入电极的老化、置入次数增多,可合并心脏置入装置处感染,部分患者需取出电极,此时螺旋电极将体现其优势(易拔除)。螺旋电极较被动固定电极的优点在于易植入(尤其在特殊起搏部位),节约手术时间,易于取出,脱位率较低,患者可提早下床活动,以减少下肢静脉血栓的发生。

(梁有峰　陈　根)

进一步的参考文献

[1] RUDY Y. Noninvasive electrocardiographic imaging (ECGI) of arrhythmogenic substrates in humans[J]. Circ Res,2013,112(5):863－874.

[2] BROWN DA. Cardiac mitochondria and arrhythmias [J]. Cardiovasc Res,2010,88(2):241 - 249.

[3] GRACEA A. Systems biology and cardiac arrhythmias[J]. Lancet,2012,380(9852):1498 - 1508.

[4] TESTER DJ. Genetiocs of long QT syndrome[J]. Methodist Debakey Cardiovasc J,2014,10(1):29 - 33.

第二十九章　房颤治疗

欧洲 ESC2010 年公布的新的房颤治疗指南,是在 2007 年指南基础上,结合新的临床研究结果而制定的,规范了房颤抗凝治疗,提升了导管消融在房颤治疗中的地位,肯定了房颤上游药物治疗等。

一、心房颤动定义

一些房颤指南没有多修改房颤定义、描述简洁。房颤体表心电图特征为:RR 间期绝对不等;P 波消失;心房激动周期一般<200 毫秒(每分钟>300 次)。房颤与周期不规整的房扑、房速的鉴别诊断,主要在于房扑、房速的心房激动周期较长,一般≥200 毫秒;对抗心律失常药物,一般房颤比房扑、房速更敏感。

二、心房颤动分类

一些指南将房颤分为六类:①首次诊断的房颤,即患者第一次诊断为房颤;②阵发性房颤,房颤一般在 48 小时内可自行终止,最长持续不超过 7 天,房颤持续超过 48 小时自行复律的可能较小,必须考虑抗凝治疗;③持续性房颤,超过 7 天,或为需药物、电复律终止的房颤;④长时间持续性房颤,持续时间超过 1 年,需接受导管消融、节律控制治疗;⑤永久性房颤,药物或电复律均失败,房颤永久性存在;⑥静止性房颤(无症状性房颤),但因出现房颤相关并发症如出血性脑卒中、心动过速性心肌病或心电图检查而发现,房颤均可短暂呈现静止性房颤。

中国房颤(AF)的患病率为 0.77%~2.8%,欧美为 1%~2%。一般 40 岁的人一生中发生房颤、房扑的风险分别为 26.0%、23.0%。房颤已逐渐多见。孤立性房颤是指患者年龄<60 岁,不合并心肺疾病,多为阵发性;与非孤立性房颤比,孤立性房颤发生脑卒中的风险较低,发生心衰的风险较高。随着患者年龄增大、其他心肺疾病出现,孤立性房颤也可发展为非孤立性房颤,并由阵发性房颤,发展为持续性、永久性房颤。HATCH 积分,是根据患者是否有高血压(1 分)、年龄≥75 岁(1 分)、一过性脑缺血发作或脑卒中史(2 分)、慢性阻塞性肺疾病(1 分)、心衰(2 分)量化房颤的进展情况;评分为 6~7 分的阵发性房颤患者,1 年内发展为持续性房颤的风险为 50%;而 0~1 分的阵发性房颤患者,1 年内发展为持续性房颤的风险为 5%~6%。

房颤的发病率随年龄增长而增加,我国 80 岁人群患病率为 5%~15%;其心电图特征为:P 波消失,代之以不规则起伏的基线、心室 QRS 波。心房各部分肌纤维不协调颤动,影响心房有效收缩,导致心室律/心室率紊乱、心功能受损、血栓形成。临床房颤可以是阵发性、持续性、永久性,起源于局灶特别是肺静脉周围心肌袖的房颤,常为阵发性。功能性折返引起的房颤,常为持续性。若心房结构重塑、形成有固定性折返基质的房颤,常为永久性。房颤又可促进心房电重构、结构重构。任何持续性房性心动过速的起源处(异位活动点、环形通路)均被称为驱动处,其驱动产生的传播波,在不同功能的心房组织,可引起房颤的不规则活动,导致颤动样传导。房颤发生的机制主要包括心房组织自发异位冲动、心房组织折返机制。

——自发异位活动:心房局部病灶自发异位活动,使心房细胞自动除极,并发生在下一个正常窦房结冲动传来前。自发异位活动的心房细胞的肌浆网膜 RyR2、IP_3R 被 CaMKⅡ 磷酸化,开放增加,慢性心衰等抑制表达肌浆网钙结合蛋白(CSQ),导致心肌肌浆网钙离子泄漏增加,细胞质钙离子增加;钠钙交换体表达增加,钠钙交换增加,使细胞质钙离子超载,能导致心房触发机制、自发异位活动、房颤。遗传改变如锚蛋白 B/K_v1.5 钾通道 α 亚基/钠通道 SCN5A/I_{Ks}钾通道 β 亚基/转录因子 PITX2 等基因突变;细胞膜钙泵基因、KCNN3 基因的 SNP/功能丧失,能关闭钾通道,开放钠通道、钙通道,可引发早期后除极(EAD)、自发异位活动、房颤。

——折返机制:指窦房结或房室结发生的冲动在心脏传导系统过程中不能正常地传给心房和心室细胞,在传导系统中形成一个回路,不断地发生心电传导,扰乱了正常的心电传导和发生节律,导致心律失常。折返激动是所有的快速性心律失常中最常见的发生机制;有的表现为单回路折返激动,当心脏在解剖或功能上存在双重的传导途径时,激动可沿一条途径下传,又自另一途径返回,使在心脏内激动传导的持续存在、继续循环,可传达冲动给心室/心房的心脏组织,并于心脏组织不应期结束后再次兴奋心室或心房,此称为折返激动;有的期前冲动会折返,有时多个异位灶不同步快速激活,诱发房性心律失常电重构,产生房颤折返基质,易在心房不同处引起多回路折返。折返需要一定的折返基质、折返通路,需要过早异位搏动为触发点。KCNQ1、KCNH2、KCNJ2、KCNE2、L 型电压门控钙通道等基因突变,能促进动作电位时程缩短、折返,增强复极化钾电流时,可引发细胞膜超极化,抑制 L 型电压门控钙通道磷酸化活化开放,也能通过房性快速心律失常重构(ATR),促进房颤启动、维持。传导减慢也可引发折返:一是缝隙连接蛋白 Cx40 缺乏,SCN5A、SCN1B、SCN2B、SCN3B 基因突变,能导致传导减慢。二是高水平 CRP、IL-6、TNF-α、CCL2、CXCL8 等炎症因子,能刺激血小板聚集,促进心肌间质纤维化,使电传导减慢;炎症能促进产生活性氧,可导致膜电位波动、增加触发活动、增加 P 波离散度、心房结构重构,易形成永久性房颤。

抗心律失常药物应用包括:

——节律控制:研究提示,节律控制、心率控制为房颤/房颤伴心衰带来的获益相近。节律控制常可维持稳定的窦性心律。但传统的抗心律失常药物常有不良反应(包括致心律失常作用)。胺碘酮不良反应较小。决奈达隆可使心血管病住院率、全因死亡率降低 24%,心血管病死亡率降低 30%,可改善房颤患者预后;安全性优于胺碘酮,但预防房颤的有效性可能不如胺碘酮。应根据房颤患者的临床特点,合理选择药物。

——心率控制:可改善房颤患者症状、生活质量,但不改善其预后;可增加房颤患者的起搏器置入率。对房颤患者一般应采取宽松的心率控制原则。常用 $β_1$ 受体阻断剂、非二氢吡啶类钙通道阻断剂。洋地黄类可减慢患者休息、交感张力较低时的心率;$β_1$ 受体阻断剂可同时减慢活动/静息时的心率。房颤合并心衰患者,单用 $β_1$ 受体阻断剂,或在其基础上联用地高辛,病死率可降低 41%。房颤患者的血栓栓塞风险、出血风险都在不断变化,应定期评估。阵发性房颤、持续性房颤有同样的血栓栓塞危险。房扑的抗凝治疗原则与房颤相同。房颤患者有很多相同的危险因素,出血风险增高者,血栓栓塞的风险也较高。在同样的血栓栓塞风险情况下,如患者的出血风险较高,给予华法林抗凝治疗的获益较大。当患者有抗凝治疗的适应证时,应当进行抗凝治疗,而不应将 HAS-BLED 评分增高视为抗凝治疗的禁忌证;对此类患者应注意筛查,要纠正增加出血风险的因素,加强监测。

——抗栓治疗药物如下:

阿司匹林:它预防房颤血栓栓塞事件的有效性不如华法林,血栓风险较低(CHADS2 或 CHADS2-VASC 评分 0 或 1 分)的房颤患者,应用阿司匹林治疗后的获益较不明显。年龄≥75 岁的房颤患者,服用阿司匹林导致的并发症发生的风险,常超过其潜在的获益。阿司匹林的建议剂量为每天 75～100 mg,再增加剂量,不增加其疗效,且不良反应增加。不建议阿司匹林与华法林联用,因结果的抗凝作用不优于单用华法林,而出血危险却明显增加。

华法林(苄丙酮香豆素钠):荟萃分析提示,它可使房颤患者发生脑卒中的危险降低 64%,全因病死率降低 26%,抗凝效果肯定。但不同个体的有效剂量变异较大;它的抗凝作用易受多种食物、药物的影响,在用药过程中需要定期监测 INR,及时调整药物剂量。华法林的效益、安全性常取决于抗凝治疗的强度、稳定性。INR 为 2.0～3.0 时,华法林可有效预防脑卒中事件,不明显增加脑出血的风险。华法林抗凝治疗的稳定性,常用 INR 维持在 2.0～3.0 的时间(TTR)表示,TTR(>60%)时间越长,抗凝的稳定性越好,获益越大。目前华法林抗凝治疗给房颤患者带来的获益未被患者充分认识,而其增加出血的风险却常被不适当放大。华法林抗凝强度稳定时,只需要 1～2 个月监测 1 次 INR,给患者带来的不便较小。中国房颤患者中华法林的应用比例较低。

　　——新型抗凝药物:它们可特异性阻断凝血瀑布反应中某一关键环节,包括直接凝血酶抑制剂达比加群酯、Xa 因子抑制剂利伐沙班、阿哌沙班、依度沙班。新型口服抗凝药物预防房颤患者血栓栓塞事件的疗效,不劣于华法林,可降低出血风险;治疗过程中无需常规监测凝血功能,可增加患者治疗依从性。有抗凝指征的非心脏瓣膜病的房颤患者,可优先选用新型的口服抗凝药物;而有心脏瓣膜病变的房颤患者,仍应选用华法林。2010 年美国批准达比加群酯抗凝治疗、预防房颤脑卒中;不带电荷的达比加群酯,经血和肝的酯酶水解,能成为活性的达比加群,是选择性凝血酶抑制剂,竞争性结合凝血酶的纤维蛋白结合位点,阻止纤维蛋白原裂解为纤维蛋白,阻断凝血瀑布反应,阻断形成血栓。达比加群酯血清除半衰期为 12～14 小时,3 天达稳态血药水平,血浆蛋白结合率为 35%,80% 以原型经肾脏排出,20% 以葡萄糖醛酸的形式经肝脏由胆汁排出;肾功能不全时应减量。肝功能轻度损坏时,不需剂量调整。有人研究达比加群酯治疗 18 113 例有脑卒中危险因素的房颤患者,随访 2 年,与华法林 110 mg 组比,达比加群酯每次 150 mg,每大 2 次,不增加大出血的风险,可降低房颤脑卒中、血栓栓塞的风险;达比加群酯每次 110 mg,每天 2 次,降低房颤脑卒中、血栓栓塞的风险与华法林相似,可降低严重出血风险。达比加群酯在阵发性房颤中可预防血栓栓塞。

　　利伐沙班是选择性抑制凝血因子 Xa 的口服药物,可中断凝血的内源性和外源性途径,抑制凝血酶产生,抑制血栓形成;治疗窗较宽,口服每次 10 mg,每天 1 次。与依诺肝素比,利伐沙班较有效、安全、方便,起效较快、生物利用度较高,无需监测凝血功能,与食物药物相互作用较小。与低分子肝素比,利伐沙班预防术后深静脉血栓的疗效相当,均无大出血事件发生。阿哌沙班是强效可逆性 Xa 抑制剂,能口服直接抗凝,预防静脉血栓疗效较可靠;与华法林比,当血栓抑制效果达 80% 时,阿哌沙班引起的出血时间、凝血时间延长的情况更少。阿哌沙班应用方便、多途径消除,口服 3 小时血水平达峰值,血清除半衰期为 12 小时,可每日给药 1～2 次。术后 12～24 小时予以阿哌沙班每次 2.5 mg,每天 2 次治疗,效益与依诺肝素、华法林相当。

　　——房颤的非药物治疗:导管消融是治疗房颤的重要手段,能去除房颤兴奋灶,改良房颤基质,平衡自主神经功能;能预防、减少房颤;治疗房颤的有效性优于抗心律失常药物,可降低脑卒中发生率,提高生活质量,改善预后。对药物治疗无效的症状性阵发性房颤、持续性房颤患者,应积极行导管消融(Ⅰ类推荐,A 类证据);阵发性房颤导管消融治疗较有效。

三、心房颤动抗凝治疗

　　血栓栓塞风险评估:应评估所有的房颤患者发生血栓栓塞事件的风险。而 CHADS2 积分是根据患者是否有近期心衰(1 分)、高血压(1 分)、年龄≥75 岁(1 分)、糖尿病(1 分)、一过性脑缺血发作或脑卒中史(2 分),确定房颤患者的血栓栓塞危险的程度。

1. 新评估系统

　　一些指南提出了血栓风险新评分系统,即 CHA2DS2 - VASC 评分系统,对血栓栓塞低/中危患者(CHADS2 - VASC 积分为 0 或 1 分)有较好的预测价值。一些指南推荐,CHADS2 - VASC 积分≥1 分者需口服抗凝药物;无危险因素,即积分为 0 分者,不需抗凝治疗。(表 29 - 1)

表 29 - 1 2010 年 ESC 心房颤动治疗指南推荐的 CHA2DS2 - VASC 评分系统

危险因素	分值
慢性心力衰竭/左心室功能障碍(C)	1
高血压(H)	1
年龄≥75 岁(A)	2
糖尿病(D)	1
脑卒中/短暂性脑缺血发作/血栓栓塞病史(S)	2
血管疾病(如陈旧性心肌梗死、外周动脉疾病、主动脉斑块)(V)	1
年龄(65~74 岁)(A)	1
性别(女性)(SC)	1
最高评分	9

一些指南首次提出 HAS - BLED 出血风险评估系统,抗凝治疗开始前应评估房颤患者的出血风险。HAS - BLED 评分(包括高血压、肝肾功能损害、脑卒中、出血史、国际标准化比率 INR 波动、年龄＞65 岁、联用抗血小板药或非甾体类抗炎药、酗酒)0~2 分为低出血风险;≥3 分时出血风险增高,患者出血风险较大,使用阿司匹林或维生素 K 拮抗剂抗凝时须非常谨慎。对房颤患者,应先采用 CHA2DS2 - VASC 与 HAS - BLED 系统评估血栓形成、出血的风险,然后再制定适当的抗凝治疗措施。(表 29 - 2)

表 29 - 2 2010 年 ESC 心房颤动治疗指南推荐的 HAS - BLED 评分系统

字母	危险因素	分值
H	高血压	1
A	肝、肾功能异常(每项 1 分)	1 或 2
S	脑卒中	1
B	出血	1
L	INR 不稳定	1
E	年龄＞65 岁	1
D	药物(如联用抗血小板药或非甾体抗炎药)或酗酒(每项 1 分)	1 或 2
最高分值		9

2. 特定情况下抗凝治疗

一些指南首次规范了具体疾病的抗凝治疗。

(1)阵发性房颤　一些指南推荐,阵发性房颤抗凝应根据 CHA2DS2 - VASC 评分结果采用相应措施。

(2)围术期抗凝　一些指南推荐,介入或外科术前,应暂停维生素 K 拮抗剂(华法林),很多外科医生要求术前 INR 应调整到 ＜1.5。术前(即使是门诊小手术)应评估出血、脑卒中、血栓形成风险。因华法林血清半衰期为 36~42 小时,术前应停用 5 天以上。若 INR 仍高于 1.5,可考虑口服维生素 K(1~2 mg)调整 INR。术后当天晚上或次日早晨恢复口服华法林,剂量同术前,不需要负荷量。对有机械瓣或血栓形成风险较大的患者,术前停用华法林后,应考虑使用低分子肝素、普通肝素。

(3)房颤合并稳定的血管疾病　对稳定的冠心病、颈动脉病变、周围动脉疾病患者,通常抗凝治疗是维生素 K 拮抗剂＋抗血小板药(阿司匹林),但一些指南认为华法林＋阿司匹林,不能减少脑卒中或血管事件如心肌梗死的发生,反而增加出血风险。

(4)急性冠脉综合征与经皮冠状动脉介入　急性冠脉综合征经皮冠状动脉介入(PCI)术后,传统的抗凝策略是:植入裸金属支架患者,联合氯吡格雷＋阿司匹林抗凝治疗 4 周;植入药物洗脱支架患者,联合氯吡格雷＋阿司匹林抗凝治疗 6~12 个月;一些指南推荐,在上述二联抗凝的基础上加用华法林,结果发现,三联抗凝在短期内(4 周)出血风险并不会增加。但一些共识认为,此类患者应避免使用药物支架,氯吡格雷＋阿司匹林＋华法林三联短期抗凝后,应采用华法林＋氯吡格雷每天 75 mg 或阿司匹林每天 75～100 mg 长期抗凝。若患者血管疾病稳定,如过去的一年内无急性出血事件、无 PCI、未植入支架者,可考虑单用华法林抗凝。

(5)择期经皮冠状动脉介入合并房颤 植入西罗莫司、依维莫司、他克莫司等药物涂层支架的患者,氯吡格雷＋阿司匹林＋华法林抗凝治疗≥3 个月;植入紫杉醇涂层支架患者,氯吡格雷＋阿司匹林＋华法林抗凝治疗≥6 个月,随后选择华法林＋氯吡格雷每天 75 mg 或阿司匹林每天 75～100 mg 长期抗凝,有胃黏膜出血倾向患者可加服质子泵抑制剂、H_2受体拮抗剂、抗酸药。植入裸金属支架患者、冠心病病情稳定、合并房颤时,华法林＋氯吡格雷每天 75 mg 或阿司匹林每天 75～100 mg 抗凝治疗 12 个月。为保护胃黏膜,可选择质子泵抑制剂、H_2受体拮抗剂、抗酸药。

(6)急性非 ST 段抬高性心肌梗死合并房颤 急性非 ST 段抬高性心肌梗死患者合并房颤时,脑卒中发生风险中到重度。一些房颤指南推荐急性期应联用氯吡格雷＋阿司匹林＋普通肝素或低分子肝素或比伐卢定或血小板糖蛋白 Ⅱb/Ⅲa 抑制剂抗凝;抗凝治疗应不间断,PCI 是首选治疗方式;长期治疗时,在初始阶段可选择维生素 K 拮抗剂＋阿司匹林＋氯吡格雷抗凝治疗 3～6 个月,若患者出血风险极小,可延长三联抗凝时间。对心血管血栓高风险患者,可选择维生素 K 拮抗剂＋氯吡格雷每天 75 mg 或阿司匹林每天 75～100 mg 抗凝治疗 12 个月,有胃黏膜出血倾向患者可加服质子泵抑制剂或 H_2受体拮抗剂或抗酸药。

(7)急性 ST 段抬高性心肌梗死＋经皮冠状动脉介入合并房颤 急性期可选择氯吡格雷＋阿司匹林＋肝素治疗;血栓风险很高的患者可考虑加用比伐卢定或血小板糖蛋白 Ⅱb/Ⅲa 抑制剂抗凝;若 INR>2,则不应再加用比伐卢定或血小板糖蛋白 Ⅱb/Ⅲa 抑制剂。术中尽量取出血栓。中、长期抗凝治疗起始阶段,华法林＋阿司匹林＋氯吡格雷抗凝治疗 3～6 个月,若患者出血风险极小,可延长三联抗凝时间。对心血管血栓高风险的患者,可选择华法林＋氯吡格雷每天 75 mg 或阿司匹林每天 75～100 mg 抗凝治疗 12 个月,有胃黏膜出血倾向患者可加服质子泵抑制剂或 H_2受体拮抗剂或抗酸药。

(8)急性脑卒中合并房颤 它们的抗凝治疗,目前循证医学资料有限。血栓性脑卒中急性期 2 周内再发血栓风险很高,但若行抗凝治疗,脑出血的风险增加。一些指南推荐,脑卒中或短暂性脑缺血急性期伴未控制的高血压,应同时行头颅 CT 或 MRI 检查,以排除颅内出血。若无颅内出血,2 周后行抗凝治疗;若颅内出血,抗凝治疗是禁忌的。短暂性脑缺血合并房颤患者,排除颅内梗死或出血后,抗凝治疗应尽早开始。

(9)无症状脑卒中合并房颤 房颤患者易发生脑栓塞,头颅 CT 或 MRI 检查显示,房颤患者发生无症状脑卒中的概率,显著高于窦性心律患者。脑血流多普勒检查,可发现急性栓塞无症状患者,或先前发生过脑栓塞、再发栓塞风险很高的患者。对此类患者应尽早抗凝治疗。

(10)房扑 在一些指南中,房扑抗凝治疗同房颤。

(11)房颤复律抗凝治疗 房颤持续时间未知、房颤持续>48 小时,需要药物/电复律的患者,复律前口服华法林(INR2.0～3.0)至少 3 周,复律后服用至少 4 周;若复律失败或血栓形成高风险患者应长期抗凝。明确为复律前房颤持续<48 小时、复律前使用普通肝素或低分子肝素、无血栓风险的患者,复律后不需使用抗凝治疗。

血栓风险高的患者复律后长期口服华法林(INR2.0～3.0)。INR 达标前,普通肝素或低分子肝素,与华法林应重叠使用。复律前房颤持续>48 小时,血流动力学不稳定,有心绞痛、心肌梗死、休克与肺水肿等,需要立即复律。复律前应使用普通肝素或低分子肝素,复律后普通肝素或低分子肝素与口服华法林应重叠使用,直至 INR 达标(INR2.0～3.0)。口服华法林,是长期还是 4 周,取决于血栓风险的高低。

四、心房颤动药物治疗

1. 心率控制

一些指南建议严格的心率控制策略，即静息时心率控制在每分钟 60～80 次，中度体力活动时控制在每分钟 90～115 次。一些指南建议，对无严重的快速心率相关症状者，采用宽松的心率控制策略是合理的。对采用严格室率控制策略的患者，体力活动时若心率过快，需行运动试验、24 小时动态心电图检查。药物选择包括 β_1 受体阻断剂、非二氢吡啶类 CCB、地高辛等；上述药物无效时，亦可选用胺碘酮控制房颤的心室率；决奈达隆可有效减慢静息或活动时的心率，可应用于反复发作的阵发性房颤的心率控制。

2. 节律控制

节律控制策略，主要是缓解房颤相关的症状；对无明显症状的患者（或控制心率治疗后无症状的患者），通常不需要接受抗心律失常药物治疗。服用抗心律失常药物维持窦性心律时应注意：治疗的目的在于减轻房颤相关症状。抗心律失常药物维持窦性心律的效果有限。抗心律失常治疗有效，主要表现为减少房颤发作，而不是消除房颤。一种抗心律失常药物无效时，可换用其他抗心律失常药物。抗心律失常药物的促心律失常效应、心外不良反应较常见。与疗效比，更应重视抗心律失常药物应用的安全性。

3. 房颤急性期心率与节律的控制

一些指南推荐，房颤急性期心室率控制在每分钟 80～100 次即可；复律的药物主要包括：胺碘酮、氟卡尼、普罗帕酮、伊布利特、维那卡兰等。一些指南推荐：新近发生的房颤，若无器质性心脏病，建议静脉注射氟卡尼或普罗帕酮等药物复律（I 类推荐，A 级证据）；新近发生的房颤，若有器质性心脏病，建议静脉注射胺碘酮等药物复律（I 类推荐，A 级证据）；新近发生的房颤，若无严重器质性心脏病，可考虑口服大剂量氟卡尼或普罗帕酮（IIa 类推荐，B 级证据）；新近发生的房颤，若有严重器质性心脏病，但没有低血压或充血性心衰，血清电解质与 QT 间期均正常，可考虑使用伊布利特复律，用药后 4 小时内应严密监测患者，因为伊布利特有致心律失常作用（IIb 类推荐，A 级证据）；一些指南不推荐地高辛、维拉帕米、索他洛尔、所有 β 受体阻断剂、阿加马林等药物用于新发房颤的复律。

五、心房颤动导管消融

一些指南中，房颤导管消融地位提升。对经合理药物治疗、仍有明显症状的房颤患者，建议行导管消融。对具体患者而言，还应考虑房颤类型、左心房大小、房颤病史、合并心血管疾病的严重程度、替代治疗（抗心律失常药物、心率控制）效果、患者意愿。一些指南推荐：房颤消融术前或术中记录到典型房扑，应行房扑消融（I 类推荐，B 级证据）；药物治疗无效、有明显症状的阵发性房颤，可考虑行导管消融（IIa 类推荐，A 级证据）；药物治疗无效、有明显症状的持续性房颤，可考虑行导管消融（IIa 类推荐，B 级证据）；对合并心衰的房颤患者，包括胺碘酮在内的抗心律失常药物不能控制症状时，可考虑导管消融（IIb 类推荐，B 级证据）；一些指南提出，对无严重潜在心脏疾病的阵发性房颤患者，经严格心率控制无效，可在抗心律失常药物治疗前，直接行导管消融（IIb 类推荐，B 级证据）；有症状的长时间持续性房颤患者，若抗心律失常药物治疗无效，可考虑导管消融（IIb 类推荐，C 级证据）。

六、心房颤动上游药物治疗

　　房颤上游治疗药物,包括 ACEI、ARB、他汀类药物、螺内酯等;一些指南推荐:LVEF 下降或心衰患者应服用 ACEI、ARB 预防新发房颤(Ⅱa 类推荐,A 级证据);高血压病,特别是合并心肌肥厚应服用 ACEI、ARB 预防新发房颤(Ⅱa 类推荐,B 级证据);心脏搭桥无论瓣膜置换与否,应服用他汀类预防新发房颤(Ⅱa 类推荐,B 级证据);心脏疾病尤其是心衰患者可考虑用他汀类预防新发房颤(Ⅱb 类推荐,B 级证据);一些指南规定,没有心血管疾病的患者,不主张服用 ACEI、ARB、他汀类预防新发房颤(Ⅲ 类推荐,C 级证据)。一些指南关于房颤二级预防推荐如下:复发房颤患者服用抗心律药物同时,应考虑服用 ACEI、ARB 等预防房颤再发(Ⅱb 类推荐,B 级证据)。阵发性房颤或无严重器质性心脏病的持续性房颤电复律治疗后,若同时合并高血压病等有 ACEI、ARB 适应证的患者,服用 ACEI、ARB 等预防房颤复发可能有用(Ⅱb 类推荐,B 级证据)。一些指南的发布,将使房颤治疗向前迈出一大步。

七、预防房颤栓塞事件的治疗进展

　　研究显示,每个人一生中罹患房颤的机会高达 25%。中国有人调查发现,35 岁以上人群,男女房颤患病率分别为 0.74%、0.72%,60 岁以上人群为 1.83%、1.92%,呈现出随年龄增长而增长的趋势。栓塞性并发症是房颤致死致残的主要原因。房颤是栓塞事件的独立危险因素,由房颤引发的栓塞事件随年龄显著增高:50～59 岁发生率为 1.5%,70～79 岁为 9.9%,80～89 岁为 23.5%,其中 50% 为脑栓塞。非瓣膜性房颤患者中>90% 心源性血栓来自左心耳,患者发生栓塞风险增加 4.6 倍;而风心房颤患增加 17.6 倍。对左心耳干预意义重大。

　　左心耳血栓易形成影响因素有:一是左心耳呈狭长弯曲的管状,有狭窄的尖顶部,正常时多呈楔形,少数呈三角形。左心耳缘有较深的锯齿状切迹,有丰富的梳状肌、肌小梁,表面不凹凸不平,易使血流产生漩涡、流速减慢;二是房颤时心房、心耳失去节律性收缩、舒张功能,血液正常充盈、排空受到影响,可导致局部血流淤滞,易形成血栓;三是在房颤转复窦性心律时,左房、左心耳存在顿抑现象,仍有可能形成血栓;四是心内膜损伤,使血栓更易形成、附着;高血压、高龄等造成的左心耳内膜纤维化,也促进血栓形成;五是心房压力增高,刺激心房分泌钠尿肽(ANP),促进机体排水、排钠,使血液浓缩,增加血栓形成的风险。

　　分析发现,与安慰剂组比,华法林治疗组非瓣膜性房颤栓塞事件发生率为 1.66%,脑栓塞风险降低 62%,死亡风险降低 25%,严重出血并发症的发生率为 1.40%/年～3.04%/年。房颤患者服用达比加群酯每次 110 mg,每天 2 次,脑栓塞、全身栓塞发生率,与华法林组无明显差异,严重出血发生率降低 0.65%/年;服用达比加群酯每次 150 mg,每天 2 次,脑栓塞或全身栓塞发病率较服用华法林降低 0.58%/年,而严重出血的发病率无明显差异。有人研究 18 201 例房颤的治疗,随访 1.8 年,结果发现,应用阿哌沙班预防栓塞效果优于华法林,可降低出血率、病死率。有人研究对 14 264 例非瓣膜性房颤患者的治疗,发现利伐沙班预防栓塞事件不劣于华法林。

　　随着介入心脏病学的发展,目前可应用多种左心耳封堵器,经皮左心耳封堵,可用于预防房颤血栓栓塞。有人对 180 例华法林禁忌的非瓣膜性房颤患者行左心耳封堵,成功率达 90%,随访期间的脑卒中发生率为 2.3%/年,较安全、有效;合并心血管死亡、全身性栓塞等并发症为 3.0%/年(华法林组为 4.9/年);合并大出血、心包填塞、设备栓塞等并发症为 7.4%/年(华法林组为 4.4/年)。左心耳封堵作为华法林的一种替代治疗,目前多用于有华法林禁忌的患者。安全性是左心耳封堵治疗在临床中推广的最大障碍。左心耳介入封堵创伤虽小,但是早期手术操作相关并发症发生率较高,尤其是心包压塞、栓塞、术后菌血症。术中要避免对心脏组织的损伤,不能影响二尖瓣、肺静脉血流、左心房功能。有人发现，左心耳闭合夹的使用，可提高外科手术闭塞左心耳的效果。

八、抗心律失常药物的应用

Ⅰ类抗心律失常药物：为快钠通道阻断剂，可分为 Ⅰa、Ⅰb、Ⅰc。Ⅰa钠通道阻断剂阻断速度中等，Ⅰb钠通道阻断速度较快，Ⅰc钠通道阻断速度较慢。在阵发性室上速（PSVT）治疗中，常选Ⅰc类普罗帕酮，能延长心房、心室、房室结、旁路的不应期，减慢传导，能剂量依赖性使 A－H、H－V、P－R、QRS 时限均延长。据一些指南，普罗帕酮静注可用 1～2 mg/kg，以每分钟 10 mg 静脉滴注，单次最大剂量不超过 140 mg；但对心肌缺血、心功能不全、室内传导障碍者，可造成室内传导障碍加重，QRS 波增宽，负性肌力，使原有心衰加重，造成低心排血量；室速恶化者禁用或慎用。

普罗帕酮：为广谱高效膜抑制性抗心律失常药；具有膜稳定作用及竞争性 β₁ 受体阻滞作用。能降低心肌兴奋性，延长动作电位时程及有效不应期，延长传导；临床可用于预防和治疗室性和室上性异位搏动，室性或室上性心动过速，预激综合征，电复律后室颤发作等。具有起效快、作用持久之特点。适应证：适用于预防或治疗室性/室上性异位搏动，室性/室上性心动过速，预激综合征，电转复律后室颤发作等。经临床试用，疗效确切，起效迅速，作用时间持久，对冠心病、高血压所引起的心律失常有较好的疗效。

普罗帕酮为钠通道阻滞药，有快速抗心律失常作用，直接稳定细胞膜，降低心肌传导纤维和心肌细胞动作电位 0 相最大上升速率，使传导减慢，使动作电位时程和有效不应期延长，阻断旁路前向和逆向传导；提高心肌兴奋阈，降低心肌细胞的自发兴奋性，阻断折返通路，消除折返激动；还有轻度抑制心肌收缩及与普鲁卡因相似的局麻作用。口服适用于室性早搏及阵发性室性心动过速；其次为室上性心律失常，包括房性早搏、阵发性室上性心动过速、预激综合征伴室上性心动过速、房扑、房颤，但纠正房颤、房扑效果较差。

普罗帕酮静注适用于中止阵发性室速/室上速和预激综合征伴室上性心动过速的发作、房性早搏、室性早搏，预防室上速的发作，使房颤/房扑的室率减慢，可用于房室结折返性室上性心动过速。对房颤、房扑复律效果较差。本品口服吸收良好，首次关卡效应明显。生物利用度因剂量及剂型而异，4.8%～23.5%吸收后主要分布于肺组织。血浆蛋白结合率约为 97%。单次服药血清除半衰期 3～4 小时，多次服药后为 6～7 小时，口服后 0.5～1 小时作用开始，2～3 小时达最大作用，作用可持续 6～8 小时（4～22 小时）。口服 2～3 小时血药水平达峰值，有效血药浓度个体差异大，且血药浓度与剂量不成比例增加，故用药需个体化。中毒血药浓度约 1 000 ng/ml。主要经肝脏代谢，其代谢产物 5-羟基-丙胺基苯丙酮具有药理活性。约 1%以原药经肾排出，90%以氧化代谢物经肠道及肾脏清除。口服：每次 100～200 mg，每天 3～4 次。治疗量：每天 300～900 mg，分为 4～6 次服用。维持量，每天 300～600 mg，分 2～4 次服用。由于其有局部麻醉作用，宜在饭后与饮料或食物同时吞服，不得嚼碎。每日极量 0.9 g。小儿每次 5～7 mg/kg，每天 3 次，起效后用量减半以维持疗效。必要时可在严密监护下缓慢静注或静滴，每次 70 mg，每 8 小时 1 次；每天总量不超过 350 mg，或每次 1～1.5 mg/kg，以葡萄糖注射液 20 ml 稀释后缓慢静注 5 分钟以上，必要时 20 分钟后可重复 1 次，以后以每分钟 0.5～1 mg 的滴速维持。一般小儿每次 1 mg/kg，以葡萄糖注射液 20 ml 稀释后缓慢静注 5 分钟以上，必要时 20 分钟后可重复 1 次。

注意事项：不良反应较少，主要者为口干、舌唇麻木，可能是由于其局部麻醉作用所致；早期不良反应还有头痛、头晕；后期可出现恶心、呕吐、便秘等。老年患者用药后可出现血压下降、房室阻断症状。有两例在连续服用两周后出现胆汁郁积性肝损伤，停药后 2～4 周恢复正常，可能为过敏反应。

药物作用：普罗帕酮与奎尼丁、普鲁卡因胺、索他洛尔合用有协同作用；可使地高辛、华法林的血清除率降低,血水平升高,用量增加;也可使美托洛尔血清除率下降,不良反应增加;与美托洛尔、地尔硫草合用,有时可导致严重的心脏传导阻滞、低血压等。

禁用:对普罗巴酮过敏、肺气肿及窦房、房室、心室内传导阻滞患者禁用。禁用于:①窦房结功能障碍;②Ⅱ/Ⅲ度房室传导阻滞,双束支传导阻滞(除非已有起搏器);③心源性休克;④老年人有血压下降、严重心衰、心源性休克、严重心动过缓、窦房/房室性室内传导阻滞、病窦综合征、明显电解质失调、严重阻塞性肺部疾患、明显低血压。

慎用:①严重窦性心动过缓;②Ⅰ度房室传导阻滞;③低血压;④肝或肾功能损害/障碍、早期妊娠/哺乳期妇女。有肝、肾功能损害者而必需用药,体内代谢和排泄受影响,血浆游离分数和生物利用度增加,因此要求在心电图监测下使用,且剂量宜减半。普罗巴酮血药水平在剂量增加时可明显升高,增量应慎重,最好监测血药水平。静脉注射时,应严密监测血压及心电图。需换用其他抗心律失常药物时,应先停用本品 1 天。对严重急性心律失常患者,可酌情缩短停药时间,但需严密监护。

Ⅱ类抗心律失常药物:能阻断 β 肾上腺素受体,降低交感神经-肾上腺髓质系统、肾素-血管紧张素-醛固酮系统的活性,降低心率、血压、心排血量,减轻由 β 受体信号通路活化介导的心律失常,减小起搏电流 I_f、钙通道电流 I_{Ca-L},延长窦性心律周期、窦房结/房室结传导时间、有效不应期,减慢心率,抑制心肌自律性。美托洛尔是短效心脏 $β_1$ 受体阻断剂,能阻断肾小球细胞 $β_1$ 受体,抑制肾素的释放,抑制肾上腺素依赖的异位激动,快速降低心动过速,增加迷走神经张力,改善自主神经平衡,减少心源性猝死;适用于各种心律失常,对交感活性增高的心律失常效果尤为明显。方法为美托洛尔注射液 5 mg 缓慢静脉注射(每分钟 1～2 mg),无效者间隔 5 分钟后重复使用,最多 2 次(共 15 mg)。用药过程中要观察心率、血压、心功能的变化。

艾司洛尔也是短效心脏 $β_1$ 受体阻断剂,起效迅速,不良反应较小,适用于阵发性室上速的治疗;据一些指南,负荷量 0.5 mg/kg,1 分钟内静脉滴注,继之以每分钟 0.05 mg/kg 静脉滴注 4 分钟,在 5 分钟内未获效,重复上述负荷量后,继以每分钟 0.1 mg/kg 滴注 4 分钟;每重复 1 次,维持量增加每分钟 0.05 mg/kg,一般不超过每分钟 0.2 mg/kg,连续静脉滴注不超过 48 小时;直到预定心率,并监测血压不能够过低。

Ⅲ类抗心律失常药物:均能阻断 I_{Kr}、I_{Ks} 钾通道,延长心肌动作电位时程、有效不应期、复极时间。临床常用于阵发性室上速的药物为胺碘酮,实际是多种离子通道的阻断剂,能轻度阻断钠通道、L 型钙通道,能非竞争性抑制 $α/β$ 肾上腺素受体,降低心脏自律性、减慢传导、延长不应期;能静脉应用于急性心梗后的室上速。用法为静注负荷量 150 mg(3～5 mg/kg),10 分钟注入,10～15 分钟后可重复,随后每分钟 1～1.5 mg 静脉滴注 6 小时,以后根据病情逐渐减静量至每分钟 0.5 mg。24 小时总量一般不超过 1.2 g,最大可达 2.2 g。主要不良反应为低血压(常与注射过快有关)、心动过缓。

伊布利特主要抑制心肌细胞 I_{Kr} 钾通道,延长复极时间;不同于其他的 Ⅲ 类抗心律失常药物,它同时促进平台期缓慢钠离子、钙离子内流,使平台期延长;转复室上速的成功率较高(多在 30 分钟内);用法为首剂 110 mg,10 分钟内静脉缓注,如确有需要,10 分钟后行第 2 次注射,剂量为 110 mg;主要不良反应为诱发尖端扭转型室速,禁忌证为基础心电图 QT 间期延长、电解质紊乱、合并充血性心衰、不稳定型心绞痛。

Ⅳ类抗心律失常药物:为钙通道阻断剂,主要阻断心肌细胞 I_{Ca-L} 钙通道,抑制心肌兴奋-收缩耦联,减慢窦房结、房室结的传导,抑制早后除极、晚后除极,改善 I_{Ca-L} 过度开放、细胞质钙超载引发的心律失常,能延长房室结有效不应期,可终止房室结折返性心动过速。常用于治疗阵发性室上速的为维拉帕米,能阻断细胞膜 L 型电压门控钙通道,使钙离子内流受阻,抑制窦房结、房室结的自动除极化,降低自律性,减慢传导,延长房室结有效不应期,可由单向阻滞变为双向阻滞,能清除折返性室上速,方法为每 5～10 分钟 5～10 mg 静脉滴注;如无反应,15 分钟后可重复每分钟 5

5 mg；因其可缩短旁道不应期，故维拉帕米可使用于房室结折返性心动过速、顺向型房室折返性心动过速，不适用于逆向型房室折返性心动过速。因其抑制心肌、降低血压，低血压、心衰、病窦患者禁用。用药时要注意血压、心率、心功能。地尔硫草首剂 5～10 mg 以 0.9％ 氯化钠注射液或葡萄糖注射液 20 ml 稀释后，缓慢静脉滴注 10 分钟，无效时，可在 10 分钟后再注射 5 mg，总量可达 25 mg；心功能不全、低血压患者禁用。维拉帕米、地尔硫草既能降低高速心率，又能降低血浆儿茶酚胺水平，能较好控制应激反应诱发的室上速。

腺苷：是体内能量代谢的中间产物，通过结合窦房结、房室结、心房肌、心室肌细胞膜腺苷 A_1 受体，活化蛋白激酶 C，激活 ATP 敏感钾通道，增加外向整流钾电流 I_{KATP}，使细胞膜超极化，关闭 L 型电压门控钙通道，抑制钙离子内流，缩短动作电位时程，降低动作电位峰值，负性传导、负性变时；能作用于富含 α_1 受体的房室结，终止房室结参与的折返型室上速；方法为 3～6 mg，2 秒内静脉推注，2 分钟内室上速不终止，可再以 6～12 mg 在 2 秒内推注；此药血清除半衰期为 30 秒，1～2 分钟内效果即消失；由于作用时间短，可反复用药；不良反应有面部潮红、呼吸困难、胸痛、胸部压迫感等，但常在数分钟内消失；严重不良反应时可引起窦性停搏、短阵室速、阿斯综合征。有哮喘病史者不选用；同时使用茶碱类药物者，腺苷应增量；腺苷作用会被双嘧达莫加强；在合用卡马西平时，易产生房室阻滞；腺苷有诱发短颤（1％～15％）的可能，对预激患者有害。

三磷酸腺苷：在体内可分解为腺苷。用法为每次 0.15～0.3 mg/kg。首次静脉推注 9 mg，若无效，过 3 分钟后推注 12 mg；如仍然无效，过 3 分钟后再静脉推注 18 mg；但剂量严格控制在每次 0.15～0.3 mg/kg。该药血清除半衰期为 10 秒，20～30 秒起效，30 秒无效则认为无效。其不良反应同腺苷。

盐酸关附甲素：为我国的安全有效的抗心律失常新药，是黄花乌头块根的 C20 二萜生物碱，能阻断多种离子通道（L 型电压门控钙通道、延迟整流钾通道），抑制窦房结细胞，延长房室传导，降低心肌快反应动作电位，延长 P 波、PR 间期、QRS 波、AH 间期、HV 间期，可终止室上速，比普罗帕酮安全；能以 4 mg/kg 稀释至 20ml，5 分钟内静脉推注完毕；若无效，则 15 分钟后再次注射相同剂量，总量不超过 8 mg/kg。不良反应主要有舌麻、胸闷等。目前无严重影响血流动力学的报道。

经食道心房调搏：因绝大部分室上速由折返激动产生。可经食道心房调搏，切断折返环、抑制异位节律灶。方法为鼻腔放入食道电极（32～34 cm），采用心脏电生理刺激仪，进行快速刺激，刺激电压为 15～25 V，一般发放 8～10 个电脉冲后停止刺激，使比自身心率每分钟快 20～30 次。若无效，则调整食道电极位置、刺激电压大小，重复刺激。优点是对心肌收缩力、心脏传导系统无抑制作用，适用于药物无效、频繁发作的快速型心律失常，适用于不能电复律的快速型心律失常及预激综合征引起的顽固性室上速。

同步直流电击复律：适用于出现血流动力学障碍，需紧急复律者。所需能量为 25～30 J，如无效可增能量后再复律，一般不超过 3 次。

非急性期治疗有射频消融术：能通过导管头端电极，释放射频电能于导管头端与局部心肌细胞膜间，使电能转为热能，使局部心肌细胞脱水、变性、坏死，消融局部兴奋灶，中断折返环，根治快速心律失常。一般经腔内电生理检查/腔内标测，明确心律失常发生机制、类型，确定消融靶点，消融。研究显示，房室结折返性心动过速的消融治疗远期成功率达 99％，再次消融比例为 1.3％。顺向型房室折返性心动过速的远期成功率达 98％，再次消融比例为 2.2％，严重并发症（心脏压塞、完全性房室传导阻滞、脑卒中等）的发生率为 0.6％。射频消融治疗室上速的成功率较高，复发率较低，安全性较好，是根治室上速的有效方法。

Vernakalant 盐酸盐：是心房选择性钠通道/钾通道双重阻断剂，能延长心房有效不应期，抗心律失常。2007 年被美国批准用于房颤的转复治疗，研究证实，其转复孤立性房颤、伴轻度器质性心脏病的房颤较安全有效；2012 年欧洲将其 I 类推荐。它能阻断心房肌细胞膜钾通道、钠通道，延长心房不应期，抗心律失常。口服 5～7.5 mg/kg 后，血药水平达峰值时间为 30～60 分钟，血清除半衰期为 2～3 小时,生物利用度为 65％。在连续使用最大剂量 900 mg,每天 2 次时,第 3～4 天出现稳态血药水平。能有效转复近期(≤7 天内)的房颤,静脉用药后 90 分钟转复成功率常高于胺碘酮,平均转复时间为 11 分钟,房颤转复成功率为 50％左右。转复孤立性房颤、合并轻中度器质性心脏病的房颤较安全有效。不良反应有短暂的味觉障碍、喷嚏、感觉异常、恶心,发生率分别为 30％、16％、10％、9％;严重不良反应有:短暂的低血压发生率为 16.1％,非持续性室速发生率为 7.3％,心动过缓、完全性房室传导阻滞发生率为 4.1％。禁忌证包括低血压(收缩压＜100 mmHg)、30 天内的急性冠状动脉综合征病史、NYHA 心功能 Ⅲ～Ⅳ 级、严重的主动脉狭窄、QT 间期延长(QT＞440 毫秒)。因为增加低血压的发生,在 NYHA 心功能 Ⅰ～Ⅱ 级患者中应慎用;左室射血分数 ≤35％的患者应避免使用。一些房颤指南对 Vernakalant 推荐应用于:

——孤立性房颤或伴有轻度器质性心脏病的房颤,推荐静脉用氟卡尼、普罗帕酮、伊布拉特或 Vernakalant 进行药物复律(Ⅰ类推荐,A 级证据)。

——伴有中度器质性心脏病(除外血压＜100 mmHg、NYHA 心功能 Ⅲ～Ⅳ 级、30 天内急性冠状动脉综合征病史、严重主动脉狭窄),房颤发病时间 ≤7 天,可静脉用 Vernakalant 药物复律;但 NYHA 心功能 Ⅰ～Ⅱ 级心衰患者慎用(Ⅱb 类推荐,B 级证据)。

——心脏手术后房颤发病时间 ≤7 天可考虑静脉用 Vernakalant 药物复律(Ⅱb 类推荐,B 级证据);目前其主要作为房颤快速转复药物,主要限于静脉制剂,对静脉转复后窦律的维持还需进一步研究。

(陈　根　梁有峰)

进一步的参考文献

[1] RENO CMS. Severe hypoglycemia-induced lethal cardiac arrhythmias mediated by sympathoadrenal activation[J]. Diabetes,2013,62(10):3570-3581.

[2] WANG Y. Electrophysiological remodeling in heart failure[J]. J Mol Cell Cardiol,2010,48(4):619-632.

[3] BOVINA. Myocardial perfusion imaging in patients with a recent, ormal exercise test[J]. World Cardiol,2013,5(3):54-59.

第三十章　心脏起搏器和心脏再同步化治疗

起搏器、心脏再同步化治疗的应用，能使心律失常、心功能不全患者获益，能改善预后，延长生存期。2013 年欧洲心律学会/欧洲心脏病学会(EHRA/ESC)心脏起搏器、心脏再同步化治疗指南的公布，标志着国际上对该领域的理念和治疗原则又有较大更新。

一、心脏起搏器

1. 针对缓慢型心律失常的起搏治疗

一些指南认为，根据缓慢型心律失常发作的时间间隔，它可分为持续性、阵发性。持续性缓慢型心律失常，根据累及心脏传导系统的不同，又分为窦房结功能不全、房室传导阻滞；阵发性缓慢型心律失常，根据患者的临床表现、是否有明确的心电图记录，又可分为有明确心动过缓心电图记录、没有明确心动过缓心电图记录两类。（表 30-1）

表 30-1　需要起搏治疗的缓慢型心律失常分类

持续性缓慢型心动过缓		阵发性缓慢型心律失常				
窦房结功能不全	房室传导阻滞	有心电图记载		无心电图记载		
窦房阻滞和窦性停搏	特发性房室传导阻滞	器质性	功能性	束支传	反射性	不明原因
	阵发性房室传导阻滞			导阻滞	晕厥	晕厥
	房颤并缓慢心室传导					
迷走神经介导的窦性停搏、房室传导阻滞						

(1)持续性缓慢型心动过缓的起搏治疗

——窦房结功能不全：这些患者置入永久性心脏起搏器，常不能延长生存期；患者有心动过缓相关症状，建议置入起搏器；如患者没有相关症状，不建议置入起搏器。Ⅰ类推荐：患者有明确的与心动过缓相关的症状时，一般建议置入永久性起搏器。Ⅱb 类推荐：患者的临床症状可能和心动过缓相关，一般可考虑置入永久性起搏器。Ⅲ 类推荐：当患者没有临床症状，或心动过缓的诱因可去除时，不建议置入永久性起搏器。首选的起搏模式为频率适应性双腔起搏(DDDR)，能减少起搏器综合征的发生，降低房颤、心功能不全的风险。如患者有心脏变时性功能不全，尤其是年轻人、活动量较大的患者，可选择频率适应性双腔起搏＋房室传导延迟管理（AVM）或心房起搏(AAIR)；而对没有心脏变时性功能不全的患者，则可选择频率适应性双腔起搏＋房室传导延迟管理或心房按需起搏(AAI)。

——获得性房室传导阻滞：在决定这些患者是否需要置入起搏器时，一般考虑临床症状较少，主要考虑潜在的未来的心搏骤停风险。试验证实，Ⅱ 度 2 型和 Ⅲ 度房室传导阻滞患者，置入永久起搏器后，可预防晕厥发生，延长生存期。

Ⅰ类推荐：Ⅱ度 2 型和 Ⅲ 度房室传导阻滞患者，无论是否有临床症状，均建议置入永久性起搏器。Ⅱa 类推荐：Ⅱ 度 1 型房室传导阻滞患者有明确的相关症状，或电生理检查证实传导延迟位于希氏束及以下水平，可考虑置入永久性起搏器。Ⅲ 类推荐：如造成房室传导阻滞的诱因可去除，一般不建议置入永久性起搏器。双腔起搏有优势，不降低患者死亡率，能减少起搏器综合征发生，改善生活质量。要根据患者具体情况，综合考虑获益、经济条件，做出合适的选择。一些指南推荐，如房室传导阻滞患者合并窦房结功能障碍，首选频率适应性双腔起搏，次为双腔起搏、频率适应性心室起搏(VVIR)；如患者窦房结功能正常，首选双腔起搏，次为心房心室双感的心室起搏

（VDD）、频率适应性心室起搏。对合并房颤的患者，首选频率适应性心室起搏，可有效缓解患者胸闷、憋气，改善活动耐量，提高生活质量。

（2）阵发性缓慢型心律失常的起搏治疗

——有心电图记录的缓慢型心律失常：根据症状、心电图表现的不同，可分为窦房结疾病（包括慢-快综合征）、阵发性房室传导阻滞（包括房颤合并缓慢心室传导）、反射性晕厥患者出现发作性心动过缓或心脏停搏。对窦房结疾病（包括慢-快综合征）引起的有心电图记录的缓慢型心律失常的患者，如满足以下两点要求，建议置入永久性起搏器：①平素无症状、但心电图表现为持续性窦性心动过缓（心率每分钟 40～50 次），记录到窦性停搏、窦房传导阻滞，并伴相关症状；②慢-快综合征患者，在快速型心律失常中止后，出现长时间窦性停搏。发作性房室传导阻滞（包括房颤合并缓慢心室传导）患者的起搏器置入指征，与持续性房室传导阻滞相同，仅 Ⅱ 度 2 型和 Ⅲ 度房室阻滞，是一些指南推荐的适应证。研究表明，反射性晕厥出现发作性心动过缓或心脏停搏的患者，即使接受心脏起搏治疗，对缓解症状、预防再次晕厥常无明显获益；因此一般情况下，该类患者并不推荐置入起搏器，除非患者年龄在 40 岁以上、反复出现无征兆的晕厥发作、心电图明确记录到心动过缓或窦性停搏的证据（Ⅱa 类推荐）。

——可疑心动过缓发作（无心电图记录）：对束支传导阻滞伴原因不明晕厥的患者，在决定其下一步治疗方案前，要先进行心内电生理检查评估。如希氏束-心室（HV）间期＞70 毫秒，或在心房递增起搏时出现 Ⅱ 度至 Ⅲ 度希氏束-浦肯野纤维传导阻滞，则推荐置入永久性起搏器；如电生理检查结果为阴性，是否需置入起搏器应很慎重，需综合评估其获益/风险（Ⅱb 类推荐）。在束支传导阻滞患者中，还有一类发生率虽较低、但可能迅速进展为完全性房室传导阻滞的心律失常，即交替性束支传导阻滞，其心电图特点是在一份心电图上记录到双束支传导阻滞、交替束支传导阻滞、三分支传导阻滞；或一份心电图上表现为右束支传导阻滞合并左前分支阻滞，而另一份心电图上表现为右束支传导阻滞合并左后分支阻滞；这些患者要立即置入起搏器。如患者是除交替性束支传导阻滞的其他类型束支阻滞，又没有相应的临床症状，则不推荐起搏治疗。对心脏抑制型颈动脉窦综合征、反复发作原因不明晕厥的患者，置入起搏器可降低晕厥复发次数（约 75%），频率适应性双腔起搏较理想。对血管迷走性晕厥，如为非心脏抑制型颈动脉窦综合征，则不推荐置入起搏器。如为心脏抑制型颈动脉窦综合征、患者年龄较大（40 岁以上）、晕厥反复发作、其他治疗无效，可考虑置入起搏器（Ⅱb 类推荐），推荐频率适应性双腔起搏。

——不明原因晕厥：患者如 ATP 试验阳性，可考虑置入起搏器，以减少晕厥发生次数（Ⅱb 类推荐），否则均不推荐置入起搏器。

（3）特殊情况下的起搏治疗　在特殊情况下患者出现缓慢型心律失常时，亦应考虑心脏起搏治疗，也要考虑基础疾病情况、其他器官脏器情况、血流动力学水平等，从而取得最佳获益。在急性心肌梗死患者，如出现新发束支传导阻滞；若呈一过性，目前无证据表明心脏起搏可改善预后，不推荐给予起搏治疗；若为永久性，则按上述房室阻滞患者起搏器的置入指征，进行下一步治疗。心脏外科手术、介入治疗、动脉瓣膜置换术、心脏移植术后，发生缓慢型心律失常的情况较多见，常在术后数天内消失；如持续存在，则需参考非手术患者起搏器置入指征，制订下一步治疗方案。对术后发生高度房室传导阻滞的患者，如 7 天以后仍未恢复，则考虑置入起搏器。对术后出现窦房结功能不全的患者，可监测其心律情况数周，然后决定是否置入起搏器。

肥厚型心肌病患者发生房室传导阻滞较少，一旦发生，常提示可能有特殊病因，如 AMP 激活的蛋白激酶基因突变、法布里氏病、心肌淀粉样变等，此类患者的起搏治疗，与前述房室传导阻滞的相同。孕妇心电图表现为稳定窄 QRS 波群的交界区逸搏心律，可推迟到产后再接受心脏起搏治疗；但如心电图记录到缓慢型宽 QRS 波群的逸搏心律，则需在妊娠期间置入永久性起搏器。对有症状的心脏传导阻滞的孕妇（尤其是孕龄 8 周以上的孕妇），在综合评估其病情后，可考虑在超声引导下行永久性起搏器置入术。常推荐单腔起搏模式。少数 Ⅰ 度房室阻滞患者（PR 间期＞

0.3秒)在运动后,可能会出现类似起搏器综合征的表现。由于PR间期过短,心房在舒张期过早开始收缩,造成心室充盈不足,肺毛细血管嵌压升高,压力传导到右心,进而出现颈静脉怒张、体循环淤血等。推荐PR间期＞0.3秒且有明显Ⅰ度房室传导阻滞表现的患者,可考虑接受永久性起搏器置入术(Ⅱb类推荐)。

2. 心脏再同步化治疗

一些指南再次肯定了心脏再同步化治疗（CRT）的地位。2011年欧洲每100万例心律失常患者中,有140例接受心脏再同步化治疗;能协调心房、心室的激动,保持左/右心室内的激动同步性,改善心室功能、减少二尖瓣反流,逆转心室重构。

(1)窦性心律患者心脏再同步化治疗　证据表明,对合并完全性左束支传导阻滞、有严重症状的慢性心衰患者,在药物治疗基础上给予心脏再同步化治疗,可改善心脏功能、结构,降低死亡率、住院率。对心脏再同步化治疗获益较好的是:女性、宽QRS波（＞150毫秒）、完全性左束支传导阻滞、除外缺血性心肌病。而对QRS波＜120毫秒的心衰患者,尚无证据表明可获益。具体推荐意见为:

Ⅰ类推荐:合并完全性左束支传导阻滞、且QRS波群＞150毫秒(A级证据);合并完全性左束支传导阻滞、且QRS波群介于120～150毫秒(B级证据)。Ⅱa类推荐:合并完全性左束支传导阻滞、且QRS波群＞150毫秒。Ⅱb类推荐:合并完全性左束支传导阻滞、但QRS波群介于120～150毫秒。Ⅲ类推荐:QRS波群时间＜120毫秒的慢性心衰患者。一些指南推荐双心室同时起搏,其中左室导联避免放置在心尖部,而应放在最晚被激动的节段。

(2)房颤心律患者心脏再同步化治疗　永久性、长期持续性房颤患者,有以下两种情况可考虑心脏再同步化治疗:①存在中/重度心衰,并有血流动力学不稳定;②心衰时心室率较快,需要通过房室结消融来控制心室率。其他类型房颤患者要根据房颤指南处理,无需考虑心脏再同步化治疗。心功能不全的房颤患者,常需要心脏再同步化治疗、房室结消融。当房颤患者心功能减退、心室率无法控制时,无论其QRS波群形态怎样,都要同时接受心脏再同步化治疗、房室结消融治疗;而当心室率控制不是治疗的主要矛盾时,需参考如下流程图,制订治疗方案。(图30-1)

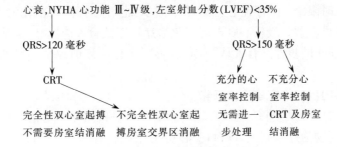

图30-1　心衰患者治疗选择流程图

3. 起搏治疗的其他问题

在起搏治疗同时,要关注起搏器的指征、模式选择,要了解起搏点选择、是否要植入临时起搏器、起搏器植入后长期随访等。

(1)右室不同起搏点的选择　心室起搏点常是右室心尖部,还有希氏束区、室间隔、右心室流出道。研究表明,对LVEF＜45％的患者,进行右室心尖部位以外的右心室起搏1年后,LVEF改善的程度,常高于右室心尖部起搏的患者。

(2)临时起搏器植入　临时起搏器的局限有:易发生起搏电极移位、起搏阈值可升高、电池易耗竭、间歇性感知功能不良等,尤其是长期应用,能限制患者活动,可增加感染、血栓形成的风险。建议尽量减少应用临时起搏,使用时间宜短。一些指南推荐以下情况置入临时起搏器:①高度或完全房室传导阻滞,且逸搏心律过缓;②介入操作过程中,急性心肌梗死、药物中毒、严重感染等危急情况下,出现危及生命的缓慢型心律失常。置入临时起搏器后,如患者有置入永久性起搏器的指征,应尽早换为永久性起搏器。

(3)置入起搏器的远程管理　一些指南重视起搏器的远程监测,能尽早发现潜在的室性或房性心律失常,可及时发现起搏器感知、起搏的问题,能在第一时间调整治疗方案,有助于做好起搏器的维护。

二、2013 年 ACC 再同步化治疗(CRT)装置置入

2013 年 ACC 对再同步化治疗装置置入的适合度评估,将临床指征系统分类、描述,评定出合理的使用标准(AUC),以提高决策水平、改善预后。

1. 置入指征分级

既往的心脏再同步化治疗指南均采用Ⅰ、Ⅱ、Ⅲ类推荐和 A、B、C 类证据,对临床指征分级。而一些指南针对临床指征分级的,纳入临床指征及对其量化评分(1～9 分),7～9 分为"适合置入(A)",4～6 分为"可能适合置入(M)",1～3 分为"可能不适合置入(R)"。高分表示能获益,评分居中表示有潜在获益。临床指征中,45% 为适合置入,33% 为可能适合置入,22% 为可能不适合置入。

2. 对心脏再同步化治疗常用指征分层

一些指南细化了器械置入常见的指征术语,但分层更详细。更新如下:

——心衰的病程:它要具体分期为<3 个月,3～9 个月,>9 个月;许多试验认为,心衰病程 3 个月以上,一般是器械置入适合的时机。

——评估置入指征:在计划置入装置前,应至少应用指南指导的药物治疗 3 个月以上,然后再次评估置入指征。如心功能提高到初级预防的水平,可能不需要再置入装置。

——NYHA 心功能分级:它采用与既往相似的分级,但分级需建立在指南指导的药物治疗基础上评价。难治性 NYHA 心功能Ⅳ级满足下面的条件:①没有急性冠状动脉综合征;②没有使用正性肌力药物;③在指南指导的药物治疗的基础上;④心脏运动不同步,可心脏再同步化治疗。研究认为,即使 QRS 时限窄、但存在心脏运动不同步,也可心脏再同步化治疗,但没有证据证明 QRS 时限<120 毫秒可获益。最新心脏再同步化治疗临床试验入选标准,常是 QRS 时限>120 毫秒,并不包含心脏运动非同步性。有人认为,心脏再同步化治疗前评估心脏非同步运动可能不是必须的。

3. 对首次心脏再同步化治疗建议的细化

(1)不同 LVEF 的缺血性/非缺血性心肌病的治疗　一些指南对心脏再同步化治疗的Ⅰ类推荐是:在指南指导的药物治疗基础上,NYHA 心功能Ⅱ、Ⅲ、Ⅳ级,LVEF≤35%,窦性心律,QRS 时限≥150 毫秒。

表 30-2　LVEF≤35% 的缺血性心肌病的置入建议

指征	AUC(1～9)分级		
	NYHA Ⅰ级	NYHA Ⅱ级	NYHA Ⅲ～Ⅳ级
<120 毫秒,窦性心律	R	R	R
120～149 毫秒,窦性心律,LBBB	M(a)	A	A
>150 毫秒,窦性心律,LBBB	A(a)	A	A
120～149 毫秒,无 LBBB,窦性心律	R	R	M
>150 毫秒,无 LBBB,窦性心律	M	M	A

*a 为指南更新的地方,A 为平均分 7～9 分,代表"适合置入";M 为平均分 4～6 分,代表"可能适合置入",R 为平均分 1～3 分,代表"不适合置入"

研究显示,心脏再同步化治疗能使心衰事件的危险减少41%,在QRS时限>150毫秒的患者中疗效更佳,且LBBB患者可能较RBBB、室内阻滞患者获益更大,但还要进一步研究。

(2)任何原因LVEF>35%的临床指征的建议　一些指南对LVEF>35%的患者提出置入建议,认为LVEF>35%,QRS时限>130毫秒,NYHA心功能Ⅲ~Ⅳ级的患者,在症状、心室重构方面,均可从CRT中获益。结合QRS时限、窦性心律、QRS形态,2013年指南对LVEF>35%的临床情况提出以下建议。(表30-3)

表30-3　LVEF>35%的置入建议

指征	AUC(1~9)分级	
	NHYA Ⅰ~Ⅱ级	NHYA Ⅲ~Ⅳ级
<120毫秒,窦性心律	R	R
120~149毫秒,窦性心律,LBBB	R	M
>150毫秒,窦性心律,LBBB	M	M
120~149毫秒,无LBBB,窦性心律	R	R
>150毫秒,无LBBB,窦性心律	R	M

＊M为平均分4~6分,代表"可能适合置入";R为平均分1~3分,代表"不适合置入"

(3)任何原因在应用正性肌力药物下NYHA心功能Ⅳ级且LVEF≤35%时的建议　一些研究认为,对进展性、非LBBB的心衰患者,心脏再同步化治疗后QRS时限,与患者心室重构、长期预后效果相关。

(4)对先前存在或预期需要右心室起搏的患者的建议　当LVEF≤35%伴有窄QRS时限,预测可能需要频繁右心室起搏(>40%起搏)而计划置入ICD或起搏器的患者,不管NYHA心功能分级如何,即使QRS时限较窄,也可能需要置入心脏再同步化治疗。而右心室起搏频率<40%,AUC分级均为"M"。右心室起搏比例为41%~50%,可造成较多不良事件,可能是导致心衰的高危因素。一些指南将LVEF及右心室起搏比例,均纳入考虑的临床因素,对其详细地进行了评定(表30-4)。

表30-4　需要右心室起搏的患者的CRT建议

指征	AUC(1~9)分级	
	NHYA Ⅰ~Ⅱ级	NHYA Ⅲ~Ⅳ级
LVEF<35%,窄QRS		
预期右心室起搏器≤40%(a)	M	M
预期右心室起搏器>40%	A(a)	A
LVEF>35%,窄QRS		
预期右心室起搏器≤40%(a)	R(a)	M
预期右心室起搏器>40%(a)	M	M

＊a为指南首次提出,A为平均分7~9分,代表"适合置入",M为平均分4~6分,代表"可能适合置入",R为平均分1~3分,代表"不适合置入"

(5)血管重建术后<3个月或心肌梗死后≤40天出现难治性NYHA心功能Ⅲ/Ⅳ的心衰的起搏建议　一些指南强调,该临床指证的心脏再同步化治疗获益主要取决于QRS时限>120毫秒、LBBB,而非窦性心律。LVEF36%~50%时,具体推荐见表30-5。

表 30 - 5　血管重建术后＜3 个月或心肌梗死后 ≤40 天
出现难治性 NHYA 心功能 Ⅲ/Ⅳ心衰的起搏建议 ＊

指征	AUC(1～9) 分级
无其他心室起搏适应证，LVEF ≤35%	
120～149 毫秒，LBBB	A
＞150 毫秒，LBBB	A
120～149 毫秒，无 LBBB	M
＞150 毫秒，无 LBBB	A(a)
无其他心室起搏适应证，LVEF36%～50%	
120～149 毫秒，LBBB	R(a)
＞150 毫秒，LBBB	M
120～149 毫秒，无 LBBB	R
＞150 毫秒，无 LBBB	R

　　＊A 为平均分 7～9 分，代表"适合置入"；M 为平均分 4～6 分，代表"可能适合置入"；R 为平均分 1～3 分，代表"不适合置入"。a 为指南首次提出。

4. ICD 或心脏再同步化治疗脉冲发生器更换的建议

　　随着患者临床指证(器械置入指征、生存寿命、LVEF 恢复)的演变，由患者当前的状态而选择置入 ICD 或心脏再同步化治疗可能会发生改变。在装置达到择期更换指示 (ERI)时，要考虑脉冲发生器、装置类型的更换(如从 ICD 到普通的起搏器)。最初置入时作为一级预防后、LVEF 有提高时，可将 CRT - D 更换为心脏再同步化治疗(CRT)，可能较适合置入；下面是更换 CRT - D 时的相关建议(表 30 - 6)。

表 30 - 6　CRT - D 的更换建议＊

指征	AUC(1～9) 分级	
	更换 CRT - D	更换 CRT - P
更换 CRT - D (初次植入时为一级预防)		
接受 CRT - D 时 LVEF ≤35%		
LVEF 没有改变 (虽然临床症状改善)	A	R
接受 CRT - D 时 LVEF ≤35%		
现在 LVEF 在 36%～49%	A	M
接受 CRT - D 时 LVEF ≤35%		
现在 LVEF≥50% (正常)	A	M
更换 CRT - D (初次植入时为二级预防)		
接受 CRT - D 时 LVEF ≤35%		
LVEF 没有改变 (虽然临床症状改善)	A	R
接受 CRT - D 时 LVEF ≤35		
现在 LVEF 在 36%～49%	A	R
接受 CRT - D 时 LVEF ≤35%		
现在 LVEF≥50% (正常)	A	R

　　＊A 为平均分 7～9 分，代表"适合置入"，M 为平均分 4～6 分，代表"可能适合置入"，R 为平均分 1～3 分，代表"不适合置入"

5. 针对置入禁忌证的建议

　　一些指南对面临的各种情况进行置入建议。对生存周期＜1 年的患者，＞80 岁的 NHYA 心功能 Ⅳ 级患者，出现认知功能障碍且没有医疗保险补助的患者，进行性加重的精神疾病患者，伴有 NHYA 心功能 Ⅳ 级的严重的外周血管疾病、需要透析治疗的慢性肾脏疾病且没有肾移植的指征及血肌酐清除率小于每分钟 30ml 的患者，滥用药物、存在血行播散的未解决的感染问题、对药物和随访依从性较差的患者，都是器械置入的禁忌证。一些指南对临床医师在器械置入面临的不同的临床指证进行量化评分,主要是为了考虑置入 ICD 或心脏再同步化治疗时可包含的一些临床状况。评定为适合置入的目的,是帮助医师做出决定。

(解杨倩　何进舟)

进一步的参考文献

[1] RUDY Y. Noninvasive electrocardiographic imaging (ECGI) of arrhythmogenic substrates in humans[J]. Circ Res,2013,112(5):863-874.

[2] GRACEA A. Systems biology and cardiac arrhythmias[J]. Lancet,2012,380(9852):1498 - 1508.

[3] TESTER DJ. Genetiocs of long QT syndrome[J]. Methodist Debakey Cardiovasc J,2014,10(1):29-33.

第三十一章　Brugada 综合征诊治

　　自 1992 年报道 Brugada 综合征(BS)以来,已发现该病为一些国家年轻人重要死亡杀手,对临床、基因、细胞、离子、分子方面的研究逐渐深入。2005 年后发表了国际 Brugada 综合征诊治专家共识,明确了诊断标准、检查方法、危险分层、治疗方法,有一定参考意义。

一、遗传学

　　Brugada 综合征为常染色体显性遗传病(不完全外显),50％散发,50％有家族史。SCN5A 基因突变已发现 80 余种,见于 Brugada 综合征患者的 18％～30％;H558R 突变等可导致钠离子通道功能丧失、关闭,减少钠离子流入心肌细胞,使动作电位 1 相复极末期钠离子内流电流 I_{Na} 减小、细胞质钙离子减少,动作电位平台期瞬间外向钾电流 I_{to} 增强,造成动作电位"尖峰-穹隆"状形态消失、动作电位时程缩短,形成右胸导联 ST 段抬高;而心外膜、心内膜间的电压梯度、复极不均一,能引起折返,诱发室速、室颤。

　　全世界 Brugada 综合征(BS)发病率为 5/10 000～66/10 000;其发病率在日本高达 1％,有东南亚夜间综合征之称;以 35～40 岁青年男性多见,男女之比为 8∶1～10∶1。Brugada 综合征占心源性猝死的 4％～12％,占无器质性心脏病猝死者的 20％～60％;致病基因有 SCN5A、GPD1L、CACNA1C、KCNH2、KCNE3、HCN4、SCN1B/3B 等基因。

　　SCN5A 基因位于 3p21,表达钠通道 α 亚基;大部分突变蛋白功能缺失,滞留在内质网中,细胞膜表达量减少;电压依赖性 I_{Na} 通道失活、关闭,I_{Na} 电流减小;突变钠通道在人高热时易失活,高热时易发生室速。

　　GPD1L 基因位于 3p24～p22,表达 GPD1L 离子通道调节蛋白(351 个氨基酸残基);A280V 突变的 GPD1L,可引起心肌细胞膜电压依赖性 I_{Na} 电流明显减小,与发病相关。

　　CACNA1C(12p13.3)/CACNB2b(10p12.33,已发现有 G490R、A39V 等突变)/CACNA2D1 等 L 型电压门控钙通道基因突变,使钙离子内流减少,动作电位平台期延长,可引发 Brugada 综合征。

　　KCNE3 编码 I_{Ks} 钾通道亚基 MiRP β2,R99H 突变时,可使动作电位 0、1 相 I_{Ks} 增强,细胞膜超极化,抑制钙离子流入细胞,使动作电位平台期易消失,与 Brugada 综合征相关。

　　SCN1B/3B 基因(19q13.1/11q23.3)表达电压门控钠通道 Navβ1/β3 蛋白,它们基因突变后能减小 I_{Na} 电流,抑制钙离子流入细胞,使动作电位平台期易消失,进而引发 Brugada 综合征。

　　Brugada 综合征细胞机制包括:

　　——复极异常:Brugada 综合征患者发生室速/室颤,与 2 相折返相关,这时常有 I_{to} 一过性钾离子电流增加,快钠通道、L 型电压门控钙通道的离子内流减少,动作电位平台期易消失,动作电位时程改变,右心室内外膜间跨膜电压梯度增加,体表 ECG 上表现为心外膜动作电位的切迹加重,引起明显的 J 波或 ST 段抬高;Ic 类抗心律失常药物可增强这一异常。如钠电流进一步减少,心外膜动作电位延长,切迹更明显;能使复极方向变成由右心室内膜向右心室外膜,跨膜电压梯度方向发生逆转,产生下斜型的 ST 段抬高,T 波倒置。右室心外膜的 I_{to} 电流受影响更明显,故特征性 ECG 在右胸前导联。如果心外膜复极在心内膜之前,则 ECG 的 T 波为正向直立,并产生马鞍型 ST 段抬高。右心室心外膜动作电位平台期易消失,常有引起心外膜复极化离散的易损窗;室性早搏落在易损窗时,易通过动作电位 2 相折返,引起局部再激动,出现折返性心律失常,如室速、室扑、室颤,表现为晕厥、猝死。

　　——除极异常:右心室流出道为房室结样组织,除极异常时,依赖 I_{ca} 钙电流的传导减慢,易形成电压梯度,引起局部电流环路形成;体表 ECG 有 ST 段抬高,随后可出现倒置的 T 波,与本综合征相关。

　　——性别差异:男性多发,可能因血雄激素水平较高,促进表达钾离子通道 Kv4.3,增强心外膜钾电流 I_{to},使动作电位 1 相末期复极化到更负的电位,动作电位 2 相易消失,易形成 2 相折返及多形性室速。(表 31-1)

表 31-1　Brugada 综合征分类及其致病基因

类型	致病基因	外显子数	染色体位置	离子通道	编码蛋白	突变结果	遗传方式
1 型	SCN5A	28	3p21	I_{Na}	$Na_v 1.5\alpha$ 亚单位	功能丧失	常染色体显性遗传
2 型	GPD1L	8	3p24	I_{Na}	GPD1L	功能丧失	常染色体显性遗传
3 型	CACNA1C	47	12p13.3	I_{Ca}	$Ca_v 1.2\alpha_1$ 亚单位	功能丧失	常染色体显性遗传
4 型	CACNB2b	14	10p12.33	I_{Ca}	$Ca_v \beta_2$ 亚单位	功能丧失	常染色体显性遗传
5 型	SCN1B	6	19q13.1	I_{Na}	$Na_v \beta_1$ 亚单位	功能丧失	常染色体显性遗传
6 型	KCNE3	3	11q13~q14	I_{Ks}/I_{to}	$MiRP\beta_2$ 亚单位	功能获得	常染色体显性遗传
7 型	SCN3B	6	11q23.3	I_{Na}	$Na_v \beta_3$ 亚单位	功能丧失	常染色体显性遗传
8 型	HCN4	8	15q23~q24.1	I_K, I_f	HCN	功能丧失	常染色体显性遗传

二、诊断标准

　　一些共识报告中,Brugada 综合征的诊断要点为:

　　——>1 个右胸导联(V1~V3)出现 Ⅰ 型 Brugada(下斜型 ST 段抬高≥2 mm,T 波负向)表现,排除其他引起 ECG 异常的情况,无论是否应用钠通道阻断剂,且伴以下情况之一:记录到室颤,有多形性室性心动过速,有心脏性猝死的家族史(<45 岁),家系成员中有下斜型 ST 段抬高,电生理检查可诱发室速,晕厥,夜间呼吸困难明显,可诊断为 Brugada 综合征。若仅有 ECG 特征,称为特发性 Brugada 样 ECG 改变。

　　——基础情况下 >1 个右胸导联(V1~V3)出现 Ⅱ 型(马鞍型 ST 段抬高,起始部分抬高≥2 mm,下凹部分抬高≥1 mm ,T 波正向或双向)或 Ⅲ 型(马鞍型或下斜型 ST 段抬高 <1 mm)Brugada ST 段抬高,应用钠通道阻断剂后转变为 Ⅰ 型,并存在一个或更多的上述临床表现时,可诊断 Brugada 综合征。Brugada 综合征为隐匿性 ECG 时,可首先应用激发试验药物-钠通道阻断剂,激发 ECG 改变;发热、迷走神经兴奋剂也可使 ECG 表现出来。基线 ECG 表现为 Ⅰ 型改变的无症状患者,一般不主张应用药物激发试验,因为进一步的诊断价值有限,且有一定风险。(表33-2)

表 32-2　Brugada 综合征的激发试验药物

药物	剂量和用法
阿义马林	1 mg/kg,5 分钟,静脉注射
氟卡尼	2 mg/kg,10 分钟,静脉注射(400 mg,口服)
普鲁卡因胺	10 mg/kg,10 分钟,静脉注射
吡西卡尼	1 mg/kg,10 分钟,静脉注射

　　一些因素可引起 Brugada 样 ECG 改变,因此应除外不典型右束支传导阻滞、左室肥厚、早期复极、急性心肌炎、急性心肌缺血、心肌梗死、肺栓塞、变异型心绞痛、主动脉夹层、各种中枢神经和自主神经异常、Duchenne 肌营养不良、维生素 B_1 缺乏、高钾血症、高钙血症、致心律失常性右室心肌病、漏斗胸、低体温、纵隔肿瘤、心包积液时右室流出道机械性压迫。Brugada 样 ECG 改变,偶尔可表现在直流电复律后的数小时、运动员,常为上斜型抬高,应用激发试验药物-钠通道阻断剂后

大多没有改变。已发现许多药物可引起 Brugada 样 ECG 改变。（表 33 - 3）

表 33 - 3 引起 Brugada 样 ECG 改变的药物

Ⅰ. 抗心律失常药	
1. 钠通道阻断剂	Ⅰc 类（氟卡尼、吡西卡尼、普罗帕酮）
	Ⅰa 类（阿义马林、普鲁卡因胺、双异丙吡胺、西苯唑林）
2. 钙通道阻断剂	维拉帕米
3. β 受体阻断剂	普萘洛尔等
Ⅱ. 抗心绞痛药	
1. 钙通道阻断剂	硝苯地平、硫氮酮
2. 硝酸盐	硝酸异山梨酯、硝酸甘油
3. 钾通道开放剂	尼可地尔
Ⅲ. 精神药物	
1. 三环类抗抑郁剂	阿米替林、去甲替林、地昔帕明、氯丙咪嗪
2. 四环类抗抑郁剂	马普替林
3. 酚噻嗪	奋乃静、氰美马嗪
4. 选择性 5 羟色胺再吸收抑制剂	氟西汀
Ⅳ. 其他药物	乘晕宁、可卡因中毒、酒精中毒

Brugada 综合征 ECG 的 ST 段抬高，大多数表现在右胸导联，个别表现在下壁导联、左胸导联。将右胸导联检查点定于较高位置（第二肋间）时，可增加发现 ECG 改变的敏感性。Brugada 综合征有时 QT 间期略延长，右胸导联 QT 间期延长较左胸导联明显。SCN5A 基因突变的患者，可有 P 波时程、PR 间期、QRS 时程的延长，PR 间期延长反映 HV 传导延迟。

三、Brugada 综合征诊治

Brugada 综合征是一种遗传性心脏离子通道病，心脏结构正常，右胸导联（V1～V3）ST 段呈下斜型或马鞍型抬高，伴或不伴右束支传导阻滞；致命性室速或室颤，可引起反复晕厥、猝死。常有晕厥、猝死家族史。有人对国内报道的 476 例总结发现：

——性别及年龄分布：男性占 94.33%，男女比为 16.6：1。首次发病年龄为 16 岁～69 岁，平均发病年龄 40.15 岁，多发于 20～59 岁，其中 36～40 岁占 24.8%，为发病高峰。家族史：有猝死、晕厥家族史者占 24.58%；无家族史者占 32.77%；未描述家族史者占 42.65%。

——症状：入院时有晕厥症状、意识丧失者占 65.54%，平均晕厥次数为 2.67 次，其中院外发生晕厥自行恢复者占 45.87%，经心肺复苏成功的患者占 28.85%，院外死亡或入院抢救失败的患者占 25.32%，植入 ICD 占 18.82%。有心悸、胸闷、黑矇、头昏、发作性胸痛、腰痛、腹痛等症状；部分患者无症状，为常规心电图检查、家庭调查时发现；晕厥或意识丧失夜间发作者占 43.12%，运动后发作者占 5.67%，其余未明确描述发作时的时间。明确记录到由室速、室颤引起晕厥者占 36.76%；有家族史、晕厥/猝死发生前无任何先兆者，占 10.28%，无家族史/家族史不详、晕厥/猝死前无任何先兆者占 29.76%。Brugada 综合征患者 25% 有心脏 SCN5A 基因突变。69.1% 患者晕厥在夜间、睡眠中发生，提示自主神经功能失调起重要作用。接近猝死的存活者中，约 1/3 在 2 年内有室速新发；对有典型心电图表现但无症状者随访发现，27% 在 2 年内发生室速、室颤。室颤、心脏骤停的 1 年累积发生率约 60%，如不治疗，约 40% 患者突然死亡。ICD 是目前唯一有肯定疗效的治疗措施（我国占 18.28%），可行一级/二级预防；反复发作的心律失常时，可射频消融姑息治疗。

——心电图特征：Ⅰ 型占 68.07%；Ⅱ 型占 25.84%；Ⅲ 型占 6.09%；上述心电图呈间歇性改变者占 7.35%。进行动态心电图检查者占 51.47%，其中检出室速、室颤者占 36.61%，室性早搏者占 30.76%。三种心电图类型为：Ⅰ型，特征为 ST 段起始部分显著抬高,J 点或 ST 段抬高(≥2 mm),形成穹隆型 ST 段,继以倒置 T 波,无明显的等电线;Ⅱ型,ST 段起始部位显著抬高,但抬高的 J 点(≥2 mm)后为逐渐下降的抬高的 ST 段(比基线抬高≥1 mm),继以正向或双向的 T 波,这种 ST-T 改变被称为马鞍型;Ⅲ型,为穹隆或马鞍型,ST 段抬高<1 mm。

有人认为,仅有Ⅰ型 ECG 特征、无临床表现,称为特发性 Brugada 样 ECG 改变。基础情况下>1 个右胸导联出现 Ⅱ 型或 Ⅲ 型 Brugada 样 ST 段抬高,应用钠通道阻断剂后转变为 Ⅰ 型,并存在一个或更多的上述临床表现时,也可诊断为 Brugada 综合征。一些专家共识对诊断的心电图特征提出了新标准,仅分为两型:Ⅰ型等同于过去的Ⅰ型;Ⅱ型相当于结合原来的Ⅱ型和 Ⅲ型。(表 31-4)

Brugada 综合征患者常有多形室速、室颤,心电图为正常 QT 间期、右束支阻滞、右胸前导联 ST 段持续性抬高,经心脏超声、心室造影、右室心肌活检检查,心脏无异常改变。平均猝死年龄大约是 40 岁,导致的猝死占所有猝死的 4%~12%,占心脏结构正常患者死亡的 20%。

表 31-4 Brugada 综合征新分型标准

Ⅰ型:穹隆型	Ⅱ型:马鞍型
a. QRS 终末部位为一种快速上升的斜面抬高≥2 mm,继以凹的或直线下斜的 ST 段。也有少数患者穹隆型的抬高在 1~2 mm	a. r′ 的抬高(通常与 J 点不同时)≥2 mm
b. 无明显的 r′ 波	b. r′ 的降支与 ST 段的开始重叠(不易识别)
c. 抬高部位与 J 点不同	c. ST 段抬高的最小值≥0.5 mm
d. 在 ST 段抬高处,ST 下降的高度 ≤4 mm。而在 RBBB 和运动员人群,则下降得更多	d. V2 导联上 ST 段后继以正向 T 波(T 波顶点>ST 段最低点>0),V1 导联上形态易变
e. ST 段在抬高最高点处	e. r′ 形成的三角区特征对于鉴别诊断十分有用,β 角>58°，r′ 三角从抬高的最高点之下 5 mm 处的底线超过3.5 mm
f. 继以负向而对称的 T 波	f. 2 型 BS 心电图的 QRS 时程宽于其他原因引起 V1 导联上出现 r′ 的 QRS 时程,V1 和 V6 导联形态不匹配
g. QRS 时限长于 RBBB,并且在 V1 和 V6 形态不像 RBBB 时存在匹配关系	

——心电图的药物激发试验:Brugada 综合征的心电图形态是动态的,常是隐匿的;静脉使用激发试验药物可改变其心电图形态,尤其阿义马林(1 mg/kg,每分钟 10 mg),氟卡尼(2 mg/kg,最大 150 mg,10 分钟内)、普鲁卡因胺(10 mg/kg,每分钟 100 mg)可使 ST 段抬高暴露出来。阿义马林可能是诊断较有效的药物,在 SCN5A 突变的 147 例患者中,其诊断的敏感度为 80%,特异度为 94.4%,阳性预测值为 93.3%,阴性预测值为 82.9%;Brugada 综合征的表型外显率从 32.7% 增到 78.6%。在基础心电图阴性的情况下,药物激发试验阳性的定义为 J 波绝对幅度>2 mm,伴或不伴 RBBB(V1 和/或 V2 和/或 V3 导联);ST 段抬高增加>2 mm,伴或不伴 RBBB。对Ⅱ、Ⅲ型心电图患者,推荐使用药物激发试验明确诊断;转变为Ⅰ型心电图认为阳性,ST 段抬高增幅>2 mm 有意义。Ⅲ型变为Ⅱ型心电图无意义。建议在药物激发试验时持续监护(12 导联心电图、血压)到心电图恢复正常,CRP 设备要备用。药物激发试验阳性时,QRS 波时间增加 30% 以上(出现心律失常时要停止药物注射)。Ⅰ型心电图患者,药物激发试验常不能增加诊断率。应用氟卡尼时,可能需要监护 24 小时,这时异丙肾上腺素常能控制室性心律失常。

——诊断标准:ECG 有Ⅰ/Ⅱ/Ⅲ型。诊断标准为:无论是否应用钠通道阻断剂,>1 个右胸导联(V1~V3)出现Ⅰ型 ST 段抬高,并且伴以下情况之一,即记录到室颤(自行终止的)、多形性室性心动过速,电生理检查可诱发室性心动过速或室颤(记录到的室性心律失常),QT 间期正常;心脏性猝死家族史(<45 岁),家系成员中有穹隆型 ECG 改变(家族史);晕厥;夜间极度呼吸困难(心律失常有关的症状);除外其他引起 ECG 异常的因素。可通过药物、发热等揭示 ECG 特征。遗传

性或获得性 Brugada 综合征患者心肌缺血时,发生心脏猝死的危险较大 。Brugada 综合征室颤和猝死常发生在安静时、夜间;自主神经失平衡造成的心动过缓,也可能是心律失常的触发因素。

——危险分层:它能发现高猝死危险患者;有人研究 547 例患者,对其进行危险分层:①患者发生心律失常性猝死危险性很高。随访 24～33 个月,8.2％患者至少发生过一次室颤;自发性 I 型 ECG 异常的患者,比钠通道阻断剂诱发者发生心律失常的危险高 7.7 倍。临床症状有晕厥史,并且心电图为自发的 ST 段抬高的患者,其发生 SCD 的风险,是无晕厥且无自发 ST 段抬高患者的 6 倍。②男性患者发生猝死的危险性比女性高 5.5 倍。由于男性的瞬时外向钾电流 I_{to} 常比女性大)。③程序刺激诱发出持续性室性心律失常,是重要的危险因素,比未诱发者猝死危险性高 8 倍。④ 家族性、散发性患者危险性相同。有 SCD 家族史,常并不意味着预后更差。伴有房性心律失常和缓慢心律失常的患者,室速/室颤发生率更高。

程序刺激诱发出持续性室性心律失常的方案:电生理检查的推荐刺激部位为右室心尖部,刺激≥200 毫秒,可增加到给予 3 个额外刺激。如未能诱发,可刺激右室流出道。大多数患者发生的第一症状是猝死,常来不及救治;ICD 是唯一可预防 Brugada 综合征患者心源性猝死的手段。在一项大型研究中,电生理检查可诱发出室性心律失常的 Brugada 综合征患者,发生 SCD 或室颤的风险是未诱发出患者的 8 倍。自发异常心电图并有晕厥病史的患者,若电生理检查阳性,发生 SCD、室颤的风险为 27.2％;需药物才能诱发异常心电图、无晕厥病史、并且电生理检查阴性的患者,其 SCD、室颤的发生率一般只有 0.5％。电生理检查阳性的患者心律失常事件发生率,一般远高于电生理检查阴性的患者(15％:0％)。电生理检查可能有预测 SCD 的价值,对曾发生过晕厥的患者预测价值更高。有人研究欧洲 1 029 例患者,随访 31.9 个月,结果显示,临床症状(曾发 SCD 或晕厥)和自发 I 型心电图,是心律失常事件的独立危险因素;而电生理检查可受到很多因素影响,如额外刺激数目、最短联律间期、刺激部位、电生理检查操作的时间、麻醉方法等。一些指南建议对无症状而表现出自发 I 型 ECG 的患者进行电生理检查(Ⅱb 类推荐,C 级证据)。目前对 Brugada 综合征建议的治疗方法见表 31－5。

表 31－5　Brugada 综合征的药物及非药物治疗

非药物治疗	
治疗有效:	ICD,唯一证实有效
不确定:	起搏器
不确定:	射频消融或冷冻手术
药物治疗	
无效或禁忌:	胺碘酮
无效或禁忌:	β 受体阻断剂
治疗有效:	β 受体激动剂如异丙肾上腺素
治疗有效:	磷酸二酯酶抑制剂如西洛他唑
无效或禁忌:	Ic 类抗心律失常药如氟卡尼、普罗帕酮禁忌
Ⅰa 类抗心律失常药	
无效或禁忌:	普鲁卡因胺、双异丙吡胺禁忌
治疗有效:	奎尼丁
不确定:	替地沙米
治疗有效:	I_{to} 阻断剂(心脏选择性及通道特异性)

ICD 治疗时,对有过猝死、晕厥、猝死先兆等的患者,无须再做电生理检查,都需植入进行二级预防。长期随访一组患者发现,近 30％患者至少被 ICD 治疗过 1 次,5 年累积治疗率分别为 18％、24％、32％、36％、38％。Brugada 综合征室性心动过速可由短联律间期的室早触发,有人定点射频消融室性早搏治疗 Brugada 综合征发作室速、室颤,取得一定效果,但还要进一步研究。

——禁忌应用的药物:Ⅰ类抗心律失常的药物能抑制钠离子内流,使 I_{to} 电流相对增加,因此对

Brugada 综合征患者禁用，包括普鲁卡因胺、氟卡尼、普罗帕酮、双异丙吡胺等药。治疗无效的药物包括胺碘酮和 β 受体阻断剂。

——治疗有效的药物：I_{to} 电流过强是主要机制，心脏选择性 I_{to} 阻断剂治疗应有效；奎尼丁兼有钠离子通道、I_{to} 通道的阻断作用，可使心外膜动作电位的 1 相、2 相恢复，并使升高的 ST 段恢复正常，能预防 2 相折返、多形性室速、室颤的发生；治疗后 88％ 在电生理检查中未再诱发出室颤，随访 56 个月未发生心律失常；但 36％ 患者因暂时的副反应而致停药。

对有症状而恶性心律失常高危的儿童患者，奎尼丁也被推荐为 ICD 的一个有效的替代治疗手段，奎尼丁可每天应用 1 200～1 500 mg。与奎尼丁比，替地沙米抗心律失常更有优势，不阻断钠离子内流。异丙肾上腺素可增强 L 型电压门控钙通道的钙离子内流，使患者抬高的 ST 段恢复正常。Brugada 综合征电风暴时，可用异丙肾上腺素治疗（Ⅱa 类推荐），奎尼丁治疗无效（Ⅱb 类推荐）。西洛他唑是磷酸二酯酶抑制剂，其增加 I_{Ca} 电流后，可使患者抬高的 ST 段恢复正常。

——获得性 Brugada 综合征：它是指在一定因素作用下，平素无 Brugada 综合征心电图、临床表现者，新出现典型的心电图表现、临床症状，而被诊断，随之还可能发生致命性心律失常、室颤、心脏性猝死。患者典型的心电图、临床表现，可在引发因素反复出现时重复发生，使心电图表现从无到有；而诱因消失时，心电图及临床表现也能转阴。恶性心律失常可能伴心电图 Brugada 波的出现而出现，随其消失而消失；患者数量可能较多，较易引发猝死，可由遗传性因素、获得性后天因素常协同促发疾病。

引起获得性 Brugada 综合征的病因很多：

——药物：如Ⅰc、Ⅰa 类抗心律失常药物，激发试验结果呈阳性者，都归为获得性 Brugada 综合征。一些 β 受体阻断剂、钾通道阻断剂、钙通道阻断剂、抗抑郁药、麻醉药，如乘晕宁、可卡因、麻醉药异丙酚、阿米替林也能引发获得性 Brugada 综合征。

——在急性心肌梗死、心肌缺血时，常能引起获得性 Brugada 综合征。右室心肌缺血可激活、开放 ATP 敏感性钾通道，增加钾离子外流，减少钙离子内流，使 I_{to} 电流变得更强。

——体温高到 39 摄氏度或过低，都能增强 I_{to} 电流，使钠离子内流减少，引起明显的心电图 J 波、Brugada 波，可诱发获得性 Brugada 综合征、室颤、心脏性猝死。

——饮酒与获得性 Brugada 综合征相关；患者进行饮酒激发试验时，饮酒前仅有不典型 Brugada 波，饮酒 10 分钟后 Brugada 波明显，饮酒 50 分钟后可出现Ⅰ型 Brugada 波；一般结合患者饮酒后的 3 次晕厥，可诊断为酒精获得性 Brugada 综合征。

——电解质紊乱（高钾血症、高钙血症）、右室流出道的机械性压迫、急性心包炎、纵隔肿瘤、心包压塞、急性肺栓塞、胰岛素水平升高等，也能引起获得性 Brugada 综合征。

获得性 Brugada 综合征的心电图表现包括：一是典型的Ⅰ型 Brugada 波；二是发生室颤、心脏性猝死时的恶性室性心律失常。心电图有两种类型：一是在心电图正常的基础上新出现典型的Ⅰ型 Brugada 波；二是原有Ⅱ或Ⅲ型 Brugada 波，转变为典型的Ⅰ型 Brugada 波。获得性 Brugada 综合征的发生机制为：任何能破坏右室流出道心肌细胞复极早期（1 相末或 2 相初）内向与外向离子流平衡的各种因素，都能引起获得性 Brugada 波。心肌细胞复极早期离子流发生异常改变时，使原来跨膜电位的相对平衡破坏；多种离子流异常时，会使复极加速，动作电位时程缩短，包括钠离子内流（I_{Na}）、钙离子内流（I_{Ca}）的减弱，钾离子外流增强（瞬间外向钾电流 I_{to} 增强），都能引起跨心肌细胞膜的外向钾离子流相对增强。I_{to} 其在心室外膜层与内膜层的分布存在生理性差异，即心外膜层分布占优，在右室流出道的心外膜更加占优。其他的外向钾电流包括 I_{KATP}、I_{Ks}、I_{Kr} 的增加，一般都对获得性 Brugada 波的形成起促进作用。

——室颤与猝死的发生机制：患者心肌细胞可有除极时间短（0 相持续 1～2 毫秒，对应的 QRS 波时限为 60～80 毫秒）；或除极时间延长（QRS 波时限 ＞120 毫秒），表现为左、右束支阻滞、室内阻滞等，或有室内传导的局部异常（形成心室晚电位、QRS 波的碎裂电位）。患者心肌细胞可有复极时间较长（1～3 相持续约 300 毫秒）；复极 1～3 相对应于体表心电图的 J 波、ST 段、T 波。复极异常与恶性室性心律失常、猝死相关，包括复极总时间延长而形成长 QT 综合征、复极总时间缩短形成短 QT 综合征；而复极过程中不同时相异常，可形成 Epsilon 波、J 波、早复极 ERS 波、Brugada 波、异常 T 波等。患者不同心肌层间复极离散度也可增大（包括空间离散、跨室壁离散），跨室壁复极离散更重要；指标有 Tpeak - Tend 间期；Tpeak 代表心室外膜心肌细胞复极结束的时刻，Tend 代表心室肌中层 M 细胞复极结束的时刻，Tpeak - Tend 间期为跨室壁的不同心肌层复极时间差，即复极离散度。正常时，心外膜复极时间＜心内膜复极时间＜心室肌中层复极时间（M 细胞）。当 Tpeak - Tend 间期从生理范围（80～100 毫秒）显著延长时，代表跨室壁的复极离散度增大。

　　复极离散度的另一心电图指标为 J 波，是心电图中心室复极初期的一个波，与单向动作电位的 1 相末、2 相初对应，由心室外膜、心室内膜的心肌细胞复极电位差形成，多属生理性，10％～15％正常人心电图存在 J 波。当 J 波病理性增高、增宽时，说明心室外膜、心室内膜心肌层复极离散度病理性增大，当电位差达到一定程度时，电流将从高电位部位流向低电位部位，可形成 2 相折返，心电图表现为恶性室性心律失常、室颤。绝大多数获得性 I 型 Brugada 波患者临床经过属良性，去除诱因后，I 型 Brugada 波能被逆转，预后较好；引发恶性室性心律失常、室颤、猝死者仅为少数，但发生急骤、突然，预后险恶，要及时识别猝死高危者，做出防范。获得性 Brugada 综合征治疗时，要去除诱因，停用引发的药物，缓解心肌缺血，停止饮酒。已合并恶性心律失常时，需行电除颤；已发生心脏猝死者，应给心肺复苏。当诱因不明或明确而不易去除、又伴室颤者，可大剂量口服奎尼丁或植入 ICD 治疗。奎尼丁服用后，常可使 J 波消失、室颤及 ICD 放电减少。

（何进舟　解杨婧）

进一步的参考文献

［1］BROWN DA. Cardiac mitochondria and arrhythmias［J］. Cardiovasc Res,2010,88(2):241 - 249.

［2］GRACE AA. Systems biology and cardiac arrhythmias［J］. Lancet,2012,380(9852):1498 - 1508.

［3］TESTER DJ. Genetics of long QT syndrome［J］. Methodist Debakey Cardiovasc J,2014,10(1):29 - 33.

［4］GEORGE AL. Molecular and genetic basis of sudden cardiac death［J］. J Clin Invest, 2013, 123(1):75 - 83.

［5］KIM GH. MicroRNA regulation of cardiac conduction and arrhythmias［J］. Transl Res, 2013, 161(5):381 - 392.

第三十二章　胺碘酮抗心律失常治疗

一、概述

胺碘酮是目前最常用的抗心律失常药物之一；已有不少相关指南公布，国内应用经验也日益丰富，为此中国2008年已修订胺碘酮抗心律失常治疗专家共识。目前国内外没有明确统一胺碘酮的使用剂量，个体差异很大。年龄(老年用量较小)、性别(女性用量较小)、体重(体重轻用量较小)、疾病(重症心衰耐量较小)、心律失常类型(室上速、房颤用量较小)不同时均有差异。现在多偏向小剂量每天100~300 mg维持，在具体患者治疗中仍可调整。维持治疗中没有特殊的原因，不要频繁调整剂量；每次调整后常需要较长(甚至达数月)的时间才能确定其疗效、安全性。

静脉胺碘酮的使用最好不要超过3~4天，应注意选大静脉，最好是中心静脉给药；一般给予负荷量静脉注射，需要维持时应静滴；大多数需继以口服治疗。目前原则上，静脉应用的时间越长，剂量越大，则口服的开始剂量越小。静脉使用胺碘酮的时间一般不宜太长，可考虑从静脉使用的当天就开始口服，从常规负荷量起始。如患者的情况不允许(如气管插管、意识不清等)，可延长静脉的使用时间，直至具备口服的条件。

1961年胺碘酮作为抗心律失常、抗心绞痛的冠状动脉扩张剂问世；目前常作为广谱Ⅲ类抗心律失常药，也能治疗轻度Ⅰ、Ⅳ类心律失常，对心功能不良的患者，常比Ⅰ类抗心律失常药更安全。胺碘酮属多靶点药物，药效明显优于单靶点药物，患者使用后，可抑制心房、心肌传导纤维的快钠离子内流，减慢传导速度，对多种离子通道有阻断作用，对冠状动脉及周围血管有直接扩张作用；目前我国常用于维持窦性心律，治疗房性早搏、室性早搏，防治心肌梗死后心律失常、房颤、房扑，治疗反复阵发性室上速疗效较好，也能提高充血性心衰患者的生存率。

二、药代动力学

一些共识认为，胺碘酮在患者组织内亲和力较高、转运较缓慢，药物利用率为50%；单剂量口服后，3~7小时后血水平达峰值，几天到两周内发挥作用；静脉注射胺碘酮后，15~30分钟血水平达峰值，4小时药效消失。用药初期会在组织内蓄积，尤其是在脂肪组织内，数天后开始清除。主要通过肝脏代谢，经胆汁分泌、粪便排出，1%代谢产物从尿排出；肾功能不全的患者可应用常规剂量。胺碘酮还可通过胎盘、乳汁到达婴儿体内。

三、胺碘酮的药理学

一些共识认为，胺碘酮能阻断心脏多种离子通道，有以Ⅲ类药物作用为主的Ⅰ、Ⅱ、Ⅲ、Ⅳ类抗心律失常药的效应，作用机制如下：

胺碘酮轻度阻断钠离子通道(Ⅰ类作用)，减慢心脏动作电位完成速度，心率加快时阻断作用较强，能减慢房、室传导，可控制快速心律失常；没有Ⅰ类药物的致心律失常作用，不影响心功能，可用于左室肥厚、心衰患者。胺碘酮能轻度抑制L型钙离子通道(Ⅳ类作用)，抑制早后除极、迟后除极等触发活动所致的心律失常；可促进钾离子流出，可延长心房、房室结、心室的动作电位时程、有效不应期，抑制触发活动引起的心律失常。胺碘酮有较弱的β受体阻断剂样抗心律失常作用

（Ⅱ类作用），但没有β受体阻断剂的不良反应，因此两者可合用；能扩张冠脉、外周动脉，不改变室内传导，可降低外周阻力、血压，减轻心脏负荷；能降低窦房结自律性，减慢心率，减少心脏摄氧量；不影响心肌收缩，可用于心衰患者的抗心律失常治疗。不增加复极离散，很少引起尖端扭转型室速。胺碘酮慢性抑制 I_{to}，同时阻断 I_{Kr}、I_{Ks}、钠泵电流（I_p）等外向电流时，延长心室肌动作电位时程。

口服胺碘酮6周时，血浆、心肌的胺碘酮及其代谢产物去乙基胺碘酮，呈剂量依赖性增加，血浆 T_3 水平下降，反 T_3 水平升高，能剂量依赖性延长 RR、PR、QRS、QTc，减小 I_{to}，同时阻断 I_{Kr}、I_{Ks}、I_{Na}，减少室速的发作，降低死亡率。胺碘酮长期治疗时，血去甲肾上腺素水平降低，可能与心动过缓相关。胺碘酮治疗房颤的机制是：延长心房不应期，抑制房性早搏发生，延长房室结的有效不应期，能有效维持窦性心律，特别是对有器质性心血管病的房颤患者。胺碘酮治疗室速、室颤的机制是：影响钾、钠、钙离子通道，有β受体阻断作用；还能抗心肌缺血、扩张血管、改善心功能。在所有抗心律失常药物中，胺碘酮致心律失常作用较小，RUD、TdP 发生率较低，可改善 APD 的过度延长，能治疗快速性心律失常。在慢性心衰患者，应用β受体阻断剂＋胺碘酮较安全；但对有器质性心脏病如冠心病、房颤患者，联用β受体阻断剂、地高辛、胺碘酮，可增加胺碘酮致恶性室性心律失常的风险，要在严密心电监护下使用。

4. 对心脏复极均一性的影响

在慢性房室结传导阻滞时，胺碘酮虽可延长 QT 间期，但使左/右室 APD 均一性增加、复极离散度减少，可避免发生 TdP、早后除极、室性异位活动。

胺碘酮不改变左室心外膜、心内膜的 APD、缩短中层 APD，能减少 TDR、EAD、触发活动。心肌细胞膜上除了主要的钠通道电流（I_{Na}）外，还存在为数很少、较弱的、对动作电位的 0 相无明显影响的晚钠电流 I_{Na-L}。I_{Na-L} 增强常见于心肌缺血、缺氧等，与心脏病理改变（如充血性心衰、扩张性心肌病）相关，是发生心律失常的重要机制。研究发现：低于 $0.1\,\mu mol/L$ 的低水平胺碘酮，是相对单纯的 I_{Kr} 通道阻断剂，有致心律失常风险。而 $1\sim10\,\mu mol/L$ 的治疗水平胺碘酮，能浓度依赖性同时阻断 I_{Kr}、I_{Ks}、I_{Na}，可避免发生 TdP。在急诊心律失常治疗中胺碘酮有重要地位，应用指征包括电除颤无效的室速、室颤及 ICD 后心律失常反复发作的药物辅助治疗；包括控制"电风暴"、房颤/房扑的复律治疗、心脏外科围手术期预防用药，适用于心功能不全、器质性心脏病患者。

四、胺碘酮在房扑、房颤的转复与室率控制中的价值

一些共识认为，房扑、房颤的起始治疗策略为：心率、心律的控制。对永久性房颤患者，选择抗心律失常药物时，应首先考虑安全性。胺碘酮较安全，在急诊转复房颤时使用较多。对于急性期非经旁路前传的房颤患者合并心衰患者，静脉应用胺碘酮为Ⅰ类推荐。

（1）室速及心肺复苏中的应用　胺碘酮在血流动力学稳定的单形性室速、不伴 QT 间期延长的多形性室速、未能明确诊断的宽 QRS 心动过速治疗中，应作为首选。胺碘酮的负性肌力作用较弱，有抗心肌缺血作用，在控制心室率的同时，可使总死亡率下降；心肌梗死、心肌病、左室肥大、心衰患者合并室速，静注胺碘酮为首选。2010 年一些指南指出：心脏骤停多为室颤、无脉性室速所致，电击除颤＋胺碘酮静注可提高复苏成功率。

（2）房颤、房扑　胺碘酮能转复房颤，低剂量胺碘酮能在药物、电转复后维持窦性心律，降低心室率，能提高转律成功率，预防阵发性房颤、慢性房颤；治疗快速房颤总有效率为 90％，可降低心室率。胺碘酮抑制心功能、促心律失常作用较小，可用于心肌梗死后、左心室功能不全患者的房颤转复，降低电转复阈值，维持窦律，预防房颤；房颤 1 年、3 年、5 年的患者使用胺碘酮后，窦律维持率分别为 87％、70％、55％，胺碘酮对需要维持窦律的房颤为首选药物。对使用胺碘酮后没有转复成功的患者，胺碘酮可改善休息、运动状态的心室率。对预激综合征伴房颤患者，胺碘酮治疗有效，

可延长旁道的不应期。

（3）心肌梗死后心律失常　报道显示,心肌梗死后室性心律失常患者,口服胺碘酮疗效显著,有效率可达 94.5%;能减少心脏性死亡、室性心律失常、梗死后死亡。胺碘酮治疗急性心肌梗死并发房颤,疗效较可靠。

（4）冠心病和慢性心衰　患者发生心肌梗死后,可导致猝死率显著增高;胺碘酮有较强的抗心肌缺血效应。慢性心衰患者常有心室重塑;胺碘酮能阻断 α/β 肾上腺素受体,可使血管扩张,降低外周阻力,增加冠脉血流,减少心肌耗氧量,改善心衰症状,能抗心律失常、室速、心脏性猝死。研究证明,对急性冠脉综合征伴心衰患者,口服胺碘酮为首选药物。对心衰合并室早患者,胺碘酮治疗有效率可达 97%。

五、主要不良反应

（1）胺碘酮的肺毒性　胺碘酮能引起过敏性肺炎、间质性肺炎、肺纤维化、小支气管腔闭塞等;其发生机制可能是导致细胞磷脂代谢障碍,激活非特异性免疫反应,引起细胞毒性损伤;发生率为 10%～17%,与使用剂量、持续时间正相关。患者应按时复诊,进行胸片检查,对伴有咳嗽、呼吸困难、肺部杂音的患者,应即停用胺碘酮,必要时给予糖皮质激素对症处理。

（2）胺碘酮的肝脏毒性　胺碘酮可引起恶心、食欲不振、黄疸、便秘、转氨酶升高,导致肝损害,机制可能是代谢产物去乙基胺碘酮仍有一定活性。胺碘酮的衍生物能和间接胆红素的载体 Y/Z 蛋白结合,干扰肝细胞对间接胆红素的正常代谢,可引发高胆红素血症、黄疸。

（3）胺碘酮的神经毒性　胺碘酮对神经系统有药物剂量依赖性毒性,可引发震颤、失眠、头部不适、记忆力减退、共济失调、运动障碍、肌阵挛、锥体束外张力过强等,可有颈部、头部疼痛,感觉麻木,肌肉痉挛,肢体无力、狂躁、幻觉、失眠、易怒、攻击性行为等。长期大剂量给予胺碘酮每天 520 mg,患者易诱发神经毒性;给予对症处理后,症状缓解;共济失调等可随停药而消失。

（4）胺碘酮对心脏的不良反应　胺碘酮能延长房室结、心房、心室肌纤维的动作电位时程,快速房颤者静脉注射胺碘酮后,可发现窦性停止;治疗阵发性室上速后,可出现窦性心动过缓、低血压。心脏的不良反应比较少见。服药期间 QT 间期常有不同程度的延长,且可出现 T 波切迹、振幅下降,一般不是停药的指征。胺碘酮引起的 QT 间期延长是药物与组织结合的表现,不属药物不良反应。单纯由胺碘酮引发尖端扭转型室速不常见。对老年人或窦房结功能低下者,胺碘酮能进一步抑制窦房结,窦性心率每分钟<50 次,宜减量或暂停用药。

（5）胺碘酮对甲状腺功能的影响　胺碘酮可持久阻断甲状腺激素合成、释放,损害甲状腺细胞;胺碘酮能在肝脏及脂肪组织中聚集,抑制周围组织中 T_4 向 T_3 转变,表现 T_4、反 T_3(rT_3)、促甲状腺激素(TSH)水平轻度升高,T_3 水平轻度降低;一些患者服用胺碘酮 2 年后,可引起甲亢。甲减多发生于高龄患者,一般停药后症状可缓解。随访中监测 TSH 很重要,T_3 降低、TSH 升高> 5 μU/ ml,应考虑为甲减;T_3 升高、TSH 下降< 0.1 μU/ml,应考虑为甲亢。

（6）胺碘酮的眼部毒性　由于胺碘酮为含碘制剂,产物经泪液排出沉着于角膜外表面,长期应用可导致角膜、视觉改变、角膜溃疡、角膜穿孔。大多数患者给予胺碘酮应用 6 周,剂量在每天 100～200 mg,均可出现角膜病变,可给予甲基纤维素液点眼。

（7）胺碘酮的胃肠道系统反应　胺碘酮可引起便秘、呕吐、口干、转氨酶升高、黄疸、腹胀等症状,停药后可逐渐恢复。临床较为严重的并发症为肝炎、肝硬化。确定患者为胺碘酮毒性反应后,应立即停止给药。（表 32 - 1）

表 32-1 胺碘酮的不良反应及处理

不良反应器官	发生率(%)	诊断	处理
肺	1~17	咳嗽和(或)呼吸困难,在高分辨肺CT扫描上可见局限性或弥漫性浸润,提示间质性肺炎;CO弥散功能降低>15%	需要停药;可考虑用糖皮质激素
胃肠道	30	恶心,食欲下降,便秘	减量可缓解症状
肝	15~30	转氨酶水平升高到正常的2倍	如考虑肝炎,应除外其他原因
	<3	肝炎、肝硬化	停药、肝活检以明确是否有肝硬化
甲状腺	6	甲状腺功能减退	应用甲状腺素
	<3	甲状腺功能亢进	一般停药,治疗可用糖皮质激素、丙基硫氧嘧啶、他巴唑,可行甲状腺次全切
皮肤	<10	呈蓝色改变	避光
	25~75	光敏感	避光
神经	3~30	共济失调,感觉异常,末梢多发神经炎,睡眠障碍,记忆力下降,震颤	一般与剂量相关,减量可以减轻或消除症状
眼睛	<5	光晕,特别是晚上	角膜沉着是正常的,视神经炎时停药
	≤1~2	视神经病或视神经炎	
	>90	畏光,视觉模糊,角膜微粒沉着	
心脏	5	心动过缓,房室传导阻滞	可能需安置永久性起搏器
	<1	致心律失常	可能需要停药

　　静脉使用胺碘酮的主要不良反应是低血压和心动过缓。减慢静脉推注速度、补充血容量、使用升压药或正性肌力药物可以预防,必要时采用临时性起搏。少数患者可出现明显的肝功能异常,需要停药并给予保肝治疗。静脉推注可诱发静脉炎,因此应选用大静脉,稀释后缓慢注射。(表32-2)

表 32-2 胺碘酮与其他药物的相互作用

药物	相互作用
地高辛	增加药物浓度,加重对窦房结和房室结的抑制以及对消化系统和神经系统的毒性作用
华法林	增加药物浓度和效应
奎尼丁、普鲁卡因胺、双异丙吡胺	增加药物浓度、效应以及尖端扭转型室速的发生率
地尔硫草、维拉帕米	心动过缓、房室领导阻滞
β受体阻断剂	心动过缓、房室传导阻滞
氟卡尼	药物浓度增加,效应增强
苯妥英钠	药物浓度增加,效应增强
麻醉药物	低血压和心动过缓
环孢素	药物浓度增加,效应增强

(沐露霞　冯　俊)

进一步的参考文献

[1] BROWN DA. Cardiac mitochondria and arrhythmias [J]. Cardiovasc Res,2010,88(2):241-249.

[2] GRACE AA. Systems biology and cardiac arrhythmias[J]. Lancet,2012,380(9852):1498-1508.

[3] TESTER DJ. Genetics of long QT syndrome[J]. Methodist Debakey Cardiovasc J,2014,10(1):29-33.

第三十三章　院内获得性尖端扭转型室速防治

临床医师常担心抗心律失常药物引发尖端扭转型室速(TdP)、室颤。2010年发布的中国院内获得性TdP防治专家共识,希望能提高对这一问题的认识水平。抗心律失常药物引起的长QT综合征伴获得性TdP有潜在致命性;尽管发生率较低,但常比院外服用同一药物的患者高。

一、尖端扭转型室速的提出

TdP在1966年命名,为了能形象地解释,一位心脏病学家手握梳子的一端,以与对侧端形成的长轴,将梳子旋转,比拟为尖端扭转。TdP是较为严重的一种室性心律失常,发作时呈室速特征,QRS波的尖端围绕基线扭转,典型者多伴有QT间期延长;其发生机制与折返有关,因心肌细胞传导缓慢、心室复极不一致引起。常反复发作,易致昏厥,可发展为室颤致死。常见病因为各种原因所致的QT间期延长综合征、严重的心肌缺血或其他心肌病变、使用延长心肌复极药物(如奎尼丁、普鲁卡因胺、胺碘酮等)以及电解质紊乱(如低钾、低镁)。

心电图特点:基础心律时QT延长、T波宽大、U波明显、侧融合。室速常由长间歇后舒张早期室早(RonT)诱发。室速发作时心率多在每分钟200次,宽大畸形、振幅不一的QRS波群,围绕基线不断扭转其主波的正负方向,每出现3~10个同类波后就发生扭转,反向至对侧。推测心室内同时存在两个激动起源点,是心内膜心肌的触发灶,交替发放快速的心室激动,再经折返的旋转波在室内扩布,在室间隔邻近部位因遇功能性阻滞区而发生分裂,该功能性阻滞部位可能位于右室前壁、室间隔间,或位于左室前壁、室间隔间。分裂后的两个同步旋转波,分别激动左室、右室,引起QRS波的电轴发生周期性反转。折返的终止与功能性阻滞相关。折返终止时,TdP也即终止。

1. TdP的定义

一些共识认为,TdP是特殊类型多形性室速,常发生在先天性/获得性长QT患者,故伴QT间期延长的特殊类型多形性室速称为TdP;而不伴QT延长的只称为多形性室速。但并非每例长QT综合征患者一定伴发典型的TdP。TdP心电图表现也能见于无QT间期延长的患者,如儿茶酚胺敏感性多形性室速(CPVT)患者,但仍称多形性室速;也可见于隐匿性长QT综合征。

2. TdP的发生率

——抗心律失常药物致TdP的发生率:同时阻断钠通道、钾通道或单纯阻断钾通道的延长QT间期的药物,引起的TdP发生率为1%~10%。

——非抗心律失常药物的致TdP发生率:非抗心律失常药物,也能引起TdP,但发生率低于抗心律失常药物。

——发生率与剂量:所有延长QT间期的药物引发TdP的危险性,都随剂量、血药水平的升高而增高;仅奎尼丁引发TdP的概率,与药物剂量无关,低血药水平时也能延长动作电位时限,可引发晕厥、TdP;而大剂量、高血药水平时,能阻断钠通道(缩短QT间期、动作电位时程),TdP反而减少。

——I_{Kr}阻断剂较易引发TdP:I_{Kr}通道主要分布在心室肌中层M细胞,药物选择性阻滞I_{Kr}电流时,使M细胞的复极时间、Tp-Te间期进一步延长,跨室壁复极离散度增加,心室相对不应期延长,不同部位心室肌之间电异步性加大,易引发TdP。

——静脉给高危药物时TdP发生率较高:与高危药物口服比,静脉给高危药物时血水平较高,心脏作用较强,即使给药速度缓慢也较易引起 TdP,可能与药物在心肌不同部位的分布不同相关。

——高危和低危药物的作用不同:高危药物是指引发 TdP 危险性高的药物,其能明显增加有遗传基因突变患者发生 TdP 的危险;而低危药物需要存在其他危险因素时(如电解质紊乱),才增加患者发生 TdP 的风险。

院内获得性尖端扭转型室速(TdP)的诱因与治疗:

TdP 的心电图表现为室速时,QRS 波尖峰围绕等电位线发生扭转,是特殊类型的多形性室速,同时伴 QT 间期延长。按病因,分为先天遗传性、后天获得性。先天遗传性长 QT 综合征伴 TdP,占总发病患者数的 20% 左右;获得性 QT 间期延长伴 TdP,占总发病患者数的 80% 左右。由于住院患者多高龄,基础疾病复杂危重,常合并肝肾功能不全,常应用多种药物,可伴心动过缓、电解质紊乱,TdP 发生率较高。

——院内获得性 TdP 的可能机制:内向钠离子、钙离子的增加和外向钾离子的减少,都可导致心肌细胞动作电位时程、QT 间期的延长。缺血性心脏病、电解质紊乱、给予一些药物等,都可导致 QT 间期延长,诱发 TdP 发生。参与心肌细胞复极的钾电流主要有:瞬时外向钾电流(I_{to})、快速激活延迟整流钾电流(I_{Kr})、缓慢激活延迟整流钾电流(I_{Ks}),I_{Kr} 更易受药物阻滞。I_{Kr} 通道 Thr^{623}、Ser^{624} 一般难与药物结合;当 I_{Kr} 离子通道开放时,Tyr^{652}、Phe^{656} 易暴露、结合多种药物,从而抑制 I_{Kr} 的功能,引起 QT 延长。心肌细胞复极的各向异性,也是 TdP 发生的条件。心肌中层的 M 细胞、浦氏纤维,对药物较敏感。当药物阻滞 I_{Kr} 时,M 细胞的 APD 延长较外膜、内膜细胞更明显,导致跨膜离散度增大,易产生单向传导阻滞、早后除极(EAD)。心肌细胞动作电位时程延长后,心肌细胞复极的 2 相、3 相易产生膜电位震荡,发生早后除极。当早后除极达阈电位水平后,可触发 RonT 室性早搏,诱发 TdP;由于不断产生早后除极、单向传导阻滞,心肌细胞 M 层能形成较为稳定的缓慢传导区,维持反复折返激动,能使 TdP 持续发生。

——院内获得性 TdP 易患因素常见的如下。

亚临床型先天性长 QT 综合征:它在正常情况下,并不表现为 QT 延长,但存在离子通道活性异常、有药物、外界因素的影响,即表现为恶性室性心律失常;在药物诱导的 TdP 患者中,占 5%~20%。

肝细胞微粒体细胞色素 p450 酶活性:它代谢药物,它主要包括 CYP 的 3A4、2D6、2C9、1A2、2A6、2C19 型。CYP3A4 可代谢特非那定、阿司咪唑、乙胺碘肤酮、维拉帕米、地尔硫䓬、利多卡因、红霉素、丙米嗪、洛伐他汀、硝苯地平、华法林、西沙必利等。根据药物代谢的不同,可将个体分为 3 种不同的代谢类型:代谢能力超强者、快速代谢者、代谢能力低下者。代谢能力低下者更易出现院内获得性 TdP。(表 33-1)

表 33-1　引起 QT 间期延长和诱发 TdP 的非抗心律失常药物

钙离子通道阻断剂	普尼拉明、苄普地尔、特罗他林(均可诱发 TdP,均退出市场)
抗精神病药	硫利达嗪(TdP)、氯丙嗪(TdP)、氟哌啶醇(TdP)、氟哌利多(TdP)、阿米替林、去甲替林、丙咪嗪(TdP)、去甲丙咪嗪(TdP)、氯咪帕明、马普替林(TdP)、多塞平(TdP)、锂(TdP)、水合氯醛、舍吲哚(TdP,在英国已退出市场)、匹莫齐特(TdP)
抗组织胺药	齐拉西酮特非那定(TdP,在美国已退出市场)、阿司咪唑(TdP)、苯海拉明(TdP)、羟嗪、依巴斯汀、氟雷他定、咪唑斯汀
抗菌药和抗疟药	红霉素(TdP)、克拉霉素(TdP)、酮康唑、喷他咪(TdP)、奎宁、氯喹(TdP)、卤泛群(TdP)、金刚烷胺(TdP)、司帕沙星、格帕沙星(TdP,已退出市场)、五价锑甲葡胺
5-HT 激动剂/拮抗剂	酮色林(TdP)、西沙必利(TdP,在美国及英国已退出市场)
免疫抑制药	他克莫司(TdP)
抗利尿激素	加压素(TdP)
其他药物	腺苷、有机磷、普罗布考(TdP)、罂粟碱(TdP)、可卡因

一些药物可使 p450 酶活性增强,使药物代谢加速;一些药物抑制 p450 酶活性,使药物代谢减

慢。CYP3A4 诱导剂有卡马西平、地塞米松、苯巴比妥、利福平等,抑制剂有西咪替丁、奥美拉唑、克霉唑、酮康唑、依曲康唑、硝苯地平、维拉帕米、甲硝唑、红霉素、克拉霉素等。药物间相互作用,常与 p450 酶系被诱导、抑制相关。如两种延长 QT 间期的药物合用,或一种通过 p450 酶代谢的延长 QT 间期的药物(如特非那定、阿司咪唑)与抑制该酶的药物及食物(如红霉素、酮康唑、葡萄柚等)合用时,会抑制药物代谢,使其血药水平升高,导致 QT 间期明显延长、诱发 TdP。

——药物:1999 年有人报告 761 例由药物引起的 TdP,其中 34 例有致命性心脏不良反应,结果美国先后将西沙必利、阿司咪唑、特非那定、格帕沙星等撤出市场。然而许多药物虽有延长 QT 间期的风险,但在合理用药条件下,心脏不良反应发生的概率较低。

——电解质紊乱:低血钾能抑制 I_{Kr} 钾通道开放、延长钠离子、钙离子通道开放时间,导致 QT 间期延长,复极离散度增加,促发 TdP。低血镁,尤其是合并其他的电解质异常时,可导致心肌细胞自律性升高,促发 TdP。低钙血症可导致 QT 间期的延长,但以 ST 段的延长为主,较少发生 TdP。老年、女性、严重心动过缓、心衰、肝肾功能异常等,也可促发 TdP。住院患者发生 TdP 的危险因素还包括:QTc>500 毫秒(LQT2)、TP‐TE 时间延长、快速静脉输注相关药物、心衰、心肌梗死、高龄、女性、应用利尿剂、肝脏药物代谢受损(肝功能异常)、窦性心动过缓、心脏传导阻滞、不全传导阻滞伴心脏停搏、早搏导致的长短周期现象、多种危险因素合并存在、隐性先天长 QT 综合征、基因的多态性、应用延长 QT 间期的药物、多种药物合并应用。

二、几种需要注意的药物

——普鲁卡因胺:它经肝脏代谢后产生的代谢产物乙酰普鲁卡因胺,能阻断 I_{Kr} 钾离子通道,延长钠离子、钙离子通道开放时间,可引起 TdP。

——维拉帕米:它是较强的 I_{Kr} 通道阻断剂,因其同时又是较强的 L 型钙通道阻断剂,能减少钙离子内流、缩短复极时间(QT 间期),能使动作电位的延长程度下降,几乎不引起 TdP。

——胺碘酮:它可延长 QT 间期,但很少引起 TdP(<1%),因为它同时阻断 I_{Kr}、I_{Ks},这与 I_{Kr} 选择性阻断剂不同,它能均匀地延长三层心室肌细胞的不应期、动作电位时程,因此用药后 QT 间期虽延长,但跨室壁复极离散度并不增加;同时胺碘酮还抑制晚钠电流、钙电流,故能减少 TdP 的发生;其用药后 QTc>500 毫秒时,也不是停药的指征,属例外情况。

(4)QT 间期延长的标准

一些获得性 TdP 共识认为,QTc>440 毫秒就达原发性/获得性 QT 间期延长的标准;但国际数据表明:10%~20% 正常人 QTc>440 毫秒,而 6%~8%QTc<440 毫秒的长 QT 家族成员,也能发生晕厥、心脏骤停。一些共识提出:当男性 QTc>470 毫秒,女性>480 毫秒时,应诊断 QT 间期延长。无论男女,QTc>500 毫秒都属高度延长;服用延长 QT 间期药物,当 QTc 值>500 毫秒或 QTc 延长值>60 毫秒,同时有 TdP 预警心电图,应停药(Ⅰ类指征,C 级证据)。抗生素、抗精神病药物、肠胃动力药等也能延长 QT 间期,对此应充分了解。

三、尖端扭转型室速的心电图特点

(1)QRS 波的尖端扭转　一些共识认为,TdP 发作时的心电图常呈周期性改变;室速心率较低时,QRS 波的主波可从以正向波为主,演变为以负向波为主,中间还有过渡型 QRS 波,反之亦然。多数 TdP 发作时,常在 5~20 个心动周期中,有 QRS 波的主波围绕基线扭转一次,形成独特的室速心电图表现。12 导联同步心电图诊断 TdP 的阳性率较高。

(2)短-长-短周期现象诱发　一些共识认为,TdP 能被短周期-长周期-短周期现象诱发,第 1 个短周期指第 1 个室早的联律间期较短,长周期指第 1 个室早较长的代偿间期;第 2 个短周期指代偿期后的第 2 个室早的联律间期较短,其落在前次窦性心搏的 T 波峰顶附近;室早二联律可引发一个或更多个短周期-长周期-短周期,其出现在 TdP 发生前,为诱发 TdP 的上游心律。因患者已有 QT 间期先天性/获得性延长,不应期已有离散,第一个室早能加剧离散。室早的代偿长周期,又能进一步增加心室的 QT 间期、离散度、减慢心律。在此基础上,来自心内膜下的局灶激动形成的第二个室早,在室内扩布时,能遇到前次心肌除极后形成的复极离散区,并在该区,形成激动传导的功能性双径路单向阻滞、缓慢传导,进而发生折返。折返的旋转波在室内传导时,又能遇到心室游离壁、室间隔间的功能性阻滞区,使折返的旋转波分裂成两个独立的同步旋转波,分别激动左/右心室,形成 TdP 扭转样心电图图形。触发 TdP 的"RonT"室早的联律间期常>500 毫秒,并可能落在 T 波的后半部。

(3)温醒现象　TdP 发作时,室速最初几个 QRS 波的 RR 间期,常比随后的 RR 间期长,即心室率有逐渐增快的"温醒"现象,心室率常在每分钟 160～240 次(平均 220 次)。

(4)转归　TdP 常能自行终止,少数情况下能蜕变为室颤;但室颤很难自行终止,如不能及时实施电除颤,可引起患者猝死。

四、尖端扭转型室速的预警心电图

一些 TdP 共识,将 TdP 预警心电图分为 3 类。

(1)QT 及 QTc 的延长　QT 及 QTc 间期的延长是发生 TdP 的基础。随着 QTc 延长,TdP 发生的危险呈指数样增长:QTc 每增加 10 毫秒,TdP 发生的危险性增加 5%～7%。QTc>500 毫秒时,TdP 发生的危险性增加 2～3 倍(先天性和药物获得性相同)。QTc 为 540 毫秒时,发生 TdP 的危险比 QTc 为 440 毫秒者可增加 63%～97%。有人认为,药物获得性 TdP 患者的 QT 间期值常>600 毫秒;有人报道,一组 TdP 患者的 QTc 超过 550 毫秒。急性情况发生时的 QT 间期值延长,与 TdP 的相关性较强。

(2)T-U 波畸形　T-U 波融合、T 波严重畸形,较常见于 TdP 患者心电图中;T 波低平、双峰 T、T 波电交替、U 波出现,常是 TdP 的预警心电图表现;而 T 波正常、U 波明显也可存在。U 波易在胸前导联检出,当用单导联心电图检出时,从 T-U 波中区分 T 波和 U 波成分有时较困难。测量 QT 间期时不能包括 U 波,否则将过高估计 QT 和 QTc 值。当 TdP 患者心电图存在 U 波时,TdP 常在 U 波的峰顶、降支开始处。当心电图 T-U 波形态正常、QT 间期正常时,QTc 间期的测量较准确;而 T-U 波畸形时,测量较难准确。在 TdP 发作前的短周期-长周期-短周期现象中,长周期后的预警心电图表现包括:T 波低平、T 波双峰、T 波 U 波融合、T 波降支延缓并延长。TdP 较易发生在 Tp-Te 间期延长时。

(3)T 波电交替　毫伏级 T 波电交替的出现较少见,但预警性较高,是心肌细胞质钙离子水平发生周期性波动所致。QT 间期的延长是发生 TdP 的基础;但获得性 LQTs 患者窦律时 QT 虽有延长,但单独存在时,并不出现不良后果。在预警性心电图中,要重视心电图的长间期后(室早、房室阻滞引起)QT 的显著延长、T-U 波畸形,它们的意义更大。

五、获得性尖端扭转型室速的发生机制

(1)遗传易感性　它指患者本身存在致病基因突变、多态性。先天性长 QT 综合征是一种离子通道病,LQT1、LQT2 有钾通道(KCNQ1、KCNH2)功能丧失,钾离子外流减少,动作电位 3 相复极更缓慢,QT 间期、动作电位时程延长;以该基质为基础,一定的早后除极发生时,常能诱发 TdP。LQT3 有钠通道(SCN5A)活化、开放增加,引起晚钠电流增强,破坏动作电位 2 相平衡,使动作电位时程延长,QT 间期延长,形成 TdP。在药物获得性 LQTs 患者中,上述 3 个致病基因突

变率为 $10\%\sim15\%$；而在抗心律失常药物诱发获得性 TdP 的患者中，$5\%\sim20\%$ 患者是亚临床的隐匿型先天性 LQTs。

（2）细胞学机制　一些共识认为，正常心脏各层心室肌复极结束的先后顺序为：心外膜、心内膜、中层 M 细胞；由于各层紧密连接，能使三层的复极差异减小，一般不会引发 TdP。当患者存在易感基因突变等、药物选择性延长部分心室肌细胞（常是 M 细胞）的复极时间后，QT 间期延长，跨三层室壁的复极离散度增大，易形成折返、TdP 发生的基础。心室肌细胞复极时间过度延长时，常有心电震荡波幅度增加，较易达到除极阈值，而易形成单个或成串的早后除极性室早，进而成为 TdP 的触发因素。当心肌三层室壁存在明显复极差时，室早在心室内某一方向的传导可出现阻滞，而在其他方向传导正常，结果可形成折返，使单个室早能转变为连续的 TdP。

（3）电生理机制　资料表明，触发 TdP 的室早起源于心内膜局部心肌，再引起折返的旋转波，能形成周期性变化的 TdP 独特心电图表现。单独 QT 间期延长，能形成发生 TdP 的基质（其单独存在时常不足以引起 TdP）。复极的不同步、Tp-Te 间期延长、离散度增加，是 TdP 发生的必要条件。同时还可能有加大复极离散度的其他因素。

（4）心电图的长间期　窦缓、室早、传导阻滞引起的心电图长间期，能使延长的 QT 间期进一步延长；可增加其后的早后除极心电震荡波的幅度，使之更易达到除极阈值，而形成一次新的除极，引起单个或成串的室早；能增加复极离散度，使其后的 T-U 波畸形、Tp-Te 间期延长。三重的不良作用常能使心电图的长间期，与引发 TdP 相关。

（5）低血钾的危害　利尿剂常引起低血钾，易诱发心律失常；轻度低钾血症导致的心律失常多为窦性心动过速、房性期前收缩、室性期前收缩。当血中钾离子水平降低时，细胞膜内外的钾水平差增大，膜的钾通透性减低，钾离子外流减少，使心肌细胞静息电位降低（更少负值），膜电位接近阈电位，心肌细胞兴奋性升高；而同时相对钠离子内流的作用减弱，使心肌细胞舒张期自动除极速度减慢，从复极后的舒张期电位达到阈电位的时间延长，延长 QT 间期，兴奋传导减慢，易形成兴奋折返，引起三层室壁的复极离散度增加，是 TdP 的危险因素、促发因素。

（6）室早的危害　室早能直接增加三层室壁的复极离散度，室早后代偿的长间期，能触发单向阻滞、缓慢传导、上游心律、TdP。TdP 的发生需要基础因素、即时促发因素，是多因素共同作用的临床后果。

六、危险因素

一些共识认为，TdP 发生有 4 类危险因素。

（1）临床病史中的危险因素　包括：高龄（>65 岁）、女性（TdP 发生率比男性高 2 倍）、有严重心脏病（尤其有充血性心衰、急性心梗），服用延长 QT 间期的药物，服用利尿剂排钾、影响肝肾代谢的药物，经静脉快速给相关药物等。

（2）心电图中的危险因素　包括：QTc>500 毫秒，用药后 QTc 延长>60 毫秒；心电图有 LQT2 型的复极改变，T 波切迹，Tp-Te 间期延长，有心动过缓、传导阻滞、室早引起的短周期-长周期-短周期现象等。

（3）实验室检查出的危险因素　包括低血钾、低血镁、低血钙等。

（4）潜在的危险因素　指患者有潜在的先天性 LQTs，或存在遗传基因多态性。当有多个危险因素共存时，可使药物性 TdP 发生的危险明显增大。

七、促发因素

上述危险因素也是促发因素。如药物蓄积能促使发生 TdP，包括服药剂量过大、与其他药物有相互作用、损害药物代谢与排泄器官(肝、肾)功能。患者的基础心脏病、电解质紊乱、肝肾功能障碍,也都是促发因素。与先天性 QT 间期延长的患者比,获得性 TdP 较多受促发因素影响。

八、院内获得性尖端扭转型室速的防治

1. 院内获得性 TdP 的预防

院内获得性 TdP 预防时,要熟知 QT 间期延长、QTc>500 毫秒、用药后 QTc 延长>60 毫秒,都是考虑停药的指标。要用心电图监测 QT、QTc,方法包括手工测量、电子分规测量、QT/QTc 全自动化测量。

(1)监测的启动 下列情况时应启动 QT 间期的监测:一是开始应用延长 QT 药物;二是有潜在致心律失常作用的药物服用过量;三是新出现病态窦房结综合征的临床表现;四是发现严重的低血钾、低血镁等。

(2)监测时间 用药前后的 8~12 小时、药物剂量增加时、剂量过大时,都要监测 QT 间期。如发现 QTc 间期已延长,需更频繁测量、记录 QTc 间期。

(3)测量的选择 应选择同一台心电图机进行测量、记录,常选择 T 波振幅>0.2mV 的导联重复测量,需在同一导联进行测量、比较。

——QT 间期的测量及监测:手工测量的人为影响因素较多。一些共识推荐应用心电图机进行 QT 间期的自动测量,一般误差<1 毫秒,较准确可靠。在以下几种情况下,需分析自动测量的可靠性:

①心率较快:尤其心率每分钟>85 次时,自动检测的 QTc 值可能较高,这是计算 QTc 的 Bazett 公式可能存在的问题。

②房颤心律:房颤时,QT 间期值随 RR 间期值的变化而变化,因此可测量最长/最短的 RR 间期值,并计算对应的 QTc 值,取平均值为最后结果。

③T-U 波畸形:存在 T-U 波融合、T 波严重畸形时,可使 T 波的终点较难辨认,能使心电图机自动测量系统出现测量困难,结果不准,此时需要人工测量与自动测量互补。

2. 院内获得性 TdP 的治疗

当患者有多种危险因素时,应警惕 QT 间期变化、TdP 出现。QTc 每延长 10 毫秒,TdP 的发生率可增加 5%~7%。QTc>500 毫秒时,TdP 的发生率可增加 2~3 倍。T 波低平、双峰 T、T 波的电交替、U 波的出现,是 TdP 的预警心电图。一些共识指出,在患者应用延长 QT 药物的过程中,应持续监测 QT。QTc>500 毫秒、或比基线 QT 水平延长>60 毫秒时,建议更换药物治疗方案、评估是否存在药物间相互作用、心动过缓、电解质紊乱,要预防 TdP 发生。

当心动过速发生时,应以正确有效的方法终止心动过速的发作:

——停药:QT 间期过度延长及发生 TdP 时,应立即停用一切相关可疑药物。

——除颤:患者 TdP 持续存在或转化为室颤时,立即行体外电除颤治疗。

——补镁:无论患者血清镁水平如何,无论是否有低镁血症,都应立即静脉给予硫酸镁(Ⅱa 类推荐,B 级证据),首选静推硫酸镁,可用 25%~50%硫酸镁 2g 加入 20ml 葡萄糖液中稀释,5 分钟缓慢推入;如 5~15 分钟后室速仍然发作,可重复硫酸镁 2g 静脉推注;之后以 3~20mg/min 静脉滴注维持 7~48 小时,直到 QTc<500ms。静脉应用硫酸镁终止 TdP 的机理可能为,镁离子是钠泵的辅活化因子,能促进钠离子排出,减少细胞质钠离子,钠钙交换、钙离子进入细胞质减少,心肌兴奋性降低。应用硫酸镁并不明显缩短 QT。

——补钾:除非有低钾血症,一般情况下静脉补钾的证据级别较低(Ⅱb 类推荐,C 级证据),要及时补钾,建议使血钾水平达到、维持在 4.5~5.0mmol/L。

——快速起搏:经心房、心室进行临时心脏起搏,以起搏频率每分钟>70 次为宜,高频率的心

脏起搏能缩短 QT 间期,并能减少心电图上的长间期,进而减少对早、后除极振幅的不良作用,减少 TdP 发作。

　　——应用提高心率的药物:可通过临时起搏心房或心室,提高心室率,也可应用能增快心室率的阿托品、异丙肾上腺素等,心室率提高,能缩短 QTc、QT 间期,能预防室早诱发的短周期-长周期-短周期现象,建议心室率提升至每分钟>70 次。而当心动过速持续并蜕变为室颤时,立即直流电转复。

(冯　俊　沐露霞)

进一步的参考文献

[1] RENO CM. Severe hypoglycemia‐induced lethal cardiac arrhythmias ae mediated by sympathoadrenal activation[J]. Diabetes,2013,62(10):3570‐3581.

[2] GRACE AA. Systems biology and cardiac arrhythmias[J]. Lancet,2012,380(9852):1498‐1508.

[3] TESTER DJ. Genetics of long QT syndrome[J]. Methodist Debakey Cardiovasc J,2014,10(1):29‐33.

第三十四章　欧洲心悸诊疗

2011 年欧洲心律协会专家组,通过对相关临床试验结果的总结分析,综合多位专家的意见,提出了 2011 年欧洲心悸诊疗共识、心悸诊疗策略,对临床有重要指导意义。

一、概述

心悸较常见,有时诊断较难,原因是多种生理和病理情况都可引起心悸,且心悸呈一过性,临床评估患者时,需借助辅助检查以明确异常结果与心悸的关系,较费时。正常静息状态下,心脏活动一般不被感知。心悸是患者对自身胸前区心脏跳动时不适的主观感知,常有胸部相关区域跳动;可能由心跳有力、频率过快所致。除剧烈活动、情绪激动后的生理性心悸,其余的心悸常为病理现象,可能与不适、紧张、疼痛、症状性心律失常、异常心脏活动等相关。

二、病因分类

由病因不同,心悸可分成心律失常型、器质性心脏病型、心身疾病型、系统性疾病型、药物或毒品作用型。同一心悸患者可有多种原因、多型心悸。(表 34 - 1)

表 34 - 1　心悸的常见原因

心律失常
　　室上性/室性期前收缩、室上性/室性心动过速
　　严重窦性心动过缓、窦性停搏、Ⅱ~Ⅲ 度房室传导阻滞
　　起搏器和置入 ICD 功能/程控异常
器质性心脏病
　　二尖瓣脱垂、重度二尖瓣/主动脉瓣反流、显著分流型先天性心脏病、各种原因的心脏扩大/心功能衰竭、肥厚型心肌病、机械瓣置换术后、精神心理疾病/焦虑/惊恐发作/抑郁所致的躯体疾病
系统性疾病等
　　甲亢、低血糖、绝经后综合征、发热、贫血、妊娠、血容量不足、体位性低血压、体位性心动过速综合征、嗜铬细胞瘤、动静脉瘘
药物或毒品作用
　　拟交感药物、血管扩张剂、抗胆碱能药物、肼屈嗪、刚停用 β 受体阻断剂、酒精、咖啡因、海洛因、合成毒品、苯丙胺、尼古丁、大麻、迷幻药、毒品

心律失常为心悸的首要原因。但部分患者心律正常时也会心悸,可能与中枢性恐惧反应后启动的反应相关。老年、男性患者较多因心律失常出现心悸症状,而年轻、女性患者心悸的原因更多为心理疾病。心悸可短阵发作,亦可持续存在。

一些共识认为,心悸发作时心电图记录到心律失常,可为病因源于心律失常的诊断提供证据;记录到窦性心律时,一般不被视为源于心律失常。

——源于心律失常的心悸:无论是否有结构性致心律失常性心脏病,一般房/室型的快速心律失常,都可引起心悸;如房性/室性期前收缩,室律规则的心动过速(窦性心动过速、房室结折返性心动过速、房室折返性心动过速、房扑、房速)和室律不规则的心动过速(房颤、不同房室传导比率的房扑/房速、尖端扭转性室速)。缓慢性心律失常较少引起心悸,包括窦性停搏、病态窦房结综合征的显著窦性心动过缓、突发高度房室传导阻滞、间歇性左束支传导阻滞。心脏起搏器/ICD 的

功能/程序异常(起搏器介导性心动过速、胸膜/膈肌刺激、心脏起搏器综合征等)也可引起心悸。

——源于器质性心脏病的心悸:一些器质性心脏病无心律失常时也可引起心悸,包括二尖瓣脱垂、严重的二尖瓣/主动脉瓣关闭不全、伴显著分流的先天性心脏病、心衰、肥厚性心肌病、人工心脏瓣膜等。

——源于心身疾病的心悸:焦虑、恐慌、抑郁、躯体化障碍等常伴心悸,可引起窦性心动过速,影响患者对其正常/轻微异常心跳的主观感觉。如患者有心身疾病,且没有其他原因,则视为源于心身疾病。部分患者心律失常、心身疾病可共存。研究表明,焦虑能促进心律失常的发生,增强患者对心律失常的感觉。情绪激动、焦虑时肾上腺素分泌增多,易致室上性/室性心律失常。有人报道,室上速患者中 2/3 曾被误诊为恐慌症、心身疾病,经导管消融术根治室上速后,心身疾病也能被根治。诊断为心身疾病的心悸患者,在排除心律失常所致心悸前,要进行彻底检查。

——源于系统性疾病等的心悸:心悸可能源于窦性心动过速/心肌收缩力增强,两者都可由不同原因所致,包括发热、贫血、体位性低血压、甲亢、绝经后综合征、妊娠、低血糖、低血容量、嗜铬细胞瘤、动静脉瘘、体位性心动过速综合征等。

——源于药物作用的心悸:这时心悸可能与窦性心动过速相关,如应用拟交感神经药物、抗胆碱能药物、血管扩张剂、肼屈嗪等。β受体阻断剂的突然停用,可引起高肾上腺素状态,能引起窦性心动过速、心悸。开始应用或增加β受体阻断剂剂量后,窦性心率降低,每搏输出量增加,可诱发心室异位搏动,易发生心悸。使用兴奋剂如咖啡因、尼古丁、可卡因、海洛因、苯丙胺、迷幻药、合成毒品、大麻等,在没有心脏病的年轻人等中,有时会出现交感神经兴奋、窦性心动过速、心悸。有易患尖端扭转型室速、其他快速心律失常倾向的患者,在使用延长 QT 间期药物(如抗抑郁药)时,可诱发头晕、晕厥、心律失常相关心悸。应用药物时有心悸、停药时心悸消失,可考虑心悸与药物相关。

三、流行病学和预后

(1)流行病学 心悸患病率在不同调查中差异较显著,常由心悸定义、诊断方法不同而致。高血压、心脏病患者中,心悸较常见;在心脏专科患者的症状中心悸占 16%,仅次于胸痛。需要一个诊断流程,以便将不同预后的患者区别开来。大多数心悸患者有窦性节律或轻微节律异常,如短暂的室上性期前收缩/偶发的室性期前收缩;而房颤、房扑、阵发性室上速也不少见。有人研究190 例心悸患者,心律失常引起的占 41%(房颤/房扑占 16%,室上速占 10%,室速占 2%);结构性心脏病引起的占 3%,心身疾病占 31%,焦虑症/恐慌症占 15%~31%,系统性疾病占 4%,药物、违禁药、兴奋剂占 6%。男性、有心律失常病史、心脏病史、心悸持续大于 5 分钟,是心脏病引起心悸的独立预测因素。16%患者即使用记录器全面评估,仍无法确定病因。总体来说,老年、男性心悸患者多源于心律失常,青年、女性患者多源于心身疾病。

(2)预后 心悸的预后依赖于临床特点、基础病因;目前较缺乏心悸长期预后的研究资料。通常心悸的死亡率较低,但在有严重结构性心脏病/心律失常、有猝死家族史的患者,需考虑心悸时是否有血流动力学异常、呼吸困难、晕厥、眩晕、乏力、胸痛、自主神经症状等。心悸的预后取决于临床特点;室性心律失常或房颤引起的心悸,各自预后不同。没有心脏疾病的患者,心悸(特别是焦虑或期前收缩相关的)的预后通常较好。心悸有症状组、无症状组的 5 年发病率、病死率常没有显著性差异。

心悸的预后取决于基础病因;对合并器质性心脏病、致心律失常心脏病、严重心律失常(如房颤、房扑、室性期前收缩)、有猝死家族史,尤其是影响血流动力学的心悸,需重视晕厥、眩晕、胸痛、呼吸困难、室速、房颤等可对预后产生不良影响。而无上述基础病因者,预后相对较好。由于症状常反复发作,可影响生活质量、导致焦虑,有时须急诊。

心源性基础病因引起的心悸发生率较高,但1年病死率仅1.6%,预后常较好、常间歇发作;运动员有心悸症状并不少见,但猝死相对少见。即使是没有严重心脏病、心律失常症状,心悸也要检查、治疗;医生可通过患者静息心电图,诊断某些原发性心脏疾病。心悸可能是首发、偶发症状,但能为发现其心脏疾病提供线索。心悸常反复发作,77%患者至少复发1次,1/3难以从事家务,19%劳动能力降低,12%无法完成日常工作、影响生活质量。

四、临床表现

1. 心悸持续时间和频度

心悸按持续时间分为一过性、持续性。一过性心悸一般能自行终止,持续性心悸常需经药物治疗方能终止。心悸频度可为每天、每周、每月、每年发作1次。

2. 心悸的临床表现类型

心悸患者症状可各异,按其频率,节律、强度可分为期前收缩型(漏搏、心脏突然下沉感、不规则的插入心跳突发突止)、心动过速型(胸腔内扑翼样跳动、规则或不规则、心跳明显加快、突发突止、可有寒冷、晕厥、呼吸困难、乏力、胸痛)、焦虑相关型(焦虑、烦躁不安、轻度加快、渐发渐止,规则,有压力、焦虑而发作时,可有手脸刺痛感、喉部异物感、不典型胸痛、叹气性呼吸困难等)、脉冲型(心脏冲击感正常,规则,渐发渐止,与体力活动、虚弱相关)、这有助临床鉴别心悸病因。然而患者不是总能准确表达其症状。对心率正常的心悸,可能较难辨认其心悸类型。

(1)期前收缩型心悸　由于异位搏动,患者一般自觉正常心跳中穿插漏搏/心脏下沉感;常描述为心脏似乎停跳后再次跳动,有不适,可自觉胸部受冲击;多发于年轻无心脏病的个体,与房性/室性期前收缩相关,预后较好。期前收缩源于心室时,心悸常与紧随早搏后的心脏收缩增强、期前收缩后代偿间期、心脏激动顺序改变等相关。期前收缩型心悸频发时,常很难与心动过速型心悸,尤其是房颤导致的心悸相鉴别。

(2)心动过速型心悸　它常被描述为胸腔内快速扑翼样跳动,心率很快(有时快于年龄相关的最大心率),可能是规则的,如房室折返性心动过速、房扑、室速;也可能是不规则、紊乱的,如房颤、房颤消融后不典型房扑;这些心悸一般与室上性/室性心动过速相关,常突发突止(有时是逐渐终止,这是由于心动过速时,交感神经兴奋性增加;心动过速终止后,交感神经兴奋性逐渐终止;逐渐终止也可能与系统性疾病、服用特殊药物引起的窦速逐渐终止相关)。(表34-2)

表34-2　心动过速型心悸的临床特点*

心律失常的类型	心率	触发情况	相关症状	改变迷走张力
AVRT,AVNRT	突发的节律匀齐的短阵心动过速	体力活动、体位改变	多尿、颈部快速规则的搏动	突然中止
心房颤动	伴有心率变化、节律不规则	体力活动、寒冷、餐后饮酒	多尿	暂时减慢心率
房速和房扑	节律规则(A-V传导比率改变则不规则)、心率加快	——	——	暂时减慢心率
室性心动过速	节律规则、心率加快	体力劳动	血流动力学障碍的体征或症状	无影响

* AVRT,房室折返心动过速;AVNRT,房室结折返性心动过速;A-V,房室传导

(3)焦虑相关型心悸　焦虑相关型心悸常被描述为一种焦虑形式,心率略有增加,一般不超过年龄相关的最大心率,此型心悸不论阵发性或持续性均逐步发作和终止。心悸发作前,常伴其他非特异性症状,如手脸刺痛感、咽喉异物感、精神恍惚、焦躁不安、不典型胸痛、叹气样呼吸困难;是

由心身疾病所致,常需排除由心律失常引起的心悸。

（4）脉冲型心悸　患者感觉心跳有力、规则、频率不快、呈持续性,多伴有结构性心脏病（如主动脉反流）或某些高输出量的系统性疾病（发热、贫血）。

3. 相关症状和发作情况

心悸的相关症状和发作情况,常与各种病因相关,有助于鉴别诊断。体位突然变化后引起的心悸,常由对直立体位不耐受,发生房室结折返性心动过速。结构性心脏病患者除有心悸外,常有晕厥或极度乏力、呼吸困难、心绞痛。然而晕厥也可能发生在无结构性心脏病的患者发生室上速、触发血管迷走神经反射时。多尿在房性快速心律失常、房颤中较常见,这是由于钠尿肽分泌过多所致。颈部快速规则的搏动,常见于室上速、房室结折返性心动过速时;在心室期前收缩引起房室机械分离时,常只有一或几个脉冲在颈部被感知,节奏多不规则。涉及房室结的室上速时,患者可通过 Valsalva 动作、颈动脉窦按摩,增加迷走神经张力而阻断发作。焦虑、恐慌时发作的心悸,一般由精神障碍引发过快的窦性心动过速所致。在运动中,心悸可源于交感神经兴奋、心跳加快、各类心律失常,如右心室流出道性心动过速、房室结折返性心动过速、儿茶酚胺敏感性室速;某些阵发性房颤可发生于体力活动停止时,这时交感神经张力突然下降,迷走神经张力突然增加。

五、诊断策略

心悸患者的诊断策略包括:①鉴别心悸的发生机制;②获得心悸发作时的心电图;③评价患者的基础病因。所有心悸患者都需接受初始临床评估,包括病史、体格检查、标准 12 导联心电图检查。特殊情况下,需要进行专科评估、特殊仪器检查、实验室检查。

1. 特殊情况

①与运动有关的心悸（如运动员或怀疑有冠心病的患者）应进行激发（负荷）试验。②怀疑有结构性心脏病时,应进行超声心动图检查,并根据心脏病的种类,进一步选择非侵入性检查（特别是心脏核磁共振,可评价心悸、频发室性心律失常是否存在结构性心脏病）或侵入性检查（如冠状动脉造影）。与运动诱发的晕厥比,运动诱发的心悸可能多提示缺血、瓣膜病、其他相关的结构性心脏病。③怀疑系统性或药物性心悸时,应在观察患者临床特点的基础上,进行特殊的实验室检查（如血或尿中血色素、电解质、血糖,甲状腺功能,尿儿茶酚胺浓度,违禁品等）。④ 如考虑心身疾病时,需评价患者的精神状态,通过特殊问卷或将患者转诊给心理医生诊治。

通过初始临床评估,可对半数左右心悸的原因,得出确定的、可能的诊断;发现可引起不良预后的原因;能提示需进一步做的特殊检查。如初始临床评估完全没有得出有意义的结论（常见于短阵发作的心悸）,心悸可被视为原因不明。不明原因的心悸,心律失常引起的可能性不大（如患者心悸逐渐开始、无明确的心脏疾病、与焦虑相关时）,一般不需进一步检查;应安慰患者,并定期随访。但如没有记录到心悸相关心电图改变,只能做出推断性诊断。如临床特点提示心律失常引起的心悸（如有结构性心脏病、原发性心电生理改变、心电图异常、猝死家族史、高龄、心动过速、伴血流动力学障碍的心悸）,或提示血栓栓塞、发生房颤引起的心悸,应将患者转送至心律失常中心,进行进一步检查（包括动态心电图、电生理检查）。应强调,不明原因的心悸,如频繁发作、伴有血流动力学障碍、生活质量降低、处于焦虑状态,均应做进一步检查。

2. 初始临床评估

大多数患者在就诊时都没有心悸,诊断是回顾性的。应明确患者描述的症状是否是心悸,随后需询问问题,并需其他家庭成员等对患者的心悸加以描述,描述（快慢、是否规律）有助于确定心悸发生机制。可让患者口头模拟、用手敲击桌子来模拟心律失常的节律。心悸发作时的环境因素,也有助于评价心悸的原因。当患者病史不太支持心律失常引起的心悸,更可能由心身疾病所致时,应在心理医生诊查基础上,再依情况决定进行心血管疾病相关检查。如果患者就诊时有心

悸发作,应立即描记心电图。(表 34 - 3)

表 34 - 3　询问心悸患者的主要问题

心悸发作前	活动(休息、睡眠、运动或正常活动、体位改变,运动后);位置(平卧或站立);诱发因素(情绪紧张、运动、下蹲或弯腰)
心悸发作初	突然或缓慢产生;之前有无其他症状(胸痛、呼吸困难、眩晕、乏力等症状)
心悸发作中	心悸的类型(规则或不规则、快速或不快、持续或不持续);伴随症状(胸痛、晕厥或接近晕厥、出汗、肺水肿、焦虑、恶心、呕吐等)
心悸终止	突然或缓慢下降时,伴随症状是否终止,持续时间,排尿;自发或迷走神经调节或药品作用
背景	首发年龄;先前发作次数和发作频率;心脏病病史;心身疾病病史;系统性疾病病史;甲状腺功能减退病史;家族性心脏病、心动过速或猝死史;心悸时的用药;药物滥用;电解质紊乱

3. 体格检查

心悸发作时的查体,包括检查心率、听诊、摸脉搏,了解心律是否规则。可刺激迷走神经,鉴别心动过速,如颈动脉窦按摩能使心动过速突然终止时,高度提示房室交界区性心动过速;如能使心动过速的频率暂时降低,提示房颤、房扑、房性心动过速。

这一步骤结束后,应评价患者对心律失常的耐受性(血压、心衰的症状等),评价心血管系统疾病(是否存在结构性心脏病等)。在窦性心律、窦性心动过速时,应评价系统性疾病对心悸的潜在影响。患者心悸不发作时,查体可发现引起心悸的结构性心脏疾病(心脏杂音、高血压、心血管疾病、心衰)、系统性疾病。

(1)12 导联心电图　心悸发作时患者心悸时记录的 12 导联心电图异常,是诊断的金标准。如患者从未在心悸时记录过心电图,建议心悸发作时,尽快到诊所记录心电图。医生应分析 P 波、QRS 波的形态、P 与 QRS 波的关系、心率、心律,最后对患者心悸时是否有心律失常做出确定性诊断。鉴别心律失常或非心律失常引起的心悸,对临床有重要意义。精确分析心律失常心电图,可明确心悸的机制和诊断。快速心动过速时的 P 波常较难识别。刺激迷走神经,进行药物试验,如**静脉推注腺苷、阿义马林**的同时记录心电图,可发现心房激动波或使心动过速突然终止,这些有助于确定心动过速的类型;亦可在心动过速发作时记录食管心电图。心悸不发作时可记录心电图,提供重要信息。如患者有阵发性快速而规则的心悸,不发作时心电图记录到预激综合征的相关表现,可考虑患者心悸源于心律失常。常规体表心电图的记录时间较短,24 小时动态心电图可补充之,后者常可检测到体表心电图难以记录到的心律失常,能长时间监测心律,也可由患者在症状发作时主动记录。(表 34 - 4、表 34 - 5)

表 34 - 4　无心悸发作和可能心律失常型心悸的心电图特征

心电图特征	拟诊疾病
心室预激	房室折返性心动过速,心房纤颤
P 波异常	室上性早搏,窦性心动过缓,心房纤颤
左心室肥厚	室性心动过速,心房纤颤
频发室早	室性心动过速
Q 波	致心律失常性右室心肌病的心电图表现,Brugada 综合征,早期复极综合征室性心动过速/室颤
长或短 QT 间期	多形性室性心动过速
A - V 阻滞	Ⅲ 或 Ⅱ度房室阻滞,尖端扭转型室速,阵发性房室阻滞

表 34 - 5　原发性心脏电生理疾病的心电图特征

心电图特征	拟诊疾病
校正 QT 间期大于 0.46 秒	长 QT 综合征
校正 QT 间期小于 0.32 秒	短 QT 综合征
右束支传导阻滞伴右心前区导联(V1 - V3)	Brugada 综合征

心电图特征	拟诊疾病
穹窿型/马鞍型 ST 段抬高（自发、氟卡尼或阿义马林诱发） 右胸前心电图导联（V1－V3）ε 波和/或 T 波倒置，QRS 波的持续 时间>110 毫秒；室性异位搏动伴随右束支传导阻滞和电轴右偏	致心律失常性右室心肌病
胸前导联高电压，Q 波、ST 段改变	肥厚性心肌病

　　目前临床应用的动态心电图记录仪,主要包括体外记录仪、置入式记录仪。体外记录仪包括 Holter 记录仪、医院中央监护系统（为高危恶性心律失常患者设置）、事件记录仪、环形记录仪、远程动态心电图记录仪。置入式记录仪包括有心律失常诊断功能的起搏器和 ICD（可广泛用于需置入的患者）,还包括置入式环形记录仪（ILRs）。确定 24 小时动态心电图记录到心律失常发生在心悸时,较有诊断意义;如监测到无症状而有临床意义的心律失常（可能与心悸无关）,也有助于做出诊断。24 小时动态心电监测系统敏感性较多变,常依赖于监测技术、监测持续时间、患者依从性、心悸发作频率。

　　(2)局限性动态心电监测　它有一定局限:①有时难以诊断心律失常,尤其是应用单导联记录时（其很难鉴别室上速伴差异性传导和室速）;②无法识别继发性/病理性心脏传导阻滞引起的心动过缓（这种鉴别决定患者的治疗、预后）;③它只在患者症状复发时才进行诊断,症状复发时,患者可能有危险、要治疗,因而可延误诊断。根据 ACC/AHA 发表的动态心电监测指南,不明原因的反复心悸,是进行 24 小时动态心电监测的Ⅰ类适应证。

　　(3)体外环形记录仪　适合于重症和偶尔发作心悸的患者（发作间隔大于 4 周）,且其他检查包括动态心电图检测为阴性。

　　(4)电生理检查　它是有创的,且常为最后的检查;其优于 24 小时动态心电监测的是,可诱发心律失常、明确诊断、同时可实施治疗（而动态心电监测却需要患者症状复发才能进行诊断）。有严重心脏病和晕厥前发生心悸的患者,发生不良事件的可能性很高,可在进行动态心电图检查前进行电生理检查;其他情况下,一般先进行动态心电图检查;如不能做出诊断,再考虑选择电生理检查。对心悸患者建议行电生理检查,可参见一些指南。

　　(5)脑卒中高危患者的特殊要求　房颤可能增加血栓栓塞的风险,特别是根据 CHA2DS2 - VASC 评分判断时有脑卒中危险因素的房颤患者。对有不明原因心悸、伴血栓栓塞高危因素的患者,要明确心悸是否由房颤引起。一旦确诊为房颤引起的心悸,可采用房颤负荷评估血栓栓塞的风险,但仍需进一步研究。治疗能确定心悸病因的患者,首先应针对病因（心律失常、结构性心脏病、心理疾病、系统性疾病）进行治疗;然而很多治疗建议都是经验性的。明确病因后,可选择危险性较低的可行的治疗方法（如室上速的射频消融术）。很多良性心律失常（如早搏）,其症状发作的频率和严重性受多种因素影响;这种情况下,应改变生活习惯（如限制刺激交感神经兴奋饮食的摄入,如咖啡、含酒精的饮料）,也需进行非心内科治疗（如给予抗焦虑药、心理咨询）,可能有助于控制心悸的发作;如是良性的心脏功能异常,经上述治疗常能减轻症状。心悸患者可从预防中获益,特别是室性早搏、房性早搏的患者。要控制心血管危险因素（包括戒烟、降血脂、降血压、治疗心衰、治疗糖尿病等）,能减少心悸发作。中等强度体育锻炼是一种健康的生活习惯,有助于控制心血管病危险因素。但高强度耐力运动有可能增加房颤风险。引起心悸的心律失常治疗建议参阅相关指南。如发现心律失常与系统性疾病相关,或与应用致心律失常药物相关,则需针对基础疾病进行治疗。(表 34－6)

表34-6 治疗心悸的一般建议

病因治疗;安抚心理学起因患者;抑制肾上腺素的饮食摄入,如咖啡因或酒精饮料等;

控制好心血管危险因素,特别是高血压;最近有应激性生活事件,寻求心理诊疗;

有焦虑和抑郁症状的患者,应行特殊治疗。特定的心律失常,可采取适当的治疗,如使用抗心律失常药物、消融,甚至植入心律转复除颤器;

系统性疾病引起的心律失常,或应用致心律失常药物,应针对病因治疗

4. 住院时机的选择

绝大多数心悸患者可在门诊进行评估(大多数检查可在门诊完成)。对心悸频繁发作的患者,短期的床边监测可找出病因、收住院;初步临床评价表明有严重心律失常风险、有原发心电生理紊乱的心悸患者,应住院治疗;通常心律失常/结构性心脏病的患者,出现与心悸相关的血流动力学障碍、胸痛、晕厥时,需急诊入院治疗,并评价患者是否需置入起搏器等,或需对原有的置入装置进行程控优化。(表34-7)

表34-7 心悸患者住院标准

诊断目的:怀疑或确定有严重的器质性心脏病;

怀疑或确定有原发性心电疾病;

有猝死家族史需要进行电生理检查、侵入性检查或在院心电监护;

治疗目的:心动过缓需要置入心脏起搏器的缓慢性心律失常;

起搏器/ICD 故障,程控无法解决;

需要立即终止,置入 ICD 或导管消融的室速;

需要立即或尽快中止或导管消融的室上速;存在心衰或其他血流动力学障碍的症状;

需要手术或其他治疗的严重结构性心脏病;严重系统性疾病;严重心身疾病

(王爱玲　冯　俊)

进一步的参考文献

[1] BROWN DA. Cardiac mitochondria and arrhythmias [J]. Cardiovasc Res,2010,88(2):241-249.

[2] GRACE AA. Systems biology and cardiac arrhythmias[J]. Lancet,2012,380(9852):1498-1508.

[3] TESTER DJ. Genetics of long QT syndrome[J]. Methodist Debakey Cardiovasc J,2014,10(1):29-33.

[4] GEORGE AL. Molecular and genetic basis of sudden cardiac death[J]. J Clin Invest,2013,123(1):75-83.

[5] KIM GH. MicroRNA regulation of cardiac conduction and arrhythmias [J]. Transl Res,2013,161(5):381-392.

第三十五章　各国房颤诊治

房颤是临床常见的心律失常之一,特点是心房丧失规则有序的电活动,代之以快速无序的颤动波。心房因失去有效的收缩、舒张,泵血功能恶化,导致心室不规则反应;发病机制包括快速局灶异位活动、单环路折返、多环路折返、炎症介质增加、自主神经系统异常等。不同人群房颤发病机制不同,对不同治疗方法的反应也不同。

一、房颤的分类

房颤根据其发作特点,可分为阵发性、持续性、永久性房颤。阵发性房颤指持续时间<7天的房颤,一般<24小时,多为自限性。持续性房颤指持续时间>7天的房颤,一般不能自行复律,药物复律的成功率较低,常需电复律。而永久性房颤指复律失败不能维持窦性心律、没有复律适应证的房颤。有些患者房颤病史不详,没有症状或症状轻微,可采用新近发生/新近发现的房颤来命名,很难判定其持续时间,也不能确定以前是否有房颤,有些房颤很难界定发生时间。一个患者有可能存在多型房颤,如多次阵发性房颤、偶尔发作的持续性房颤。多种疾病、诱发因素可导致房颤。(表35-1)

表35-1　发生房颤的病因和诱发因素

自律性升高(局灶性);传导异常(折返);甲亢;心房内压力升高;嗜铬细胞瘤;三尖瓣或二尖瓣病变;心肌病变(原发或继发心肌病变);导致收缩或舒张功能异常;半月瓣异常(导致心室肥厚);高血压或肺动脉高压(肺栓塞);心脏内肿瘤或栓子;心房缺血;冠状动脉疾病;心包炎;淀粉样变;与年龄有关的心房纤维化;迷走神经活性增高;交感神经活性增高;房内或邻近心房的原发或转移性疾病;心脏、肺脏或食管手术后;先天性心脏病;蛛网膜下腔出血;大面积脑卒中;孤立性房颤;家族性房颤;药物、酒精、咖啡因

孤立性房颤是指年龄小于60岁,没有找到临床、超声的心肺疾病证据;血栓栓塞、死亡的风险较低,预后较好;但随年龄增加出现左房增大等心脏结构的异常时,不再隶属于这一类别。非瓣膜性房颤是指没有风湿性心脏病、人工瓣膜置换、瓣膜修补的患者发生的房颤。

二、房颤的流行病学和危害

在普通人群中,房颤的患病率为0.4%~1.0%;患病率随年龄增加而增加,小于60岁的人群患病率较低,而80岁以上可高达8%。40岁以下者房颤的发病率为0.1%/年,80岁以上男性、女性的房颤为2%/年、1.5%/年。房颤患者远期脑卒中、心衰、全因死亡率的风险增加,特别是女性患者。与窦性心律者比,房颤患者的死亡率增加一倍。非瓣膜性房颤患者缺血性脑卒中的发生率为5%/年,是无房颤者的2~7倍。短暂性脑缺血发作(TIA)、症状性脑缺血发作的房颤总体发生率为7%/年。与年龄匹配的健康对照者比,风湿性心脏病房颤的脑卒中的风险增加17倍;与非风湿性心脏病房颤比,风险增加5倍。房颤栓塞发生率随着年龄的增加而增加,50~59岁患者因房颤所致的脑卒中每年发生率为1.5%,而80~89岁者则为2.31%。男性患者栓塞发病率在各年龄段均高于女性。在NYHA心功能Ⅰ级的患者中,房颤的发生率≥5%,在NYHA心功能Ⅲ级的患者中,有近一半患者发生房颤。合并心衰的房颤患者的病死率,显著高于不合并心衰的房颤患者。在心室率持续性增快的患者中,房颤还可引起心动过速性心肌病。在心动过速得到控制后,原来扩大的心脏的心功能,可部分或完全恢复正常。

三、中国房颤的流行病学特点

中国房颤患病率为 1.61% 左右，目前有约 1000 万房颤患者，其中约 1/3 为阵发性房颤，约 2/3 为永久性房颤。在所有房颤患者中，瓣膜性、非瓣膜性、孤立性房颤分别占 12.9%、65.2%、21.9%。中国部分地区房颤相关因素中，老年占 58.1%、高血压病占 40.3%、冠心病占 34.8%、心衰占 33.1%、风湿性瓣膜病占 23.9%。房颤的总患病率、年龄分组、性别分组、病因分组后的患病率，均和国外的情况趋势接近。中国因房颤而住院有增加趋势。

中国房颤患者并发脑卒中的情况与国外类似。在 70 岁左右的非瓣膜病房颤患者中，缺血性脑卒中的发生率为 5.3%，与欧美国家相似（4%～6%）。中国住院房颤患者的脑卒中患病率达 24.8%，有随年龄增加趋势，80 岁以上房颤患者的脑卒中患病率达 32.9%。目前国内用华法林抗凝的情况，与一些指南要求存在较大差距，抗凝治疗比例很低、较不规范、常不监测。脑卒中发病率高和抗凝药物应用率低（使用华法林抗凝的知晓率低、应用华法林和阿司匹林抗凝的治疗率低、应用华法林抗凝的 INR 监测率/达标率低），是中国房颤患者的特点。

四、房颤的临床表现、诊断、初步评价

(1) 临床症状　房颤的临床表现较多样化。大多数患者有心悸、呼吸困难、胸痛、疲乏、头晕、黑矇等症状；其症状与发作时的心室率、心功能、伴随疾病、房颤持续时间、患者感知症状的敏感性等相关。永久性房颤患者的症状，可随时间的延长逐渐减弱甚至消失。部分房颤患者无任何症状；有些房颤患者在发生房颤的严重并发症如脑卒中、栓塞、心衰时才被发现。

(2) 病史和体格检查　房颤的诊断依据包括病史、体格检查，需要心电图或 Holter 记录证实。对房颤患者的初次评估，包括判断房颤类型、明确原因，寻找与房颤有关的心脏内/外因素及以前诊治的情况，评价患者是否存在高血压、瓣膜病、甲状腺疾病。体格检查发现心音强弱不等、心律绝对不齐、脉搏短细，提示存在房颤。

(3) 心电图表现　房颤时心电图有 P 波消失，代之以大小、形态、时限均不规则的颤动波，心室率大多不规整；发生长间歇较常见，原因是房室传导组织生理不应期改变、连续隐匿性传导、睡眠时迷走神经张力增高，影响心脏自主神经张力，造成室上性激动延迟下传，引起长 RR 间期；但普通心电图上出现长 RR 间期，不能轻易地诊断为房颤合并高度房室传导阻滞。患者在清醒状态下房颤持续发作期间出现频发 RR 间期≥3.0 秒，同时伴有与长 RR 间期相关症状，作为房颤治疗时减药、停药、置入心脏起搏器的指征，可能更有价值。房颤时如出现慢而规则的 RR 间期，常提示房室阻滞、室性/交界性心律。

(4) 心脏超声和 X 线胸片检查　在初步评估中，所有房颤患者需要接受心脏超声检查，评价左房/左室的内径、室壁厚度，并除外瓣膜病、心肌病、心包疾病。评估左室收缩/舒张功能，有助于指导抗心律失常、抗凝的治疗。经食管超声检查可发现左房内的血栓。X 线胸片能评价心脏大小、肺脏情况。

(5) 运动试验　怀疑心肌缺血的患者在应用Ⅰc类抗心律失常药物前，应接受运动试验检查。运动试验还可评价持续性/永久性房颤患者在活动时的室率控制情况。

五、治疗

1. 治疗原则

(1)目标　一些共识认为,房颤的治疗目标包括:寻找和纠正诱因与病因、室率控制、预防血栓栓塞并发症、恢复窦性心律(节律控制)。室率控制是不尝试恢复或维持窦性心律,而是通过药物治疗,使室率控制在一定范围内。节律控制为恢复、维持窦性心律。有时根据患者的病情采取的策略,不一定成功,需要采取另一种方法。必须高度关注患者的血栓栓塞风险,应根据脑卒中的危险分层,选择血栓栓塞预防策略。

(2)节律控制和室率控制的选择　一些共识认为,应个体化地选择症状性房颤患者的治疗方式。在选择节律控制、室率控制时要考虑:一是房颤的类型、持续时间;二是症状的严重程度;三是伴随的心血管疾病;四是年龄;五是其他疾病;六是短期和长期的治疗目标;七是药物和非药物治疗的选择。在选择室率控制为长期治疗策略时,要考虑永久性房颤对患者今后有何影响。房颤持续一段时间后,由于电重构、机械重构,恢复窦性心律较难,可成为永久性房颤,故不要忽略维持窦性心律的时间窗问题,尤其是年轻的房颤患者。研究发现,合并心脏疾病的持续性老年房颤患者若无症状,无须考虑恢复窦性心律。房颤心衰患者的心功能,常随时间的延长逐渐恶化。

(3)目标　一些共识认为,对持续数周的症状性房颤患者,可先采取抗凝、室率控制,之后是恢复窦性心律。考虑转复心律时,若房颤持续时间不详或超过48小时,应进行抗凝治疗。若室率控制不能有效缓解症状,建议恢复窦性心律。若房颤导致血流动力学恶化,应及时恢复、维持窦性心律。老年人可选用室率控制来改善症状。

(4)节律控制　与接受室率控制的患者比,目前没有证据表明接受节律控制的患者脑卒中的发生率降低。对大多数有血栓栓塞危险因素的患者,无论采取何种策略,也无论在就诊时是否为房颤,都推荐长期抗凝治疗。从理论上讲,节律控制优于室率控制,但尚无证据显示两者死亡率有差别,有可能是目前的抗心律失常药物的疗效欠佳。一些共识认为,基础心脏病病变较轻、年轻的症状性房颤患者,采用抗心律失常药物、非药物治疗方法转复房颤有益。

(5)药物和非药物治疗房颤的选择　一些共识认为,药物、导管射频消融治疗对节律控制、室率控制都有效。药物是节律控制的首选。导管射频消融一般适用于药物治疗无效或不良反应难耐受,且症状严重的阵发性房颤。对无器质性心脏病的持续性房颤,如抗心律失常药物治疗失败,亦可考虑采用导管消融治疗。试验表明,在维持窦性心律方面,导管射频消融的效果优于药物,但能否降低房颤远期脑卒中发生率尚待证实。综合考虑国内条件,现阶段房颤导管射频消融治疗的适应证可能为:年龄<75岁、无或轻度器质性心脏疾患、左心房前后径<50 mm、反复发作、症状严重且药物控制不满意的阵发性房颤患者。

鉴于现阶段房颤的导管射频消融术的操作难度、潜在严重并发症(如肺静脉狭窄、脑卒中、心房-食管瘘等)的风险,均高于常规心律失常的导管射频消融,故推荐在有经验的中心、医师指导下施行该项治疗。准备接受冠状动脉旁路移植手术、瓣膜置换的患者,在术中进行左房消融治疗房颤是合理的选择。

2. 室率控制

下列房颤患者推荐采用室率控制:①无特殊理由必须转复为窦性心律的无症状性房颤;②房颤已持续几年的患者,即使转复为窦性心律后,也很难维持窦性心律;③用药物转复、维持窦性心律的风险,大于房颤本身风险的患者;④对老龄(大于65岁)或心脏器质性疾病(包括冠心病、二尖瓣狭窄、左房内径大于55 mm)病因未纠正的患者。对以上患者室率控制与节律控制一样有效。

——目标:静息时室率控制良好的患者,在运动时有可能心率过快,可导致心室充盈受限、心肌缺血,因此有必要评价患者在次极量运动时的或24小时的心率变化情况,尤其是活动时症状明显的患者。房颤患者室率控制的目标,是静息时室率每分钟 60～80 次,中等程度的运动量时室率每分钟 90～115 次。

——药物:推荐采用抑制房室结内传导、延长其不应期的药物,以减慢心室率、缓解症状、改善血流动力学,包括 β_1 受体阻断剂、非二氢吡啶类钙通道阻断剂、洋地黄类、某些抗心律失常药物。β_1 受体阻断剂和非二氢吡啶类钙通道阻断剂,可用于控制持续性房颤、需紧急处理的房颤的心室率。洋地黄类可用于静息时室率较快的房颤心衰患者。β_1 受体阻断剂或非二氢吡啶类钙通道阻断剂＋洋地黄类药物,有助于室率控制,但应注意剂量,避免心动过缓。无房室旁路的失代偿性心衰合并房颤患者可考虑静脉应用洋地黄类、胺碘酮。(表 35 - 2)

表 35 - 2　常用的控制室率药物用法

药物	负荷量	起效时间	维持量	注意事项
静脉制剂:				
美托洛尔	2.5～5 mg,2 分钟内静脉注射,可应用 3 次	5 分钟	无	Bp↓,HR↓,哮喘,心衰,传导阻滞
地尔硫䓬	0.25 mg/kg,3 分钟内静脉注射	2～7 分钟	每小时 5～15 mg	Bp↓,心衰,传导阻滞
维拉帕米	0.075～0.15 mg/kg,5～10 分钟内静脉注射			
艾司洛尔	0.5 mg/kg,1 分钟内静注,5 分钟后可重复	3～5 分钟	无	Bp↓,心衰,传导阻滞
胺碘酮	150 mg,10 分钟以上静脉注射	5 分钟	每分钟 50 μg/kg	Bp↓,HR↓,哮喘,心衰,传导阻滞
	静脉滴注	5 分钟	每分钟 0.15～1 mg	Bp↓,窦性心动过缓
毛花苷 C	0.4 mg 缓慢静脉注射	40～50 分钟	无	洋地黄中毒,HR↓,传导阻滞
普罗帕酮	1～2 mg/kg,静脉注射	5 分钟	无	Bp↓,HR↓,哮喘,心衰,传导阻滞
口服药物:				
美托洛尔	25～100 mg,每天 2 次	4～6 小时		同静脉制剂
地尔硫䓬	30～60 mg,每天 3～4 次	2～4 小时		同静脉制剂
普罗帕酮	100～200 mg,每天 3～4 次	60～90 分钟		同静脉制剂
胺碘酮	0.2 g,每天 3 次,服用 1 星期	数天		肺、甲状腺、肝脏毒性作用,中枢神经症状,皮肤脱色,光过敏,角膜脂褐质沉着
	0.2 g,每天 2 次,服用 1 星期		每天 1 次	
	0.2 g,每天 1 次,长期			
维拉帕米	80～160 mg,每天 3 次	1～2 小时		同静脉制剂
地高辛	0.125～0.25 mg,每天 1 次	1～2 小时		同静脉制剂

＊HR,心率;β_p,血压

失代偿性心衰房颤患者,应慎用 β 受体阻断剂,不主张应用非二氢吡啶类钙通道阻断剂。对阵发性房颤患者,不推荐单用洋地黄类控制室率。合并预激综合征的房颤患者,禁用洋地黄、非二氢吡啶类钙通道阻断剂、β 受体阻断剂,因为房颤时心房激动经房室结前传这些药物受抑制后,可使其经房室旁路前传加快,致心室率明显加快,产生严重血流动力学障碍,甚或诱发室速/室颤。哮喘、肺心病患者可选择非二氢吡啶类钙通道阻断剂。

——非药物治疗:对药物治疗不能有效控制室率、有严重症状的房颤,房室结消融＋起搏治疗,能有效减轻症状。但右室起搏可导致左室兴奋、收缩、舒张顺序的异常,较长期后可影响心脏结构、功能;左室起搏能克服右室起搏的血流动力学不利影响。

(3)抗凝治疗

——脑卒中的危险评估:10％～20％房颤患者未来可发生严重的致残性脑卒中,应根据脑卒中的危险来选择抗凝策略。(表 35 - 3)

表 35-3　房颤患者发生血栓栓塞脑卒中的危险因素的抗凝治疗建议

低危因素	中危因素	高危因素	危险因素类别	治疗建议
女性	年龄＞75 岁	既往脑卒中、TIA 或栓塞	没有危险因素	阿司匹林每天 80～325 mg
	年龄 65～74 岁	二尖瓣狭窄、高血压	一种中等程度 危险因素	阿司匹林每天 80～325 mg 或 华法林(INR:2.0～3.0,靶目标 2.5)
冠心病	心力衰竭	心脏瓣膜置换术后	≥一种中等	华法林 (INR 靶目标,2.5)
甲状腺毒症	LEF≤35％		程度危险因素	
	糖尿病			

　　——选择抗凝方法：除非患者为孤立性房颤或存在禁忌证,所有房颤患者,包括阵发性、持续性、永久性房颤,均应进行抗凝治疗。有任何一种高危因素和≥2 种中危因素的房颤患者选择华法林抗凝(INR:2.0～3.0)。1 种中危因素或≥1 种未证实的危险因素的患者可选择阿司匹林(每天 80～250 mg)或华法林(INR:2.0～3.0)。对没有脑卒中危险因素的房颤患者,推荐每天 80～325 mg 的阿司匹林预防脑卒中。建议置换金属瓣膜的房颤患者维持 INR 在 2.5 之上。年龄小于 60 岁、没有心脏疾病或任一种血栓栓塞危险因素的房颤患者不推荐应用华法林预防脑卒中。

　　——特殊情况下的抗凝治疗：

　　转复窦性心律：房颤持续时间超过 48 小时或不详,并准备接受药物或电复律的患者,复律前至少 3 周和复律后 4 周抗凝(INR:2.0～3.0)。房颤持续时间小于 48 小时伴有血流动力学不稳定的患者(如心绞痛、心肌梗死、休克、肺水肿),应该立即复律,不应因抗凝而延迟。若房颤持续时间超过 48 小时,但因血流动力学不稳定需要紧急复律的患者,复律同时给予肝素,首先静脉注射负荷量(80 IU/kg),然后持续静注维持量(每小时 18 IU/kg),调整剂量使活化部分凝血酶原时间(APTT)延长至正常对照的 1.5～2.0 倍。复律后继续口服华法林进行抗凝治疗(INR:2.0～3.0)至少 4 周。皮下注射低分子肝素的证据有限。心房扑动进行转复时,应根据房颤转复窦性心律的抗凝方法行抗凝治疗。

　　接受手术或其他有创诊疗：没有置换金属瓣膜的房颤患者,可在接受手术或有可能导致出血风险的诊断检查前一个星期停用抗凝治疗,而不用肝素替代。脑卒中高风险的患者在围手术期,需要停用一个星期以上的华法林时,建议应用普通肝素或低分子肝素替代。围手术期新发房颤患者的抗凝方法一般同上。

　　房颤伴急性心肌梗死：持续静脉注射、间断皮下注射普通肝素,一般调整剂量使 APTT 延长至正常对照水平的 1.5～2 倍,除非存在禁忌证。

　　房颤伴甲状腺毒症：建议口服华法林抗凝预防血栓栓塞(INR:2.0～3.0),处理同房颤伴脑卒中危险因素的患者。即使甲状腺功能恢复正常,仍应继续以前的抗凝方案。

　　肥厚性心肌病伴房颤：建议口服华法林抗凝预防血栓栓塞(INR:2.0～3.0),处理同房颤伴高危因素的患者。75 岁以上出血高风险的患者,建议口服华法林抗凝维持 INR1.6～2.5,预防血栓栓塞。

　　介入诊疗：进行经皮冠状动脉介入术(PCI)的患者,术前需停用华法林,预防外周动脉穿刺部位出血;术后尽早开始用华法林,并将剂量调整到目标范围。对 PCI 或血运重建术后的房颤患者维持治疗时,应联合氯吡格雷每天 75 mg 和华法林(INR:2.0～3.0),根据情况可临时加用阿司匹林,但合用氯吡格雷、华法林、阿司匹林时,会导致出血风险增加。氯吡格雷的疗程根据植入支架种类的不同,裸金属支架至少 1 个月,西罗莫司支架至少 3 个月,紫杉醇支架至少 6 个月,根据情况某些患者可能需要 12 个月或更长的时间。此后如无冠脉事件,可单独应用华法林。在应用华法林维持 INR 在 2.0～3.0 时仍发生脑卒中或血栓栓塞事件的患者,可增加华法林的剂量,维持 INR 在 3.0～3.5。

　　妊娠：除孤立性/低危房颤外,一般房颤在妊娠的全程应接受抗凝治疗,药物的选择应根据妊娠的时期。妊娠的前 3 个月和最后 1 个月可选择肝素抗凝;可持续应用静脉普通肝素使 APTT 延长 1.5~2 倍,或每隔 12 小时皮下注射 1 万至 2 万单位肝素,使注射后 6 小时的 APTT 延长 1.5 倍;也可应用低分子肝素抗凝,但目前证据尚不充分。房颤高危血栓栓塞风险的妊娠妇女,在第 4 个月可应用华法林。

——华法林的应用和监测方法:华发林是口服抗凝血药物,是维生素 K 的拮抗剂,口服后通过干扰维生素 K 依赖性凝血因子 Ⅱ、Ⅶ、Ⅸ、Ⅹ 的 γ 羧化,使这些凝血因子无法活化,只能停留在前体阶段,从而达到抗血栓的目的。华法林的起始剂量每天 2.5~3 mg,起效时间 2~4 天,5~7 天疗效达高峰。有人建议开始治疗时第 1 周隔天晨间空腹取血测定 4 次 INR,直到 INR 连续 2 次在目标范围内,然后每周监测 2 次,共 1~2 周;稳定后,每 1~3 个月复查 1 次。统一于每天早上 8:00~9:00 空腹给华法林,根据测定的结果调整用药量。所有受试者均签收知情同意。监测 INR 所用仪器和试纸条可为日本公司产品。

由于华发林抑制的凝血因子主要在外源性凝血系统中发挥作用,因此应监测外源性凝血系统的活性,在临床上主要监测凝血酶原时间(PT)。PT 检测是在体外将类组织因子加入血浆启动外源性凝血,观察血浆凝固时间。由于凝血酶原时间检测过程中使用的试剂的类组织因子活性不同,因此同一份血浆使用不同试剂检测得出的凝血酶原时间值不同,这样就无法进行比较。临床上使用标准化了的凝血酶原时间,即国际标准化比值(INR),通过公式 INR =(患者 PT/正常对照 PT)^{ISI}计算,其中 ISI 为国际敏感指数,代表凝血活酶试剂的促凝活性(可应用康固全凝血检测仪测定);采用标准化了的凝血酶原时间(INR)来反映抗凝的效果,使得同一份血浆使用不同敏感性试剂检测得出的结果相同,临床便于比较。

如何根据 INR 调整华发林剂量:中国人华发林初始剂量建议为每次 2.5~3.0 mg,每天一次,目标 INR 依病情而定,一般为 2.0~3.0,大于 75 岁的老年人和出血的高危患者,目标 INR 可以调低至 1.6~2.5。在口服华发林前,应常规监测 INR;在服药第 3 天,再次监测 INR,如此时 INR 在 1.5 以下,每天应增加 1/4 片;如 INR 与基础水平变化不大,每天可增加 1/2 片;如 INR 未达标但在 1.5 以上,可暂时不增加剂量,等待第 7 天 INR 测定的结果。因此口服华发林第 1 周应监测 3 次 INR,1 周后改为每周 2 次,直到第 4 周。在 INR 达到目标值并稳定后(连续两次在治疗的目标范围内)开始可每 4 周检查一次 INR。每片华法林为 2.5 mg。

如遇到某次 INR 过高或过低,应根据 INR 值和华发林剂量调整情况,确定下次观察 INR 的时间。华法林剂量根据 INR 调整,如果 INR 低于 1.5,则增加华法林的剂量;如高于 3.0,则减少华法林的剂量。华法林治疗的安全性、有效性取决于是否将 INR 维持在目标范围内。INR 高于 3.0 时出血风险增加,低于 2.0 时栓塞危险性增加。华法林剂量每次增/减幅度一般在每天 1.5 mg 以内,剂量调整后需重新监测 INR。由于华法林的药代动力学受多种食物、药物、酒精等的影响,因此华法林的治疗需长期监测和随访,控制 INR 在治疗范围内。高 INR 的治疗策略是降低 INR,可停用华法林,使用维生素 K$_1$,输注新鲜血浆或凝血酶原浓缩物;INR<5.0 时,临床上无明显出血,不需快速使 INR 下降,可将华法林减量或停服 1~2 次,并从小剂量开始应用,直至稳定于目标范围;INR 在 5.0~9.0,临床上无明显出血/高危出血倾向,可停用华法林 1~2 次,INR 达到目标范围后从小剂量开始应用,直至稳定于目标范围;若患者的出血风险高,在停用华法林的同时口服维生素 K$_1$(1~2.5 mg)。急诊手术和拔牙时需要快速降低 INR,可口服 2~5 mg 的维生素 K$_1$,INR 将在 24 小时内降低。INR>9.0 但临床上没有明显出血,可口服 2~5 mg 的维生素 K$_1$,必要时重复使用。严重出血或华法林>20.0 时,可以根据情况静脉应用 10 mg 维生素 K$_1$、新鲜血浆、凝血酶原浓缩物缓慢静脉输注,每 12 小时可重复应用维生素 K$_1$。威胁生命的严重出血或严重的华法林过量,可用凝血酶原浓缩物替代治疗,同时缓慢静注 10 mg 维生素 K$_1$ 10 mg,必要时重复使用。

抗凝治疗出血的高危因素:抗凝治疗时出血的危险程度,主要和抗凝强度有关,还与潜在的临床疾病(包括胃肠道出血史、肾功能不全、脑卒中、贫血)、高龄及同时服用其他药物(如阿司匹林、非甾体抗炎药、损害血小板功能药物、侵蚀胃黏膜的药物、其他影响维生素 K 依赖性凝血因子合成的药物)相关。老年人应用华法林容易发生出血,因此应从小剂量开始。

　　房颤的抗凝治疗是房颤领域研究的热点之一。近年来在房颤脑卒中危险评估、抗凝治疗出血风险评估、特殊房颤人群的抗凝治疗、抗血小板药物、新型抗凝药物的应用等方面均有进展,积累了循证医学证据,推动了房颤指南更新。最新公布的一些房颤治疗指南,对房颤患者脑危险评估、抗凝治疗出血风险评估、老年房颤的抗凝治疗、房颤患者冠状动脉介入治疗后的抗凝治疗、抗血小板药物的地位、新型抗凝药物等做出了重要的更新。

　　一些指南不再强调使用低危、中危、高危,用于描述房颤患者脑卒中危险程度,而将房颤危险因素分为主要危险因素(脑卒中史、短暂性脑缺血发作、年龄≥75 岁)、非主要危险因素(心衰、高血压、糖尿病及既往指南认为的低危因素如女性、年龄 65～74 岁、有血管疾病即有心肌梗死/复合型主动脉斑块/外周动脉疾病等)。一些指南建议直接根据危险因素选择抗栓治疗策略;存在一个主要危险因素或两个以上非主要危险因素,即 CHA2DS2 - VASC 积分≥2 分者,需用口服的直接凝血酶抑制剂(DTI,如达比加群);CHA2DS2 - VASC 积分 =1 或 2 者应推荐使用华法林抗凝。存在一个非主要危险因素,即 CHA2DS2 - VASC 积分为 1 分者服 OAC 或阿司匹林,推荐 OAC;无危险因素,即 CHA2DS2 - VASC 积分 0 分者,可服用阿司匹林或不进行抗栓治疗。一些指南提出的抗凝方案,明显扩大了房颤患者需要服用华法林的指征。相形之下,阿司匹林在房颤抗栓治疗中的地位被削弱。需指出,应用 CHA2DS2 - VASC 评分系统预测房颤患者血栓风险目前仅来自一项研究,故其预测效能还需更多研究加以验证。(表 35 - 4)

表 35 - 4　CHA2DS2 - VASC 积分

危险因素	积分
充血性心力衰竭/左心室功能障碍(C)	1
高血压(H)	1
年龄≥75 岁(A2)	2
糖尿病(D)	1
脑卒中/短暂性脑缺血发作/血栓栓塞病史(S2)	2
血管疾病(V)	1
年龄 65～74 岁(A)	1
性别(女性)	1
总积分	10

　　抗凝出血危险评估对于脑卒中高危患者,特别是高龄房颤患者,应用口服直接凝血酶抑制剂(OAC,如达比加群)治疗的安全性(严重出血风险)仍是一个临床难题。在这方面,一些指南建议应用 HAS - BLED 出血风险评分[高血压、肝肾功能损害、脑卒中、出血、国际标准化比值 INR 波动即 INR 不稳定/过高或较少处于治疗范围、老年(如年龄>65 岁)、药物(如联用抗血小板药或非甾体类抗炎药)或嗜酒],评价房颤患者的出血风险。

表 35 - 5　HAS - BLED 出血风险评分

字母	临床特点	计分
H	高血压	1
A	肝/肾功能异常(各 1 分)	1 或 2
S	脑卒中	1
B	出血	1
L	国际标准化比值易波动	1
E	老年(如年龄>65 岁)	1
D	药物或嗜酒(各 1 分)	1 或 2
最高值		9 分

* 高血压定义为收缩压>160 mmHg;肝功能异常定义为慢性肝病或胆红素>2 倍正常上限,谷丙转氨酶>3

倍正常上限;肾功能异常定义为慢性透析或肾移植或血清肌酐≥200μmol/L;出血指既往出血史/出血倾向;国际标准化比值(INR)易波动,指 INR 不稳定或过高或在治疗窗内的时间少(<60%);药物指合并应用抗血小板药物或非甾体类抗炎药

HAS-BLED 评分是基于欧洲有人研究 3 978 例患者的资料,认为积分≥3,1 年内严重出血发生率为 3.74%;积分=5,1 年内严重出血发生率为 12.5%。有人对房颤口服抗凝剂预防脑卒中的两项临床试验共 7 329 例房颤患者的资料分析显示,HAS-BLED 评分能很好预测房颤出血风险,HAS-BLED≥3 较 HAS-BLED=0 患者出血风险比值比为 8.56。出血高危患者(尤其是积分高于 3 时)无论接受华法林还是阿司匹林治疗,均应谨慎。HAS-BLED 也反映了出血、血栓形成有很多相同的危险因素,如年龄、高血压及脑卒中等,对这些患者在考虑抗凝治疗的同时,也要平衡其出血的风险,要加强监测。

一些指南建议,年龄≥75 岁的患者,服用华法林为血栓栓塞事件的一级预防时,因担心出血风险增加,可将 INR 的靶目标定为 1.6~2.5(Ⅱb 类推荐,C 级证据)。研究显示,与阿司匹林每天 75 mg 比,华法林(INR2.0~3.0)可降低老年房颤患者致死性脑卒中、颅内出血、动脉栓塞风险的 52%;阿司匹林和华法林所致严重出血无显著性差异;鉴于老年房颤患者服用华法林可获益,一些指南不建议将老年人调整 INR<2.0,亦不建议阿司匹林替代华法林。

因为缺乏循证医学证据,中国人服用华法林的抗凝强度一直参考欧美的建议,但后者可能并不适用于中国人:①中国人脑卒中类型与欧美有差异,出血性脑卒中的比例较高;②研究显示,中国人用华法林颅内出血的风险较白种人增加。同为东亚国家,日本房颤指南 INR 的一般靶目标建议为 2.0~3.0(Ⅰ类推荐,A 级证据);但是对年龄≥70 岁的房颤患者,INR 的靶目标建议为 1.6~2.6(Ⅱa类推荐,C 级证据),有人建议中国≥70 岁老年房颤患者为 1.6~2.5。

房颤患者 PCI 后的抗凝治疗,能预防支架内晚期血栓形成,双联抗凝治疗日益受到重视;但仅双联抗凝治疗,可增加死亡率和主要心血管不良事件。三联抗凝药物联用 30 天内的严重出血发生率为 2.6%~4.6%,而延长至 12 个月时则增加至 7.4%~10.3%;短期三联抗凝药联用其安全性是可接受的,可短期内给予华法林、阿司匹林每天 75~100 mg、氯吡格雷每天 75 mg 联用,此后华法林与氯吡格雷每天 75 mg 或阿司匹林每天 75~100 mg(需服用抑酸药物)联用不超过 1 年;长期稳定患者仅应用华法林。应尽量避免应用药物洗脱支架,除非考虑到临床或血管病变的原因(Ⅱa 类推荐,C 级证据)。

研究表明,华法林抗凝效果优于阿司匹林+氯吡格雷,而两者出血风险类似;阿司匹林+氯吡格雷抗凝效果优于单用阿司匹林,但大出血发生率增加。一些指南指出,对不适合服用华法林的患者,双联抗凝可作为华法林暂时的替代治疗(Ⅱb 类推荐),但不能作为出血高危患者的替代治疗。最终解决这一问题,可能依赖新型口服直接凝血酶抑制剂(OAC),如达比加群每次 110 mg,每天 2 次,抗凝效果不劣于华法林而出血风险明显降低;每次 150 mg,每天 2 次,抗凝效果优于华法林,两者出血风险类似。2010 年有人建议批准达比加群用于房颤患者脑卒中的预防,可作为华法林的替代,治疗、预防脑卒中和系统性栓塞(Ⅰ类推荐,B 级证据)。利伐沙班、阿哌沙班等 Xa 因子抑制剂,也颇具前景。

4. 房颤的转复律

对持续性房颤患者可选择性转复律。伴有潜在病因的患者,如甲亢、感染、电解质紊乱等,在病因未纠正前,一般不予转复律。房颤持续超过 48 小时的患者转复律时血栓栓塞的危险增加,在转复律前要预防性用抗凝治疗。

——转复律方法的选择:药物或电击都可实现转复律。应根据病情和房颤持续时间来选择。对房颤伴较快心室率、症状重、血流动力学不稳定的患者,包括伴有经房室旁路前传的房颤患者,则应尽早或紧急电复律。电复律必须与 R 波同步,起始能量 100 J,如复律失败,可用更高的能量。病情稳定的房颤患者推荐先选择药物复律,无效时再选择电复律。电复律的效果优于药物复律,

但需要暂时的镇静或麻醉。没有证据表明采用两种方法的患者发生血栓栓塞或脑卒中的风险有差异。

——药物转复律：房颤发作后 7 天内进行药物转复律似乎最为有效。有很大比例的新近发生的房颤患者在 24～48 小时内自行转复律。超过 7 天的房颤很少自行转复律，药物转复的效果也较差。有些药物的起效时间较长，可能在开始治疗几天后才能转复律。普罗帕酮、胺碘酮、多菲利特和伊布利特可用于房颤药物转复律。在院外单次口服较大剂量的普罗帕酮（600 mg）也可用于转复律，但需要有患者在医院内应用该药物安全有效的证据，而且患者没有窦房结和房室结功能异常、束支传导阻滞、QT 间期延长、Brugada 综合征、器质性心脏病。在院外发生的不需紧急转复律的房颤患者可应用胺碘酮。洋地黄类药物、索他洛尔在房颤转复律时可能有害，不建议应用。

表 35 - 6　临床常用药物转复的药物

药物	给药途径	用法和用量	注意事项
胺碘酮	口服、静脉注射	常规用量	—
普罗帕酮	口服、静脉注射	常规用量	—
多菲利特	口服	根据肌酐清除率（Ccr）选择剂量。Ccr 每分钟＞60 ml：0.5 mg，每天 2 次，Ccr 每分钟 40～60 ml：0.25 mg，每天 2 次；Ccr 每分钟 20～40 ml：0.125 mg，每天 2 次；Ccr 每分钟＜20 ml：禁用	QT 间期延长，尖端扭转室速
伊布利特	静脉	1 mg，10 分钟以上静脉注射，必要时再注射 1 mg	QT 间期延长尖端扭转室速

——转复律后维持窦性心律：无论是阵发性还是持续性房颤，大多数房颤在转复律成功后都会复发。因而，通常需要应用抗心律失常药物预防房颤复发。维持窦性心律治疗的目标是消除症状、改善心功能等。在选择抗心律失常药物前，应寻找加重房颤的可逆性因素。常用的维持窦性心律的药物包括普罗帕酮、莫雷西嗪、胺碘酮、索他洛尔、多菲利特等。在选择抗心律失常药物时，首先要评估药物的有效性、安全性、耐受性。现有维持窦性心律的抗心律失常药物，虽可改善患者的症状，但有效性较差，不良反应较多，且不降低总死亡率。选择药物应注意脏器毒性、致心律失常作用。普罗帕酮、索他洛尔、多菲利特等的脏器毒性相对较低。Ic 类药物用于有器质性心脏病的患者时，致心律失常作用的发生率较高，其发生率及类型与所用药物和本身心脏病的类型有关。Ⅰ 类药物应避免在心肌缺血、心衰、显著心室肥厚时使用。一般不推荐窦房结、房室结功能异常的患者应用抗心律失常药物。尽管应用抗心律失常药物，但仍出现的较少见、症状轻微的房颤发作，一般应视为药物预防有效。应用普罗帕酮预防阵发性房颤、房扑时，有时可增加房室结 1∶1 下传，发生房扑时室率非常快，此时可与 β 受体阻断剂、非二氢吡啶类钙通道阻断剂等抑制房室结内传导的药物联用。经过药物治疗无效、出现严重不良反应的患者，可选择射导管频消融治疗。对同时有起搏治疗适应证的房颤患者（如快-慢综合征），基于心房的起搏，在减少房颤发作和脑卒中事件方面，常优于基于心室的起搏。

六、房颤的一级预防

证据表明，ACEI、ARB、他汀类药物、ω-3 多不饱和脂肪酸，能减少房颤的发生或复发。在临床上，由于很多房颤患者合并有其他危险因素，如高血压、高脂血症等，对这些患者，联用 ACEI 和他汀类等是一种较好的选择。

七、特殊情况下房颤的处理

(1)术后发生的房颤　接受心脏手术的患者，应服用 β 受体阻断剂以预防术后发生房颤。术后发生房颤的患者,建议应用延缓房室结传导的药物控制室率。术前应用胺碘酮可减少房颤的发生率;对术后可发生房颤的高危患者,可预防性应用胺碘酮。预测术后发生房颤的因素包括:男性、高龄、应用地高辛、外周动脉疾病、慢性肺脏疾病、瓣膜性心脏病、左房扩大、以前心脏手术史、停用β受体阻断剂、术前房性心律失常、心包炎、术后交感神经活性增高。

(2)急性心肌梗死　建议应用静脉胺碘酮控制急性心肌梗死房颤患者的室率,改善心功能;没有明显心功能不全、气管痉挛、房室阻滞的 AMI 患者,也可选择 β 受体阻断剂、非二氢吡啶类钙通道阻断剂。发生严重心功能不全时,选择静脉洋地黄类。若血流动力学不稳定、药物控制室率不满意时,应选择直流电复律。不推荐应用Ⅰc 类抗心律失常药物。

(3)预激综合征　预激综合征(WPW)若发生房颤,特别是因快速室率导致晕厥、旁路不应期短的患者,应接受导管射频消融治疗。旁路前传不应期较短的患者,发生伴血流动力学不稳的快速室率房颤时,应进行直流电复律预防室颤。血流动力学稳定的患者,可应用胺碘酮、伊布利特。禁用静脉内洋地黄类、非二氢吡啶类钙通道阻断剂。

(4)甲亢　除非有禁忌证,伴有房颤的甲亢患者应服用 β 受体阻断剂,控制室率。不能应用 β 受体阻断剂的患者,可选择非二氢吡啶类钙通道阻断剂。

(5)妊娠　妊娠伴有房颤的妇女,可用地高辛、非二氢吡啶类钙通道阻断剂、β 受体阻断剂控制室率。血流动力学不稳时,建议用直流电复律。血流动力学稳定时,房颤妊娠妇女可用奎尼丁、普鲁卡因胺进行药物复律。

(6)肥厚性心肌病　丙吡胺联用 β 受体阻断剂或非二氢吡啶类钙通道阻断剂或胺碘酮,对预防房颤的复发,可能有较好的效果。

(7)肺脏疾病　对发生房颤的急性肺脏疾病、慢性肺脏疾病急性加重的患者,应首先纠正低氧血症、酸中毒。阻塞性肺脏疾病患者发生房颤时,首选控制室率的药物是非二氢吡啶类钙通道阻断剂。由于房颤导致血流动力学不稳时,建议直流电复律。茶碱、β 受体阻断剂不应用于发生房颤的气道痉挛性肺脏疾病者。发生房颤的阻塞型肺脏疾病患者,不推荐使用 β 受体阻断剂、普罗帕酮、索他洛尔、腺苷。

(余元勋　陈多学)

进一步的参考文献

[1]　BROWN DA. Cardiac mitochondria and arrhythmias [J]. Cardiovasc Res,2010,88(2):241-249.
[2]　GRACE AA. Systems biology and cardiac arrhythmias[J]. Lancet,2012,380(9852):1498-1508.
[3]　TESTER DJ. Genetics of long QT syndrome[J]. Methodist Debakey Cardiovasc J,2014,10(1):29-33.

第三十六章　中国房颤抗凝治疗

　　房颤是最常见的心律失常之一。血栓栓塞性并发症是房颤致死、致残的主要原因,而脑卒中则是常见的表现类型。在非瓣膜性房颤患者中,缺血性脑卒中的年发生率约5%,是非房颤患者的2~7倍。预防脑卒中的新发、复发,应成为房颤患者综合管理策略中的主要内容。研究证实,脑卒中风险增高的患者,合理应用抗凝药物,有助于降低缺血性脑卒中发生率,然而我国很多房颤患者未得到抗凝治疗。目前已有多种口服抗凝药物应用于临床,如华法林、达比加群、利伐沙班、阿哌沙班等。为促进与规范房颤患者的抗凝治疗,降低缺血性脑卒中等血栓栓塞性并发症的发生率,中国制定了2011年房颤抗凝治疗专家共识。

一、房颤患者脑卒中和血栓栓塞的危险分层与抗凝治疗原则

　　一些共识认为,合理的抗凝治疗是预防房颤患者血栓栓塞事件的有效措施,但同时亦增加出血性并发症的风险。在确定患者是否适于进行抗凝治疗前,应评估其获益/风险比;获益明显超过风险时方可启动抗凝治疗。房颤患者发生缺血性脑卒中的风险水平,与其基线水平特征相关;根据基线水平特征对患者进行危险分层,是制定正确抗凝策略的基础。CHA2DS2 评分系统是临床应用广泛的评估工具。随着 CHA2DS2 评分的增高,房颤患者未来发生缺血性脑卒中的风险逐渐增高。

　　若无禁忌证,所有 CHA2DS2 评分 2 分的房颤患者,均应进行长期口服抗凝药治疗。若房颤患者 CHA2DS2 评分为 1 分,可每天应用阿司匹林 100 mg~300 mg 治疗,部分患者也可用口服直接凝血酶抑制剂(OAC)治疗。CHA2DS2 评分为 0 分时,一般无须抗凝治疗。我国很多房颤患者并未应用抗凝药。而在应用华法林的患者中,很多未系统监测 INR,或 INR 保持在无效的低水平(1.3~1.5)。导致这一现状的原因是多方面的,临床医生对血栓栓塞性并发症危害性的认识不足、对华法林治疗的出血风险过度担忧,可能是主要原因。实际上只要遵照指南,正确掌握适应证,按要求监测凝血功能,房颤患者抗凝治疗的获益常远超过风险。

二、房颤患者的抗凝治疗

1.华法林在房颤患者抗凝治疗中的应用

　　60 余年以来,华法林一直广泛应用于房颤患者缺血性脑卒中的预防,能减少凝血因子 Ⅱ、Ⅶ、Ⅸ 与 Ⅹ 的合成,有抗凝作用;只有所有依赖于维生素 K 的凝血因子全部被抑制后,才能发挥充分的抗凝作用,因此华法林的最大疗效多于连续服药 4~5 天后达到,停药 5~7 天后其抗凝作用才完全消失。

　　(1)研究证据　有人研究华法林在房颤患者脑卒中一/二级预防中的作用,结果显示,在监测 INR 下,中/高危房颤患者长期应用华法林,可降低缺血性脑卒中的风险,其疗效优于阿司匹林、阿司匹林+氯吡格雷;华法林可使房颤脑卒中相对风险降低 64%,可使缺血性脑卒中相对风险降低 67%,预防脑卒中初发/复发时获益度相同;可使全因死亡率降低 26%,颅内出血发生率降低。在房颤患者应用华法林治疗过程中,中断用药可增大发生脑卒中的风险。

　　(2)用药方法　华法林的剂量反应(国际标准化比值)变异很大,受许多因素影响,因此需要严密监测。华法林的量效关系受遗传因素及环境因素的影响,遗传因素包括细胞色素单氧化酶 p450

（CYP2C9）多态性等,与小剂量华法林引起较多的出血并发症相关。华法林治疗的抗凝强度是可检测的,指标为凝血酶原时间(PT)。实验室报告 PT 有 3 种方式:凝血酶原时间,单位为秒;凝血酶原活动度(简称 PTA),单位为百分比;国际标准化比值（INR）。抗凝治疗中参考 INR,可消除不同批次检验试剂在活性上的差异;化验抽血前不用空腹,进食对检验结果没有影响。一些指南推荐华法林的起始剂量为每天 5～10 mg,但我国剂量可能低于美国,一般从较低剂量(如每天 2.5～3.0 mg)开始,首剂可为 3～5 mg,第 2 天起根据凝血酶原时原时间调整剂量至维持量,一般使 INR 维持在 2.0～3.0;INR 不达标时,可按照每天 1.0～1.5 mg 的幅度逐渐递增,连续定期检测 INR,并据此调整华法林剂量,直至 INR 控制在 2.0～3.0(中国患者可采用较低的 INR 目标值)。年老体弱有出血危险者,可酌情使 INR 维持在 1.6～1.8,但不应小于 1.5。华法林起效较肝素缓慢,如需要立即产生抗凝作用,可在开始用药时应用肝素 48～72 小时。儿童用量应个体化。特殊人群(如老年人、体质虚弱、营养不良、心衰、肝脏疾病、近期曾手术治疗、正在服用可增强华法林作用的药物者)应从更低剂量(如每天 <1.0 mg)开始。

　　研究提示,接受华法林治疗的房颤患者,INR 在 1.5～2.0 范围时,脑卒中风险增加 2 倍。一些共识推荐老年患者可采取相同的 INR 目标值(2.0～3.0)。华法林治疗 INR 的监测频度,应视患者具体情况而定。应用华法林治疗初期,至少每 3～5 天检测一次 INR。当 INR 达到目标值、华法林剂量相对固定后,每 4 周检测一次即可。如患者在接受华法林治疗过程中,应用了可影响华法林作用的药物,或发生其他疾患,则应增加检测频度,并视情况对华法林剂量做出调整。增强华法林抗凝作用的常用药物主要包括:抗血小板药、非固醇类抗炎药、奎尼丁、水合氯醛、氯霉素、丙咪嗪、西咪替丁、一些广谱抗生素。减弱华法林抗凝作用的常用药物包括:苯巴比妥、苯妥英钠、维生素 K、雌激素、制酸剂、缓泻剂、利福平、氯噻酮、螺内酯等。一些中药(如丹参、人参、当归、银杏等)可对华法林的抗凝作用产生明显影响。一些食物(如葡萄、柚、芒果、大蒜、生姜、洋葱、海带、花菜、甘蓝、胡萝卜等)也可影响华法林的抗凝作用。在华法林治疗过程中,若患者 INR 高于目标值或出现出血性并发症,应予以积极处理。近年来有人建议采用较小剂量,维持 PT 值为对照值的 1.2～1.5 倍,研究报道,在一般场合,此种治疗方案既可防止血栓发生,又降低了出血并发症的发生。

　　(3)禁忌证　　下列情况下暂不宜应用华法林治疗:①围手术期（含眼科与口腔科手术）或外伤;②明显肝肾功能损害;③中/重度高血压(血压≥160/100 mmHg);④凝血功能障碍伴有出血倾向;⑤活动性消化性溃疡;⑥妊娠;⑦其他出血性疾病。

　　——局限:华法林的抗凝效果也存在一些局限。不同个体有效剂量存在很大差异且无法预测。其抗凝作用易受食物、药物影响,要调整药物剂量,影响患者依从性。

　　——应用口服直接凝血酶抑制剂时出血风险的评估:抗凝治疗前、治疗中,应注意出血风险评估,HAS-BLED 评分系统较简便可靠;评分为 0～2 分者属于出血低风险患者,评分≥3 分时提示患者出血风险增高;但只要患者有抗凝治疗适应证(CHADS2 评分≥2 分)仍应进行该类抗凝药物治疗,而不应将 HAS-BLED 评分轻度增高视为该类抗凝药治疗禁忌证;但应注意筛查,纠正增加出血风险的因素。启动华法林治疗时或调整剂量期间,需每 1～2 天检测 INR,INR 达标后每 2 周检测 1 次。

　　(4)INR 的即时检测与患者自我管理　　我国房颤患者的 INR 检测,主要在医院的中心实验室完成,流程较复杂、等候时间较长、需使用静脉血标本等,一定程度影响患者的依从性。新近我国开始引进 INR 即时检测技术(POCT),易于操作,在患者床边进行的临床检测,只需一滴指血,涂片染色,可即时报告检测结果,简化了抗凝治疗检测流程。与每月进行一次临床检测比,应用 POCT 技术进行家庭自我监测同样有效。若发现异常增高/降低的 INR,建议在医院中心实验室采集静脉血复核。

2. 阿司匹林在预防房颤患者血栓栓塞事件中的作用

一些学者认为,对血栓风险较低(CHA2DS2 评分 0～1 分)者,可考虑选择阿司匹林治疗。一项 132 372 例非瓣膜性房颤患者的研究提示,无论阿司匹林单用或与华法林联用,均没有显著的抗血栓栓塞疗效;但还要进一步研究。

3. 新型口服直接凝血酶抑制剂

目前新型的口服直接凝血酶抑制剂达比加群、Ⅹa 因子抑制剂利伐沙班与阿哌沙班、Ⅸ 因子抑制剂、组织因子抑制剂、维生素 K 拮抗剂,在它们治疗过程中无须常规监测凝血功能,更便于患者长期治疗。

(1)达比加群酯　达比加群酯是口服直接凝血酶抑制剂(DTI),能用于预防非瓣膜性房颤患者的脑卒中、全身性栓塞;能提供有效、可预测、较稳定的抗凝效果,较少发生药物相互作用,无药物食物相互作用,无须常规进行凝血功能监测或剂量调整。适用于预防有以下一个或多个危险因素的成人非瓣膜性房颤患者的脑卒中、全身性栓塞;①先前曾有脑卒中、短暂性脑缺血发作或全身性栓塞。②左心室射血分数<40%。③伴症状性心衰,NYHA 心功能分级≥2 级。④年龄≥75 岁,或年龄≥65 岁且伴以下任一疾病:糖尿病、冠心病、高血压。

用法用量:餐时或餐后用水送服。成人每次 1 粒胶囊(150 mg),每天 2 次,维持治疗。从本品转换为肠道外抗凝治疗时,应在本品末次给药 12 小时后进行。从肠道外抗凝治疗转换为本品治疗时,应在下一次治疗时间前 2 小时内服用本品;如患者正在接受维持治疗(如静脉给予普通肝素),则应在停药时服用本品。从维生素 K 拮抗剂转换为本品治疗时,应停用维生素 K 拮抗剂。当 INR<2.0 时,可立即给予本品治疗。从本品转换为维生素 K 拮抗剂治疗,应当根据患者的肌酐清除率,决定何时开始维生素 K 拮抗剂(VKA)治疗:当肌酐清除率每分钟≥50 ml 时,在本品停药前 3 天开始给予 VKA 治疗;当每分钟 30 ml ≤肌酐清除率<每分钟 50 ml 时,在本品停药前 2 天给予 VKA 治疗。本品为前体药物,其活性形式是达比加群,能直接抑制凝血酶(即Ⅱa 因子)发挥抗凝疗效。有人研究 18 113 例房颤患者,受试者 CHA2DS2 评分平均为 2.1;分别接受每次本品 110 mg,每天 2 次;本品每次 150 mg,每天 2 次;及华法林,结果显示,本品每次 150 mg,每天 2 次的疗效优于华法林,本品每次 110 mg,每天 2 次的疗效与华法林相似。本品治疗过程中无须常规监测凝血功能,但对高龄(≥75 岁)、肾功能减退、体质虚弱、存在其他出血高危因素者,需减小剂量并加强监测,以免引起严重出血事件。

(2)利伐沙班　利伐沙班能高度选择性竞争性强效抑制游离和结合的 Ⅹa 因子、凝血酶原,能抗凝;能以剂量依赖方式,延长活化部分凝血活酶时间(APTT)、凝血酶原时间(PT)。利伐沙班与肝素的区别在于:利伐沙班不需要抗凝血酶 Ⅲ 参与,可直接拮抗游离和结合的 Ⅹa 因子;而肝素则需要有抗凝血酶 Ⅲ 才能发挥作用,且对凝血酶原复合物中的 Ⅹa 因子无效。利伐沙班可用于预防深静脉血栓(DVT)、肺栓塞(PE)的形成,也可用于预防非瓣膜性房颤患者脑卒中、非中枢神经系统性栓塞,降低冠状动脉综合征复发的风险等。

用法用量:推荐口服利伐沙班每次 10 mg,每天 1 次。如伤口已止血,首次用药时间应于手术后 6～10 小时进行。治疗疗程长短,依据每个患者发生静脉血栓栓塞事件的风险而定。如发生漏服 1 次用药,患者应立即服用利伐沙班,并于次日继续每天服药 1 次。患者可在进餐时服用利伐沙班,也可单独服用。服药不受进食影响

禁忌:对利伐沙班或片剂中任何辅料过敏的患者;有临床明显活动性出血的患者;具有凝血异常和临床相关出血风险的肝病患者;孕妇及哺乳期妇女等禁用。一些患者的出血风险较高,治疗开始后,要实施密切监测,观察是否有出血。有人研究 14 264 例房颤患者,分为利伐沙班组(每次 20 mg,每天 2 次)、华法林组,结果显示,与华法林组比,利伐沙班组脑卒中/栓塞事件发生率降低 21%,颅内出血发生率降低 33%,关键器官出血发生率降低 31%,出血相关死亡减少 50%,表明利伐沙班在预防房颤患者血栓栓塞方面的疗效不劣于华法林,安全性较好。

（3）阿哌沙班 阿哌沙班是口服选择性 Xa 因子直接抑制剂，能预防血栓，但出血的不良反应低于老药华法林，能用于血栓预防。2012 年 FDA 批准该药在美国上市。一般口服，每次 2.5 mg，每天 2 次，或遵医嘱。

禁忌：对阿哌沙班过敏者及凝血功能异常者禁用。对不适用华法林治疗的患者，用阿哌沙班能较阿司匹林更有效预防脑卒中、全身血栓栓塞事件，且不增加严重出血的风险；有人研究 5 599 例不适合华法林治疗的房颤患者，分为阿哌沙班（每次 5 mg ，每天 2 次）治疗组、阿司匹林（每天 81～324 mg）治疗组，随访 1.1 年，结果发现，阿哌沙班组脑卒中、体循环栓塞发生率显著低于阿司匹林组；大出血发生率相似。研究发现，与华法林组比，阿哌沙班组主要复合终点风险降 21%，严重出血风险降 31%，全因死亡率降 11%，出血性脑卒中减少 49%，颅内出血减少 58%。阿哌沙班能降低脑卒中、体循环血栓发生率、出血事件危险性，降低全因死亡率。然而由于此类药物上市时间尚短，仍需加强安全性监测。

三、特殊人群的抗凝治疗

有人参照一些指南，对特殊人群的抗凝治疗做出如下推荐。

（1）围手术期抗凝治疗 正在接受华法林治疗的房颤患者，在手术或介入性操作前需暂时停药，并应用肝素过渡性治疗。若非急诊手术，一般需要在术前 5 天左右（约 5 个血清除半衰期）停用华法林，使 INR 降低至 1.5 以下。若 INR ＞1.5 但患者需及早手术，可予患者口服小剂量（1～2 mg）维生素 K，使 INR 尽快恢复正常。对植入机械性心脏瓣膜、存在其他血栓高危因素的房颤患者，围术期一般应停用华法林，并使用低分子量肝素、普通肝素，进行过渡性抗凝治疗。

（2）稳定型心绞痛与外周动脉疾病 房颤患者合并稳定型心绞痛、颈动脉粥样硬化性疾病、外周动脉疾病时，有人建议可联用阿司匹林＋华法林；但常不能进一步降低脑卒中、心肌梗死的发生率，却可增加出血事件风险。稳定性冠心病患者单用华法林二级预防，至少与阿司匹林等效，建议仅用华法林治疗。

（3）急性冠状动脉综合征/经皮冠状动脉介入术 不稳定型心绞痛、冠状动脉支架置入术后的患者，应用双联抗血小板治疗（阿司匹林＋氯吡格雷；金属裸支架 4 周，药物洗脱支架 6 周～2 个月）可降低不良心血管事件风险。当房颤患者合并上述情况时，华法林＋双联抗血小板药物治疗，亦可减少血栓栓塞事件的发生。研究提示，与仅用双联抗血小板药物治疗者比，短期（如 4 周）加用华法林，并不显著增加出血事件风险，有可接受的获益/风险比；但长期应用三联抗栓药物（华法林、阿司匹林、氯吡格雷）的安全性尚有待论证。

置入金属裸支架的房颤患者，可短期（4 周）进行三联抗栓治疗（华法林、阿司匹林、氯吡格雷），随后应用华法林与一种抗血小板药物（阿司匹林或氯吡格雷）治疗。12 个月后若患者病情稳定，则参照稳定性冠心病患者的治疗原则，仅用华法林抗凝治疗。置入药物洗脱支架后，一般需进行长时间的三联抗栓治疗（西罗莫司、依维莫司、他克莫司的洗脱支架，一般治疗≥3 个月；紫杉醇的洗脱支架，一般治疗至少 6 个月），之后给予华法林＋氯吡格雷（每天 75 mg）或阿司匹林（每天 75～100 mg）治疗，必要时可联用质子泵抑制剂或 H_2 受体阻断剂。12 个月后若病情稳定，可单用华法林抗凝治疗。

若无禁忌证，非 ST 抬高心肌梗死患者，应联用阿司匹林＋氯吡格雷进行双重抗血小板疗法。若患者伴有房颤、中/高危脑卒中风险，还需同时进行抗凝治疗。急性期患者可选用阿司匹林、氯吡格雷、普通肝素、低分子肝素、比伐卢定、糖蛋白受体 Ⅱb/Ⅲa 抑制剂，随后应用三联抗血小板治疗（华法林、阿司匹林、氯吡格雷）3～6 个月。若患者出血风险较低、血栓栓塞风险较高，可应用华法林与氯吡格雷（每天 75 mg）或阿司匹林（每天 75～100 mg 加胃黏膜保护剂）治疗 12 个月。此后单独应用华法林长期治疗。急性 ST 段抬高心肌梗死患者，需用阿司匹林、氯吡格雷、肝素联合治疗。当患者有高血栓负荷时，可临时给予比伐卢定或糖蛋白受体Ⅱb/Ⅲa抑制剂；由于这种联合抗血小板疗法可显著增加出血风险，在INR＞2时不应常规使用比伐卢定、糖蛋白受体Ⅱb/Ⅲa抑制剂。此类患者的中长期抗血小板治疗原则与非ST抬高心肌梗死相同。

（4）急性缺血性脑卒中　急性脑卒中常为房颤患者的首发表现；心源性脑卒中后的最初2周内，脑卒中复发的风险最高，然而在脑卒中急性期进行抗凝治疗，将会增加颅内出血或梗死后出血的风险，因此有人不推荐发病2周以内的缺血性脑卒中患者进行抗血小板治疗。发病2周后若无禁忌证，应开始抗血小板治疗，其治疗原则与一般房颤患者相同。

（5）房扑　研究显示，房扑患者发生血栓栓塞并发症的风险与房颤患者相同，应遵循房颤患者的抗血小板治疗原则处理。

（6）房颤复律　在房颤持续时间＞48小时拟行择期心脏复律前，建议行经食管超声检查，以了解是否存在左心房血栓。无条件进行经食管超声检查时，应使用剂量调整的华法林（INR 2.0～3.0）进行至少3周的抗栓治疗。由于复律后常存在左心房功能障碍（心房肌顿抑），患者发生心房内血栓的风险增加，故复律后应继续进行约4周的抗凝治疗。房颤发作＜48小时的患者，可直接进行心脏复律，但须同时应用普通肝素预防血栓。在有脑卒中高风险的患者中，应在复律后开始用口服抗凝药物并持续终生；在无血栓栓塞高危因素者中，无须常规应用口服抗凝药物。

房颤发生＞48小时且伴血流动力学不稳（心绞痛、心肌梗死、休克、肺水肿）时，应立即进行心脏复律，且在复律前应用肝素治疗，复律后继续口服抗凝药物治疗。口服抗凝治疗的持续时间（4周或终生），取决于患者是否存在脑卒中的高危因素。新型口服直接凝血酶抗凝剂（QAC）的临床应用，将为房颤患者的血栓栓塞并发症的预防提供新手段；这些药物用法简便、药代动力学特性稳定、不需常规监测凝血指标、药物作用较少受食物和其他药物影响，可有效提高房颤患者的抗血小板治疗覆盖率、依从性。

四、2010年欧洲心脏病学会房颤治疗指南的更新部分

1. 关于房颤的产生机制

房颤长期存在，主要原因是心脏结构重塑、肌束结构与电信号传导不匹配；常有纤维细胞增殖，促进纤维化；附加旁路易使房颤稳定持续；房颤后心房肌细胞有效不应期缩短，钾离子外流增加，L型电压门控钙通道关闭，钙离子内流减少，心房收缩功能降低；还有炎症反应起作用。很多遗传性心脏病的患者会同时伴发房颤。

1920年有人提出折返激动学说。目前多子波假说认为，房颤的发生依赖于心房内有至少3～5个折返子波，相互碰撞后可出现融合、湮灭、分裂，导致子波数量、形态、大小的不断变化。局灶机制假说认为，房颤源于心房局灶高频电激动，以肺静脉、心房交界处等部位为常见局灶起源点，左心房肺静脉部分肌袖细胞可有高自律性；心肌去极化、复极化非同步，有房颤基质。随着房颤持续，心房肌有效不应期（AERP）缩短，有利于心房肌兴奋频率增加，使房颤易于发生和维持。近年人们认识到，心房结构重构、电重构，是房颤发生、维持的重要基础；心房结构的改变，是心房功能需求的反映，又决定心房即时功能。

——房颤时心房结构重构是指心肌间质增生、纤维化、细胞膜稳定性下降、细胞器改变；环肺静脉口肌袖细胞常存在高自律性；心房有众多腔口、界脊，心房受损时，房颤的起源处较易维持病变；年龄增大可加重心脏异质性、间质纤维化、实质细胞功能减退，能降低心肌代偿储备，促进心肌电碎裂、维持房颤。房颤易致心房肌缺血缺氧，诱导产生炎症因子，加重结构重构。心房对在其代偿范围内的损伤，能进行有效的修复，故房颤初期常呈阵发性，并能自行终止。但在慢性反复损伤时，心房损伤累积、代偿储备功能减低，最终可使心房转为不可逆性损伤。

——房颤时心房肌电重构的意义：心房肌电重构是指细胞膜I_{Na}、I_{Ca}电流减小、时间延长；钠泵

活性下降,细胞质钠离子、钙离子水平升高;I_{Kr}、I_{Ks}钾离子外流加快,能缩短心房肌动作电位时程(ADP)、有效不应期(AERP),心房率加快。电重构有双重意义,开始可维持心肌细胞生理功能;但电重构过度时可促进心肌电紊乱,出现迟后除极、微折返、2相折返等。房颤时心房肌结构重构,易促进电重构,导致持续性房颤。心房肌细胞的电重构常是心房肌结构重构的外在表现。一般心房结构重构较难恢复,而电重构恢复在一定程度上又依赖于心房结构重构的恢复。房颤是心房肌激动与被激动所形成的紊乱的总和。

2. 早发房颤常伴相关基因突变

目前已发现早发房颤相关的一些离子通道、非离子通道基因的突变、单核苷酸多态性:基因突变包括 KCNE1(如 G25V、G60D)、KCNH2(如 rs2968863 突变、K897T、N588K)、KCNQ1(如 S140G、V141M)、KCNE2(如 R27C)、KCNE5(如 L65F)、KCNA5(如 T527M、A576V、E610K)、KCNJ2(如 G277A)、SCN5A(如 M1875T、D1275N、N1986K、T220I、R1897W、T1304M、F1596I、R1626H、D1819N、R340Q、V1951M、A572D、E428K、H445D)、SCN1B(如 R85H、D153N)、SCN2B(如 R28Q、R28W)、SCN3B(如 R6K、L10P、M161T)、SCN4B(如 V162G、I166L)、RyR2(如 S4153R)、ABCC9(如 T1547I)、NKX2.5(如 F145S)、NPPA(如 A117V、S64R)、TBX5(如 G125R)、NUP155(如 R391H)、GJA1(如 nt932delC)、GJA5(如 P88S、M163V、G38D、A96S)、JPH2(如 E169K)、JATA4(如 S70T、S160T)、JATA5(如 G184V、K218T、A266P)、JATA6(如 Y235S)、HCN 通道(如 Pro257Ser)、LMNA、CAV1、SOX5、PITX2 等。

早发房颤多数定义为房颤的发病年龄<40 岁;有人预测,其房颤易感基因的遗传度为 62%。房颤的遗传模式可分为:一是孟德尔单基因遗传模式的家族性房颤,遗传因素起主要作用,表型单一,临床中较少见;二是散发性房颤,遗传因素与环境因素共同起作用,表型有复杂性,有多种易感基因参与,在临床中较常见。SNP 是指在染色体 DNA 序列中某个位点上单个核苷酸的变异性,如果一个群体中同一位点存在两种以上等位基因,且最小等位基因频率(MAF)超过 1%,即认为是 SNP。基因突变程度可根据 MAF 划分,MAF 介于 5%~50%称为常见突变,MAF 小于 1%的为罕见突变。目前已发现至少 25 个房颤致病基因,已发现 9 个房颤易感基因 SNPs。

3. 房颤的诊断及相关检查方法

(1)房颤的定义　在一些共识中,房颤满足以下三条即可诊断:①ECG 绝对 RR 间期不等;②ECG 没有明显 P 波,但在某些导联(V1 导联)可看到相对规律的心房电活动;③心房两次电活动的间期常变化,时限一般小于 200 毫秒。

(2)房颤的最新分类方法　一些指南对房颤的分类,主要基于临床治疗的需要分五大类:初发性房颤、阵发性房颤、持续性房颤、慢性持续性房颤、永久性房颤;将慢性持续性房颤,从持续性房颤中独立出来,是指采取控制心律措施后、仍持续超过 1 年的房颤。无症状性房颤,是指没有典型的房颤症状,主要有房颤的并发症或偶有 ECG 表现而被诊断者。

4. 房颤诊断方面的更新

一些指南规定,任何有房颤特点的心律失常,只要持续的时间足够长,以至于可被 12 导联心电图记录下来,或持续 30 秒以上,都可被考虑为房颤。一些指南还提供了房颤时心率的计算方法:心率 =10 秒内 RR 间期的数量。一些房颤患者的首发症状是缺血性休克、短暂性脑缺血发作(TIA),常没有明显症状,且房颤大多能自行终止。随着时间进展,房颤的发作时间会逐渐延长,发作频率会逐渐增加,很多患者最终会发展成持续性房颤。2%~3%患者能在数十年内仍保持阵发性房颤。

基于 ECG 在房颤诊断、筛查中的重要地位,一些指南新增了相关说明:对疑诊房颤的患者,首选做 12 导联 ECG;如有心悸、呼吸困难等,则更加支持房颤的诊断。对已确诊房颤的患者,则需根据不同的情况选择不同的检测方式。当怀疑有心律失常或治疗相关心律失常时,检测方式应选择 Holter 或其他体外检测设备;对采取了心率控制、心律控制措施而没有出现治疗相关症状及进一步心律失常的患者,需要定期做 12 导联 ECG;对服用抗心律失常药物的患者,做 ECG 的频率,应根据抗心律失常药物的种类、不良反应/并发症的可能性、致心律失常的危险度等来制定。

——有一些评估房颤发生危险的标记物:

脑钠肽:它是一种新的血浆危险因素标志物,脑钠肽血浆水平升高可增加房颤脑卒中的危险,而 ANP 可能是比脑钠肽更好的预测标志物。

C 反应蛋白和白介素-6:房颤心肌有炎性细胞浸润,血中高水平高敏 C 反应蛋白、白介素-6 与房颤发生相关。

——超声心电图测定:超声心动图对左房大小的评估,可提供一个左房结构整体随时间的变化过程,可能与房颤及其并发症相关。左房大小、左室重量可预测房颤发生,左房容积甚至与死亡相关。左室舒张功能障碍,是老年男女非瓣膜病房颤的首要预测因素,左心耳大小也与房颤发生和并发症相关。

——左房功能影像特征:常规可用 M 超评估左房大小和容积,二维超声更精确,三维影像技术(包括超声多普勒、CT、磁共振)能准确评估左房大小、容积、形态。三维超声、磁共振可测出左房主动排空指数(主动收缩)、被动排空指数、左房扩张指数(储备功能)。详细的超声检查,可评估左房速率、主动变形、左房同步性,但尚缺乏这些参数与房颤、房颤并发症间关系的实验研究结果。食管超声可进一步为房颤并发脑卒中的可能性提供参考。

——心房瘢痕/纤维化评估:延迟增强磁共振显像,可评估左房瘢痕和纤维化,这种技术对透壁射频损伤的敏感性、特异性较高。三维延迟增强磁共振显像,评估左房瘢痕/纤维化的结果,常与超声多普勒评估左房牵张、牵张率的结果负相关,左房大面积延迟增强 MRI,可预测射频术后房颤复发。射频术后左房壁强度增高,提示术后瘢痕;术后 3 个月的左房瘢痕程度与房颤复发有关;但对磁共振左房瘢痕/纤维化影像结果的重复性还要进一步研究,而且瘢痕的可视性可能仅限于透壁损伤。

——心电图参数:心电图 P-R 间期正常高限或延长,认为与房颤发生相关,可能与左房重构、房内传导延缓相关;P 波增宽也与房颤发生相关。心率变异性下降,可预测心梗后、心脏外科术后的房颤。与以上血浆标志物水平类似,心电图的变化可与其他危险标志物协同诊断,PR 间期延长是钠离子通道疾病(基因改变)的表现,但也反映心房传导功能受损。

——房颤的病理生理分类、指导治疗:新近根据发生时间分为阵发性、持续性、慢性、永久性房颤;也可依房颤引起的症状严重度分类(HER 积分 Ⅰ~Ⅳ 或 CCS-SAF 积分 0~Ⅳ)。症状的严重度提示房颤是否需要治疗,特别是节律控制。房颤持续的时间,部分反映左房结构受损的程度,但这只是间接评估。如根据病理生理分类,则从患者房颤的病因、心房受损的程度分类,可更好地对患者进行治疗。

——遗传性房颤:此类房颤以家族聚集为特点,常早期发作,65 岁前发生房颤定义为早期发作;分为单基因型、多基因型。单基因型较少见,是家族性、没有其他基础病的房颤,占心律失常约 5%;早发房颤而无心肌病的家族,需进一步观察心电图的细小变化如 QT 缩短或延长、QRS 增宽(正常高限)、右胸导联 ST 段微小变化。

——局灶性房颤:它一般没有严重的心脏病,引起房颤的原因常是起源于肺静脉的早搏,常有短阵房颤发作,房颤可从房早发作,逐步过渡到短阵房速,到自行终止。这类房颤常与由一个或几个折返起源的房颤/局灶性房颤的心脏电学、临床表现类似,持续时间较长的局灶性房颤,也可导致多个子波的复杂性房颤。

——复杂性房颤:这类房颤患者常年龄较大,常有心血管疾病引起的典型房颤、左心房受损、心房扩大;是严重病变的结果,包括房颤诱导左房电重构/结构重构、由心衰/高血压导致的压力/容量负荷过度、有基因突变因素/年龄因素等。房颤的复杂程度因人而异,从心电图直接测定房颤波的数目,是最直接的描述房颤复杂程度的方法。持续性房颤的颤动波数是急性房颤的数倍以上。但新近发现,心电图能无创性评估房颤的基质变异性、房颤基质,但能否解释房颤的复杂性,值得进一步研究。房颤波数常随不应期缩短、细胞外间质纤维增多而增加;细胞外间质纤维增多,可导致心外膜内侧组织、心外膜、心内膜的传导束网间电分离。一般房颤波数,与抗心律失常药的转复房颤作用常呈负相关,房颤的复杂性可作为成功转复房颤的预测因素。复杂性越高的房颤,射频消融的时间越长,对药物的反应也越差。这种分类治疗,更有利于个体治疗的选择,能提高药物转复、消融的成功率,避免不适当的节律治疗及其并发症。

──术后房颤:1/4心脏外科手术后发生房颤,许多急性因素促发术后房颤,包括液体量/电解质/血流动力学的变化、炎性反应、交感张力增高、手术对心房的损伤等。房颤常在术后房颤事件后的几个月或几年再发,炎症反应、交感张力增高,是术后房颤发生常见的因素,β受体阻断剂+抗感染治疗,能有效预防术后房颤的发生,要依据房颤持续时间较短的特性,来决定治疗方案(短暂使用抗心律失常和抗凝药物)。

──长程监测仪对房颤监测的意义:房颤通过普通心电图即可诊断,然而许多患者在第一次并发症(通常是缺血性脑卒中)时才诊断,说明需要早期监测、治疗。记录7天的Holter长程心电图,可监测到1/20或1/10急性脑卒中、而入院时为窦性心律的患者有房颤发生;长达30天的Holter心电图和院内远程心电图遥测,可捕捉到更多的隐匿性房颤患者,植入式长程记录器可为心律失常的诊断,提供更准确的信息。房颤负担是指在每个监测时间段中房颤持续的总时间。长于5分钟的房颤常明显增加脑卒中、死亡的危险。

5.房颤早期相关危险因素的评估

一些指南中新增了对房颤早期处理方式的说明。在房颤早期,相关危险因素评估是关键的。在一些指南中首次引入了欧洲心律协会分类法。(表36-1)

表36-1　房颤相关症状的欧洲心律协会分类

EHRA等级	相关症状的描述
Ⅰ	无症状
Ⅱ	轻微症状:日常活动不受影响
Ⅲ	严重症状:日常生活受到影响
Ⅳ	失能症状:日常生活无法进行

一些指南指出,对发作时间小于48小时的房颤,可在全身肝素化后进行转复心律;而对发作时间大于48小时或发作时间不明确的患者,在复律前必须行经食管心脏超声检查,以明确心脏内是否有血栓形成,或复律前先接受有效抗凝治疗三周。在对症治疗后,要检查心脏彩超、甲状腺功能、凝血功能等,目的是探寻房颤病因,为进一步对因治疗做准备。患者出院后,医生也应做好随访,及时了解病情变化、应对。在随访过程中,定期做ECG监测十分重要。

五、房颤的控制措施

一些指南指出,房颤治疗的目的是缓解症状,预防并发症发生。

对房颤患者脑卒中、血栓栓塞形成危险因素的分类,一些房颤指南不再采用之前低危、中危、高危的划分,而把所有的危险因素分为两类,即主要危险因素、临床相关非主要危险因素。

主要危险因素:它即之前规定的高危因素,包括脑卒中、TIA、血栓栓塞病史、年龄大于75岁的患者;临床相关非主要危险因素包括心衰、中/重度左室收缩功能不全、高血压、糖尿病、女性患者、年龄在65~74岁、血管疾病史。这种分类法更有利于正确选择抗血栓治疗措施。在房颤患者脑卒中/血栓栓塞形成的危险度评分方面,一些指南增加了血管疾病、年龄65~74岁、女性患者三个危险因子,并将年龄大于75岁的评分由1分增加为2分,并且形成一种CHA2DS2-VASC评分系统。

对 CHA2DS2 - VASC 评分≥2 的患者，需进行口服抗凝治疗，通过调整剂量，控制 INR 值在 2.0～3.0；CHA2DS2 - VASC 评分为 1 分或有 1 个临床相关的非主要危险因素的患者，可给予口服直接抗凝血酶治疗或阿司匹林每天 75～325 mg，但更推荐口服直接抗凝血酶治疗；CHA2DS2 - VASC 评分为 0 或没有临床相关的非主要危险因素的，可给予阿司匹林每天 75～325 mg 或不采取抗栓治疗，但更推荐不采取抗栓治疗。为了规范房颤患者抗凝治疗前出血风险的评估，一些指南第一次提出了 HAS - BLED 评分法。如 HAS - BLED 评分超过 3 分，即为高危，此时无论是采取维生素 K 拮抗剂还是阿司匹林治疗都应更加谨慎，且要注意在开始抗凝治疗后定期复查。

一些指南规定，有脑卒中、房颤复发的危险因素的患者，在房颤复律后无论其是否能维持正常的窦性心律，都须长期坚持口服抗凝治疗。房颤发作时间小于 48 小时的患者，须在全身肝素化状态下进行复律治疗，复律后需给予低分子肝素；如房颤复律患者有脑卒中的危险因素，则需在复律后开始口服抗凝治疗，并终生维持，而普通肝素、低分子肝素要继续用至 INR 达 2.0～3.0 为止。一些指南还介绍了心耳闭合术，其有效率不低于口服抗凝治疗。目前术后左心耳闭合不全的发生率高达 40%，是脑卒中的一个危险因素。

六、房颤的抗疑治疗

口服抗凝治疗，可预防房颤患者缺血性脑卒中，能使大多数房颤患者受益，但可诱发较少见却严重的出血事件；大型试验发现，发生的出血事件（包括颅内出血、胃肠道出血）的例数，与缺血事件的例数相当，但出血事件的影响常没有缺血事件大。大多数房颤患者抗凝治疗预防缺血性脑卒中的益处，常超过预防颅内出血的益处。

（1）监测颅内出血、脑卒中的风险　出血/缺血性脑卒中的风险评估仍然存在困难，两种风险常有重叠。INR 的变异、酒精/药物滥用、肝损伤、步态不稳、某些基因因素、淀粉样血管病，能促进高危出血，后者多发生于使用维生素 K 拮抗剂的第 1 年。

（2）颅内出血的精细分层　脑 CT 或 MRI 诊断颅内出血的准确性较高，能鉴别是脑实质出血、硬膜外/硬膜下血肿、蛛网膜下隙出血，可危险分层，能拟定正确的治疗方案。联用阿司匹林是颅内出血的主要危险因素。与华法林相比，达比加群、利伐沙班等不透过血脑屏障，两者不干扰 TF - Ⅶa 复合物形成，有局部止血作用，引起颅内出血相对少见。

（3）需要临床使用新型口服直接凝血酶抑制剂的资料　未行该抗凝治疗的房颤脑卒中患者 30 天死亡率为 24%；华法林治疗窗较小，药物、食物相互作用常可限制华法林的疗效。新型口服直接凝血酶抑制剂（达比加群）或Ⅹa 因子拮抗剂＋阿司匹林治疗，仅在特殊情况（如急性脑卒中）时应用，可增加出血风险，需要监测 aPTT。aPTT 显著延长可能增加出血风险。一些指南推荐华法林＋抗血小板药物治疗。

（4）房颤有肾功能衰竭并发症时发生脑卒中的危险标志物　合并严重肾功能不全（肾小球滤过率小于每分钟 30 ml）的房颤患者，常有脑卒中、心血管事件、心肌梗死、出血的高风险，FDA 批准房颤严重肾功能不全（肾小球滤过率每分钟 15～30 ml）患者，可小剂量使用达比加群酯（每次 75 mg，每天 2 次）；华法林为限制性使用。

（5）抗凝治疗的房颤脑卒中预防　长期口服抗凝药物能预防房颤脑卒中，但即使最佳的抗凝治疗时，房颤脑卒中的发生率仍很高，年发生率约 1.5%。单纯控制房颤节律，常不足以预防房颤脑卒中，决奈达隆可减少房颤脑卒中事件，停用后房颤脑卒中事件仍可减少。综合性治疗可能改善最佳抗凝治疗房颤患者的预后。

（6）心率、心律的控制　在药物复律方面，一些指南肯定了胺碘酮、氟卡尼、普罗帕酮、伊布利特等对心律转复的疗效。中短期内胺碘酮常没有明显的转复作用；与氟卡尼、普罗帕酮比，胺碘酮的起效时间常要晚数小时。当患者没有结构性心脏病时,首选的复律药物是氟卡尼、普罗帕酮、伊布利特,但伊布利特可导致严重心律失常;患者有结构性心脏病时,首选胺碘酮。

(7)直流电复律　一些指南指出,在胸壁前后放置电极板进行直流电复律,可达到更好的转复律效果。直流电复律的并发症,有血栓栓塞形成、心律失常,在全麻时可导致低通气、低氧血症。直流电复律后房颤的复发,分为立即复发、早期复发、晚期复发。

(8)房颤的长期控制　房颤患者心室率必须长期严格控制,即静息时控制在每分钟 60~80 次,中等量运动时控制在每分钟 90~115 次。对没有严重症状的房颤患者,心室率控制目标可适度宽松,并不会影响患者预后,但此时须做 24 小时动态 ECG 监测心律。如患者的症状和活动相关,则需要做运动负荷试验以明确诊断。

(9)决奈达隆的应用　一些指南肯定了决奈达隆的疗效,将其作为房颤患者抗心律失常一线药物使用,能同时降低静息、运动时的心室率,控制房颤复发患者的心率;但未被批准用于永久性房颤。在维持心脏正常节律方面,与胺碘酮比,决奈达隆安全性更高,可用于急性冠状动脉综合征、慢性稳定性心绞痛、高血压、NYHA 心功能 Ⅰ/Ⅱ 级的心衰患者。但对 NYHA 心功能 Ⅱ~Ⅲ 级的心衰和新近(4 周之内)仍有失代偿心衰的患者,禁忌使用决奈达隆。后者是一种新的抗心律失常的多离子通道阻断剂,有 4 类抗心律失常药物的特性;其电生理学、血流动力学特性与胺碘酮相似,可预防房颤、室速、室颤,能恢复窦性心律。

药代动力学:进食时决奈达隆能吸收 70%~100%,有 CYP3A4 介导代谢的肝脏首过效应,生物利用度为 15%,血浆蛋白结合率为 99.7%。脂肪餐增加决奈达隆的生物利用度,推荐餐中服用。能被广泛代谢,有 N-去丁基代谢产物(有较弱抗心律失常活性)和氧化 N-去氨基代谢产物(无活性)。口服 27~31 小时后血水平达稳态;94% 经大便排泄,6% 经肾脏排泄。血清除半衰期为 38.1 小时。

决奈达隆能抑制 I_{Na}、I_{Ca-L}、I_{Ca-T} 内向电流;能抑制外向钾电流:I_{Kl}、I_{Kr}、I_{Ks}、I_{Kur}、I_{K-Ach} 及起搏电流 I_f;是非竞争性 β 受体阻断剂,有轻度负性肌力作用;对 APD 的效应依赖于细胞类型,能轻度减慢心率,延长 PR 间期;延长 QT 间期作用与剂量相关,对 QRS 间期的影响很小。强效 CYP3A4 抑制剂(酮康唑、伊曲康唑、伏立康唑、利托那韦、克拉霉素、泰利霉素、醋竹桃霉素、葡萄柚汁)能升高决奈达隆的血水平(3 倍),因此不要与决奈达隆同用。地尔硫䓬、维拉帕米等中效 CYP3A4 抑制剂对决奈达隆的血水平升高有一定效应(<2 倍)。决奈达隆中度抑制 CYP3A4,因此经 CYP3A4 代谢的他汀类药物、钙通道阻断剂的血水平结果升高 3 倍、2 倍。决奈达隆也中度抑制 CYP2D6,可以使美托洛尔、普萘洛尔的暴血水平升高 2 倍;如果需要伴随给药,美托洛尔等应从低剂量开始,在 ECG 证实良好耐受后再增加剂量。决奈达隆可使华法林的血水平升高 1.2 倍,INR 增加 1.07 倍。决奈达隆可使地高辛的血水平升高 2.5 倍,地高辛可以与决奈达隆同时应用,但是需要多加监测。决奈达隆治疗房颤/房扑的临床试验如下。

——DAFNE 试验:它研究心脏电复律的房颤患者对决奈达隆的作用,结果发现,决奈达隆每次 400 mg,每天 2 次有效(与安慰剂比,$P=0.001$),第 1 次房颤复发的时间从 5 天延长到 60 天。

——EURIDIS 和 ADONIS 试验:它研究决奈达隆每次 400 mg,每天 2 次对房颤/房扑患者的有效性;结果发现,与安慰剂比,决奈达隆降低 12 个月内第 1 次房颤/房扑复发危险性 22.0%~27.5%,延长第 1 次房颤/房扑复发时间 2.3 倍~2.7 倍。决奈达隆显著降低心室率($P<0.0001$),降低因心血管疾病住院或死亡的发生率(主要终点事件降低 25%),全因死亡率降低 16%,心血管死亡率降低 29%,心律失常致死率降低 45%,不良事件(安全性)与安慰剂组无差别。不良反应中,腹泻、头痛较常见;胃肠道不良反应有剂量反应性;在每天>800 mg 治疗组中,低度房室阻滞的发生率较高,也有剂量反应性。

(10)房颤的导管消融　在一些指南中,导管消融在房颤治疗中的地位提升。对有症状的房颤患者,行导管消融术要考虑:心房疾病的严重程度(如心房大小、房颤类型等)、是否存在潜在心血管疾病及其严重度、其他治疗措施的选择、患者的个人意愿。有人认为导管消融可作为阵发性房颤患者一线治疗手段。荟萃分析结果提示，与药物治疗组比，导管消融组在1年随访期间房颤复发风险降低65％。全球房颤导管消融的调查结果显示，其成功率显著提高，并发症发生率则进一步降低，适应证不断扩展。一些指南推荐，对无或伴轻微心脏病的症状性阵发性房颤患者，导管消融相对有效、安全，可以是经过选择的患者的初始治疗方法。

目前一些指南将导管消融一线治疗的推荐级别从Ⅱb提高到Ⅱa。一些指南中，将阵发性房颤导管消融的推荐级别从Ⅱa提高到Ⅰ级，适用范围有所扩展，即对有症状的持续性房颤患者，导管消融是合理的（证据等级 A），对合并心功能不全的阵发性房颤患者，导管消融可能是合理的（证据等级 A）。

一些共识指出：对抗心律失常药物治疗无效、有明显症状的阵发性房颤患者，推荐行导管消融；对持续性房颤导管消融治疗亦是合理的；导管消融可作为部分阵发性房颤的初始一线治疗。国内自1999年首例房颤导管消融术开展以来，13年间导管消融治疗房颤的患者数快速增加，高龄、持续性房颤、合并基础疾病、左房内径增大的患者，治疗比例逐年升高。2011年我国完成导管消融房颤约1.5万例，2014年可达2万例。房颤导管消融已进入治疗室上速时代。但要避免严重肺静脉狭窄、心脏压塞、食管瘘等并发症的发生。

（11）维纳卡兰　维纳卡兰已于2010年获欧盟批准上市，用于成人急性房颤、急性房性快速性心律失常的转复律，适用于房颤发作 ≤7 天的非手术患者、房颤发作 ≤3 天的心脏手术后患者。维纳卡兰属 I_{kur} 钾离子通道（主要分布在心房肌细胞）、钠离子通道的阻断剂，是转复新近发生房颤的一线方法；一般不导致心室肌复极时间延长。维纳卡兰有静脉、口服两型，其血药水平与剂量呈线性关系。口服剂的生物利用度为 20％，用药后 10 分钟血药水平达峰值，血浆蛋白结合率为58％，口服第 4 天血药水平达稳态；随药物剂量的加大，血药水平升高。每次 900 mg，每天 2 次，于第 7 天可达到与静脉应用 3 mg/kg 维纳卡兰相同的血药水平峰值。在一些房性心律失常转复治疗中，常先于 10 分钟内静脉应用 3 mg/kg 维纳卡兰，如 15 分钟未能转复房颤，再于 10 分钟内应用2 mg/kg 维纳卡兰。

维纳卡兰经肝脏细胞色素 p450（CYP2D6）酶代谢，主要代谢成无活性的 RSD1385，后者迅速从肝、肾排泄。维纳卡兰的血清除半衰期，在 CYP4502D6 酶活性高者为 3.6 小时，在 CYP4502D6 酶活性低者为 8 小时。年龄、肾功能状态、心衰、CYP2D6 酶抑制剂、β 受体阻断剂、钙通道阻断剂，并不影响维纳卡兰的清除。维纳卡兰阻断心房 $K_v1.5$ 离子通道 I_{kur} 电流，延长心房肌复极化（为心房复极延长剂），延长心房有效不应期、PR 间期、QRS 时限、QT 间期，降低心房传导速度，延长心房恢复时间。维纳卡兰还抑制 I_{to}、I_{Na}、I_{kr}、I_{Ks} 电流，能治疗 7 天内房颤的离子通道重构。对CYP2D6 高活性者，QT 恢复基础值需要 6 小时。对 CYP2D6 低活性者，QT 恢复基础值需要 12小时。因此目前仍建议在用药后 6～12 小时监测心电图 QT 的变化。维纳卡兰转复房颤较有效、安全。

——急性房颤转复：有人研究静脉用维纳卡兰转复阵发房颤，结果显示，90 分钟后，高剂量组50.9％～61％转复为窦性心律，平均转复时间为 14 分钟。低剂量组和对照组分别为 11％、5％（优于胺碘酮组）。长期应用的不良反应在低剂量组为 13.1％～16.7％，高剂量组为 18.3％～22.2％，对照组为 35％（偶有室性心律失常）。用药最初 24 小时常见味觉障碍（29.9％）、打喷嚏（16.3％）、皮肤异常感觉（10.9％）、恶心（9％）、低血压（6.3％），多为一过性。用药 24 小时内常没有 TdP发生。

——手术后房颤的转复：有人研究静脉应用维纳卡兰对心脏手术后房性心律失常转复的效果，90 分钟时，用药组 47％患者转复为窦性心律，平均转复时间为 12 分钟；对照组为 14％，两组有显著性差异。研究显示，静脉给予维纳卡兰不能有效地转复新发房扑、慢性持续性房颤。

——维持窦性心律的作用：有人研究每次 300 mg，每天 2 次，口服维纳卡兰与对照组比较，观察 28 天维持窦性心律的百分比；治疗组维持窦性心律的比例为 61%，对照组为 43%（$P<0.048$）。美国 FDA 批准的维纳卡兰适应证为不合并心衰的急性房颤的转复。维纳卡兰是新型的心房选择性 Ⅲ 类抗心律失常药物，还要进一步研究。

（12）房颤的手术消融　一些指南肯定了迷宫手术在房颤治疗中的疗效，但该手术较复杂，可有并发症。目前上海有人采用外科超微创手术方法治疗，转复率达 93%。迷宫手术适应证：一是持续性、阵发性房颤经内科治疗无效，包括经药物治疗控制心率而不能耐受药物治疗者；二是慢性房颤或阵发性房颤患者至少有 1 次血栓栓塞历史；三是房颤合并其他心脏病，如风湿性二尖瓣病、冠状动脉狭窄心脏病、先天性心脏病房间隔缺损、Ebstein 心脏畸形等需要同期施行心内修复、瓣膜置换、冠状动脉旁路移植手术或矫治手术。对慢性房颤合并二尖瓣病者，施行迷宫手术可提高生活质量、劳动强度，适应证应从严掌握：①年龄<60 岁；②房颤历史在一年以上；③有严重症状，药物治疗无效；④ 有血栓栓塞历史；⑤ 左心房容量<300 ml；⑥ 左心室功能正常或接近正常。禁忌证：一是有明显左心室功能不全，后者并非是心律失常本身引起的；二是合并心脏病或其他疾病，手术能危及患者生命；三是合并严重肥厚性心肌病，因两种手术同时进行，其危险性极大。为了减少手术创伤对患者的损害，一些指南介绍了射频、冷冻消融、高密度聚焦超声方式，可促进恢复窦性心律，降低血浆脑钠肽水平，降低脑卒中的可能。

（12）关于上游治疗　一些指南首次提到房颤的上游治疗，即用 ACEI、ARB、醛固酮受体阻断剂、他汀类、ω-3 多不饱和脂肪酸等非抗心律失常药物治疗房颤的方法，可预防或延迟由心衰、高血压等造成的心肌重塑，从发病机制上游抑制房颤的发生发展，降低房颤的复发率，抑制永久性房颤的进展。

（余元勋　孔德华）

进一步的参考文献

[1] PEACOK J. Psychological distress and arrhythmia: risk prediction and potential modifiers[J]. Prog Cardiovasc Dis,2013,55(6):582-589.

[2] GRACE AA. Systems biology and cardiac arrhythmias[J]. Lancet,2012,380(9852):1498-1508.

[3] TESTER DJ. Genetics of long QT syndrome[J]. Methodist Debakey Cardiovasc J,2014,10(1):29-33.

[4] GEORGE AL. Molecular and genetic basis of sudden cardiac death[J]. J ClinInvest,2013,123(1):75-83.

[5] KIM GH. MicroRNA regulation of cardiac conduction and arrhythmias[J]. Transl Res,2013,161(5):381-392.

第三十七章　中国室上性快速心律失常治疗

2010年中国室上性快速心律失常治疗指南，叙述了各类室上性快速心律失常的主要机制、诊断要点、临床特征、急性发作时的处理、预防复发的药物及非药物治疗、可能的并发症及预后等，力求做到科学、准确、实用；可作为临床医生治疗大多数室上性快速心律失常的重要参考。特殊的个别患者要结合具体情况再论，该指南不包括房颤。按国际常用规则，循证医学的证据力度分为最高水平（水平 A，证据来源于多个随机临床试验）、中等水平（水平 B，证据来源于有限的随机试验、非随机研究、观察记录）、最低水平（水平 C，证据来源于专家共识）。根据循证医学的证据，结合专家们的意见，对病情处理适应证的应用强度分为三类。Ⅰ类：在相关的临床情况下，专家普遍认为该治疗措施证实有效。Ⅱ类：在相关的临床情况下，对治疗措施的效果有分歧的证据；分两级，Ⅱa 级：证据或意见倾向于有益；Ⅱb 级：未有足够的证据或意见说明其有益。Ⅲ 类：在相关临床情况下，有证据或普遍认为，该治疗措施无效，甚至在某些情况下有害。

一、室上性快速心律失常的流行病学

一些指南认为，室上性心动过速（简称室上速），包括房速、房扑、房室结折返性心动过速（AVNRT）、房室折返性心动过速（AVRT）。房速、房扑多见于器质性心肺疾病患者，如慢性阻塞性肺病、心瓣膜疾病等，可发生于心胸外科手术后，也见于无明确器质性心脏病者。房室结折返性心动过速、房室折返性心动过速，多见于无器质性心脏病者。室上速发作的频繁程度、持续时间，在不同患者中有很大不同；患者的症状、临床表现，与患者是否合并器质性心肺疾病、疾病性质、严重度相关。室上速较难做普查，据病史调查较不可信，如不在发作期，心电图检查常一无所获。但它是常见的心律失常。阵发性室上速的发病率为 0.25%；发病率随年龄增长而增加。老年人患病率可达 13%。在急性心肌梗死、非缺血性心脏病、阻塞性肺部疾病、血电解质紊乱、药物中毒（如洋地黄）等情况下，房速的发病率增加。非持续性房速在正常青年人的发病率达 2%。

研究报道，房扑的发病率约为 0.088%，其中一半以上合并房颤。随年龄增加，房扑的发病率增加，在 50～80 岁以上人群中，房扑的发病率明显增加。约 60% 房扑由外科手术、肺炎、AMI 诱发，可发生于心衰、高血压、慢性肺部疾病、先天性心脏病外科手术后的患者。房室折返性心动过速的患者，大多无器质性心脏病，首次发生有症状该心动过速的年龄为 23 岁左右；但在婴儿预激综合征（有房室折返性心动过速、房速）患者中，20% 合并先心病，最常见的为 Ebstein 畸形。房室结折返性心动过速的患者常无器质性心脏病，女性多于男性；首次发生有症状该心动过速的年龄为 32 岁左右，发病年龄较迟，16 岁以下患者仅占全部患者的 9%。

二、室上速

1. 室上速的发病机制

（1）冲动起源异常　异位性心律失常的机制可分为自律性增强、折返；自律性增强即指 4 相除极速度加快，与 4 相时钠离子内流引起的膜电位的迅速负值减少相关。冲动频率加速，可发生于有正常自律性的细胞，也可发生于原无自律性的细胞、在病理情况下转变为有自律性的细胞；故临床上见于：①原位的自律性增高，如不恰当性窦性心动过速（简称窦速）；②异位的自律性增高，如某些类型的房速。

(2)触发活动　近年来的研究证明,自律性异常的触发活动,也可能是临床上引起心律失常的重要机制之一。触发活动是指在病理性情况下,由前一个正常动作电位或起搏产生的动作电位后,细胞膜电位自发(自律性升高)出现一次继发性除极,使细胞膜电位超过阈电位,可触发产生早搏或心动过速,称为迟后除极;其中早后除极(EAD)发生在复极早期(2、3时相);迟后除极(DAD)发生在复极末期(4相)。室上速多为迟后除极引发,如多源性房速等。

(3)折返　大多数室上速的发病机制为折返,可以有解剖上的折返环、功能上的折返环、两者同时存在,造成折返激动。一般认为,形成折返激动,需要同时存在以下条件:①至少存在有两条或以上功能性(或解剖上)的传导路径,并在近端、远端间能形成闭合环;②其中一条路径有单向传导阻滞;③折返有足够长的传导时间,足以使单向传导阻滞的路径能恢复其应激性。常见的折返性室上速有房室结折返性心动过速、房室折返性心动过速、持续性交界区折返性心动过速、房扑等。

(4)无心电图记录的室上速的诊断和处理　病史和体检:阵发性心律失常患者在就诊时常无症状,阵发性心悸是重要的诊断线索。室上速可见于各年龄段;如心律失常反复出现,且突发突止,则应定义为阵发性;逐渐加速、逐渐终止为非阵发性。有规律的、突发突止的阵发性心悸(常指阵发性室上速)多由房室结折返性心动过速、房室折返性心动过速引起;刺激迷走神经可终止,提示该折返环有房室结参与。由于心房收缩适逢房室瓣关闭,导致心房压力增高,心房肽 ANP 分泌增多,可引起多尿、血电解质紊乱,支持持续性室上性心律失常的诊断。在室上速时,少数患者可发生晕厥,常出现在快速室上速的起始后或心动过速突然终止时,能出现较长的心脏停搏间歇。晕厥也可因房颤通过旁路下传引起,常提示伴心脏结构异常,如主动脉瓣狭窄、肥厚型心肌病、脑血管疾病。症状严重度取决于心室率、潜在的心脏疾病、室上速的持续时间、患者的自我感觉敏感性。持续数周、数月的室上速,并伴有快速心室率者,可引起心动过速介导的心肌病。

2. 诊断

一些指南认为,记录静息状态下 12 导联心电图,可提供异常节律、预激综合征、QT 间期延长、窦速、ST 段异常、潜在性心脏病的证据。有阵发性规律性心悸史的患者,静息心电图上出现预激综合征表现,提示为房室折返性心动过速。预激综合征患者出现阵发性无规律的心悸,强烈提示房颤,该类患者易发生猝死,需进行电生理评估。在诊断时 12 导联心电图至少应记录到 1 次心动过速发作。有不明原因的宽 QRS 波心动过速、窄 QRS 波心动过速、药物不能控制、不能耐受药物、药物治疗依从性差者,应请心内科医师进行治疗。由于预激综合征患者出现房颤有潜在致命性危险,应对这类患者进一步评估。对已确诊的持续性室上速,为排除可能存在的器质性心脏病,除体检、12 导联心电图外,还应进行心脏超声检查。频发(如每周几次)短暂心动过速的患者,应行 24 小时 Holter 检查。

对发作次数较少的患者,国外多采用事件记录器,常比 24 小时 Holter 检查更有用。对发作少(如每月少于 2 次)、发作时伴有严重血流动力学不稳的患者,可选择埋藏式循环记录器记录事件。运动试验很少用于诊断,除非心律失常明显与运动相关。临床病史不充分或采用其他措施未能证实的心律失常患者,可选择经食管心房起搏,或诱发阵发性快速心律失常试验进行诊断。对有明显阵发性规律性心悸的患者,可采用有创电生理检查。

3. 治疗

一些室上性心律失常指南认为,对有症状但未经心电图证实的患者(如阵发性心动过速),在排除明显的心动过缓(<50 次/分)后,可根据经验应用 β 受体阻断剂。由于Ⅰ类和 Ⅲ 类抗心律失常药物,存在促进心律失常发生的危险,故在没有明确诊断前,不应使用这些药物。

(1)有心电图记录的室上速的诊断及处理　描记完整的(窦律下心动过速时 12 导联)心电图,对心动过速诊断较重要。对血流动力学不稳、需紧急电转复者,可通过电除颤处理;要尽可能记录下心动过速心电图。

（2）窄 QRS 波心动过速　心动过速时体表心电图 QRS 波时限＜120 毫秒,为窄 QRS 波心动过速,一般为室上速。诊断时应记录 12 导联心电图,必要时经食管导联描记 P 波,分析 P 波与 R 波关系;给予腺苷能抑制该心动过速,按摩颈动脉窦可引发房室分离,有助于窄 QRS 波心动过速的鉴别诊断。①RR 间期规则,且心电图无明显 P 波,则房室结折返性心动过速可能性最大,这时 P 波可部分隐藏在 QRS 波内,使 QRS 波变形,在 V1 导联上呈伪 r 波,下壁导联（Ⅱ、Ⅲ、aVF）呈伪 s 波。②若 P 波重叠在 ST 段,与 QRS 波分开达 70 毫秒,支持房室折返性心动过速。③若 RP 长于 PR,可能是非典型房室结折返性心动过速、持续性交界区折返性心动过速、房速。

（3）宽 QRS 波心动过速　心动过速时体表心电图 QRS 波时限≥120 毫秒,为宽 QRS 波心动过速,首先考虑室速,但也不能除外某些特殊类型的室上速。

4. 室速的鉴别诊断

如下多种心电图特征有助于室速的鉴别诊断。

（1）房室分离:宽 QRS 波心动过速、伴房室分离且室率快于房率,支持室速诊断,但房室分离现象只见于 30％室速患者。按摩颈动脉窦可引发房室分离现象,室速的维持无须心房（P 波）参与。有时宽 QRS 波心动过速心电图 P 波识别困难,可设法找出房室分离的其他证据,如不规则的大炮波、第一心音强弱不等、收缩压波动等;也可使用食管电极导联记录 P 波,帮助鉴别诊断。

（2）心室融合波:是室速的一个重要诊断依据。

（3）QRS 波时限:它在右束支阻滞（RBBB）图形时超过 0.14 秒,在左束支阻滞（LBBB）图形时超过 0.16 秒,支持室速诊断。但室上速经旁路前传、室上速合并束支阻滞、室上速使用Ⅰa、Ⅰc 类抗心律失常药物时,QRS 波时限也可在 0.14 秒以上。

（4）心动过速时 QRS 波图形特征:V1 和 V6 导联的形态对鉴别室上速、室速有帮助,支持室速诊断的心电图特征为胸前导联上 RS 波时限 >100 毫秒（R 波起始到 S 波低点）;胸前导联上 QRS 波均为负向,呈 QS 型（若为正向一致性,有可能是经左后旁路前传的房室折返性心动过速）。QR 型提示心肌瘢痕,见于大约 40％的 AMI 后室速患者（AMI 和器质性心脏病史,对室速的诊断很重要）。注意:尽管室速有上述心电图特征,但仍有不少误诊的机会。QRS 波时限及形态标准的特异性,在服用抗心律失常药、高血钾症、严重心衰患者中会受影响。

5. 室上速合并束支阻滞或差异传导

束支阻滞可以是在窦律下就已存在的,或是在心动过速时才出现的,是由于心室率过快、在束支系统产生了差异传导;与频率过快、长短周期现象相关。发生旁路同侧束支差异传导,可使心动过速频率相应减慢。

6. 室上速合并旁路前传

房速、房扑、房颤等,可合并旁路前路。由旁路参与的房室折返性心动过速可经旁路前传,再经正常房室传导系统或另一条旁路逆传。表现为 LBBB 的宽 QRS 波心动过速,可由少数特殊房室旁路（如房束旁路、结束旁路、结室旁路）引起。

三、治疗原则

一些室上性心律失常指南认为,根据病史及心电图资料,一旦诊断明确,应针对其机制及伴随的血流动力学状态采取相应的急、慢性治疗措施。对血流动力学稳定、宽 QRS 波心动过速、不能以血流动力学状况估计心动过速类型时,如不能明确诊断,则按室速处理。某些用于终止室上速的药物如维拉帕米、地尔硫草,有可能使室速患者血流动力学恶化,用药前应注意。室速、室上速若血流动力学不稳定,有效的处理方法是直流电转复。

1. 窄 QRS 波心动过速的急性期处理

（1）迷走神经刺激　规则的窄 QRS 波心动过速,一般为室上速,迷走神经刺激（如颈动脉窦按摩、冷水浸脸等)可终止心动过速。

(2)抗心律失常药　血流动力学稳定的窄 QRS 波心动过速,可选用静脉抗心律失常药。腺苷或非二氢吡啶类钙通道阻断剂(如地尔硫䓬)为首选。腺苷起效较快、半衰期较短,应快速推注,有哮喘病史者不选用;同时使用茶碱类药物者,腺苷应增量;腺苷作用会被双嘧达莫加强;在合用卡马西平时,易产生房室传导阻滞(AVB);腺苷有诱发短暂房颤(1%~15%)的可能,对预激综合征患者有危害。静脉注射钙通道阻断剂、普罗帕酮、β 受体阻断剂,起效较慢,但维持时间较长,能抑制触发室上速的房性/室性早搏,可减少室上速复发,但应注意观察低血压、心动过缓等副作用。

腺苷指由腺嘌呤的 N-9 与 D-核糖的 C-1 通过 β 糖苷键连接而成的、遍布细胞的内源性核苷,分子式:$C_{10}H_{13}N_5O_4$,分子量:267.24D;可直接进入心肌经磷酸化生成腺苷酸、ATP,参与心肌能量代谢,同时还参与扩张冠脉血管,增加血流量;能减慢房室结传导,阻断房室结折返,能使阵发性折返性室上速(PSVT)(伴或不伴预激综合征)患者恢复正常窦性心律。腺苷能迅速被红细胞所摄取,作用时间很短,血清除半衰期小于 10 秒;故 PSVT 可复发,可重复注射以治疗反复发作的PSVT;但维拉帕米、地尔硫䓬的作用时间较长,如无禁忌证(如预激综合征),则更为可取。临床上,腺苷的推荐剂量为,6 mg 一剂于 1~3 秒内静脉推注,随之注入 20 ml 生理盐水。快速给药后常有短暂的心脏停顿(可达 15 秒)。如注射后 1~2 分钟内无反应,可再给 12 mg。服用茶碱者对腺苷不太敏感时,可能需要较大剂量。

腺苷的副作用(潮红、气急、胸痛)较常见,但多为一过性(1~2 分钟内消失)。室上速终止后常见短暂的窦性心动过缓、室性早搏。因此对窦缓、房室阻滞者慎用。由于腺苷的作用时间短,因此对血流动力学几无影响,较少引起低血压。腺苷与某些药物具有相互作用。治疗浓度的茶碱能阻断腺苷赖以发挥电生理和血流动力学作用的受体。双嘧达莫阻断腺苷的摄取,从而使其作用增强。对正在服用这些药物的患者,应选用其他药物治疗心律失常。

地尔硫䓬(合心爽),为非二氢吡啶类钙通道阻断剂,可使心肌与血管平滑肌松弛,周围血管阻力下降,血压降低(降压幅度与高血压程度相关,血压正常者仅使血压轻度下降);可扩张心外膜、心内膜下的冠状动脉,能缓解自发性心绞痛、麦角新碱诱发冠状动脉痉挛所致心绞痛;可减慢心率、降低血压,减少心肌需氧量,增加运动耐量,缓解劳力型心绞痛;有负性肌力作用,可减慢窦房结、房室结的传导。

药动学:地尔硫䓬口服后吸收 80%,有较强的首过效应,生物利用度为 40%。在体内代谢完全,仅 2%~4%原药由尿液排出。血浆蛋白结合率为 70%~80%。口服本品 45 分钟后有作用,2~3 小时血药水平达峰值,血清除半衰期为 3.5 小时。最小有效血药水平为 50 ng/ml。

适应证:地尔硫䓬主要用于冠状动脉痉挛引起的心绞痛、劳力型心绞痛、轻中度高血压、肥厚性心肌病、室上性心动过速。

不良反应:常见有浮肿、头痛、恶心、眩晕、皮疹、无力。

相互作用:地尔硫䓬可增加普萘洛尔生物利用度近 50%,因而在开始/停止两药合用时,需调整普萘洛尔剂量。西咪替丁、雷尼替丁、地高辛抑制细胞色素 p450 酶,减少本品首过代谢,可升高地尔硫䓬血水平。麻醉药可与地尔硫䓬产生协同作用,两药合用时须调整剂量。

用法用量:口服,地尔硫䓬起始剂量每次 30 mg,每天 4 次,餐前及睡前服药。需在医师指导下,每 1~2 天增加一次剂量,直至获得最佳疗效。每天剂量不超过 360 mg。

注意事项:地尔硫䓬+β 受体阻断剂或洋地黄联用,可导致对心脏传导的协同作用。地尔硫䓬有负性肌力作用,在充血性心衰患者,单用或与 β 受体阻断剂联用须谨慎。使用地尔硫䓬偶可致症状性低血压。肝肾功能受损者应用本品应谨慎。持续性皮肤反应要停药。与经细胞色素 p450 氧化酶途径生物转化的其他药物合用时,可导致本品代谢的改变,须调整剂量。孕妇应用本品须权衡利弊。本品可经过乳汁排出,其水平接近血药水平,如哺乳期妇女确有必要应用本品,须改变婴儿喂养方式。建议老年患者可以从正常人剂量减半开始用药。

下列情况禁用:①病窦综合征未安装起搏器者;②Ⅱ 或 Ⅲ 度房室传导阻滞未安装起搏器者;③低血压(<90 mmHg);④ 对本品过敏者;⑤急性心肌梗死和肺充血者。

(3)电除颤　工作原理:电除颤时,用除颤器给予较强的外源性高能脉冲电流作用于心脏,给予一次瞬时高能脉冲,一般持续 4~10 毫秒,电能在 40~400 J(焦耳),可消除心律失常、使之恢复窦性心律,完成电复律,能起搏、除颤。一般心脏除颤器多采用 RLC 阻尼放电法,储能电容 C、电感 L、人体串联构成 RLC(R 为人体电阻、导线本身电阻、人体与电极的接触电阻三者之和)串联谐振衰减振荡电路(阻尼振荡放电电路)。RLC 放电的双向尖峰电流除颤效果较好,对人体损伤较小。电压变换器能将直流低压电变换成脉冲高压电,经整流后向储能电容 C 充电、储能。除颤治疗时,控制高压继电器,使充电电路切断,心脏除颤器除有上述充电电路、放电电路,还有监视装置,能及时检查除颤的进行、效果。监视装置有:一是心电图示波器,观察除颤器输出波形;二是心电图自动记录仪。电复律与电除颤必备的两个条件:①窦房结功能必须正常;②能量要足够,心肌纤维能全部去极化。

对血流动力学不稳定的室上速患者,可立即行直流电转复律治疗;其中电除颤是以一定量的电流冲击心脏,使室颤终止,目前以直流电除颤法使用最广,能治疗室颤、室扑、各类异位快速心律失常,较有效,尤其是药物治疗无效者。如已开胸,可将电极板直接放在心室壁上进行电击,称胸内除颤。将电极板置于胸壁进行电击者为胸外除颤。

同步电复律:脉冲电流应落在 R 波的下降支上;如落在 T 波顶峰前20~30毫秒以内的易损期上,易诱发心室颤动。

非同步电复律(类似电除颤):在心动周期的任何时间放电,消除室颤。无法识别 R 波的快速室性心动过速,由于无法同步直流电电复律,只能非同步电复律(相当于电除颤)。

电除颤和电复律:将 60 Hz 的交流电转变为 4~7 kV 的高压直流电,储存于电容中,在 2~4 毫秒以内向心脏放电,功率一般可达 360~400 J。

电除颤主要用于室颤与室扑。电复律主要用于房颤、室上速、室速,这时多先用药物或其他治疗,无效或伴有显著血流动力障碍时应用电除颤;性质未明或并发于预激综合征时,选用药物常有困难,宜用同步电复律治疗。电复律治疗室速、房扑几乎 100% 有效,室上速、房颤分别为 80%、90% 有效。

禁忌证:慢性房颤,病程 >1 年;慢性风湿性心脏病患者,左心房内径>45 mm,或者严重心功能不足;合并洋地黄中毒或严重电解质紊乱(如低血钾)。风湿活动期或心肌炎急性期;未能有效控制或纠正房颤的病因或诱因(如甲亢、心肌梗死、肺炎、风湿活动等);房颤或房扑有心房内血栓或血栓栓塞史;直流电电复律后,患者不能耐受长期抗心律失常药物治疗;既往二次电复律成功,并且服用维持窦性心律的抗心律失常药物,但短期内心房颤动复发;房颤或房扑合并高度或完全性房室传导阻滞,或病态窦房结综合征(已安装起搏器者除外);慢性房颤患者不能接受抗凝治疗者;房颤未用洋地黄治疗、心室率小于每分钟 50~60 次;洋地黄中毒引起的房颤;有低血钾的房颤。

早期进行电除颤的理由:① 室颤是引起心搏骤停最常见致死性心律失常,在发生心搏骤停的患者中,约 80% 为室颤引起;②室颤最有效的治疗是电除颤;③除颤成功的可能性随着时间的流逝而降低,除颤每延迟 1 分钟,成功率将下降 7%~10%;④ 室颤可能在数分钟内转为心脏停搏。因此尽早电除颤是关键。除颤器释放的能量应是能终止室颤的最低能量;能量和电流过低,无法终止室颤等;能量和电流过高,会导致心肌损害。

自动体外除颤仪(AED)有单相波、双相波两类除颤波形。不同的波形对能量的需求不同,单相波形电除颤时,首次选择 360 J。AED 应用于早期电除颤时,能使复苏成功率提高 2~3 倍,对可能发生室颤的患者实行 AED 监测,有助于及早电除颤。AED 只适用于无反应、无呼吸、无循环体征的患者;这时室上速、室速、室颤都是除颤指征。AED 可分为全自动除颤仪、电击咨询系统除颤仪;后者指 AED 自动启动后,通过体表心电图模式,能自动识别心脏异常节律,向操作者发出实施除颤的指令。

虽然许多电击咨询系统除颤仪,可不通过操作者直接启动,但如操作者否定实施除颤,该除颤仪将无法启动,该除颤仪对患者和操作者都十分安全,因为是否进行除颤的决定权掌握在操作者手中,由操作者按下"SHOCK"按钮,即可行电除颤。而全自动除颤仪不需要按"SHOCK"按钮。

在一些国家,受过训练的急救人员,能在远离急救医院的场所、在 10 分钟内获得公众启动除颤仪(PAD),可对心脏停搏患者进行除颤;实施 PAD 后,心脏停搏院前急救生存率可提高 49%。

第 1 次电除颤后,在给予药物和其他措施前,监测心律 5 秒钟;电击后 5 秒钟、心电图显示心搏停止、无室颤电活动,均视为电除颤成功;监测电击后第 1 分钟内的心律,可发现是否恢复规则心律,包括室上性节律、室性自主节律,是否为再灌注心律等。

如重新出现室颤,3 次除颤后,患者的循环体征仍未恢复,复苏者应立即实施 1 分钟的心肺复苏。若心律仍为室颤,则再行 1 组 3 次的电除颤(如 1 次除颤成功,不必再作第 2 次),然后再行 1 分钟的心肺复苏,并立即检查循环体征,直至仪器出现"无除颤指征"信息,再实施高级生命支持(ACLS)。不要在 1 组 3 次除颤过程中检查循环情况,因为这会影响仪器的分析和电击,快速连续电击可部分降低胸部阻抗,提高除颤效果。

AED 仪提示无除颤指征后,要检查患者循环体征;如循环未恢复,继续行心肺复苏;行 1～2 分钟心肺复苏后,需再次行心律分析;心律分析时,停止心肺复苏。3 个无除颤指征后,提示成功除颤的可能性很小。

如果患者循环体征恢复,要检查患者呼吸;如无自主呼吸,即给予人工通气,每分钟 10～12 次;若有呼吸,将患者置于复苏体位,除颤器应仍连接在患者身体上;再出现室颤时,AED 仪会发出提示并自动充电、再行电除颤。

心血管急救(ECC)系统可概括为 4 个环节:①早期启动各个急救系统(EMS);②早期心肺复苏(CPR);③早期电除颤;④ 早期高级生命支持;其中早期电除颤是关键,原则是第一个到达现场的急救人员应携带除颤器,有义务实施心肺复苏;急救人员在行基础生命支持的同时应实施自动体外除颤(AED),使用 AED 除颤速度较快;首先实施电除颤,后者复苏成功率较高。早期电除颤应争取在心脏停搏发生后 5 分钟内完成。

房颤转复推荐 100～200 J 单相波除颤;房扑和阵发性室上速推荐 50～100 J 单相波除颤,如除颤不成功,再逐渐增加能量。室速转复能量的大小,依赖于室速波形特征和心率快慢;单形性室速(形态、节律规则),常对首次 100 J 单相波除颤反应良好;多形性室速(形态、节律均不规则)类似于室颤,首次应选择 200 J 单相波除颤,如果首次未成功,再逐渐增加能量。对安置有永久性起搏器、ICD 的患者行电复律时,电极勿靠近起搏器等,因为除颤会造成其功能障碍。

电复律时,电复律应与 QRS 波群相同步,可减少诱发室颤;如电复律处在相对不应期,则可能诱发室颤;在电复律血流动力学状态稳定的心动过速,如室上速、房颤、房扑时,同步电复律可避免诱发室颤。室颤患者则应用非同步电复律,室速时患者如出现无脉搏、意识丧失、低血压、严重的肺水肿等情况,则应在数秒钟内行非同步电复律。除颤器应随时处于备用状态。

对已停跳心电图成直线的心脏行除颤并无好处;然而在少数患者,一些导联有粗大的室颤波形,而与其相对导联则仅有极微细的颤动,称为潜伏室颤,可能会出现一条直线类似于心脏停搏;在 2 个以上的导联检查心律,有助于鉴别这种现象。

胸前叩击可使室速转为窦性心律,其有效性为 11%～25%。少数室颤可能被胸前重叩终止。由于胸前叩击简便快速,在发现患者心脏停搏、无脉搏、且无法获得除颤器进行除颤时可考虑使用。盲目除颤指缺乏心电图诊断而进行除颤,已很少使用,因自动除颤器有自动心脏节律分析系统,可做出心电图诊断、监测。

同步电复律的方法:应用前先用洋地黄控制心率(直至电复律前 1～2 天停用),同时服用奎尼丁、普鲁卡因胺等药物以防复律后心律失常复发。复律当天禁食。监测心电图和血压。适当应用异丙酚、依托咪酯等麻醉药。房颤、室上速、室速、房扑可采用同步电复律。体外复律能量为100～150J（房扑25～50J），以后每次增加50～100J。负极置于心尖区，正极置于胸骨右缘第二肋间。采用同步放电，重复进行时，每次间隔3分钟以上，3～4次为限，最大能量＜300～400J。

除颤器使用方法：除颤器要经常检查，有电量充足的电池以备急用，胸内除颤电极板需消毒（分成人、小儿用）。测试：一般将除颤器充电50毫秒，先机内放电，指针回到零点，说明机器正常。电极板的放置基本与电复律相同，胸内除颤电极板要压在心脏左右两侧。能量从小开始，体外复律时为100～300J，小儿2J/kg；胸内复律时为10～30J，小儿5～20J。并发症有局部红斑、疼痛、心律失常、血栓脱落引起栓塞等。有人支持首次除颤采用低能量（150J）、不逐级增加的双相波除颤方法，较安全、有效、除颤后复法率较低。

操作步骤：①作好术前准备，备好各种抢救器械和药品；②患者平卧于木板床上，开放静脉通道，充分暴露胸壁；③术前常规作心电图；完成心电记录后把导联线从心电图机上解除，以免电击损坏心电图机；④连接除颤器导线，接通电源，检查同步性能，选择R波较高导联进行示波观察；⑤按要求麻醉；⑥按要求放置电极板；⑦选择电能剂量，充电，所有人员不得接触患者、病床、与患者相连接的仪器设备，以免触电；⑧放电；⑨电击后即进行常规导联心电图检查，并进行血压、呼吸、意识的监测，一般需持续1天；⑩室颤时，不做术前准备，不需麻醉，尽快实施非同步电击除颤。

注意事项：①若心电图显示为细颤，应坚持心脏按压或用药，先用1‰肾上腺素1ml静脉推注，3～5min后可重复一次，使细颤波转为粗波后，方可施行电击除颤；②电击时电极要与皮肤充分接触，勿留缝隙，以免发生皮肤烧灼；③触电早期（3～10分钟内）所致的心跳骤停，宜先用利多卡因100mg静注；④许多患者方面因素和操作因素将影响除颤的结局。

患者方面的因素包括除颤前室颤和心肺复苏的时间、心肌的功能状态、酸碱平衡、缺氧、应用某些抗心律失常药。除颤成功率有时可经应用某些药物如肾上腺素而提高。

操作影响因素包括时间、除颤电极位置、电能水平、经胸阻抗等。①时间影响：从室颤开始到除颤的时间越长，成功可能越小。及早开始恰当的心肺复苏，可增加除颤成功的可能，可延长除颤得以成功的时限，但心肺复苏并不能终止室颤；②电极位置的影响：两个电极的安置应使心脏（首要是心室）位于电流的径路中；③电能：常规的单向波除颤电能为成人首次200J，若首次除颤未能成功，则第二次除颤可用200～300J，而第三次和以后的除颤，则宜用360J；双相指数截断波（BTE）用150～200J；假如在成功的除颤后再发生室颤，则可用前次使患者室颤转复的电能；成人的体重并非是影响除颤电能需要量的重要因素，儿童除颤时所需电能则比成人低；儿童心室颤动很少见，在儿童终末期心律失常中约少于10%；室颤建议初次除颤为2J/kg，如不成功，则以后的电击能量宜倍增；④经胸阻抗（TTI）：成功的除颤需有足够的电流通过胸部，使处于危急状态的心肌除极。TTI以欧姆测定，表示电流通过身体的阻力；阻力越大，则电流越小，电击的能量和TTI决定确切到达心脏的电流量。选择正确的电击能量、除颤技术，能克服胸阻抗、释放能量。

并发症：①心律失常：室颤、心动过缓；②呼吸抑制、喉痉挛：可能由镇静剂对呼吸中枢抑制或电击本身引起；③低血压：电击后的短时间血压降低可能与心肌损伤有关；④心肌损伤：可发生急性肺水肿，心肌酶升高；⑤栓塞：肺栓塞或其他部位栓塞，可用抗凝治疗；⑥皮肤烧伤：可能由于电极板与皮肤连接不紧密。

（4）监测和记录心电图　任何治疗过程中，包括迷走刺激、静脉给药，均应监测和记录心电图，观察心律过速是否终止，帮助诊断。心动过速终止在QRS波之后无P波，支持房室/房室结折返性心动过速的诊断；终止在P波之后无QRS波，支持为房速。持续心动过速合并房室传导阻滞，支持房速、房扑，可排除房室折返性心动过速，而房室结折返性心动过速的可能性也很小。

2. 宽 QRS 波心动过速的急性期处理

（1）直流电转复　对血流动力学不稳定的心动过速，一般应立即行直流电转复。对不规则的宽 QRS 波心动过速（房颤合并预激综合征）建议电转复。若血流动力学尚稳定，可选用抗心律失常药物。

（2）抗心律失常药物　对无器质性心脏病、血流动力学稳定的宽 QRS 心动过速，可选用普罗帕酮、索他洛尔、普鲁卡因胺。对左室功能损害、有心衰征象者，胺碘酮较安全。对血流动力学稳定、诊断为室上速者，则按窄 QRS 波心动过速处理。

（3）经旁路前传的宽 QRS 波心动过速　它可按室上速处理，但不能使用影响房室结传导的药物。洋地黄过量的室速，主要针对洋地黄过量处理。

3. 窦性快速心律失常

窦速可由运动、甲亢引起。迷走功能减弱、体位改变时，也可引起窦速（直立性心动过速综合征）。窦房结折返性心动过速、窦房折返性心动过速，是由窦房结内或其邻近组织的折返激动所致。

（1）生理性窦速　正常情况下，窦房结频率为每分钟 60～90 次，其频率受自主神经调节，还受其他很多因素的影响，包括低氧血症、酸中毒、机械张力、温度、激素（如 T_3、5-羟色胺）等。

（2）定义与机制　窦速是指在体力活动、情绪激动、病理生理、药物应激、发热、低血容量、贫血等状况下，窦性频率超过每分钟 100 次。引起窦速的药物包括兴奋剂（如咖啡、酒精、尼古丁）、处方药（如舒喘灵、氨茶碱、阿托品、儿茶酚胺）、某些违禁药物（如苯异丙胺、丁卡因、迷幻剂、大麻）。抗肿瘤药物（特别是阿霉素、柔红霉素）可引起急/慢性心脏毒性反应，出现窦速。上述因素均增加窦房结内起搏细胞的除极频率。

（3）诊断　正常窦性心律时，标准 12 导联中Ⅰ、Ⅱ、avF 导联 P 波直立，avR 导联 P 波倒置；P 波额面电轴介于 0～+90，而水平面电轴指向正前方伴轻度左偏；V1、V2 导联 P 波可倒置，但是 V3～V6导联 P 波直立。窦速时 P 波形态正常，但可因振幅增加而变得高尖。生理性窦速呈非阵发性。

（4）治疗　窦速的处理首先要寻找病因，针对病因治疗。β受体阻断剂用于激动、焦虑所致的症状性窦速较有效，可改善慢性心衰、AMI 后窦速的症状、预后；对症状性甲亢患者，应联用β受体阻断剂、卡比马唑/丙基硫氧嘧啶。伴有症状的甲亢患者，对β受体阻断剂禁忌时，可应用非二氢吡啶类钙通道阻断剂如地尔硫䓬、维拉帕米。

（5）不适当的窦速

——定义：指无明确的生理、病理诱因，静息状态时窦性心率加快。

——机制：①窦房结自律性增加；②窦房结自主神经调节异常，交感张力过度增加，而副交感张力减弱。

——临床表现：临床较多见，近 90% 为女性（38 岁左右）。心悸是主要症状，可有胸痛、气短、头昏、眩晕、接近晕厥等。不适的程度变化较大，患者可没有症状而在体检时发现；症状严重者需药物、心理治疗。临床体检、常规检查，可排除心动过速的继发性原因。

——诊断：①Holter 监测发现白天心率每分钟 >100 次，而夜间心率正常；②心动过速和相关症状呈非阵发性；③P 波形态与心内激动顺序和窦性心律时一致；④除外继发性原因（如甲亢、嗜铬细胞瘤、心衰、贫血、心肌炎等）。

——治疗：窦速的治疗主要取决于有无症状。引发心动过速致心肌病的风险可能较小时可不治疗。一些临床试验支持β受体阻断剂、非二氢吡啶类钙通道阻断剂如维拉帕米、地尔硫䓬为首选药物。对难治性有症状的窦速，导管射频消融也是一种选择。窦速预后良好，症状轻微，一般不需采用创伤性治疗。（表 37-1）

表 37-1　对有症状的窦速的治疗建议方法

方法	治疗建议	推荐类别	证据水平
药物	β受体阻断剂	Ⅰ	C
	地尔硫䓬、维拉帕米	Ⅱa	C
导管消融	窦房结改良或消融	Ⅱb	C

4. 窦房结折返性心动过速

窦房结折返性心动过速,是由于窦房结内或其邻近组织发生折返而形成的心动过速,常呈阵发性;常表现为非持续性发作,其 P 波形态和窦性 P 波相同或相似。常可被一个房性早搏突然诱发或终止。

(1)机制　窦房结内传导的不一致性,是形成折返的基础。窦房结折返性心动过速,和房室结折返性心动过速相似;刺激迷走神经、给予腺苷可终止发作时,表明窦房结组织参与了折返环。

(2)临床表现　在室上速患者中,窦房结折返性心动过速的检出率为 10.8%~16.9%;在局灶性房速患者中,检出率为 27%;在伴器质性心脏病的室上速患者中,窦房结折返性心动过速发病率较高,患者常有心悸、头晕、接近晕厥;晕厥较少见,因心动过速的频率很少超过每分钟 180 次。阵发性发作是诊断线索。

(3)诊断　诊断标准为:①心动过速和相关症状呈阵发性;②P 波形态和窦性 P 波相同;③心内心房激动顺序和窦性心律时相同;④ 房性早搏刺激可诱发/终止心动过速;⑤ 刺激迷走神经或给予腺苷可终止发作;⑥ 心律失常的诱发与房内或房室结传导时间无关。

(4)治疗　目前尚缺乏窦房结折返性心动过速药物预防的对照试验;患者对迷走刺激、腺苷、胺碘酮、β受体阻断剂、非二氢吡啶类钙通道阻断剂、地高辛常都有效。如患者心动过速能很好耐受、易用药物或刺激迷走神经的方法抑制,不必考虑电生理检查。电生理检查适用于心动过速发作频繁、发作时难以耐受、对药物治疗反应差、考虑接受导管射频消融治疗者。

5. 房室结折返性心动过速

房室结折返性心动过速(AVNRT)是临床较常见的阵发性室上速,多发生于没有器质性心脏病的患者,女性多于男性,频率常为每分钟 140~250 次;常表现阵发性心悸、头晕、四肢乏力。AVNRT 的折返环常位于房室交界区,由房室结、结周心房肌构成的功能独立的快路径、慢路径组成。快路径位于 Kochcs 三角的顶部而邻近希氏束;希氏束位于 Kochcs 三角的底部,沿三尖瓣环隔侧缘分布,向后下延伸至房室结、邻近冠状静脉窦。典型的 AVNRT 以慢路径前向传导、快路径逆向传导,称慢-快型 AVNRT;快路径逆向传导至心房的时间较短(40 毫秒),心电图 P 波多位于 QRS 波中或紧随 QRS 波后(RP 间期<70 毫秒),而在 V1 导联上显示伪 r 波。5%~10% AVNRT 其折返运行方向与上述类型相反,以快路径前向传导,慢路径逆向传导,称快-慢型或少见型 AVNRT;慢路径逆向传导时间较长,心电图上 P 波位于下一个 QRS 波前,表现为长 RP 心动过速。在少见情况下,AVNRT 的折返环,由两条传导速度较慢的路径组成,即慢-慢型 AVNRT;心电图 P 波位于 QRS 波后,其 RP 间期>70 毫秒。

(1)药物治疗　终止 AVNRT 发作的药物治疗,类似于阵发性室上速。一般长期药物防治仅适用于 AVNRT 反复发作、而不愿接受导管射频消融治疗的患者。

预防性治疗药物:口服非二氢吡啶类钙通道阻断剂、β受体阻断剂、地高辛是 AVNRT 预防性治疗的常用药物。研究提示,维拉帕米(每天 480 mg)、普萘洛尔(每天 240 mg)、地高辛(每天 0.375 mg),减少 AVNRT 发作次数、缩短发作时间的疗效相似,增加用药剂量虽可提高疗效,但副作用也增加。地高辛适用于有心脏结构/功能异常的 AVNRT。其他钙通道阻断剂(如地尔硫䓬)和 β受体阻断剂(如美托洛尔、阿替洛尔)有相似的疗效。Ⅰ类抗心律失常药物(氟卡尼、普罗帕酮),可作为无器质性心脏病的 AVNRT 预防复发的二线药物。氟卡尼每天 200~300 mg,可有效预防 65%患者心动过速复发;长期服用时,约 7.6%患者因疗效不好、5%患者因心脏外副作用(多为中枢神经系统不良反应)而停药。普罗帕酮预防 AVNRT 的疗效与氟卡尼相似,口服每天300 mg 可使多数 AVNRT 发作次数明显减少,或发作持续时间缩短。这类药物禁用于有心脏结构和功能异常的患者。Ⅲ 类抗心律失常药物(胺碘酮、索他洛尔、多非利特)虽能有效预防AVNRT 复发,但因胺碘酮的心外副作用和其他 Ⅲ 类药物的促心律失常不良反应(如尖端扭转型室速)而不宜常规应用。而在器质性心脏病、左室肥大、左室功能不全、慢性心衰患者,预防AVNRT 发作只能选择胺碘酮。

　　——单剂口服治疗或随身备用药物:单剂口服药物治疗,适用于 AVNRT 发作不频繁、发作后持续时间较长、血流动力学状态较稳定、不易自发终止、刺激迷走神经反应不敏感的患者。心功能不全、窦性心动过缓、有预激的患者,不宜接受这一治疗。没有心脏结构/功能异常的青少年/成年人,单剂口服氟卡尼(3 mg/kg)或普罗帕酮(6 mg/kg),可使部分 AVNRT 终止或频率明显减慢。

　　(2)导管消融治疗　治疗时,可沿三尖瓣环后间隔区域消融慢路径,很少并发房室传导阻滞。虽然快路径/慢路径消融,都能根治 AVNRT,但慢路径消融所致的 Ⅲ 度房室传导阻滞并发率较低(1%～8%),又保持正常的 PR 间期,不影响心脏功能;因此慢路径消融是首选。只有在慢路径消融失败后,才选用快路径消融。快-慢型 AVNRT 的消融靶点为慢路径,可在 AVNRT 发作时,以标测慢路径传导的心房出口为消融靶点。慢-慢型 AVNRT 的逆传支,可能涉及房室结向间隔左侧延伸的部分,AVNRT 时在冠状静脉窦口内标测,最早逆传心房激动部位为消融靶点,可安全有效地阻断慢路径逆传而根治此型心动过速。

　　有阵发性室上速的症状和心电图表现,电生理检查有房室结双路径传导或心房回波,但不能诱发 AVNRT 的患者,可酌情导管消融慢路径,其消融终点为导管消融中出现交界心律,导管消融后房室结双径传导消失。AVNRT 导管消融的成功率为 96.1%～98.8%,并发房室传导阻滞的发生率为 0.6%～1.0%,术后复发率为 2.3%～3.0%。导管消融治疗 AVNRT 的应用,取决于每一患者的临床情况、患者的选择。与抗心律失常药物比,导管消融值得推荐,较易于接受;尤其是AVNRT 发作频繁的患者,药物治疗仅 30%～50% 有疗效,导管消融可作为这类患者的一线治疗方法。

6.交界性心动过速

(1)局灶性交界性心动过速

　　——诊断:局灶性交界性心动过速(局灶性 AJT)起源于房室结或希氏束,心房及心室均不参与。心电图特征为:心率在每分钟 110～250 次,窄 QRS 波或典型的束支阻滞图形;常存在房室分离现象,但也有 1:1 逆传现象。电生理检查显示,每次心室除极前均有希氏束波(H 波)。根据其对 β 受体阻断剂、钙通道阻断剂有反应,提示其电生理机制可能是异常自律性或触发活动。

　　——临床特征:它是一种常见的心律失常,为原发性或先天性。发生于成人的局灶性 AJT,常由儿童期发展而来,多与运动、应激相关,且比儿童型良性患者心脏结构多正常,或有先天性心脏结构异常,如房间隔缺损、室间隔缺损。患者症状较明显,如不治疗,长期心动过速可引发心衰。

　　——治疗:快速局灶性 AJT 患者,一般对 β 受体阻断剂有一定的疗效。静注氟卡尼可减慢心动过速,长期口服有一定疗效。导管射频消融可以根治。但消融房室结附近局灶起源点时,有导致房室传导阻滞的危险(5%～10%),也有一定的复发率。

(2)非阵发性交界性心动过速

　　非阵发性 AJT 属于局灶性 AJT,是良性心律失常,但起源处是病理性的;发作时 QRS 波窄,心率每分钟 70～120 次。发生机制是高位交界区自律性增高或触发机制,有典型的温醒/降温现象(心动过速发作时逐步加快,终止时逐步减慢),常不能被起搏器起搏终止。这种心动过速可能提示存在严重的病理状态,如洋地黄中毒、低血钾、心肌缺血;可出现于心脏手术后、慢性阻塞性肺病伴低氧血症/炎症性心肌炎时。非阵发性 AJT 时常有 1:1 的房室率关系。洋地黄中毒时,有可能见到房室结前传的文氏现象。

　　——诊断:通常根据心律失常发作的临床特点、心电图表现,可查明心律失常的发生机制。有些患者要通过心脏电生理检查,明确心律失常的机制。需要与其他窄 QRS 波心动过速鉴别,包括房速、房室结折返性心动过速、房室折返性心动过速。

　　治疗:治疗时要纠正基础病因。洋地黄中毒引起非阵发性 AJT 时,应及时停药。如洋地黄中毒伴室性心律失常或高度 AVB,可考虑使用洋地黄抗体。房室结自律性的频率超过窦性心律频率,引起房室失同步的情况并不少见,可视为生理状态,无须治疗。非阵发性 AJT 持续发作时,可用 β 受体阻断剂、钙通道阻断剂治疗。(表 37 - 2)

表 37 - 2　局灶性或非阵发性交界性心动过速的治疗建议

心动过速类型	治疗建议	推荐类别	证据水平
局灶性交界性	β 受体阻滞剂	Ⅱa	C
心动过速	氟卡尼	Ⅱa	C
	普罗帕酮*	Ⅱa	C
	索他洛尔*	Ⅱa	C
	胺碘酮*	Ⅱa	C
	导管消融	Ⅱa	C
非阵发性交界性	纠正洋地黄中毒	Ⅰ	C
心动过速	纠正低血钾	Ⅰ	C
	治疗心肌缺血	Ⅰ	C
	β 受体阻断剂、钙通道阻断剂	Ⅱa	C

　　* 不按优选顺序排列,且仅适用于儿童

　　持续性 AJT 是窦房结功能不良的表现。刺激交感神经,增加房室交界区的自律性,可导致交界区节律。交界区节律超过窦性心律时,有时会由于房室交界区激动逆传心房,使心房收缩发生在房室瓣关闭时,可引起类似起搏器综合征的表现,可见大炮 A 波或出现低血压。

　　7. AVRT

　　房室折返性心动过速(AVRT)的典型旁路,是房室结外连接心房和心室肌的通路。部分 AVRT 患者的旁路传导可能是间歇的,而患者的第一代亲属可有 0.55% 的发病风险。旁路的分类是基于沿着二尖瓣、三尖瓣的行进部位不同而定,旁路通常进行较快的非递减性传导(类似正常希-浦系组织等的传导);约 8% 旁路显示递减的前向传导或逆向传导。外旁路也有前向传导、逆向传导或兼而有之。持续性房室折返性心动过(PJRT)是较少见的临床症候群,常由位于右后间隔区域的、有缓慢递减传导特性的旁路参与,特点是无休止的室上速,常在 Ⅱ、Ⅲ、avF 导联有 P 波倒置,RP 间期延长(RP>PR)。

　　旁路如只有逆向传导功能时,称为隐匿性旁道;有前向传导功能的旁路,称为显性旁道,显性旁路常同时有前向、逆向传导功能,能在心电图上表现为预激综合征图形。预激综合征出现的程度,取决于经由房室结、希氏束、旁路传导的程度,左侧的旁路前向传导,常在靠近心房插入处起搏时才较明显。同时有预激综合征图形、快速心律失常,可诊断为预激综合征。房室折返性心动过速是常见的心律失常,以房室结的传导方向,可分为前向、逆向的房室折返性心动过速。在前向房室折返性心动过速,折返激动的传导是经房室结前传心室,经旁路逆传心房。在逆向房室折返性心动过速,折返激动的传导是经旁路前传到心室,经房室结或第二条旁路逆向传导到心房。逆向 AVRT 发生于 5%~10% 的预激综合征患者。预激综合征伴房颤,是一种潜在危及生命的心律失常;如旁路的前向不应期较短,心室率可极快而导致室颤。约 1/3 预激综合征患者合并房颤,患者多数较年轻,无器质性心脏病,外科处理或射频消融旁路,一般为消除旁路传导的根治方法。

　　(1)预激综合征(预激)的猝死和危险分层　　预激是一种房室传导的异常现象,冲动经先天性房室附加通道(简称旁路)下传,提早兴奋心室的一部分或全部,引起部分心室肌提前激动,称为预激,较少见;诊断主要靠心电图,患者大多无器质性心脏病,也见于某些先天性心脏病和后天性心脏病,如三尖瓣下移、肥厚梗阻型心肌病等。单纯预激并无症状;并发室上速时,与一般室上速相似;并发房扑或房颤者,心室率多在每分钟 200 次左右,除心悸等不适外,尚可发生休克、心衰、突然死亡。心室率极快如每分钟 300 次时,听诊心音可仅为心电图上心室率的一半,提示半数心室激动不能产生有效的机械收缩。

——典型预激综合征诊断标准:P－R 间期＜ 0.12 秒,P 波正常;QRS 时间＞0.11 秒;QRS 波群起始部分变粗钝,称为预激波或 δ 波;有继发性 ST－T 改变。临床上又分为两型:A 型预激:预激波和 QRS 波群在 V1 导联向上,其旁道位于左侧房室瓣环周围;B 型预激:预激波和 QRS 波群的主波 V1 导联向下,在左胸导联 V5 向上,其旁道位于右侧房室瓣环的周围。

——变异型预激诊断标准:LGL 型综合征 P－R 间期 ≤0.11 秒;QRS 波群时间正常;没有 δ 波。Mahaim 型预激 P－R 间期≥0.12 秒;QRS 综合波起始波有 δ 波,但 δ 波小;QRS 时间≥0.12 秒,但增宽轻微。

有人在 10 年的随访中发现,预激综合征患者的心源性猝死发生率为 0.15％～0.39％,心脏骤停作为预激综合征的首发症状不多见;预激综合征患者约一半以猝死为首发表现;预激综合征伴房颤的患者发生心源性猝死,是由于过快的心室率,虽然猝死率不高,但建议导管射频消融治疗。部分预激综合征患者属于高危状态,包括:①在自发或诱发的房颤中心室率过快,RR 间期＜250 毫秒;②有心动过速病史;③存在多条旁路;④ 合并 Ebstein 畸形、家族性预激综合征时,有较高的猝死率。对有猝死危险的患者,应加以分层。间歇性预激综合征的特点是 δ 波突然消失,QRS 波正常化,说明旁路有较长的不应期,不易发生室颤。用普鲁卡因胺后预激消失者,多属于低危患者。

(2)急性期治疗　对宽 QRS 波心动过速(预激综合征)患者的特殊处理:

对逆向心动过速患者,药物治疗可针对旁路或房室结,后两者是折返环的组成部分。如心动过速在两旁路间折返,房室结仅是旁观者,则抑制房室结传导的药物常无效。依布利特、普鲁卡因胺、氟卡尼能减慢旁路传导,常被选用。腺苷的应用需慎重,它能诱发房颤伴快速心室率。预激综合征患者发生房速或房扑旁路传导时,可显示 2:1 房室传导,不能使用房室结抑制性药物,要应用有抑制旁路传导作用的药物,即使这些药物不能转复房性心律失常,也能减慢心室率。预激伴房颤时,宜静脉注射依布利特、氟卡尼、普鲁卡因胺。

(3)长期的药物治疗　抗心律失常药物可治疗旁路参与的心律失常,但近年已逐渐被导管射频消融所替代。抑制房室结传导的药物,有地高辛、维拉帕米、β 受体阻断剂、腺苷、地尔硫䓬;抑制旁路传导的有 I 类(普鲁卡因胺、丙吡胺、普罗帕酮、氟卡尼)和 III 类的抗心律失常药物(依布利特、索他洛尔、胺碘酮)。(表 37－3)

表 37－3　旁路参与的心律失常长期治疗建议

临床状况	治疗建议	推荐类别	证据水平
显性预激			
心动过速有症状	导管消融	I	B
心动过速能耐受	氟卡尼、普罗帕酮、	IIa	C
	索他洛尔、胺碘酮、β 受体阻断剂	IIa	C
	维拉帕米、地尔硫䓬、地高辛	III	C
房颤、快的房室传导、	导管消融	I	B
AVRT 不能耐受			
隐匿性预激	导管消融	I	B
AVRT 不能耐受	氟卡尼、普罗帕酮	IIa	C
	索他洛尔、胺碘酮	IIa	C

续表

临床状况	治疗建议	推荐类别	证据水平
	β受体阻断剂	Ⅱb	C
	维拉帕米、地尔硫草、地高辛	Ⅲ	C
单次或偶发 AVRT	不处理	Ⅰ	C
	迷走神经刺激	Ⅰ	B
	维拉帕米、地尔硫草、β受体阻断剂(必要时)	Ⅰ	B
	导管射频消融	Ⅱa	B
	索他洛尔、胺碘酮	Ⅱb	C
	氟卡尼、普罗帕酮	Ⅱb	C
	地高辛	Ⅲ	C
无症状的显性或	不处理	Ⅰ	C
隐匿性预激	导管消融	Ⅲ	B

(4)预防性治疗药物

——普罗帕酮:可阻断儿童、成人的旁路双向传导,可单向阻断旁路逆传,应用后不诱发房室折返性心动过速;但疗效有限,服药期间仍可复发。普罗帕酮加用β受体阻断剂,可减少房室折返性心动过速的复发。

——氟卡尼:口服、静脉治疗房室折返性心动过速都有效,口服每天 200～300 mg,但在长期(15 个月)应用中,可有房室折返性心动过速复发;加用β受体阻断剂,可减少复发。氟卡尼的电生理作用,部分可被异丙肾上腺素对抗。

——索他洛尔:口服预防房室折返性心动过速报道较少;预激综合征患者静注索他洛尔后,电生理刺激常仍可诱发房室折返性心动过速;但索他洛尔长期口服治疗,可能减少房室折返性心动过速发作。

——胺碘酮:可用于防治旁路参与的心动过速,但疗效不优于Ⅰ类抗心律失常药物(普鲁卡因胺、丙吡胺、普罗帕酮、氟卡尼)、索他洛尔。胺碘酮有较多的心外不良反应,不推荐作为预激综合征长期防治房室折返性心动过速的药物,除非伴有器质性心脏病则不适宜导管消融治疗。

——维拉帕米:可用于远期预防房室折返性心动过速,但不能防止电生理刺激诱发房室折返性心动过速;在房颤发作时,静注维拉帕米,可使血流动力学恶化。维拉帕米、地尔硫草不能单独用于旁路参与的心动过速患者,地高辛也不宜选用。

维拉帕米(异搏定)是罂粟碱的衍生物,为冠脉扩张剂、钙通道阻断剂,可用于治疗高血压、心绞痛、心律失常、脑血管病、手指血管痉挛、腹痛、食道失弛缓症、偏头痛、肺动脉高压、预防早产。由于抑制钙离子流入心肌细胞,维拉帕米可降低心脏舒张期自动去极化速率,减慢窦房结发放冲动、前向传导,可消除房室结折返;对外周血管有较弱扩张作用,可使血压下降,降低心室后负荷;一般心率减慢,但也可因血压下降而反射性加快的心率;对冠状动脉有舒张作用,可增加冠脉血流量,改善心肌供氧;能抑制血小板聚集,抑制窦房结、房室结的自律性。

维拉帕米口服后 90％以上被吸收,主要经肝内代谢而产生首过效应,生物利用度 20％～35％。血浆蛋白结合率为 90％。故口服量需是静注量的 10 倍才能达到同等血药水平;单剂口服血清除半衰期为 2.8～7.4 小时,多剂口服血清除半衰期为 4.5～12 小时;代谢物中去甲维拉帕米有心脏活性,血清除半衰期为 9 小时。口服后 30～45 分钟血药水平达峰值,口服后 1～2 小时开始有抗心律失常作用,3～4 小时达最大作用,持续 6 小时。静脉给药 1～2 分钟开始有抗心律失常作用,5～10 分钟达最大作用,持续约 2 小时;3～5 分钟开始其血流动力学作用,持续 10～20 分钟。主要经肾清除,代谢物在 24 小时内排出 50％,5 天内为 70％,原形药为 3％;9％～16％经消化道入粪便清除。血液透析不能清除维拉帕米。

口服维拉帕米适用于治疗:①各型心绞痛包括稳定型/不稳定型心绞痛,及冠状动脉痉挛所致的变异型心绞痛;②房性早搏,能预防心绞痛、阵发性室上速;③肥厚型心肌病;④轻/中度高血压;也用于治疗房性早搏,预防室上速发作。

静注维拉帕米适用于治疗快速性室上性心律失常,能使阵发性室上速转为窦性,使房扑或房颤的心室率减慢。静脉推注用于中止阵发性室上速发作、房颤伴快速室率,也用于中止触发活动引起的极短联律、特发性尖端扭转型室速。维拉帕米对中止阵发性室上速奏效迅速,效果显著,为治疗室上速的首选药物。

维拉帕米用法用量:成人常用量,①口服,开始每次 40～80 mg,每天 3～4 次,按需要、耐受情况可逐日或逐周增加剂量,每天总量一般在 240～480 mg;②静脉注射,开始用 5 mg(或按 0.07～0.15 mg/kg),静注 2～3 分钟,如无效则 10～30 分钟后再注射一次;在老年患者,为减轻不良反应,上述剂量应经 3～4 分钟缓慢注入;③静脉滴注,每小时 5～10 mg,加入氯化钠注射液或 5% 葡萄糖注射液中静滴,每天总量不超过 50～100 mg。成人口服极量为每天 480 mg,分次服用。

维拉帕米小儿常用量:①口服,2 岁以下每次 20 mg,每天 2～3 次;2 岁以上每次 40～120 mg,每天 2～3 次,依年龄及反应而异;②静脉注射,新生儿至 1 周岁首剂按体重 0.1～0.2 mg/kg;1 岁至 15 岁首剂按体重 0.1～0.2 mg/kg,总量不超过 5 mg,2～3 分钟缓慢静注,心电图连续监护,必要时 30 min 后可再给一剂。

不良反应:多与维拉帕米剂量有关,常发生于剂量调整不当时。

心血管系统:心动过缓(每分钟 50 次以下),偶尔发展成 Ⅱ 或 Ⅲ 度房室传导阻滞及心脏停搏;维拉帕米可使预激综合征伴房颤或房扑者旁路传导加速,以致心率增快;还有心衰、低血压、下肢水肿。

神经系统:头晕、眩晕,偶可致肢体冷痛、麻木、烧灼感。

过敏反应:偶可发生,有恶心、头痛、关节痛、皮肤瘙痒、荨麻疹。

内分泌:偶可致血催乳激素水平升高、溢乳。

不良反应的治疗:一般不良反应可减量、停用。严重不良反应须紧急治疗,心动过缓、传导阻滞、心脏停搏,可静脉给予阿托品、异丙肾上腺素、去甲肾上腺素或人工心脏起搏器。心动过速发生在预激综合征者,可直流电转复,静注利多卡因、普鲁卡因胺。低血压可静脉给异丙肾上腺素、间羟胺、去甲肾上腺素。

下列情况应禁用:①心源性休克;②重度充血性心衰,除非继发于室上速而对该品有效者;③Ⅱ～Ⅲ度房室传导阻滞;④重度低血压,收缩压<90 mmHg;⑤病态窦房结综合征,除非已置入人工心脏起搏器;病态窦房结综合征、Ⅱ～Ⅲ度房室传导阻滞患者应用此药,可发生窦性心动过缓、窦性停搏、心脏阻滞、低血压、休克,甚至心脏停搏;⑥预激综合征伴旁路前传型折返性心动过速,特别是合并房颤、房扑者禁用,除非已置入人工心脏起搏器。不要用于异常通路传导伴有 QRS 增宽的过速性心律失常。肥厚性心肌病用此药可发生严重传导紊乱。肺高压症患者用此药可发生心脏停搏、猝死。

下列情况应慎用:①极度心动过缓;②心衰,给该品前须先用洋地黄、利尿剂控制心衰,中/重度心衰即肺毛细血管嵌压>20 mmHg,左心射血分数<20% 时,给维拉帕米可使病情恶化;③肝功能损害;④轻/中度低血压,维拉帕米的周围血管扩张作用,能加重低血压;⑤肾功能损害,肾功能不全者可引起维拉帕米中毒;支气管哮喘、肝功能不全者慎用。静脉推注速度不宜过快,否则可致心搏骤停。

药物相互作用:与降压药物合用时,须小心调整剂量,以免血压过低。不要饮酒。对房室传导、左心室收缩功能正常者,同时口服维拉帕米、β受体阻断剂,常不引起严重不良反应;若静脉给药,则两药必须相隔数小时;一般不宜合用,否则对心肌收缩、窦房结及房室结传导功能均会造成抑制。在密切观察下,口服洋地黄+口服或注射维拉帕米,一般不致引起严重不良反应,但两者均减慢房室传导、负性肌力,有相加作用,可致低血压;维拉帕米能使血地高辛水平升高、窦房结功能失调、房室传导阻滞,甚至导致心搏骤停,故须进行监护,及时发现房室传导阻滞、心动过缓。洋地黄中毒时不宜用该品静注,因可产生严重房室传导阻滞。该品可减少地高辛的肾清除,此作用与剂量有关,故两药合用时须减小地高辛剂量。给该品前 48 小时或后 24 小时内不宜给丙吡胺;两药均具负性肌力作用,可能引起房室传导阻滞、心动过缓,或增加预激综合征旁路的前向传导速度。蛋白结合力高的药物,因竞争结合血浆蛋白、使该品游离型血药水平升高,故合用时必须小心。因维拉帕米可抑制细胞色素 p450 酶,故可致卡马西平、环孢素、氨茶碱、奎尼丁、丙戊酸盐血药水平升高、毒性增加。

维拉帕米与奎尼丁合用,可引起低血压。维拉帕米与胺碘酮合用,可致显著的心动过缓或房室传导阻滞。用噻吗洛尔点眼并口服维拉帕米 160 mg 时,可发生心动过缓。维拉帕米与挥发性麻醉剂合用时,可加强该麻醉剂的负性肌力作用,可使氟烷麻醉时发生心脏停搏。单用地高辛、地高辛与奎尼丁/ 普萘洛尔/ 丙吡胺合用的患者,静注维拉帕米时可发生休克/心脏停搏。维拉帕米与茶碱合用时,可引起茶碱中毒。维拉帕米抑制卡马西平在肝内代谢,使卡马西平血水平升高,可出现神经毒性症状如头昏、恶心、共济失调、复视。治疗骨质疏松的钙盐及维生素 D_2,可对抗维拉帕米的抗心律失常作用。

单剂口服治疗或随身备用药物:对心动过速发作不频繁的患者,可备用单剂口服药物,心动过速发作时服用;这适用于心电图无 δ 波的患者。心动过速发作不频繁、血流动力学稳定的患者,可口服地尔硫䓬(120 mg)＋ 普萘洛尔(80 mg),约 80％患者在 2 小时内心动过速可终止。也可应用单剂氟卡尼终止室上速发作,但疗效常低于地尔硫䓬＋普萘洛尔。

(5)导管消融　旁路参与的心动过速的电生理检查、导管消融可同时完成。电生理检查能证实旁路存在、确定其传导特点及作用。旁路标测定位后,一般采用可操纵的导管消融;早期疗效为95％左右。导管消融左游离壁的成功率较高,复发率为 5％。旁路复发常能通过第 2 次导管消融解决。导管消融的并发症,主要与血管穿刺(如血肿、深静脉血栓形成、动脉穿孔、动-静脉瘘、气胸)、导管操作(如瓣膜损伤、微栓塞、冠状窦或心肌壁穿孔、冠状动脉撕裂、血栓形成) 或射频损伤(如房室传导阻滞、心肌穿孔、冠状动脉痉挛或堵塞、一过性缺血发作或脑血管意外)等相关。旁路导管消融中,与操作有关的死亡率为 0～0.2％;Ⅲ 度房室传导阻滞发生率为 0.2％～1.0％,多数发生于靠近房室连接处的间隔旁路消融中。心脏压塞的发生率为 0.1％～1.1％。

(6)无症状旁路传导患者的处理　也有无症状、有预激综合征心电图形的患者,电生理检查、导管消融对这类患者的治疗正在研究中。1/3 无症状患者,常在 40 岁后出现症状;大多数预后良好;有创电生理检查的阳性预测值较低。对高风险职业的患者,则必须予以导管消融治疗,如学校班车司机、飞行员、水下作业人员,这项推荐不应受电生理检查结果而改变。电生理检查对无症状预激综合征患者预测阳性事件的指标为:①能诱发房室折返性心动过速、房颤;②能检出多条旁路。电生理检查可发现高危险、能从导管消融中受益的患者;导管消融仅有 2％并发症风险。预激综合征患者特别是心律失常发作时血流动力学不稳定者,应把导管消融作为一线治疗。室上速发作不频繁、症状轻微、又没有证实有预激综合征者,可采用其他方法治疗。隐匿性旁路传导可按房室结折返性心动过速治疗。患者的选择,应是决定治疗的重要参考因素。

8. 房性心动过速

(1)局灶性房性心动过速(局灶性房速)　它是指起源于心房的某一局灶部位的规律性的心动过速,心房激动由该起源部位,向心房其他部位呈离心性传导,心房率每分钟 100～250 次,很少达每分钟 300 次。窦房结、房室结在房速的发生、维持中一般不起作用。

——临床表现:局灶性房速可呈短阵性、非持续性、阵发持续性、无休止性。短阵性、阵发持续性房速较多见,有数个心房波持续数分钟、数小时、数天后,可自行终止。短阵性发作的房速患者,症状较少,多需 Holter 记录诊断;持续性房速较少见。局灶性房速患者一般有良性临床过程;但无休止性房速,可导致心律失常性心肌病。成年局灶性房速患者,多有基础心脏疾病,也可见于正常心脏者。房速时常显示 1∶1 房室传导;伴有的房室传导阻滞多见于洋地黄过量、低血钾时。

——心电图诊断:局灶性房速时,心电图常表现为长 RPc 心动过速,即 Pc 波一般位于心房激动周长的后半段,但 Pc 波常由于落在前一个 QRS 波的 T 波上而变得不易识别。PR 间期的变化一般与房速频率相关。如出现房速伴房室传导阻滞,则可排除房室折返性心动过速,也不支持房室结折返性心动过速。在房速发作中,Pc 波之间常有等电位线,以此可与房扑鉴别(房扑时的心房波常无等电位线)。如心房率太快,或伴房内传导障碍,使 Pc 波宽大、等电位线消失时,则与房扑难以鉴别。即使房速时的心电图有清晰 Pc 波、等电位线,也不能完全排除大折返性房速,尤其当存在复杂的器质性心脏病、有先心病外科手术史时。

——心电图:12 导联心电图的房速时 Pc 波形态,多与窦性 P 波不同,因此根据局灶性房速时体表 Pc 波形态,可初步判定其起源部位。Pc 波在 Ⅰ 和 avL 导联呈负向,或 V1 导联呈正向,提示左房起源。下壁导联 Pc 波呈负向,提示激动呈由足向头部方向的传导;下壁导联 Pc 波呈正向,提示激动呈由头部向足方向的传导。起源于高位终末嵴或右上肺静脉房速的 Pc 波形态,可与窦性心律的 P 波形态相似;然而前者的 P 波在 V1 导联多呈正向。

——心内电生理诊断:它包括心内标测、刺激、激动拖带、消融治疗等,能诊断局灶性房速。心房激动从一个局灶点呈放射状传导,心内膜的激动不占据整个心房激动周期,为局灶性房速的显著特点。常规的心内电生理检查方法,可通过以下特征做出诊断:①在房速时,能标测到较体表心电图 Pc 波明显提前、比其他心房部位更早的局部最早心房激动点;②心房激动顺序,符合从该局部最早心房激动点、呈单一的放射状规律性传导;③在该局部行心房 S1 刺激,引发的激动顺序与房速时完全相同;④在局灶点行单点消融,可终止心动过速发作;⑤排除大折返机制的房速。

——起源部位与机制:心内标测表明,起源点多集中在某些特定区域,如右房起源点多从窦房结至房室结沿界嵴分布;而左房起源点常位于肺静脉、房间隔、二尖瓣环。引起局灶电活动的原因,有自律性过高、迟后除极引起触发活动、微折返。房速开始发作时,心房频率常逐渐增加;房速终止前,心房频率常逐渐降低,提示自律性异常可能是主要机制。洋地黄等可引起局灶性房速,特点是房速发作时常伴房室传导阻滞,心室率不太快。测定血清地高辛水平有助于诊断。

——治疗原则:局灶性房速的治疗有多种选择,但由于其临床定义和诊断常不够严格,目前缺乏大规模临床研究资料。有人报道,阵发性房速、无休止性房速药物治疗的效果常不理想。

——急性期治疗:①兴奋迷走神经的物理方法:偶尔有效,已很少应用。②静注腺苷类药物:可终止大多数的局灶性房速;部分患者应用后房速不终止,但会出现房室传导阻滞。③静脉给予 β 受体阻断剂、钙通道阻断剂后,小部分患者的房速可终止,或可通过抑制房室传导而降低心室率(效果常不明显)。④静脉给予 Ⅰa、Ⅰc 或 Ⅲ 类药物(索他洛尔、胺碘酮):部分患者可通过直接抑制异位灶自律性,延长动作电位时程,而终止房速发作。对没有心衰表现的患者,可考虑静脉给予 Ⅰa、Ⅰc 类药物;对心功能不好的患者,最好静脉应用胺碘酮。⑤心房起搏和电复律:对自律性房速,心房起搏可使心动过速出现一过性下降,但常不能终止心动过速。直流电复律对微折返、触发自律性引发的房速有效,因此对药物无效的患者,可试用电复律治疗。

——长期的药物治疗:在开始治疗前,要将这种房速与房室折返性心动过速、房室结折返性心动过速、其他类型的房速作鉴别。有人建议,可先用钙通道阻断剂、β 受体阻断剂,有效且不良反应较小;如这些药物无效,尝试 Ⅰa、Ⅰc 类药物(氟卡尼、普罗帕酮)＋ 房室结阻断剂,或用 Ⅲ 类药物(索他洛尔、胺碘酮),可能有效,但可能有不良反应,有促心律失常危险。由于房速多发生于有器质性心脏病的老人,因而用 Ⅰc 类药物时要慎重。

表 37-4　局灶性房速的治疗建议

临床状况	治疗建议	推荐类别	证据水平
急性期治疗			
复律			
血流动力学不稳定	直流电复律	I	B
血流动力学稳定	腺苷	IIa	C
	β受体阻断剂	IIa	B
	维拉帕米、地尔硫草	IIa	C
	普鲁卡因胺	IIa	C
	氟卡尼、普罗帕酮	IIa	C
	胺碘酮、索他洛尔	IIa	C
室率控制(排除	β受体阻断剂	I	C
洋地黄中毒)	维拉帕米、地尔硫草	I	C
	地高辛	IIb	C
预防性治疗			
反复发作症状性房速	导管消融	I	B
	β受体阻断剂、钙通道阻断剂	I	C
	丙吡胺	IIa	C
	氟卡尼、普罗帕酮	IIa	C
	胺碘酮、索他洛尔	IIa	C
症状性或无症状性	导管射频消融	I	B
无休止房速			
非持续性或无	不处理	I	C
症状性房速	导管射频消融	III	C

——导管射频消融治疗:不管机制如何,局灶性房速都可通过导管射频消融局灶起源点而根治,目前已经成为持续性房速、无休止房速的首选治疗方法,成功率为86%,复发率为8%。有人报道,左房起源的房速占18%,多灶起源的房速占10%,其余为右房房速。在有经验的医疗中心,导管射频消融治疗的严重并发症率为1%~2%,主要有心脏穿孔、膈神经损伤、窦房结功能障碍等。在房间隔、Koch 三角消融房速时,要避免损伤房室结。对药物无效的房速、无休止性房速,尤其在出现心律失常性心肌病时,导管射频消融是最佳治疗方法。

(2)多源性房速　它为一种不规律的房速,特点是 P 波形态多变(三种或三种以上)、频率不一、节律不整,有时不易与房扑鉴别。常见原因是肺部疾病、代谢/电解质的紊乱、洋地黄过量。抗心律失常药物很少有效,部分患者钙通道阻断剂有效。由于可存在严重的肺部疾病,常禁忌使用β受体阻断剂。治疗一般针对原发的肺部疾病,纠正电解质紊乱。慢性期治疗可应用非二氢吡啶类钙通道阻断剂,而电复律、抗心律失常药物、导管消融治疗等常无效。

9. 心房扑动

(1)峡部依赖性心房扑动　它是指快速而有规则的心房节律,频率每分钟250~350 次;系折返所致,折返环常占领心房大部分区域,称大折返性房速。下腔静脉至三尖瓣环间的峡部,常为典型房扑折返环的关键部位,称峡部依赖性房扑。围绕三尖瓣环呈逆钟向(左前斜位)折返的房扑最为常见,称典型房扑;心电图特征为 II、III、avF 导联上呈负向扑动波,V1 导联上的扑动波呈正向,移行至 V6 导联时呈负向扑动波。围绕三尖瓣环呈顺钟向折返的房扑较少见,称非典型房扑;心电图特征为II、III、avF 导联上呈正向扑动波,V1 导联上呈负向扑动波,移行至 V6 导联时呈正向扑动波。有时可有少见类型的心电图变化,只有在心脏电生理检查、起搏拖带峡部后,才能确定是否有峡部参与房扑折返形成。峡部依赖性房扑,有时可出现双波折返、低环折返现象。双波折返是指,两种房扑激动共用同一个典型房扑的折返路径,常为一过性,持续3~6 个 QRS 波后常可自行终止,少数情况下可演变成房颤。低环折返是指房扑通过界嵴围绕下腔静脉入口处折返。上述折返常可导致异常体表心电图变化,其心律失常仍是峡部依赖性,因此消融峡部有效。峡部依赖性房扑的激动,可在右房内围绕三尖瓣环折返;右房内的一些先天结构/功能性传导障碍区,可规定折返激动的径路。三尖瓣环可有激动传导的前阻滞带,而界嵴/上下腔静脉间部位可有功能性后阻滞带。

研究表明,Ⅰa 类抗心律失常药物,能减慢激动传导速度,延长房扑折返环的不应期,可终止房扑;Ⅰc 类抗心律失常药物,能抑制传导,减慢房扑频率;Ⅲ 类抗心律失常药物(如依布利特、多非利特、胺碘酮),能延长折返环的不应期而终止房扑;抗心律失常药物,常能提高快速心房起搏时房扑复律的效果。直流电复律能使整个心房同时发生去极化,这时心房的快速起搏,可使折返环产生双向阻滞,结果可终止房扑,因此直流电复律较有效。

(2)房扑的临床表现 房扑患者常有心悸、呼吸困难、乏力、胸痛等症状。有些房扑患者症状则较为隐匿,仅表现为活动时乏力。房扑可诱发、加重心功能不全。25%～35%房颤患者可发生房扑,症状常很明显。多数情况下,房扑显示 2∶1 房室传导,如房扑的频率为 300 次/分,则心室率为 150 次/分。有时房扑的扑动波也可以不规则下传,如发生 1∶1 房室传导,可导致严重症状。Ⅰc 类抗心律失常药物可减慢房扑时的心房率,但易引起 1∶1 房室传导,故应与抑制房室结的药物联用。房扑患者如合并有房室旁路,快速的心房率可经旁路前传,易危及生命。在心功能不全患者,房室同步、正常心率,能维持血流动力学稳定;患者一旦发生房扑,即使心室率不特别快,其血流动力学也会不稳定。未控制而心室率极快的房扑,长期发展后会导致心动过速性心肌病。先心病术后发生的房扑,常是血流动力学恶化的主要原因,出现房扑常提示预后不良。

(3)房扑的急性期治疗 房扑患者是否需要急诊处理取决于其临床表现;如有严重的血流动力学障碍、心衰,应立即行直流电复律;大多数房扑仅需 50J 即能成功转复为窦性心律。房扑复律也可选择经食管或心房电极快速起搏。(表 37-5)

表 37-5 房扑的急性期治疗建议

临床状况与目标	治疗建议	推荐类别	证据水平
难以耐受者			
复律	直流电复律	Ⅰ	C
室率控制	β受体阻断剂	Ⅱa	C
	维拉帕米或地尔硫草	Ⅱa	C
	洋地黄	Ⅱb	C
	胺碘酮	Ⅱb	C
血流动力学稳定者			
复律	心房或经食管起搏	Ⅰ	A
	直流电复律	Ⅰ	C
	依布利特	Ⅱa	A
	氟卡尼	Ⅱb	A
	普罗帕酮	Ⅱb	A
	索他洛尔	Ⅱb	C
	普鲁卡因胺	Ⅱb	A
	胺碘酮	Ⅱb	C
室率控制	地尔硫草或维拉帕米	Ⅰ	A
	β受体阻断剂	Ⅰ	C
	洋地黄	Ⅱb	C
	胺碘酮	Ⅱb	C

临床上多数患者房扑呈 2∶1 或高度房室传导阻滞,其血流动力学多较稳定,难以直流电复律时,可选择抑制房室结传导的药物,控制心室率。房扑持续时间超过 48 小时的患者,在采用电复

律前均应抗凝治疗。对考虑药物转复的患者应先控制心室率；Ｉc 类抗心律失常药物虽可减慢房扑频率，但却易引起 1：1 房室传导，能加快心室率，故应与抑制房室结的药物联用。在严重肺部疾病、心肺外科手术后、AMI 期间，约 60％患者可发生房扑，这些患者在恢复窦性心律后，常不需抗心律失常药物来维持治疗。

房扑的急诊处理选择包括如下几方面：

——房室结阻断剂：一些房室结阻断剂，常难有效控制房扑的心室率。静脉应用地尔硫草控制房扑心室率的疗效较差；主要不良反应为低血压（10％）。与地尔硫草比，静注维拉帕米控制房扑心室率的安全性、有效性相似，但出现症状性低血压较多。钙通道阻断剂减慢房扑心室率的效果，与静脉应用 β 受体阻断剂的效果相当。静注胺碘酮能迅速控制房扑心室率，疗效优于地高辛，但不如静注钙通道阻断剂、β 受体阻断剂；而后两者较难将房扑转复为窦性心律。

——急性静脉给药复律：

①静脉应用依布利特转复房扑成功率为 38％～76％，转复时间平均为 30 分钟；治疗组持续多形性室速的发生率为 1.2％～1.7％；非持续性室速（不需直流电复律）的发生率为 1.8％～6.7％；静脉应用伊布利特的疗效，明显优于索他洛尔、Ｉc 类抗心律失常药物。对有严重的器质性心脏病、QT 间期延长、有窦房结病变的房扑患者，不应给予依布利特治疗。

②静脉应用Ｉc 类抗心律失常药物：静注氟卡尼、普罗帕酮、维拉帕米的转复房扑成功率分别为 13％、40％、5％，不良反应包括 QRS 波增宽、眩晕、感觉异常。

③静脉应用索他洛尔（1.5 mm/kg）转复房颤、房扑的成功率，不如大剂量（2 mm）伊布利特，分别为 19％与 70％；一般其副作用主要有低血压、呼吸困难。

——急性非药物治疗：

①体外直流电复律：经胸直流电房扑转复成功率为 95％～100％，能量一般＜50 J（尤其是双相波复律时）；主要适用于心室率较快、伴血流动力学障碍的房扑患者。

②快速心房起搏：能有效终止房扑，成功率为 82％。心脏外科术后的房扑，常可经心房外膜起搏。一般快速心房起搏部位选择在高位右房，起搏频率以快于心房率每分钟 10～20 次开始，当起搏至心房夺获后，突然终止起搏，常可有效转复房扑为窦性心律；当起始频率起搏不能终止房扑时，在原来起搏频率基础上可每分钟再增加 10～20 次，必要时重复上述步骤。终止房扑较有效的起搏频率，一般为房扑频率的 120％～130％。若高位右房起搏不能终止房扑，则可更换起搏部位；或在快速心房起搏基础上，再增加期前刺激，一些新型起搏器能完成这一技术。一些研究证实，经食管起搏也常有效。给予抗心律失常药物如普鲁卡因胺、伊布利特、普罗帕酮，可有助于提高快速心房起搏时的房扑转复成功率。快速心房起搏时，在房扑转复为窦性心律前，可出现一段时间房颤。

——房扑的慢性期治疗：

①Ｉc 类抗心律失常药物：氟卡尼治疗房扑的长期有效率为 50％；但Ｉc 类治疗时，须与 β 受体阻断剂、钙通道阻断剂联用，防止Ｉc 类药物引起 1：1 房室传导。（表 37-6）

表 37-6　房扑的远期治疗建议

临床状况	治疗建议	推荐类别	证据水平
首次发作、良好耐受者	直流电复律	Ⅰ	B
	导管消融	Ⅱa	B
复发、良好耐受者	导管消融	Ⅰ	B
	多非利特	Ⅱa	C
	胺碘酮、索他洛尔、氟卡尼	Ⅱb	C
	奎尼丁、普罗帕酮	Ⅱb	C
复发、难以耐受者	导管消融	Ⅰ	B

临床状况	治疗建议	推荐类别	证据水平
Ⅰc 类或胺碘酮治疗房颤后发生房扑	导管消融	Ⅰ	B
药物无效、有症状的	停用原药、换其他药物	Ⅱa	C
非峡部依赖性房扑	导管消融	Ⅱa	B

②Ⅲ类抗心律失常药物:有人报道,口服大剂量的多非利特(每次500mg、每天2次)后,房扑组维持窦性心律在350天者达73%,而房颤组为40%。多非利特的禁忌证为血肌酐清除率每分钟<20ml、低血钾、低血镁、QT间期延长。

——房扑的抗凝治疗:新近观察显示,房扑的栓塞发生率为1.7%～7.0%。未经充分抗凝的房扑患者,直流电复律后血栓栓塞风险为2.2%,而房颤组为5.0%～7.0%。房颤的抗凝治疗指南也适用于房扑。在下列情况下能考虑心律转复(包括电复律、药物复律、导管消融):患者抗凝治疗达标(INR值为2.0～3.0)、房扑持续时间少于48小时、经食管超声未发现心房血栓、食管超声检查阴性。

——导管消融治疗:在三尖瓣环、下腔静脉入口之间的峡部消融,能阻断房扑折返环路而治愈房扑;以消融峡部造成双向阻滞为标准,房扑消融成功率为90%～100%。经普罗帕酮、氟卡尼、胺碘酮治疗的房颤患者中,15%～20%发生房扑。峡部消融后持续给予抗心律失常药物,房扑发生率会降低。峡部依赖性房扑成功消融后,其房颤复发率取决于消融前房颤的情况。有人对单纯房扑患者消融后随访18个月,发现房颤复发率为8%;房扑并房颤、以房扑为主的患者,房颤复发率为38%;房扑并房颤、以房颤为主的患者,房颤复发率为86%;提示导管消融治疗单纯房扑、以房扑为主要心律失常的患者疗效较好。

(2)非峡部依赖性房扑　非峡部依赖性房扑较少见,多与心房瘢痕相关。心脏手术累及心房,是非峡部依赖性房扑的常见原因,称为损伤相关性房扑。峡部依赖性房扑与损伤相关性房扑并存时,易导致多折返现象;心电图上的房扑波形,与单纯峡部依赖性房扑的不完全相同,有些患者的心电图P波较难辨认,可能与心房肌有大量瘢痕相关,确诊须依靠心内膜标测。消融非峡部依赖性房扑的难度,常大于峡部依赖性房扑。如房扑患者有先心病手术史,则应怀疑为非峡部依赖性房扑。峡部依赖性房扑,可出现在心房外科手术前,也可与损伤相关性房扑并存。消融成功与否,关键在于识别折返环的关键部位。房缺修补术的右房手术切口,可能引发成年人损伤相关性房扑;手术切口常在右房侧壁,折返激动常围绕该切口瘢痕折返。沿瘢痕下缘到下腔静脉口间行线形消融,或沿瘢痕上缘到上腔静脉口间行线形消融,常可阻断折返环,但实施时有一定难度。房扑发生在左房较少,导管消融治疗可能有效,但要进一步研究。

(3)特殊情况下的房扑治疗　房颤是二尖瓣术后最常见的心律失常,发生率可高达20%～50%。房扑也常发生在心脏外科手术后,致病因素有心包炎、自主神经张力变化、心房肌缺血等。心脏外科手术后,心房电极常暂要留置一段时间,以便用于快速心房起搏转复房扑。若电刺激转复无效,可应用抗心律失常药物。有人报道静注伊布利特对101例心脏术后发生房扑的转复成功率为78%,房扑合并房颤患者的转复成功率为44%。伊布利特引发多形性室速的发生率为1.8%,常在静脉推注后数分钟内发生。房扑也可发生于慢性肺部疾病、急性肺炎、AMI、肺科手术后。房室结阻断剂、静注胺碘酮可控制心室率。若房扑伴严重慢性心衰、低血压,应立即行直流电复律。

10. 特殊情况下的室上性心律失常

(1)妊娠并发室上性心律失常　约50%妊娠妇女可有房性早搏,常为良性、能耐受。妊娠期间的持续性心律失常较少见,阵发性室上速发作症状加重者约占20%。常用的抗心律失常药物,可不同程度透过胎盘屏障,因此须考虑药物对胎儿的不良作用。抗心律失常药物致畸危险,常发生于妊娠的前 8 周内；但妊娠后期，抗心律失常药物也可引起不良作用。妊娠时心排量、血容量增加，血清蛋白水平降低，胃分泌、胃动力、肝脏酶活性等改变，均可影响药物的吸收、生物利用度、排出，在妊娠不同阶段须仔细监测，调整剂量。

由于缺乏研究报道，故所有抗心律失常药物，都应视为可能对胎儿有一定毒性，应尽可能避免使用，尤其在妊娠前 3 个月内。对症状轻、无结构性心脏病者，应以劝慰为主，仅在症状难以忍受、心动过速引起血流动力学障碍时，才予抗心律失常药干预。对怀孕前已有症状性室上速发作的妇女，应尽可能在怀孕前做导管消融治疗；对已怀孕而药物治疗无效、难以耐受、症状性发作的患者，必要时可在妊娠中期（第 4～6 个月）做上述治疗。

——房室结依赖性心动过速的急性转复：一般先用迷走神经刺激方法，如无效，可行静脉给予腺苷治疗，常较安全。如腺苷无效，可静注普萘洛尔或美托洛尔。静注维拉帕米可引起母体低血压、胎儿供血减少。直流电复律在妊娠各阶段都较安全，必要时可应用。

——预防性抗心律失常药物治疗

地高辛、β 受体阻断剂（普萘洛尔、美托洛尔）为一线药物、较安全，但最好不要在前 3 个月内使用，以免引起宫内生长迟缓等。洋地黄类可安全用于妊娠妇女，但其疗效较不确切。选择性 β_1 受体阻断剂，可能较少引发周围血管扩张、子宫松弛。以上药物无效时，可用索他洛尔、氟卡尼、普罗帕酮等治疗，但经验有限。奎尼丁耐受性尚好，但在个别患者中能引发胎儿血小板减少、神经毒性。普鲁卡因胺相对安全，短期治疗耐受性好。胺碘酮应严格限制，在对其他药物无效、有威胁生命的心律失常时才应用。（表 37 - 7）

表 37 - 7　妊娠时室上速的治疗建议

目标	治疗建议	推荐类别	证据水平
急性转复	迷走刺激法	I	C
	腺苷	I	C
	直流电复律	I	C
	美托洛尔、普萘洛尔	IIa	C
	维拉帕米	IIb	C
预防治疗	地高辛	I	C
	美托洛尔	I	B
	普萘洛尔	IIa	B
	索他洛尔、氟卡尼	IIa	C
	奎尼丁、普罗帕酮、维拉帕米	IIb	C
	普鲁卡因胺	IIb	B
	导管消融	IIb	C
	阿替洛尔	III	B
	胺碘酮	III	C

（2）成人先心病合并室上速　随着先心病存活到成年人的数量逐渐增加，室上速发生率上升；这类患者如没进行矫形手术，由于心房充盈压增加，可出现心律失常（房扑、房颤）。心房外科手术后，也易导致术后切口相关性房扑。

——房缺：成人房缺未修补时，房颤、房扑的发生率约为 20%，其中房颤占大部分，发生率随患者年龄增加而升高。房缺患者的肺循环血流/体循环血流 >1.5 或伴有症状者，在 40 岁前接受外科手术、经皮封堵，可减少房性心律失常；但 40 岁以后者常无效。患者如没有手术，异常激动经界嵴传导至峡部，可引起房扑，导管消融有效；根据血流动力学的标准、房缺封堵不是最佳适应证时，应选择导管消融；如适合房缺封堵、有房扑时，应考虑外科手术前进行电生理检查、导管消融，或在手术中行峡部导管消融。外科房缺修补后的患者，房扑可以是峡部依赖性、非峡部依赖性（切口瘢痕所致），两者单独发生或共存时，处理方法如前述。非峡部依赖的机制引起的房扑，适合导管消融。

——大血管异位：大血管异位采用 Mustard 法、Senning 法修补房缺时，手术范围较广，较易损伤窦房结。有人研究 478 例房缺患者，发现 Mustard 修补后，围手术期的房扑发生率为 14％，异位房扑发生率为 1％，20 年后房扑发生率为 24％。

——Fallot 四联症：它修补时的心房切口，后期可引起切口相关性房扑；有人随访 35 年发现，10％出现房扑，11％出现持续室速，8％突然死亡；窦性节律时、室上速伴差异传导时，心电图大多显示右束支传导阻滞型。有右室流出道、圆锥的间隔部折返时，可引起室速；多数室速的心电图为左束支传导阻滞型，25％为右束支传导阻滞型，因此用右束支传导阻滞图形区分室速、室上速常不可靠。

——Ebstein 畸形：其中的 25％合并房室旁道、房束支旁道，也可合并右侧旁道、多个旁道。房室旁道折返性心动过速、房扑、房颤、异位房速较常见；虽心电图常有右束支传导阻滞，但在有右侧旁道时，心室预激综合征常可抑制右束支传导阻滞的特征表现，可出现前向房室旁道折返性心动过速伴右束支传导阻滞图形；终止心动过速后、恢复窦性心律时，有时可出现右侧旁道引起的预激综合征心电图形。伴左束支传导阻滞的心动过速，是由于逆向房室旁道折返性心动过速、房速、房扑，经旁道下传所致。房缺有轻度畸形时，可不产生症状。而三尖瓣反流、有大的房缺时，会引起发绀、血流动力学障碍，并因心律失常而恶化。基于畸形、心律失常的严重程度，一些室上速患者会有发绀、甚至死亡。当旁路存在时，房颤、房扑患者快速心室率时也会引起猝死。Ebstein 畸形有血流动力学明显变化时，应行手术矫正；如伴室上性心律失常，外科手术治疗时要配合进行围手术期电生理评价、心律失常处理；较佳选择为手术前导管消融、外科手术切断旁道。畸形存在、多个旁路共存，可增加标测、消融的难度；一般儿童导管消融近期成功率为 75％～89％，晚期再发率为 32％。

——Fontan 修补术：与 Fontan 手术切口相关的房扑、房颤的发生率可达 57％，发生率与修补方式相关。房性心律失常会引起血流动力学恶化、心衰。一般导管消融效果良好，但有多个折返通道时，导管消融难度增加，建议由有经验的专家完成。切口相关的房扑、房颤的导管消融成功率较低，首次导管消融后的复发率较高，应用受限制。（表 37 - 8）

表 37 - 8　成人先心病患者室上速的治疗建议

临床状况	治疗建议	推荐类别	证据水平
抗心律失常药无效并有症状 已修补房缺	导管消融	I	C
大血管移位的 Mustard 或 Senning 修补	导管消融	I	C
未修补、无症状房缺，无意 义的血流动力学障碍	封闭房缺、防治心律失常	III	C
未修补、有血流动力学 障碍的房缺伴房扑	封闭房缺、峡部消融	I	C
阵发性室上速合并 Ebstein 畸形， 血流动力学改变需外科修补	外科手术时消融旁道	I	C

室上速多为非致命性，发生率较高，有复发倾向，治疗较难，能使患者生活质量、工作能力下降，心功能恶化，基础心脏病加重。因此规范室上速的治疗，以提高治疗水平，实属必要。

（王爱玲　王　芳　王　静）

进一步的参考文献

[1] BUI AL. Epidemiology and risk profile of heart failure[J]. Nat Rev Cardiol,2011,8(1):30-41.

[2] GRACE AA. Systems biology and cardiac arrhythmias[J]. Lancet,2012,380(9852):1498-1508.

[3] TESTER DJ. Genetics of long QT syndrome[J]. Methodist Debakey Cardiovasc J,2014,10(1):29-33.

第三十八章　美国心脏节律异常装置治疗

美国心脏病学会/美国心脏协会/美国心律协会（ACC/AHA/HRS）2008 年心脏节律异常装置治疗指南,着重探讨埋藏式心律转复除颤器(ICD)、心脏再同步化治疗(CRT)、联合有除颤功能的心脏再同步化治疗(CRT-D)的适应证、生理性起搏,强调优化起搏参数,尽量减少右室心尖部起搏,对临床有重要意义。

一、生理性起搏的新内容

一些指南认为,右心室心尖部(RVA)是心室电极常置入的部位,然而心脏电生理学研究显示,右心室心尖部起搏脉冲发放后,激动能从心尖部传向心底部、激动能从右侧传向左侧,这种激动传导模式与正常顺序相反,会使心室间、心室内的收缩失同步。长期右心室心尖部起搏,会使心肌对起搏后的收缩不同步,形成适应不良,心肌的代谢/功能改变、心肌重构,交感神经系统激活,心肌细胞内儿茶酚胺水平升高,能进一步加剧收缩不同步,使心肌可出现不良适应等,引起心功能下降,对心功能不佳的患者影响较大。对病态窦房结综合征患者,优化起搏参数、减少不必要的右心室起搏,非常必要。

二、埋藏式心律转复除颤器适应证

1. Ⅰ类推荐

Ⅰ类推荐的适应证为:非可逆性原因引起的室颤、血流动力学不稳定的持续室速导致的心脏骤停(A 级证据);器质性心脏病的自发持续性室性心动过速,无论血流动力学是否稳定(B 级证据);原因不明的晕厥,在心电生理检查时,能诱发有显著血流动力学改变的持续室速或室颤(B 级证据);心肌梗死所致左心室射血分数<35%,心肌梗死后 40 天以上,NYHA 心功能Ⅰ级(A 级证据);NYHA 心功能Ⅱ或Ⅲ级,左心室射血分数<35%的非缺血性心肌病患者(B 级证据);心肌梗死所致左心室射血分数<35%,心肌梗死 40 天以上,NYHA 心功能Ⅰ级(A 级证据);心肌梗死后非持续室速,左心室射血分数<40%,且心电生理检查能诱发出室颤或持续室速(B 级证据)。

2. Ⅱa 类推荐

Ⅱa 类推荐的适应证为:原因不明的晕厥,伴有显著左心室功能障碍的非缺血性扩张型心肌病(C 级证据);心室功能正常或接近正常的持续性室速(C 级证据);肥厚型心肌病,有一项以上的心脏性猝死(SCD)主要危险因素(C 级证据);致心律失常性右心室发育不良/心肌病,有一项以上心脏性猝死主要危险因素(C 级证据);服用 β 受体阻断剂期间发生晕厥/室速的长 QT 综合征患者(B 级证据);在院外等待心脏移植的患者(C 级证据);有晕厥史的 Brugada 综合征患者(C 级证据);有明确室速记录但没有引起心脏骤停的 Brugada 综合征患者(C 级证据);儿茶酚胺敏感性室速,服用 β 受体阻断剂后仍出现晕厥/室速(C 级证据);心脏结节病、巨细胞性心肌炎、Chagas 病(C 级证据)。

3. Ⅱb 类推荐

Ⅱb 类推荐的适应证为:非缺血性扩张型心肌病,左心室射血分数 ≤35%,NYHA 心功能Ⅰ级(C 级证据);有 SCD 危险因素的长 QT 综合征患者(B 级证据);有晕厥和严重器质性心脏病,侵入性和非侵入性检查不能明确原因者(C 级证据);有猝死史的家族性心肌病患者(C 级证据);左心室致密化不全患者(C 级证据)。

4. Ⅲ 类推荐

Ⅲ类推荐的适应证为：即使符合上述Ⅰ、Ⅱa 和Ⅱb 类适应证，但预期寿命短于 1 年(C 级证据)；无休止的室速或室颤(C 级证据)；存在明显的精神疾病，可能被器械置入术加重，或是不能进行系统的随访(C 级证据)；没条件行心脏移植或 CRTD 治疗，药物难以控制的 NYHA 心功能 Ⅲ 级的心衰患者(C 级证据)；原因不明的晕厥，既没有可诱发的室性快速性心律失常，也不合并器质性心脏病者(C 级证据)；合并预激综合征的房性心律失常、右心室/左心室流出道室速、特发性室速、无器质性心脏病的分支相关性室速，经手术或导管消融可治愈者(C 级证据)；没有器质性心脏病，由完全可逆病因导致的室性快速性心律失常(如电解质紊乱、药物、创伤)(B 级证据)。

三、一些指南对埋藏式心律转复除颤器适应证的更新

1. 一些指南更强调 ICD 在一级预防的地位

在Ⅰ类适应证中，一些指南新增 3 条适应证，主要针对心衰患者猝死的一级预防；放宽了缺血性/非缺血性心肌病患者的 ICD 治疗适用条件，尤其是将适用人群即心肌梗死后左心室射血分数下降者，升级为Ⅰ类适应证。

2. ICD 一级预防的左心室射血分数标准

在不同临床情况下，ICD 一级预防的左心室射血分数标准可有不同(30%、35%、40%)。一些指南建议，左心室射血分数要尽量用其最合适、最准确的测定方法来评估。

3. 强调做好 ICD 置入前工作

应进行独立的危险因素评估、危险分层，考虑患者的治疗意愿。

4. 一/二级预防

因心脏性猝死的一级预防、二级预防内容存在重叠，故常把 ICD 一级预防、二级预防合并处理。

5. 特定人群的 ICD 置入指征

一些指南阐述了离子通道病、特定人群的 ICD 置入指征，包括 LQTs、致心律失常性右心室心肌病(ARVD/C)、左心室致密化不全、心电生理异常性疾病(特发性室颤、短 QT 综合征、Brugada 综合征、儿茶酚胺敏感性多形性室速)、特发性室速、严重心衰、心脏移植后等。

6. 一级预防时的注意点

强调 ICD 应用于心脏性猝死一级预防时，仅适用于已接受理想的药物治疗且生活质量良好下预期存活时间 >1 年的患者。

7. 心脏再同步化治疗适应证

(1)Ⅰ类推荐　Ⅰ类推荐适应证为：最佳药物治疗基础上 NYHA 心功能 Ⅲ 级或 Ⅳ 级的心衰患者；符合左心室射血分数 ≤35%、QRS 时限≥120 毫秒、窦性心律者；应置入有/无 ICD 功能的心脏再同步治疗(CRT)(A 级证据)。

(2)Ⅱa 类推荐　Ⅱa 类推荐适应证为：最佳药物治疗基础上 NYHA 心功能 Ⅲ 级 Ⅳ 级的心衰患者；符合左心室射血分数 ≤35%、QRS 时限≥120 毫秒的房颤患者；可考虑置入有/无 ICD 功能的 CRT(B 级证据)。最佳药物治疗基础上左心室射血分数 ≤35%、NYHA 心功能 Ⅲ 级 Ⅳ 级的心衰患者，若长期依赖心室起搏，接受 CRT 治疗是合理的(C 级证据)。

(3)Ⅱb 类推荐　Ⅱb 类推荐适应证为：最佳药物治疗基础上左心室射血分数 ≤35%、NYHA 心功能Ⅰ或Ⅱ级的心衰患者，在置入永久起搏器或埋藏式心律转复除颤器时，若预期需长期心室起搏，可考虑置入 CRT(C 级证据)。

(4)Ⅲ 类推荐　CRT 不适用于虽伴随左心室射血分数降低、但无其他起搏适应证的无症状性

心衰竭患者(B 级证据);CRT 不适用于合并其他慢性非心脏疾患导致功能状态和预期寿命有限的患者(C 级证据)。

四、一些指南对埋藏式心律转复除颤器适应证的最新更新

一些指南升级了心脏再同步化治疗应用于治疗充血性心衰的适应证;埋藏式心律转复除颤器(ICD),能改善充血性心衰患者的心功能、生活质量,能降低死亡率;一些指南将心功能不全、左心室射血分数下降、QRS 时限延长的患者,列为 ICD 治疗的Ⅰ类适应证,提高了 ICD 的治疗地位。指南强调患者为窦性心律者。

(1)ICD 的Ⅱa 类适应证 房颤患者和起搏依赖患者中,重度心衰的房颤发生率为 25%～50%,ICD 主要应用于窦性心律的患者,很少应用于合并房颤的患者,原因为:一是合并房颤的心衰患者常高龄,合并其他疾病概率较高、预后不佳;二是多需先行房室结消融治疗房颤;三是难以确切评价独立于心室率控制之外的 ICD 疗效。2008 年节律异常指南强调,对房颤患者,若满足左心室射血分数、心功能、QRS 指标,仍可考虑置入 ICD,提高了 ICD 在房颤治疗中的地位。对起搏依赖且心功能已明显受损者,亦推荐直接置入 ICD,扩大了 ICD 的适应人群;不建议双腔起搏,因部分患者在置入双腔起搏器后,可出现心功能恶化。

(2)重视心衰患者预防猝死 一些指南强调,当充血性心衰患者有置入起搏器(不管单腔、双腔、双室)和 ICD 的双重指征时,整合应用有 ICD 和 CRT 功能的器械、给予恰当的程控是必要的,可减少猝死发生率。不再要求患者满足 CRT 治疗适应证同时必须满足 ICD 的Ⅰ类适应证。埋藏式心律转复除颤器(ICD)于 1980 年植入人体、应用于临床 30 多年来,ICD 技术不断进步。大规模试验证实,ICD 可终止恶性心律失常,减少心脏性猝死(SCD),可用于 SCD 的一级/二级预防。

(3)传统经静脉 ICD 的缺陷 传统经静脉 ICD(T－ICD)使用网状心外膜除颤电极,须经开胸手术缝在心外膜上,围术期并发症发生率较高,开胸造成的创伤是心外膜电极的弊端。目前大多数 ICD 都用经静脉电极导线系统,通过外周静脉,将电极导线置入右心室,减少手术创伤、手术并发症、术中死亡率,患者易接受,推动了 ICD 的普及;但目前 ICD 依然存在不足:①手术需要在 X 线透视下完成,电极导线的置入对术者的技术要求较高;②患者如无合适的外周静脉途径,可导致置入失败;③围术期并发症和长期并发症的发生率约为 3.7%,其中严重并发症约为 1.5%,包括住院死亡、心搏骤停、心脏穿孔、心脏瓣膜损伤、冠状静脉夹层、血胸、气胸、深静脉炎、短暂性脑缺血发作、脑卒中、心肌梗死、心脏压塞、动静脉瘘等;④ICD 电极导线故障率较高,其 5 年、8 年的有效率分别为 85%、65%;导线故障率会逐年增加,使用 10 年的电极导线,故障年发生率可高达 20%,其中导线绝缘层问题占 56%,导线断裂占 12%。电极导线故障一旦发生,常需要拔除电极导线,面临很高的手术风险。

(4)全皮下 ICD 的组成、工作原理和置入过程 全皮下 ICD(S－ICD)可避免与血管/心脏直接接触,并发症减少;主要由脉冲发生器、皮下电极导线构成;脉冲发生器寿命约 5 年;可自动选择最佳感知向量,以获取 QRS 波、T 波的形态;有更高的分辨率,有利于通过形态学分析来识别心脏节律;它以心动过速发作时的频率为指标,当频率满足要求时,先进行心律失常鉴别,以避免不恰当放电;然后电容器充电准备除颤。

目前的算法包括同步进行的三个程序:①将窦性心律时的 QRS 波储存,心动过速时的 QRS 波与之比较,相似度超过 50%,考虑为房性心动过速(房速);②逐跳分析 QRS 波形态,如为多形性 QRS 波,考虑为室性心动过速(室速);单形性 QRS 波则进一步分析;③根据窦性心律时 QRS 波的宽度,评价心动过速时 QRS 波的宽度;单形性的宽 QRS 波考虑为室速,窄 QRS 波则考虑为房速。S－ICD 对每次事件可提供最多 5 次电击治疗,每次固定释放 80J 的双相波除颤能量。一次除颤失败后,S－ICD 会自动反转极性进行再次除颤。电击前会对心律失常进行再次确认,避免错误的放

电治疗。电击除颤后，如果检测到＞3.5秒的停搏，S-ICD可提供最长30秒的起搏保护，频率为每分钟50次，输出200mA，脉宽7.5毫秒。S-ICD的大部分参数都是自动设置，主要可程控参数见表38-1。

表 38-1　全皮下植入式转复除颤器主要可程控参数

项目	相关操作
除颤治疗	关闭，打开
电击区	170～250次/分，以10次/分调整
条件电击区	关闭，打开（170～240次/分，至少低于电击区10次/分）
除颤后起搏	关闭，打开（按需启动，频率50次/分，最长30秒）
诱颤方式	1～10秒（50 Hz/200 mA）
除颤能量	10～80 J，以5 J调整（仅在手动除颤或除颤测试时可选择）
每次事件放电次数	最多5次

S-ICD置入时不需要X线照射；一般置入在左胸第六肋间水平、腋前线与腋中线之间的皮下囊袋中。通过两个胸骨旁切口，将皮下电极导线置入胸骨左缘、平行于胸骨中线，头端电极位于胸骨角水平，环状电极位于剑突水平。使用导线工具、经皮下隧道，将导线置入到位并固定，尾端与脉冲发生器连接。以65 J能量进行除颤阈值测试，整个手术时间约1小时。

五、全皮下 ICD 的临床应用现状

2010年有人发表了S-ICD的临床研究结果，研究了除颤线圈电极和脉冲发生器的空间位置关系对除颤阈值的影响，结果显示，4种不同空间位置关系的除颤阈值，差异无统计学意义。脉冲发生器除颤阈值最小（32.5 J），目前常采用这种置入方式。S-ICD的除颤阈值，常显著高于T-ICD（36.6 J∶11.1 J，$P<0.001$）。S-ICD室颤正确识别率、转复成功率都为100%，它能正确鉴别出心率每分钟＞170次的房速。随访180天时，92%患者无装置、操作相关的并发症、不恰当放电。术后30天、360天时的无并发症率分别为97%、94%。2009年欧盟批准了S-ICD的临床应用，认为较有效、安全。2012年美国批准S-ICD应用于临床。

但S-ICD也有缺陷：无心动过缓起搏功能，因此不适合具有起搏、心脏再同步化治疗的适应证的患者。无抗心动过速起搏（ATP）功能，缺乏无痛性治疗措施，不适用于存在单形性室速、能被ATP终止的患者。皮下感知电极虽然有利于更好地识别心脏节律，但存在过度感知的可能，可导致不恰当放电；它除颤阈值较高，需要更大容量电池支持，目前一般的S-ICD大而重；脉冲发生器预计寿命相对较短，而实际寿命目前尚不清楚。

目前S-ICD适用于大部分有ICD置入适应证的患者，尤其是无合适的外周静脉通路、置入T-ICD发生感染、需要移除整个装置的患者。对年轻、体力活动较多的患者，对原发性心电疾病、先天性结构性心脏病的患者，S-ICD也是合适的选择；其禁忌证包括：症状性心动过缓需要起搏治疗的患者、有CRT适应证的患者、存在反复单形性室速且能被ATP终止者、室速频率低于每分钟170次的患者。

六、对心脏再同步化治疗无应答的新认识

心脏再同步化治疗（CRT）在终末期心衰治疗中的地位日益提高，适应证不断扩大，NYHA心功能Ⅰ、Ⅱ级已是治疗指证。但20%～30%患者在安装CRT治疗器后，效果不明显，称为CRT无应答，已成为目前研究的热点之一。

(1)CRT无应答的原因　生物学的多样性，使CRT治疗时常无法100%应答。血流动力学不

稳定,呼吸困难,心功能症状改善不明显,心室重塑未逆转,左心室收缩末期容积减少(ESV)不＞10％;可能使 CRT 表现为无应答。

（2）CRT 无应答的预测　心衰、QRS 时限 120～140 毫秒、完全右束支传导阻滞（RBBB）、瘢痕组织量大等,可能是 CRT 无应答的预测因素。

七、埋藏式心脏除颤器患者频繁电击的原因

有人探讨应用埋藏式心脏除颤器（ICD）的 80 例患者出现频繁放电的原因及处理方法,发现原因包括:室速反复发作、心功能不良、除颤阈值升高电击无效、对频繁发作的短阵室速/室上性心律失常的错误识别、电极损坏错误感知、QRS/T 波双计数等。室速反复发作是导致 ICD 术后频繁放电的最常见原因。频繁放电的处理方法包括:调整室速与室上速鉴别流程,增加室速判定心搏数目,充分利用 ICD 的起搏功能;联用抗心律失常药物,尤其是美托洛尔＋胺碘酮,可降低除颤阈值、有效减少急性室速反复发作。

经 ICD 参数优化、抗心律失常药物治疗后,可在保障患者安全的同时明显减少 ICD 电击。对高度紧张的患者,镇静药物、抗抑郁症药物有帮助,可减少其心律失常的发作。对室上速错误识别时,可在保证血流动力学稳定的情况下,设定较高的判定数目、识别心率,这样可最大程度避免室上速错误识别。

（王　芳）

进一步的参考文献

[1] PEACOCK J. Psychological distress and arrhythmia: risk prediction and potential modifiers[J]. Prog Cardiovasc Dis,2013,55(6):582-589.

[2] GRACE AA. Systems biology and cardiac arrhythmias[J]. Lancet,2012,380(9852):1498-1508.

[3] TESTER DJ. Genetics of long QT syndrome[J]. Methodist Debakey Cardiovasc J,2014,10(1):29-33.

[4] GEORGE AL. Molecular and genetic basis of sudden cardiac death[J]. J ClinInvest,2013,123(1):75-83.

[5] KIM GH. MicroRNA regulation of cardiac conduction and arrhythmias[J]. Transl Res,2013,161(5):381-392.

第三十九章　心律失常治疗基础进展

心脏电信号传导的基础,主要是心肌细胞膜离子通道电流及其调控因素、影响因素。心肌细胞钠离子/钾离子/钙离子/氯离子等通道的开关保持平衡、活动有序,缝隙连接通道等的功能正常,与心脏心律正常相关。一些心律失常易感因素,可通过影响这些离子通道、缝隙连接通道等的功能,引发离子通道开关间的平衡失调、缝隙连接通道等功能异常,导致心肌细胞电信号传导紊乱,能诱发各种心律失常的发生。钠离子/钾离子/钙离子/氯离子通道的开关区、缝隙连接通道等,也是抗心律失常药物作用的靶。

心律失常指心电冲动频率、节律、起源部位、传导速度、兴奋次序等异常,有兴奋-传导-收缩过程障碍、顺序性/协调性障碍;按发生原因,心律失常一般可分为:

——冲动形成异常,如窦性心律失常;异位心律(包括被动性异位心律,如逸搏心律;主动性异位心律,如期前收缩、阵发性心动过速、房扑、房颤、室速、室颤)。

——冲动传导异常,如生理性干扰、房室分离、病理性传导异常(包括各种传导阻滞)、房室间传导途径异常(如预激综合征)等。心率过快或过慢时,能减少心脏排血量,可危及生命。

缺血性心脏病是诱发室速、室颤等的主要原因,约占室速、室颤发生原因的65%。心衰是恶性心律失常发生的重要原因,近80%严重心衰患者存在室速、室颤。房颤是最常见的持续性心律失常,可引起血栓栓塞性疾病,增加患者的死亡率,可使中风危险升高4~5倍。调查发现,我国房颤标化后的患病率为0.81%,男性房颤患病率高于女性(0.9%︰0.7%);目前中国房颤患者在800万以上,而且随着人口的老龄化,这一数字将继续上升,危害将进一步加重;房颤占同期心血管住院患者的比例有逐年上升趋势。

在心血管系统疾病中,重症心律失常可加重原有心脏疾病,加快心力衰竭(心衰)进展,可导致患者突然死亡,严重威胁人类健康。据统计,中国每年约60万人死于心源性猝死,其中90%以上由室速、室颤、房颤等恶性心律失常所致。目前美国每年约39万人死于恶性心律失常。

心律失常的治疗方式有药物治疗和非药物治疗(如起搏器、电复律、导管消融、手术等)。对窦性心动过缓、窦性停搏,可用阿托品、异丙肾上腺素、起搏器等治疗;对窦房传导阻滞、病态窦房结综合征,可用起搏器等治疗。目前抗心律失常药物的总体有效率只有30%~60%,目前应深入研究心律失常发生发展的机制,寻找新的作用靶点,为其防治提供坚实的理论基础。

一、正常心脏电生理特性

正常心脏电生理活动、动作电位活动的协调,主要取决于各种离子通道的电流协调。按动作电位特征,心脏细胞可分为快/慢反应细胞;两类细胞的动作电位时程中,参与的离子通道电流、动作电位特征常不同。

快反应细胞:包括心房肌细胞、心室肌细胞、浦肯野细胞,其动作电位0相细胞膜去极化由电压门控钠离子通道开放后的钠离子内流介导,膜去极化速度较快,膜电位升幅较大,可引发多种离子如钙离子流入细胞。以浦肯野细胞为代表的快反应细胞,其动作电位时程参与的离子电流见图39-1。

慢反应细胞:包括窦房结细胞、房室结细胞,其动作电位0相细胞膜去极化由L型电压门控钙通道开放后的钙离子内流介导,膜去极化速度较慢,膜电位升幅较小,其动作电位也是多种离子电流相互消长的结果,机制与浦肯野细胞的机制相似。慢反应细胞的静息膜电位较不稳定,易自动

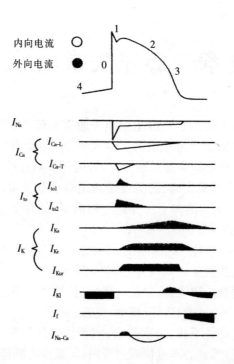

图 39 - 1　浦肯野细胞动作电位时程中的主要参与电流

去极化,自律性较高。以窦房结 P 细胞(起搏细胞)为代表的慢反应细胞的动作电位时程中,参与的电流见图 39 - 2。窦房结 P 细胞起搏后,信号由窦房结 T 细胞经前/中/后结间束到达房室结,再经希氏束分为左/右束支,最后分支为浦肯野纤维,进入心内膜下。

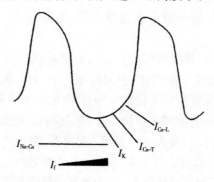

图 39 - 2　窦房结 P 细胞动作电位时程中的参与电流

　　窦房结内主要有 P 细胞和 T 细胞组成,还有结细胞、浦肯野细胞、心房肌细胞。结细胞根据形态特点应属于 P 细胞。胎儿和成人窦房结细胞在结构上相似。

　　P 细胞:主要位于结中央部,因有起搏作用,由于细胞器较少而使胞质呈空白状,胞质丰富,镜下色苍白,故而得名 P 细胞,椭圆形或多边形,常聚集成团或成行。细胞内常出现许多吞饮小泡,肌浆网不发达,肌原纤维很少。细胞间的连接也较简单,只见少数桥粒和中间连接,有时在一侧细胞膜上形成带样致密物质。细胞膜间常相互紧靠并列。有时相邻的 P 细胞相互内凹形成小管样,细胞常成群,有一层共同的基膜包绕。相邻细胞膜彼此相对,其间有 7～15 nm 的较规则的间隙。P 细胞群被基膜共同包裹,可使几个细胞共同形成一个功能单位。P 细胞的连接方式简单,可能与窦房结内部传导慢有关。P 细胞表面常见许多小凹。细胞内线粒体较少,大小不等,或散乱分布,或集中于胞质的某一部位。线粒体内部结构简单,但胞质内糖原丰富,这些特点可能与 P 细胞耐低氧和代谢水平低有关。核大,圆或椭圆,位于中心,偶见双核细胞和中心粒,P 细胞是一种较幼稚的细胞,很可能有分裂增殖的能力。

　　T 细胞又名过渡细胞、移行细胞;多位于窦房结的周边部,其形态介于 P 细胞和一般心肌细胞之间,一般为细长形、圆柱形、分枝状。长 $6\sim10\,\mu\mathrm{m}$;T 细胞是 P 细胞与心肌细胞间的连接细胞,光镜和电镜下均较易识别。T 细胞由窦房结周边至中心分布时体积逐渐增大,肌原纤维逐渐增多。与 P 细胞相比,T 细胞肌原纤维常成束纵向平行排列,线粒体位于肌原细胞连接纤维之间,肌浆网较发达,排列有规律;与 P 细胞的细胞连接较简单,与心肌纤维的细胞连接较复杂,之间可形成发达的闰盘。有些 T 细胞内部结构不均一,细胞的一部分结构较简单,类似 P 细胞,而同一细胞的另一部分结构较复杂,类似心肌细胞,称为 P-T 细胞。在窦房结的周边可见到一些心肌细胞深入结内,也可见到结内的细胞以小束形式伸出结外。结内的细胞间主要为胶原纤维和少量弹力纤维;静息时心肌细胞膜电位外正内负(细胞膜电位为 $-60\,\mathrm{mV}$),膜去极化时,0 相有钠离子内流(形成 I_{Na}),能使细胞膜电位达 $-30\,\mathrm{mV}$;1 相有钙离子(能形成 $I_{\mathrm{Ca-T/L}}$ 电流)、氯离子的内流,能使细胞膜电位达 $+10\,\mathrm{mV}$;2 相有钾离子的缓慢外流(能形成 I_{f} 电流)、钙离子的缓慢内流,能使细胞膜电位维持在平台电位达 $0\,\mathrm{mV}$;3 相有钾离子很快外流(能形成 I_{K} 电流,包括 $I_{\mathrm{to}}/I_{\mathrm{Kr}}/I_{\mathrm{Ks}}/I_{\mathrm{Kl}}$),使细胞膜电位复极达 $-60\,\mathrm{mV}$;膜超极化时,使细胞膜电位达 $-70\,\mathrm{mV}$;4 相为静息期,一般使细胞膜电位达 $-60\,\mathrm{mV}$。

　　自律性:心脏自律细胞浦肯野细胞、窦房结细胞、房室结细胞,能在没有外来刺激的条件下,自动地发生节律性兴奋,自律性源于动作电位 4 相时心肌细胞自动由 $-60\,\mathrm{mV}$ 去极化上调细胞膜电位,主要由瞬时外向钾电流 I_{f}(为主)及钙电流 $I_{\mathrm{Ca-T/L}}$ 等逐渐增强所致。

　　传导性:心肌细胞膜的任何部位产生的兴奋,可沿细胞膜、细胞间缝隙连接通道,传导到邻近的心肌细胞。动作电位 0 相去极化的速率、0 相去极化时的 I_{Na}、$I_{\mathrm{Ca-L}}$ 等电流,对心肌细胞的传导性起决定作用;抑制 I_{Na} 电流可抑制快反应细胞的传导性,抑制 $I_{\mathrm{Ca-L}}$ 电流可抑制慢反应细胞的传导性。

　　有效不应期:电压门控钠通道或 L 型电压门控钙通道,在动作电位 0 相时开放,接着电压门控钠通道、L 型电压门控钙通道逐渐失活、关闭,然后这两个离子通道复活,最后心肌细胞才能再一次接受刺激,并产生可扩布的动作电位。从 0 相到能接受再一次刺激产生动作电位的时间,称为有效不应期,是电压门控钠通道、L 型电压门控钙通道的复活时间。抗心律失常药物作用机制之一,是适当延长动作电位时程、有效不应期,抑制电压门控钠通道、L 型电压门控钙通道的过早复活,抑制心脏的异常兴奋传导等。

　　临床心脏电生理学已诞生 40 多年,对心律失常的诊治有重要作用。之前诊断心律失常、阐释其可能机制,主要靠心电图。目前心脏电生理检查内容不断丰富,应用范围不断扩大,在心脏起搏治疗、射频消融治疗中有重要作用。心脏的生理特性包括自律性、兴奋性、传导性、收缩性,其中自律性、兴奋性、传导性,与心电产生有关,为心脏的电生理特性;心律失常产生的异常心电脉冲,可通过电生理学方法检测。心脏电生理学研究,采用多极电极导管,通过静脉、动脉引导到心脏的某一特定位置,可记录这一位置的电学活性,可传递电脉冲而对心房、心室内某一特定位置产生刺激。心脏电生理学可阐释心律失常的机制,并对其进行有效治疗。

二、心脏电生理学研究

　　中国网上已公开发布心脏电生理学基础、心脏电生理学检查等课件,详细讲述了心脏电生理学相关内容,具体内容可由网上获得。

1. 自律性

　　心脏特殊传导系统细胞在没有外来刺激的条件下,能自动发生节律性兴奋,这种特性称为自动节律性,简称自律性。自律性的高低可用单位时间(分)内自动发生节律性兴奋的频率来衡量。

　　(1)心脏的起搏点　　心脏有特殊传导系统,不同部位广泛存在自律细胞,但各部分心肌细胞的自律性存在高低差异。窦房结 P 细胞的自律性最高,然后由高到低依次为房室交界区、房室束、末梢浦肯野细胞,它们每分钟的自律性频率分别为 100、50、40、25 次左右。心房心室各按当时驱动它们的最高自律性频率搏动。

正常心脏中,窦房结控制整个心脏的节律性搏动,称为窦性节律。窦房结称为主导起搏点。窦房结之外的其他自律组织,在正常情况下的节律活动频率,受窦房结控制,只起兴奋传导作用,称为潜在起搏点。潜在起搏点能在窦房结起搏功能障碍或传出障碍时,充当备用起搏点,取代窦房结,以较低频率维持心脏跳动,因而具有生理意义。但当其自律性异常增高超过窦房结时,就成为异位起搏点,能控制部分或整个心脏,造成心律失常。

窦房结通过两种方式,对潜在起搏点进行控制,保证其主导心脏节律作用:

——抢先占领:窦房结的自律性高于其他潜在起搏点,当潜在起搏点4期自动去极化尚未达到阈电位水平时,已被窦房结传来的冲动所激动而产生动作电位,其自身的自律性无法表现出来。

——超速压抑:自律细胞受到高于其自身固有频率的刺激而发生兴奋时,称为超速驱动。超速驱动一旦停止,该自律细胞的自律性活动不能立即恢复,需要经过一段时间后才能呈现,这种超速驱动后自律活动暂时受压抑的现象称为超速压抑。超速驱动的频率和自律细胞的固有频率相差越大,受压抑的时间也越长。超速压抑发生的原理较复杂,在心脏不同部位原理不同。对心室肌的研究表明,超速驱动时,细胞膜钠泵活动增强,将高频活动时进入细胞内的大量钠离子及时排出,保持细胞内环境稳定。超速驱动突然停止时,钠泵活动仍处于增强状态;钠泵运转一次,排出3个钠离子,泵回2个钾离子;超速驱动停止后的一段时间内,钠泵过度运转,形成一个外向电流,既对抗了自律细胞自动去极化时的内向电流,又可导致细胞膜超极化,使最大舒张电位和阈电位之间的电位差加大,自动去极化不易达到阈电位,因而出现一段时间的自律性压抑。如窦房结起搏活动突然停止(窦性停搏),潜在起搏点因受超速压抑而不能起搏,可导致全心停搏而猝死。

(2)自律性活动发生原理　所有自律性心肌细胞的电活动,都有能在没有外来刺激的条件下,其膜电位会发生自动去极化,达到阈电位时,就产生一个新的动作电位;这种自动去极化发生在4相,称为4相自动去极化(舒张除极)。当内向电流、外向电流相等时,细胞膜电位静息不变。内向电流逐渐增加、外向电流逐渐减少,都可引起细胞膜去极化。窦房结P细胞、浦肯野细胞,是两种不同类型的心肌细胞,动作电位发生原理不同,而它们的自律活动发生在不同的最大舒张电位水平(浦肯野细胞-90 mV,窦房结P细胞-60 mV),提示它们的自动去极化发生原理也是不同的。

——浦肯野细胞自律活动发生原理:浦肯野细胞4相自动去极化的离子流基础是:①外向钾离子流的逐渐衰减;②内向钠离子电流等逐渐增加。外向钾离子电流I_K,在除极到-40 mV时激活开放,而在复极到$-40\sim-50$ mV时失活关闭,外流的钾离子逐渐减少,这一减少过程在膜电位复极化到-90 mV时基本完成,它在自动去极化中作用很小。浦肯野细胞的主要起搏离子流是一种特殊的内向电流(主要成分是钠离子),其I_f通道因膜电位超极化,在-60 mV开始激活,-100 mV充分激活,但I_f通道的开放较缓慢,需要一定时间才能达到最大开放程度,I_f电流在4相内逐步增大,当I_f内向电流引起的自动去极化达到阈电位水平时,就使浦肯野细胞产生一个动作电位。由于I_f通道的开放速率较缓慢,所以浦肯野细胞的自律性较低。

——窦房结P细胞自律活动发生原理:它涉及外向电流衰减,内向电流增加,造成快速的4期舒张去极化。

I_K:I_K通道在P细胞去极化时激活开放,在复极化到$-40\sim-50$ mV时逐渐关闭,外向I_K逐步衰减,造成内向钠离子电流幅值逐渐增加,引起舒张期去极化;由于I_K的电流幅值很大,在P细胞的起搏中起最重要的作用。I_K的衰减在窦房结P细胞的自律活动发生中较重要,而在浦肯野细胞较不重要,主要由于两者的最大舒张电位水平不同;P细胞膜最大舒张电位为-60 mV,这时I_K的幅值很大,所起作用很大;浦肯野细胞膜最大舒张电位为-90 mV,I_K的衰减已经接近完毕,幅值很小,故所起作用很小。

I_{Ca}:心肌细胞的跨细胞膜钙流有两种,一种是I_{Ca-L},形成窦房结细胞动作电位的去极化;另一种是I_{Ca-T},比较微弱而短暂。I_{Ca-T}通道的激活膜电位较负,为$-50\sim-60$ mV(I_{Ca-L}通道的激活膜

电位为 $-40\,mV$）。窦房结 P 细胞复极到最大舒张电位 $-60\,mV$ 时，I_{Ca-T} 通道被激活开放，钙离子内流，引起舒张期去极化，当达到 I_{Ca-L} 通道的阈电位水平时，I_{Ca-L} 通道激活开放，产生新的动作电位。

I_f：在窦房结 P 细胞膜最大舒张电位水平，I_f 通道的激活程度很小，I_f 形成的内向电流也很小，所以 I_f 在 P 细胞的舒张期去极化中作用不很重要。但 I_f 通道对自主神经递质去甲肾上腺素、乙酰胆碱十分敏感，自主神经可通过改变 I_f 通道的活动而调变窦性心律。

（3）决定和影响自律性的因素　自律性的高低取决于自动去极化的速度、最大舒张电位与阈电位间的电位差距；后者差距越小，自动去极化越易达到阈电位，自律性越高；阈电位很少变化；迷走神经递质乙酰胆碱使 I_{K-ACh} 通道开放，钾离子外流，最大舒张电位负值增大，阈电位差距变大，自律性降低。

4 期自动去极化速度越快，从最大舒张电位去极化到阈电位所需时间越短，自律性越高。交感神经递质去甲肾上腺素通过兴奋 β_1 受体，促进 I_f 和 I_{Ca-L} 通道开放，使窦房结、心室浦肯野细胞的自律性增加，可加快窦性心律，能引发室性期前收缩。乙酰胆碱可增加钾离子外流，可抑制 I_f 和 I_{Ca-L} 通道，降低窦房结自律性。

（4）自律性和心律失常

——窦性心律失常：正常窦房结以规则的节律发出冲动，每分钟 60～100 次。自律性过高、过低、不规则、不能发出冲动时，分别产生窦性心动过速、窦性心动过缓、窦性心律不齐、病态窦房结综合征。

——异位性心律失常：指由异位起搏点产生的心脏节律。一类是由于窦房结不能正常地发出冲动，潜在起搏点取代之产生冲动，保证心脏节律性跳动，称为逸搏。另一类是由于异位起搏点自律性异常增高，超过窦房结的自律性，异位起搏点抢先控制心脏、产生提前的搏动，称为早搏。逸搏和早搏可分别起源于心房、房室交界区、心室。

2. 传导性

心肌细胞有传导兴奋的能力（传导性）；兴奋的传导依靠闰盘的局部电流，经缝隙连接通道，刺激相邻细胞发生兴奋。传导性的高低用兴奋的传播速度来衡量。

（1）心脏内兴奋传播的特点

——兴奋通过特殊传导系统有序传播：正常的节律性兴奋由窦房结产生，传到右、左心房。心房内兴奋除由心房肌本身直接传播外，还由浦肯野样细胞的优势传导通路，快速将兴奋传播到两侧心房、几乎同时收缩，形成一个功能合体；优势传导通路，同时将兴奋传播到房室交界区，经房室束、左右束支、浦肯野纤维网，传导到心室心内膜下心肌，然后依靠心室肌本身的传导，将兴奋经室壁中层，传导到心外膜下心肌，引起左右心室的兴奋收缩。由于心室内传导迅速，所以两侧心室也形成一个功能合体。

——心脏内兴奋的传导速度：心脏各部分心肌细胞电生理特性不同，细胞间的缝隙连接通道分布密度、类型不同，使兴奋在心脏各部分的传导速度不同。心房肌的传导速度约为每秒 0.4 m，优势传导通路为每秒 1.0～1.2 m。房室交界区的传导性很低，尤其是中间的结区细胞产生慢反应动作电位，传导速度仅为每秒 0.02 m；兴奋通过房室交界区耗时约 0.1 秒，称为房室延搁，有重要生理意义，能保证心室的收缩发生在心房收缩完毕后，有利于心室充盈和射血。兴奋传播通过房室交界区进入房室束、左右束支、浦肯野纤维网后，传导速度加快，达每秒 2～4 m，兴奋迅速传导到左右心室。这是由于浦肯野细胞直径粗大、细胞内阻小，动作电位 0 期最大去极化速率快（每秒 400～800 V）、细胞间紧密连接、缝隙连接通道充分发育。左右束支、浦肯野纤维顺次兴奋室间隔、心尖、心底。浦肯野纤维深入室壁内层，兴奋心室肌细胞，然后由心室肌细胞以每秒 0.4～0.5 m 的传导速度，迅速使室壁由内而外发生兴奋，左右心室几乎同时收缩。

——房室交界区慢反应动作电位的不应期特别长，待延续到动作电位完全复极后，称为复极后不应期,该长不应期对来自心房的过高频率的兴奋冲动(如房颤时颤动频率可达每分钟 500 次)有阻滞过滤作用,使兴奋不能下传到心室,只有在不应期过去后,心房的兴奋才能下传到心室,使心室有一定时间充盈和射血,对心脏功能有保护作用。但正因为房室交界区传导速度慢、不应期长,传导功能弱,易发生传导阻滞。

(2)影响传导性的因素

——结构因素:

心肌细胞:直径粗大、细胞内结构简单的心肌细胞,电阻较低,传导速度较快,如浦肯野细胞直径达 70 μm,细胞内肌丝较少,传导速度可达每秒 4 m;而房室交界区中间部位的结区,细胞直径仅 3～4 μm,传导速度只有每秒 0.02 m。

心肌细胞间缝隙连接通道:它与心肌细胞间的兴奋传导相关,进行细胞间信息直接交流,调控细胞代谢、增殖、分化。缝隙连接接蛋白 Cx 有多种,不同心肌细胞间缝隙连接通道、蛋白不同,数量差异,使传导速度不同。缝隙连接通道是电压、化学依赖性的。当心肌细胞受损、细胞内酸中毒、pH 下降时,缝隙连接通道关闭,细胞间兴奋传导减慢。

——生理因素:兴奋传导依赖局部电流的传播来完成。传导速度快慢取决于兴奋细胞电活动引起的电位变动大小、未兴奋细胞能否接受刺激而发生兴奋。

兴奋细胞动作电位 0 相去极化速度和幅度:动作电位 0 相去极化速度越快,幅度越大,所形成的局部电流就越大,影响范围越广,相邻细胞去极化达到阈电位的速度就越快,传导速度越快。浦肯野细胞、心房心室肌产生快反应动作电位去极化速率快,幅值大,传导速度较快;而窦房结、房室结细胞产生慢反应动作电位,传导速度较慢。

细胞膜反应曲线:快反应动作电位的 0 相去极化依赖于膜电位、快钠通道的激活开放。快钠通道有激活、失活、备用三种状态,当心肌细胞膜处于正常极化状态,静息电位(最大舒张电位)为 -90 mV 时,快钠通道处于备用状态,一旦通道激活开放,钠离子快速内流,动作电位 0 相去极化速率可达到最大值;如果部分去极化,快钠通道部分失活、关闭,钠离子内流量减少,动作电位 0 相去极化速率降低;膜电位到 -40 mV,快钠通道全部失活、关闭,不能产生快反应动作电位。以膜电位为横轴,以 0 相最大去极化速率为纵轴,可见两者的关系是 S 形曲线,称膜反应曲线。某些药物如苯妥英钠可使膜反应曲线左上移,提高传导性。

3 相/4 相阻滞:当房性期前收缩传导到心室,如果心室肌细胞尚未复极完毕(3 相),这时传导速度会慢于正常,称 3 相阻滞。当房性逸搏下传至心室时,如果心室肌细胞的间歇期过长,浦肯野细胞由于固有自律性,已发生舒张期除极,逸搏在心室内的传导速度也慢于正常,称为 4 相阻滞。

在邻近未兴奋部位,心肌细胞静息电位、阈电位的电位差增大时,兴奋性降低,膜去极化达到阈电位所需时间延长,传导减慢;心肌细胞膜快钠通道处在失活状态时,传导阻滞;快钠通道处于部分失活、相对不应期、超常期时,则兴奋时产生的动作电位 0 相去极化速率慢,幅度小,传导减慢。

3. 心电图

正常心脏的节律性兴奋,其激动自窦房结发出后,按一定的途径和时程,依次传向心房、房室交界区、心室,与此伴随而产生的生物电活动,其传播方向、途径、顺序、时间都有规律性,有很强的可重复性;机体是容积导体,心脏的生物电活动可传到全身,记录电极可记录到心电图(ECG),为便于分析对比,临床上将记录电极放在肢体、胸前规定部位记录,称为肢导联和胸导联,反映心脏节律性兴奋的发生、传播、恢复过程中的生物电变化,和心脏泵血功能无直接关系。

正常心电图的波形及其意义:正常心电图由 P 波、QRS 波群、T 波组成,有时 T 波后还有 U 波。心电图记录纸上有横线、纵线划出的小方格,高和宽均为 1 mm,作为测量时间、电压的坐标,以横线表示时间,每小格 0.04 秒;纵线表示电压,每小格代表 0.1 mV。

——P 波:由右、左心房的去极化产生,波形小而圆钝,波幅小于 0.25 mV,时间 0.08～0.11 秒。右心房肥大造成 P 波高耸,左心房肥大造成 P 波时间延长或伴切迹。P 波间接反映窦房结的电位变化。

——P-R 间期:指从 P 波起点到 QRS 波群起点之间的时间,一般为 0.12～0.20 秒。它反映兴奋从窦房结产生后,经过心房、房室交界区、房室束、束支、浦肯野纤维到达心室肌所需要的时间。其中大部分时间是在房室交界区内的传导。当房室传导延缓时,P-R 间期延长;如果房室传导完全阻滞,则 P 波后不继以 QRS 波群。

——QRS 波群:反映左、右心室按一定顺序的去极化过程,历时 0.06～0.10 秒。QRS 波群中第一个向下的波称为 Q 波,第一个向上的波称为 R 波,在 R 波后面向下的波称为 S 波。由于各个导联在机体容积导体中所处的电场位置不同,所以在不同导联中这三个波并不一定都出现。QRS波群增宽,反映兴奋在心室内传导时间延长,可能有室内传导阻滞或者心室肥厚;QRS 波群幅值增大,提示心室肥厚。如果是室性期前收缩,由于在心室内传导途径改变,传导速度减慢,QRS 波群宽大畸形而且它前面没有与之有关的 P 波。

——ST 段:指 QRS 波群终点到 T 波起点之间的线段。正常心电图 ST 段位于近基线的等电位水平,反映心室各部分之间电位差很小。ST 段的上抬或下移离开基线达到一定范围,具有重要的疾病诊断意义。

——T 波:由心室复极化产生。波幅一般为 0.1～0.8mV,历时 0.05～0.25 秒。T 波方向和QRS 波群的主波方向应该一致。在 QRS 波群主波向上的导联中,T 波波幅不应低于 R 波的1/10。T 波是由于各部分心室肌的复极化不同步,出现电位差而形成。在不同导联 T 波形态各异。

——心房复极波(心房 T 波,Ta):Ta 波紧接在 P 波之后,方向与 P 波方向相反。由于心房复极电位微弱,波幅低,在时间上和 P-R 段、QRS 波群重合在一起而被掩盖,一般不能看到。如果房室传导完全阻滞,房室脱节或心房肥大时,有时在心电图上可以看到 Ta 波。

——Q-T 间期:指从 QRS 波起点到 T 波终点的时间。代表心室开始兴奋去极化。心律失常通常分为快性心律失常(心动过速)、慢性心律失常(心动过缓)。折返性是最常见的心律失常病因,与大多数心动过速(室上速/室速、房颤/室颤)的产生相关。折返性心律失常可通过适度的心脏电生理定时脉冲,被重复诱导、终止;可通过电极导管,测量某一电生理脉冲从心内某一位置传到另一位置的传导速率,判断这一区间的病变情况,找到致心律失常的起因、位置,可通过药物、导管消融法进行针对性治疗。

20 世纪 50 年代,有人开始用导管法测量心律失常的心内电活动,发现房室传导阻滞的心脏,可被连接刺激器的导管重新激活。1967 年有人通过心内电位图、起搏导管程序点刺激法,对心律失常起源位置分析,可阐释心律失常机制。1968 年有人首创导管法记录希氏束电图技术,能对房室传导紊乱准确定位、危险分级,能识别心动过速的脉冲传导路径。1971 年有人规范室上速的心脏程序刺激治疗法。

电生理学方法已应用于治疗心律失常,早期常见的方法有植入性起搏器、植入性自动除颤器。20 世纪 80 年代出现了心内导管消融技术,它采用高能量冲击,打断心律失常传导通路,破坏异常搏动起源,已广泛应用于房室结/房室结折返性心动过速、局灶性房速、峡部依赖性房扑、特发性室速、顽固性室性期前收缩、不适当窦速、房颤等,并发展为射频导管消融术,将一个套在导管中的电极,置于心内将要消融的目标区域,另一个电极置于胸腔,进行高能量冲击,对目标心肌产生机械、热、电解作用,能快速瓦解引起心律失常的病变组织。心律失常也有可能起源于由心外膜连接到心房、心室的肌肉。目前已可通过心电图识别心外膜引起的心动过速,进而成功进行消融治疗;也能对不可心电图成像、血流不稳定的室速、室颤的引发部位,进行消融去除。20 世纪 90 年代后,又发展了心脏再同步化治疗法,利用电生理的双心室起搏,可纠正、改善左右心室电、机械的不同步及心律失常。

新的心电生理标测系统:随着导管消融技术临床应用范围的扩大,尤其是随着其应用于房扑、房颤、室速,发展了导管标测技术。患者在射频消融治疗前,须进行精确心电生理标测,以判断心律失常的源头。常规心脏电生理标测,是在 X 线透视指引下,用接触式导管电极,在患者的心内膜逐点接触,因采集信号耗时长,只能采集到局部电信号,无空间分辨、定位、记忆等功能,标测时使医患长时间暴露在 X 射线下,有潜在危险。新的标测系统逐渐完善,目前主要有三维电磁标测定位系统(CARTO 系统)、接触式网篮电极标测系统、非接触式球囊电极标测系统(Ensite3000)。CARTO 系统可将心电生理与心腔内的三维解剖结构结合,进行三维重建;它的导管也是射频导管,降低了系统复杂性,提高了消融准确性,消融导管重复回到同一标测/消融部位的平均误差,不大于0.5 mm,可减少 X 线透射时间、射频消融放电次数,可用于经常规电生理标测消融心动过速,在心动过速时能建立较精确的电激动和解剖图形;一般需要 50～100 个标测点,故对多数血流动力学不能耐受的患者无法使用。目前 CARTO 系统正在研究快速标测,更好应用于血流动力学不稳定、不能反复诱发的非持续性心动过速;要实现与三维 CT、三维 MRI 的技术融合,这便诞生了CARTO Merge 技术。接触式网篮电极标测系统采用网篮电极,减少了插入导管的数量,信号分析及显示能力较好;但也有缺点,柔软性较差,椭圆形的外廓与心腔三维解剖结构不够吻合,导致许多电极不能紧贴心脏内壁,记录的心电图不理想;部分使用该标测系统的患者,可出现血栓等并发症,有待改进。非接触式球囊电极三维标测系统,将 64 个电极(8 ×8 阵列)排列在球囊表面,电极与心内膜没有直接接触(非接触式标测),不依赖目标位置的几何形状,心脏形态变化时也能记录到该部位心电生理情况;可根据一次心跳或相邻的几次心搏,确定心律失常的起源部位、激动顺序、折返环路、异常径路、缓慢传导区的出口、消融靶点,能即时判断消融效果;其电激动标测和解剖重建的精确性不如 CARTO 系统,目前正在研究与其他解剖重建方法结合,他提高标测、消融的速度、精确度。

　　起搏器能治疗缓慢性心律失常、快速性心律失常,分为:一是临时体外起搏器,二是植入埋藏式心律转复起搏器(ICD)。同步电复律进行 R 波同步放电,使电脉冲落入 R 波降支或 R 波起始后30毫秒,即心室肌绝对不应期,在瞬间能使全部心肌同时去极化,消除异位兴奋灶,阻断折返,待窦房结最先恢复兴奋,控制心脏,维持窦性心律;一般应用于室扑、室颤以外的快速性心律失常。在心动周期的任何时候随机放电,称为非同步电复律,一般仅应用于室扑、室颤。室扑、室颤、有明显血流动力学障碍的室速,一般首选电复律。血流动力学稳定的室速,一般首选药物或消融;必要时应用电复律。电生理检查过程中发生房颤,可待其自行恢复,必要时应用电复律。房扑、房颤、室上速伴快速心律,药物无效时,不能急诊进行消融治疗的患者,可应用电复律。

　　心律失常的防治将会更多地使用电生理设备,会促进植入埋藏式心律转复起搏器、心脏再同步化治疗、新的标测系统换代,减少并发症。同时给予抗心律失常药物,可减少对患者进行高能量冲击的次数。改进导管设备、影像技术、消融能源,有助于改善疗效、减少并发症。干细胞等可取代心脏内损伤的组织,从而对心律失常进行根本性治疗;对一些传导性心律失常,可给予基因治疗;但所有这些治疗技术,都离不开电生理学技术对心律失常的诊测。目前网上已公开发布心肌细胞的电生理学特性,可由网上获得相关具体内容。

三、心律失常发生的主要机制

1. 心脏激动形成异常

　　(1)自律性升高　窦房结、房室结、浦肯野细胞都有自律性。交感神经兴奋性增高、低血钾(能引发心肌细胞钠离子/钾离子交换减少、钠离子/钙离子交换增加、细胞质钙超载)、机械牵张、缺血、缺氧时,心肌细胞动作电位 4 相斜率增加、细胞膜电位上调加快,易引发动作电位,导致心肌自律性升高、心律失常。肺静脉、腔静脉、冠状窦、Marshall 韧带、Bachman 束等的局灶细胞,过度激动、自律性升高、引发动作电位后,易引发房颤。窦房结、房室结、交界区、浦肯野细胞自律性升高,易引发相关心律失常。界嵴的横向耦联,常易使房扑转为房颤。

（2）触发活动　某些情况下,心肌细胞在一个动作电位后,紧接地触发邻近细胞一个次阈值去极化,称为触发活动;其扩布后可诱发心律失常,根据其出现的时间可分为:

震荡电位:在一些病理条件下,心室肌细胞的静息膜电位不稳定,在 4 相时可发生每分钟200~400 次的震荡性膜电位波动,如有震荡性膜电位超过阈电位时,可引发动作电位,导致室性异位搏动。给予过量异丙肾上腺素时,窦房结起搏细胞有时也可发生震荡性膜电位波动、心律失常。

早后除极(EAD):它发生在完全复极前的 2/3 相复极的膜电位升高时,是一种异常的心肌细胞电活动,常有细胞外普鲁卡因胺、钾离子、儿茶酚胺水平升高及浦肯野纤维牵拉损伤,使钠离子/钾离子交换减少,钠离子/钙离子交换增加,细胞内钾离子、I_{Kr} 的外流减少,细胞外钙离子、慢钠电流、I_{Ca-L} 的内流增加,使细胞质钙离子增加,动作电位时程过度延长,心室快反应细胞(浦肯野细胞、心室肌细胞)膜电位常停滞在 2 相(平台期),膜电位不稳定,易发生反复膜电位振荡(平台振荡);早后除极的早,是相对于延迟后除极的迟而言。当早后除极的除极电位,达到邻近细胞的阈电位后,可引起后者去极化、产生动作电位,造成触发活动、室性心律失常、TdP。在心动过缓时,动作电位时程本来已经较长,给予Ⅲ类抗心律失常药物(I_{Kr} 通道阻断剂),对 I_{Kr} 通道的阻断作用加强(逆使用依赖性),动作电位时程更长,复极困难,易于诱发早后除极、TdP。

迟后除极(DAD):它是发生在动作电位完全复极化后(4 相)或接近完全复极时后的一种除极,心脏局部有洋地黄/儿茶酚胺水平明显升高、高血钙、高血钠、低血钾等,使钠离子/钙离子内流增加、肌浆网经兰尼碱受体-钙离子通道大量释放钙离子,细胞质钙超载,迟后除极增强,引发短暂、振荡性的提前除极活动,当超过邻近细胞阈电位时,可引发先已复极的慢反应细胞膜去极化、反复激动、产生扩布性动作电位,造成触发活动、引起房性或室性心律失常;心肌缺血/肥大、心衰、交感神经兴奋、心率加快、高水平异丙肾上腺素、缝隙连接蛋白表达减少、存在钙通道自身抗体、miRNA 水平改变、心肌梗死等,可引发迟后除极,浦肯野细胞、中层细胞(在心室外膜下层与心内膜间)可引发心律失常。

延迟复极:在一些病理条件下,一些心室肌、心房肌细胞的动作电位发生不同步,该部分心肌细胞的 3 相动作电位延迟,使膜电位高于周围细胞的膜电位,形成激活电流(临界电流),可导致异位心律失常(灶性再激动现象);原因包括:激动传导的延迟与阻滞,发生在传导束;激动从一个心肌细胞经闰盘传给下一个心肌细胞时,传导递减;传导不均匀,如有并联传导障碍;传导的单向阻滞。

2. 传导异常及干扰

（1）激动传导减慢　包括:激动传导延缓或阻滞;传导递减;传导不均匀;传导的单向阻滞;传导阻滞性心电失常。

（2）冲动传导异常-折返　折返是指在心脏的一次兴奋冲动下传后,又可由侧旁、顺着另一环形通路折回,再次兴奋原已兴奋过、已先复极的心肌;易引发快速型心律失常,如期前收缩、阵发性心动过速、房颤、室颤等。在缺血、缺氧、心房扩大时,折返环形通路的范围常可扩大,常存在单向正常传导的阻滞、而又能反向折返。当心房中存在 5~6 个折返环形通路时,常可诱发房颤;当心室中存在 2~8 个折返环形通路时,常可诱发室颤。在房室结、心室间有多个折返环形通路时,常可引发预激综合征等。急性心肌梗死后,心肌细胞间的缝隙连接通道明显开放,易引发折返型室性心动过速。快速心率时,心房有效不应期进行性缩短,可引发心房重构、房颤。

3. 特殊电生理现象

有韦金斯基易化、蝉联现象、裂隙现象、隐匿性传导、拖带现象等;传导的延迟、阻滞,有时可意外改善而引发超常传导。

韦金斯基现象分为维金斯基易作化用、韦金斯基效应,是电激动超常传导的一种特殊表现形式;心肌高度传导阻滞时,传导阻滞区远端的强刺激能降低阻滞区的阈电位,使近端原本被阻滞的阈下刺激(弱刺激)成为阈上刺激,并能使传导通过阻滞区,该下传的弱刺激,可继续使阻滞区的阻滞程度降低,并使随后同侧的数个激动下传。高度房室阻滞时,发生韦金斯基现象的心电图表现为:①连续数个P波不能下传到心室,突然出现一次室性、交界性逸搏,使其随后的P波能下传激动心室;②韦金斯基易化作用常延续为韦金斯基效应。但也能单独出现。韦金斯基现象可解释心电图超常传导,后者能使高度房室阻滞得到暂时传导恢复,在一定程度上减弱传导阻滞程度,缓和血流动力学的恶化及其后果。

蝉联是一种常见的心电现象,除多见于两侧束支之间外,还存在于房室结双径路之间、房室旁道与正道之间、心房传导束之间等。产生蝉联现象,与干扰、碰撞相关;蝉联现象形成条件是:心脏内存在解剖/功能上的两条不应期长/短不一和传导速度快/慢不一的径路。基础心率突然加快、期前收缩发生时,提前的室上性激动,其中一条有效不应期较长的径路阻滞或遇到相对不应期而传导延缓,致使两条径路(如左、右束支)的传导速度快慢互差较大。上部激动沿不应期短的径路下传时,还向对侧径路连续隐匿性传导,造成一侧径路的连续性功能性阻滞,发生蝉联现象。在心率较恒定情况下,蝉联现象持续存在;如出现以下情况,蝉联便终止:①心率减慢,使阻滞侧径路的传导性、不应期改善;②心率的快慢变化、期前收缩等因素,使两条径路(如左、右束支)的传导速度、不应期互差较小;③发生一次房室传导阻滞或同步双侧束支传导阻滞;④阻滞侧径路因意外传导或在长间歇后使阻滞得到改善,出现一次正常波群,从一种类型蝉联的终止,又逆转为另一种类型蝉联现象。这种蝉联方向的转换,多见于交替性连续性双侧束支间蝉联现象。一般蝉联现象的产生机制,是由于连续的重整与干扰引起连续性功能性阻滞所致,与不应期有关。当停止刺激时,交替性顺、逆向隐匿性传导所形成的阻滞区消失,使激动有足够时间恢复顺向传导功能时,蝉联现象终止。

裂隙现象是指在兴奋传导的方向上,心肌近端传导组织传导速度的延迟,可造成本来在远端不能传导的激动,得以意外的下传,这种形似超常传导的现象,称为裂隙现象。其机制有分层传导阻滞学说、房室结内双径路传导学说;前者认为在房室传导途中,存在着不应期显著不同的区域,如房室结远侧端水平面的有效不应期较长,而近侧端水平面相对不应期较长,对来得较晚的房早,激动下传时传导系统均在兴奋期内,故能正常下传;第二个房早来得较早,下传至房室结远端时,因其有效不应期长,房早便在此处受阻;第三个房早来得更早,下传至房室结近端时,近端已进入了相对不应期,房早在此处传导明显延缓,房早延缓传导后到达房室结远端时,远端已脱离了上一次激动后的不应期,结果反而能够下传。

隐匿性传导:是指一个窦性或异位搏动,激动了心脏特殊传导系统(如房室交界区的一部分),虽未传抵心房或心室形成P波或QRS波群,但由于它在该区产生的不应期,影响下一个激动的传导、形成,从而获得间接证实。所以隐匿性传导并非真正隐匿,而是一种不完全性穿透性激动。隐匿传导在心电图上难以发现,只有根据它对下一次激动的影响而分析出来。隐匿性传导可由干扰引起,也可由心脏传导阻滞引起;常发生在房室交界区,亦可发生在窦房传导组织、左/右束支、浦肯野纤维;常分为前向性、逆向性两种。心脏传导系统因病理、生理因素造成的传导延缓是形成隐匿性传导的电生理学基础,其本质是递减传导。当激动到达某区域时,该区域正处在由绝对不应期向相对不应期过渡的边缘状态、兴奋性较低,此时该区域动作电位的0相上升速率、整体振幅均较低,从而使兴奋不能向周边正常扩散而形成正常除极,但由于该激动已兴奋这一区域,使得接踵而至的下一激动不能正常下传(传导延迟),因此后者是判断隐匿性传导存在的依据。隐匿性传导只有通过心电图才能发现,它可发生在心肌组织任何部位,以房室交界区为常见。由于体表心电图上不能直接发现隐匿性传导,在观察心电图时须仔细,有些隐匿性传导可被描述;如在某些不完全房室阻滞时,多数P波连续不下传,则应考虑存在隐匿性传导;有些则不需要特别描述,如心室率较缓慢的房颤等。

拖带现象:指折返性心动过速,被比其稍快的超速起搏刺激连续重整,使原来的频率加速到超速起搏刺激频率,当超速起搏停止刺激,或刺激频率减慢到原来心动过速频率以下时,即恢复原来心动过速状态,这称为拖带现象;是由于正、逆向激动的连续性碰撞形成阻滞区所致,与不应期无关。当心房刺激停止时,最后一个逆行激动没有遇到顺传激动的阻挡,逆向穿过阻滞区形成心房回波,或引发折返性心动过速。广义的蝉联概念认为,拖带现象也是一种蝉联现象,但两者还是有区别的。拖带现象应用超速起搏方法测定,起搏频率分级递增。一般选择比心动过速周期短 5~10 毫秒的起搏周期开始起搏,每级持续刺激 5~60 毫秒,刺激停止后,心动过速即刻恢复。拖带的机理为:心动过速时,折返径路内存在可激动间隙,起搏脉冲在可激动间隙内,打入折返环,并循折返径路向两侧传导。起搏激动沿折返环顺钟向下传时,恰与正面而来的折返激动相遇,发生干扰而形成融合波;沿逆钟向下传的起搏激动,进入折返环的缓慢传导区,并继续下传形成一次新的折返激动,从而使心动过速发生一次节律重整。连续起搏时,心动过速被起搏脉冲连续重整,使原心动过速频率加速到起搏频率,即形成拖带。拖带与折返环的可激动间隙大小、起搏部位、心电图记录部位有关。

4. 干扰

如对起搏点内的干扰(可引发窦性期前收缩)、心房的干扰(可引发房性期前收缩)、传导途径的干扰、干扰性脱节等;心电图发现,窦房结干扰房性早搏后的长间歇,一般不是完全代偿的,说明窦房结的节律,被房性期前激动打乱后,重新安排周期。如果表现为完全性代偿,即说明房性期前激动逆传,与窦性激动下传,在窦房交界区发生干扰而互相抵消。偶见交界性与室性激动,也可逆传至窦房交界区,形成干扰。心电图可见提早出现的房性早搏,其前后的 P-P 间隔长度小于正常 P-P 间隔的两倍,说明窦房结节律被打乱,出现不完全性代偿间歇。也可见房性早搏前后的 P-P 间隔长度为正常 P-P 间隔的两倍,说明异位激动在窦房交界。

5. 激动形成异常与激动传导异常并存

如并行心律,是指心脏内除了主导心律(通常是窦性心律)外,还存在一个或多个异位起搏点;异位起搏点周围有保护性传入阻滞,可阻止其他激动传入,而异位起搏点可发出激动,间断或连续地使心房或心室除极。主导心律与异位心律同时存在,并竞争控制心房或心室,构成并行心律。典型并行心律心电图特征为:各异位搏动的联律间距明显不等(联律间距差大于 0.08 秒以上);各异位搏动间的距离(ECL)是某一最小公倍数的倍数;伴或不伴融合波。并行心律的频率范围在每分钟 20~400 次,其频率可慢于、也可快于主导心律。与房性、交界性、室性异位起搏点的自主频率顺序相反,室性并行心律起搏点的频率要较室上性并行心律起搏点为快,但是并行心律型室速的频率要较阵发性室速为慢。

6. 遗传学基础等

它包括离子通道基因突变、多态性。近年发现,心房特异性钾通道 I_{Kur}、I_{K-ACh} 等异常,参与房颤;钙离子渗漏、缝隙连接蛋白异常、形成钙通道自身抗体,参与心律失常发生;调控靶基因表达的微小 RNA,参与心血管疾病、心律失常、猝死的发生发展,miRNA-1、miRNA-133、miRNA-590 等与心肌缺血、心肌梗死伴随的心律失常相关,使其可成为抗心律失常的潜在靶点。

7. 心律失常对血流动力学的影响

正常心室率在每分钟 40~180 次间,心室率在每分钟 130 次以上,心搏量减少 30% 以上。(表 39-3)

表 39-3　心律失常减少器官血流的作用(%)

心理失常类型	冠状动脉	脑血流	肾脏血流	肠系膜血流
房性期前收缩	5	7	10	—
室性期前收缩	12	12	8	—
频发室性期前收缩	23	25	10	—
室上速	35	14	18	28
房颤	40	40	20	34
室速	40	40~73	60	—

四、钾通道与心律失常

1. 瞬时外向钾电流

瞬时外向钾电流(I_{to})是动作电位复极早期的第一个复极电流,决定动作电位 I 相复极;在病理条件下,I_{to}下调,与形成 2 相折返、发生 Brugada 综合征相关。研究发现,心肌缺血缺氧,可使心室肌细胞 I_{to}下调30%;细胞外液 pH 下调至7.2后,心室肌细胞 I_{to}下调35%。心肌微环境失衡诱发的 I_{to}下调,在微环境恢复正常后,可部分得到纠正;心室肌细胞 I_{to}下调,是急性心肌梗死后心律失常发生的重要危险因素。通过 I_{to} 的 $K_V4.3$ 通道,在房颤时表达水平明显降低;$K_V4.3$ 通道表达水平下调,是对心房肌 APD、有效不应期缩短的一种补偿,可调节心房肌 APD、有效不应期缩短的进程;I_{to}下调是房颤时的一种电重构。氯沙坦可逆转房颤引起的心房肌细胞动作电位时程缩短、I_{to}下调,可减少房颤发生。心肌肥厚、心衰时,室性心律失常发生增加,与 I_{to}下调、$K_V4.3$ 通道表达水平下调、APD 明显延长等相关。女性心衰患者,常较男性患者更易发生恶性心律失常,与女性心衰患者心室肌细胞 I_{to} 的 $K_V4.3$ 通道密度较低、APD 较易延长有关,易引起心肌细胞复极异常、早期后除极、室性心律失常等。

2. 快激活延迟整流钾电流

快激活延迟整流钾电流(I_{Kr})是心律失常发生的重要靶点,在去极化电压下很快激活、开放钾通道;I_{Kr}的 $K_V11.1$ 钾通道的 α 亚基 HERG,含 1159 个氨基酸残基,是产生致命性心律失常时抗心律失常药作用的靶,可给予Ⅲ类抗心律失常药胺碘酮、多非利特、某些中药。抗病毒药物槐果碱,可加速 HERG 失活、复活过程,减小钾电流 I_{Kr},但不影响 HERG 表达,是 I_{Kr} 的 $K_V11.1$ 钾通道的抑制剂。大部分抗心律失常药物,对心肌 HERG/I_{Kr} 的 $K_V11.1$ 钾通道都有抑制作用,常引发该通道 C 型失活。HERG 基因突变,易引发心律失常、猝死。缺血、pH 降低时,I_{to} 的 $K_V11.1$ 钾通道、HERG 的构象改变,可对奎尼丁等多数抗心律失常药物敏感性下降,此时这些抗心律失常药物对钠通道仍有抑制作用,可导致钠通道、钾通道的平衡失调,这是抗心律失常药物致心律失常的原因之一。

3. 慢激活延迟整流钾电流

慢激活延迟整流钾电流(I_{Ks})是参与心肌复极的外向电流之一,在正常心肌动作电位 Ⅲ 期复极过程中,部分 I_{Ks} 的 $K_V7.1$ 通道可激活。但快速心律失常时,I_{Ks} 的 $K_V7.1$ 通道激活,对心肌复极有重要作用。心肌肥厚时,细胞膜 I_{Ks}的 $K_V7.1$ 通道密度下降,激活、开放减慢,失活、关闭加快,导致 APD 延长。高血压诱发心肌肥厚时,I_{Ks} 的 $K_V7.1$ 通道在心外膜、心内膜均表达减少,心内膜的 I_{Ks}通道表达减少更明显(对 I_{Kr} 几无影响)。在部分心衰模型中,I_{Ks} 的 $K_V7.1$ 通道在心肌内、中、外膜表达水平都降低,中膜降低更明显,激活、开放减慢,失活、关闭加快,导致 APD 延长,能促进产生早期后除极、延迟后除极、尖端扭转型室速,在某种触发因素作用下,易诱发心律失常。但心脏缺血、梗死时,I_{Ks} 的 $K_V7.1$ 通道增加、过度开放,可诱发心律失常;这时给予 I_{Ks} 的 $K_V7.1$ 通道阻断剂 Chromanol293b,能延长梗死区心肌 APD,并保持正性频率依赖性。

4. 内向整流钾电流 I_{Kl}

I_{Kl}是心肌细胞主要的外向背景电流(其电流强度与膜电压相关,而与时间不相关),参与维持心肌细胞静息膜电位(其在静息膜电位时已有电流)、动作电位的终末复极,参与病理性心律失常。Andersen-Tawil 综合征是 I_{Kl}的 $K_{ir}2.1$(KCNJ2)通道基因突变所致,虽无心脏结构改变,但71%患者 QT 间期延长,64%患者有室性心律失常;I_{Kl}的正常 $K_{ir}2.1$(KCNJ2)通道表达水平降低,APD 延长,心律失常发生率增加。心肌缺血、梗死时,心律失常的发生,也与 I_{Kl}的 $K_{ir}2.1$(KCNJ2)通道表达水平降低相关(可降低20%),心肌缺血区心内膜下浦肯野纤维静息电位降低/I_{Kl}减小。说明

I_{Kl}在心律失常的发生中起重要作用。

5. 超快延迟整流钾电流 I_{Kur}

I_{Kur}是在心肌去极化后即出现的复极化电流,通道是 $K_V1.5$,只在心房肌细胞特异性表达,抑制 I_{Kur},可延长心房肌有效不应期,减慢心房率,而对心室电活动无明显影响;能在抑制房颤的同时,不诱发其他部位发生心律失常,是发展选择性治疗房颤药物的靶点。乙酰胆碱激活钾电流(I_{K-ACh})是心房肌、房室结细胞的相对特异性钾通道,对心房肌细胞膜电位、动作电位复极有调节作用,可作为迷走神经相关房颤的治疗靶点。M3 受体与房性心律失常亦有一定关系,也是未来应关注的一个领域。

五、钙通道与心律失常

(1)钙通道与高血糖 高血糖是心律失常的危险因素,研究发现,高血糖可引起心肌细胞离子通道失衡,可使 L 型钙离子(I_{Ca-L})通道表达增加,钾离子通道 $K_V4.2$ 表达减少;可诱发心律失常。

(2)参与人体心律失常的钙通道自身抗体 最近在扩张型心肌病患者发现一种抗 I_{Ca-L} 通道自身抗体,可使心室肌、心房肌细胞的 I_{Ca-L} 增强,动作电位平台期延长、发生早期后除极、能触发患者心律失常、猝死。有人发现,扩张型心肌病患者,可存在抗钠泵的自身抗体,可引起钠泵活性降低,诱发细胞质钠离子、钙离子水平升高,导致室速、猝死。

(3)心肌兰尼碱受体受体 心衰时,兰尼碱受体 2(RyR2)长期过度磷酸化、开放,使 Calstabin2 从兰尼碱受体 2 解离,不能抑制、关闭兰尼碱受体 2,能引起舒张期肌浆网钙库钙离子渗漏入细胞质,与心衰、心律失常相关,易出现延迟后除极,触发心衰的恶性心律失常。

六、钠通道与心律失常

钠通道电流(I_{Na})可分为快 I_{Na}、持续性 I_{Na},近年来持续性 I_{Na} 的研究取得了一些成果。与快 I_{Na} 通道比,持续性 I_{Na} 通道的失活、关闭较慢,电流峰值约为快 I_{Na} 的 1%,但电流持续时间较长。持续性 I_{Na} 增强,与心律失常相关,可成为心律失常防治的新靶点。缺血、缺氧可增强心室肌细胞持续性 I_{Na},大量钠离子内流,钠钙交换增多,引起细胞质钙超载,易触发心律失常。在心衰中,持续性 I_{Na} 增强,引发 APD 延长、早期后除极,与心衰并发恶性心律失常相关。雷诺嗪可抗心绞痛,可逆转钠通道毒素引起的持续性 I_{Na} 增加,缓解心肌细胞钠超载、钙超载,抑制心律失常的发生。

七、缝隙连接蛋白与心律失常

缝隙连接蛋白 43(Cx43)是构成心肌细胞间缝隙连接通道的主要蛋白质,参与细胞通讯、代谢、发育、分化。Cx43 与 M3 受体在结构/功能上相关,心肌缺血再灌注损伤时,两者共定位发生变化、脱耦联,可使心肌细胞间的电传导异常,而引起心律失常。Cx43 表达水平下降,可促发心肌重构、房性/室性心律失常,如房颤。缝隙连接蛋白 40/45 等表达水平下降,也与心律失常发生相关。

八、脂类与心律失常

脂类与心脏正常电生理功能、心律失常相关。溶血磷脂酰胆碱(LPC)是磷脂代谢物,在心肌缺血时水平升高、聚集,可降低 HERG 钾通道电流,与心脏兴奋性增高、延迟后除极、触发活动、折返、APD 缩短、致死性心律失常等相关。鞘磷脂代谢物神经酰胺能促进产生活性氧,损伤 HERG

钾通道,与诱发心律失常相关。

九、miRNA 与心律失常

微小 RNA(miRNA)是约 22 个核苷酸的非编码 RNA,广泛分布;miRNA 的编码基因,常存在于一些基因内含子区、基因间区,在细胞核内可由 RNA 聚合酶 II 转录成 pri - miRNA,再由 Drosha 酶作用生成 pre - miRNA,在核输出因子的作用下进入细胞质中,并在 Dicer 酶的作用下,剪切成为非成熟的双链 miRNA,然后一条链成为成熟的 miRNA,另一条链降解;成熟的 miRNA 与 RNA 诱导的沉默复合物(RISC)结合后,再与靶 mRNA 的 3′UTR 结合,可促进降解靶 mRNA、抑制靶 mRNA 翻译,能调节细胞生长、发育、增殖等,参与肿瘤、心脑血管疾病、感染性疾病等。

一些 miRNA 与心律失常相关。在心肌梗死的心室中,激活 β 肾上腺素受体信号通路,可促进 miRNA - 1 表达水平升高,可导致 Cx43 功能降低,增加心肌细胞膜内向钙电流,促进钙库释放钙离子而诱发缺血性心律失常;β 肾上腺素受体阻断剂普萘洛尔,可下调 miRNA - 1 表达水平,升高 $K_{ir}2.1$ 通道、Cx43 的表达水平,能抑制 β 肾上腺素受体/cAMP/PKA 信号通路,抑制表达血清反应因子(SRF),减轻心肌缺血损伤,保护缺血心脏,可抗心律失常,降低心肌梗死死亡率。丹参酮 II A 是丹参有效成分,长期使用后能降低 miRNA - 1 表达水平,能升高由缺血下调的 $K_{ir}2.1$ 通道表达水平,抑制 SRF 表达,抗缺血性心律失常,减少心源性猝死,防治心律失常;血清 miRNA - 1 水平升高,常引发 QRS 波异常,可成为心律失常、急性心肌梗死等的诊断指标,可能是潜在的防治缺血性心律失常的新靶点。

烟草中的成分尼古丁,能下调 miRNA - 133、miRNA - 590 的表达水平,可引发 TGF - β1、TGF - β 受体 II 表达水平升高,参与房颤的发生发展,故可提出防治心房重构的新策略。一些 miRNA 调控心脏离子通道表达,如 I_{Kl} 的 $K_{ir}2.1$ 通道、I_f 的 HCN2/4 通道、I_{Kl} 的 $K_V11.1$ 通道、I_{Ks} 的 KvLQT1 通道、I_{Ks} 的 KCNE1 通道;这些是心脏电生理分子研究的新发现。miRNA 引起离子通道改变,与心肌肥厚、心衰、心肌缺血的心律失常相关,是离子通道病发生发展的新机制,能为制定新的治疗策略提供理论基础。

十、M3 受体与心律失常

近年来研究发现,心脏 M3 受体参与心肌缺血、缺血预适应、心律失常,是心肌保护和抗心律失常新靶点。乙酰胆碱、M3 受体激动剂可经 M3 受体,介导心房肌细胞产生延迟整流性钾电流 I_{K-M3},关闭 I_{Ca-L} 通道,减少心室肌细胞质钙超载,促进表达 β-连环蛋白,促进心肌修复,减少心肌重构,可诱导晚期心肌缺血预适应,抑制缺血导致的 Cx43 的去磷酸化,促进表达 HSP70,减少表达 Cox - 2,减少缺血性室性心律失常,减小缺血再灌的梗死面积;能激活 PKCε、再易位到细胞膜,促进 M3 受体磷酸化活化。而给予 M3 受体阻断剂,可减少表达 I_{K-M3} 通道,促进钙离子进入心肌细胞,加重心肌缺血性室性心律失常。

十一、AT1 受体与心律失常

血管紧张素 II 的 AT1 受体,主要分布于血管平滑肌、心肌等,高水平血管紧张素 II 明显活化 AT1R 受体信号通路,促进心肌细胞增殖、心脏扩大,促进关闭 I_{Kr} 的 $K_V11.1$ 通道,开放 I_{Ca-L} 通道,增加心室肌细胞质钙超载,减少表达 β-连环蛋白,抑制心肌修复,促进心肌重构,能使 APD50、APD90 延长,与引起心律失常相关。给予 AT1R 受体阻断剂氯沙坦,可增强 I_{Kr} 电流,治疗心血管疾病。

综上所述,心律失常发生发展,涉及相关受体、离子通道、miRNA、缝隙连接通道等,引发心肌细胞膜离子通道电流失衡、细胞间缝隙连接通道异常。有人提出抗心律失常药物最佳靶点学说,认为正常情况下,心脏多种离子通道靶点保持动态平衡;在病理情况下,该平衡失调可导致产生心律失常,而在心律失常中起主要作用的靶点可能为最佳靶点。一个理想的抗心律失常药物,应对最佳靶点有作用,可能是 I_{K-M3}、I_{Ks}、I_{to}、I_{Kr}、I_{Kur}、I_{Kl}、I_{Ca-L}、I_{Na} 通道,但对 I_{Ca-L}、I_{Na} 通道的抑制作用不宜过强;理想的药物应对心脏多个离子通道靶点有作用,对每个通道的作用较温和,不过度抑制某些离子通道,有益于离子通道平衡的恢复,要解决抗心律失常药物远期疗效低和其致心律失常的作用。研究揭示,心脏中有上百种 miRNA,部分 miRNA 正常时参与调节心肌细胞电生理系统,常处于平衡状态;病理条件下,miRNA 间平衡打破,与心脏电生理异常、心律失常、心肌肥厚、心肌缺血等相关。纠正这些失衡的 miRNA,能为心律失常等的治疗带来新希望。

十二、阻塞性睡眠呼吸暂停和心律失常

阻塞性睡眠呼吸暂停低通气综合征(OSAHS),是一种病因不明的睡眠呼吸疾病,临床表现有夜间睡眠打鼾伴呼吸暂停和白天嗜睡;由呼吸暂停引起反复发作的夜间低氧、高碳酸血症,可增加高血压、冠心病、糖尿病、脑血管疾病、夜间猝死等的发生率、死亡率,是一种有潜在致死性的睡眠呼吸疾病;4％中年男性、2％中年女性,有 OSAHS。仅 10％OSAHS 患者正规诊治。OSAHS 常合并窦性停搏、房性/室性早搏、阵发性房颤等。持续气道正压通气治疗,可治疗 OSA 及其相关的心律失常。2007 年网上已公开发布阻塞性睡眠呼吸暂停征诊断治疗专家共识,2013 年已发布阻塞性睡眠呼吸暂停相关性高血压临床诊断和治疗专家共识,有较好的参考价值,详细内容可由网上获得。

(1)对心血管系统的影响　OSAHS 患者睡眠中,咽部肌肉松弛,反复发生低通气、呼吸暂停,可产生持续的吸气功而且无效、上呼吸道阻塞,可因对抗气道梗阻,而伴反复微觉醒、睡眠片段化,造成夜间打鼾、日间嗜睡;可突发过高的胸内负压,血氧饱和度下降,可继发全身性低氧血症,导致自主神经系统功能降低、慢性炎症、血管内皮功能不全、代谢紊乱、氧化应激、胰岛素抵抗、高凝状态、低氧血症(血氧饱和度下降 4％);与高血压、心衰、脑卒中、冠心病、肺动脉高压、心律失常等独立相关。OSAHS 患者常到中年出现症状后才就医,可延误诊治;其严重程度,可由多导睡眠监测仪测定,以呼吸暂停低通气指数(AHI,每小时发生阻塞性呼吸事件的次数)表示。一般认为,AHI<5 为正常,5～15 为轻度,15～30 为中度,30 以上为重度。

(2)OSAHS 与心律失常　健康人不同睡眠阶段中,自主神经系统活性改变,可出现一些生理性心律失常,如窦性心动过缓、窦性停搏、轻度房室传导阻滞等,常不需治疗。但对 OSAHS 高危患者,如中年男性、肥胖、有习惯性打鼾/日间嗜睡者,其睡眠中发生的心律失常,常提示 OSAHS 的存在。OSAHS 患者可观察到几乎所有类型的心律失常,主要发生在睡眠期间,与 OSAHS 的严重度相关。

日本有人对 316 名中/重度 OSAHS 患者给予持续气道正压通气(CPAP)治疗,平均随访 3.9 周,发现能改善 OSAHS 相关的心律失常,但有待进一步研究;OSAHS 患者最常见窦性心律失常(周期性心率变异),呼吸暂停时可出现心动过缓,呼吸恢复后可出现继发性心动过速,在重度 OSAHS 患者较常见,可作为 OSAHS 的诊断依据;机制是低氧血症、呼吸暂停,引起自主神经系统中迷走神经功能亢进时,导致心动过缓;睡眠中微觉醒、呼吸暂停后,迷走神经功能减弱时,可导致心动过速。OSAHS 可促进肥胖、左室肥厚、心衰、高血压、心肌缺血,可促进心律失常的发生发展。

(3)缓慢性心律失常和传导异常　研究显示,重度 OSAHS 的缓慢性心律失常发生率为 18％;如房室传导阻滞、2 秒以上的窦性停搏;出现夜间缓慢性心律失常的患者常更肥胖,OSAHS 更严重;持续气道正压通气治疗可消除大部分缓慢性心律失常,常可避免安装永久起搏器。在置入永

久性起搏器后有症状性心动过缓、房室传导阻滞、心衰的患者中,近一半有 OSAHS,且未治疗。

有人研究 228 名重度 OSAHS 患者,结果表明,患者睡眠中的房颤、非持续性室速、复杂室性早搏的发生率明显升高。有人研究无器质性心脏疾病的中/重度 OSAHS 患者,发现在应用 CPAP 治疗前 2 个月,47% 有夜间缓慢心律失常,其发生率、严重性与体重指数、AHI、血氧下降的程度相关。

(4)室上性心动过速　OSAHS 相关的夜间室上性心律失常(多数是非持续性的)比缓慢性心律失常见,CPAP 治疗后,可减少心律失常发生。在有房颤史的患者中,OSA 的发病率增加。有人发现,重度 OSA 患者中房颤发生率为 5%。在一组孤立性房颤患者中,32% 有中度睡眠呼吸暂停(AHI>15)。房颤患者中 OSA 的风险明显增加(49%:33%),OSA 和房颤独立相关。一项研究入选 106 例房颤电复律患者,发现 OSA 未治疗的患者,1 年内房颤复发率达 83%,而无 OSA 的患者为 53%。有人研究 324 例射频消融术后的房颤患者,发现 OSA 可独立预测术后房颤的复发,复发原因与 OSA 造成的左心房电重构、纤维化、心室腔扩大相关。有人研究 3 542 例无房颤病史的患者,平均随访 4.6 年,发现 OSA 及其严重程度,可预测 5 年内偶发房颤,后者与夜间血氧饱和度降低的程度相关。肥胖和 OSA 均独立增加房颤的风险。

(5)室性心律失常　研究发现,OSAHS 患者睡眠中室性早搏、非持续性室速、复杂室性早搏(二联律、三联律、四联律)的发生增加,与夜间血氧饱和度降低程度、AHI 相关,然而常没有发现 OSAHS 患者室速、室颤增加。在心律失常、左室射血分数降低的高危患者中,OSAHS 相关的室性心律失常发生增加;置入除颤器、未经治疗的 OSAHS 患者,常是心源性死亡的高危人群;至少 1/3 OSAHS 患者合并心衰,患者可在睡眠中每小时发生室性早搏 10 次,给予 CPAP 治疗后室性早搏能减少 58%。

(6)心源性猝死　OSAHS 所致的缺氧与心源性猝死(SCD)相关,特别是夜间的 SCD;研究显示,25% 以上重度 OSAHS 患者,睡眠中出现复杂室性早搏,5% 以上出现非持续性室速;OSAHS 使非持续性室速风险增加 3 倍。

有人对 107 名 OSAHS 患者经 7 年随访,发现 CPAP 依从性好的患者无一例发生 SCD;依从性差的患者中,SCD 的发生率为 7%。OSAHS 患者夜间发生 SCD 增加;有人研究 112 名 SCD 患者,发现合并 OSAHS 的患者死亡时间多在 12PM～6AM;无 OSAHS 的患者多在 6AM～12PM(与一般人群的 SCD 高发时间相一致)。OSAHS 患者中,约一半 SCD 发生在夜间。OSAHS 的严重程度,与夜间 SCD 风险正相关。OSAHS 可引起心肌缺血、心律失常,而触发 SCD。

十三、应激与心律失常

应激是机体对环境中不利因素应对而导致的身心紧张状态,这时机体动员一切力量,对抗损伤因素,有防御性、保护性作用。适度应激有利于调动潜能,增强对有害因素的抗御能力;但过度应激,可导致机体失稳态、产生应激性疾病,如应激性心律失常(SIA),这时自主神经的交感神经兴奋,迷走神经受抑,心脏复极离散度增加、心肌电活动不稳定,有时可使易感个体发生心律失常。

1. 应激与心律失常

过度应激可导致房早、室早、窦速、房速、房颤、室速、室颤、心源性猝死的发生增加。研究发现,愤怒、明显抑郁、精神应激可导致易感个体发生室性心律失常,且难以转复。有人调查 63 000 名无心血管疾病的女性患者,发现明显抑郁与心脏猝死相关。有人对 1 012 名新置入 ICD 的患者随访 1 年,证实中重度焦虑患者发生室性心律失常的风险增加。惊恐症患者发生房颤的风险为 1.2%,而对照组为 0.9%,有明显差异。氧化应激也可导致心律失常的发生。

2. 应激性心律失常发生机制

(1)自主神经系统功能紊乱　愤怒等剧烈情绪波动,可导致自主神经系统(ANS)功能紊乱,交

感神经张力增高,迷走神经张力减低,能引发心律失常。应激状态下,与自主神经系统功能相关的一些指标变化如下:

心率变异性(HRV):它指窦性心律在一定时间内发生周期性变化的现象,即逐次心搏间期的时间变异性,是反映自主神经系统功能的指标,是心律失常危险分层的依据。在心率变异性的相关指标中,24 小时中每 5 分钟正常 RR 间期平均值的标准差(SDNN),与心率变异性中交感起主导作用的慢变化成分相关;相邻正常 RR 间期差值的均方根(rMSSD),与心率变异性中迷走起主导作用的快变化成分相关。心率变异性降低,易引发心律失常、心脏猝死。应激后 SDNN,rMSSD 均降低,说明心率变异性降低,自主神经系统活动失衡;继续应激时,易出现室性期前收缩。应激组中 rMSSD 及相邻正常 RR 间期差值>50 毫秒的心搏数占 24 小时中总 RR 间期数的百分比(PNN10)均显著降低,提示迷走神经功能受损。一般应激能使房速、室速的发生增加,rMSSD 升高,其 PNN50、SDNN、心率变异三角指数(HRVTI)、24 小时中每 5 分钟正常 RR 间期平均指数(SDNNI)等均降低,自主神经系统功能紊乱,可促使易感个体发生心律失常。

窦性心律震荡(HRT):它指单个室性期前收缩后的窦性周期的生理性变化,表现为短暂的初期心率加速、随后心率减慢,是自主神经系统对单发室早出现的快速调节反应;其测量指标有震荡起始(TO)、震荡斜率(TS)、动态心率震荡(TD)。窦性心律震荡是反映迷走神经张力的指标之一,正常水平提示迷走神经的抗心律失常保护机制完整;反之则提示这种保护机制已被破坏,这时个体在面临应激时,易发生应激性心律失常(SIA)。应激后室性心律失常增加,TO 为负值、TS/TD 降低,窦性心律震荡减弱,可能是应激性心律失常发生的潜在机制。

T 波电交替(TWA):它指心律规则时,体表心电图 T 波振幅、形态、极性的逐搏交替变化,是心电活动不稳定的标志,与恶性心律失常相关,为对恶性室性心律失常、心脏性猝死具预测价值的无创电生理检测指标。自主神经系统功能失调,是 T 波电交替形成的基础。

有人对有室性心律失常史并置入 ICD 的患者进行实验性应激,发现能使患者 T 波电交替值明显升高,提示交感神经兴奋,儿茶酚胺增加,心肌复极不均一性增强,心肌复极离散度增加,与导致心律失常相关。应激状态下窦性心律震荡降低,T 波电交替值升高,交感神经兴奋,迷走神经受抑,心脏复极离散度增加,心电稳定性降低,使易感个体可发生应激性心律失常。但详细机制还需进一步研究。

(2)心脏重构　心脏电重构、结构重构,也参与应激性心律失常;精神应激时,心房/心室肌的场电位时程(FAPD)延长,FAPD 离散度(FAPDd)增加,心肌细胞排列紊乱、间质中胶原增生、中性粒细胞/淋巴细胞浸润、心室纤维化增加,有结构重构。应激心脏可产生电重构(电传导异常、传导时间延长、心肌有效不应期缩短),与室性心律失常发生相关。

(3)中枢神经系统　大脑的特定区域,可能与情绪致心律失常相关。有人认为,心脏病患者大脑半球情绪中枢的明显偏侧性,和心脏自主神经功能的明显偏侧性相关,能导致心脏复极不稳定、心脏性猝死。应激时,自主神经情绪中枢的明显偏侧化,可导致心脏左右交感神经的明显不平衡,能破坏心室复极的均一性,可诱发心律失常。

(4)人格因素　人格是指个体使行为较稳定、持久的特质、倾向。有人将 97 例行射频消融术后的阵发性室上速患者,分为内向稳定型、内向不稳定型、外向稳定型、外向不稳定型等四组,发现与稳定型人格组比,不稳定型人格组房性/交界性/室性早搏的发生增加,心肌有效不应期缩短、QT 离散度增加、窦性心律震荡减少,SDNN、相邻正常 RR 间期差值的均方根、心率变异三角指数均降低,而 SDANN 升高;表明不稳定型人格者,常存在交感神经张力增加、迷走神经张力减弱,自主神经系统(ANS)失平衡,可导致心律失常。

D 型人格以长期的消极情绪为特征。有人对 391 名接受 ICD 治疗的患者随访 1 年,发现 19% 患者发生室性心律失常,其中 D 型人格患者室性心律失常发生率为 29.6%。研究发现,D 型人格可能与交感神经系统兴奋介导的心律失常相关。

十四、心肌亚细胞结构与心律失常

1. 线粒体与心律失常

心肌细胞线粒体是能量供应中心，产生95％所需的ATP，心肌细胞对内源性ATP的利用率较高。每个心肌细胞约有5 000个线粒体，占细胞总容量的25％～35％，一般一个线粒体跨1～2个心肌细胞肌节；缺氧时，一个线粒体跨7个心肌细胞肌节。线粒体膜将质子泵出线粒体基质，产生质子势能、电化学梯度、线粒体内膜电位 $\triangle\psi$m，促进合成ATP，影响心肌细胞兴奋性、电活动、氧化应激状态。正常线粒体中，$\triangle\psi$m 在150 mV左右；病理状态下 $\triangle\psi$m 降低，减少产生ATP，可导致线粒体水解ATP。线粒体有诸多离子通道，与心律失常相关。

（1）线粒体 K_{ATP} 通道　K_{ATP} 通道是电压非依赖性配体门控通道，由4个SUR/4个 K_{ir}6组成异源多聚体，中心孔道含ATP结合位点；K_{ATP} 通道调节剂有通道开放剂、通道抑制剂；通道开放剂有苯丙吡喃类（如克罗卡林）、氰胍类（如吡那地尔）、硫化甲酰胺类（如阿普卡林）、嘧啶类（如米诺言地尔）、苯丙噻二嗪类（如二氮嗪）、吡啶类（如尼可地尔、二氢吡啶类、酰基苯胺醇类等）。而通道抑制剂有磺脲类药物（如格列苯脲）。

心肌细胞有两种 K_{ATP} 通道，一是细胞膜 K_{ATP} 通道（sarcoKATP），主要为4个SUR2A/4个 K_{ir}6.2组成；能维持细胞质钾离子/糖的水平稳态，维持电活动、能量代谢；缺血缺氧时ATP合成不足、消耗增多，活性氧、脂质过氧化物增加，能激活、开放细胞膜 K_{ATP} 通道，使大量钾离子外流，细胞膜超极化，关闭L型电压门控钙通道，减少胞外钙离子内流，减少钠离子内流，抑制肌浆网释放钙离子，减轻细胞质、线粒体内钙超载，减少产生活性氧，抑制线粒体通透孔开放，促进表达热休克蛋白70，促进血管内皮细胞释放生理性一氧化氮，引起血管扩张、血流量增加，保持细胞内外钾离子水平正常，减少ATP消耗，减少活性氧释放，维持线粒体体积、能量代谢、跨膜电位，保护心肌细胞。

二是线粒体膜 K_{ATP} 通道（mitoKATP）。细胞质高水平ATP，能抑制、关闭线粒体膜 K_{ATP} 通道，减弱 I_{Kr} 钾离子外向电流，延长心脏动作电位时程APD，开放钙通道，增加细胞质、线粒体的钙离子。细胞内高水平ADP/Pi及氧化应激、缺血缺氧等，适度激活、开放线粒体膜 K_{ATP} 通道时，能增强 I_{Kr} 钾离子外向电流，缩短心肌细胞APD（心肌线粒体膜 K_{ATP} 通道较多，即使1％开放，也会缩短心肌细胞APD），减少钙离子流入线粒体，改善线粒体基质肿胀、细胞呼吸，减少细胞质、线粒体的钙超载，减少心肌细胞凋亡，减少心肌纤维收缩幅度，减少心律失常，保护心肌细胞。

在心肌长期缺血后，线粒体膜 K_{ATP} 过度开放，能明显增强内向整流钾离子电流，明显缩短心肌细胞APD，引发心律失常，减小心肌纤维收缩幅度。这时给予线粒体膜 K_{ATP} 的阻断剂5-HD，能减少长期缺血、高水平缓激肽/过氧硝酸盐等导致的心律失常，有保护作用；5-HD对高水平δ阿片受体激动剂、去甲肾上腺素、内皮素受体激动剂等导致的心律失常，并没有抵抗作用；但还需进一步研究。

（2）心肌细胞线粒体大电导钙激活钾通道　心肌细胞线粒体大电导钙激活钾通道被PKA激活、开放后，可抑制钙离子进入细胞，抑制线粒体双层膜通透孔开放，参与心肌保护、缺血预处理作用；其结构和细胞膜大电导钙激活钾通道（BK_{Ca}）相似，由4个α亚基（有钾离子孔道）/4个调节性β亚基（对钙离子敏感）组成；激动剂有NS1619（能非特异性激活、开放 $BK_{Ca1.1}$、线粒体大电导钙激活钾通道，是心肌保护新靶点）、NS11021（能特异性激活、开放 $BK_{Ca1.1}$，功效是NS1619的10倍）、昔多芬（一氧化氮样药物，能激活、开放线粒体大电导钙激活钾通道，保持线粒体内环境稳定、线粒体膜完整，减少细胞凋亡，是心肌保护的起始因子，又是调节因子）、雌二醇（可激活、开放心肌线粒体大电导钙激活钾通道、BK_{Ca} 通道，保护心肌）、diCl-DHAA（心肌细胞膜/线粒体膜大电导钙激活钾通道的浓度依赖性开放剂）。研究发现，线粒体大电导钙激活钾通道的特异性抑制剂是

Paxilline。

细胞膜/线粒体的大电导钙激活钾通道/ATP敏感钾通道开放后,均可使钾离子外流,降低细胞膜电位,使细胞膜超极化,抑制细胞质钙超载,都可发挥心肌保护作用。但有报道,心肌缺血时细胞膜ATP敏感钾通道过度开放时,能明显降低细胞膜电位,可引发致死性心律失常;而线粒体大电导钙激活钾通道开放,一般不会有这种危险。大电导钙激活钾通道、ATP敏感钾通道发挥作用的途径是相互独立的。

(3)线粒体外膜电压依赖性阴离子通道　线粒体外膜电压依赖性阴离子通道(VDAC1/2/3,即线粒体外膜单孔蛋白Porin),最大可通过6.8kD的分子,最大孔径3nm,与心肌细胞凋亡相关;是线粒体外膜富含的孔状蛋白,是细胞质丙酮酸、苹果酸、琥珀酸、NADH、ADP、磷酸肌酸、磷酸等进入线粒体的通道;是ATP、亚铁血红素排出线粒体的通道;是钙离子、钾离子、钠离子进出的通道;可结合活性氧、化学物、病毒、Bcl-2、己糖激酶等,使其功能异常,会引发ATP水平/线粒体膜电位下降,释放细胞色素C、促进线粒体凋亡信号通路活化;是药物治疗的靶点。

单个VDAC蛋白分子,含285个氨基酸残基,分子量30～32kD,有VDAC1/2/3;VDAC1可形成孔道(直径约3.7nm),表达水平较高,与线粒体凋亡信号通路相关。VDAC2/3不能形成孔道,对VDAC1起功能互补作用。VDAC与线粒体内膜的腺嘌呤核苷酸转运蛋白(AN)、线粒体基质的环孢素受体D(Cyp-D)等共同组成线粒体双层膜通透孔(PTP),调控细胞凋亡。在线粒体膜电压约10mV、结合抗凋亡蛋白Bcl-xL时,VDAC稳定开放,孔内呈正电荷状态,一般优先通过带负电荷的阴离子代谢物,如ADP、ATP、磷酸肌酸等,一般不使细胞色素C流出。抗凋亡。

当线粒体膜电压明显降低(线粒体内膜超极化)、结合促凋亡蛋白Bad时,可促使VDAC关闭,引发促凋亡信号,阴离子代谢物无法通过线粒体,阳离子代谢物通过增加,可降低线粒体膜内外代谢物交换、代谢的水平,可导致线粒体呼吸功能受抑、ATP合成障碍,外膜完整性破坏,可释放膜间隙的促凋亡分子。当线粒体膜电压明显升高(升高超过30mV)时,可形成2、3、4个VDAC形成的同源寡聚体,其孔径、通透性明显增加,能促进线粒体双层膜通透孔明显开放,释放细胞色素C、钙离子,促凋亡,可导致心律失常。

细胞质钙超载时,高水平钙离子结合、明显开放线粒体VDAC,使钙离子易经VDAC流入线粒体,降低线粒体内膜 $\triangle\psi m$,激活NADPH氧化酶产生大量活性氧,能导致线粒体肿胀、线粒体双层膜通透孔开放、活化胱冬蛋白酶、促凋亡。这时VDAC还可与促凋亡因子Bax、Bak形成异源寡聚体,促凋亡。VDAC表达水平明显升高时,可促使线粒体内膜跨膜电位 $\triangle\psi m$ 降低,使线粒体能量代谢紊乱,促凋亡。

Bax、Bak、Bid是促凋亡因子,主要定位于线粒体外膜,与VDAC结合后,可促凋亡。Bax形成约160kD的寡聚体时,能促进线粒体外膜形成通道,可触发线粒体膜间隙释放钙离子等,促凋亡。有时Bax、Bak需由Bid激活后才能促凋亡。Bid的BH3域被胱冬蛋白酶8剪切后,能形成tBid,能促进VDAC聚集、孔径明显增大、通透性明显增加,能促进线粒体双层膜通透孔明显开放,释放细胞色素C、钙离子,促凋亡,可导致心律失常。己糖激酶(HK)是糖酵解途径的限速酶。HK-1/2结合VDAC后,可优先利用线粒体产生的ATP,能改善糖酵解供能,抗凋亡。

抗凋亡因子Bcl-2、Bcl-xL主要定位于线粒体外膜,可与VDAC的己糖激酶结合位点结合,促使VDAC1从寡聚化形式向单体型转变,孔径明显减小,通透性明显降低,可抑制线粒体双层膜通透孔开放/释放细胞色素C、钙离子,抗凋亡。乙醇可作用于线粒体VDAC,使线粒体呼吸、线粒体腺苷酸激酶活性分别降低40%、32%,抑制ADP、ATP、Pi通过VDAC,使线粒体功能紊乱。顺铂、内皮抑素,可结合、聚集VDAC,诱导线粒体释放细胞色素C,促肿瘤细胞凋亡,抑制肿瘤血管生成。抗抑郁药氟西汀,可抑制VDAC、线粒体双层膜通透孔开放,抑制心肌细胞凋亡。

(4)线粒体膜钙离子单向输送体　线粒体膜钙离子单向输送体(MCU),能维持线粒体内钙离子水平稳态,可将钙离子送入线粒体基质(然后通过线粒体膜钠钙交换体,将钙离子运出线粒体)。

给予 MCU 阻断剂钌红,可减少线粒体内钙超载,可在一定程度减少室颤的发生,可将室颤转变为室速。

2. 肌浆网与心律失常

肌浆网(SR)紧邻心肌细胞膜下,是特化的滑面内质网,有连接型(终囊)、囊泡型(特异性非终囊)、纵型、池型。连接型肌浆网连接 T 管、L 型钙通道。囊泡型肌浆网含兰尼碱受体(RyR2)、肌集钙蛋白。纵型肌浆网含钙泵。约 200 个 RyR2 聚集为一个钙离子释放位点。RyR2 钙通道一般是 4 个单体(单体含 4976 个氨基酸残基)的聚合物。蛋白激酶 A(PKA)能使 RyR2 丝氨酸[2030、2809]残基磷酸化,使通道活化开放;蛋白磷酸酶 PP1、PP2A 能去磷酸化,使通道关闭;aa[2815] 能被 CaMK Ⅱ磷酸化,使通道活化开放;aa[305~1937] 能结合 FKBP12.6;aa[3581~3610]能结合钙调蛋白;Cys[3635] 能结合活性氧、活性氮。高水平钙离子、ATP 能活化、开放 RyR2 通道;高水平镁离子、钙调蛋白抑制能关闭 RyR2 通道。

(1)肌浆网膜兰尼碱受体 RyR2 心肌细胞质钙离子,主要来自于细胞外钙离子通过细胞膜 L 型钙通道内流,形成钙信号,诱导肌浆网兰尼碱受体 RyR2 活化、开放,使肌浆网钙库大量释放钙离子到细胞质(钙触发钙释放),促进心肌细胞收缩。随后肌浆网膜钙泵(SERCA2a)在心肌舒张期,将大量钙离子从细胞质回收至肌浆网钙库,同时细胞膜钠钙交换体将部分钙离子转运至细胞外,使细胞质钙离子降低。其中任何一个过程异常,都将使心肌细胞内钙离子水平稳态破坏,易引发心律失常。RyR2 基因突变,可导致心肌收缩期钙离子从肌浆网持续释放,可明显增加室性心律失常的发生,与儿茶酚胺源性多形性室性心动过速、2 型致心律失常性右室心肌病等相关。

(2)肌浆网膜钙泵 肌浆网膜钙泵(SERCA2a)与受磷蛋白(PLB)位于肌浆网膜,SERCA2a 分子量 110kD,占肌浆网总蛋白的 40%,由 3 个基因表达 5 种亚型,心肌细胞中主要表达 SERCA2a。

PLB 是 SERCA2a 的调节蛋白,含 52 个氨基酸残基,能与 SERCA2a 形成可逆性聚合体;PLB 的 Ser[16] 能被蛋白激酶 A 磷酸化,再活化 SERCA2a,可开放其钙离子通道。PLB 的 Thr[17] 被 CaMK Ⅱ磷酸化,再活化 SERCA2a,能开放其钙离子通道。PLB 的 Ser[67] 被蛋白激酶 C 磷酸化,再活化 SERCA2a,能开放其钙离子通道。心衰时 β 肾上腺素受体/AC/cAMP/PKA 及钙离子/PKC 使 PLB 磷酸化程度明显减少后,可抑制 SERCA2a、明显关闭相关钙离子通道而使肌浆网摄入钙离子减少,使细胞质钙离子超载,参与房颤的发生与维持。

3. 心肌细胞膜与心律失常

心肌细胞膜 L 型钙通道(LTCC)与心律失常相关。LTCC 广泛存在于心肌细胞膜,尤以 T 管膜含量最丰富;LTCC 开放、钙离子内流增加,可触发肌浆网钙离子释放,细胞质钙离子增加,能引起心肌细胞膜动作电位平台期、APD 缩短,使内向整流性钾电流异常。LTCC 基因 G406R 突变,可引发 Timothy 综合征,有多系统紊乱,可由严重心律失常诱发晕厥、猝死,是 L 型钙通道病。

4. 泛素-蛋白酶体系统与心律失常

泛素-蛋白酶体系统(UPS),主要降解细胞内一些半衰期短的调节蛋白、受损后结构异常的蛋白。有 E334K 突变型 MyBPC 的肥厚性心肌病(HCM)患者,有 LTCC、钠钙交换体表达增加,导致细胞质钙超载,促凋亡,常出现心律失常;突变型 MyBPC 可抑制泛素-蛋白酶体系统,引发促凋亡因子蓄积,钙离子通道开放增加,钙瞬变幅度增加,导致心脏电生理紊乱。但还要进一步研究。

十五、窦性心律震荡

窦性心律震荡是近几年提出来的心电生理学指标,它对心血管死亡危险的预测价值,已被多项临床实验证实,主要反映迷走神经的应激反射功能;迷走神经活性可增强对心脏有保护作用,而交感神经活性增强可提高心室室颤的易感性,促使心律失常发生。

1. 窦性心率震荡的概念

窦性心律震荡(HRT)是指室性期前收缩代偿间期后出现的窦性心律先加速、后减速的现象,反映窦房结的双向变时功能;室性期前收缩后,窦性心律震荡现象减弱,与心肌梗死后猝死相关。

窦性心律震荡的检测方法:目前定量检测指标有震荡初始(TO)、震荡斜率(TS)、动态心率震荡(TD)。震荡初始是指室性早搏后的窦性心律加速,用室性早搏代偿间期后的前2个窦性节律的RR间期均值,减去室性早搏代偿间期前的2个窦性节律的RR间期均值,两者之差再除以后者,所得结果即为震荡初始。其中性值为0,TO<0表示室性早搏后初始心率加速;TO≥0则表示室性早搏后初始心率减速。

震荡斜率TS定量分析室性早搏后是否存在窦性心律减速,首先测定室性早搏后前20个窦性RR间期值,绘制RR间期值分布图(以RR间期值RRI为纵坐标,RR间期序号为横坐标),依次以任意连续5个窦性心律的RR间期值计算,并做出回归线,其中正向最大斜率即为TS。TS的中性值为2.5毫秒/RRI,TS值>2.5毫秒/RRI,表示窦性心率加速后存在减速现象;TS值≤2.5毫秒/RRI,表示不存在减速现象。理论上,每个符合条件的室性早搏,都可计算出一个TO、TS,所以多个室性早搏,就可计算出多个TO、TS。研究表明,计算窦性心律震荡指标前,先取RR间期平均值,然后再进行测量,可能会提供更好的死亡预测率。

动态心率震荡(TD),指震荡斜率TS随心率(HR)变化而变化的程度,反映TS与室性早搏前心率的变化。TD>-0.42毫秒/RR,患者生存率明显降低;表明TD是一项急性心肌梗死(AMI)后、患者病死率的独立预测指标,提示除自主神经功能水平外,自主神经对心率变化的适应性,也一定程度上影响患者预后。

2. 窦性心律震荡的发生机制

窦性心律震荡主要发生机制为:室性早搏直接作用、压力机制、自主神经紧张性变化等。

(1)室性早搏直接作用　室性早搏(室性期前收缩)使心室收缩提前发生,心室充盈不足,射血量减少,导致室性早搏后初期的动脉血压下降,舒张末压增高;根据Starling定律,其后的射血量会增加,使动脉血压上升;动脉血压的变化,必定会影响窦房结动脉。窦房结动脉相对粗大,窦房结体积相对较小,前者的压力及变化,可牵拉窦房结,能对窦房结的自律性产生影响。室性早搏后初期动脉血压的下降,能使窦房结动脉压下降,对窦房结自律性产生正性变时作用;随后的动脉压升高,对窦房结自律性产生负性变时作用。

(2)压力反射学说　通过自主神经调节心率变化,使之与血压变化相平衡,可能是窦性心律震荡的主要发生机制。心动周期早期出现室性期前收缩,前一次窦性心搏的舒张期缩短,心室舒张充盈量减少,致心排血量减少,引起一个最初的压力反射,位于颈动脉窦、主动脉弓的压力感受器受到刺激,发放冲动传入延髓,使交感神经兴奋性增高,迷走神经兴奋性降低,心率增快,心排血量增加,动脉血压上升,然后通过压力反射,兴奋迷走神经促使心率下降。有人观察到,在室性早搏后窦性心律的双相变化中,心率增快持续的时间较短,仅1～3个周期,随后的3～7个窦性周期心率减慢,最长的RR间期出现在第10个窦性周期中,然后再逐渐降至正常。同时室性期前收缩代偿间期后第1个窦性心搏时血压即开始升高,并在约第7个心搏时血压达峰值。

(3)自主神经紧张性变化　自主神经系统的迷走神经,有抗心律失常的保护作用。窦性心律震荡现象能反映自主神经的功能状态,窦性心律震荡正常时,提示迷走神经保护性机制完整;窦性心律震荡减弱时,提示迷走神经保护性机制可能被破坏,自主神经不平衡,与心源性猝死相关;室性早搏有致心律失常作用,而迷走神经保护机制破坏,则预示心律失常危险度增加,这可能是窦性心律震荡预测心肌疾病后心律失常预后的基础。窦性心律震荡发生机制中,一般占优势的是迷走神经介导的压力反射机制,窦性心律震荡(TO、TS)是迷走神经依赖性的,与压力感受器反应能力(BRS)相关。阿托品可导致窦性心律震荡明显下降。

3. 窦性心律震荡检查的临床应用

(1)急性心肌梗死危险分层和死亡风险的预测 有人应用窦性心律震荡检查对 AMI 患者进行危险分层,按照 TS、TO 正常参考值,将患者分为 4 级;TO 和 TS 均正常为 0 级;TO 或 TS 异常为 1 级;TO 和 TS 均异常为 2 级;未记录到室性期前收缩为 3 级;结果显示,窦性心律震荡 2 级是最强的预测因素,优于 LVEF< 0.30、伴有糖尿病、窦性心律震荡 1 级、年龄≥65 岁的预测作用。

有人研究 1 212 例心肌梗死患者,平均随访 20.5 个月,发现联合 TO/TS 是最强的病死率预测指标,TS 是预测病死率的最强单变量因素,相关分析表明,压力感受器敏感性、联合 TO/TS、24 小时中每 5 分钟正常 RR 间期平均值的标准差(SDNN),都是很强的危险性预测指标;与心率变异性(HRV)、压力感受器敏感性、LVEF、平均心率等比,TS 预测价值最大。有人研究 1 191 例心肌梗死患者,随访 21～22 个月,结果显示,TO、TS 与总病死率显著相关,窦性心律震荡对心肌梗死后患者的病死率有预测价值。TS 为第 2 位单变量危险预测因素,强度仅次于 LVEF。

(2)冠状动脉介入治疗和搭桥术的疗效评价 梗死相关血管是否再通及再通的程度,与心肌梗死患者的预后直接相关。与血管床灌注评分 TIMI0～2 级血流的患者比,PCI 术后梗死相关血管血流达到 TIMI3 级者的预后显著改善。窦性心律震荡与 TIMI 血流等级相关。

研究发现,AMI 患者 PCI 治疗后,靶血管的 TIMI、血流改善程度,与治疗前后窦性心律震荡的改善相关。在心肌梗死的发病过程中,窦性心律震荡呈动态变化,可应用于慢性阶段、急性阶段的预后预测。有人对 146 例接受冠状动脉搭桥的患者,在术后 2～7 天做动态心电图分析,计算窦性心律震荡的 TS、TO,以 0.37%、4.25 为正常值,根据 TS/TO 均正常、TS 或 TO 之一异常、TS/TO 均异常,将患者分为 3 组,结果表明,TS 异常是冠状动脉搭桥术后死亡的独立预测因素,其预后价值要优于年龄、低 LVEF;而 TO 无明确的预后价值。

(3)窦性心律震荡与糖尿病心脏病 心脏自主神经病变(CAN)是糖尿病患者早期并发症之一,以夜间迷走神经张力下降、交感神经张力增强为主要特点。CAN 与糖尿病患者心血管不良事件的发生相关。有人采用 Ewing 评分对 90 例年龄<75 岁、病程≥2 年的 2 型糖尿病患者自主神经受损情况进行分级,对比研究有 CAN 和无 CAN 糖尿病患者的 HRV 时域指标、TO、TS,结果显示,CAN 组除 TO 与无 CAN 组相近外,HRV 时域指标、TS 显著下降,与糖尿病病程、心脏自主神经受损程度相关;TS 相关性最强,对 CAN 阳性预测敏感度为 97%,特异度为 71%。

有人研究发现,窦性心律震荡参数无法独立预测糖尿病患者的病死率,糖尿病患者普遍有自主神经系统功能受损,可能影响窦性心律震荡的预测价值。窦性心律震荡现象,并不在所有的心血管病患者中都能观察到;伴有代偿间期的室性早搏,是进行窦性心律震荡研究的前提;对心房扑动、心房颤动、房室传导阻滞等患者及起搏心律的患者,常无法分析窦性心律震荡,应用受限。但窦性心律震荡测量简单、检测无创,可反映心脏自主神经功能,预测精度较好,对心血管病患者临床诊疗方案的制定及预后的评估,意义较大,有应用前景。

十六、心肌 JPH2 蛋白的病理生理功能

心脏发挥正常功能依赖于其高度精细化的亚细胞结构。研究发现,在心肌细胞中,肌细胞膜 L 型电压门控钙离子通道,向细胞内肌浆网转导钙离子信号,主要依靠膜连接复合物(JMC);后者能连接型肌质网与 T 管膜等,是心脏正常兴奋收缩-耦联(ECC)的关键结构,可促进兴奋心肌细胞的信号通路。JPH2 是膜连接复合物的重要组分,主要表达于心肌组织,与膜连接复合物的发育成熟、功能稳定相关,与心肌细胞 T 管发育相关;JPH2 基因失活突变,与心衰、肥厚性心肌病、心律失常的发生发展相关。

1. JPH 蛋白的分子结构

心肌细胞通过兴奋-收缩耦联,调节收缩。当心肌细胞兴奋时,JPH2 参与的膜连接复合物(JMC),使细胞膜、横管、肌浆网距离接近,动作电位激活 L 型电压门控钙离子通道,引起钙离子内流的微小钙信号有效传递,激活、开放肌浆网膜 RyR2－钙离子通道,使肌浆网钙库释放钙离子到细胞质(即钙触发钙释放,CICR),引发钙瞬变,钙离子和肌丝上钙结合蛋白相结合,触发心肌收缩。

JPH 有 1～4 型,JPH1 主要在骨骼肌;JPH2 主要在心肌;JPH3/4 主要在神经组织。JPH2 分子内有 MORN 功能Ⅰ/Ⅱ区、连接区、α螺旋样区、可变区、跨膜区。MORN 功能区能与磷脂高亲和力结合,可将 JPH2 锚定在细胞膜;连接区能结合胞质蛋白,调节 JPH2 与细胞膜、肌浆网膜的结合能力。α螺旋样区能将细胞膜、肌浆网膜间以间隙桥连接,在心肌细胞收缩、舒张过程中,能保证耦联结构的机械弹性。疏水性 C 末端构成跨膜区,一般能嵌入肌浆网膜。

2. JPH2 的病理生理作用

(1)T 管发育及膜连接复合物形成 心肌细胞 T 管系统发育时,随着其较大的表面积与体积比值的增加,加上钠钙交换体(NCX)表达水平升高,且肌原纤维靠近心肌细胞膜,能为肌原纤维提供足够的跨膜钙离子内流,来激发兴奋-收缩膜耦。研究发现,Bin1、小窝蛋白 3 参与膜连接复合物(JMC)的发育,参与 L 型电压门控钙离子通道、钾离子通道的调节,能保护 T 管结构,促进 T 管成熟,与 L 型电压门控钙离子通道、RyR2－钙离子通道共定位,使钙离子调控逐渐成熟,形成膜连接复合物结构。

(2)JPH2 与扩张型心肌病等 JPH2 基因突变失活、表达水平降低,与扩张型心肌病(DCM)、肥厚型心肌病(HCM)相关,能导致心肌肥大相关分子水平上调(如肌动蛋白、心钠素、脑钠素),钙瞬变强度降低,破坏钙触发钙释放(CICR)、心肌细胞超微结构,影响心肌细胞的收缩、舒张,促使心肌细胞肥大,甚至心力衰竭。但肥厚型心肌病患者中 JPH2 基因突变率<1%,故还要进一步研究。

(3)JPH2 与心力衰竭 在心力衰竭早期,常发现 JPH2 表达水平下调,与横管的结合力降低,使心肌细胞 T 管、膜连接复合物结构破坏,会导致肌浆网钙库释放钙离子减少、钙瞬变延迟且幅度减小、RyR2－钙离子通道舒张期钙漏流增多、心脏病理性重构、左室壁增厚、收缩力降低,兴奋-收缩耦联效率降低,可促进兴奋-收缩脱耦联、心力衰竭进展。

(4)JPH2 与房颤 房颤按照其发作时程的长短,可分为阵发性房颤、持续性房颤、长程持续性房颤、永久性房颤。非瓣膜疾病相关房颤定义为,除外风湿性右房室瓣狭窄的生物瓣、机械瓣置换、瓣膜修补术后的房颤。钙离子水平稳态异常,是房颤发生的一个共同机制,这时房颤需一些快速异位起搏点、折返环才能维持。折返需心脏有易感性基质。常见的异位自发放电活动是延迟后除极,包括完全复极后发生的延迟后除极(DAD,由钠钙交换的内向钙电流引起,使舒张期细胞质钙离子水平升高)、完全复极前发生的早期后除极(EAD),增加心律失常易感性。JPH2 突变(E169K)时,RyR2 与突变 JPH2 结合减少,易诱发肌浆网钙库钙漏流增多,促进延迟后除极,可导致房性心律失常。JPH2 表达水平降低,可引发 miR－24 水平降低、μ钙蛋白酶自水解激活、细胞骨架介导 T 管重构/移位,使心肌收缩力下降、发生房颤。

十七、浦肯野纤维与心律失常

浦肯野纤维是心脏传导系统的最后分支,在心内膜下交织成网,再通过特殊的连接方式与普通心室肌细胞相连,能迅速将电活动传导至整个心室。浦肯野纤维的结构及功能,对心脏兴奋冲动的传导至关重要。研究表明,浦肯野纤维细胞结构及功能在分子水平的改变,如转录因子使基因调控异常、细胞间连接蛋白、跨膜离子流的改变,可导致浦肯野纤维系统发育缺陷,使其不能行使正常功能,可导致心律失常。

1. 浦肯野纤维内基因表达与心律失常

心脏传导系统的发育过程,需一些转录因子参与;传导系统的发育,一般从中心传导系统的发育开始,以周围浦肯野纤维网的发育结束。

(1)Nkx2.5 基因　心脏发育期间至少有 5 种 Nkx2.5 家族成员表达,促进浦肯野纤维系统发育。Nkx2.5 基因突变,可时间/剂量依赖性,导致文氏型房室传导阻滞、心室肌致密化不全;Nkx2.5 表达减少,可导致浦肯野纤维结构变化、房室传导异常、浦肯野纤维网发育不全。

(2)Shox2 基因　研究发现,Shox2 是心脏伪染色体同源框基因编码的转录因子;胚胎发育期间,Shox2 在窦房结区等表达,调节心脏传导系统发育。Shox2 表达缺乏,可能与窦房结发育不全相关。

(3)Hop 基因　Hop 是 Hop 同源框蛋白,含 73 个氨基酸残基,其在胚胎期心脏表达,与心脏传导系统的发育相关。成年期 Hop 表达于房室结、希氏束、左右束支;Hop 表达缺乏时,传导系统电生理作用破坏,体表心电图异常,有电轴右偏、PR 间期延长、QRS 波增宽、长 QT 间期等;间隔部希氏束缺陷增加 30%～50%。

(4)T-box 基因　多种 T-box(Tbx)转录因子,心脏发育期间,表达于窦房结、房室结、房室束、近端浦肯野纤维束,与传导系统胚胎发育相关,促进传导系统的功能的发育、成熟,有助于形成房室结、房室环路。Tbx2 表达水平改变,与房室环的成熟度降低、预激综合征发生等相关。Tbx3 表达缺乏,与致死性心律失常相关。Tbx5 突变,与心房-指-趾综合征相关,患者可有窦性心动过缓、房室传导阻滞、房颤。心室传导系统的发育,需要 Tbx5 和 Nkx2.5 协同,再激活双螺旋转录抑制子 Id2,调节胚胎期房室束、束支的发育。Id2 表达缺乏,与室间传导、左束支传导的阻滞相关。

2. 心脏浦肯野纤维细胞间连接与心律失常

心脏动作电位的传导,需要通过细胞-细胞间的电耦联机制如缝隙连接通道来完成,能提供细胞间的离子、ATP、信号交流。

(1)浦肯野纤维的缝隙连接通道与心律失常　浦肯野细胞间有缝隙连接通道由 Cx40、Cx43 形成多聚体;近端希氏束、束支有 CX40 表达,末端浦肯野纤维系统有 CX40、CX43 同时表达。研究表明,CX43 表达缺乏,可导致心室传导减慢、心律失常性猝死。CX40 表达缺乏,可导致左/右束支传导阻滞。

(2)浦肯野纤维-心肌细胞交界处与心律失常　浦肯野纤维-心肌交界的细胞膜复极差异性,与其动作电位水平/时程差异、心律失常相关;最高平台期电位的差异,能改变心室肌细胞的复极电流,使浦肯野纤维-心肌交界易接受刺激,可导致阵发性室颤等。心室肌与浦肯野纤维的电生理特性不一致,可造成局部传导不一致、形成折返、导致心律失常。

3. 浦肯野纤维动作电位及离子流与心律失常

浦肯野纤维是一种快反应自律细胞,其动作电位时程较长、传导速度较快,整个动作电位的幅度、0 相最大除极速度,明显高于心室肌细胞。

(1)动作电位及离子流的差异　浦肯野纤维 0 期快速去极化、动作电位高幅值,能使动作电位在浦肯野纤维传导速度更快,可能是浦肯野纤维细胞膜有 T 型钙离子通道;浦肯野纤维细胞膜钠离子通道密度较高,而 L 型钙离子通道、快速激活延迟整流钾通道、缓慢激活延迟整流钾离子通道、内向整流钾离子通道的密度较低,钾离子流出较慢,钙离子流入较快。

(2)浦肯野纤维特殊的动作电位时程　早期后除极一般发生于未完全复极化前的 2 期或 3 期,与慢钠电流通道开放相关,当早期后除极的幅值,达到邻近细胞的动作电位阈电位后,可触发引起邻近细胞产生一串动作电位,导致室性心律失常。一些药物,能使浦肯野纤维细胞的动作电位时程进一步延长,更易引发早期后除极、尖端扭转型室速。

心脏浦肯野细胞可自动去极化,相关的离子通道包括:起搏电流 If 通道、T 型钙离子通道、电压门控钾离子通道、电压门控钠离子通道。电压门控钾离子通道基因突变,导致钾离子外流增加,可能与 J 波综合征、早期后除极综合征、Brugada 综合征中的室颤相关。

在正常窦性心律期间,窦房结有超抑制力而主导浦肯野纤维细胞的肌浆网膜去极化、释放钙离子;但窦性心动过缓时,浦肯野纤维细胞的肌浆网可自动释放钙离子(使细胞质钙超载),经钠-钙交换,可产生引发去极化的内向钠电流,导致延迟后除极,后者达到浦肯野纤维动作电位阈电位后,可引起浦肯野纤维异位起搏,导致室性心律失常。

研究显示,延迟后除极常发生在缺血性心脏病,这时钠-钙交换体移出细胞的钙离子减少;肌浆网重摄入钙离子减少,向细胞质内渗漏钙离子增加;由于细胞内酸中毒,线粒体释放的钙离子增加,结果促进形成细胞质钙超载、延迟后除极、心律失常。

(3)浦肯野纤维静息电位的差异与心律失常　浦肯野纤维有 2 个水平的细胞膜静息电位,分别为 −90 mV(其动作电位上升支有钠离子依赖性,传导速度较快)、−50 mV(其动作电位上升支有钙离子依赖性,传导速度较慢);这两种电位传导差异,在浦肯野纤维能形成闭合环路,传导速度慢的动作电位可引起折返,从而导致某些特发性室性心律失常、室性心动过速。

浦肯野纤维系统传导受损,与心律失常发生相关。浦肯野纤维系统转录因子基因突变,会导致浦肯野纤维结构、功能缺陷(如细胞间连接通道异常、离子通道异常等),共同决定浦肯野纤维电生理特性异常,可导致心律失常。

十八、成纤维细胞生长因子同源因子与心律失常

研究发现,成纤维细胞生长因子同源因子(FHF),可调节电压门控钠通道,在心脏中有重要作用,可能与某些心律失常的发生相关;包括 FHF1～4(又称 FGF11～14)。FHFs 与 FGF 有 30%～50% 的同源性,但 FHFs 缺乏分泌信号肽而不能被分泌,也不能激活 FGF 受体,故 FHFs 为细胞内的成纤维细胞生长因子。

研究显示,FHFs 的异常与多种疾病的发生相关,如 FHF4 基因突变可引起脊髓小脑运动失调症;FHF1/4 表达缺乏,可引发小脑性运动失调、随意运动障碍;FHF2 表达缺乏,可引发学习/记忆能力下降、家族性 X 染色体关联的智力障碍、先天性多毛症。研究显示,FHFs 在心脏中也有重要作用,并可能与某些心律失常的发生相关。

(1)FHFs 的结构　FHF1、FHF2、FHF3、FHF4 的基因,分别定位在染色体 3、X、17、13,含 181～252 个氨基酸残基。FHF2 有 2S、2U、2V、2Y、2VY 等,目前 FHFs 共发现 10 种不同的剪接体,相互间有 60%～70% 同源性。FHF1B/2A 的分子内包含核心结构域,由 12 个反向平行的 β 片层折叠组成;还有 N-端域、C-端域;FHF1B 第 52 位的精氨酸和第 95 位的缬氨酸,使其不能与 FGF 受体结合。

(2)FHFs 在心脏的表达　FHFs 在胚胎中表达。在健康成年心室肌中主要表达 FGF12B;FGF13 少量(为 FGF12B 表达量的 40%)表达于心室,可结合电压门控钠离子通道 Nav1.5,共定位在细胞膜、闰盘;可结合钙通道 Cav1.2,共定位在 T 管。在健康成年心房肌中,主要表达 FGF12B。

(3)FHFs 对心脏钠通道的调节作用　在心脏中,电压门控钠通道(Nav1.5)介导快速、瞬时的内向钠离子流入、产生和传播动作电位、控制动作电位时程及心肌细胞的兴奋性。FGF13(与 Nav1.5 钠通道 aa$^{1879～1898}$ 及 aa$^{1849～1852}$ 结合)、FGF12B 可结合 Nav1.5,使其失活,使细胞膜超极化,减少钠通道的表达,降低钠通道电流。

(4)FHFs 对心脏钙通道的调节作用　FGF13 在心肌 T 管上,可与亲联蛋白 2 结合,而后者与心脏 Cav1.2 钙通道在 T 管上的定位相关,可增强 Cav1.2 电流,增强细胞质钙瞬变。

(5)FHFs 对心室肌兴奋性和传导性的影响　FGF13 可影响心脏中钠通道、钙通道的定位、功能,可能影响心肌的兴奋性、传导性。FGF13 表达缺乏后,钠通道电流减小,缩短动作电位时程,心

室肌兴奋的传导速率降低。有人发现,引起长 QT 综合征的钠通道 aa^{1790} 位点突变,可阻断钠通道和 FGF12B 的结合;研究发现,Brugada 综合征的患者中 FGF12B 上第 7 位的谷氨酸突变为精氨酸(Q7R),可阻断 FGF12B 与钠通道结合,减少钠通道电流,可降低心肌动作电位幅度,降低心肌细胞间传导速度,可能与 Brugada 综合征相关。

十九、肺动脉高压与心律失常

肺动脉高压(PAH)是以肺小动脉痉挛、内膜增生/重构为主要特征的一类疾病,特点是肺血管阻力增加(与平滑肌和内皮细胞、自主神经系统功能紊乱相关)、肺小动脉血管重构/炎症、血栓形成,导致右心室后负荷增加,引起右心室功能衰竭,可引发各种房性/室性心律失常。

有人在肺动脉高压尸检中发现窦房结、房室结动脉病变。有人研究肺动脉高压心电图,结果显示,70％患者出现窦性心动过速、窦性心动过缓、Ⅰ度房室传导阻滞、室性心律失常。

肺动脉高压心律失常的可能机制:在长期的压力/容量超负荷下,肺动脉高压患者的右心室、右心房出现继发性心肌重构,为发生心律失常的基础。肺动脉压力的升高导致的心排出量下降,可引起交感神经活性异常升高、血去甲肾上腺素水平升高,与肺动脉高压并发心律失常相关。研究发现,QT 间期延长、QT 离散度增加,与肺动脉高压伴心律失常的严重程度相关。右心室心肌缺血,为肺动脉高压发生室性心律失常的原因之一;心肌内部小动脉闭塞,可引起冠状动脉灌注减少,右心室心内膜下心肌缺血;右心室超负荷,能引起心肌高耗氧量。

室上性心动过速与肺动脉高压相关:室上性心动过速是肺动脉高压致心律失常的常见类型之一,这时右心室后负荷持续性增加,能引起右心房结构改变、交感神经兴奋,可诱发室上性心动过速、损伤心功能,发生率一般为 2.8％,常见为房扑、房颤、房室结折返性心动过速。由于导致肺动脉高压的原因不同,肺动脉高压伴发室上性心动过速的发生率也有不同。从诊断肺动脉高压,到发生室上性心动过速的平均时间为 3.5 年。多数情况下,一旦发生房性心动过速,提示病情恶化,可能加重右心功能不全、右心室衰竭(总死亡率<6％);转复为窦性心律后,上述症状多可缓解;而持续性房颤较难转复为窦性心律,能增加患者的死亡率。一旦肺动脉高压患者出现室上性心动过速,是右心室功能恶化的警报,要对患者进行强化治疗;但维持窦性心律并不能明显降低患者的死亡率。

对肺动脉高压伴室上性心动过速患者,药物治疗包括对房颤、房扑心室率的控制(如地高辛、钙通道阻断剂,有时可使用对房室结阻滞的非二氢吡啶类钙通道阻断剂)和窦性心律的转复(如抗心律失常药物)。对所有房颤、房扑患者,要系统抗凝治疗;由于有负性肌力作用,β 受体阻断剂并不适用于治疗肺动脉高压伴室上性心动过速患者。由于大部分的抗心律失常药物,在肺动脉高压伴室上性心动过速患者的治疗中,会出现较多不良反应,因此抗心律失常药物的应用受一定限制;如钠通道阻断剂(普罗帕酮、氟卡尼),不适用于有结构性心脏病的患者。Ⅲ 类抗心律失常药物如索他洛尔,可延长 QT 间期,有负性肌力作用,虽然在急性情况下,胺碘酮可用于治疗血流动力学不稳的心律失常患者,但由于长期应用胺碘酮可引起肺炎、肺纤维化,在长期防治心律失常尚要进一步研究。对其他抗心律失常药物敏感性较差的肺动脉高压伴室上性心动过速患者,若室上性心动过速反复发作,在更适合的抗心律失常药物出现前,胺碘酮仍是基础用药的优先选择。肺动脉高压伴房扑患者,也可应用三尖瓣环峡部的射频消融治疗,可改善患者心功能分级、临床症状、窦性心律转复;这类心律失常的起源部位,多位于右心房。研究表明,右心室衰竭(36％)和 SCD(28％)为肺动脉高压患者的主要死因;然而与晚期左心疾病患者比,肺动脉高压患者的恶性室性心律失常,如室速、室颤较少见。右心室功能不全和 SCD 常见于严重缺氧的肺动脉高压患者,较罕见于肺动脉夹层或破裂。

肺动脉高压诱发的室性心律失常,多见于先天性心脏病所致的肺动脉高压,包括法洛四联征、大动脉转位、主动脉狭窄、单心室心脏病等,心律失常会增加这些患者的发病/死亡风险,常建议使用心律转复除颤器,以降低 SCD 的风险。根据美国资料,SCD 是肺动脉高压患者主要死亡原因之一,其发生率约为 26%;其心肺复苏成功率常较低(21%左右),且预后较差。

有人报道,欧美肺动脉高压行心肺复苏后的 3 130 例患者中,有 513 例(16%)在 3 年内发生过心跳呼吸骤停,26%进行心肺复苏;心跳呼吸骤停时 45%患者出现心动过缓,28%出现心电-机械分离,15%出现心跳停搏,8%出现室颤,4%出现其他类型心律失常;与临床情况不符的心动过缓,常提示远期预后不良;在该研究中,50%患者死于呼吸道感染、胃肠道感染。

肺动脉高压患者行心肺复苏后,生存率较低;有人报道,132 例患者行心肺复苏后只有 6%存活时间超过 90 天;影响心肺复苏成功的关键因素,是找到触发心肺骤停的因素,迅速纠正。一些指南在快速性室性心律失常的治疗和 SCD 预防中强调,预防性抗心律失常治疗,常不作为肺动脉高压患者 SCD 的一级预防;须评估其临床预后,并进行个体化治疗,不能盲目使用抗心律失常药物,因为有可能会加重心律不齐或带来不良反应。

肺动脉高压患者由于出现室速/室颤而导致晕厥或心脏骤停时,可考虑置入心律转复除颤器;心脏再同步化治疗(CRT)已开始应用其致右心衰竭的患者,可减少室性不同步运动,增强右心室收缩力、左心室充盈功能、每搏输出量,是治疗肺动脉高压致右心衰竭的新疗法,相关研究已取得较好结果,但仍需要进一步验证。

肺动脉高压心律失常,在肺动脉高压患者中较常见,尤其是房性快速性心律失常(房颤、房扑),其发作频率常与心衰加重、临床症状恶化相关,SCD 是肺动脉高压的主要死亡原因之一。虽然目前对肺动脉高压合并心律失常的治疗已取得一定进展,但除颤器、起搏器用于肺动脉高压患者 SCD 的一级预防,还要进一步探讨。

二十、心房颤动抗凝治疗进展

房颤是最常见的心律失常之一,患者脑卒中发生风险增高,且较其他原因所致的脑卒中常有更高的致残率、病死率,故预防脑卒中是房颤治疗的重要环节。近年来,在心房颤动抗凝治疗方面已有重要进展。美国医学协会的研究显示,美国房颤患病率为 0.95%,房颤患者逐年增加,至 2050 年患者总数将为 2001 年的 2.5 倍。欧洲心脏病学会的研究显示,欧洲 55 岁以上患者房颤患病率达 5.5%,患病率与年龄相关。中国有约 800 万房颤患者。

房颤患者常见的脑卒中类型是缺血性脑卒中,其脑卒中复发风险,高于其他原因引起的脑卒中。有效预防房颤患者脑卒中,为房颤治疗的重点。研究显示,中国房颤患病率男性为 0.74%,女性为 0.72%,其中 60 岁以上男性、女性患病率分别为 1.83%、1.92%;有人研究 9 297 例房颤患者,脑卒中患病率为 17.5%(其中 49.7%为严重脑卒中甚至致残,8.0%脑卒中患者死亡)。

非瓣膜病性房颤患者脑卒中和出血风险的评估:2001 年有人提出 CHA2DS2 评分,能评价非瓣膜病性房颤患者脑卒中风险、并指导抗凝治疗,陆续被一些指南推荐。但该评分对低风险患者评价尚不准确,所包含的脑卒中危险因素并不全面,2010 年一些房颤管理指南推荐 CHA2DS2-VASC 评分系统,最高分为 9 分。2012 年一些房颤管理指南,将关注重点从发现高风险患者,转到识别真正低风险患者,评分为 0 分的患者、即年龄<65 岁的孤立性房颤患者、不需抗栓治疗;评分≥1 分患者推荐口服直接抗凝血酶药(OAC)治疗。对拒绝 OAC 治疗患者、不能耐受抗凝药物的患者,建议联合阿司匹林与氯吡格雷治疗,或单用阿司匹林抗血小板治疗。

抗栓治疗的选择,需平衡脑卒中风险与出血风险。常用于房颤患者抗凝治疗出血风险的评分有三个。2012 年一些房颤管理指南,认为 HAS-BLED 评分,优于 HEMORR2 HAGES 评分、ATRIA 评分。HAS-BLED 评分最高分为 9 分;评分≥3 分的患者应定期谨慎复查,同时应努力纠正潜在可逆的出血风险因素;HAS-BLED 评分本身不能用于排除患者抗凝治疗。

——维生素 K 抑制剂华法林：凝血因子 II、VII、IX、X 的合成，需维生素 K 参与催化这些凝血因子羧基化、形成钙离子结合位点，再与血浆钙离子结合而有凝血活性。华法林为双香豆素类抗凝剂，在肝脏微粒体内能抑制维生素 K 参与催化作用，阻断凝血因子羧基化、而抗凝。有人荟萃分析 29 项研究，结果显示，华法林可降低非瓣膜病性房颤患者缺血性脑卒中、体循环栓塞的发生率。与安慰剂比，调整剂量的华法林 INR 控制在 2.0～3.0，可降低脑卒中发生率 64%，降低全因病死率 26%，且使全部需要脑卒中一/二级预防的患者绝对风险每年分别降低 2.7%、8.4%；与单独抗血小板治疗比，非瓣膜病性房颤患者服用合适剂量华法林，能降低脑卒中风险 37%，能降低全因死亡率 26%。证据显示，华法林降低房颤患者脑卒中风险，优于阿司匹林+氯吡格雷；奠定了华法林在房颤患者脑卒中预防的重要地位，使华法林成为房颤患者抗凝治疗一线药物。

——Tecarfarin(ATI‐5923)：是一种新型维生素 K 抑制剂（VKA），其不通过细胞色素 p450 酶系统代谢，减少与其他药物及食物的相互作用，使 INR 更易控制在理想范围内。临床试验显示，服用 Tecarfarin 患者使 INR 处于最佳治疗窗时间比例（TTR）为 71%，高于服用华法林；Tecarfarin 组与华法林组 TTR 为 74.0%与 73.2%，无显著性差异；目前该药后续临床试验正在进行中。

——抗血小板药物：它在中国房颤患者中应用较广，然而其抗栓效果并不理想。有人的荟萃分析纳入 7 项研究，结果显示，单用阿司匹林较安慰剂降低房颤患者脑卒中发生率 19%，但脑卒中的致残率、病死率无显著降低；故认为单用阿司匹林治疗预防房颤患者脑卒中疗效较差。双联抗血小板治疗、单一抗血小板药物联合 OAC 的治疗安全性较差。研究证实，在不适宜 VKA 抗凝的心房颤动患者中，阿司匹林+氯吡格雷抗血小板治疗，虽较单用阿司匹林明显降低脑卒中、心肌梗死、血管源性死亡等主要心血管事件，但出血风险明显升高。最新研究结果显示，目前有很多无基础心脏疾病的房颤患者应用 OAC+阿司匹林，但治疗后出血风险显著增加。单药抗血小板治疗预防房颤患者脑卒中的疗效较差，联合抗血小板治疗、抗血小板药物与 OAC 联合治疗虽疗效尚可，但出血风险较高。

——口服直接凝血酶抑制剂（OAC）达比加群酯：达比加群酯能在血清酯酶作用下，转换得到达比加群，可直接竞争性抑制凝血酶活性；生物利用度为 6.5%，80%药物经肾脏代谢，血清除半衰期为 12～17 小时，与细胞色素 p450 酶系统无相互作用，药物、食物影响小，剂量无需定期监测。临床研究显示，与华法林比，每天 110 mg 达比加群酯的脑卒中、体循环栓塞发生率相似，而主要出血发生率明显降低；每天 150 mg 达比加群酯的脑卒中、体循环栓塞发生率显著降低，而主要出血发生率相似；每天 110 mg、150 mg 达比加群酯，均可显著降低出血性脑卒中发生率；常见不良反应是消化不良。有人随访 4 年，证实长期每天服用 150 mg 达比加群酯出血风险较高，两种剂量达比加群酯在降低脑卒中发生率、病死率的疗效相同，对房颤患者脑卒中预防有长期获益。

最新研究显示，亚洲人群服用华法林后，出血性脑卒中风险高于非亚洲人群；达比加群酯在亚洲人群，可显著降低出血性脑卒中发生率，能预防缺血性脑卒中、体循环栓塞；故支持达比加群酯在亚洲患者中应用。目前达比加群酯等新型 OAC（NOAC），只用于非瓣膜病性房颤患者抗凝治疗，而在瓣膜病性房颤患者中疗效并不满意。最新研究显示，与华法林比，达比加群酯用于置入机械性心脏瓣膜的房颤患者，增加血栓栓塞及出血并发症，并显示无获益。患者机械瓣膜置换术后，凝血状态常有较大波动，常要及时调整治疗方案，且置入机械瓣膜的房颤患者存在较大的个体差异。美国 FDA 反对达比加群酯用于置入机械性瓣膜的房颤患者。

——直接凝血 Xa 因子抑制剂：利伐沙班是口服吸收良好、生物利用度高的直接凝血 Xa 因子抑制剂，能延长凝血酶原时间；经肝、肾双通道代谢，严重肝、肾衰竭为禁忌证，且慎用于肝、肾损害患者。有人研究利伐沙班治疗 14 264 例非瓣膜病性房颤患者，结果显示，其预防房颤患者脑卒中、体循环栓塞的疗效不劣于华法林，尽管颅内出血、致命性出血事件明显少于华法林，但主要出血风险无显著性差异。目前利伐沙班已被美国 FDA 批准用于非瓣膜病性房颤患者脑卒中预防、治疗。

阿哌沙班是口服吸收的高选择性、可逆性Ⅹa因子抑制剂,其口服生物利用度高,经肝、肾双通道代谢,较少与其他药物相互作用。有人研究阿哌沙班治疗5599例不适合接受VKA治疗的房颤患者,与阿司匹林比,阿哌沙班治疗明显获益,能减少脑卒中、体循环栓塞风险,不增加主要出血及颅内出血事件。

依度沙班是口服直接Ⅹa因子抑制剂,主要经肾脏排泄,不需监测凝血指标。有人研究依度沙班治疗21105例中高危房颤患者,结果证实,其预防房颤患者脑卒中、体循环栓塞的疗效不劣于华法林,且减少出血、心因性死亡的风险。

贝曲西班直接抑制Ⅹa因子,其不经细胞色素p450酶代谢,药物相互作用少,不通过肾脏排泄、而通过胆汁排泄;有人研究贝曲西班治疗508例房颤患者,结果显示,每天40mg贝曲西班组主要终点事件发生率小于华法林组;贝曲西班有较好的耐受性,与华法林相比其出血率相似或更低。目前该药的后续研究仍在进行中。

长期以来华法林作为首选药物,被用于减少房颤患者脑卒中风险治疗,但其定期监测INR,能与其他药物的相互作用,有较多的限制因素,使医患更倾向选择与之疗效相似、更安全、无须频繁监测的药物,因此催生了多种NOAC的诸多研究与发展。与华法林比,达比加群酯、利伐沙班、阿哌沙班、依度沙班等均降低房颤患者脑卒中风险,使严重出血风险降低,其中阿哌沙班降低所有主要出血事件的风险、全因死亡率,较华法林显示其优势。但NOAC的研究尚有诸多疑问值得思考,故NOAC降低脑卒中风险的真正疗效,尚需更多临床试验验证。

二十一、急性心肌梗死再通治疗后再灌注心律失常

再灌注心律失常(RA)是急性心肌梗死再灌注治疗后常见的并发症之一,可引起严重临床后果,受到关注;其发生受多因素影响,如再灌注治疗时间、再灌注方法、再灌注程度等。急性心肌梗死(AMI)重要的治疗措施,是尽早实施再灌注治疗,然而再灌注治疗后产生的再灌注心律失常,有时是突发而致命性的,已成为介入医师关注的焦点。

1. 再灌注心律失常的定义和发生机制

再灌注心律失常是指冠状动脉痉挛、完全闭塞、心肌供血急剧中断、痉挛解除后或药物/机械性再通2~3小时内,新发生的心律失常,如阵发性室速、室颤、房室/束支传导阻滞、窦房阻滞等。其发生率为38%~81%。再灌注心律失常发生机制,与活性氧增加、细胞质钙离子超载、心肌细胞凋亡增加、中性粒细胞激活、心肌细胞间耦联改变、血儿茶酚胺类水平升高、血流灌注不均衡等相关。

2. 不同因素对再灌注心律失常的影响

(1)再灌注治疗时间 AMI再灌注治疗时间不同,对再灌注心律失常可能有影响,有人认为,AMI后再灌注治疗越早,越易发生再灌注心律失常。研究发现,短时间内缺血/再灌注治疗后再灌注心律失常的发生率,约为长时间内缺血/再灌注治疗组的2倍。缓慢型/快速型再灌注心律失常,常在发病6小时内经PCI开通冠状动脉者发生,发生率高于6~12小时内者,且严重再灌注心律失常较多见。

在AMI早期,缺血损伤心肌较多,坏死心肌相对较少,再灌注后,缺血心肌的兴奋性恢复不一致,易发生折返而出现心律失常。AMI后再灌注治疗过迟,也易发生再灌注心律失常。临床试验发现,心肌梗死数日后行PCI治疗,其再灌注心律失常的发生率高达36.8%~50%;认为再灌注心律失常发生率高,可能与持续心肌缺血相关;缺血时间越长,心肌损伤越重,再灌注心律失常越明显,持续心肌缺血是心肌梗死后再灌注心律失常发生的重要机制。

(2)不同的再灌注治疗方法 AMI后再灌注治疗方法,目前常用的有静脉溶栓、直接PCI治疗;研究发现,AMI后行静脉溶栓治疗组患者再灌注心律失常的发生率为64.0%,而直接PCI组

再灌注心律失常的发生率为 46.2%，认为 PCI 可实现冠状动脉血管的早期、充分、持久的再灌注，其再灌注心律失常的发生率也明显降低；AMI 患者采用静脉溶栓治疗后再灌注心律失常的发生率较高，易出现暂时性 ST 段抬高。有人认为，对 AMI 患者，有条件行急诊 PCI 治疗者，尽可能行 PCI 治疗，以便减少再灌注损伤，尤其是恶性心律失常的发生。有的试验发现，AMI 后 PCI 治疗组与静脉溶栓治疗组比，再灌注心律失常发生率的差异，可能无明显统计学意义。

（3）再灌注治疗后心肌再灌注程度　它对再灌注心律失常的影响，目前正在研究中。有人对 AMI 患者进行再灌注治疗后，根据不同的冠状动脉血流分级（TIMI），比较再灌注心律失常的发生率；结果发现，TIMI3 级血流的再灌注心律失常的发生率最低，为 17.2%，TIMI2 级血流再灌注心律失常发生率为 84%，TIMI 0～1 级血流再灌注心律失常发生率为 33.3%，推测再灌注心律失常的发生可能与心肌未得到充分再灌注或再灌注后无复流现象相关；TIMI3 级患者因心肌得到充分灌注，再灌注心律失常发生率明显降低。持续的心肌缺血，可能是心肌梗死后再灌注心律失常发生的重要机制之一。但有的研究发现的结果不同，要进一步研究。

3. 再灌注心律失常的临床意义

有人认为，AMI 再灌注治疗后发生的再灌注心律失常，可能是冠状动脉血管再通的指标。但也有人认为，再灌注心律失常的发生可能与心肌未充分再灌注、持续性心肌缺血、心肌损伤相关，若心肌得到充分的灌注，再灌注心律失常发生率会明显降低。AMI 再灌注治疗后发生的再灌注心律失常，可能与迷走神经张力增高、交感神经张力降低、广泛的心肌损伤、微循环再灌注延迟、持续性心肌缺血相关，而不能作为血管再通或再灌注充分与否的指标。因此需要继续研究。

再灌注心律失常发生机制较复杂，影响因素也较多，再灌注条件也各不相同，因此从不同的角度、用不同的方法和不同条件下来评价其特点和临床意义，难免会得出不同的结论。再灌注心律失常的先决条件必须是以血流再灌注为前提，只有在再灌注条件下才能产生再灌注心律失常。再灌注心律失常可以作为冠状动脉再通的无创性指标。然而很多临床工作者持有不同的观点，认为大血管再通后微栓子脱落，随血流阻塞微循环血管，引起微血管功能障碍致微循环持续性缺血，再灌注心律失常可能是微循环持续性缺血的指标；故再灌注心律失常既可视为冠状动脉再通的指标，也可能是微循环灌注损伤的表现；需要进一步研究，尤其要从微循环病理方面进行深入研究。

二十二、SSA/Ro 自身抗体与心律失常

抗原 SSA/Ro 核蛋白，由 Ro 蛋白和 hYRNA 两部分组成，其中的 Ro 蛋白包括 Ro60、Ro52；Ro60 分子内含 Heat 重复区域、vWFA 域（有依赖金属离子的结合位点）；Ro52 分子内含三结构域；均包含一系列抗原表位，可分别诱导产生其抗体，与不同的疾病及临床表现相关。

抗 SSA/Ro 抗体，可经胎盘由母亲传递至胎儿，导致胎儿心肌细胞炎症损伤、干扰钙离子通道功能，而产生房室传导阻滞、QTc 间期延长、窦性心动过缓，可抑制 KCNH2 离子通道功能，干扰心肌细胞复极。抗 SSA/Ro 抗体是常见的自身抗体之一，常见于干燥综合征、系统性红斑狼疮、亚急性皮肤型狼疮、新生儿狼疮、系统性硬化症等，该抗体水平升高，与这些患者的心律失常、皮疹、光过敏、血细胞减少、间质性肺炎、血管炎、腮腺肿大、腺体病变、高丙种球蛋白血症等相关。

——SSA/Ro 抗原与抗 SSA/Ro 抗体：SSA/Ro 抗原是由 Ro 蛋白与非编码小 RNA（hYRNA）非共价结合的核糖核蛋白；人体免疫紊乱时，产生的相应自身抗体有抗 SSA/Ro60 抗体、抗 SSA/Ro52 抗体；hYRNA 可分为 hY1RNA、hY3RNA、hY4RNA、hY5RNA，均由 RNA 聚合酶 Ⅲ 合成。Ro60 蛋白含 538 个氨基酸残基，分子有整合素功能，主要监控 RNA 聚合酶 Ⅲ 合成 rRNA 的过程，错误合成的 5S rRNA 结合 Ro60 后可被降解。Ro52 蛋白含 475 个氨基酸残基，是三结构域蛋白（TRIM）家族成员 TRIM21，分子内有 Ring - finger 域、B - box 域、卷曲螺旋域等三个结构域，还含一个 B30.2 结构域。Ring - finger 域与 2 个锌离子结合，可介导泛素与底物的结

合。Ro52 是一种 E3 泛素连接酶,在 SLE 和 SS 患者体内,Ro52 可直接抑制细胞增殖,促进细胞凋亡;缺乏 Ro52,可导致不可控制的炎症和自身免疫性疾病。B-box 结构域,也与锌离子结合,可能与卷曲螺旋结构域功能相关。卷曲螺旋结构域含亮氨酸拉链结构,主要参与同源二聚体、大分子复合物的形成,参与蛋白质的细胞内定位。B30.2 结构域,可能有 IgG 受体或超抗原的作用。

Ro60 蛋白至少包括 20 个抗原表位,研究发现,Ro60 蛋白的第 169～190 位氨基酸残基表位与 SLE 相关;第 211～232 位氨基酸和第 193～236 位氨基酸表位与 SS 相关。Ro52 蛋白的第 216～292 位氨基酸残基表位与 SLE 相关;第 190～245 位氨基酸残基表位与 SS 相关。针对 Ro52 蛋白 Ring-finger 结构域的抗体,与 SLE 的疾病活动相关。SSA/Ro60 抗原第 81～89 位、第 280～290 位、第 310～323 位、第 482～495 位氨基酸残基表位的自身抗体,与唾液腺损伤正相关;第 166～180 位、第 331～345 位氨基酸残基表位自身抗体,与肾脏损伤负相关;第 143～153 位氨基酸残基表位自身抗体,和心包积液负相关。第 200～239 位氨基酸残基表位(包含完整的亮氨酸拉链结构)自身抗体,与先天性房室传导阻滞相关。这些抗原表位自身抗体与不同疾病及临床表现的相关性提示,分别对 SSA/Ro60 和 SSA/Ro52 抗原不同表位自身抗体的研究,可能更有助揭示疾病的发病机制,并有助于疾病诊治水平的提高。

2. 抗 SSA/Ro 抗体的致心律失常作用

——抗 SSA/Ro 抗体与胎儿和新生儿的心律失常:抗 SSA/Ro 抗体可经胎盘由母体传递给胎儿,导致发生新生儿狼疮综合征,表现为暂时性的狼疮综合征、先天性心脏传导阻滞。暂时性的狼疮综合征可有皮肤损害、转氨酶升高、血小板减少、溶血性贫血等,随着体内获得性的抗 SSA/Ro 抗体降解,病情可自行缓解,一般不需特殊治疗。先天性心脏传导阻滞主要表现为持久性的、完全性的房室传导阻滞,约 2% 抗 SSA/Ro 抗体阳性母亲的新生儿出现先天性心脏传导阻滞,并且这些母亲再次妊娠时,新生儿复发先天性心脏传导阻滞的风险高达 17%,患儿出生后 3 年内死亡率可达 20%,67% 存活患儿需安装心脏起搏器治疗。对死亡患儿的尸解发现,房室结区域被瘢痕组织代替,提示完全性房室传导阻滞的存在是永久性的、不可逆的,尽管少数患儿可代偿性的心率减慢而维持心脏功能。

先天性房室传导阻滞在整个妊娠期心率是易变化的,其主要表现为 Ⅲ 度房室传导阻滞,但 Ⅰ度、Ⅱ 度房室传导阻滞及联合心脏结构性病变也可发生。Ⅱ 度和孤立的 Ⅲ 度房室传导阻滞,通常表现为复杂变化的心率和节律。Ⅲ 度房室传导阻滞联合心脏结构性病变,很大程度上表现为单一的心率和节律模式,并且预后较差,频繁的异位心律及室性心动过速,是疾病严重程度的一种表现。抗 SSA/Ro 抗体,可与胎儿心脏传导阻滞中的某些抗原反应,使房室结产生免疫反应、凋亡、纤维变性,导致传导阻滞;也可能抗体作用于 T 型/L 型钙离子通道,进而引发传导阻滞、QTc 间期延长、窦性心动过缓,甚至要安装心脏起搏器。

——抗 SSA/Ro 抗体与成人的致心律失常:最近的研究发现,抗 SSA/Ro 抗体,可能影响成人心脏 KCNH2、节律、传导,可延长 QTc 间期,可发生完全性房室传导阻滞,但仍需进一步研究。

二十三、房颤治疗研究进展

房颤患者易发生血栓栓塞,导致脑栓死、心衰、心源性猝死等疾病的风险明显增加。虽然抗心律失常药物可使部分房颤患者转复,但并不能降低各种严重并发症的发生率,一旦发生缺血性脑卒中,其致残率、致死率较高,抗凝治疗是预防房颤患者发生脑卒中的方法之一。目前对房颤抗凝治疗有许多新的研究热点,包括新型抗凝药物、房颤导管消融、微波射频消融、左心耳封堵术,外科治疗等。

房颤是临床上最常见的心律失常之一,20% 脑卒中是房颤后左心房血栓形成发生栓塞的后果。房颤是心衰再次住院、死亡的重要的独立危险因素。近年维生素 K/环氧化物还原酶的抑制剂、直接Ⅹa因子抑制剂、第二代口服直接凝血酶抑制剂等,无须检测国际标准化比值(INR),与食物、药物相互作用较少,但出血并发症的发生率仍较高,也缺乏拮抗剂,一旦出现严重出血无针对性的治疗方案。每年因房颤所致脑卒中死亡率为1.9%~8.2%,如何预防或减少因房颤所致血栓栓塞成为研究热点。

——左心耳封堵预防房颤脑卒中:有人应用Watchman系统左心耳封堵150例非瓣膜性房颤、CHA2DS2评分>1的患者,随访14.4个月,脑卒中、全身性栓塞发生率为2.3%;与对照组比,主要终点事件、脑卒中、心血管死亡分别下降38%、29%、38%;然而主要安全终点(出血、手术并发症)发生率封堵组较华法林抗凝组增加。加拿大有人研究应用Amplatzer系统左心耳封堵治疗非瓣膜性房颤患者,大多数患者先接受1~3个月抗血小板治疗,手术成功率为98.1%,平均随访20个月,脑卒中、全身性栓塞、严重出血的发生率分别为1.9%、0%、1.9%。

——射频消融预防房颤所致栓塞:它已经成为根治阵发性心动过速、治疗房颤的有效方法;最初的设想来自于外科迷宫手术,目前技术日趋成熟。一些指南确建议,除药物治疗外,射频消融可用于有症状的房颤患者,可预防房颤复发(Ⅱa类适应证)。2015年中国经导管消融心房颤动专家共识已在网上公开发布,有较高的参考价值,详细内容可由网上阅读。

有人研究1 099例房颤的射频消融,射频消融组、无射频消融组的CHA2DS2评分分别为0.89、0.65;与无射频消融组射比,射频消融组脑卒中发生率显著减少。房颤患者射频消融,有停止服用口服抗凝药的可行性。外科在术中采用射频消融技术对房颤进行治疗,在治疗策略上分为:①心内直视手术同期术中射频消融技术,适应证为器质性心脏病(如瓣膜病、冠心病等)合并永久性房颤患者;②微创消融技术,适应证为不合并严重器质性心脏疾病的阵发性房颤;能对房颤的基本病灶维持基质隔离毁损,使心房重新起作用;能确保消融线的透壁性、连续性,以免非透壁或非连续性消融造成异常激动或折返环穿过消融裂隙,导致复发。射频消融迷宫术是一种安全、简便的操作,能取代迷宫术中大量的切口,从而避免缝合,缩短和简化手术过程。2008年有人应用外科微创消融技术,使房颤患者接受冲洗式射频微创手术,平均随访16.6个月,窦性转复率为90%,无脑卒中、永久起搏器置入、死亡发生。

——微波射频消融:微波是介于射频和超声之间的电磁波,能透过血液、心肌组织、瘢痕组织传播,适于心房肌消融。有人报道12项研究,平均随访6~12个月,术后发现窦性心律转复率为62%~87%。射频消融改良迷宫手术,基本遵循经典迷宫Ⅲ手术的切口、心房透壁损伤原则,同时使用冲洗射频能量,取代迷宫手术中的大量切口的"切与缝",简化手术过程,安全、简便,能保证手术效果,值得在伴房颤的瓣膜病患者的瓣膜置换手术中应用。

微波消融治疗是一种安全、有效的方法,且操作较迷宫手术、射频消融简单,手术时间较短,易于推广。但在临床应用的时间相对较短,在消融路径、功率、时间、术后处理等方面,仍有待进一步研究。

——外科结扎手术预防房颤所致栓塞:目前开胸左心耳闭塞手术方式,大致有切除、结扎两种。一些房颤治疗指南指出,左心耳的切除、结扎,能根本上减少房颤治疗术后的血栓栓塞发生;但研究发现,常会出现术后左心耳闭塞不完全;目前外科结扎,已被认为是各种心脏手术的安全辅助方法,值得进一步研究。研究表明,经皮封堵左心耳安全有效,简单易行,创伤较小,但仍需要更大的样本来证实。早期进口左心耳封堵器较昂贵、术中需TEE监测及全麻,限制其应用;通过改进、研发封堵装置、严格技术培训、提高操作技术,可减少介入疗法的并发症。

外科治疗方法中最重要的是要保证结扎、闭合完全,可以尝试杂交技术,即在外科治疗中,置入左心耳封堵器后,再行左心耳结扎或切除术,封堵器表面完全内皮化,能保证结扎或闭合面的平整性;亦可通过胸腔镜技术,进行心外膜左心耳封堵术,创伤较小,可视条件下封堵,可提高植入成功率。

二十四、维纳卡兰治疗房颤

房颤为临床最常见的心律失常,临床传统的抗房颤药物可选择的较少,效果较不理想,且不良反应较多。新型抗房颤药物维纳卡兰,对转复房颤有效、安全,欧盟于 2011 年批准其用于持续时间<7 天的非外科术后房颤、持续时间<3 天的外科术后房颤的转复。2012 年欧洲指南中,将维纳卡兰作为孤立性房颤、伴轻度器质性心脏病房颤药物转复的 I 类推荐用药,中度器质性心脏病房颤患者转复的 IIb 类推荐用药。

1. 作用机制

维纳卡兰可选择性阻断 I_{Kur}、I_{K-ACh} 钾电流,可阻断心房特异性频率依赖的钠离子通道,延长心房肌有效不应期,能阻断钾电流 I_{to}、迟发钠通道电流 I_{Na},有助于中止房颤,能减少细胞质钙超载,抑制延迟后除极;本品为多离子通道阻断剂,但对心室复极化作用较弱,无明显的致 QT 间期延长作用,可减少尖端扭转性室性心动过速。

2. 临床评价

(1)静脉给药　维纳卡兰静脉给药有效、安全,静脉用药 80 分钟后高剂量组(于 10 分钟静脉给予维纳卡兰 2 mg/kg,如 30 分钟后仍未转复,继续给以 3 mg/kg)61% 转复为窦性心律;低剂量组(于 10 分钟静脉给予维纳卡兰 0.5 mg/kg,如 30 分钟后仍未转复,继续给以 1 mg/kg 维纳卡兰)和对照组转复窦性心律的比例,分别为 11%、5%。静脉注射维纳卡兰中止新近发生的房颤、房扑较有效、安全;51.7% 转复为窦性心律,对照组为 4%,有统计学意义;平均转复时间为 8～11 分钟;持续性房颤患者,维纳卡兰组 7.6% 转复为窦性心律,胺碘酮组为 5.2%,对照组为 0。提示维纳卡兰能快速有效地转复新发房颤,疗效优于胺碘酮。

有人发现,维纳卡兰组转复时间,较普罗帕酮组缩短,转复率相似。研究发现,274 例缺血性心脏病患者中,维纳卡兰转复率为 45.7%,与非缺血性心脏病患者的转复率非常接近(47.3%),且没有增加低血压、心动过缓、室性心律失常等的发生。

(2)口服给药　口服维纳卡兰为一种房颤转复后维持窦性心律的药物;2011 年完成 II 期临床研究,结果显示,疗程结束时,维纳卡兰组(每天 300 mg 及 600 mg)维持窦性心律的疗效优于安慰剂组;统计学分析显示,在预防房颤再发方面,仅每天 300 mg 组与对照组相比,差异有统计学意义。维纳卡兰组中未出现尖端扭转型室性心动过速;维持窦性心律的患者,在高剂量组较对照组更多;维纳卡兰组房颤复发时间平均为 90 天,对照组平均为 39 天。

3. 不良反应

维纳卡兰血清除半衰期较短,不良反应多为轻中度,多见于给药 24 小时内。可有味觉障碍、喷嚏、感觉异常、恶心等,可能与阻断中枢神经系统的钠离子通道相关。研究分析显示,给药后出现严重不良事件者,维纳卡兰与安慰剂组相仿。

4. 禁忌及注意事项

维纳卡兰治疗的禁忌证为低血压(<100 mmHg)、新近(<30 天)发生的急性冠状动脉综合征、NYHA 心功能 III 及 IV 级心衰、严重主动脉狭窄、QT 间期延长(>440 毫秒)、严重心动过缓、II 或 III 度房室传导阻滞而未安置心脏起搏器、静脉输注 I 及 III 类抗心律失常药物<4 小时。鉴于临床研究尚未就心脏瓣膜狭窄病变、肥厚型梗阻性心脏病以及左室射血分数 ≤35% 做出评估,故此类患者尚不宜推荐使用本品。

心功能轻度损害(NYHA 心功能 I、II 级)但血流动力学稳定的患者,接受本品治疗,可能增加低血压、非持续性室性心律失常的危险,临床应用需谨慎。临床实施药物复律前,适量饮水为预防本品相关低血压的关键措施。静脉输注维纳卡兰 2 小时内,需持续监测心率,并在药物输注期间、给药后 15 分钟内,多次监测血压。静脉给药期间,患者若发现明显心动过缓(出现临床症状或心率每分钟<40次)或窦性停搏≥5秒或低血压(出现临床症状或血压<85 mmHg)应予停药。

其他停药标准:QRS波时限增宽>50%、新出现的束支传导阻滞、QTc延长超出基线值25%或>550毫秒、完全性心脏传导阻滞者等。若首次给药即出现上述事件者,则继后不应再次使用本品治疗。房颤患者静脉输注维纳卡兰转复为心房扑动的疗效,优于Ⅰ类抗心律失常药物;已转复为心房扑动者应继续静脉给药,约30%患者可转复为窦性心律。患者已行静脉输注其他抗心律失常药物,且未及4小时者(最佳时间宜增至24小时),不宜给予维纳卡兰治疗;上述抗心律失常药物也应在维纳卡兰治疗4小时后使用。治疗未能奏效者,可考虑行电复律治疗。

基于现有的临床循证证据,维纳卡兰对房颤转复有效,是欧盟指南推荐的用于无明显器质性心脏病的房颤患者转律的治疗药物。尽管如此,欧洲一项房颤转复研究显示,对无器质性心脏病、轻中度心脏病患者,仅35%的心脏中心会采用静脉用维纳卡兰转复房颤,同时目前本品尚未获得美国食品药品管理局批准,也未在我国上市。

本品目前尚未获得广泛使用的原因主要包括:本品较胺碘酮有更高的转复率、安全性的临床研究有限,未与转复率更高如伊布利特等进行对照研究;出于对潜在的安全性考虑,尽管本品致室性心律失常发生率较低,但其发生严重低血压的不良反应不容小觑,尤其是合并器质性心脏病患者,因此需更多的临床安全性数据;目前相关的临床研究对象均为白种人群,对其他种族人群的使用安全性、有效性,尚缺乏临床证据;尽管有回顾性分析,证实本品对缺血性心脏病患者安全,然而尚缺乏针对器质性心脏病患者的大规模前瞻性随访研究;本品口服制剂,在维持窦性心律及长期应用的安全性方面,尚缺乏大规模临床数据。因此本品作为房颤转复新型药物,尚需更多的临床证据加以证实。

二十五、"交感风暴"的研究进展

"交感风暴"是由于多种外因和内因,引起机体大量分泌儿茶酚胺而导致的心室电活动极度不稳定,进而继发最危重的恶性心律失常,是心源性猝死的机制之一;也称为"儿茶酚胺风暴"、"心室电风暴"、"室速风暴"、"ICD风暴"。2006年美国和欧洲一些指南首次明确室速风暴和ICD风暴的概念,将其定义为在24小时内自发≥2次室速和室颤、并需紧急治疗的临床综合征,迅速识别并进行紧急救援,可降低其死亡率。由于交感风暴的交感活动极不稳定,易引起恶性心律失常,发病凶险,不易预测,且死亡率较高,因此引起临床医生注目,以期研究明确其发病机制,提高患者生还率。

1. "交感风暴"的流行病学

国内尚缺乏"交感风暴"发病率的文献报道,国外对ICD植入后发生交感风暴的报道较多,根据定义,在ICD植入后,有人发现其发生率在10%～28%;发生交感风暴的时间,在不同报道中有差异。交感风暴的发生率,要考虑人口因素、心肌状态、医疗措施、ICD指征的影响。有人显示,装置植入后4～5个月会发生交感风暴;而近来更多的报道为2～3年以后才发生。

2. "交感风暴"的发生与发展

(1)病因

"交感风暴"可在多种情况下出现,见于各种器质性、非器质性心脏病,常见于近期急性心肌梗死未接受治疗患者、ICD植入患者。随着ICD在临床应用及冠心病的发病率逐年增加,"交感风暴"的发生率也随之增高。

——心脏性疾病"交感风暴":它可见于各种器质性心脏病、非器质性心脏病,包括矫正后的先天性心脏病、急性冠脉综合征、梗死后缺血性心肌病、重度瓣膜性疾病、中/重度心肌炎、不伴有明显的结构性改变的Brugada综合征等,在急性冠脉综合征的发生率较高;在一系列室颤、ICD重复电击后,可导致心脏事件后死亡率迅速增加,常可导致心肌炎症、心肌重构、心肌损伤、左室收缩期功能衰竭、心衰发展。

——非心脏性疾病"交感风暴"：很多非心脏性疾病也可引起交感风暴,如创伤后应激综合征、急性重症胰腺炎、急性肾脏衰竭、急性呼吸窘迫综合征、急性出血性脑血管病、嗜铬细胞瘤危象、慢性阻塞性肺部疾病、病毒感染等。患者处于极度绝望、恐惧、愤怒等状态下,可引起精神心理障碍性疾病,此时由于儿茶酚胺分泌过度、电解质和酸碱平衡紊乱、自主神经功能严重失调,可使心肌细胞处于电病理状态等,都可引起"交感风暴"的发生。

(2)"交感风暴"的发病机制

——交感神经过度激活:在急性心衰、急性冠脉综合征发作时,围手术期、情绪剧烈起伏、剧烈疼痛、焦虑时,可引起交感神经对外周效应器官的作用持久紧张,交感神经大量释放儿茶酚胺,促进细胞膜离子通道活性改变,导致细胞内大量钾离子外流,钠离子、钙离子内流,水电解质失衡,可引起各型恶性心律失常,特别是恶性室性心律失常。由于恶性心律失常发作并不稳定,易反复,如果频繁电击治疗,可进一步加重心肌、脑等重要脏器缺血,引起交感神经的持续性异常兴奋,使电"风暴"不易平息。

——希浦系统传导异常:有人认为,异位起搏点产生的电激动、离子通道的改变、房室传导阻滞伴束支阻滞、异常 J 波,长/短 QT 间期综合征等,会引起希浦系统的传导异常,参与交感风暴的发生,能诱发室颤、室速,阻止正常窦性起搏点激动的下传,促使恶性心律失常持续性发生与发展。

——心脏 β_2 受体的反应性增高:它介导儿茶酚胺效应,在心脏病变的发展过程中起重要作用。肾上腺素活化心脏 β_2 受体后,可导致心肌复极异常,缩短心肌细胞有效不应期,易触发室性心律失常。

(3)"交感风暴"的心电图表现

其心电图主要表现为室速、室颤,但在它们发生前常可出现交感神经激活征象,并伴一些相应的心电图表现。

——心电图预警机制性表现:①在"交感风暴"发生前,高水平儿茶酚胺常引起窦性心率加快。②频发性室性早搏,常见联律间期不等,可表现为单行性、多形性、多源性,可呈单发、成对、连发,可出现 R-on-T 现象;可继发 ST-T 改变,可抬高也可降低,如巨 R 型、墓碑型;随病情加重,抬高程度增加,而且累及的导联也增加。③异常 J 波或缺血性 J 波,J 点抬高或降低呈慢频率依赖性。④T 波形态各异,如 Niagara 瀑布样 T 波、宽大畸形样 T 波,并伴有 ST 段的改变。⑤ 异常 U 波出现,明显增高或倒置。

——其他恶性心律失常的心电图表现:①频发室速、室颤;②室速、室颤的间期进行性缩短;③室速形态各异,多为尖端扭转型、多形性,可迅速恶化为室颤;④P 波有或无,可隐藏在 QRS 波之中,QRS 波频率加快,一般为每分钟 250~350 次,室性节律,不规则;⑤ 电复律后效果不甚理想,或不能维持窦性心律,仍频繁出现室速和室颤;⑥ 静脉应用 β 受体阻断剂,可有效终止其发作。

3."交感风暴"的药物治疗

有人使用雷诺嗪治疗特发性扩张型心肌病并发"交感风暴",能阻断大部分离子流,抗心绞痛,抗心律失常;在心室,雷诺嗪阻断内向晚钠电流 I_{Na},产生持续性短动作电位的效应,导致 I_{kr} 持续性加强动作电位效应;在心房,雷诺嗪阻断 I_{Na}、I_{kr}、内向早钠电流;可抑制慢钙通道 I_{Ca-L}、I_{Na-Ca} 及 I_{Ks} 等。β 受体阻断剂(如美托洛尔、阿替洛尔、卡维地洛等)对"交感风暴"有基础性治疗作用,可阻断 $\beta_{1/2}$ 受体,提高纤颤阈值,降低猝死发生率;与未接受 β 受体阻断剂比,室速、室颤患者接受 ICD+β 受体阻断剂治疗组再发率降低 52%;"交感风暴"患者接受 β 受体阻断剂口服+静脉治疗,有助于抑制"交感风暴"事件的发生。

在交感风暴的治疗中,应用 β 受体阻断剂组,7.4%患者发生频率>10 次/年;β 受体阻断剂+胺碘酮组发生率为 1.4%,盐酸索他洛尔组为 2.3%。与单用 β 受体阻断剂比,盐酸索他洛尔+β 受体阻断剂降低 56%交感风暴的再发风险。有人每天应用 75 mg 或 125 mg 阿齐利特、多菲莱德,可降低交感风暴心律失常症状的再发生,可降低急诊植入 ICD 的就诊率。

4."交感风暴"的研究前景及意义

"交感风暴"是一种严重的心脏事件,需要医生做出干预。抗心律失常的治疗依据的是对整个心脏状况全面的评估。随着现代医疗器械的使用,"交感风暴"所导致的快速死亡常可避免,但对"交感风暴"后的早期死亡,需要加强对慢性心衰、心律失常的优化处理,改良心脏缺血性心律失常基质。如室速优先性基质改良＋射频消融术,或药物期待治疗等预防性治疗措施,仍需要进一步临床论证。

二十六、药物作用靶点研究新进展

有人通过对我国学者近年在国内外发表的相关论文进行检索和整理,分类综述针对神经退行性疾病、心血管疾病、脑血管疾病、代谢类疾病、感染性疾病、恶性肿瘤、自身免疫性疾病等的药物作用靶点研究最新进展。新药筛选是药物研究过程中一个重要环节,而要建立针对疾病的新药筛选系统,关键在于基于机制研究、寻找可供干预治疗的药物作用靶点。药物作用靶点,是药物与之作用而产生药理学作用并能防治疾病的由生物分子形成的特殊位点,是药物发挥作用的基础,在新药筛选中有重要意义。近年来,随着分子生物学、人类基因组学、蛋白质组学等方法的发展,为新型分子靶点的发现,提供了有力的技术支持。

1. 神经退行性疾病的药物作用新靶点

(1)阿尔茨海默病(AD)相关靶点　研究认为,胆碱能神经递质不足、Aβ 聚集、Tau 蛋白异常磷酸化、氧化应激在 AD 有重要作用。APP 可在 α-分泌酶作用下生成非淀粉片段;另一方面能经β- 和 γ- 分泌酶作用而生成 Aβ,引发 Aβ 聚集,形成淀粉样斑块,导致神经毒性。基因 BACE1 可编码生成 β-分泌酶。研究发现,BACE1 是 miR - 124 的下游靶点,抑制 miR - 124 的表达,可以上调 BACE1 的表达水平;miR - 124 被认为是治疗 AD 的一个新的作用靶点。

近来有研究发现,铁离子螯合剂去铁胺,能通过增强 α-分泌酶活性、降低 β-和 γ-分泌酶活性,能促进 APP 的非淀粉样代谢途径,减少 Aβ 生成;这一发现也为 AD 治疗研究指明了新方向。

Tau 蛋白过度磷酸化,会导致神经纤维缠结,最终引起神经元凋亡。研究表明,通过抑制小泛素样修饰因子(SUMO)化,可减少 Tau 蛋白的过度磷酸化。

针对 AD 的单靶点治疗策略,常难以有效恢复脑认知功能,故多靶点药物组合治疗已成为近年来 AD 治疗药物研究的发展方向。研究发现,他克林- 咖啡酸结合物在抑制乙酰胆碱酯酶活性的同时,还能抑制 Aβ 聚集、细胞凋亡。研究发现,7,8-脱氢吴茱萸次碱,能选择性抑制乙酰胆碱酯酶活性,抑制 Aβ 聚集,能有效抗氧化应激。

(2)帕金森病(PD)相关靶点　帕金森病的发生主要与黑质多巴胺(DA)能神经元进行性丢失相关。研究发现,由 MPTP 制备的 PD 模型体内乙酰胆碱酯酶活性水平升高,而抑制乙酰胆碱酯酶活性,能减少 DA 能神经元凋亡。有人用番荔枝酰胺衍生物 FLZ 处理 MPTP 诱导的 PD 小鼠模型,发现能通过激活 Akt/mTOR 通路、上调酪氨酸羟化酶表达水平和 DA 能神经元活性水平,FLZ 有望成为有效的抗 PD 药物。研究发现,坎地沙坦酯能抑制 ATF4 - CHOP - Puma 信号通路、改善内质网应激,拮抗 DA 能神经元凋亡,这为 PD 的临床治疗提供了新思路。

2. 心血管疾病的药物作用新靶点

(1)高血压相关靶点　研究显示,脑钠肽(BNP)血水平升高,与妊娠高血压性心脏病患者的心功能相关,可用于其诊断与病情评估,而 BNP 可作为潜在的抗高血压药物的生物靶点。

(2)心律失常相关靶点

——发动蛋白 DNM2:是 GTP 酶(G 蛋白)分子家族成员,分布广泛;维持心脏正常收缩-频率反应,有可能成为心律失常的药物干预靶点。

——钙调蛋白激酶Ⅱ-兰尼碱受体信号通路:研究表明,钙离子/ 钙调蛋白依赖性蛋白激酶Ⅱ

（CaMK Ⅱ）在肥厚心肌中的表达水平上调，可致兰尼碱受体过度磷酸化开放，进而引起细胞质钙超载，可引发室性心律失常。研究发现，CaMKⅡ抑制剂 KN-93 和兰尼碱受体阻断剂兰尼碱，能降低兰尼碱受体磷酸化水平，减少心肌肥厚触发性室性心律失常的发生。

——毒蕈碱受体：研究显示，胆碱可激活心脏毒蕈碱受体 M3，对乌头碱诱发的心律失常有保护作用。这为 M3 受体可成为新的抗心律失常药物靶点提供了理论依据。

（3）心衰相关靶点

——短链酰基辅酶 A 脱氢酶（SCAD）：研究表明，SCAD 在生理性和病理性心肌肥大模型中，呈现出不同的表达水平，有可能成为区分 2 种不同心肌肥大的分子标志物及病理性心肌肥大的潜在治疗靶点。

——β_3 肾上腺素能受体和内皮型一氧化氮合酶：研究显示，在心肌肥大发展到心衰的过程中，心肌内 β_3 肾上腺素能受体（β_3AR）和内皮型一氧化氮合酶（eNOS）的表达水平升高；这可能为临床治疗心肌肥大和心衰提供新的药物作用靶点。

（4）冠心病与心肌梗死相关新靶点

——Th17 细胞与 Th3 细胞：急性冠状动脉综合征（ACS）是由急性心肌缺血引起的急性冠状动脉病变的总称，包括不稳定型心绞痛、ST 段抬高型心肌梗死、非 ST 段抬高型心肌梗死、心源性猝死，研究表明，ACS 主要表现为 Th1/Th2 细胞失衡。Th17 细胞可特异性分泌 IL-17，而血清 IL-17 水平在 ACS 患者中升高，且与血脂及常用心血管急症检测指标（C 反应蛋白、血清心肌酶等）水平呈正相关，并随冠状动脉病变支数的增加而增加，在一定程度上可提示心血管病变的严重程度；瑞舒伐他汀，可降低血清 IL-17 水平。IL-17 可作为 ACS 治疗效果的新的观测指标，而 Th17 细胞可成为 ACS 治疗的新靶点。研究显示，Th3 细胞及其分泌的 TGF-β1 水平下调，与 ACS 的发生发展相关，Th3 细胞是 ACS 的保护性因素，可成为预防和治疗 ACS 的新靶点。

——miR-92a：研究显示，血清 miR-92a 水平，可用于评价冠脉炎症及血管内皮功能，而他汀类药物治疗冠心病患者时，可下调血清 miR-92a 水平，改善内皮损伤；miR-92a 有可能成为血管内皮损伤治疗的新靶点。

——分泌磷酸蛋白 Spp1、趋化因子受体 CCR2、血管生成素样蛋白 4、CXC 趋化因子配体 5：急性心肌梗死后，通过血管新生而重建缺血组织供血系统，改善梗死区域的供血功能，已成为临床治疗研究的重要方向。研究表明，心肌梗死急性期，Spp1 等表达水平上调，其中 Spp1 和 CCR2 与急性心肌梗死后炎性细胞黏附、迁移、趋化相关，而血管生成素样蛋白 4 与血管新生相关；它们可能成为促血管新生治疗的靶点。

——SIRT1：它是一种依赖 NAD 的组蛋白去乙酰化酶，可提高心肌细胞活力，抑制其凋亡。研究表明，SIRT1 基因启动子有可能成为对心肌梗死患者实施个体化基因治疗的潜在靶点。

——多配体蛋白聚糖 Synd4：研究显示，在心肌梗死模型中，心肌持续有 Synd4 过表达，能促进血管新生、抑制炎症和纤维化，改善心脏功能，保护心肌，对心肌梗死的治疗有积极作用。Synd4 有望成为心肌梗死的治疗靶点。

——FcγRⅢA（CD16）：研究发现，与健康人群比，冠心病时血清和细胞膜的 CD16 水平升高，能激活单核细胞，刺激炎症反应，促进冠心病进程，可作为冠心病诊断的敏感指标；高水平 CD16 可增强单核细胞与内皮细胞的黏附性，刺激炎症因子表达，增加动脉粥样硬化斑块的不稳定性，促进动脉粥样硬化形成。抑制 CD16 信号通路，可成为预防和治疗冠心病的一条潜在途径。

——eNOS 基因：eNOS 基因 nt894G/T 多态性，能增加诱发冠心病的风险，但这一发现尚需大样本实验加以证实。

——p75 神经营养因子受体：研究发现，在心肌梗死诱发的 SCD 中 p75 神经营养因子受体（p75NTR）起关键作用。提示 p75NTR 是防治 SCD 的一个潜在靶点。

——TGF-β1/TAK1 信号通路：有人研究抑制 Rho 激酶对由高负荷和心肌梗死诱发的心肌

重塑、纤维化进程中 TGF-β1/TAK1 信号通路的作用,结果显示,Rho 激酶通过激活 TGF-β1/TAK1 信号通路,促进纤维化;抑制 TGF-β1/TAK1 信号通路,有可能成为治疗病理性心肌纤维化的有效途径。

——cdc42:研究发现,在心肌梗死后的心肌重塑过程中,Melusin/Akt 通路及其下游效应因子 cdc42 表达水平改变;提示它们或许能成为治疗心肌梗死的潜在作用靶点。

(5)动脉粥样硬化相关靶点

——溶血磷脂酸受体 3:研究发现,与 Gαq 耦联的溶血磷脂酸(LPA)受体 3(LPA3)介导 LPA 诱导的血管平滑肌细胞(VSMC)表型转化;而阻滞 LPA3 通路,有可能成为控制与动脉粥样硬化、再狭窄等相关的 VSMC 表型转化的潜在有效途径。

——载脂蛋白 A5:有人发现,ApoA5 可减少巨噬细胞分泌炎性因子,抑制泡沫细胞形成,促进脂质由细胞内向细胞外的转运,有潜在抗动脉粥样硬化作用,可作为临床治疗动脉粥样硬化的作用靶点之一。

——脂蛋白磷脂酶 A2(LP-PLA2)与 miR-27:发生动脉粥样硬化时,LP-PLA2 常高水平表达。将 LP-PLA2RNAi 转染,使 LP-PLA2 基因沉默;结果发现,模型小鼠局部和系统炎症因子的表达水平、斑块进展速度、体内脂质水平均下降。提示 LP-PLA2 基因沉默,通过延缓动脉粥样硬化进程和加强斑块稳定性,而发挥潜在治疗作用,因此 LP-PLA2 是潜在的抗动脉粥样硬化药物作用靶点。研究表明,miR-27 是潜在的动脉粥样硬化病变生物标志物,也可能成为动脉粥样硬化治疗的新靶点。

——促黑激素(IMD):它在巨噬细胞清道夫受体 A(SR-A)介导泡沫细胞形成、动脉粥样硬化进展,能通过增加 PIEN 的磷酸化水平和减少泛素介导的 PIEN 降解而提高 PIEN 水平,抑制表达 SR-A,抑制泡沫细胞形成,阻抑动脉粥样硬化进程;IMD 是一个可能的动脉粥样硬化治疗靶点。

——尿激酶受体:研究表明,在动脉粥样硬化损伤中,尿激酶(uPA)受体(uPAR)的高水平表达,与动脉粥样硬化斑块的形成相关,促进单核细胞迁移。在防止动脉粥样硬化炎症进展中,uPAR 可能是一个潜在的作用靶点。

——热休克蛋白 HSP65:研究显示,在高胆固醇饮食诱导的兔动脉粥样硬化损伤模型中,给予 HSP65 的鼻免疫,动脉粥样硬化的损伤能得到缓解。HSP65 鼻免疫可能是动脉粥样硬化的一种潜在有效的治疗方法。

——人剪切修复基因着色性干皮病基因 XPD 及血红素加氧酶:研究表明,XPD 能促进内皮细胞凋亡,而下调 XPD 的表达,有望成为治疗动脉粥样硬化的一条新的有效途径。普罗布考能诱导血红素加氧酶 HO-1 而抗炎、抗氧化,从而抑制动脉粥样硬化进程,增加斑块的稳定性。提示 HO-1 是治疗动脉粥样硬化的一个重要作用靶点。

3. 代谢类疾病的药物作用靶点

随着饮食结构的改变和生活节奏的加快,不健康的生活方式越来越多,代谢类疾病的发病率也逐年攀升,已成为危害人类健康的重要原因。常见的代谢类疾病包括肥胖症、血脂异常、脂肪肝、糖尿病等。

(1)肥胖症和血脂异常相关靶点

——甘丙肽及其受体:研究表明,甘丙肽通过甘丙肽 1 型受体(GalR1)而增加动物的摄食量、体质量,因此 GalR1 拮抗剂有可能成为肥胖症的重要治疗药物。

——过氧化物酶体增殖物激活受体(PPAR):作为核受体超家族的一员,可与棕色脂肪细胞分化过程中关键调控因子结合发挥其促分化作用,而转录因子 C/EBP 家族成员 CCAAT/增强子结合蛋白 α、β、δ,参与激活和维持包括 PPARγ 在内的脂肪形成诱导基因的表达。研究发现,PPARγ 辅激活因子 1α、锌指蛋白 PRDM16、胎盘特异性蛋白 8 等,均参与棕色脂肪细胞的分化成熟过程,它们均有望成为肥胖症药物治疗的新靶点。

（2）脂肪肝相关靶点

——组蛋白去乙酰化酶 SIRT1：动物实验表明，SIRT1 缺乏可造成肝脏中游离脂肪酸和胆固醇的聚集，提示促进 SIRT1 的表达，可能成为治疗脂肪肝的有效途径。

—— mTOR 与自噬：研究表明，抑制 mTOR，可抑制固醇调节元件结合蛋白（SREBP）介导的脂肪形成和诱导脂肪分解；mTOR 抑制剂可通过诱导自噬而抑制脂肪形成，它将是预防和治疗非酒精性脂肪肝（NAFLD）和酒精性肝病（ALD）的药物。

（3）糖尿病相关新靶点

研究发现，硬脂酸的餐后水平升高，可导致胰岛素抵抗、餐后血清胰岛素水平升高，刺激 SREBP-1c/乙酰辅酶 A 羧化酶/长链脂肪酸延长酶 ELOVL6 的合成，刺激 ELOVL6 催化合成软脂酸/脂肪酸合酶；抑制 SREBP-1c 或 ELOVL6 的表达，能降低高脂血症模型小鼠肝脏及血清中的硬脂酸水平，同时改善胰岛素抵抗；SREBP-1c 有望成为改善胰岛素抵抗及治疗糖尿病的新靶。

——孤核受体 Nur77：它结合调控肝激酶 LKB1 的定位、抑制 AMPK，而升高血糖。Nur77 是治疗糖尿病的一个潜在新靶点。

二十七、心脏再同步化治疗与室性心律失常

心脏再同步化治疗（CRT）通过双心室起搏，来实现心室的同步去极化，增加心肌的收缩力、顺应性，改善心脏结构重构、电重构，改善心衰患者的运动耐力、生活质量，减轻功能性二尖瓣反流，提高左心室收缩功能和生存率，可提高心衰患者的纽约心功能分级，但心脏性猝死发生率在再同步化治疗患者中仍很高。研究提示，心脏再同步化治疗后，左心室心外膜起搏，可通过逆转正常激动顺序、延长 QT 间期、增加全室壁复极离散度（TDR），从而增加恶性室性心律失常的发生，心脏再同步化治疗可能存在致室性心律失常作用。对适合心脏再同步化治疗的患者，应评估恶性室性心律失常发生风险，明确是否同时植入带除颤功能的心室电极。

1. 心脏再同步化治疗时致心律失常电生理机制

心室肌中层 M 细胞占心室肌细胞的 30%～40%，与心内膜层、心外膜层细胞的动作电位时程（APD）比，M 细胞的 APD 最长，三种主要心室肌细胞类型复极化过程的差异，与心电图上的 T 波相关。M 细胞的 APD 决定 QT 间期，心外膜的 APD 决定 T 波顶峰与终点的间期（Tpeak - Tend），后者是 TDR 的指标。左心室激动从心内膜移到心外膜后，心肌的激动顺序能改变 QT 间期、T 波形态、Tpeak - Tend 间期。

心室肌存在内在不均一性，同质心肌、相反的心室壁激动方向，虽使 QRS 波与 T 波的极性发生改变，但是 APD、QT 间期及 TDR 或 Tpeak - Tend 间期却没有变化；异质心肌、相反的心室壁激动方向，可延长 Tpeak - Tend 间期和 TDR，提示心外膜除极和复极更早，而 M 细胞的除极和复极均延迟；心外膜细胞提前激动及提前复极，可能是导致 QT 间期延长、跨壁电学各向异性、尖端扭转型室性心动过速的原因

2. 左心室起搏致心律失常的研究

关于左心室壁激动方向改变后 QT 间期延长基质的研究，已证实 M 细胞对 TDR 有作用，并在正常心室壁激动顺序被逆转时增殖，M 细胞延迟的激动、复极化，和心外膜细胞较早的激动、复极化，能一起成为折返基质。实验表明，双心室起搏、左心室起搏的电压输出、室间延迟、不同起搏位点，能造成室性心律失常。

实验显示，在延长 APD 药物 Dofetilide 作用下，心外膜起搏可致早期后除极、跨膜扩散，并由此导致室性早搏出现于前一心搏的 T 波上，即有 R - on - T 室性期前收缩、尖端扭转型室性心动过速的形成。心外膜起搏时，QT 间期、TDR 均显著增加，中层（M）细胞与心外膜细胞传导时间显著延长。在快激活延迟整流钾电流阻滞剂 E4031 和 Cisapride 应用时，上述各项电生理指标均增

加或延长,但 M 细胞与心外膜细胞 APD 无明显改变。研究显示,左心室心外膜起搏时,校正的 QT 间期/TDR 明显延长。左心室心外膜起搏和双心室起搏,能导致显著的 QT 和 JT 间期延长,增加 TDR。

有人研究 269 例行植入三腔转复除颤器(CRTD)的患者,发现 4 年的室性心律失常事件发生率为 36%;左心室舒张末期内径>61 mm 是独立的预测因素,相关室性心律失常事件发生率为 51%;而左心室舒张末期内径<61 mm 的患者,发生率为 26%;室性心律失常事件主要相关因素是基础治疗中缺乏 β 受体阻断剂、存在持续室性心律失常史。

有人研究难治性心衰及 QRS 间期 0.12 秒患者予以心脏再同步化治疗,植入 48 天后,测量心电图校正的 QT 间期、QT 离散度(QTD),结论是起搏器植入后心室复极化的恒定,有助于选为适于心脏再同步化+除颤治疗的患者。研究发现,心脏再同步化治疗减少进行性心力衰竭的死亡,对 QT 离散度有不同的作用,有时减少而有时增加,重大心律失常事件与起搏诱导的 QT 离散度延长有关。

研究发现,带除颤功能的心脏再同步化起搏器,明显减少危及生命的室性心律失常事件,但不减少已发生过室性心律失常患者再发的风险,并且可增加无左束支传导阻滞患者室性心律失常风险。有人研究报道,双室起搏时,24 小时动态心电图提示室性期前收缩 40 000 次,关闭左心室电极时室性期前收缩 4 000 次,电极放置在有心肌瘢痕部位更易发生快速性室性心律失常。表明左心室心外膜起搏诱导 QT 间期延长和 TDR 增加,可能是增加室性心律失常的危险因素。

3. 心脏再同步化治疗抗心律失常机制及临床研究

左心室功能低下和心衰患者的致心律失常基质,包括复极离散、神经信号介质改变、钙稳态改变、传导改变、心肌缺血、遗传倾向。有人研究心肌梗死后心室,发现心室双部位同步起搏,有抗心律失常作用;通过程序早搏刺激,能诱发 8 字折返性室性心动过速,发现存活的心外膜心肌不应性分布,以梗死区为中心、偏心性层状分布,期前收缩刺激常在出现复极离散的缺血区边缘,产生一个弧形的功能性传导阻滞。在基础窦性心律下,通过心室双部位(右室流出道及左心室缺血区)同步起搏,能改变不应性空间分布,预防诱发折返;原因是减少弧形的功能性传导阻滞范围。有人发现,心脏再同步化治疗可使收缩性心衰诱导的离子通道重构、钙离子稳态异常部分恢复,并可使局部 APD 的各向异性减小。

有人对心脏再同步化治疗患者 6 个月以上随访发现,心脏再同步化治疗后,患者左心室重构明显逆转,室性心动过速减少,认为心脏再同步化治疗抗心律失常的原因是,使左心室壁僵硬度降低。长期随访中,心脏再同步化治疗有反应者,室性心律失常减少;术后前 6 个月中,射血分数提高者,室性心律失常事件也减少。有人对心脏再同步化治疗患者随访发现,Tpeak - Tend 间期、室速、室颤,在术后 6~12 个月时,较术后 1 个月时减少,有反应者较无反应者减少更明显。

有人对 797 例明确左心室电极安置的心脏再同步化治疗患者分析发现,电极导线在左心室侧/后壁位置,与较低的室性心律失常风险相关,包括室速、室颤。而电极导线在左心室前壁位置,室性心律失常发生率明显高于侧/后壁,与单纯植入 ICD 风险相当;与前壁位置及单纯 ICD 相比,心脏再同步化治疗左心室电极导线在侧/后壁,不增加室性心律失常风险。研究发现,左心室功能改善与室性心律失常事件的减少相关。有人发现,心脏再同步化治疗无反应者,其室性心律失常较有反应者明显增加。研究提示,轻度心衰患者,无论有无完全性左束支传导阻滞,基线左心室不同步时,常不能预测室速、室颤及相关性死亡;而心脏再同步化治疗起搏器植入后,能改善左心室不同步,可降低左束支传导阻滞患者室性心律失常的发生率。研究表明,解剖重构可能与电重构相关。上述研究表明,心脏再同步化治疗抗心律失常,与心肌逆重构、心功能改善、交感神经活性降低相关。

4. 心脏复律除颤器

对适合心脏再同步化治疗的大多数患者,是否植入 ICD 目前尚在研究中。研究发现,ICD 治疗能使缺血或非缺血性心脏病、NYHA分级Ⅲ或Ⅳ级、射血分数<35%及没有持续性室速/室颤史的患者,5年总死亡率显著减少。

荟萃分析提示:心脏再同步化治疗,可降低总死亡率/心衰加重导致的病死率,不增加但也不降低ICD的危险,因此对合并猝死高危因素的患者,心脏再同步化治疗+ICD优于单纯心脏再同步化治疗。实验证实,随机接受心脏再同步化治疗+ICD的患者,总死亡率显著降低,提示CRT-D较心脏再同步化治疗进一步降低病死率。

欧洲心脏病协会已出台相关指南,对CRT-D的应用适应证提出了相应的建议。近期研究似乎更多发现心脏再同步化治疗减少室性心律失常的发生,但目前尚没有有效的临床和电生理参数,来判定哪些心脏再同步化治疗患者需要ICD,但倾向于心脏再同步化治疗术时同时植入ICD。术前要严格把握心脏再同步化治疗适应证,筛选CRT-D最有可能获益患者,以降低室性心律失常发生率。心脏再同步化治疗术后室性心律失常的确切机制、治疗策略还需大规模的临床研究来明确。

二十八、心肌消融新技术研究进展

消融作为一种去除功能异常组织、增生组织的非手术方法,已被广泛应用于心律失常等的临床治疗。随着医疗技术进步,更安全/有效、操作更简便的导管消融系统正在被开发,一些新的能量开始被用于消融,使心肌消融技术得到迅速发展。

自1982年有人报道用直流电消融希氏束、治疗顽固性室上速后,心肌消融开始受到关注。随着医疗技术进步,激光、射频等也被应用于心肌消融并取得较好效果;目前心肌消融已成为不可缺少的治疗手段,尤其在治疗心律失常方面;对肥厚型心肌病的治疗也有较好效果。目前临床上应用较为广泛的射频消融术,是以导管为基础采用介入的方法,通过发放射频能量,实现对心肌组织消融。随着导管标测技术的不断改进,对心律失常发生机制的深入研究,经导管射频消融治疗心律失常的适应证也在不断扩大。然而导管射频消融治疗心律失常,仍存在一定的局限性。为了达到理想的消融效果,射频消融术需要消融导管与心肌组织保持良好接触,故在实施心肌消融的同时,有可能损伤心内膜并导致血栓的形成。

导管射频消融的深度及空间操控能力存在一定的局限,如对起源于心外膜的心律失常,射频能量较难实现消融。导管射频消融术,需借助X线引导定位,会对患者及术者带来辐射损害。穿刺介入操作,本身亦存在穿刺点血肿及感染等风险。近年来针对常规消融方式、消融能量的局限性,新型的远程控制技术、新型导管的开发,使导管消融技术得到迅速发展。一些新的消融能量如X线、高强度聚焦超声(HIFU)也逐渐被引入心肌消融领域。

1. 以导管为基础的新的消融系统

(1)心腔内三维导航系统　传统的导管射频消融术,需要借助X线、引导消融导管定位靶区组织以实施消融,而心腔内三维导航系统(LocaLisa系统)是不借助X线引导定位的实时三维导航系统,原理是利用多对皮肤电极发出正交电流,利用电流通过胸部产生电压梯度,以达到精确定位消融导管位置的目的,其精确度可达1~2mm,可在实现靶向消融靶区组织的同时,减少患者及术者X线暴露的时间。

(2)磁导航系统　由于传统的射频消融术,以术者通过介入方式操作导管消融,其空间操控能力局限。对某些消融导管难以到达的心脏结构,无法实施消融。磁导航系统是以磁性消融导管为基础的新型消融系统;通过在患者身体两侧安置大型永磁体建立磁场,并采用计算机远程控制调整磁场的方向,改变心腔内磁性导管的弯曲角度、进退、旋转方向,引导消融导管精确到达靶点,定位实施消融,其消融成功率可达95%,消融过程中无相关并发症发生;其优势在于空间操作性、稳定性好,利用计算机发放指令,可完成自动化操作;在保证与传统消融方法疗效相当的同时,还能减少 X 线的暴露时间。

(3)机器人导管系统　机器人导管系统,是通过术者操作计算机工作平台远程控制机械手,操控两根套叠的可调节弯曲鞘管及消融导管,实现标测及消融的电机械系统,实时导航后术者可通过显示屏,了解患者心脏内部结构、消融导管位置,达到精确定位靶点消融。与传统消融方式比,利用机器人导管系统进行消融手术操作时间及 X 线暴露时间显著缩短。有人经历 5 个月的随访,结果显示,无再次发作房颤的患者数占总治疗人数的 91%;优点在于,能根据患者、手术方式的不同,可选择不同大小的标测、消融导管,同样有良好的空间操作性,并能减少 X 线的曝光时间。

(4)环状标测消融导管　利用传统的消融方法进行环肺静脉消融隔离,需采用环状多点消融肺静脉,并最终实现对整个肺静脉环的电隔离,其手术持续时间较长,患者及术者接受的射线量较大,对介入医生操作技术要求较高。为了能实现一次性安全消融隔离整个肺静脉环,有人开发了能同时实现标测肺静脉消融靶点、并对整个肺静脉环实施消融隔离的环状标测消融导管;通过操作导管尾部的手柄,调节远端电极的弯曲度、环状电极的周径,利用环状标测消融导管,实现对不同直径的肺静脉,实施一次性消融隔离,可简化操作步骤,缩短手术持续时间及射线暴露时间,其消融有效率可达 96%。

(5)心腔内超声导管　传统的消融方法以 X 线引导导管进行消融时,仅能获取心脏二维平面图像,无法提供更为细致的心脏解剖结构信息,并可能错误地显示心腔内消融导管的空间位置,增加导管介入操作风险。

心腔内超声已发展到三维成像的阶段;由于不受空气及周围邻近组织的影响,通过导管将超声探头直接放置在心腔内,可准确显示消融导管与心脏结构的空间位置关系,使介入操作更直观化;能为心脏病介入操作提供一种新的影像支持平台。近年来出现各种新型心腔内超声导管,其中多功能心腔内超声导管,是集心腔内超声成像、心内膜电生理标测、超声辐照、心肌内注射功能为一体,通过导管头端固定的 32 晶阵微型超声换能器,能准确了解导管与心脏解剖结构的空间位置关系,能监控心肌内注射的进针深度,减少并发症;借助导管头端的辐照换能器,可准确对靶区心肌组织进行消融。

2. 以新能量为基础的消融方法

随着新的消融导管引入治疗,导管消融准确性、有效率提高,患者及术者受到辐射减少,但整个过程仍需借助导管介入的方式实施消融,因此仍然有出血、感染等风险,且对深部心肌、外膜心肌实施消融存在一定难度。针对导管消融的局限性,一些新的能量被引入心肌消融,以探索如对靶区无创消融。

(1)射线心肌消融　射线心肌消融是通过机器人操作平台,在实时立体图像引导下,将聚焦后的 X 线,投送到特定部位进行消融的无创治疗方式,摆脱了传统以导管为基础投送能量的消融方式,可实现无创消融心肌组织,优点在于通过监控心脏搏动,能自动控制射线发放,精确定位心脏特定部位,通过立体机械手,控制外部射线发放对电生理靶点消融。但由于射线本身对组织有一定损伤,且对消融部位的定位引导仍需借助 X 线,因此 X 线作为消融能量,是否存在远期的潜在不良后果,仍需进一步研究。

(2)高强度聚焦超声心肌消融　高强度聚焦超声心肌消融(HIFU)能量不同,超声波由机械振动产生,通过聚焦,可将声能投送到深部脏器,最终以热效应实现心肌消融,较理想,因此临床应用逐渐增多,有广泛前景。要实现体外经胸 HIFU 心脏消融,聚焦超声换能器要有足够长的焦距,以获取较好的空间操控能力,然而受设备制作工艺的局限,大多数使用的换能器焦距较短,难以满足经胸消融的要求,因此之前 HIFU 在心脏的应用,需要开胸或介入来实现。

——经食管 HIFU 心肌消融:由于食管位于胸廓内、解剖上靠近心脏,因此通过食管发放 HIFU 能量,实现对心肌组织消融,可避免肺组织、胸骨、肋骨、脊柱等对 HIFU 能量的影响,为无创消融心肌提供了可能;但对 HIFU 换能器的制作尺寸及工艺要求较高,且将聚焦换能器与辅助焦点定位的诊断探头相结合,存在一定难度。由于食管壁与 HIFU 换能器接触,在 HIFU 能量发放过程中,食管壁可能受到发热的 HIFU 换能器的损伤,其长期有效性、安全性需进一步研究。

——体外经胸 HIFU 心肌消融:通过建立人工胸水、改善声通道透声条件,可为体外经胸 HIFU 消融心肌组织提供条件,能减轻 HIFU 能量对肺组织的损伤,较安全,体外经胸 HIFU 换能器有效焦距可达 148 mm,可满足从体位引导焦点定位心脏任何部位进行消融;该换能器直径达 220 mm,在理想声环境下,其焦域声强可达 22.5 kW/cm²,能有效利用胸骨与肋骨间的多个声窗;尽管部分声能会受到胸廓、肋骨的反射,但仍可达成理想的心肌消融效果,可为体外经胸 HIFU 消融心肌组织,提供可行的手段。

由于心脏是搏动器官,位于胸腔,其周围包绕含气的肺组织,这能为实现 HIFU 准确、有效消融心肌组织带来一定影响。更为安全、有效、简便的导管消融系统被开发,一些新的能量被应用于消融,使体外经胸 HIFU,可能为心脏消融提供一种有效的消融方式,能为不依赖 X 线非导管的无创心脏消融技术提供基础,可治疗心律失常。

二十九、室性早搏与心功能不全

室性早搏(PVC,室早)临床较常见。正常人群用标准心电图普查的发现率为 1%,应用 24 小时动态心电图的发现率是 40%～75%,而临床检测出室性早搏约 40%未发现器质性心脏病。以往认为室性早搏是"良性"的,对心血管事件的发生率、死亡率无明显影响;然而近几年的研究提示,室性早搏影响心脏的结构、功能,可导致心功能不全。

1. 室性早搏导致心功能不全的影响因素

随着研究的深入,室性早搏导致心功能不全逐渐引起关注,其与室性早搏负荷、插入性室性早搏、室性早搏起源/形态、症状有无、症状持续时间、性别、年龄相关。

(1)室性早搏负荷　室性早搏负荷与心功能不全相关,且随着室性早搏负荷的增加,心功能不全发生的概率、严重程度都增加。室性早搏负荷,即室性早搏总数/24 小时心跳总数,通常可分为低负荷组(<10%)、中负荷组(10%～20%)、高负荷组(>20%)。

有人纳入 174 例频发室性早搏患者,排除患有心衰、恶性心律失常、心肌梗死等的患者,进行射频消融,发现与室性早搏负荷较低的患者比,室性早搏负荷较高的患者左室射血分数降低;室性早搏负荷达 24%的患者出现心功能不全的概率增加(敏感度 79%,特异度 78%),而导致可逆性心功能损害的最小室性早搏负荷是 10%。室性早搏负荷与心功能不全独立正相关,室性早搏负荷每增加 10%,心功能不全患病率增加 1 倍。对频发室性早搏导致的心功能不全患者进行射频消融后,85%患者有效,LVEF 从 0.36 增加到 0.56,室性早搏负荷从 28%减少到 5%。室性早搏导致的心功能不全是可逆性的,射频消融后,其 LVEF 基本恢复正常。

(2)插入性室性早搏　插入性室性早搏是患者发展为心功能不全的推动因素。有人研究 51 例频发室性早搏,在 40 例发生心功能不全者中,有 21 例出现插入性室性早搏,后者室性早搏负荷更重,房室传导阻滞的心动周期更长。插入性室性早搏能独立影响心功能,对心功能的影响较大。

(3)室性早搏形态　室性早搏形态有多形性、单形性,单形性占大多数,多形性患者发生心功能不全机会较大。有人研究 244 例室性早搏患者,35%频发室性早搏患者发生心血管事件,其中 28%是多形性室性早搏,7%是单行性室性早搏,多形性室性早搏发生心血管事件的概率是单行性的 4 倍。室性早搏患者 LVEF 的降低,与室性早搏负荷、不稳定性室性心动过速、室性早搏多形性、右室流出道等有关,88%多形性室性早搏患者 LVEF 下降,而单行性患者仅 58%下降。多形性室性早搏是导致心功能不全的独立决定因素。

室性早搏的 QRS 波宽度、联律间期,也是心功能的预测因素。若室性早搏患者的 QRS>140 毫秒、联律间期 ≤600 毫秒,则其 LVEF 损害较严重。有人研究 294 例频发性室性早搏患者的

QRS 波宽度与心肌病的相关性,发现室性早搏患者的 QRS 波宽度,在有心肌病和无心肌病者间差异有统计学意义。室性早搏的 QRS 波宽度,是引起心肌病的独立预测指标,QRS 时限≥150 毫秒是预测心肌病的最佳指标(敏感度 80%,特异度 52%),室性早搏的 QRS 波越宽,心室越不同步,越易导致心功能不全、心肌病。

(4)室性早搏起源　室性早搏起源包括左/右室流出道、左/右室流入道、主动脉窦等,可能大部分起源于右室流出道,常有器质性血管疾病,多为冠状动脉前降支病变。左室起源的室性早搏患者,在室性早搏负荷>20%时,LVEF 开始明显减少;而右室起源的室性早搏患者,在室性早搏负荷>10%时,LVEF 就开始明显下降。有人提出,起源于右室流出道的室性早搏大部分是功能性的,较少引起心功能不全;在多元性分析中发现,室性早搏起源不是一个独立影响因素。目前对室性早搏起源是否与心功能不全独立相关,尚需更多研究。

(5)心悸症状　临床大部分医患较重视有症状的频发室性早搏,研究发现,无症状的频发室性早搏更易引起心功能不全;76 例心功能不全频发室早患者中 40 例有症状,而 165 例心功能正常频发室早患者中 140 例有症状,后者的比例较高。患者心悸持续时间,也与室性早搏导致心功能不全独立相关,其心悸持续时间越长,越有可能发生心功能不全。研究表明,将心悸持续时间 30 个月后发生心功能不全的患者作为基数,心悸持续时间 30~60 个月后发生心功能不全患者数增加 3 倍,持续时间>60 个月后发生心功能不全患者数增加 19 倍。

(6)性别差异　研究表明,性别影响室性早搏引起心功能不全,可能与体内雌二醇量有关。男性室性早搏心功能不全患者雌二醇水平明显较低,较易发生心功能不全、射血分数下降;有人认为,性别不是独立影响因素。目前无可靠证据证明室性早搏的心功能不全与性别有关,有待进一步研究相关性。

(7)年龄　年龄是一个独立的影响因素。研究发现,室性早搏患者中发生心功能不全的年龄普遍比未发生的大,可能与年老者的心脏退变有关。

2. 室性早搏引起心功能不全的机制

室性早搏引起心功能不全的机制,可能包括血流动力学紊乱、心室不同步收缩、交感神经兴奋等。

(1)血流动力学紊乱　室性早搏扰乱正常钙离子流,加重心室容积负荷,联律间期中的间歇改变正常心室收缩、舒张时间,改变心脏血流动力学,其引起心功能不全的机制与心动过速性心肌病、病态窦房结综合征、房室阻滞所致的心功能不全的机制相似;频发室性早搏患者总心搏数比正常人多 20%,产生高耗氧耗能,细胞能量储备(肌酸、磷酸肌酸、三磷酸腺苷)减少、线粒体结构及功能异常,导致心肌细胞重构、LVEF 减少、心室收缩/舒张末期容量和压力增加、肺动脉压力增加,导致心功能不全。有人发现,室性早搏 30000~40000 次/24 小时的患者,其有效心输出量可能减少近 1/3;这方面尚待更深入研究。

(2)心室不同步收缩　室性早搏使心室不同步收缩、心室重构,导致心功能不全。正常窦性心律时,激动从室间隔顶部向下传导,同时分传至左右心室,使它们同步收缩;而室性早搏的激动是从起源部的心室先激动,再逆传至另外心室,导致左右心室不同步收缩,使 LVEF 下降、心室收缩/舒张末期内径增加。右室流出道室性早搏时,QRS 时间延长(>120 毫秒)、左心室收缩间隔延长、左室舒张末期内径增大,而在射频消融后基本恢复正常。

(3)交感神经兴奋　文献表明,室性早搏可使心脏边缘、冠状动脉窦的交感神经兴奋,增加产生儿茶酚胺,介导触发活动(由环磷腺苷介导,使钙离子从肌浆网释放,细胞质钙离子增加,钠离子-钙离子交换增加,可产生一过性内向钠电流)、延迟后除极,可引发室性早搏、心功能不全、心衰。

3. 室性早搏引起心功能不全的治疗

多数室性早搏患者的远期预后良好。常需定期复查 24 小时心电图、心脏彩超,观察室性早搏负荷、LVEF，如在正常范围内，一般不需做特殊处理，如室性早搏负荷逐渐增加，LVEF逐渐下降，患者不能耐受症状，则需治疗。

（1）药物治疗　选择性β受体阻断剂、非二氢吡啶类钙通道阻断剂，可为首选药物，能改善症状、减少室性早搏负荷，提高LVEF。其他抗心律失常药物不良反应多，部分患者不能耐受，应用受限。

（2）介入治疗　目前认为，射频消融可根治室性早搏，是较理想的选择，成功率可达80％，能提高LVEF，使左室收缩/舒张末期内径、左室指数、左室容积等恢复正常。通过体表心电图，初步定位室性早搏起源，再通过三维电解剖标测定位室性早搏位置，能提高射频消融的准确性、安全性。据报道，右室流出道的室性早搏，射频消融成功率可达90％以上。有器质性心脏病、早搏起源于心外膜、QRS时限长的患者，恢复较其他患者难。频发室性早搏引起的心功能不全患者，治疗越早，其LVEF、左室收缩末期内径等恢复越好，获益越大。对24小时室性早搏＞5％即使无症状，也应跟踪随访，若出现左室功能降低，应考虑室性早搏引起心功能不全，可及早予射频消融治疗。研究表明，大剂量的异丙肾上腺素能使室性早搏变成频发室性早搏，临床上可利用异丙肾上腺素诱发室性早搏，以利于心电标记、射频消融及早治疗早期室性早搏，防止器质性心脏病的发生。用冷盐水灌注导管射频消融，常消融更彻底，复发较少，成功率更高，可减少导管操作时间、放电次数，不易发生栓塞。室性早搏引起心功能不全与心室不同步收缩有关，可给予心脏再同步化治疗。

室性早搏与心功能不全的发生相关。室性早搏负荷是其发生的独立影响因素，随着室性早搏负荷的增加，室性早搏患者发生心功能不全的概率越大。右室流出道起源的室性早搏，较其他起源的更易引起心功能不全。但室性早搏引起心功能不全的机制尚有待进一步研究。室性早搏引起的心功能不全与心功能不全引起的室性早搏，较难鉴别，室性早搏的治疗时期与是否需要早期干预尚无标准，有待进一步完善。

三十、心衰合并室性心律失常

室性心律失常可导致血流动力学紊乱、心脏性猝死等，其发病机制复杂、病情进展快速、病死率较高；植入ICD、射频消融术有效，然而受技术水平、经济条件等限制，这些在基层医院较难实施。寻找一种操作简单、费用低、风险小、能广泛开展的方法，依然是医学工作者努力的方向。

心衰是心脏器质性疾病发展的最终阶段，据调查，发达国家心衰患者占其总人口的1％～2％，5年存活率不足30％。每年因心衰产生费用占医疗总支出的1％～2％，而且不断增长。心衰患者半数以上死于不可逆转的泵衰竭，另有近30％死于心律失常（如室性心律失常）、猝死。治疗心衰，改善心功能，延缓心室重构，防治室性心律失常，是重要举措。

1. 治疗观念的演变

室性心律失常可诱发血流动力学紊乱并致死，奎尼丁、利多卡因、氟卡尼、恩卡尼等，曾因显著的抗心律失常作用而受推崇；然而随后的心律失常抑制试验却发现氟卡尼、恩卡尼等，同时反而增加病死率；所有抗心律失常药，均有不同程度的致心律失常作用。这促使转变治疗观念，不再盲目追求眼前效果，并努力研究药物作用机制、不良反应、远期预后；又提出对室性心律失常的发病基质进行干预即上游治疗。

2. 心衰室性心律失常的发病机制

心律失常发生时有折返、自律性增高、早期后除极、延迟后除极、心衰等，能使发病机制更复杂、处理更棘手；要安全、有效干预室性心律失常，须了解心衰特殊的病理生理改变；当交感神经系统、肾素-血管紧张素-醛固酮系统过度激活时，心脏负荷持续增加，缺血、缺氧、高糖、炎性因子、氧化应激等反复刺激，可使心脏重构即心脏大小、形状、厚度、组织结构发生变化，导致心衰；又促进重构，导致心肌形态、结构、功能改变，使离子通道重构，导致电活动异常，影响晚期钠离子内流、外向钾电流、钠/钙交换,延长动作电位时程及 QT 间期,心肌瘢痕还可提供折返通路,可改变自律性、诱发折返及除极活动,产生致命性心律失常,如室性心动过速、室颤等。

3. 心衰室性心律失常的治疗

(1)药物治疗 奎尼丁开创药物治疗心律失常的先河,已研制几十种药物,但现在应用于治疗心衰室性心律失常的屈指可数。

β受体阻断剂:它是目前的一线药物,可阻断β受体,降低交感神经张力,抑制室性心律失常,同时降低猝死风险,改善预后。心衰室性心律失常如无禁忌证,常推荐早期应用。

胺碘酮:它是广谱抗心律失常药物,有四类抗心律失常药物的作用,对器质/非器质性心脏病室性心律失常同样有效;可有效控制室性心律失常,不增加总体病死率;已取代利多卡因、普罗帕酮,成为治疗器质性心脏病合并室性心律失常的首选药;但长期应用可造成甲状腺、肺、肝、眼等功能障碍,只能用作二级预防。

伊布利特:它作为 Ⅲ 类抗心律失常新药,同索他洛尔一样,可阻断快成分外向钾电流,调控平台期钠离子、钙离子内流,抑制心房肌传导系统,能有效地转复房扑、房颤,效果优于胺碘酮、普罗帕酮等。2006 年至今的美国/欧洲指南,均将伊布利特列为转复房扑、房颤的Ⅰ类推荐药,可能同胺碘酮一样,对室性心律失常有效;小样本研究发现,可减慢心室率、延长心室肌有效不应期,但仍要进一步研究证实。

上游治疗:除β受体阻断剂外,所有抗室性心律失常药物均因严重的不良反应而仅用于二级预防。近期研究发现,ACEI/ARB、他汀类非抗心律失常药,可有效降低室性心律失常的发生率。

ACEI/ARB:它们最早发现有抗心律失常作用,20 年临床实践证实,可通过多种机制,降低交感神经张力,拮抗肾素-血管紧张素Ⅱ-醛固酮引发电活动异常、心肌细胞肥大、间质纤维化,延缓心室重构,抗心律失常;抑制 AT1R 表达,延缓疾病进展、减轻心室后负荷/血管重构;减少室速、室颤、心脏性猝死,升高心室肌连接蛋白 43 水平,下调 c-Src 酪氨酸激酶表达水平,促进心肌细胞电-收缩偶联,减少致命性心律失常。

螺内酯:它为肾素-血管紧张素系统下游醛固酮的拮抗剂,能抗室性心律失常,作用机制与 ACEI/ARB,可降低交感神经活性、升高钾离子浓度、抗心肌纤维化,延缓心室重构。心功能Ⅱ级患者,服用醛固酮受体拮抗剂后,心血管事件、再住院率、全因病死率均改善。2012 年欧洲心脏病学会心衰指南,已将螺内酯的适应证扩大到心功能 Ⅱ~Ⅳ 级。

阿利吉仑:它能由源头上阻断肾素-血管紧张素-醛固酮系统,可发挥与 ACEI/ARB 及螺内酯等同样的作用,控制室性心律失常。2013 年美国心脏病学会年会报告,心衰患者常规心衰药物+阿利吉仑治疗 1 年后的心血管死亡和住院率均无明显变化,但发现 50% 以上入选患者使用过醛固酮、ACEI/ARB,这些药物可能会对试验结果产生干扰,需要进一步研究。

多不饱和脂肪酸与他汀类药物:多不饱和脂肪酸可能抗室性心律失常。瑞舒伐他汀、ω-3 多不饱和脂肪酸,可减少慢性心衰患者的全因病死率、住院率,可预防室性心律失常发生。但还要进一步研究。有人发现,他汀类药物可减少植入 ICD 的放电频率。有分析表明,他汀类药物抗室性心律失常作用是通过改善心肌缺血作用间接所致,而并非其本身有抗心律失常作用。

(2)非药物治疗 植入型心脏复律除颤器、射频消融术可治疗心衰合并室性心律失常,推荐在优化药物治疗无效时实施。安装除颤器仅可终止室速、室颤,无法减少室性心律失常发作,并且经常发生异常放电现象,可引发恶性心律失常,如室速、室颤。射频消融术可根治室性心律失常,但它对适应证、操作者的技术水平都有严格要求。2012 年有人采用经皮肾去交感神经导管射频消融术,治疗心衰伴交感电风暴,可抑制室性心律失常,降低去甲肾上腺素浓度、抑制交感神经张力。实验表明,脊髓电刺激可拮抗室性心律失常,改变心脏触发活动、抑制神经兴奋、减少心率变异性及 T 波电交替;2012 年有人首次将其应用于临床试验能抗室性心律失常,但还需要大量临床验证。

药物治疗是抗心律失常治疗主要方法,抗心律失常药物控制室性心律失常的急性发作具有良好的效果;由于缺乏脏器保护功能,且有致心律失常的作用及严格的适应证、禁忌证等限制,多数药物仅可用于室性心律失常急性发作的短期治疗。非抗心律失常药物,可延缓心室重构、抗炎、稳定心肌细胞膜电位而抗心律失常,能避免致心律失常,同时有脏器保护作用,可早期应用、长期维持;上述优点弥补了传统抗心律失常药物的不足,有临床应用前景,但其确切的作用机制尚需进一步探索。

三十一、微创外科消融治疗房颤

房颤是常见的心律失常,外科治疗房颤已有 30 年历史。近 10 年来,微创外科消融手术创伤小、治愈率高,在治疗房颤方面取得长足进展;但在应用中也暴露其自身缺点,因此一些新技术方法、创新理念,已被融入微创外科消融手术改进和完善中,治愈房颤的成功率提高、耗时短,已得到重视。

1. 外科治疗房颤的历程

1987 年有人提出房颤发生的多发性折返学说,设计了 Maze I 传统迷宫手术,切断心房肌内异常折返环,保证切口间距短于房颤波长,切口较多且复杂。随后有人对 Maze I 手术进行改进,1992 年迷宫 Ⅲ(Maze Ⅲ)手术问世,能恢复房室同步收缩、窦性心律,房颤复发率低,较少要安装永久起搏器,长期随访治愈率达 95%,是外科治疗房颤的金标准;但手术耗时长,需体外循环下切和缝,出血范围较大,手术路径复杂,限制其应用。此后出现两方面的改良:一是合理减免一侧或部分线路;二是射频、微波、冷冻、超声等多种消融用于临床,称为改良迷宫手术。目前消融术已基本取代了传统切缝的迷宫手术。

2. 微创迷宫消融术

2005 年有人报道,在胸腔镜辅助下行小切口 Wolf 微创迷宫手术,采用 AtriCure 双极射频系统,在胸腔镜辅助或全胸腔镜下,在第 3 肋间腋中、后线之间取长约 5 cm 的操作口;第 6 和 7 肋间腋中、后线上分别取 1～3 cm 的工作切口,在不需要体外循环、心脏不停跳的情况下,在心外膜上行双极钳夹式射频消融;基本步骤包括:双侧肺静脉前庭的环状消融隔离;左心耳切闭;左房线性消融;心外膜部分去迷走神经。在 1 年左右的随访期间,维持窦性心律者高达 89.1%,治愈率基本接近 Maze Ⅲ 手术,适应证广、操作省时、消融透壁性确切、创伤小、治愈率高,为治疗房颤全新有效的方法。与之前的手术相比,微创迷宫手术具有以下三大特点:

——微创治疗不进行开胸切口或胸骨劈开,实现了在心脏不停跳的情况下完成手术,减少了术中损伤、全身损伤、术后并发症,患者心理更易接受,使更多患者从中受益。

——更多心外科医生愿意采用该治疗方法;因为术式复杂性越低可采用性就越高。

——外科手术治疗心颤变成独立手术,拓展了其适应证,将会使更多患者如阵发性/孤立性房颤患者获益。

3. 微创外科消融的术式

当前不同外科医生对微创术的基本操作大致相同,如 90% 阵发性房颤来源于肺静脉内触发灶,因此手术中常都会对双侧肺静脉前庭进行环状消融,技术已较成熟;切除左心耳也得到公认,一些治疗指南指出:左心耳的切除或结扎,能从根本上减少房颤治疗术后的血栓栓塞。但心房线性消融、心外膜自主神经节消融,还要研究。

(1)心房线性消融　对于大多数持续性房颤,肺静脉前庭是触发主要因素,但心房壁(如左心房顶部、二尖瓣环峡部、三尖瓣环峡部、碎裂电位处)的特殊组织结构和电学特性,也是参与房颤起始和维持的重要基质,压力超负荷引起心房肌炎症和纤维化,可引起心房壁解剖重构,引起电生理活动紊乱,导致折返环路持续存在。因此在心房壁上要增加额外的消融线消除折返环,随访第 3、

6、13个月的窦性心律维持率分别为94%、100%、100%。左房和肺静脉的消融在治疗持续性心房颤动时同样重要,术中再单纯接受左房迷宫术,即可获得78%的治愈率。忽略对二尖瓣环峡部冠状静脉窦消融,会导致术后房扑发生率高达10%～15%。临床上对合并永久性房颤的瓣膜病患者,肺静脉和左房峡部消融线的成功率为92%,而单纯肺静脉隔离的成功率为30%。不注意保护窦房结及其滋养动脉、损伤房间隔组织,会导致传导阻滞、病态窦房结,增加房颤的复发率,因此要合理增加左房后壁的消融线。一些医院将"2C3L"(2C:双侧肺静脉隔离;3L:左房顶部线、二尖瓣峡部、三尖瓣峡部)消融策略,作为持续性房颤消融的常规方法,增加术后窦性心律恢复。

近年来,额外加行右心房的处理,多用于非阵发性房颤、左房体积＞58 ml 的患者,消融线路包括上腔静脉至下腔静脉划线、上至右心耳顶部的划线、冠状窦的划线。左心房组和双心房组消融比,前组的术后、出院窦性心律维持率为7.2%、80.0%,高于后组的6.9%、65.3%;但也可能差异无统计学意义。考虑到房颤的获益与风险,右心房消融目前亦纳入消融常规中,但单独行左心房消融的合理性尚需进一步证实。

(2)心外膜自主神经节消融　事实证明,心外膜自主神经节消融也同样有效,可减少对心肌组织的损伤,改善预后,已成为近年研究热点,常在直视或胸腔镜下,对心外膜的自主神经节消融,基本操作包括:肺静脉前庭的射频消融;Marshall 韧带的切断;心外膜脂肪垫的局部射频消融。近年报道,自主神经节消融＋迷宫消融术(GP＋Maze)治疗房颤伴瓣膜病的成功率达83%～93%。2%～10%术后出现左房内大折返环、快速性心律失常,常都会随着时间的延长自行消失,有其自限性。在此基础上,利用高频刺激(HFS)心外膜标测,可直接辨认自主神经节分布,术中可为患者制定个性化消融方案,保证消融准确性,同时避免心房不必要的损害。有人据术中电生理标测发现,心脏左侧阳性自主神经节数量是右侧的2倍,标测的同时在 HFS 指导下施行针对性心外膜自主神经节消融,每次消融后再次进行 HFS 检测加以确认,直至 RR 间期无明显延长,耗时仅数分钟,操作确切、快捷。

近年来心脏刺激系统(ORLab)的成熟应用,可实现术前标测并发现可能的异常电传导信息及可疑的易激惹自主神经节,术中对常规消融3次而未能获得完全消融的自主神经节再次消融3～5次,能取得较好的效果,而且对阵发性/持续性房颤患者均可治疗有效。心外膜去神经化技术,有理由成为当前外科消融手术治疗房颤的一个新方向,但仍需更多的临床评估和完善技术。

4. 微创外科消融存在的不足

2012 年两个欧洲中心比较房颤微创外科消融和射频导管消融术(RFCA),结果显示,36.5%的 RFCA 组患者和65.6%的外科消融组患者达到主要终点。研究提示,对伴有左心房扩大和高血压或曾经导管消融治疗失败的患者,虽然微创外科消融术在改善12个月心律失常不复发方面优于 RFCA 治疗,但术中不良事件的发生率较高。

微创外科手术亦有不足,对一些部位的消融不利:①对解剖障碍区包括左房顶部、二尖瓣峡部、三尖瓣峡部未能进行有效消融;②目前的胸腔镜设备对左心房后部视野不佳;③冠状动脉回旋支,常覆盖在二尖瓣瓣环对应心外膜部,存在附带损害风险;④冠状静脉窦常是二尖瓣环心外膜对应部位,然而有报道,冠状静脉窦最远能偏移13 mm,常不可避免会造成误伤,而导致左房房扑;⑤是双极射频消融钳尚存在不足,能使得消融存在死角;在血流的冷却作用和心脏不停跳所造成搏动的条件下,可能对心内膜的消融不彻底。微创外科消融,在治疗持续性房颤和永久性房颤恢复窦性心律方面,依然不够理想。有人在114例接受经胸微创双极射频消融治疗房颤手术后的6个月随访中发现,87%阵发性房颤患者恢复窦性心律,但持续性房颤和永久性房颤患者中分别为56和50%(因为有心房肌重构、电重构),使左心房后壁和峡部的消融,成为消融成功的关键,而该部位的消融正是微创外科手术的软肋。

5. 微创外科消融的新进展

2014 年一些房颤治疗指南推荐,房颤微创外科消融手术,适用于其他有手术指证的心脏疾病合并房颤患者（Ⅱa类推荐/C级证据）；单纯房颤射频消融手术，适用于其他治疗方法无效且症状较严重的房颤患者（Ⅱb类推荐/B级证据）。但导管消融/外科消融治疗房颤的选择，更多决定于患者对手术的意愿、医疗团队操作经验、对两种方法治疗的具体效果。术式改进、技术改良、设备完善，对无论何种方式治疗房颤都提出了更高的要求。对微创外科来讲，在克服自身不足的基础上，发挥自身优势和提出新的理念，才能逐步迈向新台阶。

（1）微创-导管结合杂交手术　它采用内镜下经心外膜微创射频消融与传统经皮心内膜导管消融相结合的手术方式，优势在于融合导管和胸腔镜的优点，避开各自不足。有人发现，术中单纯胸腔镜经心外膜有23%的患者没有达到完全透壁，并证实同时经皮导管在心内膜的消融很有必要。单极探头能有效进入解剖狭窄部，对某些零散分布的碎裂电位进行针对性的点状消融，可减少对心肌不必要的额外损伤，用三维标测系统可标测和验证消融线的质量和安全性。有人采用Hybrid手术治疗持续性房颤，平均年龄63.2岁，左房平均大小为50.5 mm，房颤持续时间平均82.7个月；手术过程包括胸腔镜消融和单极导管消融，平均消融时间29分钟，手术操作时间84钟，平均随访28个月，术后窦性心律恢复率达87.5%。胸腔镜导管-结合术式，在治疗孤立性、长期持续性房颤时安全可靠，并能为单纯外科或导管消融治疗效果不佳的患者，提供一种可供选择的方法。

（2）设备改良　已有人提出，要根据患者房颤的分型不同，采用不同的微创消融手术，使用不同的消融设备，如吸附式单极消融。然而在心房肌消融方面，微创外科所使用的双极钳，由于其自身较大的结构，决定其不能对局部小范围进行准确的定点消融，可增加手术创伤。传统单极消融准确性较高，损伤较小，又重新被人们重视；然而其在心脏跳动的情况下稳定性低，无法准确固定。有人使用一种吸附式心外膜单极消融探头，可真空吸附在心外膜表面，在心脏持续跳动下，起辅助稳定探头、固定消融部位的作用；探头内部另有生理盐水冷却装置，提高了消融的透壁性，并减少过度灼伤；用于单侧胸腔镜入路，其安全性及有效性较好，6个月的随访中，窦性心律的维持率为87%。该装置因其稳定性和易操作性，在小切口入路方面有很大优势。

（3）手术入路的选择　微创心房颤动消融手术发展至今，被广泛应用于临床的，主要为小切口双侧入路胸腔镜辅助手术和全胸腔镜手术。为了最大限度减少手术创伤，有多中心研究尝试通过单独一侧入路完成手术。有人报道，经右侧入路胸腔镜辅助下行肺静脉盒形消融，17个月的窦性心律维持率分别为96%（阵发性房颤）和80%（持续性房颤）。右侧入路的优势主要为手术创伤小和阵发性心房颤动成功率高，并且由于心脏的解剖结构为心底向右后上方，右侧入路更容易暴露双侧心房，视野相对较好。但在治疗有必要切除左心耳的心房颤动时，左侧入路相对右侧入路更显示出优势。左侧入路一般采用左后背侧3处微创术口，因术中采用双极射频消融设备和切除装置有额外辅助，手术可以完成Maze术的全部步骤，手术效果确切，相比右侧入路需将单极射频消融器械从横窦和斜窦绕过肺静脉，操作更为简单。单侧入路消融较双侧入路能减少手术创伤和肺部并发症，但对于患者入路的具体最佳选择目前没有统一的评判标准，能否实现单侧替代双侧尚有待进一步研究。

（4）新型计算机映射技术　最新房颤病理生理学的研究发现，房颤的局部来源能响应组织折返环路（转子）或局灶刺激。研究人员开发出一种能识别并靶向定位房颤局部来源的新型计算机映射技术，定义为局灶刺激和局灶转子调制（FIRM）；有人研究患持续性房颤的92名患者，分为两组，分别接受局灶转子或局灶刺激的消融术或传统消融术。FIRM指导组发现97%患者体内存在局灶转子或局灶刺激，在对这些位点进行消融术后，86%患者房颤停止或减慢。随访273天后，发现FIRM指导组中无房颤复发的患者明显较多，有应用前景，在指导导管消融方面，可能会优于CARTO系统、CT成像技术等；在指导外科消融方面，同样可能优于心脏刺激系统等标测手段。

6. 微创外科消融治疗心房颤动的展望

目前心房颤动微创迷宫消融术已取代传统的切开-缝合的迷宫手术，是一种新的有效治疗方法，是治疗理念的革新，将使房颤的治疗进入更先进、更丰富的阶段。微创器械和腔镜的发展使房颤手术损伤减小、并发症和复发率降低,患者减轻痛苦、住院时间、费用,生活质量提高。其未来发展趋势,包括治疗设备改进所带来的手术方式简化,电生理标测下进行个体化消融治疗策略,对不同类型的房颤采取不同手术方法,对同一类型不同发生机制房颤采用不同的消融路线等。目前消融路线可从经典的迷宫路线到简单的基本术式环肺静脉电隔离,随着技术成熟,手术方式也会多样化、人性化。

附录:中国心律失常紧急处理专家共识

2013 年公布了中国专家工作组完成的《心律失常紧急处理专家共识》,以下简称《共识》。制定《共识》的指导思想是:以最新指南、循证医学和我国的资料为理论基础,以基层医务人员为主要对象,介绍心律失常紧急处理的最新理念,提供实用的处理指导/科学应用性共识。根据这样的指导原则,在《共识》编写过程中,注重心律失常紧急处理中的新理念,同时也介绍了标准化的诊治流程。由于在这一领域中的循证医学证据不多,因此《共识》虽然参考了国际的某些指南,但更重视我国的资料和专家的意见。鉴于《共识》的读者主要为基层医务人员,所以在撰写中,刻意避免了大量的理论论述,没有采用教科书式的表述方式,而是紧密结合临床实践中的具体情况,以条理化的方式给出了诊治建议。

心律失常紧急处理的理念:血流动力学第一原则。在国际心肺复苏和其他相关指南中,都明确提出,处理心律失常时要首先考虑血流动力学状态。《共识》在总体原则和各论中都反复强调了这一点,这使得心律失常紧急处理的流程会与常规处理有一些不同,比如对诊断和鉴别诊断的要求不是特别苛刻,而强烈推荐紧急终止血流动力学不稳定的心律失常,治疗措施常采用电复律。对血流动力学稳定的心律失常,则可以有充分的时间和手段明确诊断,并给予相应处理。如房颤复律中,如果血流动力学不稳定,应该立即电复律。在相对稳定的患者可以使用药物。

重视基础心脏病和诱因:现代心律失常处理的理念中,是否合并器质性心脏病是一个不可忽略的考量因素,涉及心律失常的预后和不同的处理策略。同时,要摆好基础疾病和心律失常处理的关系。虽然时间顺序上根据轻重缓急可先可后,但对合并基础疾病的,一定要给予明确的处理,尤其是心肌缺血和心功能不全。在处理心律失常时也要因有无器质性心脏病而进行不同的选择。如房颤的药物转复,《共识》提出,无器质性心脏病可用普罗帕酮或伊布利特,反之应该使用胺碘酮。并且提出选择药物时应该将安全性置于首位。

正确处理效益与风险和治疗矛盾:《共识》提出,"对危及生命的心律失常应采取积极措施加以控制,追求抗心律失常治疗的有效性,挽救生命。对非威胁生命的心律失常,需要更多考虑治疗措施的安全性,过度治疗反而可导致新的风险。"评价风险与效益,是任何一个紧急处理心律失常的医生必须具备的能力,尤其是在不全面了解患者病情的情况下。同时这种判断也需要根据病情的变化而有所调整,并非始终如一。

合理正确用药是抢救成功的关键:紧急救治中,药物仍占有不可替代的作用。抗心律失常药的应用,也要根据上述原则而有所不同。对危及生命的心律失常,药物的使用要到位(包括剂量和用法)。但也不主张完全依赖药物。《共识》提出,一种抗心律失常药物无效,"一般不建议短期内换用或合用另外一种静脉抗心律失常药物,宜考虑采用非药物的方法如电复律或食管调搏等。"

在紧急处理的同时,医生应该同时对患者的预防给予指导。《共识》中除了提出短时预防措施外,还指出要结合患者的病情确定是否采用抗心律失常药物治疗。对适合起搏或射频消融治疗的患者,医生应该给出建议。

强调"二分法"处理心律失常:若心律失常本身造成严重的血流动力学障碍,终止心律失常是首要任务。有些心律失常可造成患者不可耐受的症状,也需采取终止措施,如室上性心动过速、症状明显的心房颤动等。但对所有急性心律失常,治疗的目的是否都是将其彻底消除? 在各论的诊治要点中,《共识》不但给出了应该处理但被忽略的意见,也指出了一些不应过度处理的误区。

临床判断中将病情加重归于窦性心动过速十分常见,因而在处理中,就有了不问窦性心动过速的原因而减慢心率。窦性心动过速往往是某种病理状态的代偿,如果没有去除病因而强行减慢心率,其结果往往是造成血流动力学的恶化。因此在《共识》中,强调了寻找并处理引起窦速病因和诱因的重要性,如心肌缺血、贫血、心力衰竭、休克、低氧血症、发热、血容量不足、甲状腺功能亢进等。关于心房颤动的处理，《共识》也提出了根据不同情况给予不同的处理策略："对于大多数血流动力学稳定的心房颤动患者都应控制心室率"。"急性复律的指征为伴有血流动力学障碍的心房颤动。血流动力学稳定但症状不能耐受的初发或阵发心房颤动（持续时间＜48 小时），如没有转复的禁忌证，也可复律。"室性期前收缩是临床最常见的心律失常。在合并器质性心脏病的患者，消除室性期前收缩并不能证实可以改善患者的预后。因此从总体上看，当今的趋势是不主张过于积极地处理，尤其是不合并器质性心脏病，不诱发更严重心律失常的室性期前收缩。《共识》中特别指明，即使合并急性冠状动脉综合征的室性期前收缩，也并不主张常规应用抗心律失常药，而是更应重视改善缺血等治疗。

突出"紧急"处理特点：心律失常的紧急处理程序与常规处理有所区别。由于病情急，病史不易完整获得，不允许进行详细的检查，而若耽误时间，很可能造成病情的加重甚至不可挽回的后果，因此在诊治流程和措施上，都有一些特殊之处。宽 QRS 心动过速是急性处理的一个难题。根据国际指南和我国的具体情况，《共识》给出了在我国处理的流程。血流动力学不稳定者直接电复律。稳定者，除病史可提供的信息外，行 12 导联心电图，鉴别的要点是室房分离，未提出用其他更复杂的流程（如 Brugada 四步法等）进行鉴别。"若无室房分离或无法判断，不要求急性情况下精确诊断，按照室性心动过速处理"，并给出了处理的流程。这样，就避免了由于诊断问题而延误治疗或采用了不适当的措施。尖端扭转性室速和一般多形室速极易混淆。根据国内外的各项指南和建议，《共识》制定了一个鉴别的流程图，强调了在血流动力学稳定的情况下测量 QT 间期的重要性。在鉴别诊断之后，要根据各自的特点进行治疗。

规范抗心律失常药应用：如何正确应用抗心律失常药，取得最大效益而规避风险，永远是紧急处理的主题。《共识》在总体原则中提出了用药的指导，在几乎所有的心律失常各论中也都提到了每种药物的应用指征和用法，并且还提出了一些不该使用的情况。为了便于查找，将所有抗心律失常及相关药物列了一个总表，包括每种药物的作用特点、适应证、用药方法及剂量、注意事项和不良反应。我国与国外药品可得性不尽相同，因此，在药物治疗中《共识》没有绝对跟随国外的推荐，而是结合了我国的具体情况。胺碘酮是快速心律失常紧急处理中最常用的药物。该药的特点是作用广谱，适应证多，但起效较慢，

用药须因人因病而异。《共识》除了在最后的列表中给出了胺碘酮的基本信息外，在正文中也多次提到其正确应用的方法，特别是在持续单形性室性心动过速一节中。由于病情的要求不同，在不同的心律失常中胺碘酮的使用剂量和方法也有所区别。静脉胺碘酮应使用负荷量加维持量的方法。静脉胺碘酮充分发挥药效需数小时甚至数天，且因人而异。用药早期，即使室性心动过速需反复电复律，也不说明胺碘酮无效，若无不良反应应坚持使用。注意监测静脉胺碘酮的不良反应。避免静脉推注过快，减少低血压的发生。使用静脉胺碘酮的第 2 天起应每日复查肝功能。一旦出现明显肝功能改变，应减量或停药，并给予保肝治疗。

在我国的临床实践中，虽然心室颤动的电复律已经普及，但其他心律失常的电复律治疗使用率却不高，过度依赖药物的现象比较普遍。因此，积极推广器械治疗，也是《共识》的任务之一。除了在每一章节有适应证时提到这些治疗外，在第三部分专门安排了"心律失常紧急处理常用技术"，介绍了食管调搏术、临时起搏术和电复律术的适应证以及具体操作步骤，希望能够促进临床实践中器械治疗的使用，提高心律失常紧急救治的成功率。急性心律失常可发生于任何年龄、不同场合和临床各科室。紧急处理不仅涉及心血管或急诊专科医师，也与各科医师有关。熟悉紧急抢救流程，规范抗心律失常药物应用，是每位临床医务工作者应该掌握的基本技能。相信《共识》的出台能帮助更多医务人员掌握这一技能，挽救更多生命。心律失常多发于各种心血管疾病，但也见于心脏结构无异常者。它可发生于任何年龄，不同场合和临床各科室。发病可急可慢，病情可轻可重。重则骤然起病，引起严重血流动力学障碍，甚至猝死；轻则起始隐匿，不引起症状或仅有轻度不适。重者需紧急治疗，甚至就地抢救。而轻者则根据患者病情给予不同处理。紧急处理

不仅涉及心血管或急诊专科医师,也与各科医师有关。为普及抢救知识,推动规范治疗,我们根据相关指南、研究证据、汇集各方专家的意见,在中华医学会心血管病学分会主持下,联合中国生物医学工程学会心律分会,中国医师协会循证医学专业委员会,中国老年学学会心脑血管病专业委员会编写了心律失常紧急处理专家共识,供临床医生借鉴。

心律失常紧急处理的总体原则:心律失常的发生和发展受许多因素影响。心律失常的处理不能仅着眼于心律失常本身,还需考虑基础疾病及纠正诱发因素。通过纠正或控制心律失常,达到稳定血流动力学状态、改善症状的目的。心律失常紧急处理需遵循以下总体原则。

(一)首先识别和纠正血流动力学障碍

心律失常急性期应根据血流动力学状态来决定处理原则。血流动力学状态不稳定包括进行性低血压、休克、急性心力衰竭、进行性缺血性胸痛、晕厥、意识障碍等。在血流动力学不稳定时不应苛求完美的诊断流程,而应追求抢救治疗的效率。严重血流动力学障碍者,需立即纠正心律失常。对快速心律失常应采用电复律,见效快又安全。电复律不能纠正或纠正后复发,需兼用药物。心动过缓者需使用提高心率的药物或置入临时起搏治疗。血流动力学相对稳定者,根据临床症状,心律失常性质,选用适当治疗策略,必要时可观察。所选药物以安全为主,即使不起效,也不要加重病情或使病情复杂化。

(二)基础疾病和诱因的纠正与处理

基础疾病和心功能状态与心律失常,尤其是室性心律失常的发生关系密切。心脏的基础状态不同,心律失常的处理策略也有所不同。心律失常病因明确者,在紧急纠正心律失常的同时应兼顾基础疾病治疗,如由急性冠状动脉综合征引起者需重建冠状动脉血运,心力衰竭者尽快改善心功能,药物过量或低血钾引起者要尽快消除诱因。有关基础疾病的急性处理,应根据相应指南进行。基础疾病和心律失常可互为因果,紧急救治中孰先孰后,取决于何者为当时的主要矛盾。心律失常病因不明者或无明显基础疾病者,也应改善患者的整体状况,消除患者紧张情绪,如适当采用β受体阻断剂。应用抗心律失常药物要注意安全性,警惕促心律失常作用的发生。

(三)衡量获益与风险

对危及生命的心律失常应采取积极措施加以控制,追求抗心律失常治疗的有效性,挽救生命;对非威胁生命的心律失常,需要更多考虑治疗措施的安全性,过度治疗反而可导致新的风险。在心律失常紧急处理时经常遇到治疗矛盾,应首先顾及对患者危害较大的方面,而对危害较小的方面处理需谨慎,甚至可观察,采取不使病情复杂化的治疗。如室上性心动过速发作但既往有缓慢性心律失常,既要终止心动过速,又要防止心脏停搏,可选食管心房调搏。

(四)治疗与预防兼顾

心律失常易复发,在纠正后应采取预防措施,尽力减少复发。根本措施是加强基础疾病的治疗,控制诱发因素。要结合患者的病情确定是否采用抗心律失常药物治疗。恶性室性心律失常终止后一般都要使用药物预防发作。在紧急处理后应对心律失常远期治疗有所考虑和建议,某些患者可能需应用口服抗心律失常药物,如有适应证,建议射频消融或起搏治疗。

(五)对心律失常本身的处理

(1)询问简要病史,包括是否有心脏病史,心律失常是初发还是复发,家族内是否有相似病例,过去服药史,最近用药,此次发病是否接受过治疗。由此可大致了解心律失常可能的原因。

(2)血流动力学允许的情况下快速完成心电图记录,了解心率快慢,心律是否规整,QRS波时限宽窄,QRS 波群形态是单形还是多形,QT 间期是否延长,P、QRS 波是否相关。以此可大致确定心律失常的种类。

(3)终止心律失常:若心律失常本身造成严重的血流动力学障碍,终止心律失常是首要任务。有些心律失常可造成患者不可耐受的症状,也需采取终止措施,如室上性心动过速、症状明显的心房颤动等。

(4)改善症状:有些心律失常不容易立刻终止,但快速心室率会使血流动力学状态恶化或伴有明显症状,如伴有快速心室率的心房颤动、心房扑动。减慢心室率可稳定病情,缓解症状。

(六)急性期抗心律失常药物应用原则

根据基础疾病、心功能状态、心律失常性质选择抗心律失常药物。应用一种静脉抗心律失常药物后疗效不满意,应先审查用药是否规范、剂量是否足够。一般不建议短期内换用或合用另外一种静脉抗心律失常药物,宜考虑采用非药物的方法如电复律或食管调搏等。序贯或联合应用静脉抗心律失常药物易致药物不良反应及促心律失常作用,仅在室性心动过速/心室颤动风暴状态或其他顽固性心律失常处理时才考虑。

各种心律失常的紧急处理——

一、窦性心动过速

(一)概述

窦性心动过速可由多种生理(如运动、兴奋)因素或病理原因引起。临床所见窦性心动过速常见于心肌缺血、贫血、心力衰竭、休克、低氧血症、发热、血容量不足、甲状腺功能亢进等情况。少见情况有不适当的窦性心动过速、体位改变时引起窦性心动过速。窦房结折返性心动过速属于广义室上性心动过速的范畴。

(二)诊治要点

(1)注意与室上性心动过速、房性心动过速的鉴别。窦性心动过速频率过快(如超过每分钟150 次时,心电图 P 波可与前一心跳的 T 波融合而不易辨别,易误为室上性心动过速或房性心动过速)。窦性心动过速常表现为心率逐渐增快和减慢,在心率减慢时可暴露出 P 波,有助于鉴别。

(2)寻找引起窦性心动过速的原因,病因治疗是根本措施。在窦性心动过速的原因没有根本纠正之前,单纯或过分强调降低心率,反而可能带来严重不良后果。

(3)可使用兼顾基础疾病治疗并可减慢窦性心率的药物,如心肌缺血时使用 β 受体阻断剂。在无病因可查,窦性心动过速又构成一定相关症状时,也可选用 β 受体阻断剂。

二、室上性心动过速

(一)概述

室上性心动过速可分为狭义和广义两类。本节所述室上性心动过速特指房室结折返性心动过速(AVNRT)和旁路参与的房室折返性心动过速(AVRT)。

(二)诊治要点

(1)阵发性室上性心动过速多见于无器质性心脏病的中青年,突发突止,易反复发作。老年或有严重器质性心脏病患者新出现的窄 QRS 心动过速,在诊断室上性心动过速前,注意和其他心律失常如心房扑动、房性心动过速等鉴别。

(2)室上性心动过速应与其他快速心律失常鉴别,如心房扑动伴 2:1 房室传导。在Ⅱ、V,导联寻找房扑波(F 波)的痕迹有助于诊断。食管导联心电图可见呈 2:1 房室传导的快速心房波,对心房扑动的诊断有较大帮助。当 AVRT 表现逆向折返或室内阻滞时可表现为宽 QRS 波心动过速,易与室性心动过速混淆,参考平时窦性心律心电图可有帮助。

(3)一般发作期的处理

①首先可采用刺激迷走神经方法。深吸气后屏气同时用力做呼气动作,或用压舌板等刺激咽喉部产生恶心感,可终止发作。压迫眼球或按摩颈动脉窦现已少用。刺激迷走神经方法仅在发作早期使用效果较好。

②药物治疗:药物剂量及应用方法:维拉帕米和普罗帕酮终止室上性心动过速疗效很好,推荐首选。室上性心动过速终止后即刻停止注射。使用时应注意避免低血压、心动过缓。腺苷具有起效快、作用消除迅速的特点。对窦房结和房室结传导有很强的抑制作用,心动过速终止后可出现窦性停搏、房室阻滞等缓慢性心律失常,但通常仅持续数十秒,一般不需特殊处理。对有冠心病、严重支气管哮喘、预激综合征患者不宜选用。国内也有应用三磷酸腺苷终止室上性心动过速的报道,不良反应及注意事项同腺苷。地尔硫䓬、β受体阻断剂也有效。在上述方法无效或伴有器质性心脏病,尤其存在心力衰竭时,或存在上述药物的禁忌时可应用胺碘酮、洋地黄类药物。

(4)食管心房调搏可用于所有室上性心动过速患者,特别适用于因各种原因无法用药者,如有心动过缓病史。具体方法见食管调搏术。

(5)特殊情况下室上性心动过速的治疗。

①伴明显低血压和严重心功能不全者,应使用电复律终止发作。不接受电复律者可试用食管调搏。也可选洋地黄类药物。

②伴窦房结功能障碍的室上性心动过速首先考虑使用食管心房调搏。调搏也可与药物共同使用;终止前做好食管起搏的准备。

③伴有慢性阻塞性肺部疾病患者,应避免使用影响呼吸功能的药物,非二氢吡啶类钙通道阻断剂(维拉帕米或地尔硫䓬)为首选。

④孕妇合并室上性心动过速,应用药物时需考虑孕妇及胎儿的近期和长期安全。当孕妇的风险超过胎儿时,应进行治疗。首先宜用刺激迷走神经或食管心房调搏终止室上性心动过速。血流动力学不稳定时可电转复。上述措施无效或不能应用时,可选腺苷,美托洛尔、维拉帕米也可应用。

心律失常紧急处理静脉药物一览——

Ⅰb 类

利多卡因有钠通道阻断作用,适用于血流动力学稳定的室性心动过速(不作为首选),可给予负荷量 1.0～1.5 mg/kg(一般用 50～100 mg),2～3 分钟内静注,必要时间隔 5～10 分钟可重复。但最大量不超 3 mg/kg。负荷量后继以每分钟 1～4 mg 静滴维持。老年人、心力衰竭、心源性休克、肝或肾功能障碍时,应减少用量。连续应用 24～48 小时后半衰期延长,应减少维持量。

不良反应有:语言不清、意识改变、肌肉搐动、眩晕、心动过缓、低血压、舌麻木。利多卡因应用于心室颤动/无脉室性心动过速(不做首选)时,可给予 1～1.5 mg/kg 静脉推注。如果室颤/无脉室性心动过速持续,每隔 5～10 分钟后可再用 0.5～0.75 mg/kg 静脉推注,直到最大量为 3 mg/kg。

Ⅰc 类

普罗帕酮是钠通道阻断剂,治疗室上性心动过速时,可给予 $1\sim2\,mg/kg$(一般可用 $70\,mg$),10 分钟内缓慢静注。单次最大剂量不超过 $140\,mg$。无效者 $10\sim15$ 分钟后可重复一次,总量不宜超过 $210\,mg$。室上性心动过速终止后即停止注射。中重度器质性心脏病、心功能不全、心肌缺血、低血压、缓慢性心律失常、室内传导障碍、肝肾功能不全者相对禁忌。不良反应为室内传导障碍加重、QRS 波增宽、诱发或使原有心力衰竭加重、口干、舌唇麻木、头痛、头晕、恶心。普罗帕酮可治疗心房颤动/心房扑动;转复心房颤动时可给予 $2\,mg/kg$ 稀释后静脉推注 >10 分钟,可在 15 分钟后重复,最大量 $280\,mg$。

Ⅱ 类

美托洛尔、艾司洛尔是 β 受体阻断剂,能降低循环儿茶酚胺作用,降低心率、房室结传导、血压,有负性肌力作用。适用于窄 QRS 心动过速,控制心房颤动/心房扑动的心室率,治疗多形性室性心动过速、反复发作单形性室性心动过速。美托洛尔:首剂 $5\,mg$,5 分钟缓慢静注,如需要,间隔 $5\sim15$ 分钟,可再给 $5\,mg$,直到取得满意的效果,总剂量不超过 $10\sim15\,mg$。

艾司洛尔:负荷量 $0.5\,mg/kg$,1 分钟静注,继以每分钟 $50\,\mu g/kg$ 静脉维持,疗效不满意,间隔 4 分钟,可再给 $05\,mg/kg$,静注,静脉维持剂量可以每分钟 $50\sim100\,\mu g$ 的步距逐渐递增,最大静脉维持剂量可至每分钟 $300\,\mu g$。避免用于支气管哮喘、阻塞性肺部疾病、失代偿性心力衰竭、低血压、预激综合征伴心房颤动/心房扑动。不良反应有低血压、心动过速、诱发或加重心力衰竭。

Ⅲ 类

胺碘酮是多离子通道阻断剂(钠通道、钙通道、钾通道阻滞、非竞争性 α/β 阻断作用)。适用于室性心律失常(血流动力学稳定的单形室性心动过速,不伴 QT 间期延长的多形性室性心动过速)、心房颤动/心房扑动、心动过速。可给予负荷量 $150\,mg$,稀释后 10 分钟静注,继之以每分钟 $1\,mg$ 静脉维持输注,若需要,间隔 $10\sim15$ 分钟可重复负荷量 $150\,mg$,稀释后缓慢静注,静脉维持剂量根据心律失常情况,酌情调整,24 小时最大静脉用量不超过 $2.2\,g$;亦可按照如下用法:负荷量 $5\,mg/kg$,$0.5\sim1.0$ 小时静脉输注,继之每小时 $50\,mm$ 静脉输注。注意不能用于 QT 间期延长的尖端扭转型室性心动过速;低血钾、严重心动过缓时易出现促心律失常作用。不良反应有低血压、心动过缓、静脉炎、肝功能损害。胺碘酮应用于心肺复苏时,可给予 $300\,mg$ 或 $5\,mg/kg$ 稀释后快速静注。静注胺碘酮后,应再次以最大电量除颤。如循环未恢复,可再追加一次胺碘酮,$150\,mg$ 或 $2.5\,mg/kg$ 稀释后快速静注。如果循环术恢复,不需要静脉输注胺碘酮。如果循环恢复,为预防心律失常复发,可以按照上述治疗室性心律失常的方法给予维持量。

伊布利特能阻滞快成分延迟整流性钾流,激活缓慢内向钠电流;适用于近期发作的心房颤动/心房扑动;成人体重 $\geqslant60\,kg$ 者,$1\,mg$ 稀释后静脉推注 >10 分钟,无效 10 分钟后重复同样剂量,最大累积剂量 $2\,mg$;成人体重 $<60\,kg$ 者,$0.01\,mg/kg$,按同样方法应用。心房颤动终止则立即停用。肝肾功能不全无须调整剂量。用药前 QT 间期延长者(QTc >0.44 秒)不宜应用。用药结束后至少心电监测 4 小时或到 QTc 间期回到基线,如出现心律不齐,应延长临测时间。注意避免低血钾。不良反应有室性心律失常,特别是致 QT 延长的尖端扭转性室性心动过速。

Ⅳ 类

维拉帕米、地尔硫草是非二氢吡啶类钙通道阻断剂,减慢房室结传导,延长房室结不应期,扩张血管,有负性肌力作用。适用于控制心房颤动/心房扑动心室率、室上性心动过速、特发性室性心动过速(仅限于维拉帕米)。可给予维拉帕米 $2.5\sim5.0\,mg$ 稀释后 >2 分钟缓慢静注。无效者每隔 $15\sim30$ 分钟后可再注射 $5\sim10\,mg$。累积剂量可用至 $20\sim30\,mg$。

可给予地尔硫草 $15\sim20\,mg$($0.25\,mg/kg$)稀释后 >2 分钟静注。无效者 $10\sim15$ 分钟后可再给 $20\sim25\,mg$($0.35\,mg/kg$)缓慢静注。继之根据需要每分钟 $1\sim5\,\mu g/kg$ 静脉输注。注意:除维拉帕米可用于特发室性心动过速外,只建议用于窄 QRS 心动过速。不能用于预激综合征伴心房颤动 /

心房扑动、收缩功能不全性心力衰竭、伴有器质性心脏病的室性心动过速患者。不良反应有低血压、心动过缓、诱发或加重心力。

三、房性心动过速

(一)概述

房性心动过速可见于器质性心脏病,尤其是心房明显扩大者,也可发生于无器质性心脏病者。

(二)诊治要点

(1)注意鉴别诊断,房性心动过速节律一般整齐,但短阵发作,持续发作的早期或同时伴有房室不同比例下传时,心律可不规则,听诊心律不齐,易误为心房颤动。心电图发现房性 P 波可证实房性心动过速的诊断。刺激迷走神经不能终止房性心动过速发作,但可减慢心室率,并可能在心电图中暴露房性 P 波,有助于与其他室上性快速心律失常鉴别。阵发性房性心动过速伴房室传导阻滞者应排除洋地黄过量。

(2)短阵房性心动过速如无明显血流动力学影响,可观察。纠正引起房性心动过速的病因和诱因。

(3)持续房性心动过速可选择药物治疗。终止房性心动过速的药物可用普罗帕酮、胺碘酮,但效果不肯定。当无法终止或有药物禁忌时,可考虑控制心室率,使用洋地黄类药物、β 受体阻断剂、非二氢吡啶类钙通道阻断剂(维拉帕米/地尔硫䓬)。

(4)慢性持续性房性心动过速是造成心动过速性心肌病的主要原因,凡临床表现和检查酷似扩张性心肌病,伴慢性持续性房性心动过速者首先应考虑心动过速性心肌病。急性处理主要以维持血流动力学稳定,治疗心力衰竭为主。对心律失常本身,可使用洋地黄或胺碘酮控制心室率。胺碘酮也有终止发作的作用,但一般要口服达到一定负荷剂量时才有效。因存在心力衰竭,急诊情况下慎用 β 受体阻断剂,禁用 I 类抗心律失常药(如普罗帕酮)、索他洛尔或非二氢吡啶类钙通道阻断剂。心功能稳定后可考虑应用 β 受体阻断剂。建议行射频消融根治房性心动过速。部分患者也可通过心室率控制使心功能好转,心脏重构逆转。

四、心房颤动和心房扑动

(一)心房颤动

(1)概述

心房颤动是最常见的心律失常之一,可发生于器质性心脏病或无器质性心脏病的患者,后者称为孤立性心房颤动。按其发作特点和对治疗的反应,可将心房颤动分为四种类型:在 7 天内能够自行终止的复发性心房颤动(≥2 次),以及持续时间 ≤48 小时,经药物或电复律转为窦性心律者为阵发性心房颤动;持续时间超过 7 天,以及持续时间≥48 小时,但尚不足 7 天经药物或电复律转复者为持续性心房颤动;持续时间超过 1 年,但采取措施尚能重建窦性心律为长期持续性心房颤动;不适合或不愿意接受包括导管、外科消融在内的任何转律及维持窦性心律方法者为持久性心房颤动。首次发作者称为初发心房颤动,可以成为前面四种类型之一。上述任何一种出现症状急性加重,称为急性心房颤动或心房颤动急性加重期。

(2)诊断注意点

①心房颤动伴快速心室率时(超过每分钟 150 次),听诊或心电图表现节律偏整齐,易被误为室上性心动过速。较长时间心电网监测可发现明显心律不齐,有助诊断。

②心房颤动伴有差异性传导时,应与室性心动过速相鉴别。若宽 QRS 波形态一致,符合室性

心动过速的特点。若 QRS 波宽窄形态不一，其前有相对较长的 RR 间期，有利于差异性传导的诊断。

③心房颤动患者常因房室交界区的隐匿性传导而出现较长 RR 间期，以休息及夜间睡眠时常见，也见于药物作用。若不伴血流动力学障碍及相应症状，24 小时总体心率不十分缓慢，心率可随活动及休息而相应变化，无连续出现的长 RR 间期，不应诊断心房颤动伴房室传导阻滞，可观察，不做特殊处理，也不应停止患者一直使用的药物。但如心房颤动总体心率缓慢，或出现规整的长 RR 间期，或出现长达 5 秒以上停搏，或伴有头晕、黑矇或晕厥等症状，在除外药物及其他因素影响后应考虑起搏治疗。

（3）心房颤动急性发作期的治疗目的。

——评价血栓栓塞的风险并确定是否给予抗凝治疗。

——维持血流动力学稳定。

——减轻心房颤动所致的症状。

（4）急性期的抗凝治疗（血栓预防）

预防血栓栓塞是心房颤动急性发作期治疗的首要措施。

①心房颤动急性发作期患者抗凝指征：准备进行药物或电复律；可能自行转律（如新发心房颤动或阵发心房颤动）；瓣膜病伴心房颤动；具有血栓栓塞危险因素的非瓣膜病患者；有其他抗凝指征的心房颤动患者，如合并体循环栓塞、肺栓塞、机械瓣置换术后等。

②对心瓣膜病心房颤动患者，应根据血栓栓塞危险因素评估（CHADS2 评分，表 2）决定抗凝治疗。评分≥1 分者均应抗凝治疗。

③心房颤动急性加重期的抗凝治疗。

——抗凝药物选择：若患者已口服华法林，且国际标准化比值（INR）2～3，可继续华法林治疗。若患者未使用口服抗凝药，应在急性期用普通肝素或低分子肝素抗凝。普通肝素应用方法：70 U/kg 静注，之后以每小时 15 U/kg 开始输注，以后根据活化部分凝血活酶时间（aPTT）调整肝素用量，将 aPTT 延长至用药前的 1.5～2.0 倍。或应用固定剂量的方法，即普通肝素 5 000 U 静注，继之每小时 1 000 U 静点。低分子量肝素应用方法及剂量，可根据不同制剂和患者体重，参照深静脉血栓的治疗用法。

——抗凝药物应用持续时间：心房颤动发作持续时间<48 小时，若有急性复律指征，在应用肝素或低分子肝素前提下，可立即行电复律或抗心律失常药物复律。复律后，有栓塞危险因素者，需长期使用华法林。无危险因素者，复律后不需长期抗凝。心房颤动持续时间>48 小时或持续时间不明的患者，若有急性复律指征，在应用肝素或低分子肝素前提下复律，然后衔接华法林治疗（INR2～3）至少 4 周，以后根据 CHADS2 危险分层确定是否长期抗凝。心房颤动发作时间>48 小时或持续时间不明的患者，如无急性复律指征，应在抗凝治疗 3 周后考虑择期复律。也可行食管超声检查，明确无左房血栓后在使用肝素或低分子量肝素抗凝的前提下提前复律。转复窦性心律后，继续进行 4 周的抗凝治疗，以后根据危险分层确定是否长期抗凝。不拟转复的高危心房颤动患者，可根据病情用肝素或低分子量肝素抗凝后加用华法林，也可直接用口服抗凝药。

（5）心房颤动心室率控制

心房颤动伴快速心室率易导致患者出现临床症状，因此心室率控制是一项基本治疗措施。对于大多数血流动力学稳定的心房颤动患者都应控制心室率。

①心房颤动急性发作期心室率控制的目标为每分钟 80～100 次。

②不伴心力衰竭、低血压或预激综合征的患者，可选择静脉 β 受体阻断剂（美托洛尔、艾司洛尔），也可选非二氢吡啶类钙通道阻断剂（地尔硫䓬、维拉帕米）控制心室率。

③对于合并心功能不全、低血压者应给予胺碘酮或洋地黄类药物。注意检查血清电解质，以防因低血钾造成洋地黄中毒。

④合并急性冠状动脉综合征的心房颤动患者,控制心室率首选静脉胺碘酮或β受体阻断剂,不伴心力衰竭也可考虑非二氢吡啶类钙通道阻断剂,伴心力衰竭可用洋地黄。

⑤在静脉用药控制心室率同时,可根据病情同时开始口服控制心室率的药物。一旦判断口服药物起效,可停用静脉用药。

（6）心房颤动的复律治疗

急性复律的指征为伴有血流动力学障碍的心房颤动;血流动力学稳定但症状不能耐受的初发或阵发心房颤动(持续时间<48小时),没有转复的禁忌证,

可予复律。复律方法有电复律和药物复律。有血流动力学障碍者应采用电复律。血流动力学稳定的患者也可选电复律,也可予选择药物。无论使用哪种方法,复律前都应根据前述的原则抗凝治疗。首次心房颤动原则上不主张立即给予长期抗心律失常药。

①电复律

用于血流动力学不稳定的心房颤动。血流动力学稳定的心房颤动在药物复律无效或不适用时或患者自愿选择电复律。具体详见心律失常紧急处理常用技术节。

——复律前应检测电解质,但紧急复律不需等待结果。

——神志清醒者应给予静脉注射镇静剂(如地西泮、咪达唑仑等),直至意识蒙眬状态后进行电复律。

——推荐复律前给予胺碘酮。但若血流动力学状态不允许,应即刻复律。在转复后应根据病情决定持续用药时间。

——电复律应采用同步方式。起始电量100～200J(双相波),200J(单相波)。一次复律无效,应紧接进行再次复律(最多3次)。再次复律应增加电量,最大可用到双相波200J,单相波300J。

（2）药物复律

——对于血流动力学稳定但症状明显的患者可使用药物复律。

——药物复律前必须评价患者有无器质性心脏病,据此确定复律的药物选择,选择时将用药安全性置于首位。

——对于新发无器质性心脏病心房颤动患者,推荐静脉普罗帕酮。

——新发心房颤动无明显器质性心脏病,不伴有低血压及明显左室肥厚(室壁厚度＞1.4cm),血电解质和QTc间期正常,可使用伊布利特。开始给药至给药后4小时需持续心电图监护,防止发生药物促心律失常(如尖端扭转性室性心动过速)。

——有器质性心脏病的新发心房颤动患者,推荐静脉应用胺碘酮。若短时间内未能转复,考虑择期转复时,可加用口服胺碘酮(200mg,每天3次),直至累积剂量已达10g。

——没有明显器质性心脏病的新发心房颤动患者,可考虑单次口服普罗帕酮450～600mg转复。应在严密监护下应用。

——不推荐使用洋地黄类药物、维拉帕米、索他洛尔、美托洛尔用于心房颤动的转复。

（二）心房扑动

（1）概述

心房扑动有关的症状主要取决于心室率快、慢以及是否伴有器质性心脏病。

（2）诊治要点

①与其他心律失常鉴别:心房扑动伴2∶1房室传导,频率一般在每分钟150次左右,心电图的扑动波有时难以辨认,易误为室上性心动过速。此时要注意在Ⅱ、V1导联寻找房扑波的痕迹。食管导联心电图可见呈快速心房波,对心房扑动的诊断有较大帮助。心房扑动在4∶1传导时,心室率一般在每分钟70～80次且整齐,单纯听诊易误为窦性心律。

②心房扑动的总体治疗原则和措施与心房颤动相同,包括抗凝。

③心房扑动的心室率较难控制,所需要的药物剂量较大。

④心房扑动电复律所需的能量可小于心房颤动,可从双相波 50 J 开始。

⑤某些药物(如普罗帕酮)在试图转复心房扑动时,可因心房率减慢、房室传导加速而使心室率突然加快;如导致症状加重,应立即电复律。

(三)预激综合征合并心房颤动与心房扑动

(1)概述

预激合并心房颤动时可造成极快的心室率,出现严重症状,少数患者还可诱发严重室性心律失常。心电图可见经旁路下传的快速宽 QRS 波。

(2)诊治要点

①预激合并心房颤动的心电图,需与室性心动过速鉴别。相对长程心电图监测可发现少数经房室结下传的窄 QRS 波,并在宽 QRS 波中寻找 δ 波,有助于明确诊断。患者若有显性预激的窦性心律心电图,可明确诊断为预激伴心房颤动。

②由于预激合并心房颤动或心房扑动血流动力学常不稳定,若短时间内不能自行终止,应首选同步电复律。其方法与前述心房颤动电复律相同。

③预激合并心房颤动或心房扑动时,药物治疗效果一般不理想。可以使用胺碘酮或普罗帕酮(方法同心房颤动)。药物效果不好时,应尽早电复律。

④禁用洋地黄、β 受体阻断剂、非二氢吡啶类钙通道阻断剂。这些药物可导致经旁路前传增加,心室率进一步增快。

⑤复律后建议患者接受射频消融治疗。

五、室性期前收缩

(一)概述

室性期前收缩是一种常见的心律失常,可见于各种心脏病,可有诱因,但也见于心脏结构正常者。

(二)诊治建议

(1)治疗基础疾病,纠正内环境紊乱等诱因,尤其是低血钾。

(2)判断室性期前收缩,是否可诱发其他严重心律失常。如室性期前收缩可诱发室性心动过速或心室颤动,可按照室性心动过速、心室颤动处理。

(3)合并器质性心脏病(包括急性冠状动脉综合征)的室性期前收缩,如不诱发其他严重心律失常,在处理基础疾病和诱因的前提下可考虑口服 β 受体阻断剂、血管紧张素转换酶抑制剂等,不建议常规应用抗心律失常药物。

(4)不伴有器质性心脏病的室性期前收缩,不建议常规抗心律失常药物治疗,更不应静脉应用抗心律失常药。恰当解释,打消顾虑,减轻其心理压力,有助于症状缓解。对精神紧张和焦虑的患者可使用镇静剂或小剂量 β 受体阻断剂口服。症状明显者,治疗仅以消除症状为目的,可口服美西律、普罗帕酮、莫雷西嗪。不应使用胺碘酮。

六、宽 QRS 波心动过速

(一)概述

宽 QRS 波心动过速以室性心动过速最为常见,也可见于快速室上性心律失常伴有束支或室内传导阻滞、房室旁路前传。

(二)诊治要点

(1)首先判断血流动力学状态。若不稳定,直接同步电复律。

(2)血流动力学稳定者,询问病史,查阅既往病历材料,了解既往发作情况、诊断和治疗措施。陈旧心肌梗死伴有新发生的宽 QRS 波心动过速,极可能为室性心动过速。

(3)通过 12 导联心电图、食管心电图寻找室房分离证据。若有室房分离,则可明确为室性心动过速。若无室房分离或无法判断,不要求急性情况下精确诊断,按照室性心动过速处理。

七、非持续性室性心动过速

(一)概述

非持续性室性心动过速是指心电图上连续出现 3 个及以上室性期前收缩,持续时间小于 30 s。

(二)诊治建议

(1)无器质性心脏病的非持续性单形性室性心动过速一般不是恶性心律失常的先兆,没有预后意义,除注意纠正可能存在的诱发因素外,一般不需特殊急诊处理,症状明显者可口服 β 受体阻断剂。

(2)无器质性心脏病的非持续性多形性室性心动过速,应注意评价是否存在离子通道疾病(如尖端扭转型室性心动过速等)。详见多形室性心动过速的处理。

(3)发生于器质性心脏病患者的非持续室性心动过速很可能是恶性室性心律失常的先兆,应寻找并纠正可能存在的病因及诱因。在此基础上,β 受体阻断剂有助于改善症状和预后。上述治疗措施效果不佳且室性心动过速发作频繁,症状明显者可以按持续性室性心动过速应用抗心律失常药。

八、持续性单形性室性心动过速

(一)概述

持续室性心动过速是指发作持续时间 >30 秒,或虽然<30 秒,但伴血流动力学不稳定。分为伴有器质性心脏病的单形室性心动过速和不伴有器质性心脏病的特发性室性心动过速。

(二)诊治建议

(1)有器质性心脏病的持续单形室性心动过速。

——治疗基础心脏病、纠正诱发因素。

——有血流动力学障碍者立即同步直流电复律。

——血流动力学稳定的单形室性心动过速可首先使用抗心律失常药,也可电复律。

——抗心律失常药物:

一是首选胺碘酮,剂量及用法。静脉胺碘酮应使用负荷量加维持量的方法,应用的剂量、持续时间因人因病情而异。静脉应用一般为 3~4 天,病情稳定后逐渐减量。但减量过程中,若室性心动过速复发,常为胺碘酮累积剂量不足所致,可静脉或口服再负荷,并适当增加维持剂量。

二是静脉胺碘酮充分发挥药效需数小时甚至数天,且因人而异。有时需加用口服数日才生效。用药早期,即使室性心动过速的发作需反复电复律,也不说明胺碘酮无效,若无不良反应坚持使用。若有口服胺碘酮指征,可于静脉使用当天开始,起始剂量每次 200 mg,每天 3 次。静脉使用的早期,应尽早取血查甲状腺功能、肝功能、摄胸片,除外胺碘酮应用的禁忌证,为口服用药的观察留下对比资料。胺碘酮疗效与累积剂量相关,应使用表格记录胺碘酮每日静脉剂量,口服剂量,每天总量(静脉加口服),以便计算累积量(至统计时每天相加总量)。胺碘酮溶液的配制应使用葡萄糖注射液,不应用盐水或其他溶液。注意监测静脉胺碘酮的不良反应。避免静脉推注过快,减少低血压的发生。使用静脉胺碘酮的第 2 天起应每日复查肝功能。一旦出现明显肝功能改变,应减量或停药,并给予保肝治疗。胺碘酮输注最好使用中心静脉,也可选择较大外周静脉,应用套管针,减少静脉炎。

三是利多卡因,只在胺碘酮不适用或无效时,或合并心肌缺血时作为次选药。近年来由于其疗效及安全性的问题,应用减少。

(2)不间断室性心动过速

这是特殊类型的持续性室性心动过速。多数为持续单形性室性心动过速,室率每分钟 120～160 次,血流动力学相对稳定,可维持数天或十余天不等,电复律也不能终止,一般药物治疗无效,其间可穿插出现 1～2 个窦性心搏,但窦性心律不能持久。可见于特发性室性心动过速,也见于结构性心脏病如心肌梗死后室性心动过速,也可由抗心律失常药物促心律失常作用引起。不间断室性心动过速较难终止。不宜选用多种或过大剂量抗心律失常药,使病情复杂化。应用Ⅰc 类药物或维拉帕米等药物时,一旦出现负性变力性作用,更不易处理。只要血流动力学稳定,胺碘酮和 β 受体阻断剂联合治疗较安全,胺碘酮可静脉与口服同时应用,逐日累加剂量,到接近负荷量时(7～10 g),多数能终止室性心动过速发作。在胺碘酮负荷过程中可再试用电复律。也可试用消融治疗。

(3)无器质性心脏病的单形室性心动过速

亦称特发性室性心动过速,较少见。发作时有特征性心电图图形。起源于右室流出道的特发性室性心动过速发作时 QRS 波呈左束支传导阻滞和电轴正常或右偏,左心室特发性室性心动过速也称分支型室性心动过速,发作时 QRS 波呈右束支传导阻滞和电轴左偏图形。大多数特发室性心动过速血流动力学稳定,但持续发作时间过长或有血流动力学改变者宜电转复。对起源于右室流出道的特发性室性心动过速可选用维拉帕米、普罗帕酮、β 受体阻断剂、利多卡因;对左室特发性室性心动过速,首选维拉帕米,也可使用普罗帕酮。终止后建议患者行射频消融治疗。

九、加速室性自主心律

加速性室性自主心律的心室率大多为每分钟 60～80 次,很少超过每分钟 100 次。常见于急性心肌梗死再灌注治疗时,也可见于洋地黄过量、心肌炎、高血钾、外科手术、完全性房室传导阻滞应用异丙肾上腺素后。少数患者无器质性心脏病。加速性室性自主心律发作短暂,极少发展成心室颤动,血流动力学稳定,心律失常本身是良性的,一般不需特殊治疗。如心室率超过每分钟 100 次,且伴有血流动力学障碍时可按照室性心动过速处理,同时治疗基础疾病。

十、多形性室性心动过速

(一)概述

多形性室性心动过速常见于器质性心脏病。持续性多形性室性心动过速可蜕变为心室扑动或心室颤动。不同类型多形室性心动过速的抢救治疗措施完全不同。

(二)诊治总原则

(1)血流动力学不稳定的多形室性心动过速应按心室颤动处理。

(2)血流动力学稳定者或短阵发作者,应鉴别有否 QT 间期延长,分为 QT 间期延长的多形性室性心动过速(尖端扭转性室性心动过速,TdP)、QT 间期正常的多形性室性心动过速和短 QT 间期多形性室性心动过速,给予相应治疗。

(三)尖端扭转性室性心动过速

伴 QT 间期延长的多形性室性心动过速,称为尖端扭转性室性心动过速。临床上常表现为反复发作的阿斯综合征,重者发生心脏性猝死。心电图显示 QT 间期延长(校正的 QT 间期女性＞480 毫秒,男性＞470 毫秒)。可分为获得性和先天性 QT 间期延长综合征,获得性多见。

(1)获得性 QT 间期延长的尖端扭转室性心动过速

①概述

常由药物(如某些抗心律失常药、利尿药、三环类抗抑郁药等)、电解质紊乱(如低血钾、低血镁、低血钙)、心脏本身疾病如心动过缓、心肌缺血、心功能不全等引起,也可为颅内高压、酗酒等所致。心电图除明显 QT 间期延长外,可有间歇依赖现象,即长 RR 间歇依赖的巨大 T 波或 U 波。RR 间期越长,其后的 T 波或 U 波改变越明显,直至激发扭转性室性心动过速。室性心动过速频率在每分钟 160～250 次,有反复发作和自行终止的特点,亦可蜕变为心室颤动。

②诊治要点——

根据相关指南或共识,寻找 QT 间期延长的危险因素,进行危险分层。

——对获得性 QT 间期延长的高危患者,积极纠正危险因素,防止 TdP 的发生。

——已经发生 TdP 的患者,首要措施是寻找并停用一切可引起 QT 间期延长的药物或纠正相关因素。

——硫酸镁缓慢静脉注射用于发作频繁且不易自行转复者,静脉输注用于发作不严重者,直至 TdP 减少和 QT 间期缩短至 500 毫秒以内。

——积极静脉及口服补钾,将血钾维持在 4.5～5.0 mmol/L。

——临时起搏适用于并发心动过缓或有长间歇者。常需每分钟 70～90 次或更快频率起搏,以缩短 QT 间期,抑制 TdP 的发作。临时起搏可能需要数日,待纠正其他致 QT 间期延长的因素后,可逐渐减慢起搏频率,直至停用。

——与心动过缓相关的 TdP,未行临时起搏治疗前,异丙肾上腺素可用于提高心室率,但不宜用于先天性 QT 间期延长综合征或冠心病患者。阿托品也可用于提高心室率。

——部分获得性 QT 间期延长合并 TdP 的患者可能存在潜在遗传基因异常,上述疗措施无效时,临时起搏基础上,可考虑 β 受体阻断剂和利多卡因治疗。

——不推荐使用其他抗心律失常药物。

(2)先天性 QT 间期延长伴尖端扭转性室性心动过速

①概述

为少见的遗传性心脏疾病。典型发作呈肾上腺素能依赖性,即突然运动、恐惧、疼痛、惊吓或情绪激动诱发心律失常。少部分患者可在安静或睡眠状态下发作心律失常。心电图可见发作前 QTU 间期进行性延长,T、U 波振幅极易发生周期性变化,但间歇依赖现象少见。

②诊治要点——

通过询问家族史和既往发作史,除外获得性 QT 间期延长的因素,应考虑先天性 QT 间期延长综合征。

减少或避免诱发因素,如剧烈体力活动、声响刺激、精神刺激或情绪激动等。避免应用延长 QT 间期的药物,纠正电解质紊乱。

——先天性 QT 间期延长所致的 TdP 有自限性,一般可自行终止。不能自行终止者,应给予电复律治疗。

——β 受体阻断剂可作为首选药物,急性期即可开始应用。可使用非选择性的 Β 受体阻滞剂普萘洛尔,也可选其他制剂。通常所需剂量较大,应用至患者可耐受的最大剂量(静息心率维持每分钟 50～60 次)。

——利多卡因及口服美西律,对先天性 QT 间期延长综合征第 3 型可能有效。

——急性期处理后,应评价是否有埋藏式体内除颤器(ICD)指征。

(3)QT 间期正常的多形室性心动过速

①概述

QT 间期正常的多形性室性心动过速较 QT 间期延长的多形性室性心动过速多见,常见于器质性心脏病。合并缺血、心力衰竭、低氧血症及其他诱发因素的患者出现短阵多形室性心动过速,常是出现严重心律失常的征兆。

②诊治要点

——应积极纠正病因和诱因,如对急性冠状动脉综合征患者纠正缺血,有利于室性心律失常控制。

——偶尔出现的短阵多形室性心动过速,没有严重血流动力学障碍,可观察或口服 β 受体阻断剂治疗,一般不需静脉抗心律失常药物。

——纠正病因和诱因同时,若室性心动过速发作频繁,可应用 β 受体阻断剂、静脉使用胺碘酮或利多卡因。

(4)某些特殊类型的多形室性心动过速

①伴短联律间期的多形室性心动过速

——伴短联律间期的多形室性心动过速少见,通常无器质性心脏病,有反复发作晕厥和猝死家族史,可自行缓解。无论单一或诱发多形性室性心动过速的室性期前收缩均有极短联律间期(280～300 毫秒)。发作室性心动过速时心率可达每分钟 250 次,可蜕变为心室颤动。血流动力学稳定者首选静脉应用维拉帕米终止发作。维拉帕米无效者,可选用静脉胺碘酮。血流动力学不稳定或蜕变为心室颤动者即刻电复律。口服维拉帕米或普罗帕酮、β 受体阻断剂预防复发。建议置入 ICD。

——Brugada 综合征:该患者的窦性心律心电图表现为右束支传导阻滞图形和 $V_1 \sim V_3$ 导联 ST 段马鞍形抬高,QT 间期正常,有多形性室性心动过速或心室颤动发作,室性心动过速呈短联律间期。心脏超声等其他检查无异常。主要表现为晕厥或猝死,多在夜间睡眠中发生。Brugada 综合征患者发生多形性室性心动过速伴血流动力学障碍时,首选同步直流电复律。异丙肾上腺素可选用。植入 ICD 是预防心源性猝死的有效方法。抗心律失常药治疗效果不好。

——儿茶酚胺敏感性多形室性心动过速:儿茶酚胺敏感性多形室性心动过速是指无器质性心脏病患者在应激情况下发生的多形性室性心动过速,典型者呈双向性室性心动过速,导致发作性晕厥,可进展为心室颤动。多见于青少年,静息心电图正常。发作伴血流动力学障碍时,首选同步直流电复律。血流动力学稳定者,首选 β 受体阻断剂。置入 ICD 是预防心源性猝死的有效方法。

十一、心室颤动/无脉性室性心动过速

(一)概述

心室颤动或无脉性室性心动过速是心脏骤停的常见形式。

(二)治疗建议

(1)尽早进行规范的心肺复苏(CPR)。高质量的 CPR 是抢救成功的重要保障。

(2)尽早电复律。一旦取得除颤器,立即予以最大能量(双相波 200 J,单相波 360 J)非同步直流电复律。电复律后立即重新恢复 CPR,直至 5 个周期的按压与通气(30∶2)后再判断循环是否

恢复,确定是否需再次电复律。

(3)心脏骤停治疗中,CPR 和电复律是首要任务,第 2 位才是用药。在 CPR 和电复律后,可开始建立静脉通道,考虑药物治疗。

①实行至少 1 次电复律和 2 分钟 CPR 后心室颤动/ 无脉室性心动过速仍持续时,可静脉应用肾上腺素,之后再次电复律。

②对 CPR、电复律和肾上腺素无效时,可快速静注胺碘酮,之后再次电复律。

③在无胺碘酮或不适用时,可用利多卡因。

④心脏骤停为 TdP 所致时,可静注硫酸镁。对其他心律失常不推荐使用。

⑤心室颤动或室性心动过速终止后,应进行复苏后处理,并处理心脏骤停的病因及诱因。

十二、室性心动过速/心室颤动风暴

(一)概述

室性心动过速/心室颤动风暴是指 24 小时内自发的室性心动过速/心室颤动≥2 次,并需紧急治疗的临床症候群。

(二)诊治建议

(1)纠正诱因,加强病因治疗。

(2)室性心动过速风暴发作时若血流动力学不稳定,尽快电复律。

(3)抗心律失常药物。

①首选胺碘酮。快速胺碘酮负荷,可终止和预防心律失常发作。但需注意胺碘酮充分发挥抗心律失常作用需要数小时甚至数天。

②抗心律失常药的基础上联合使用 β 受体阻断剂(美托洛尔、艾司洛尔)。

③胺碘酮无效或不适用时可考虑利多卡因。

④抗心律失常药物联合治疗,如胺碘酮联合利多卡因。在心律失常控制后,首先减利多卡因,胺碘酮可逐渐过渡到口服治疗。

(4)对持续单形室性心动过速,频率每分钟 <180 次且血流动力学相对稳定者,可置入心室临时起搏电极,在发作时进行快速刺激终止室性心动过速。

(5)应给予镇静,抗焦虑等药物,必要时行冬眠疗法。

(6)必要时予以循环辅助支持,如主动脉内球囊反搏、体外肺氧合循环辅助支持。

(7)若患者已安装 ICD,应调整 ICD 的参数,以便能更好地识别和终止心律失常发作。必要时评价射频消融的可能性。

十三、缓慢性心律失常

(一)概述

缓慢性心律失常是指窦性心动过缓、窦性静止、传导阻滞(主要是窦房传导阻滞、房室传导阻滞)等以心率减慢为特征的疾病。轻者可无症状,严重的心动过缓可造成低血压,心绞痛,心力衰竭加重,晕厥前兆或晕厥等血流动力学障碍。有些心动过缓(如三度房室阻滞)可继发 QT 间期延长而发生 TdP,产生心源性脑缺血症状。

(二)诊治建议

(1)积极寻找并治疗可逆性诱因,包括肺栓塞、急性下壁心肌梗死、心肌炎、低血容量、低氧、心包填塞、张力性气胸、酸中毒、药物过量、体温过低和高钾血症等。

（2）轻度的心动过缓（如心率每分钟50～60次）若无症状或仅有轻微症状可观察，不需紧急处理。过度治疗使心率加快反而可能起不利作用。

（3）症状性心动过缓的药物治疗。

①阿托品可用于窦性心动过缓、窦性停搏、二度Ⅰ型房室传导阻滞。不宜用于二度Ⅲ型房室传导阻滞、三度房室传导阻滞伴室性逸搏心律的患者。老年前列腺肥大者也不宜应用。

②多巴胺、肾上腺素、异丙肾上腺素可用于阿托品无效或不适用的症状性心动过缓患者，也可用于起搏治疗前的过渡。多巴胺可以单独使用，也可以和肾上腺素合用。这些药物可导致心肌氧耗量增加，加重心肌缺血，产生新的快速心律失常，因此合并急性冠状动脉综合征时应慎用。

（4）对症状性心动过缓，应尽早实行起搏治疗。起搏方法详见心律失常紧急处理常用技术。

（5）心室停搏或无脉性电活动为无灌注节律，往往是疾病终末期的表现，应实施心肺复苏。无有效心肺复苏的保证，药物和临时起搏不能发挥作用。

心律失常紧急处理常用技术——

Ⅰ.食管调搏术

（1）适应证

①鉴别诊断

在窄QRS波心动过速中，可通过分析食管心电图P波与QRS波的关系，鉴别室上性心动过速和心房扑动、室上性心动过速与室性心动过速。

②终止阵发性室上性心动过速。

③临时起搏：仅适用于窦房结功能障碍者，作为不能或不适用经静脉临时起搏的临时过渡性治疗。

（2）操作方法

①向患者解释检查过程与感觉，检查设备是否良好，工作是否正常。

②插入电极：患者平卧或坐位。液态石蜡浸润电极导管，将顶端约1.5cm段部分预扭成约120度的弯曲段，从鼻孔或口腔缓慢将电极插入。当导管尖端抵达会厌（约在进入到预定深度一半）时，令患者做吞咽动作（可预先令患者含水），同时顺势推送导管通过会厌。

③电极导管定位：心动过速发作时，难以根据食管心电图定位，仅可根据插入深度定位。成人一般插入30～40cm，可根据身高调整。食管心电图看到明确的心房波（最大振幅正负双向心房波）时，应是正确位置。

④食管心电图记录：将食管电极的末端与心电图的一个胸前导联相连记录食管心电图，最好同步记录V1、食管和V3心电图，便于与体表心电图比较。也可与除颤器或其他心电图示波仪器相连。如果是多导电极，可选择心房波最清楚的导联进行记录。

⑤刺激电压：从15～20V开始。若不能夺获心房，逐渐增加电压，一般不超过35V。

⑥刺激方法：终止室上性心动过速可从高于心动过速频率每分钟30次的频率开始刺激，每刺激8～10次后停止，观察效果。如无效，能以每分钟10次的步距增加刺激频率。最高不超过每分钟250次。

⑦疗效观察：用食管调搏法终止心律失常全程需心电网监测。室上性心动过速一般随着有效刺激停止而立即终止，出现窦性心律。

⑧起搏：将起搏频率置于所需频率，从20～25V电压开始刺激，观察心电图，确认刺激是否夺获心房。如效果不好，可在刺激的同时增加电压至稳定夺获心房。食管起搏常引起患者的明显不适感，因此时间不宜过长，仅可作为经静脉起搏前的过渡。

⑨促心律失常反应:使用过快的超速起搏终止室上性心动过速偶可诱发心房颤动,但多数可自行终止。少数需用药或电复律。电极插入过深偶起搏心室。

Ⅱ.临时起搏术

(1)适应证
①血流动力学障碍的缓慢性心律失常。
②长间歇依赖的尖端扭转性室性心动过速。
③终止某些持续单形性室性心动过速。
(2)起搏方法
①经皮起搏:将两个特制电极片粘贴于心尖部和右胸上部,也可粘贴于前后胸部。连接具有起搏功能的除颤器。进行起搏电压和频率调节。一般需数十伏电压才可起搏成功。此法操作简单,但患者有疼痛不适,难以耐受。起搏不能完全获心室。只可作为紧急情况下或等待经静脉起搏的过渡措施。
②经静脉起搏:有症状性的心动过缓,药物治疗无效或不适用,病因或诱因短时难以去除时,应尽快经静脉起搏。这种方法起搏可靠,患者痛苦小,可在床边或X线指导下操作。采用经皮穿刺法经颈静脉、锁骨下静脉或股静脉置入临时起搏电极,将电极尖端置于右室心尖部,尾端与临时起搏器相连。选择适当起搏频率和电压(电流)起搏。颈静脉或锁骨下静脉途径比较利于固定,但穿刺技术要求较高。股静脉途径操作简单,但不利于长期保留,可出现一些下肢并发症。经静脉临时起搏电极可保留数日,甚至更长时间。但时间过长将出现感染、血栓等并发症。应酌情抗感染及抗凝治疗。
③经食管电极起搏:见前述。

Ⅲ.电复律术

(一)非同步电复律

(1)适应证:适用于心室颤动/无脉室性心动过速的抢救和某些无法同步的室性心动过速。
(2)操作步骤:
①患者仰卧。
②将除颤电极板涂以专用导电糊,导电糊应均匀分布于2块电极板上。
③选择非同步方式(一般为开机后的定式)。
④选择最大电量,即单相波除颤用360J,双相波用200J。
⑤电极板位置安放:"STERNUM"电极板上缘放于胸骨右侧第二肋间"APEX"电极板上缘置于左腋中线第4肋间。电极板与皮肤紧密接触。
⑥充电,关闭氧气。
⑦环顾患者4周,确定操作者和周围人员与患者无直接或间接接触。
⑧对电极板施加一定压力(3~5kg)。
⑨再次观察心电示波,确认有电复律指征。双手拇指同时按压放电按钮。
⑩放电后,移开电极板。继续心肺复苏。以后根据循环恢复情况决定是否需再次电复律。
⑪非同步电复律需持续心电监护。

(二)同步直流电转复

(1)适应证:适用于心房颤动、阵发性室上性心动过速、阵发性室性心动过速,尤其适用于伴心绞痛、心力衰竭、血压下降等血流动力学障碍及药物治疗无效者。

(2)操作步骤:患者仰卧。吸氧。持续心电监护。建立静脉通道。做好气管插管等复苏抢救准备。将复律方式调为同步。观察心电图示波,检查除颤器同步性能。经静脉缓慢注入镇静剂(如地西泮、咪达唑仑等),直至神志朦胧状态,停止用药。将电极板涂以导电糊,并分别放置于患者右锁骨中线第2肋下方及左腋中线第4肋间,电极板与皮肤紧密接触。根据不同心律失常选择复律电量并充电。关闭氧气。充电完毕,周围人员离开床边。持续按住放电按钮,直至放电。观察并记录心电图。如无效,可重复电转复(最多3次)。再次复律应增加电量,最大可用到双相波200J,单相波360J。转复过程中与转复成功后,均须严密监测心律/心率、呼吸、血压、神志等变化。

(韩永生　陈　森　余元勋)

进一步的参考文献

[1] GRACE AA. Systems biology and cardiac arrhythmias[J]. Lancet,2012,380(9852):1498-1508.

第四十章　迷走神经与心律失常

自主神经系统在维持心肌正常节律中起重要作用,迷走神经与交感神经的相互遏制、相互协调,能共同维持心脏的正常功能、正常心律。迷走神经的心房密度大于其心室密度,迷走神经兴奋时,抑制心电传导组织,但心室收缩常仅轻度受抑。

心脏的迷走神经发自延髓的迷走神经背核、疑核,其胸腔神经节位于肺静脉、下腔静脉、左心房交界处、房室沟脂肪垫,由此发出的节后纤维,通过房室沟后分布于心内膜下,较易受缺血影响;两侧心迷走神经对心脏的支配有差别,但不如两侧心交感神经支配的差别显著。右侧迷走神经对窦房结的影响占优势;左侧迷走神经对房室交界的作用占优势。迷走神经末梢能释放乙酰胆碱(ACh),作用于心肌细胞膜 M 受体(主要是 M2 型),通过 G_{21}/G_{20} 蛋白抑制腺苷酸环化酶/cAMP 信号通路,能调节相应离子通道的活动。

一、迷走神经与窦性心律失常

刺激迷走神经(VNS)释放神经递质 ACh,结合起搏细胞的 M2 型受体后,经 G_{21}/G_{20} 蛋白抑制腺苷酸环化酶/cAMP/PKA 信号通路,可抑制细胞质钙瞬变,减慢起搏速率;可激活、开放 ACh 门控钾通道(I_{K-ACh} 通道),导致细胞膜超极化;也可增加 I_f 钾电流,促进细胞膜超极化;结果能引发关闭心肌细胞膜 L 型钙离子通道,抑制窦房结细胞质钙瞬变,使窦房结自律性降低;应用刺激迷走神经治疗疾病中,可发生窦性心动过缓,这时乙酰胆碱也可活化蛋白激酶 Cε,再促进 M3 型乙酰胆碱受体的磷酸化活化,产生延迟整流性钾电流(I_{K-M3}),能促进细胞膜超极化,关闭 L 型电压门控钙离子通道,减少细胞外钙离子流入,减少心细胞质钙超载,能促进表达 β 连环蛋白,促进 Wnt 信号通路活化,促进心肌细胞存活,能减少心肌缺血时闰盘重构,可诱导心肌缺血预适应,促进缝隙连接蛋白 43 磷酸化,加快心脏电传导,促进表达热休克蛋白 70,抑制环氧化酶 2,减少产生活性氧;能保护心肌、抗心律失常。

二、迷走神经与房性心律失常

刺激迷走神经释放神经递质 ACh,能延长心房肌细胞 APD、有效不应期,抑制折返性房性心动过速、房颤;可激活、开放 I_{K-ACh} 通道,抑制 I_{Ca} 通道,减少细胞质钙超载;研究显示,低强度刺激迷走神经,可促进表达缝隙连接蛋白 43,促进房内电传导,减少发生房性心动过速、房颤,可控制窦性心律自律性,抑制房性心律失常发生。

三、迷走神经与房室传导

刺激迷走神经释放神经递质 ACh,可通过 M2 型受体/G_{21}/G_{20} 蛋白抑制腺苷酸环化酶/cAMP/PKA 信号通路,激活、开放 I_{K-ACh} 通道,使细胞膜超极化,抑制、关闭细胞膜 L 型钙离子通道,抑制 4 相和 0 相的去极化,减小房室结的起搏电流,减慢房室结传导速度,引起房室传导减慢。

四、迷走神经与室性心律失常

研究发现,刺激迷走神经释放神经递质 ACh,抑制 cAMP/PKA 信号通路活性,可减慢 APD 的复极,可使 APD、有效不应期缩短,延长心室有效不应期(VERP)和提高室颤阈而抗室颤;ACh 能引发 eNOS 产生生理性一氧化氮,扩张血管,增加表达 Cx43 蛋白而抗室颤、室性早搏,可缩短 APD 的复极;但还要进一步研究。

五、迷走神经与 LQT2

遗传性心律失常主要包括两大类:原发性心电疾病、致心律失常性心肌病。原发性心电疾病,指与遗传有关、以心电紊乱为主要特征的疾病,包括 Brugada 综合征、LQT、短 QT 综合征(SQT)等;致心律失常性心肌病,常指心肌病伴发室性心动过速。LQT 分为先天性、后天性;先天性 LQT 是心脏某些离子通道基因突变造成的,心室动作电位复极时间延长,可致 QT 间期异常延长,导致尖端扭转型室性心动过速 TdP、室颤、反复心源性晕厥、猝死。

先天性 LQT 发生的电生理基础,有复极离子流时间延长、心室复极延长/异质性增加、局部早后除极,可触发折返性心动过速;这时 M 型受体细胞的 APD 明显延长,而心内膜、心外膜的心肌细胞的 APD 延长并不明显,使各层心室肌跨室壁复极离散度、不应期离散度加大,各层心肌细胞间离子通道表达水平、APD 不一致,晚 I_{Na} 通道表达增加,I_{Ks} 表达减少,钙离子流入增加,促进折返激动,促进室性心律失常的发生。

先天性 LQT2 常有 HERG(KCNH2)基因突变,可使 I_{Kr} 通道蛋白合成缺陷(如终止密码子提前出现)、转运缺陷(合成的蛋白质从内质网转运到细胞膜出现障碍)、门控缺陷(HERG 通道的不同区域突变时,外向钾电流减少,引起 L 型电压门控钙离子通道异常)、单通道传导缺陷(由离子通道的选择性改变、单个离子通道传导异常引起)、I_{Kr} 通道功能丧失,外向钾电流减少,心肌细胞复极延长;钙离子流入增加,促进折返激动,易产生恶性心律失常尤其是 TdP、室颤、死亡。

——交感神经与 LQT2:LQT2 患者在运动(剧烈跑步、游泳等)或情绪应激(恐慌、害怕、生气等)情况下,易发生猝死,可能由交感神经兴奋,激活心脏 α_1/β 肾上腺素受体/PKA,PKC,抑制 I_{Kr},使复极时间延长,可诱发 TdP。中国 LQT2 较常见,可诱发 TdP、室颤、反复发作晕厥、猝死。有人报道 442 例 LQT2 患者,服用 β 受体阻断剂后,能使高危患者、LQT2 患者的心脏事件减少。

——迷走神经与 Cx43、LQT2:心脏中 Cx43 的含量、分布、磷酸化状态的改变,与各种心律失常相关。LQT2 组的 Cx43 水平降低、去磷酸化、分布胞侧边化,易引发电传导减慢、除极与复极时间/QT 间期延长、折返激动、室性心律失常,可增大跨壁复极离散度(TDR),增加 TdP 的发生率,使迷走神经功能降低,易形成 LQT2 等。

六、心脏神经重构与心律失常

心脏活动受交感神经、迷走神经双重支配,心脏损伤后,可出现去神经化、神经出芽、神经过度再生、神经密度异常等,即心脏神经重构现象,与室性/房性心律失常相关。

1. 心脏神经分布特点及功能调控

心脏神经交感神经,主要起源于左右星状神经节,这些纤维沿心脏的外膜血管结构走行,并渗透到心肌底层,最终到达心内膜。心房有密集的交感神经支配;心室也有一些交感神经网络,主要是在基底部。迷走神经起源于延髓,进一步分为上/下心脏神经,最终与节后交感神经元合并,形成心脏神经丛。

迷走神经在心房、心室组织较少,大量分布在窦房结、房室结。酪氨酸羟化酶(TH)可作为交感神经的标记;降钙素基因相关肽 CGRP 蛋白可作为感觉神经的标记;PGP9.5 蛋白可作为周围神经的标记;生长相关蛋白 GAP43 可作为神经萌芽的标记。支配心脏的迷走神经、交感神经、外部来源的神经,常存在联系,共同协调心脏功能。

(1)心脏神经重构发生机制　　心脏神经在受切割、挤压、血供中断等后,可发生变性/凋亡、神经鞘细胞增殖、轴突再生;轴突再生开始很慢,但在损伤后第 3 天开始加快;年龄、心脏神经损伤的类型,都能影响其再生速度。研究发现,左心室心肌梗死坏死区及其周围,一周时神经再生最明显,以交感神经再生为主;心房也发生心脏神经重构。房颤、射频消融损伤、高脂血症、心肌受损、心肌炎症等中,均可存在心脏神经重构,心肌能释放神经生长因子 NGF,参与神经重构,能促进交感神经再生。心脏中 NGF 水平过高(增加数倍)时,可导致心室、心房、窦房结处神经出芽、交感神经过度再生、神经重构。心肌梗死边缘区,神经抑制因子 Sema3a 表达水平降低,能导致此处神经过度生长。

(2)心脏神经重构与电重构　　研究表明,心肌梗死后,心脏会出现有效不应期缩短、有效不应期频率适应性降低、传导异常等,即心脏发生电重构;可引发折返性心律失常、心肌细胞质钙超载,减小 I_{Kr} 和 I_{Ks},导致心肌复极储备降低,明显缩短有效不应期,下降事件相关电位 ERP 频率适应性,传导不均一,钙离子通道开放,促进发生心律失常;可引起心脏传导减慢,P 波离散度增大,最大 P 波时限增加,易发生快速心律失常。心肌梗死后,心脏神经重构,会导致神经递质浓度梯度改变,离子通道结构功能变化,出现电不均一性;心肌梗死边缘区交感神经密度明显增加,复极离散度也增高,神经分布不均一,能导致心肌细胞质钙离子增加,复极、兴奋过程异常;心脏神经重构也能减少表达 I_{to}、I_{Kl} 通道,能增加快速心律失常的发生。心脏神经重构能促进电重构。

2. 心脏神经重构对心律失常的影响

(1)心脏神经重构促进室性心律失常发生　　在某些心肌梗死中,梗死边缘区交感神经重构(去神经化、神经出芽、过度再生)能导致室性心律失常、猝死,可导致心脏局部交感神经递质水平不同,改变离子通道、电生理,增加心脏电不稳定,导致室性心律失常。

(2)心脏神经重构促进房性心律失常发生　　交感神经、副交感神经系统过度活化,都能促进房性心律失常(如阵发性房颤)发生。左室心肌梗死、心包炎、氧化应激、心脏手术后,心房神经过度再生,房颤诱发率相应增高。房颤本身也会促进心脏神经重构、电重构、电生理改变,可维持房颤。

3. 心脏神经重构的干预治疗

β受体阻断剂可减少心脏神经重构的心律失常。他汀类通过抗炎能减少房颤发生;辛伐他汀能抑制高脂血症导致的交感神经重构、电重构。阿托伐他汀可改善急性心肌梗死合并血脂异常的交感神经重构。普罗布可、白藜芦醇通过抗炎、抗氧化应激,能减少心脏神经重构,可预防房性、室性心律失常。卡维地洛能改善心肌梗死后神经重构、电重构,降低室性心律失常的发生率。射频消融已被广泛用于房颤的治疗,能消除心房的异常电生理结构,改善心房电重构,能去除神经过度再生,阻止心律失常复发。运动锻炼能缓解心肌梗死后心脏神经过度再生,平衡交感神经、迷走神经的功能,减少恶性心律失常的发生。

七、心衰的迷走神经调节

慢性心衰时,自主神经功能常失衡,交感神经可过度兴奋,迷走神经功能可下降,易引发心律失常。慢性心衰是各种器质性心脏病的主要并发症,死亡率较高,室性心律失常致死可占心衰总体死亡数的 $40\%\sim50\%$。

1. 心脏迷走神经的调节特点

迷走神经分布最多的部位是窦房结,其次为房室结,越近心室分布越少;随着年龄增长,迷走神经兴奋引发心脏舒缩的作用逐渐下降。迷走神经对心率的影响与迷走兴奋到达心动周期的时相有关,在心动周期不同时相到达的迷走兴奋,可使下一个窦房结除极明显延迟、轻度延迟或提前;而且同一个体的窦房结、房室结,对迷走神经的时相-反应曲线并不相同,迷走神经兴奋所引起的心率、心房希氏束间期变化,可有不同。迷走神经对心室的控制,还与其节后纤维递质乙酰胆碱有关。

M2 受体在左心室壁不同层次的分布也有差别,中层心肌 M2 受体明显少于心内/外膜下。迷走神经的活动,明显受到交感神经的影响,两者有复杂的相互关系。心肌缺血时,交感神经兴奋引起的心室颤动阈值下降、心肌电活动不稳定,可被迷走神经兴奋抵消;但没有交感神经作用时,迷走神经兴奋对心室颤动阈值没有影响;当两者同时兴奋时,会使迷走神经兴奋加强,交感神经的兴奋减弱,这种加强性拮抗现象在刺激的早期最明显,持久刺激后效应逐渐减弱,可能与神经末梢递质释放的变化有关。ACh 可抑制邻近交感神经末梢去甲肾上腺素的释放,能抑制腺苷酸环化酶,影响心肌除极、复极过程。

2. 心衰时迷走神经改变

迷走神经功能下降与充血性心衰相关。心室肌迷走神经纤维的分布,可受缺血损伤的影响;心衰缺血区迷走神经分布减少、活动减弱,交感神经活动增强,动脉压力感受器敏感性下降,与心衰猝死相关。内毒素和脂多糖诱导的炎症、全身性免疫炎性疾病、缺血/再灌注损伤、神经元损伤等引发迷走张力低下,可作为独立因素诱发心衰。由于心衰患者迷走神经活性下降,交感神经相对增加对心衰的不利影响,心率变异性明显降低。心衰缺血区生理性一氧化氮减少,可降低窦房结放电频率,抑制迷走神经元活性。心衰时,心房肌细胞 M3 受体、I_{K-M3} 明显增加。扩张型心肌病患者的血清存在 M 受体抗体,可使患者心肌收缩力减弱。

3. 心力衰竭时迷走神经失调的治疗

治疗时可降低交感神经过度兴奋,能给予口服药物、手术阻滞等。β 受体阻断剂可治疗心衰,能延长患者生存时间,减少心血管事件的发生,但对心律失常疗效并不尽如人意。迷走神经刺激后,跨室壁复极离散度显著减少,对心衰时的心律失常有治疗作用,心功能可改善,能抑制心室组织重构,增加存活率。有人植入迷走神经刺激器,对心衰患者进行长期刺激,所有患者心功能指标好转,射血分数提高。

4. 纠正迷走神经失调改善心衰的机制

——迷走神经对心室肌电耦联的影响:升高水平的 ACh 能经 M2 受体增加心室肌细胞收缩峰值、细胞长度,开放线粒体 K_{ATP} 通道,能保护心肌。

——迷走神经的抗心律失常作用:迷走神经刺激,能抑制发生缺血性室性心动过速、室颤,减少 Cx43 去磷酸化、分布改变。激动心肌 M3 受体,可保护心肌,能纠正心肌血流动力学紊乱,减少室性心律失常的发生、抑制心肌细胞凋亡,减轻缺血的心肌损伤。

——迷走神经的抗炎作用:迷走神经和 ACh 所构成胆碱能抗炎通路,主要通过烟碱型受体介导,可减少表达肿瘤坏死因子 α、白介素-6 等;心衰时迷走神经电刺激 3 个月后,左室功能可提高。

——迷走神经介导的冠脉血流变化:给予 β 受体阻断剂后,再给予迷走神经刺激,可活化血管活性肠肽受体信号通路,引起冠脉扩张,但由于可引发心率变化,而可抵消迷走神经对冠脉血流的影响。

(王爱玲　李从圣　张　静)

进一步的参考文献

[1]　BRACK KE. Mechanisms underlying the autonomic modulation of ventricular fibrillation initiation - tentative prophylactic properties of vagus nerve stimulation on malignant arrhythmias in heart failure[J]. Heart Fail

Rev,2013,18(4):389-408.

[2] DAS UN. Vagal nerve stimulation in prevention and management of coronary heart disease[J]. World J Cardiol,2011,26;3(4):105-110.

[3] DAS UN. Can vagus nerve stimulation halt or ameliorate rheumatoid arthritis and lupus[J]. Lipids Health Dis,2011,10:19-28.

[4] GRACE AA. Systems biology and cardiac arrhythmias[J]. Lancet,2012,380(9852):1498-1508.

第四十一章　分子改变与心律失常

随着分子医学的发展,已发现体内有一些分子,能对心肌细胞起重要作用,它们水平的改变,可能与心脏疾病、心律失常等相关,如溶血磷脂酰胆碱、ω-3多不饱和脂肪酸、游离脂肪酸、心锚定重复序列蛋白、多胺、三磷酸腺苷、C反应蛋白;一些药物可引发药源性心律失常。

一、脂类与心律失常

1.脂类与心脏电生理及心律失常

脂类异常与心律失常相关。溶血磷脂酰胆碱(LPC)是细胞内磷脂代谢产物,在心肌缺血时水平升高,能引发I_{Kr}钾通道的α亚单位功能下调、I_{Kr}流减小,可导致动作电位时程延长、有效不应期缩短,出现迟后除极、触发活动、折返、心肌异位兴奋性增高、APD缩短,能导致致死性心律失常等。鞘磷脂代谢产物神经酰胺水平升高后,能上调心肌细胞内活性氧水平,引发I_{Kr}钾通道α亚单位功能下调,可诱发心律失常。

2.ω-3多不饱和脂肪酸与心律失常

ω-3多不饱和脂肪酸如α-亚油酸(LA)、二十五碳五烯酸(EPA)、二十二碳六烯酸(DHA),能预防致死性心律失常,可抑制过度开放的钠离子通道,抑制过度开放的瞬时外向钾通道和延迟整流性钾通道,可抑制过度开放的肌浆网膜钙离子通道、L型电压门控钙通道,抑制cAMP调控的阳离子通道;能抗心律失常,预防心源性猝死。

3.游离脂肪酸与心血管疾病

游离脂肪酸(FFA)是能量物质、非酯化的脂肪酸、脂肪代谢的中间产物,在脂质代谢中起枢纽作用;增加利用FFA,可节约葡萄糖而以糖原形式储存,能减少蛋白质分解。FFA比甘油三酯和血清总胆固醇,更能敏感反映脂肪代谢变化。脂质代谢异常可影响三大能量物质之间的代谢转化,也是心血管疾病的危险因素。高游离脂肪酸血症,可促进糖代谢紊乱、胰岛素抵抗,也与高血压、动脉粥样硬化、心律失常、代谢综合征、急性冠脉综合征、心衰等的发生发展相关,参与氧化应激,破坏血管内皮细胞功能,能使心衰患者心肌细胞游离脂肪酸利用减少、葡萄糖利用增加。应用阿昔莫司、乙莫克舍、哌克昔林、曲美他嗪等,能调整游离脂肪酸代谢,可改善心衰细胞心肌能量代谢、心血管疾病防治。

(1)高游离脂肪酸血症与葡萄糖代谢紊乱　高游离脂肪酸血症,与葡萄糖代谢紊乱、胰岛素抵抗、心血管疾病的发生发展相关,可干扰胰岛素作用、葡萄糖代谢,可使肝糖异生、糖原分解增加,抑制肝细胞对胰岛素灭活,抑制骨骼肌摄取葡萄糖,下调靶细胞膜上的胰岛素受体数目,降低胰岛素与受体的亲和力,抑制胰岛素受体信号通路,促进胰岛β细胞凋亡。降低过高水平的血游离脂肪酸的脂毒性,有望成为改善2型糖尿病糖代谢紊乱及胰岛素抵抗、预防冠心病等的一个新的治疗靶点。

(2)高游离脂肪酸血症与高血压　高游离脂肪酸血症与高血压发病相关,是预测高血压发病的危险因素;高血压患者血FFA水平明显升高;新发高血压者基础空腹血FFA组成中,饱和脂肪酸、硬脂酸、软脂酸、油酸、亚麻酸水平升高,与高血压发病相关。

高游离脂肪酸血症易引起肥胖个体血压升高,引起血管内皮细胞功能障碍,能增加血流剪切力,减少乙酰胆碱释放,减少胰岛素刺激的内皮依赖性血管舒张,可促进氧化应激,能作用于α肾上腺素受体,增强交感神经敏感性,可诱导平滑肌细胞膜钙通道增加,使血管张力增高;可通过

PKC 通路促进血管平滑肌细胞增殖,能引起高胰岛素血症、氧化应激、血管内皮损伤、心衰。

(3)高游离脂肪酸血症与慢性心衰心肌能量代谢　心脏收缩需要大量 ATP,其主要来自葡萄糖、脂肪酸的代谢,两者相互制约;在有氧条件下,心肌优先利用脂肪酸(约占总供能的 2/3),另 1/3 主要来自葡萄糖。慢性心衰心肌的能量代谢改变,ATP 产生能力降低。心衰早/中期能量代谢相对正常;但心衰终末期,心肌细胞能量代谢向胚胎型转换,脂肪酸氧化减少,利用葡萄糖增加,心肌细胞能量代谢、心功能降低,血清游离脂肪酸水平升高,治疗后心功能明显改善。血清游离脂肪酸水平可作为心衰治疗后疗效观察的指标之一,为心衰治疗的一个新靶点,国内外已在慢性心衰研究能量代谢治疗。

降低血清游离脂肪酸水平:阿昔莫司可抑制脂肪组织释放游离脂肪酸,有人分别给予缺血性心衰患者、扩张性心肌病心衰患者,可降低血清游离脂肪酸水平,但在胰岛素抵抗、心血管舒缩功能、心脏指数等未见明显改善;一般要应用联合治疗。

抑制脂肪酸进入心肌线粒体:调节血清 FFA 进入线粒体的关键酶是肉碱脂酰转移酶 1。哌克昔林能特异性抑制心脏肉碱脂酰转移酶 1。给予肥厚型心肌病患者哌克昔林治疗,能提高患者的运动耐量,减少心衰的发作,改善心脏舒张功能、心衰相关症状。

乙莫克舍也可抑制肉碱脂酰转移酶 1,能改善心衰患者症状,增加左室射血分数,然而有肝毒性。

抑制脂肪酸氧化,增加葡萄糖、能量利用效率:试验证实,曲美他嗪、雷诺嗪,均可抑制脂肪酸 β 氧化,增加心肌细胞对葡萄糖的利用,改善心脏能量代谢、增加心衰患者运动能力、提高 NYHA 心功能分级和生活质量。

改善过氧化物酶体增殖激活物受体受损:过氧化物酶体增殖激活物受体(PPARs) α、β、γ,能影响脂肪酸摄取、转运、代谢。心衰时 PPARα 活性降低,导致脂肪酸能量代谢障碍,可导致高游离脂肪酸血症,促进氧化应激,诱导线粒体膜破坏,加重心肌能量代谢异常。噻唑烷二酮类(如罗格列酮等)是 PPARγ 激活物,可通过激活 PPARγ 信号通路,增加心肌对葡萄糖的摄取,降低血清游离脂肪酸水平。

二、CARP 蛋白与离子通道

心脏锚定重复序列蛋白 CARP R/B/G,是广泛存在的接头蛋白,分子内有:①N 端的细胞膜结合区,含 4 个锚定重复序列,能介导蛋白-蛋白相互作用、结合配体,参与细胞黏附、细胞信号转导、转录/发育调控;②肌动蛋白结合区,能结合肌动蛋白,参与细胞变形、运动;③死亡区,可激活胱冬蛋白酶,引发细胞凋亡;④C 端区。

锚定重复序列蛋白 R 在红细胞、神经元、横纹肌细胞高水平表达,其异常时可引起遗传性球形细胞增多症、神经元钠通道异常、胚胎神经系统发育异常;可导致钠离子/钙离子通道及离子泵在细胞膜定位异常,能引起胸腺萎缩、功能障碍。

锚定重复序列蛋白 B 存在于大多数细胞,能协助钠泵、H^+-K^+-ATP 酶、钠钙交换体、阴离子交换体 1~3、电压依赖性钠通道、兰尼碱受体-钙离子通道、三磷酸肌醇受体-钙离子通道、细胞间黏附分子等,准确定位于细胞膜。锚定重复序列蛋白 B 基因突变,可导致这些蛋白的定位异常、功能下降,钠离子在细胞内积聚,钠钙交换体被激活,肌浆网摄取钙离子能力下降,能使细胞质钙超载,可诱发早期后除极、延迟后除极、恶性心律失常、严重窦性心动过缓、心肌病等,部分患者还可合并偏头痛、晶状体不规则等,形成锚蛋白综合征。已发现其基因突变至少 15 种,发生 E1425G、V1516D、R1788W 突变时,可导致其功能丧失,促使钙离子进入细胞内,可引发 LQT4 及窦性心动过缓,当给予儿茶酚胺时,可引发室速、室颤、猝死等;发生 T1626N 突变时,可导致其功能轻度丧失。

锚定重复序列蛋白G在大多数细胞表达,其基因 E1053K 突变,可使钠通道 Nav1.5 不能结合锚定重复序列蛋白G,使钠通道 Nav1.5 不能定位于心肌细胞膜表面,而可导致 Brugada 综合征。

三、CARP 蛋白与心脏疾病

胚胎发育时心肌细胞基因表达异常,常引起心脏出生缺陷;胚胎期心脏高表达的一些基因,可在成年期心脏中再表达,导致心肌肥大、心脏功能下降等。心肌的分化常始于心脏锚定重复序列蛋白(CARP)的表达,可使下游靶转录因子等级联式激活,促进分化完成,与心血管系统发育、重塑相关,参与血管新生、细胞凋亡、维持心肌结构功能,也参与心肌肥厚、动脉粥样硬化、心律失常等。

CARP 含 319 个氨基酸残基,分子量 36kD。分子内含 4 个锚定重复序列(ANK,是 33 个氨基酸残基的重复序列)、2 个核定位域、1 个 PEST 域、多个磷酸化位点。锚定重复序列见于 400 多种蛋白。在心肌中,转录因子 YB-1 能结合、抑制 CARP。CARP 在心脏中特异性高水平表达,在血管内皮细胞、平滑肌细胞中也有表达。

促进 CARP 表达的主要因素有:氧化应激诱导因素(如阿霉素、缺氧、缺血再灌注等)、心脏容量/压力超负荷因素(扩张性心肌病/心肌肥厚)、β 肾上腺素受体激动因素、蛋白激酶 A、钙调蛋白依赖性激酶的激活因素、心肌组织损伤因素、肿瘤坏死因子 α、白介素-1、转化生长因子 β、血管紧张素 Ⅱ、单核细胞趋化蛋白 1 等。α1 肾上腺素能受体通路活化后,可经 GATA-4 促进心肌细胞表达 CARP。CARP 属肌肉锚定重复序列蛋白家族,能整合多种信号通路分子,可促进多种蛋白质间相互结合,产生多种功能。

——调节心脏发育:CARP 与 Nkx2.5/Csx、肌细胞增强子 2、GATA-4、dHAND 等转录因子相互影响,能调节表达心脏发育相关的肌球蛋白轻链 2、肌动蛋白、心肌肌钙蛋白 C、心钠素、YB-1。

——维持心肌结构和功能完整:CARP 能调节心脏相关基因表达;还是 Titin 牵张传感复合体的成分,参与牵张应激信号通路;CARP 与 Myopalladin、肌联蛋白 N2A 存在于横纹肌肌节的中央 I 带,与钙调蛋白酶 3 组成肌联蛋白 N2A-信号复合体,参与维持肌节结构功能;而 Myopalladin-CARP 复合体的过度表达,会使肌节结构和功能受破坏。CARP 在作为心肌结构蛋白发挥作用的同时,也影响其他心肌结构蛋白、收缩蛋白的功能,影响心房肌细胞间连接,能与钙调蛋白一起,调节心肌细胞兴奋-收缩耦联,能影响心肌细胞间信号转导。

——诱导血管新生和组织修复:损伤的心血管、炎性细胞等中,CARP 表达水平明显升高,可抑制血管生长抑制因子,激活血管生长因子如早期生长反应因子 1,诱导血管新生,增加损伤区血流量,促进组织修复。过高水平 CARP 能促凋亡、抑制细胞增殖,与心血管疾病相关。

在各种心肌肥厚中,CARP 表达水平持久升高,为心脏肥厚的标志物。应激时,高水平 p38MAPK、Rac1 可促进表达 CARP,能抑制心肌肥厚,可抗心肌肥厚。心力衰竭时 CARP 的过度表达,与心肌损伤、收缩功能恶化相关;扩张性/缺血性心肌病的心衰中,CARP 在左室心肌中表达水平增加 1.8 倍;参与心肌重塑。动脉粥样硬化斑块中,CARP 在内皮细胞/内膜平滑肌细胞中高水平表达,参与动脉粥样硬化过程,能抑制蛋白质合成、血管平滑肌细胞增殖、动脉粥样斑块形成;可促进内膜平滑肌细胞从活化型向静止型转变。心律失常时,CARP 为一种心肌结构蛋白,影响心肌收缩蛋白的功能,影响心肌细胞间连接通道的信号转导,能与钙调蛋白调节心脏肌肉细胞兴奋收缩耦联;房颤等中,CARP 水平明显升高,能改变心肌细胞的自律性、传导性,使复极极不一致,增加不应期离散,增加早搏产生,诱发心房内折返激动。CARP 在心脏特异性表达,参与心脏发育,维持心肌正常结构功能,诱导血管新生等。在心脏肥大、心衰的心室中 CARP 表达水平明显升高,为心脏肥厚标志物,可能与各种心肌损伤、收缩功能恶化相关;对其进行更深入的研究,可为药物干预防治心血管疾病提供一个新的视野。

四、多胺与离子通道

多胺（polyamine）是指二胺、三胺、四胺，属小分子脂肪族多价正离子性胺类，包括腐胺（PUT）、精脒（亚精胺,SPD）、精胺（SPM）。生理性 pH 时,多胺带正电荷,其结合能力随正电荷的增加而增强（腐胺＜精脒＜精胺）。正常时,多胺分布于脑等,机体各部分、脑不同部位的多胺含量不同,腐胺水平较高。精脒在伏隔核、小脑皮质等较多。多胺能维持细胞膜、线粒体、核酸的稳定,促进蛋白质合成,调节细胞周期、凋亡等。

（1）多胺互变途径　多胺前体为 L-鸟氨酸等,经鸟氨酸脱羧酶（ODC）生成腐胺,再经 L-蛋氨酰腺苷转移酶生成 S-腺苷甲硫氨酸,再经 S-腺苷甲硫氨酸脱羧酶（SAMDC）形成脱羧的 S-腺苷甲硫氨酸（SAM）,后者能为亚精胺、精胺的合成提供丙基胺。腐胺在精脒合成酶作用下结合氯丙基、生成精脒;精脒再在精胺合成酶的作用下,结合氯丙基、生成精胺。鸟氨酸脱羧酶是多胺合成的限速酶;30％腐胺由鸟氨酸脱羧酶合成,70％通过精胺 N1-乙酰基转移酶（SSAT）/ 多胺氧化酶（PAO）途径合成。

（2）多胺的终末代谢途径　精胺经 N1-乙酰转移酶和多胺氧化酶作用,逐步降解为精脒、腐胺,腐胺由氧化作用生成氨基丁酸,最后生成胺离子和二氧化碳排出体外。在精胺向精脒、腐胺转变的过程中,常伴随生成过氧化氢、3-乙酰氨基丙醛（3-AP）等。

（3）多胺物质与离子通道的关系　多胺在体内含量不高,能调控核酸、蛋白质合成,能与带负电荷的 DNA、RNA、蛋白质结合,促进细胞生长、分化,能通过其代谢产物过氧化氢、3-氨基丙醛等诱导细胞凋亡;能与细胞膜、细胞骨架结合,影响细胞内第二信使水平,调节细胞膜的酶活性、免疫反应;能与钙离子、钾离子、钠离子的通道结合,能结合离子型谷氨酸受体,包括 NMDA 受体、AMPA 受体、KA 受体。大多数细胞有两类多胺转运体,一种以转运腐胺为主,另一种以转运精脒、精胺为主。多胺有多价正电荷,在心肌细胞中,多胺可结合离子通道带负电荷的基团,能阻断内向整流性钾通道、钙离子激活的钾离子通道、K_{ACh} 钾离子通道、钠离子通道、兰尼碱受体 2-钙离子通道、谷氨酸受体的离子通道、线粒体钙泵,作用有多胺水平依赖性。

（4）多胺与脑缺血　脑缺血 4 小时、24 小时后,纹状体腐胺水平为正常对照组的 2 倍、4 倍。缺血后 6 小时后,缺血半暗带腐胺水平升高 2 倍,可能与鸟氨酸脱羧酶活性增加、S-腺苷甲硫氨酸脱羧酶活性受抑有关;脑缺血时腐胺水平常升高,但精脒和精胺的合成需要 S 腺苷甲硫氨酸参与;精脒和精胺的降解需要乙酰辅酶 A 参与,而 ATP、乙酰辅酶 A 在缺血条件下水平降低,故精脒和精胺的水平降低程度,与缺血程度相关。

局灶性脑缺血 30 分钟后,皮质、纹状体精脒水平分别下降 27％和 22％;精胺水平则分别下降 22％和 14％。永久性大脑中动脉闭塞后 48 小时,精脒和精胺含量均下降。多胺的代谢产物过氧化氢、3-乙酰氨基丙醛有神经毒性,能加重缺血后脑组织病理改变,加剧神经变性。研究证明,一定水平的精胺,在脑缺血时可能有一定的神经保护作用,能增加线粒体单向转运体对钙离子摄取,减少细胞质钙超载;还能稳定 DNA,能活化翻译起始因子 eIF5A,促进神经营养因子诱导轴突生长、细胞存活。

五、细胞内代谢调节与心律失常

心脏是高物质代谢、高能量消耗的器官;心衰、心肌肥厚、酒精性心肌病等的能量代谢重构、物质代谢重构,与心律失常相关;心脏能量代谢重构时,高能磷酸化合物水平改变,线粒体功能障碍、心脏产能时底物从脂肪酸向葡萄糖转化,心脏功能恶化。

1. 慢性心衰、心肌肥厚与代谢重构

(1)三磷酸腺苷水平下降　研究证实,慢性心衰心肌细胞可发生代谢重构,处于能量饥饿状态,ATP 水平可下降 30%;有压力超负荷时,线粒体功能障碍,呼吸链复合体Ⅰ活性下降,氧化能力受损,出现胰岛素抵抗,使 ATP 生成减少,心脏收缩功能障碍;这时 ATP 消耗增加,加重能量缺乏,磷酸肌酐(PCr)/ATP 比值下降可达 60%,与心衰症状及预后相关。扩张型心肌病所致心衰中,PCr/ATP 比值下降者,死亡率可高达 40%;PCr/ATP 比值正常者死亡率仅有 11%。

(2)心肌代谢底物利用转化　心衰代谢重构时,心肌代谢状况与心衰程度、血流动力学变化(代偿或非代偿)相关。代偿良好的慢性心衰,能量代谢改变轻微。而终末期失代偿性心衰时,心肌细胞能量主要来源由 FFA 转为葡萄糖,由于 FFA 氧化减少,ATP 生成减少;尽管血中 FFA 水平升高,但心肌细胞对 FFA 摄取减少。此时心肌细胞虽以葡萄糖为主要供能物质,但葡萄糖氧化水平下降。

(3)心脏葡萄糖转运蛋白 1 改变　心脏代谢重构时,葡萄糖转运蛋白 1 表达水平升高,葡萄糖摄取增强,但葡萄糖氧化水平下降;同时能升高血中 FFA 水平,可进一步增强对心脏的毒性作用。

2. 心衰代谢重构的机制

(1)过氧化物酶体增殖物激活受体及其共激活物 PGC 改变　过氧化物酶体增殖物激活物受体(PPAR)及其共激活物 PGC1α 是转录因子,参与心脏调节脂、糖代谢,心脏肥大或心衰时,PPARα 高水平表达后,会导致细胞内脂质积聚,多种离子通道重构,左室功能障碍、FFA 氧化水平下调,可下调 FFA 氧化限速酶肉碱脂酰转移酶的表达水平;这时 PGC1α 表达水平降低,是获得性心脏疾病的重要标志物,但仍要进一步研究。

(2)AMP 激活性蛋白激酶　心脏肥大及心衰中,AMP 激活性蛋白激酶(AMPK)可感受细胞能量状态,能被 AMP/ATP 比值增高激活,增加 ATP 生成,减低 ATP 消耗,能增加糖酵解(心脏供能更多依赖于糖酵解)、葡萄糖摄取、抑制蛋白合成,激活产能,提高氧化磷酸化效率,维持能量供求平衡;AMPK 依赖性磷酸化的 6-磷酸果糖激酶,可激活糖酵解生成 ATP。同时 AMPK 也可激活脂肪酸转位酶(FAT/CD36),进而促进心肌摄取、利用 FFA。

3. 心律失常与代谢重构

(1)房颤与心肌代谢重构　研究证实,房颤开始后 25 分钟内,心房肌细胞磷酸肌酸水平即下降,细胞发生代谢重构、结构重构,包括染色体异常、肌浆网丢失、线粒体异常、心房肌细胞去分化(向胎儿表型转变),房颤与低灌流时的心房细胞能量代谢障碍可能相关。房颤持续时间与心房肌细胞 ATP 水平负相关。表明房颤时心房肌细胞有代谢重构。

(2)心房能量代谢紊乱与心律失常　房颤患者心肌细胞葡萄糖、β 羟基丁酸、乙酸的水平降低,能量代谢紊乱,促进心房肌电不稳定、心律失常发生、延续,与房颤相关,两者互相促进,可形成恶性循环。

(3)心脏重构时能量代谢治疗

心脏能量代谢改善药物,在心脏疾病治疗中有一定作用,对血流动力学影响不大,但可增加产能、降低耗能、改善血流、增加氧供;曲美他嗪可轻微抑制 FFA 的 β 氧化,促进心肌葡萄糖利用,改善心脏功能。有人纳入 200 例患者,应用曲美他嗪治疗后,共随访 2 年,结果证实,患者心功能、生存率均显著提高。研究发现,长期给予曲美他嗪,对 FFA 氧化有轻微抑制作用,可能尚存在其他作用机制。丙酮酸脱氢酶(PDH)激酶抑制剂双氯乙酸,能激活 PDH、提高葡萄糖氧化作用,增加心搏量和射血分数,改善心脏功能。

六、C 反应蛋白与梗死性心律失常

急性心肌梗死(AMI)死亡的首要原因为室速、室颤,研究表明,也与炎症因子、C 反应蛋白

(CRP)水平升高相关。

(1)AMI 的炎症过程　　AMI 是发生在冠状动脉病变的基础上的冠脉血供急剧减少,使心肌急性缺血导致心肌坏死。研究表明,炎症在动脉粥样硬化斑块破裂、急性冠脉综合征/AMI 发生、发展中起重要作用,单核-巨噬细胞能产生白介素、肿瘤坏死因子、单核细胞趋化蛋白等,促进白细胞黏附、进入斑块;能产生生长因子等,促进平滑肌细胞增生、吞噬脂质再迁移形成纤维帽,最终导致动脉粥样斑块形成。炎症因子反复介入,可引起内皮功能障碍,导致斑块不稳定,并在机体发生应激等情况下,出现斑块破裂、血栓形成,最终导致冠脉闭塞,加重心肌损伤。

(2)炎症在 AMI 致心律失常中的作用　　炎症与 AMI 致心律失常相关,炎性因子白介素-6、肿瘤坏死因子 α 的水平越高,AMI 后室性心律失常越严重,炎性因子可诱导炎性细胞浸润、心肌损伤、氧化应激、心肌结构改变;白介素 -1/6、补体等能激活单核-巨噬细胞、中性粒细胞、血小板等,释放多种炎症介质,产生恶性循环;大量炎症细胞进入组织或黏附于血管内皮,导致闭塞,可使心脏进一步缺血缺氧,无氧代谢增加,乳酸堆积,降低 pH,影响心肌电活动;中性粒细胞浸润为主的炎症,能造成心肌再灌注损伤,可促进细胞内活性氧产生,损伤生物膜,引起细胞质钙超载、诱导再灌注性心律失常;TNF - α 水平上调,可加重心室重构、促进室性心律失常的发生。

(3)CRP 在 AMI 中的作用　　CRP 是由肝细胞分泌的一种急性时相炎症反应物质,为机体非特异性免疫分子,在健康人血清中很低;CRP 水平明显升高,提示炎症反应损伤组织,与动脉粥样硬化、AMI 等正相关;梗死范围越大,血清 CRP 水平也越高。实验表明,冠状动脉闭塞后 4～8 小时,释放多种炎症因子,加剧缺血部位的炎症反应,激活单核-巨噬细胞释放 IL - 1β、TNF - α、IL - 6 等,诱导肝细胞合成 CRP 等急性期反应蛋白,激活炎症反应,血清 CRP 水平逐渐升高,于 24～48 小时达峰值,参与急性心肌梗死的发展及梗死后心律失常、心衰、心脏破裂等的发生。

(4)CRP 与 AMI 的心律失常　　心梗后血清 CRP 水平明显升高,其高峰水平,与心梗后室速、室颤的发生相关。AMI 合并室性心律失常患者,血清 CRP 水平明显升高;CRP 为补体激动剂,可结合 C1q,激活补体经典途径,可加重再灌注损伤,扩大心肌梗死面积,导致梗死后多种并发症的发生;能促进细胞间黏附分子 1、血管细胞间黏附分子 1 表达增加,介导细胞间、细胞与细胞外基质黏附,可介导单核细胞、淋巴细胞、中性粒细胞与血管内皮细胞黏附,促进内皮细胞损伤、血管功能障碍;高水平 CRP 可引起细胞质钙超载,CRP 在高水平钙离子存在下,能与溶血卵磷脂结合,抑制肌浆网钠钙交换,引起细胞质钙超载,促进后除极,当后除极达到阈电位水平,可引起新的动作电位,诱发心律失常。高水平 CRP 减少机体对活性氧的清除,加重脂质过氧化,引起再灌注性心律失常。

(王爱玲　梁有峰　陈　根)

进一步的参考文献

[1] GRACE AA. Systems biology and cardiac arrhythmias[J]. Lancet,2012,380(9852):1498 - 1508.

[2] GEORGE AL. Molecular and genetic basis of sudden cardiac death[J]. J Clin Invest,2013,123(1):75 - 83.

[3] HUKE S. Increased myofilament Ca^{2+} - sensitivity and arrhythmia susceptibility[J]. J Mol Cell Cardiol,2010,48(5):824 - 833.

[4] HARKCON WT. Emerging concepts in the pharmacogenomics of arrhythmias:ion channel trafficking[J]. Expert Rev Cardiovasc Ther,2010,8(8):1161 - 1173.

第四十二章　药物与心律失常

药源性心律失常一般较隐匿,但很常见,加强鉴别和筛查药源性心律失常,对本病的防治和预后有重要作用,能明确发生药源性心律失常的危险因素,采取必要的措施。某些药物可引发较严重的心律失常,如高水平儿茶酚胺,可引发多形性室性心动过速、尖端扭转型室性心动过速、长 QT 综合征等;1990 年以来已有一些药物因有诱发尖端扭转型室性心动过速、猝死的可能,而从市场被撤出。药物引起严重心律失常的机制,主要包括钠离子/钾离子/钙离子的通道、肌浆网钙释放通道的功能改变,稳钙蛋白水平下调,细胞色素 p450 单氧化酶的多态性,药物与细胞色素 p450 单氧化酶相互作用,P 糖蛋白改变等。(表 42 - 1)

表 42 - 1　药物引发的心律失常及其分子生物学机制

药物	可能引发的不良反应	生物学机制
恩卡尼、氟卡尼	折返性心律失常	阻断钠离子内流,使传导减慢,动作电位传导的离散度增大
阿司咪唑、特非那定	尖端扭转型室性心动过速	轻度阻断 I_{Kr}
索他洛尔	尖端扭转型室性心动过速	单纯阻断 I_{Kr},使动作电位时程延长并呈负性频率依赖性
维拉帕米、地尔硫草	室性心动过速	增加交感神经系统和肾素-血管紧张素-醛固酮系统的活性
多巴胺、多巴酚丁胺	儿茶酚胺性多形型室速	诱发兰尼碱受体基因突变、下调稳钙蛋白
普罗帕酮	心动过缓	促进 CYP2D6 活性下调
美托洛尔＋胺碘酮	窦性心动过缓	胺碘酮是 CYP2D6 抑制剂,能使美托洛尔的代谢水平降低,延长 QT 间期
多潘立酮＋酮康唑	室性心律失常	酮康唑是 CYP3A4 抑制剂,能使多潘立酮的代谢速度降低,延长 QT 间期
地高辛	心律失常	地高辛抑制 P 糖蛋白后,可提高血地高辛的浓度,能促进抑制 $Na^+ - K^+ - ATP$ 酶

一、药源性心律失常概述

1. 药源性心律失常的危险因素

其危险因素分为可纠正的、不可纠正的。不可纠正的危险因素,首要的是潜在的心脏疾病。长期心衰引起的心脏扩张,可导致异常的自律性;缺血心肌组织的无氧代谢,会升高静息细胞膜电位,导致异常冲动传导。正常传导系统发生解剖学改变、有离子通道多态性、有先天性长 QT 综合征(LQT)时,有较高的心律失常风险。有心律失常病史的患者使用某些药物时,心律失常复发的风险会增加。电解质在心肌细胞膜去极化的产生和传播中不可缺少,因此保证患者的正常电解质水平很重要。危重症患者的一些治疗药物,可改变抗心律失常药的药代动力学,增加药源性心律失常的风险。药物经肾或肝的清除率降低,会提高某些药物或其代谢产物的血水平,这对治疗指数窄小的药物特别重要。

2. 可引起药源性心律失常的药物

(1)使 QT 间期延长的药物　多种药物与 QT 间期延长及随后发生的尖端扭转型室性心动过速(TdP)相关。药物导致 LQT 的机制,主要为阻断 I_{Kr} 钾通道,使复极化延长;而内向钠电流增大、钾通道表达减少、诱发尖端扭转型室性心动过速的药物,非均匀延迟心室复极化等,可使形成多处返折。

药物诱发扭转型室性心动过速的危险因素包括:低血钾、低血镁、心动过缓、最近从房颤转变过来(特别是使用延长 QT 间期的药物)、心衰、地高辛中毒、高药物水平、基础 QT 延长、女性、LQT、离子通道的多态性等。

目前有 60 种以上的药物,可能与 QT 延长、尖端扭转型室性心动过速发生相关,包括:通常被认为有尖端扭转型室性心动过速风险的药物(表 42‐2),延长 QT 间期和/或与扭转型室性心动过速可能有关的药物(表 42‐3),只在某些情况下(如先天性 LQT,药物过量,药物相互作用)可引起尖端扭转型室性心动过速和/或延长 QT 的药物。

Ⅰa 类抗心律失常药(如奎尼丁)、Ⅲ 类抗心律失常药,可导致尖端扭转型室性心动过速;而Ⅰb 类、Ⅰc 类抗心律失常药,很少引起尖端扭转型室性心动过速。胺碘酮尽管能延长 QT 间期,但在使用者中引起尖端扭转型室性心动过速的概率常小于 1%;其他 Ⅲ 类抗心律失常药引起尖端扭转型室性心动过速的概率为 2%～4%。

有人在评估药物所致 LQT 的患病率时发现,以 1 年为基础,每百万人口中有 7.8～14.8 人可在发生药源性 LQT(定义为有尖端扭转型室性心动过速、QT 延长、服用药物三者)后幸存到达医院。考虑到很多患者在院外发生停搏,不能幸存到达医院,而且大部分药物副作用并没被报道,药源性 LQT 真实的发病率可能较高。有人发现,2.9% 患者在 ICU 住院期的 53.1% 时间里,曾使用 1 种以上延长 QT 间期的药物的 1139 例患者,与只使用 1 种药物的 4986 例患者比,前者死亡率增高,在 ICU 中停留时间明显延长。

尖端扭转型室性心动过速的紧急处理包括:直流电心脏复律电击、静脉使用镁剂,如尖端扭转型室性心动过速常复发,可通过步行、持续输入异丙肾上腺素,来增加心率至每分钟 105～120 次;对患者禁止使用进一步延长复极化时间的药物如普鲁卡因胺;尖端扭转型室性心动过速经紧急处理后,需停止使用延长 QT 间期的药物,纠正潜在的电解质紊乱(低血钾、低血镁、低血钙)。对难治、高危的患者,可考虑放置永久性起搏器、植入式除颤器。

为了避免尖端扭转型室性心动过速的发生,须对可延长 QT 间期药物治疗的患者密切监控。正常 QT 间期的上限通常为 450 毫秒,但其可受心率、性别影响,必须使用 Bazett 公式或 Fridericia 公式来校正心率对 QT 间期的影响;按照延长的 QT 间期而修改治疗时,须实行个体化原则。有人提议不用绝对的 QTc 阈值,而是测定用药前后 QTc 的差值,如差值超过 60 毫秒则修改治疗方案。(表42‐2,表 42‐3)

表 42‐2　通常被认为有尖端扭转型室性心动过速风险的药物*

心血管药物
　　抗心绞痛药:苄普地尔
　　抗心律失常药:丙吡胺、多非利特、伊布利特、普鲁卡因胺、奎尼丁、索他洛尔、胺碘酮
胃肠道药物
　　止吐药:氯丙嗪、氟哌利多
　　胃肠动力药:西沙必利
免疫等药物
　　抗癌药:三氧化二砷
　　抗菌药:克拉霉素、司帕沙星、红霉素、喷他脒、氯喹、卤泛群
　　麻醉毒品:左醋美沙朵、美沙酮
神经系统药物
　　抗精神病药物:氟哌啶醇、美索达嗪、匹莫齐特

*本表由 QT drugs.org 咨询委员会于 2008 年更新

表 42-3　延长 QT 间期和/或在某些报道中与尖端扭转型室性心动过速有关但缺乏确切证据的药物*

α-受体阻断剂:阿夫唑嗪

抗心绞痛药:雷诺嗪

抗心律失常药:氟卡尼

抗高血压药:伊拉地平、莫尔普利、氢氯噻嗪、尼卡地平

利尿剂:吲达帕胺

勃起功能障碍药:伐地那非

成像造影剂:全氟丙烷脂质微球

催产药:催产素

止吐药:恩丹西酮、格雷司琼、多拉司琼

止泻药:奥曲肽

抗癌药物:他莫昔芬、拉帕替尼、尼罗替尼、舒尼替尼

免疫抑制剂:他克莫司

抗菌剂:阿奇霉素、加替沙星、吉米沙星、左氧氟沙星、莫西沙星、氧氟沙星、泰利霉素

抗真菌药:伏立康唑

抗病毒药:膦甲酸钠、金刚烷胺、阿扎那韦

抗惊厥药:非尔氨酯、磷苯妥因纳

肌肉松弛剂:替扎尼定

镇静剂:水合氯醛

抗抑郁药:文拉法辛

抗精神病药物:齐拉西酮、氯氮平、喹硫平、利培酮、舍吲哚、帕潘

情绪稳定剂:锂

*本表由 QT drugs.org 咨询委员会于 2009 年更新

（2）抗心律失常药物　抗心律失常药亦可致心律失常,其实际发病率不清,因为很难确定接受抗心律失常药治疗时发生的心律失常,是由此药物诱发,还是由药物治疗失败诱发。已报道的心律失常抑制试验是里程碑式的试验,有人将 1498 例患者随机分为恩卡尼、氟卡尼、莫雷西嗪（都为 Ⅰc 类抗心律失常药）和安慰剂组,来防止心梗后猝死;结果发现,治疗组心律失常死亡率提高为 5.7%,安慰剂组为 2.2%($P=0.004$)。

Meta 分析显示,使用 Ⅰa 类药特别是奎尼丁,会增加患者的心律失常死亡率。Ⅰc 类抗心律失常药阻断钠通道、减慢心室内传导;在心律失常抑制试验中,心梗后患者使用 Ⅰc 类药物后,可减慢传导,易发生折返性室速。因此 Ⅰc 类药不应用于有基础冠心病的患者。Ⅰa 类药也使传导减慢,但比 Ⅰc 类药减慢程度小,也会使复极化延长,易导致由触发激动或 EAD（如尖端扭转型室性心动过速）引发的心律失常。Ⅰb 类药物如利多卡因减慢心律,能选择性作用于损坏的心肌,未发现与心律失常相关。

Ⅲ 类抗心律失常药物,如胺碘酮、索他洛尔致心律失常效应较弱。研究表明,胺碘酮对心梗后患者死亡率的影响是中性或有益。Ⅲ 类抗心律失常药物阻断钾通道,导致复极化延长,有诱发尖端扭转型室性心动过速的潜能,可见于索他洛尔、多菲利特,但是少见于胺碘酮。

（3）强心药物　多巴酚丁胺、米力农都提高细胞内 cAMP 水平而提高心肌收缩力,多巴酚丁胺通过 β 肾上腺素受体介导腺苷酸环化酶激活、促进 cAMP 生成;米力农通过抑制磷酸二酯酶,可防止 cAMP 在细胞内酶解;高水平 cAMP/PKA,能促进肌浆网 RyR2 通道开放、释放钙离子,再增加心肌收缩力;这些药物引发细胞质钙超载时,能诱发房性/室性心律失常。

多巴酚丁胺的剂量大于每分钟 5μg/kg 时,较易导致心律失常,这时常不能改善血流动力学,反而能提高窦房结自律性,缩短心室不应期,提高传导速度,可导致心律失常;多巴酚丁胺暴露人群中,各有 0.9% 可发生室性心律失常、室上性心律失常。米力农并不激活 β 肾上腺素受体;有人

研究 951 例急性收缩性心衰患者,分为输注 48 小时米力农组、安慰剂组;米力农组 4.6%患者有新发的房性心律失常,而安慰剂组为 1.5%。研究发现,手术中用米力农,与术后房颤发生风险加倍相关。米力农的室上性心律失常的发生率为 3.8%,室性心律失常发生率为 12.0%;在发生室性心律失常患者中,室性异位激动占 8.5%,非持续室性心动过速为 2.8%,持续室性心动过速为1.0%,室颤则为 0.2%。

(4)地高辛　地高辛中毒时明显抑制钠泵,可使心肌细胞质钠钙超载,减慢窦房结传导,导致心脏自律性增高,可诱发任何类型的心律失常,但室性早搏相对常见,传导阻滞也可发生,有房颤史的患者,可有持续房颤伴传导阻滞、房室结逸搏;还有阵发性房性心动过速伴传导阻滞、快速性交界性节律、双向性室性心动过速等。地高辛中毒的危险因素,包括药代动力学改变、肾功能障碍、药物相互作用、低血钾、低血镁、低血钙。给予抗地高辛抗体,对 80%患者治疗有效,对 10%患者部分有效。

(5)引起电解质失衡的药物　一些电解质离子,参与心肌细胞电传导。改变这些电解质的血水平的药物,可导致心律失常。表 42-4 列出了可能导致选择性电解质失衡的药物。

表 42-4　造成电解质异常的药物

低钾血症	甘露醇
肾上腺能激动剂	甲氨蝶呤
儿茶酚胺	柠檬酸盐制品
胰岛素	喷他脒
袢利尿剂	泻药
茶碱	高钾血症
噻嗪类利尿剂	保钾利尿剂
氨基糖苷类	血管紧张素转换酶抑制剂
两性霉素 B	血管紧张素受体阻断剂
盐皮质激素	非甾体抗炎药
低镁血症	琥珀酰胆碱
噻嗪类利尿剂	肾上腺素能受体阻断剂
袢利尿剂	地高辛
氨基糖苷类	高镁血症
两性霉素 B	含镁泻药或制酸剂
顺铂	静脉高营养
环孢素	锂
地高辛	

(6)麻醉剂　吸入性麻醉药(如氟烷、恩氟烷、异氟烷、七氟烷、氯仿)可使心肌对儿茶酚胺敏感。吸入性麻醉剂、α/β 肾上腺素受体激动剂,可导致细胞质钙超载;这两类药物的抑制效应有可加性。七氟烷、氟烷、异氟烷,能阻断 I_{Ks} 电流(但对 I_{Kr} 电流阻断不明显),可减少复极储备。健康人用恩氟烷、异氟烷、氟烷、七氟烷,也可致心室复极化延长,QTc 间期延长(30~70 毫秒);有人发现,在接受上述药物全身麻醉的 17 201 例患者中,70.2%患者发生心动过速、心动过缓、心律不齐,术中危及生命的心律失常的发生率为 1.6%。

(7)支气管扩张药　β₂肾上腺素受体激动剂,可增加患者发生快速性心律失常的危险。荟萃分析报道,单剂量 β₂肾上腺素受体激动剂,可使心率平均每分钟增加约 9 次,与心血管事件风险增加相关。

有人把 6112 例患者随机分为沙美特罗、氟地松、两种药合用、安慰剂组,但没能显示它们在心血管死亡率、心血管相关副作用、总体死亡率中有何差别。鉴于 β₂肾上腺素受体激动剂支气管扩张药可能增加基础心率,在有潜在的快速性心律失常的患者,此药物则有可能加重这种快速性心律失常。

（8）几种导致缓慢性心律失常的药物 有几种用于危重症患者的药物,能导致缓慢性心律失常。β肾上腺素受体阻断剂、钙通道阻断剂,常减慢心率;胺碘酮也能阻断β肾上腺素受体、钙通道,可减慢心率;可乐定有时可导致心动过缓。右美托咪定与可乐定类似,临床中可导致5％以上患者发生心动过缓;高度心脏传导阻滞的患者要尽量避免使用。发生缓慢性心律失常时,应先停用该药,可使用β肾上腺素激动剂,如多巴酚丁胺、多巴胺、异丙肾上腺素、胰高血糖素,能改善血流动力学,提高生存率。对无效患者,应考虑起搏治疗。

3. 药源性心律失常发病机制

药源性心律失常是常见的医源性疾病之一,影响心肌细胞离子通道、钙离子/CaM/CaMKⅡ信号通路、G蛋白信号通路。药源性心律失常的类型多种多样,有持续性室速、扭转型室速、传导阻滞等。

（1）离子通道与药源性心律失常 药源性心律失常相关药物,能影响心脏离子通道、电活动,导致心脏兴奋性异常、QT间期延长、触发激动、传导减慢、发生折返,影响窦房结功能和房室传导,增高异位自律性;能影响心脏交感/迷走神经活动、血管活性物质分泌,可引发心肌代谢紊乱、心电不稳,而致心律失常。

I_{Na}电流减小能导致传导速度减慢,明显延长APD,促进折返性房性心律失常。乌头碱、Anthopleurin-A、ATXⅡ等能激活、开放钠通道,引起心肌细胞复极晚期钠离子内流增加,导致早期后除极、快速性心律失常。钠通道SCN5A基因突变时,如给予钾通道阻断剂西沙比利,能促进表达SCN5A,使钠离子持续内流,易致获得性长QT综合征、尖端扭转型室性心动过速。在钾离子通道特异性阻断药E4031所致的获得型QT间期延长综合征中,如果L型钙通道激活,易致EAD和尖端扭转型室速。

（2）药源性心律失常与CaMKⅡ信号通路 钙离子/钙调蛋白依赖性蛋白激酶CaMKⅡ信号通路活化,可促进发生药源性心律失常,活化的CaMKⅡ能使L型钙通道、RyR2开放时间延长,钙离子持续流入细胞质,可延长APD,加重心肌细胞钙超载,加剧心肌细胞的触发活动。强心苷、乌头碱中毒时,能引起NCX转入钙离子、活化CaMKⅡ,使RyR2表达增加,可引起细胞质钙超载,能延长APD,直接触发DAD,有利于EAD的产生,易致折返激动。

（3）药源性心律失常与G蛋白信号通路 心血管系统中有100多种G蛋白耦联受体,心脏表达Gαs、Gαi/αo、Gαq/α11、Gα12/α13,参与心肌收缩力、心律、心率、细胞生长的调节通路;药源性心律失常相关的G蛋白耦联受体信号通路有:

——G蛋白/cAMP/PKA信号通路

与Gαs耦联的受体有β肾上腺素受体等,与Gαi耦联的受体有毒蕈碱M2型受体等;儿茶酚胺类正性肌力药如多巴胺、多巴酚丁胺等,引起交感神经、β肾上腺素受体活化后,cAMP/PKA水平升高,可使心肌细胞肌浆网RyR2磷酸化活化、开放,释放钙离子增多,可引起儿茶酚胺多形性室性心动过速等。

——G蛋白/DG/PKC信号通路

药物引发Gαq/PLC/DG/蛋白激酶PKC信号通路活化后,活化的PKC能磷酸化活化、开放L型钙通道;细胞质钙超载激活PKC后,能抑制肌浆网钙离子-ATP酶、PLB、I_{to}钾通道的表达,导致APD延长、折返激动、触发活动,可引起药源性心律失常。

——G蛋白的GTP酶途径

药物使Gαi蛋白GTP酶的激活后,能促进产生Gβγ,直接结合/开放K_{ACh}通道,引起细胞膜超极化,降低心肌自律性,减慢窦房结起搏速率,减慢房室结传导速度,明显缩短心房APD,可引发药源性心律失常。

4. 药源性心律失常预防策略

预防药源性心律失常最重要的是临床医生要认识易感危险因素,对药物适当选择,充分监测患者心律失常风险,监测 QTc 延长患者的电解质、心电图,如有需要应及时纠正。对使用可致心律失常药物的患者,常须评估肾/肝功能,需要时应调整药物剂量。临床医生要注意患者发生药源性心律失常的危险因素,应每天审查患者的用药情况,在肝肾功能损坏、药物间出现相互作用时,要做出相应的调整。可实施由药剂师监测的 2 级自动警报。尽管药源性心律失常发生较隐匿,但加强鉴别和筛查这种副作用,可能改善防治与结局。

二、与抗感染药物治疗相关的 QT 间期延长

美国针对 500 万门诊患者的回顾性分析表明,同时使用 2 种(或以上)和 3 种(或以上)含有 QT 间期延长作用药物者,分别占 9.4% 和 0.7%。多种非心血管类药物使用期间,可能会诱发患者 QT 间期延长,包括抗心律不齐药、抗精神病药、抗感染药、抗抑郁药、治偏头痛药、钙通道阻断剂、抗组胺药等。1994 年英国报告,非心血管类药物在引起 QT 间期延长、尖端扭转型室性心动过速、室性心律失常的总处方量中约占 3%。QT 间期延长,可导致致命性心律失常-尖端扭转型室性心动过速(TdP)等。

目前使用的某些抗感染药物(如大环内酯类、喹诺酮类、咪唑/三唑类、喷他脒、蛋白酶抑制剂、抗疟药、磺胺甲基异噁唑、抗逆转录病毒药物等),可诱发心律失常,但其临床重要性常被低估。尽管单一抗感染药物疗法诱发 QT 间期延长/扭转型室性心动过速的风险很低,但由于它们是使用最广的药物,故与其治疗相关的心律失常事件仍不时有报道。

抗感染药物与其他药物相互作用时,可增加相关的心律失常。临床医师要熟悉延长 QT 间期的抗感染药物,须有药物相互作用知识,应综合考虑患者个体相关的 QT 间期延长/尖端扭转型室性心动过速的危险因素,应了解患者是否有对心律失常敏感的特质,要避免患者使用相关抗感染药物。

1. QT 间期延长、尖端扭转型室性心动过速的引发机制

抗感染药物引起 QT 间期延长、尖端扭转型室性心动过速的机制包括直接阻断钾通道,或是与其他药物发生相互作用。

直接阻断 I_{Kr} 钾通道时,能阻断钾离子外流,导致细胞质钾离子增加,使复极化延迟,引起 QT 间期延长。先天性长 QT 综合征与钾通道 HERG 基因突变相关;在由药物引起尖端扭转型室性心动过速的患者中,5%~10% 有长 QT 综合征相关的突变基因,易发生 QT 间期延长。

特非那丁可阻断 I_{Kr} 通道并引起尖端扭转型室性心动过速,但并不延长动作电位;胺碘酮可延长 QT 间期至 500 毫秒以上,但引发尖端扭转型室性心动过速很少。有阻断 I_{Kr} 通道作用的多种药物,诱发 QT 间期延长时,常还存在其他机制;如酮康唑能同时阻断 I_{Kr} 通道及抑制 HERG;喷他脒能使 I_{Kr} 通道密度降低等。

与其他药物相互作用,是指通过与其他药物发生药动学相互作用,而导致 QT 间期延长。凡对延长 QT 间期药物消除途径有抑制作用的抗感染药物,常能抑制细胞色素 p450 酶,可升高延长 QT 间期药物的血药水平,能导致延长 QT 间期药物在体内累积,加大尖端扭转型室性心动过速风险;包括大环内酯类、喹诺酮类、咪唑/三唑类、喷他脒、蛋白酶抑制剂、抗疟药、磺胺甲基异噁唑、抗逆转录病毒药物等。

2. 与患者相关的危险因素

临床医师在制定具体给药方案时,须考虑患者个体可变危险因素,如电解质紊乱、低血钾、低体温、甲减、缺血缺氧性心脏病、心衰、心动过缓、心室复极储备减少、颅内创伤/蛛网膜下出血/中风、糖尿病、淀粉样变性;也须考虑患者个体不可变危险因素,如老年、女性、结构性心脏病、长 QT 综合征、离子通道基因多态性等。QT 间期延长,可演变为扭转型室性心动过速。

临床医师要警惕易诱发尖端扭转型室性心动过速的低血钾症,某些药物有低血钾症效应(如两性霉素 B,青霉素等),后者与延长 QT 间期的药物合用,易引起尖端扭转型室性心动过速。对必

须使用 QT 间期延长药物的患者而言,临床医师应在了解所选择抗感染药物的性质、患者出现尖端扭转型室性心动过速危险因素,要在一些治疗方案、QT 基线等的基础上,综合权衡该疗法的效益、风险。

美国 FDA 不良反应报告称,只有不到 1/3 的专家,临床中坚持在使用抗感染药物前后对患者进行心电图检测。而一些专家认为,除克拉霉素、红霉素、加替沙星、喷他脒、司帕沙星外,其他抗感染药物在使用前后无需对患者进行 ECG 检测。在抗感染药物与细胞色素 p450 酶相互作用时,要对肾功能损伤患者调节给药剂量的抗感染药物有:克拉霉素、环丙沙星、加替沙星、吉米沙星、左氧氟星、司帕沙星、氟康唑。这些抗感染药物,一般不要与其他可影响 QT 间期的药物合用。

三、抗精神病药物与心律失常

有人研究抗精神病药物导致心律失常的因素,对 101 例有心律失常、163 例无心律失常的精神分裂症患者的资料,进行回顾性分析,结果发现,发生心律失常,与抗精神病药物种类、剂量相关。在较大剂量时,抗精神病药物氯氮平合用氯丙嗪、氯氮平合用喹硫平、氯氮平合用舒必利,易导致精神分裂症患者出现心律失常。阿立哌唑是相对安全的抗精神病药物。这些心律失常是指心脏冲动的频率、节律、起源部位、传导速度、激动次序的异常。

精神分裂症患者因常服用一些抗精神病药物,其心律失常的发生率常较高。研究显示,精神分裂症患者心律失常的发生,与抗精神病药物的种类、剂量有显著关系。有人发现,在发生心律失常的 101 例患者中,使用氯氮平合用氯丙嗪的发生率为 22.77% 氯氮平合用舒必利为 14.85%,氯氮平单用为 6.93%。阿立哌唑单用为 0;心律失常以窦性心动过速为 74.26%、窦性心动过缓为 12.87%、窦性心律不齐为 6.93%、左束支传导阻滞为 3.96%、房性早搏为 2.97%、室性早搏为 1.98%、右束支传导阻滞为 1.98%、交界性早搏为 0.99%。

抗精神病药物引起的心电图改变,可能为药物的奎尼丁样作用、抗胆碱能作用、心肌复极化障碍的结果;氯氮平的抗胆碱能作用较强,氯氮平合用氯丙嗪易导致心律失常。阿立哌唑虽也有抗胆碱能作用,但对心脏的影响较小,其致患者心电图异常作用,一般低于奋乃静/氯氮平、氯氮平/思通/喹硫平的合用。

研究发现,抗精神病药物的剂量越大,患者心律失常的发生率越高。对年龄较大,病程较长,长期服药,维持治疗量较大的患者,在选择药物时,要考虑药物对心脏的作用,尽可能单一、小剂量用药。利培酮、阿立哌唑是临床对心电图影响较小、相对安全的抗精神病药物。联合用药时要考虑两种药物对心脏的作用,尽量减少药物带来的对心脏的影响,从而避免一些严重心律失常造成患者猝死。

四、药物对心肌缺血再灌注损伤离子通道的影响

缺血性心脏病严重危害人类健康,随着冠脉溶栓术、经皮冠状动脉腔内成形术等技术的推广,心肌缺血再灌注损害,已成为阻碍缺血心肌从再灌注疗法中获得最佳疗效的主要难题。急性心肌缺血再灌注损伤时发生恶性心律失常,是心脏猝死 SCD 的主要原因,约占 SCD 的 70%,这时心肌细胞膜离子通道间的平衡打破,细胞膜上各种离子通道明显激活、失活,均能引起细胞膜离子通道电流的明显增强、减弱,进而引起细胞膜除极、复极的障碍,导致各种心律失常。因此改善膜离子通道的异常变化,是目前抗心律失常药物的主要作用之一。

近年来对药物影响急性心肌缺血再灌注时离子通道的研究,有不少进展。有人发现,药物引发心肌细胞膜上离子通道异常,与急性心肌缺血再灌注损伤时发生恶性心律失常相关;改善离子通道异常,纠正心律失常,是治疗心肌缺血再灌注损伤的重要目的之一。

1. 钙离子通道及其调控

目前证实,心肌细胞上存在 B 型、L 型、T 型三种钙通道,后两者属电压依赖性通道。B 型钙通道即背景钙通道,是静息钙通道;L 型钙通道是心肌细胞兴奋过程中钙离子内流的主要途径;T 型钙通道开放,能维持细胞自律性和低膜电位(接近静息膜电位)时钙离子的跨膜运动。

在心室肌细胞,L 型钙电流是构成动作电位平台期的基础,决定平台期的长短和动作电位时程,也与有效不应期的长短相关;在心肌起搏细胞,其参与动作电位的 4 期自动去极化,是决定心肌自律性的重要因素。心肌细胞膜上钙离子通道受蛋白激酶 PKA、PKC、PKG、CaMKⅡ 等调控。

L 型钙通道及其调控:研究表明,丹参能有效减小缺血心室肌细胞的 I_{Ca-L} 电流,可能是其抗心肌缺血、缺血性心律失常的机制之一。人参皂苷 Rb1 能减小缺血心室肌细胞 I_{Ca-L} 电流,减少心肌细胞质钙超载,减少心脏做功、耗氧,缩短动作电位时程,可抗缺血性心律失常。罗通定是中药延胡索中的生物碱,可减小缺血心室肌细胞 I_{Ca-L} 电流,抗心律失常。辛伐他汀能减小缺血心室肌细胞 I_{Ca-L} 电流峰值,使心律失常发生率明显下降。银杏苦内酯 B、黄芪提取物,可适度逆转缺血时 I_{Ca-L} 的过度降低,但可部分减轻缺血造成的细胞质钙超载。

2. 钠通道及其调控

心肌细胞膜上电压门控钠通道,根据被激活的快慢,可分为快、慢两型;决定心肌传导速度的是快钠电流。缺血时心肌细胞的快钠电流通道活性和异质性变化,是导致传导阻滞、折返的基础;作为动作电位 0 相的除极钠电流 I_{Na},能决定心肌收缩 V_{max},影响动作电位时程;缺血后,钠通道部分失活,I_{Na} 电流减小,动作电位时程缩短。钙离子/CaM/CaMKⅡ 能直接活化/开放心肌细胞膜钠通道。钠通道还能被 PKA 活化,被 PKC 抑制。山莨菪碱预处理、给予辛伐他汀,能抑制缺血再灌注后心室肌细胞 I_{Na} 的减小,逆转电重构,可减少再灌注性心律失常。但奎尼丁能明显抑制缺血再灌注后心室肌细胞的 I_{Na} 的减小,易出现传导阻滞,常可诱发折返性致死性心律失常。

3. 钾通道及其调控

钾通道广泛存在于细胞膜,种类很多,K_{ATP} 通道是心血管中重要的钾通道。正常心肌的 K_{ATP} 通道常是关闭的,在缺血、缺氧、使用通道开放剂时,可使细胞 K_{ATP} 通道开放,促进钾离子外流、细胞超极化,缩短动作电位时程,阻止 QT 间期延长,抑制钠离子、钙离子通道,减少平台期钙离子内流,减轻心肌细胞质钙超载;能稳定生物膜,保护线粒体,降低心肌自律性。K_{ATP} 通道受 PKA、PKC、ERK、PKG 等的调控。异丙酚、芪玄益心胶囊,能活化、开放缺血缺氧心肌细胞的 I_{K-ATP},能增强心室肌细胞 I_{K-ATP} 电流,可抗心肌缺血、保护心肌。

五、药物所致的 QT 延长和尖端扭转型室性心动过速

20 世纪 60 年代,即有奎尼丁引起尖端扭转型室性心动过速的报道。近年报道,可引起 QT 间期延长、尖端扭转型室性心动过速的药物越来越多;其机制与这些药物阻断 I_{Kr} 通道相关。发生尖端扭转型室性心动过速时,患者可出现心悸、晕厥、抽搐、心室颤动、心源性猝死。一些药物延长 QT 间期与剂量有关,另一些药物延长 QT 间期与剂量无关。所涉及的药物包括Ⅰa 类/Ⅲ 类抗心律失常药物、大环内酯类抗菌药物、抗疟药物、抗精神病药物、三氧化二砷、美沙酮等。

1. 相关概念

QT 间期是心电图上从 QRS 波开始到 T 波结束的时间,代表整个心室肌从除极开始到复极结束的过程。QT 间期受心率、血电解质水平、自主神经功能等影响。心率加快时,QT 间期缩短;心率减慢时,QT 间期延长。矫正的 QT 间期(QTc)可矫正心率对 QT 间期的影响。一般认为,QTc 正常值应＜ 0.44 秒。男性 QTc＞ 0.46 秒、女性 QTc＞ 0.47 秒,视为异常。

QT 间期延长的主要原因是众多心室肌细胞动作电位时间延长。在动作电位 1 相,钾离子外流;随后钙离子内流,和钾离子外流达到相对平衡,形成动作电位 2 相;继而钙离子内流减弱直至

停止,而钾离子持续外流形成动作电位 3 相。因此任何因素造成动作电位 2 相钾离子外流减弱或钙离子内流增强,均可使动作电位 2 相和整个动作电位时间延长、QT 间期延长。

药物引起 QT 间期延长最常见原因,是药物阻滞动作电位 2 相钾离子外流,患者所涉及的离子通道主要为:延迟整复钾离子电流的快速成分(I_{Kr})通道和缓慢成分(I_{Ks})通道。大部分延长 QT 间期的药物,均通过阻滞 I_{Kr} 电流而延长 QT 间期。药物阻滞 I_{Kr} 电流的作用,与其引起室性心律失常和猝死的危险性成正相关。药物引起 QT 间期延长后导致尖端扭转型室性心动过速和心源性猝死的机制如下。

——动作电位时间延长,可促发该期间钙离子经 L 型钙离子通道内流,或钙离子经钠钙交换体内流,促发早期后除极(EAD)。早期后除极膜电位达到一定阈值后,可引起室性早搏。心肌传导纤维、M 细胞最易发生早期后除极、室性早搏。室性早搏发生在心室肌的易损期,可发生室颤。

——QT 间期延长,可引起心室肌的复极不一致,能引起单向传导减慢、频发的室性早搏,可引起折返激动、尖端扭转型室速。在药物引起尖端扭转型室速前,常呈现短—长—短的规律,即在一个室性早搏(短)后,有一个较长的代偿间隙(长),在该代偿间隙内出现另一个室性早搏(短),即可促发尖端扭转型室性心动过速。服用某些药物后,一些患者不发生 QT 间期延长和尖端扭转型室性心动过速,而另一些患者发生,提示后者可能存在引起 QT 间期延长和尖端扭转型室性心动过速的其他危险因素。

有人对 249 例药物引起尖端扭转型室性心动过速的患者调查,发现所有患者均至少存在 1 个危险因素,71%患者有多个危险因素。常见的危险因素为:女性、器质性心脏病(心肌梗死、心衰、瓣膜性心脏病、心肌病)、低血钾、合用多个延长 QT 间期的药物、合用影响延长 QT 间期的药物代谢的药物、延长 QT 间期的药物过量、基础 QTc 延长、先天性长 QT 间期综合征家族史、药物引起尖端扭转型室性心动过速史、肝功能损伤、心动过缓、房室传导阻滞等。

2. 引起 QT 间期延长和尖端扭转型室性心动过速的主要药物

尖端扭转型室性心动过速分为:一是剂量依赖型,即正常剂量一般不引起 QT 间期延长和尖端扭转型室性心动过速,仅当药物过量时才会引起;二是非剂量依赖型,正常剂量也会引起 QT 间期延长和尖端扭转型室性心动过速。某些抗心律失常药物可引起 QT 间期延长和尖端扭转型室性心动过速。

Ⅰa 类抗心律失常药物,如奎尼丁、丙吡胺、普鲁卡因胺,均阻滞动作电位 2 相钾离子外流;上述药物在正常剂量或稍低剂量时,即可引起尖端扭转型室速。奎尼丁引起尖端扭转型室速的发生率为1.5%,普鲁卡因胺的发生率稍低。

Ⅲ 类抗心律失常药的作用机制是阻滞 I_{Kr} 电流,引起 QT 间期延长、尖端扭转型室速,与其剂量有关,如在多非利特、伊布利特、索他洛尔的剂量较大时,即可延长 QT 间期;当心率较慢时,上述 3 种药物阻滞 I_{Kr} 电流的作用更明显;这种现象称为逆向使用依赖。因此在窦性心动过缓时,这 3 种药物更易引起尖端扭转型室性心动过速。索他洛尔引起尖端扭转型室性心动过速的发生率为0.8%~3.8%,多非利特为 0.9%~3.3%,静脉使用伊布利特高达 3.6%~8.3%。

Ⅲ 类抗心律失常药物中,胺碘酮虽可引起 QT 间期延长,但不易引起尖端扭转型室性心动过速,其发生率<1%,且无逆向使用依赖现象;胺碘酮尚可抑制 L 型钙离子电流,不易发生 EAD。钙通道阻断药苄普地尔,可延长 QT 间期、引起尖端扭转型室速。胃动力药西沙必利,常用于治疗反流性食管炎等,可阻滞 I_{Kr} 电流,可引起尖端扭转型室速。有人报道 1993~1999 年,341 例患者服用西沙必利后发生 QT 间期延长、室性心律失常、心脏停搏等不良反应。

大环内酯类抗生素-红霉素、克拉霉素,可阻滞 I_{Kr} 电流,引起尖端扭转型室速、心源性猝死;这 2 种药物均通过肝细胞色素 CYP3A4 代谢,能抑制 CYP3A4。当该 2 种药物与另一 延长 QT 间期、经 CYP3A4 代谢的药物合用时,危险更大。相对而言,阿奇霉素引起尖端扭转型室性心动过速的危险稍低。喹诺酮类抗菌药司帕沙星,抗真菌药物氟康唑、伊曲康唑、酮康唑、抗疟药氯喹等,在有诱发因素时,均可引起尖端扭转型室性心动过速。

精神病药物-吩噻嗪类药硫利达嗪、氯丙嗪、美索达嗪,及丁酰苯类药氟哌啶、氟哌啶醇,与二苯基哌啶类药匹莫齐特,均可引起尖端扭转型室速。以硫利达嗪和氟哌啶引起尖端扭转型室速的发生率最高。三环类抗抑郁药物也能引起尖端扭转型室速。

其他药物如三氧化二砷(砒霜),目前正用于白血病的治疗中,引起 QT 间期延长的发生率较高。有人观察到,在 99 例使用三氧化二砷的患者中,38% 发生 QT 间期延长,1 例发生尖端扭转型室性心动过速。

美沙酮是一种人工合成型的长效阿片受体激动剂,可阻滞 I_{Kr} 电流,使 QT 间期延长,其作用与剂量成正相关。1969—2002 年有人报道当地 59 例患者因使用美沙酮而发生 QT 间期延长和尖端扭转型室性心动过速。有人报道,含微量元素铯的制剂,可引起尖端扭转型室性心动过速。含甘草的制剂可引起低血钾,从而可引起尖端扭转型室性心动过速。

3. 抗心律失常药物致心律失常作用的文献分析

有人分析抗心律失常药物致心律失常作用的相关因素,为临床合理用药提供参考,对中国知网全文数据库收录的 1974—2012 年有关抗心律失常药致心律失常的文献进行统计分析;纳入标准为记录了患者年龄、给药方式、致心律失常类型、是否死亡、原患疾病、联合用药信息的病例报告文献,共查阅到符合筛选标准的有效文献 792 篇,涉及药物 22 种,记录的抗心律失常药物致心律失常反应的患者数为 1238 例。采用 Microsoft Excel 电子表统计和手工筛选方法对 1238 例发生抗心律失常药物致心律失常作用的患者,按致心律失常类型、患者死亡情况、患者原患疾病及联合用药情况进行统计分析。结果发现,导致的心律失常大致有 6 类,停搏和传导阻滞的发生率较高;停搏包括窦性停搏、窦性静止、室性停搏、全心停搏和心脏骤停等;传导阻滞包括:束支传导阻滞、房室传导阻滞和窦房传导阻滞等,表现为心动过缓;原心律失常加重包括室性/房性早搏及心动过速加重等。导致患者死亡的约占患者总数的 7.3%,涉及 8 种药物;原患心血管系统疾病的占 69.8%。抗心律失常药物致心律失常,以停搏、传导阻滞发生率最高;严重的致心律失常作用,会导致患者死亡,尤其在应用阿普林定、奎尼丁、利多卡因时;患者原患疾病以冠心病、风湿性心脏病居多;联用胺碘酮、普罗帕酮、维拉帕米、洋地黄类,易发生致心律失常作用。(表 42 - 5)

表 42 - 5　抗心律失常药物致心律失常病例分类统计结果

致心律失常类型	停搏	传导阻滞	尖端扭转型室速	室扑或室颤	房扑或房颤	原心律失常加重	合计
普罗帕酮	182	155	7	36	0	39	419
胺碘酮	75	57	100	66	0	16	314
维拉帕米	39	69	0	10	2	10	130
利多卡因	43	10	1	4	0	11	69
普萘洛尔	16	34	1	1	1	8	61
奎尼丁	6	2	7	37	0	3	55
三磷酸腺苷	30	4	0	1	9	2	46
美托洛尔	8	16	0	0	2	0	26
阿替洛尔	13	10	0	0	2	0	25
莫雷西嗪	7	11	0	0	0	4	22
美西律	5	6	0	0	0	7	18
丙吡胺	5	1	2	4	0	3	15
索他洛尔	2	0	8	0	0	0	10
阿普林定	0	2	4	3	0	0	9
妥卡尼	1	0	0	2	0	2	5
伊布利特	0	0	3	0	0	1	4
安他唑啉	1	1	0	0	1	0	3
双氢奎尼丁	0	0	0	1	0	1	2
比索洛尔	0	2	0	0	0	0	2

续表

致心律失常类型	停搏	传导阻滞	尖端扭转型室速	室扑或室颤	房扑或房颤	原心律失常加重	合计
氟卡尼	1	0	0	0	0	0	1
拉贝洛尔	0	1	0	0	0	0	1
纳多洛尔	0	1	0	0	0	0	1
合计	434	382	133	166	16	107	1238
构成比(%)	35.1	30.9	10.7	13.4	1.3	8.6	100

(1)死亡患者分析 有8种抗心律失常药物发生致心律失常作用后导致患者死亡,分别为胺碘酮44例,占该药物致心律失常患者总数的14.0%;普罗帕酮16例,占该药物致心律失常患者总数的3.8%,奎尼丁8例,占该药物致心律失常患者总数的14.5%;利多卡因7例,占该药物致心律失常患者总数的10.1%;普萘洛尔6例,占该药物致心律失常患者总数的9.8%;维拉帕米6例,占该药物致心律失常患者总数的4.6%;阿普林定2例,占该药物致心律失常患者总数的22.2%;丙吡胺1例,占该药物致心律失常患者总数的6.7%。患者死亡总数占患者总数的7.3%。应引起医护人员的重视,尤其是在应用奎尼丁、胺碘酮、利多卡因等药物时,更应谨慎。

(2)抗心律失常药物致心律失常作用与患者原患疾病及联用药 在原患疾病的1047例患者中,患者多见心脏方面的疾病,包括:冠心病、心肌梗死、风湿性心脏病、病毒性心肌炎、扩张型心肌病、预激综合征、病窦综合征,其数量占患者总人数的69.8%;高血压的患者数占13.4%;低血钾的患者数占10.3%;甲亢的患者数占2.3%;糖尿病的患者数占2.2%;肝肾疾病的患者数占2.0%。

患者心脏方面的疾病会引起心肌缺血、心脏传导功能障碍、药物浓度在心肌细胞内的浓度不均等;低血钾会导致心肌细胞兴奋性增高、自律性增高、传导性降低;高血压易引起左室肥厚;肝肾疾病会影响抗心律失常药物在体内的清除率,使血药水平升高;糖尿病会引起心肌病变、自主神经损伤等;甲亢会引起心肌兴奋性升高。结果会增加抗心律失常药物致心律失常作用发生的风险。

联合用药情况见表42-6。胺碘酮、普罗帕酮、维拉帕米在抗心律失常药物联用致心律失常患者数中,分别排名第一、第二、第三。其中,胺碘酮与洋地黄类药物联用占联用药的首位(34.4%)。患者在联用不同类型的抗心律失常药物时,易因药物的协同作用,而使心肌过度抑制,导致更严重的心律失常。抗心律失常药物与地高辛、西地兰联用,可能会导致洋地黄中毒、心肌异位兴奋性增加或心肌抑制,造成更为严重的心律失常。故在联用抗心律失常药物前,医护人员应给予充分考虑。

表42-6 抗心律失常药物联用致心律失常病例统计结果

联合用药	美西律	利多卡因	阿替洛尔	普萘洛尔	美托洛尔	索他洛尔	胺碘酮	维拉帕米	地尔硫草	硝苯地平	洋地黄类	合计
普罗帕酮	1	3	7	5	0	0	8	11	4	3	8	50
胺碘酮	0	0	2	6	8	3	—	4	0	0	56	79
维拉帕米	1	1	0	13	1	0	0	—	0	2	16	34
合计	2	4	9	24	9	3	15		4	5	80	163

(3)抗心律失常药物致心律失常的类型 可以看出,Ⅰa类抗心律失常药如奎尼丁诱发室扑、室颤较多;Ⅰb及Ⅰc类抗心律失常药如利多卡因、美西律、普罗帕酮诱发心脏传导阻滞、停搏较多;Ⅲ类抗心律失常药如胺碘酮、索他洛尔、伊布利特诱发尖端扭转型室速较多;Ⅱ、Ⅳ类抗心律失常药如维拉帕米诱发传导阻滞、停搏较多。

奎尼丁阻滞正常/缺血的心肌细胞钠通道,易引发传导阻滞、折返性致死性心律失常;由于其对缺血后I_{Kr}电流失去抑制作用,而对I_{Na}电流的抑制作用较强,导致离子电流失衡,产生严重的心律失常。

普罗帕酮引起心脏停搏、传导阻滞,能轻度阻滞钙通道、抑制慢反应细胞动作电位、降低慢反应的自律性;其经CYP2D6酶代谢,人CYP2D6活性缺失时,可造成普罗帕酮血水平升高,易出现心动过缓、传导阻滞、停搏。

胺碘酮为非选择性钾通道阻断剂；索他洛尔、伊布利特为选择性 I_{Kr} 通道阻断剂，属于 Ⅲ 类抗心律失常药，它们常引起尖端扭转型室速，能延长 QT 间期，使心室复极异质化，由于心肌细胞膜钾通道有多样性、分布不均一性，选择性 I_{Kr} 阻断剂可加重不同部位心肌细胞复极差异，易形成折返、扭转型室速。目前网上已公开发布中国胺碘酮应用指南，有较大的指导意义，详细内容可由网上获得并学习。

Ⅱ 类即 β 肾上腺素受体阻断剂，如普萘洛尔，能降低心肌自律性，延长房室结功能不应期，减慢窦性心律；Ⅳ 类即钙通道阻断剂，如维拉帕米，可减少钙离子内流，延长房室结有效不应期，减慢传导。Ⅱ 类、Ⅳ 类抗心律失常药的致心律失常作用相似，都有负性变时性、负性变传导性，能引起传导阻滞，严重时可引起停搏。

预防和治疗尖端扭转型室速时，须注意：使用上述药物时要考虑利弊；尽量减少 QT 间期延长、尖端扭转型室速的危险因素，特别是低血钾；使用上述药物不宜过量；尽量避免使用 1 个以上延长 QT 间期的药物；用药期间密切观察 QT 间期的变化，尤其注意静脉使用的药物。对药物引起尖端扭转型室速的患者，应立即停用延长 QT 间期的药物，并停用抑制这些药物代谢的药物。

补钾和补镁是最基本的治疗。血钾应保持在正常上限（4.5～5 mmol/L）。超速抑制可有效缩短 QT 间期，对缓慢性心律失常、一过性心脏停搏所诱发的尖端扭转型室速，超速抑制更有效。对导管室的患者、已配备心内膜起搏的患者，超速抑制起效更快。在尖端扭转型室速间歇期，应将心室率控制在每分钟 90～110 次。如临时起搏一时无法实现，可行异丙肾上腺素静脉滴注；但对先天性长 QT 间期综合征患者，禁用异丙肾上腺素；对缺血性心脏病患者，慎用异丙肾上腺素。对血流动力学不稳定的尖端扭转型室速、室颤的患者，应立即行电复律、电击除颤。同时应积极去除延长 QT 间期的诱因。

在缓慢性心律失常、一过性心脏停搏所诱发的尖端扭转型室速的间歇期，可植入永久性起搏器。对先天性长 QT 间期综合征的基因治疗尚在研究中。对药物引起 QT 间期延长、尖端扭转型室速，一般不必要植入 ICD。

4. 化疗药物与心律失常

研究发现，用于血液系统恶性肿瘤的药物，如全反式维甲酸、三氧化二砷有不同程度的心脏毒副作用。化疗药物引起的最严重的心脏并发症是充血性心衰，主由大剂量应用蒽环类、环磷酰胺、曲妥珠单抗等所致。有人报道，化疗后可发生心律失常，以房颤最常见；原因并非都是化疗的心脏毒性。

2009 年有人查阅了 Pubmed 等数据库，分析发现，许多化疗药物与心律失常有关。对使用该类药物的患者需密切关注，特别是有异常心电图表现、有化疗药物引起心律失常史的患者。

蒽环类药物引发房颤的发生率为 2%～10%，但不引起室速。紫杉醇及其他抗微管药物，治疗剂量时致心律失常的作用较弱，不引起窦性心动过缓、轻度房室传导阻滞之外的其他传导异常，故不需要常规监测心律失常。甲氨蝶呤主要引起房性期前收缩、室早、室速、室颤、窦性心动过缓合并交界性逸搏。

5-氟尿嘧啶引起的心律失常包括室速在内，多由该药引起冠脉痉挛、心肌缺血所致；因此需要关注心律失常、预防冠脉痉挛。顺铂可引起房颤（12%～32%）、阵发性室上速、窦性心动过缓，尤其在心包内、胸膜内使用时；房颤发生率较高，可能与直接刺激心包相关。美法仑引起房颤的发生率为 7%～12%，但不引起室速。化疗药物常可引起室性心律失常而导致猝死。Dispeptide 可引发室速，但文献报道较少，需进一步研究。

靶向治疗药物中的酪氨酸激酶抑制剂类，可引起左室收缩功能障碍，但致心律失常较少，舒尼替尼、拉帕替尼可延长 QTc，有潜在心律失常危险。组蛋白去乙酰化酶抑制剂、安吖啶类药物，可延长 QTc 间期，诱发无症状性室速、心源性猝死。白介素 2 可引起心动过缓、房颤、室上速、室速等,以房颤的发生率最高。研究者认为,回顾性文献分析研究,有时判断困难,因为通常每位患者同时使用多种化疗药物,难以确定由哪一种药物产生致心律失常作用。化疗药物引起心律失常的现象,仍然要经进一步研究证实。(表 42－7)

表 42－7 房颤和室速与化疗的关系

化疗药物	n	房颤(%)	室速(%)	诊断
多柔比星	33	0	6	室上速
亚德里亚霉素	256	2.2	0	—
多柔比星	29	10.3	0	—
卡培他滨	153	0	2.1	VT/VF
吉西他滨	49	8.2	0	室上速
紫杉醇	3400	0.18	0.26	室上速
顺铂心包内注射	25	12	8	—
顺铂心包内注射	44	32	0	—
顺铂心包内注射	16	18	0	—
顺铂心包内注射	46	15.2	0	—
5-氟尿嘧啶和顺铂	72	4.2	1.1	心脏猝死
5-氟尿嘧啶	367	0	2.6	VF,心脏猝死
5-氟尿嘧啶和顺铂	76	6.5	0	—
美法仑	76	6.6	0	—
美法仑	36	8.3	0	—
美法仑	34	11.8	0	—
美法仑	27	7.4	0	室上速
三氧化二砷	8	0	50	室上速
白介素-2	93	4.3	1.1	室上速
白介素-2	423	8	0.2	室上速
白介素-2	199	8	0.5	室上速
白介素-2	180	房颤或室上速 13.3	0.5	—
白介素-2	47	0	0	—
缩酚酸肽	15	0	20	室上速和心脏猝死

六、药物诱导的钾离子通道相关的长 QT 综合征

当电兴奋波及心肌细胞时,能引发心肌细胞膜电压升高,可使电压门控钠通道开放,使钠离子入细胞内,能引发心肌细胞 0 相去极化;然后 L 型电压门控钙通道开放,使钙离子进入心肌细胞质,促使肌浆网膜兰尼碱受体 2-钙离子通道开放,使肌浆网钙库释放钙离子到细胞质,促进钙离子结合肌球蛋白等,引起心肌收缩;钙离子内向电流,可形成平台期曲线(QRS 波)。然后电压依赖性钾通道开放、钾电流形成,可产生复极化、心肌舒张(T 波)。某些药物高水平时,可抑制钾通道开放、下调复极钾电流,延 QT 间期,可促进心律失常的发生,见表 42－8。

表 42－8 可引发 QT 间期延长的某些药物

药物类型	药物
Ⅰ类抗心律失常药物	奎尼丁、硫酸普鲁卡因酰胺、丙吡胺
Ⅲ类抗心律失常药物	索他洛尔、多菲利特、伊布利特
抗血管生成药物	苄普地尔
降血胆固醇药物	普罗布考
儿茶酚胺	肾上腺素

续表

药物类型	药物
抗组胺药物	特非那定、阿司咪唑、苯海拉明
抗生素	红霉素、喷他脒、格帕沙星、司氟沙星、莫西沙星
抗疟疾药物	钾氟喹、氯喹
抗霉菌药物	复方酮康唑、氟康唑、伊曲康唑
抗抑郁药物	地昔帕明、去甲替林、阿米替林
抗精神病药物	氯丙嗪、氟哌啶醇、硫利达嗪、氟哌利多、匹莫齐特、利培酮、舍吲哚
胃肠药物	西沙必利
利尿剂	吲达帕胺
勃起药物	西地那非
其他	酮色林、他可莫司、枸橼酸他可莫司、特罗地林

（余元勋 梁有峰）

进一步的参考文献

［1］ WANG DW. Propranolol blocks cardiac and neuronal voltage – gated sodium channels［J］. Front Pharmacol,2010,1:144 – 154.

［2］ VIEWEG WVR. New generation antipsychotic drugs and QTc interval prolongation［J］. Prim Care Companion J Clin Psychiatry,2003,5(5):205 – 215.

［3］ TAKAG M. T wave alternans and ventriculartachy arrhythmia risk stratification：a review［J］. Indian Pacing Electrophysiol J,2003,3(2):67 – 73.

［4］ GRACE AA. Systems biology and cardiac arrhythmias［J］. Lancet,2012,380(9852):1498 – 1508.

［5］ TESTER DJ. Genetics of long QT syndrome［J］. Methodist Debakey Cardiovasc J,2014,10(1):29 – 33.

［6］ GEORGE AL. Molecular and genetic basis of sudden cardiac death［J］. J Clin Invest,2013,123(1):75 – 83.

［7］ KIM GH. Micro RNA regulation of cardiac conduction and arrhythmias［J］. Transl Res, 2013, 161 (5):381 – 392.

第四十三章　室性心律失常

室性心律失常,是指起源于希氏束以下的异位激动,心电图表现为宽 QRS 波,包括缓慢型/快速型室心律失常。缓慢型室性心律失常有室性逸搏心律等,常合并有其他的心律失常。快速型室心律失常有室性早搏(室早)、室性心动过速(室速)、心室扑动(室扑)、心室颤动(室颤)等。室早、室速较常见,其病理基础、预后差异较大,可以是良性的,也可以危及生命。2006 年美国心脏病学会、美国心脏学会、欧洲心脏病学会(ACC、AHA、ESC)联合发布了室性心律失常治疗和心脏性猝死预防指南。2014 年欧洲心律学会、美国心律学会、亚太心律学会(EHRA、HRS、APHRS)制定室性心律失常专家共识,两者聚焦于同一专题;2009 年欧洲心脏病学会(ESC)、美国心脏协会(AHA)及心脏病学会(ACC)联合撰写室性心律失常专家共识并已发表,就室速的定义、发生机制、消融、临床试验等方面的研究情况进行了总结;这些有很大的临床指导意义,详细内容可由网上获得并学习。

一、室性心律失常的诊断治疗进展

1. 室早的诊断治疗

(1)室早的定义和基本类型　室早是指提前出现的起源于希氏束以下(包括心室肌、心室肌内浦肯野纤维)单个或连续两个的异常电激动。根据临床特点,其基本类型分为:一是成对发放(成对室早)和单发;二是频发(频发室早,>30 次/小时)和偶发;三是多形和单形;四是多源和单源。

(2)室早的病因及流行病学特点　室早是常见病,居各类心血管疾病的首位,一般人群患病率可高达 70%~90%。室早的发生率、复杂性,一般随年龄的增长而增长;年龄 75~85 岁一次 24 小时的 Holter 检查后,高达 90% 以上的人可发现有室早。

(3)室早的危险分层　室早的危害性在不同的人群中表现各不相同,既可为功能性的,也可导致室颤发生。目前对其的危险分层有不同方法。

——Lown 氏分级:是针对心肌梗死患者伴发室早的危险分层。0 级:无室早;Ⅰ 级:室早每小时<30 次;Ⅱ 级:室早每小时≥30 次;Ⅲ 级:多形性室早;Ⅳa 级:成对、连发的室早;Ⅳb 级:≥3 个连发的室早(短阵室速);Ⅴ 级:RonT 室早。Ⅲ 级以下危险度一般较低;≥Ⅲ 级的室早危险度一般比较高。

——室早指数:指室早的早搏联律间期,与前次心律 QT 间期的比值。室早指数(PI) = RR′(室早的早搏联律间期)/ 前次心律 QT 间期。一般认为,室早指数与室速、室颤的发生相关。室早指数<0.85 时,该室早易引发室速、室颤;有人认为,室早指数在 0.78~0.83 时,易诱发频繁的室速、室颤;室早指数>0.85 则相对安全。

室早的早搏联律间期,常比前次心搏的 QT 间期短,当较早的室早落入 QT 间期内时,恰遇心室的收缩期,处于收缩时的心室尚无舒张期的充盈血流,使室早的心排出量锐减、动脉血压降低,后者将引起升压反射、心交感神经张力明显增加,进而易发生恶性室性心律失常。随着窦性心律加快,室早的早搏联律间期可进一步减小,室早指数将更低,更易诱发恶性室性心律失常。交感神经张力过高时,导致心肌细胞大量钠离子、钙离子内流,使钾离子外流,可引发各种心律失常,特别是恶性室性心律失常。

动态心电图为一种无创的检查方法,有助于检测室早的频度、形态等,尤其是有器质性心脏病的患者,依据其出现的室早,进行室早指数分析,可评估室早的性质/预后,给予足够的重视。有器质性心脏病的患者,常存在心室肌、室内传导系统病变、缺氧,心肌细胞膜动作电位幅度/传导性降低、不均一,易导致心室内折返活动,而形成室早、室速、室颤。

——心室的易颤指数:可根据室早的早搏联律间期,计算心室的易颤指数;易颤指数 $=RR' \times QT/RR$。易颤指数>1.4的室早易引发室颤;易颤指数为$1.1 \sim 1.4$的室早易引发室速;易颤指数<1.1的室早为低危。

——RonT 室早:指室早出现在前一心动周期的 T 波之上。临床将 RonT 室早分为两型:A型指 QT 间期正常时的 RonT 室早。B 型指 QT 间期延长的 RonT 室早,多见于器质性心脏病患者。在室早的危险分层中,RonT 室早一般是具危险性的,特别是发生在急性心肌梗死患者。

T 波的峰顶是心室两种不应期的分界线,其前为有效不应期,其后为相对不应期。在相对不应期,心室肌的兴奋性从零正在逐渐向 100%恢复,而 T 波峰顶前 $20 \sim 30$ 毫秒被称为心室易损期,RonT 室早落入该期,可诱发室速、室颤。

研究显示,有器质性心脏病者中 82.09%有 RonT 室早,发生室速、室颤比例分别为 74.63%、23.88%,而无器质性心脏病者中 RonT 室早及发生室速的比例,均低于有器质性心脏病者,且无室颤发生。室性早搏伴 RonT 室早,一般被认为是较危险的室性心律失常,在 Lown 氏分级中被定为最高级 5 级。

近年来认为,在急性心肌梗死患者中,室性早搏伴 RonT 室早,一般可诱发室速、室颤。对无器质性心脏病者,其临床意义可能也较大;在临床中可见一些因晕厥来诊的患者,经超声心动图等检查均无诊断器质性心脏病的证据,仅在 Holter 检查中,发现频发 RonT 室早,伴或不伴多形性室速,与晕厥相关;基础心律时,T 波形态和 QT 间期均正常。频发 RonT 室早者,无论单一或诱发多形性室速的室早,均有极短早搏联律间期,且早搏 R 波落在前一 T 波峰顶;可伴多形性室速(频率每分钟可达 250 次)、甚至室颤,可伴晕厥等症状;自主神经的交感神经张力明显增高,而迷走神经张力降低,心率变异性降低。有人认为,室性早搏伴 RonT 室早,即使发生于无器质性心脏病者中,其危险程度也较高,预后较差,应引起重视。室性早搏伴 RonT 室早,一般可导致室颤、室速,有时可能无严重后果。

(4)结合临床情况分类 结合临床情况,室早可分为功能性室早、器质性心脏病室早。

功能性室早:指无器质性心脏病者的室早,青年人多见;常有交感神经兴奋为诱因;其 QRS 波较高、时限相对较窄;无其他心电图异常。

器质性心脏病室早:常有一定危险性,合并下列情况应引起重视:有眩晕、黑矇、晕厥;有冠心病、心肌病、瓣膜病等;有心脏结构/功能改变,如心脏扩大、LVEF$<40\%$等;有遗传性心律失常史、家族史;有多源、成对、成串的室早,有 RonT 室早。

(5)室早的诊断 大部分室早患者没有症状,一些室早患者有心悸、头昏。长期频发室早可引起心脏扩大、心功能不全。听诊有心律不齐,提前的心音后有一代偿期。心电图是诊断室早的主要方法,常规心电图未发现室早时,可进行 24 小时动态心电图(DCG、Holter 监测)检查,易对各类室早的形态、QRS 波幅、时间、方向、室早联律间期、代偿间期等做出诊断;目前已成为高效、实用、准确、可重复的无创性检查方法,已在我国推广应用。Holter 监测对室早的危险分层、评估有重要价值。

——可应用于严重级别室早的检查和诊断,如多源多型性室早(室早 QRS 波形态有 2 种以上、时间不同、室早联律间期不固定),成对室早(比单个室早更易诱发室速),早期或晚期室早(如RonP,RonT),病灶性室早(并行心律)。

——可应用于检查室早恶化,室早连续超过 15 次,频率大于 120 bpm,持续时间小于 30 秒,为非持续性室速;持续时间超过 30 秒,为持续性室速;室早伴室速,属复杂性恶性心律失常。

——可应用于室早的定位诊断,室间隔早搏时,QRS 波形与窦性大同小异,QRS 时间小于或等于 0.11 秒。右束支性早搏时,QRS-T 波形呈左束支阻滞图形。左束支性早搏时,QRS-T 波形呈右束支性阻滞图形。右室肌性早搏时，QRS－T 波形类似左束支阻滞图形。室肌性早搏时，QRS－T 波形类似右束支阻滞图形。也可辅助进行 Lown 分级。

——可应用于对室早伴随异常的查出，有利于查出室早伴其他类型心律失常，如室早二联律（可有心肌缺血、缺氧、心肌炎、低血钾、洋地黄中毒等）、室早后钩拢现象、室早后心率震荡现象、室早后 QRS 波群及 ST－T 异常改变等。

室早后心率震荡是指，一次室早后窦性心律先加速、后减速的变化，即窦房结对室早的反应敏感性变化。在正常人、低危患者可表现为这一典型变化，而在心肌梗死后的猝死高危患者中，该变化减弱、消失。这一变化不仅见于窦性心律，还可见于房性心律、交界性心律、室性心律。

——可应用于对室早的评估，一般认为：①室早不属恶性心律失常。少数情况下，如伴严重的器质性心脏病、严重级别室早时，才考虑进行必要的干预；②单纯室早的总次数，常不说明有明显问题；如有室早二联律，Holter 监测将监测全天心率的 50%；但无明显器质性心脏病的患者，常不多见室早二联律，要结合室早的级别、基础心律、临床资料做出综合判断；③Holter 监测中常遇到第 1 个室早后，伴有距离很近的另 1 个"室早"，常被诊断为连发室早，不少情况下，第 2 个"室早"是窦性 P 波下传伴室内差传。对连发室早的诊断，应当避免对这种假性连发室早的误诊。

——可应用于对室早疗效的判断：室早用药物治疗后，可用 Holter 监测做评估。达到以下标准者提示药物治疗有效：①用药后室早发病率 ≤70%；②用药后成对室早发病率 ≤80%；③用药后短阵室速消失率≥90%；④ 连续 15 个以上的短阵室速，已完全消失。

(6)室早的治疗　包括一般治疗、病因治疗、抗心律失常药物治疗、经导管射频消融治疗。一般治疗主要减轻患者的焦虑，并不针对心律失常本身的治疗。病因治疗主要针对引发室早各种基本病因和诱因的治疗。由于抗心律失常药物可致心律失常，因此无器质性心脏病、无症状、偶发室早，一般不需药物治疗。有症状但无器质性心脏病、频发室早，尽量选择副作用小的药物，一般首选 β 受体阻断剂，次选副作用较小的其他药物，一般不选胺碘酮。有器质性心脏病的频发室早，应选择抗心律失常药物治疗。对 24 小时室早次数超过总心率的 20%，或患者不耐受药物或不愿接受药物、出现室早介导性心律失常性心肌病、室早诱发室速、室早诱发室颤时，可接受导管射频消融治疗。

2. 室速的诊断治疗

室速(VT)是指连续三个以上自发或连续六个以上诱发的室早；是指发生在希氏束分叉以下的束支、心肌传导纤维、心室肌的快速性心律失常，有人将其定义为：频率每分钟 >100 次，连续≥3 个的自发性室性电除极活动，包括单形非持续性/持续性室性心动过速、多形室性心动过速，如果是心脏电生理检查中、心脏电刺激所诱发的室性心动过速，则必须是持续≥6 个的快速性心室搏动（频率每分钟 >100 次)。室性心动过速可以起源于左心室、右心室，持续性发作时的频率常每分钟 >100 次，并可发生血流动力学状态的恶化，可能蜕变为室扑、室颤，导致心源性猝死，需要积极治疗。

(1)阵发性室速和持续性室速　室速持续短于 30 秒为阵发性室速（或称非持续性室速)；室速持续大于 30 秒为持续性室速（无休止室速持续 24 小时，经药物或电复律无效)。

(2)根据心电图分类　室速之 QRS 波形单一者为单形性室速；室速之 QRS 波形有≥2 种，为多形性室速（如扭转性室速、儿茶酚胺性多形性室速)、并行性室速、紊乱性室速、束支折返性室速、双向性室速等。

——多形性室速常引起反复晕厥、甚至猝死，多发生在夜间睡眠状态，发作前无先兆症状；研究发现，发作间期可无任何症状，发作时心电监测几乎均为室颤。Brugada 综合征多见于男性，男女之比约为 8：1，发病年龄多数在 30～40 岁。主要分布于亚洲，尤以东南亚国家发生率最高，近年来世界各地均有报道，其发病率约为 5/ 万。而埋藏式心律转复除颤器(ICD)的植入是目前唯一已证实对 Brugada 综合征有效的方法。

恶性室性心律失常指,有血流动力学后果的持续性室速、室颤;患者有明确的器质性心脏病,如冠心病、心肌病、心衰等。恶性室性心律失常的治疗对策包括:一级预防,主要寻找和确定预测恶性心律失常的临床指标(24 小时动态心电图监测、心室晚电位、心率变异性、QT 离散度、压力反射敏感性、左室射血分数等)。抗心律失常药物在一级预防中的地位不明确。二级预防,主要针对发生于无急性冠心病事件时的室颤,或血流动力学不稳定的室速的生存者。大量的临床试验表明,治疗恶性室性心律失常患者应首选 ICD,抗心律失常药物的疗效总的来说不可靠,其中:Ⅰ类抗心律失常药物,不改善患者预后,且显著增加器质性心脏病的室性心律失常患者的死亡风险。

Ⅱ类抗心律失常药物即 β 受体阻断剂,为降低心肌梗死后和慢性心衰患者的猝死和总死亡率的唯一的抗心律失常药物,为恶性室性心律失常一级预防的首选药物。

Ⅲ类抗心律失常药物,胺碘酮可减少心肌梗死后和慢性心衰患者的猝死风险,但对所有原因所致死亡率的降低不显著。临床试验结果表明,胺碘酮是 β 受体阻断剂之外唯一能减少心肌梗死后(无论是否有室性早搏或左心功能不全)和慢性心衰患者猝死风险的抗心律失常药物。胺碘酮和索他洛尔可作为无条件接受 ICD 恶性室性心律失常一级预防的药物,或与 ICD 联用。一般多考虑以胺碘酮为主线,索他洛尔为辅助的选药原则。对心功能差的老年患者首选胺碘酮,心功能好的年轻患者可用索他洛尔。

Ⅳ类抗心律失常药物,维拉帕米可用于终止 QT 间期正常、由配对间期短的室性早搏起始的多形性室速,也用于左室特发性室速或起源于右室流出道的室速。

——室性并行心律占并行心律的 60%。室性并行心律性心动过速较其他并行心律性心动过速多见。并行心律的患者通常无症状,频发的并行心律或并行心律性心动过速的患者可有心悸、心慌、胸部压迫感等症状;也常有过度疲劳、超负荷工作、情绪变化、过度紧张、失眠等诱因。可经休息、镇静、去除诱因或服用一般的抗心律失常药,迅速得到控制。具有原发疾病的症状和体征。紊乱性室速是频繁出现室早,室速等。

——双向性室性心动过速(BVT):它是一种少见而严重的单形性室性心动过速,发作时同一导联出现两种形态相反的宽大畸形的 QRS 波按顺序交替出现。大多数室性心动过速为阵发性的,在室性心动过速发作时,患者可出现心悸、胸闷、胸痛、黑矇、晕厥。

病因:常发生于洋地黄中毒,尤其易发生于严重心肌病变及较严重的心肌缺血、缺氧和心脏扩大等情况下。也见于乌头碱中毒、金刚烷胺中毒、低钾性周期性麻痹患者,偶见无明确心脏病者。

临床表现:大多数室性心动过速为阵发性的,在室性心动过速发作时,患者可出现心悸、胸闷、胸痛、黑矇、晕厥。具有较严重的器质性心脏病基础者,在心动过速发作后可因心肌收缩力减弱,心室和心房的收缩时间不同步,心室的充盈和排出量明显减少,患者可迅速发展成为心力衰竭、肺水肿或休克等严重后果。有的甚至可发展为心室颤动而致心脏性猝死。

心电图特点:心率为每分钟 140～200 次,也有报告为每分钟 120～150 次。大多节律整齐。同一导联相同形态 QRS 波的 R-R 间期规则,不同形态 QRS 波的 R-R 间期可不相等,呈长短交替性改变。多呈非持续性(短阵发作),也可呈持续性,发作持续时间仅数秒至数分钟,可自行终止,可反复发作。QRS 波宽大畸形,个别为正常。QRS 时限为 0.14～0.16 秒,也有等于或小于或稍大于 0.12 秒。洋地黄中毒所产生的双向性室性心动过速的 QRS 波宽大畸形,大多不太明显。可见有两种除极向量,心电图显示 QRS 波群主波方向发生交替性变化,即一次向上、一次向下;或是在某些导联呈现 QRS 主波为一次较宽、一次较窄;或呈现 QRS 波主波为一次较高、一次较低;或呈一组(数个室性期前收缩)QRS 主波均向上、一组 QRS 主波均向下交替出现,亦称交替性双重双向性室性心动过速。标准肢导联呈交替地电轴右偏和左偏,即 +120°～+130° 与 -60°～-80°交替出现。室性心动过速发作间歇期可出现与双向性室性心动过速波形相似的双向性室性期前收缩。V1 导联呈 QS 型或 R 型。基础心律可呈现多种心律,如窦性心律、阵发性房性心动过速、心房颤动等。

诊断：心电图上可有两种心室除极向量，QRS 波主波方向发生交替性变化。多见于严重的器质性心脏病或洋地黄等药物中毒者。

鉴别诊断：双向性室性心动过速应与单纯 QRS 波电交替鉴别：两者在病因上有类似，大多伴有器质性心脏病；但后者心电图表现为 QRS 波振幅交替性一高一低，QRS 波时限正常。此与前者的 QRS 波双向交替出现的特点完全不同，较易鉴别。

治疗：双向性室性心动过速的治疗应根据病因而定，因预后严重，须立即处理。例如因洋地黄中毒引起者，应立即停用洋地黄，给予苯妥英钠加至 5% 葡萄糖液中缓慢静脉推注，每 5 分钟 1 次。静脉推注药物过快可导致低血压、缓慢性心律失常、加重心衰。并给予氯化钾和硫酸镁静脉滴注。也可用利多卡因先静脉推注。如有效可用利多卡因加入 5% 葡萄糖液中静脉滴注维持。如效果不佳，可改用其他抗心律失常药（如普鲁卡因胺、胺碘酮等），但应注意与洋地黄的配伍。如低钾性周期性麻痹引起者应及时补钾。如系冠心病、心肌病等所致，可选用利多卡因、普鲁卡因胺、胺碘酮等。起搏治疗是终止该心动过速发作的有效方法。本病不宜用电复律治疗。应积极治疗原发疾病。

（3）根据发作时血流动力分类　分为良性、潜在恶性、恶性。

（4）根据是否合并有器质性心脏病分类　分为特发性室速和器质性心脏病室速。部分室速无器质性心脏结构异常，称为特发性室速，主要包括特发性左室室速；特发性右室流出道室速。部分室速有器质性心脏结构异常，包括冠心病伴心肌梗死、非缺血性扩张型心肌病、肥厚性心肌病、致心律失常性右室心肌病、炎症性疾患（心肌炎）、浸润性疾病（肉芽肿、肿瘤）的室速；部分室速合并有心脏离子通道的异常，包括长 QT 综合征、Bruggada 综合征等。室速心电图特点为连续≥3 个的宽大畸形 QRS 波；QRS 波与 P 波无关，有室性融合波。这种室速的发生机制为：心室肌细胞的自律性增高，有迟发后除极、触发活动、心脏冲动传导异常、折返激动。

（5）宽 QRS 心动过速的鉴别方法　心动过速根据其 QRS 形态分为窄 QRS 心动过速和宽 QRS 心动过速，窄 QRS 心动过速基本为室上性，而宽 QRS 心动过速可为室性、室上性，需进行鉴别诊断。对宽 QRS，最常用的方法为 Brugada 4 步法和 avR 单导联诊断法。

——Brugada 4 步法：一是任一胸导无 RS 型为室速，如有则进入下一步；二是任一胸导 RS（从 R 波起始至 S 波谷底）间距大于 100 毫秒为室速，如没有进入下一步；三是有室房分离为室速，如无进入下一步；四是胸前导联 QRS 符合室速特征为室速，否则为室上速。

——Vereckei 新四步法：①若 avR 导联起始部为 R 波，诊为室速，否则进入第二步；②若 avR 导联初始为 r 波或 q>40 毫秒，诊为室速，否则进入第三步；③若 avR 导联以 QS 波为主波时前降支部分有顿挫，诊为室速，否则进入第四步；④ 测量心室初始激动速度（Vi）与终末激动速度（Vt）之比，若 Vi/Vt ≤1 诊断为室速，否则诊断为窦性室速（SVT）。Vi 值为心室初始除极或激动传导 40 毫秒时的振幅值，Vt 值为心室终末除极或激动传导 40 毫秒时的振幅值。有人研究 100 例患者的十二导联心电图，发现 Vereckei 新四步法对宽 QRS 波心动过速（WCT）诊断的阳性预测值为 92%，与其他同类研究结果相近。

——avR 单导联诊断法：一是 avR 导联起始 R 波为室速，如不是进入下一步；二是起始 r 波或 q 波>40 毫秒为室速，否则进入下一步；三是起始负向、主波向下的 QRS 波下降支有顿挫为室速，否则进入下一步；四是 Vi/Vt ≤1 为室速，否则为室上速。

有人对 78 例宽 QRS 波心动过速研究，avR 导联四步法诊断室速的灵敏度（Se）、特异度（Sp）、阳性预测值（PPV）、阴性预测值（NPV）分别是 97.0%、50.0%、91.4%、75.0%，Vereckei 四步法分别是 89.4%、25.0%、81.9%、50.0%，Brugada 四步法分别是 90.9%、33.3%、88.2%、40.0%。3 种方法诊断室速的灵敏度、特异度、阳性预测值、阴性预测值的差异都无显著性差异，3 种方法对室速及窦性室速的诊断符合率都无显著性差异。有人认为，用 avR 导联的四步法较简单、合理、方便，较适用于临床较紧急的情况。

(6)室速的诊断 大部分室速发作时均有症状,轻者有心悸,重者可有血流动力学障碍。主要检查手段有:常规心电图、动态心电图、心脏事件记录器、运动心电图、特殊部位的心电图、食管心电图;腔内电生理检查,目前是诊断室速的金标准。室速者同时应检查超声心动图、血电解质水平、晚电位等。

腔内电生理检查时,局麻下穿刺股静脉及锁骨下静脉,将2~4个电极导管送至冠状窦、高位右心房、希氏束附近及右心室,由多导仪可分别显示并记录心房(A)、希氏束(His)、心室(V)波形。希氏束电图由A、H、V 3种波形组成,A代表心房兴奋活动,V代表心室兴奋活动,H由希氏束兴奋产生,A-H、H-V的距离均有正常范围;其间距过长则提示房室之间的传导阻滞。由体外的刺激器对心房和心室进行电刺激,可测定心脏不同部位组织的心电生理并可诱发不同类型的心律失常,根据A、H、V三者的关系,可对房室阻滞进行定位诊断和判断心律失常的发生机制。

适应证:评价窦房结功能时:①不明原因晕厥患者,了解窦房结功能是否障碍及因果关系;②窦性心动过缓患者,了解窦房结功能障碍程度;③窦性心动过缓患者是否存在其他类型心律失常。

评价房室结功能时:①不明原因晕厥,怀疑房室传导障碍所致;②房室传导障碍疑为其他原因所致,如室上性早搏致隐匿房室传导;③二度房室传导阻滞,了解阻滞部位;窄QRS心动过速时,心动过速症状明显和(或)药物治疗效果不理想,了解心动过速机制以便消融等其他治疗。

禁忌证:①全身感染、局部化脓、细菌性心内膜炎;②出血性疾病和严重出血倾向;③严重肝肾功能障碍、电解质紊乱、恶病质;④严重心功能障碍;⑤临终期;⑥不具备心电生理检查条件。

心内电生理检查的临床应用包括:①窦房结功能评价,有助于临床确诊困难的病窦综合征。②房室、室内及房内传导阻滞的定位。③阵发性室上性心动过速。④室性心动过速。⑤筛选治疗严重恶性室性心律失常药物。⑥标测定位,非药物治疗。

(7)体表心电图诊断室速的思路 不少室速是室颤、猝死的前奏,诊断或治疗一旦稍有失误、怠慢,就可招致严重后果。多种室速中,多形性室速对血流动力学的影响较严重,但其心电图的诊断相对容易;单形性室速是形态单一的宽QRS波心动过速,需要与室上速伴室内差传、功能性束支阻滞进行鉴别:

——心电图之外的资料不能忽视:每份心电图都有丰富的图外资料,如心动过速的首发年龄,当首发宽QRS波心动过速的年龄>60岁时,多为室速;首发年龄<40岁时,或为室上速,或为特发性室速。如心梗病史,凡有心梗病史再有心动过速发生时,该宽QRS波心动过速几乎可肯定为室速。有器质性心脏病史、伴严重器质性心脏病的宽QRS波心动过速,多为室速。宽QRS波心动过速中70%~80%为室速,20%~30%为室上速伴差传或束支阻滞。

——心动过速时QRS波的宽度:QRS波的宽度是重要的鉴别指标,要精测该值,测定时不能将前周期的T波误测进去。应强调,同是宽QRS波心动过速,但室速的QRS波更宽;当QRS波时限>200毫秒时,几乎都为室速;仅特发性室速、分支性室速时,QRS波增宽不明显;而室上速合并差传时,QRS波宽度相对窄。还应注意,左室室速的QRS波宽度,常比右室室速相对要窄,因为起源于右室的室速,需要经室内传导才能使左室除极,除极时间相对要长。

——室房分离:室房分离一直是心电图确定室速的重要指标,其诊断的特异性几乎为100%。不幸的是,真正室速时室房分离本身的发生率仅50%,而心室率每分钟>180次时,即使有分离的P波,在心电图显露室房分离的机会也极少,使室房分离的诊断作用大为下降。寻找分离的P波时,应在下壁(Ⅱ、Ⅲ、avF)导联寻找,记录的时间要足够长,并应配合长吸气、长呼气的动作,及其他刺激迷走神经的方法;高度怀疑心电图存在室房分离时,可做食管心电图,食管心电图对室速、室上速的鉴别率几乎为100%。宽QRS波心动过速的频率近每分钟200次,其额面心电轴位于无人区,几乎马上就能诊断其为室速。

——室上性夺获和室性融合波:与室房分离的发生机制一样,当并存与室速分离的窦性心律、其他室上性激动时,激动有可能穿过房室结下传夺获心室,形成室上性夺获或室性融合波。单纯的室上性夺获的心电图诊断容易,因为该 QRS 波与心动过速的宽 QRS 波的差异程度较大,容易识别。但出现室性融合波时,虽然也发生了室上性夺获,但其与同时出现的心动过速的宽 QRS 波融合在一起,结果多数情况时,其与心动过速的宽 QRS 波相比变化较小,而可能被漏诊;尤其当心室率较快时更易漏诊。多导联心电图的同步记录,较有利于室性融合波的检出;此外每个周期 QRS 波的仔细辨别及分析十分重要。还应强调,应用抗心律失常药物治疗时室率减慢的过程中,室性融合波的心电图更易出现。

——额面心电轴:近年来,国内学者在室速伴无人区电轴方面做了大量的工作,所谓无人区电轴是指 QRS 波的平均额面电轴落在 -90°~±180°,也称为电轴极度右偏或左偏。研究认为,当患者窦律时的电轴不在无人区,而宽 QRS 波心动过速发作时出现了这种电轴时,该心动过速只能是室速,而不是室上速合并室内差传。有人研究证明:①右室室速的 QRS 波额面电轴无 1 例落入无人区,而左室特发性室速时 46% QRS 波额面电轴落入无人区;②心电图无人区电轴的特征性一目了然,目测容易,即Ⅰ、Ⅱ、Ⅲ、avF 导联 QRS 波的主波都向下,或Ⅰ、Ⅱ、avF 导联的 QRS 波主波都向下,则可诊断;③无人区电轴在室上速伴差传中无 1 例伴有无人区电轴;④ 不论特发性还是非特发性的左室室速,伴无人区电轴的比例很高。因此临床及心电图医师,不能忽视这一简明而特异性强的室速心电图诊断指标。

——胸前区导联 QRS 波的同向性:室速心电图中约 20% 比例的胸导联 QRS 波主波,均为正向或负向,即为胸导 QRS 波的主波有同向性;右室与左室室速中约各占 10%;因此对室速诊断的敏感性较低,但特异性高达 90%。应用这一指标时应注意:①正向同向性存在时,应和 A 型预激伴室上速鉴别;②负向同向性时,应和心肌梗死或左束支阻滞鉴别。

——QRS 波的特殊图形:宽 QRS 波心动过速时,当 V1 导联的 QRS 波呈类右束支阻滞的图形,并存在兔儿征时(符合前耳大的兔儿征)提示为室速。V1 图形呈类左束支阻滞时,当 V1、V2 导联 R 波时限>30 毫秒,S 波有明显钝挫,RS 间期延长>60 毫秒,称为心电图右室室速心电图的三联征,有人将 V6 导联出现 q 或 Q 波合称为右室室速心电图四联征。应当指出,上述心电图特征在室速时的出现率均有一定限度,当把 7 项指标累计到一起时,心电图诊断室速的概率将明显提高;宽 QRS 波心动过速出现上述多项心电图诊断指标时,室速诊断的特异性将明显提高。上述每一项心电图诊断指标的特异性都有局限,任何一项指标都有例外情况,了解这一事实十分重要,能避免将有意义的心电图诊断指标变为诊断的陷阱。

(8)快速诊断室速的图形法　室速的诊断,从 1978 年的 Vellens 标准、1988 年的 Kindwall 标准,到 1991 年的 Brugada 四步法、2007 年的 Vereckei 四步法、2008 年的 avR 导联新四步法,临床医师和心电生理学家一直在进行着不懈的探索。目前宽 QRS 波心动过速的诊断和鉴别诊断,仍是临床需要紧急处理的一大难题。有人根据室速发生的起源部位不同,体表心电图特异性表现不同,室速起源部位不同,总结出一种快速、简便、准确率较高的诊断室速的新方法-图形法,诊断符合率可达 63.21%,较易被临床医师掌握。图形法判断室速的步骤:

一是观察 V1、V5、V6 导联,可呈右束支阻滞图形(V1 导联 QRS 波主波向上,V5、V6 导联主波向下)或左束支阻滞图形(V1 导联 QRS 波主波向下,V5、V6 导联主波向上),分别代表左室和右室起源室速。

二是分析Ⅱ、Ⅲ、avF 导联主波方向:主波向上则判断为室速;左室起源组主要分为 3 大块,分别是左主干、左前分支、左后分支的分布范围,其中左主干分布范围起源组,因左主干位置较高,表现在心电图上为Ⅱ、Ⅲ、avF 导联主波向上;左前分支分布范围起源组,表现在心电图上为左后分支阻滞图形,Ⅱ、Ⅲ、avF 导联 QRS 波呈 qR 型,即主波向上。左后分支分布范围起源组,表现在心电图上为左前分支阻滞图形,Ⅱ、Ⅲ、avF 导联 QRS 波呈 rS 型,即主波向下。主波向下合并右束支阻滞图形不能明确诊断,合并左束支阻滞图形则进入下一步。右室起源组室速大多起源于右室流出道,表现在心电图上则为Ⅱ、Ⅲ、avF 导联主波向上。

　　三是分析肢体导联：这一步，针对Ⅱ、Ⅲ、avF 导联主波向下的左后分支分布范围起源组作进一步分析，左前分支阻滞图形表现在Ⅰ、avL 导联呈 qR 型，且满足 R avL＞RⅠ，则判断为室速。

　　图形法三部曲不同于 Brugada 四步法、Vereckei 四步法和 avR 导联新四步法的步步独立，而是按照顺序逐步进行。当图形同时满足了所需的几种条件，才可明确诊断室速；若所需的某一条件不满足，则无法明确室速的诊断。图形法主要侧重从室速的不同起源，来分析其心电图图形的特点，只要符合相应的 QRS 波图形特点，就可明确室速诊断，不需要测量、作图、复杂的步骤、记住图形特点和数据，掌握方法后可较快做出判断。

　　图形法仍存在一些无法回避的问题。首先只考虑了室速起源的常见部位，忽略了其他一些起源部位，由此可能导致漏诊。体表心电图定位器质性心脏病起源的可靠性，不如定位特发性室速的可靠性好，从而致使归纳总结的图形特征可能不够全面；要进一步研究。

二、抗室性心律失常药物

　　室性心律失常包括室早、室速、室扑、室颤等。目前对室性心律失常的治疗，主要有药物治疗、非药物治疗。药物治疗仍是治疗室性心律失常的主要手段之一，药物包括抗心律失常药物、有抗心律失常作用的非抗心律失常药物。室性心律失常抗心律失常药物选择，主要根据基础心脏病变、心功能状态、药物不良反应、药物引发的病死率而定。对症状严重的非心脏病室早、室速，大多数患者可首选 β 受体阻断剂、美西律、普罗帕酮。对器质性心脏病室早、室速，首先积极治疗原发病，去除诱发因素，服用适当的抗心律失常药物。

　　1. 室速的药物治疗

　　抗室速的药物分类如下。

　　Ⅰ类：钠通道阻断剂，又分为Ⅰa、Ⅰb、Ⅰc。Ⅰa 类药物有时可应用普鲁卡因胺，一般基本不选用，因为常增加心肌梗死后患者的病死率。Ⅰb 类如利多卡因、美西律不良反应较少，可选用，还有莫雷西嗪、苯妥英钠。利多卡因可用于急性心肌梗死合并室性心律失常、无器质性心脏病的室速，常用剂量 50～100mg 静脉注射，必要时 5～10 分钟重复注射，1h 内不超过 300mg，然后以每分钟 1～4mg 静脉点滴维持。Ⅰc 类普罗帕酮疗效较好，常用 1～1.5mg/kg 稀释后 5 分钟内缓慢静脉推注，必要时 10～20 分钟重复注射；有效后改每分钟 0.5～1mg 静脉滴注。但有抑制心功能的不良反应，心力衰竭、病窦综合征的患者不宜服用；心肌梗死后使用Ⅰc 类药物常增加病死率。还可给予硫酸镁。

　　Ⅱ类：β 受体阻断剂，有其独特的药理作用，广泛的离子通道作用；有中枢抗心律失常作用；能减少猝死；在一些特殊情况下，适用于合并冠心病的室早、室速，可减少心肌梗死后心衰合并室速的猝死率，在无心衰、低血压、严重心动过缓等禁忌证时，可作为首选用药，治标又治本。

　　Ⅲ类：钾通道阻断剂，代表药物为胺碘酮；静脉给予胺碘酮的应用指征包括：一是心衰患者，房颤伴快速心室率，洋地黄无效或效果不佳，静脉注射胺碘酮可控制心室率；二是室速/室扑患者，电除颤及应用肾上腺素后，推荐静脉注射胺碘酮；三是用于血流动力学稳定的室速、多形性室速、起源不清的宽 QRS 波室速；四是难治性室上速、房速、房扑的复律，可用胺碘酮辅助电转复。

　　胺碘酮用法：通常情况下，每 10 分钟 150 mg 静脉注射，必要时 10～20 分钟重复静脉注射，短时间内不超过 5～10 mm/kg。有效后改每分钟 0.5～1 mg 静脉滴注，6 小时；随后每分钟 0.5 mg 静脉滴注。24 小时可达 2 000 mg。口服时，第 1 周每天 0.6 g，第 2 周每天 0.4 g，第 3 周开始改为维持量每天 0.2～0.4 g；或每天 0.6 g，总量达 10 g 后改维持量；需快速起效者每天 1.2～1.6 g，总量达 10 g 后改维持量。胺碘酮是缺血性心脏病、心功能不全患者较为理想的抗心律失常药物，已被一些大型研究证实。胺碘酮与 β 受体阻断剂联用，对缺血性心脏病患者，可减少恶性室性心律失常的发生。

　　决奈达隆是新型 Ⅲ 类抗心律失常药,分子结构与胺碘酮类似,能同时阻断钠通道、钾通道、钙通道(但对不同通道抑制的程度不同),拮抗肾上腺素;主要用于防治房颤等,不良反应较小。决奈达隆对甲状腺影响较小,一般不升高血清 T_4、rT_3 水平,只在最大剂量时水平有轻度升高。决奈达隆分子内的甲磺酰基,降低亲脂性,缩短半衰期,减少药物蓄积,耐受性较好,血清除半衰期为 24 小时。生物利用度为 15％～20％,有明显的肝脏首过效应。与食物同服能提高血药水平 2～3 倍。口服后主要通过肝 CYP3A4 代谢,有抑制 CYP3A4 作用的药物（如酮康唑、钙通道阻断药等）可升高决奈达隆的血水平。决奈达隆中度抑制 CYP2D6,在联用美他洛尔、普萘洛尔时,会升高后两者血水平,故应调整剂量。约 6％决奈达隆经肾脏清除,故其血药水平一般不受肾功能影响。决奈达隆可延长心肌细胞 APD,可扩张冠脉,口服能预防阵发性室速、室颤,可治疗其他药物无效的阵发性室速/房扑、合并预激综合征的房颤、持续性房颤,控制心室率;可在房扑电转复后维持窦性心律,能预防房颤再发,减少住院率、死亡率。用于Ⅱ～ Ⅲ 级 CHF(治疗前 3 个月 CHF 无加重)患者较安全。但尚要进一步研究。

　　有效中止室速药物的选择方法还包括:①利多卡因,用于无器质性心脏病室速、缺血性心脏病室速;②普鲁卡因胺,用于非缺血性心脏病室速;③胺碘酮,是心功能不全时的唯一选择;④右室流出道室速可选用 β 受体阻断剂;起自间隔部的特发性左室室速,维拉帕米常有效。预防心梗等相关的室速,用倍他乐克、胺碘酮。恶性、顽固性室性心律失常,常需要不同类、不同作用机制的抗心律失常药物联用。

　　在不少国家,不允许应用静脉索他洛尔、普罗帕酮、氟卡尼治疗宽 QRS 波室速;普罗帕酮、氟卡尼用于缺血性心脏病时死亡率较高、尽量避免使用。值得提出的是,所有抗心律失常药物,均有不同程度负性肌力作用。对心功能不全、心衰合并室速的患者,普罗帕酮、维拉帕米、索他洛尔等常不宜使用。很多抗心律失常药物有致心律失常的不良反应,包括快速性心律失常的扭转性室速、缓慢性心律失常的房室传导阻滞等,因此应用时要权衡其治疗作用与不良反应。抗心律失常药物是一把双刃剑,一方面能抑制心律失常;另一方面可促进心律失常。

2. 分支性室速的治疗

　　束支折返型室速(BBRVT)分支性室速(FVT)、伴 QRS 波不增宽者较少。分支性室速常起源于左后分支的期前收缩,沿左后分支逆传,再沿右束支、左前分支下传,因仍经传导组织传导,故 QRS 波群宽度正常或稍增宽。分支性室速患者平均年龄为 28.7 岁;多无器质性心脏病证据（但反复发作心动过速数年,可引起心肌继发性损害）;心电图呈 RBBB 伴 LAFB 或 LPFB 图形,QRS 波时限 130 毫秒,常见室房逆传;心动过速终止后可出现电张调整性 T 波变化;食管调搏和心室刺激,常可诱发或终止分支性室速。国内学者发现,室速呈不完全右束支阻滞(RBBB),加左前束支阻滞 (LAFB)或左后束支阻滞(LPFB)图形,分别可判断为起源于左后分支性室速或左前分支性室速。有人报道,13 例分支性室速中 9 例为 RBBB 伴 LAFB,起搏点位于左后分支;4 例为 RBBB 伴 LPFB,起搏点位于左前分支。11 例存在室房传导,考虑分支内起搏点位置靠近希氏束,能通过房室结逆传至心房。部分患者心电图某些导联的 T 波倒置,为电张调整性 T 波变化,与心室激动顺序变化、激动状态时限改变相关。药物治疗异搏定敏感性分支性室速时常首选为异搏定(维拉帕米),有效率 95％,可抑制钙离子内流、早期后除极、迟发后除极,减少触发活动,消除慢传导组织的折返环。若药物治疗无效并伴有血流动力学障碍,则应施行直流电复律。根治方法为导管射频消融,可永久性消除分支折返环。

3. 束支折返型室速的治疗

　　束支折返型室速(BBRVT)是一种特殊类型的持续性单形性室速,由希-浦系统大折返引起。束支折返性室速多见于扩张型心肌病。治疗同一般室速,对射频消融治疗效果好。通常发生在器质性心脏病的基础上,如扩张型心肌病(约占 50％)、心瓣膜病、缺血性心肌病、心肌炎,偶见于肥厚型心肌病、Ebstein 畸形、室内传导阻滞而无器质性心脏病的患者(可能系单纯希-浦系统病变者)。

临床表现:束支折返性室速多见于中老年男性扩张型心肌病患者,年龄多在50～70岁,心动过速发作时,心动过速的频率较快,一般在每分钟200次以上,绝大多数患者有较严重的器质性心脏病,心功能常有不同程度的恶化,一旦束支折返性室速发作,患者常有明显症状,如心慌、胸闷、胸痛、黑矇、晕厥,甚至发生心脏性猝死。体格检查主要是原有心脏病的体征,束支折返性室速发作时,常出现心功能不全的体征。

束支折返型室速的心电图特点:它表现为持续性单形性室速,发作时QRS≥0.12秒,常可出现室房分离;大多呈左束支阻滞图形。因为束支折返激动最常见的是QRS呈左束支阻滞图形,即激动经左束支逆传至希氏束,再由希氏-右束支系统前传至心室。少数患者的QRS波呈右束支阻滞图形,激动经右束支逆传至希氏束而前传经左束支至心室。心室率不快,常可自然终止,但易复发。在能诱发出束支折返型室速者的常规心电图上,窦性心律时,常有室内传导延迟的表现,常是非特异性室内传导延迟,也可表现为典型的左束支阻滞或右束支阻滞图形;这种图形并非肯定某侧束支真正发生了阻滞,而有可能是其传导延迟的程度,是使室上性激动沿对侧束支下传而引起心室激动。一侧束支的前向传导完全阻滞时,其逆向传导仍可正常,所以仍可能发生持续性束支折返。

电生理检查特点:束支折返型室性心动过速在希氏束电图上的特征是H-V间期延长。其电生理检查特点如下:发作时QRS时间≥0.12秒:多呈左束支阻滞型,少数呈右束支阻滞型。常可出现房室分离。窦性心律时:基础H-V间期有一定程度的延长,约为60毫秒或更长。心动过速时:每个V波前有希氏束电位(H波)和(或)右束支电位(RB波),H在RB之前,典型顺序是V-H-RB。若是罕见的C型束支折返,则每个V波前有H波和(或)左束支电位(LB),H在LB前,典型顺序是V-H-LB。心动过速时的H-RB间期短于窦性心律时的H-RB间期,而RB-V间期应≥窦性心律时的RB-V间期。若是C型,则心动过速时的H-LB间期短于窦性心律时的H-LB间期;而LB-V间期则≥窦性心律时的LB-V间期。必须有临界程度的希-浦系统逆向传导延迟才能发生心动过速。心动过速时的H-V间期大于或等于窦性心律时的H-V间期:一般前者比后者长10～30毫秒,很少超过50毫秒。心动过速时,H-H间期的改变发生在V-V间期改变之前。房性期前搏动若能引起希氏束波(H)以下的阻滞,则应能终止心动过速。室性期前刺激可诱发或终止束支折返型室性心动过速。消融右束支能治愈束支折返型室性心动过速。常可出现房室分离。在每一个QRS波前心腔内心电图可记录到希氏束电图或右束支电图。

诊断:呈持续性束支折返型室性心动过速发作时QRS时间≥0.12秒,多呈左束支阻滞图形,少数呈右束支阻滞图形。常可出现房室分离。室性心动过速时V-V之间有H波,H-V间期长于窦性心律,可延长达80毫秒。电生理检查易诱发室性心动过速。通常发生在有器质性心脏病基础者,多见于扩张型心肌病。

鉴别诊断:伴有房室分离的宽QRS波心动过速,其心室波(V)前有希氏束电位(H),应疑及束支折返型室性心动过速。仔细分析希氏束各束支的激动顺序是做出诊断的关键。应与以下心动过速鉴别:心肌内起源的室性心动过速是最常见的室性心动过速,折返环在心室肌内;最常见于急性心肌梗死或室壁瘤患者。室上性心动过速,常伴室内差异性传导。心房-分支型折返激动性心动过速,即经Mahaim房室旁束的折返激动,能引起室性心动过速。发生在正常心脏的QRS波可呈左束支阻滞型室性心动过速,亦即是特发性室性心动过速。分支型室性心动过速,可呈单纯分支阻滞的QRS波图形,心动过速时的H-V间期显著短于窦性心律的H-V间期。

治疗:选用Ⅰ、Ⅲ类抗心律失常药物。电击复律(100～150J)有效。程序期前刺激可终止。但也有报告食管心房调搏超速抑制或程序期前刺激不能终止室性心动过速。射频消融右束支,是治疗束支折返型室性心动过速的首选疗法,安全可靠、成功率高,可根治。积极治疗其原发疾病是预防束支折返性室性心动过速的根本性措施。避免精神紧张;室内保持清静,避免噪声和不良刺激。用语言安慰患者,使患者树立战胜疾病的决心和信心。饮食适当,保持大便通畅;起居有节,禁止烟酒。

电击复律术:在下述情况下,应首选此法:①患者意识丧失 应立即行心肺复苏术及迅速的电复律术。开始用100～200 J的电击能量行同步直流电电击。大多是有效的。如果低于100 J易于促使室性心动过速加速,而不是终止室性心动过速。如开始的电击能量无效,可用最大能量300～400 J重复电击。如仍无效,应怀疑有代谢性或电解质紊乱,或抗心律失常药物的致心律失常毒性作用存在,应立即予以纠正;②患者意识未丧失而有明显症状和体征的持续性阵发性室性心动过速,表现为低血压、脉搏明显减弱或不能触及或心功能不全者,应迅速给予作用迅速的全身麻醉剂,然后行同步直流电击。使用的电击能量及方法同上所述;③对室性频率每分钟＞200 次随时有发生心室颤动危险者,或已有心室颤动发作过,应首选同步直流电转复(能量为100～200 J),应同时配合利多卡因治疗;室性心动过速频率过快、心室波宽大而畸形、近似心室扑动形状者,应用非同步电击复律(因此时用同步电击复律不放电);④发作持续时间过长已超过2小时者;⑤室性心动过速患者已用大剂量药物治疗无效者。患者意识清醒时如需电击应给予快速作用的全身麻醉,然后再行电击复律。

药物治疗:对耐受好的持续性阵发性室性心动过速患者,心室率每分钟＜200 次时,可选用药物治疗。适用的药物如下:①利多卡因,为弱碱性,在酸性条件下容易成游离状态。因此在急性心肌梗死局部心肌细胞存在酸中毒的情况下,其作用可显著增强;②胺碘酮,当利多卡因无效时可选用静脉推注胺碘酮;③普鲁卡因胺,当利多卡因无效时可选用,也有主张首选本药。当普鲁卡因胺无效时,应选用ⅠB类或ⅠC类药,而不必改用或加用其他ⅠA类药;ⅠC类药物如氟卡尼、劳卡尼、恩卡尼(英卡胺)或普罗帕酮(心律平),都可选用;但如患者心功能不良、射血分数(EF)低于0.30者不用或慎用ⅠC类药物;不能用丙吡胺,如无效可用胺碘酮静脉推注;④β受体阻断药;⑤索他洛尔适用于急性心肌梗死合并室性心动过速者。索他洛尔在心率减慢时使Q-T间期延长加剧,需监测心率及Q-T间期;当与延长Q-T间期的药物合用则会增加多形性室性心动过速的发生,如与胺碘酮、钙通道阻断剂、抗高血压药、抗心律失常药合用则增加索他洛尔的β受体阻断作用;⑥硫酸镁对部分患者有一定疗效;⑦托西溴苄铵(溴苄铵)和维拉帕米,由于它们有明显的扩张血管作用,可引起重度低血压,故通常不用这两种药物。

伴随因素的纠正:如缺氧、低血压、酸中毒、心力衰竭等。有时伴随因素纠正,室性心动过速即自行转复。如系低血钾引起应立即补钾。

心室起搏:对药物治疗无效而又不宜电复律的持续性室性心动过速患者,可采用此法。一般采用经静脉右心室起搏,以程序期前刺激和(或)短降快速起搏(超速起搏)治疗。如单用心室起搏未能终止,可在加用一种抗心律失常药后,再次起搏则较易终止持续性室性心动过速。

植入ICD:具有起搏、复律、抗心动过速、除颤四项功能。绝对适应证:认为必须植入者:①病因不可逆,晕厥已被证实系室性心动过速/心室颤动引起,无有效的药物防治;②室性心动过速/心室颤动长期药物治疗,患者不能耐受;③虽已接受药物、手术或消融治疗,但电生理检查仍能诱发室性心动过速/心室颤动者。相对适应证:①室性心动过速/心室颤动药物治疗有效,但难以预测远期治疗效果;②原因不明性晕厥,电生理检查能诱发室性心动过速/心室颤动,对晕厥无其他原因可解释,药物治疗难以奏效者。认为可植入ICD,但尚有意见分歧。

持续性阵发性室性心动过速的外科治疗:由于导管射频消融的广泛开展和其显著的疗效,所以外科手术治疗除某些特殊情况(如室壁瘤导致)外已很少开展。导管射频消融(RFCA)已广泛开展,疗效达71％～90％。

4. 扭转型室速的治疗

扭转型室速是介于室速与室颤之间的一种室性心律失常,是特殊的多型性室速,发作时QRS的振幅、波峰呈周期性改变,状态如围绕等电线连续扭转而得名。频率为每分钟200～250 次,QT间期常超过0.5秒,U波明显;室早落在其前面的T波,可引发室速。发作时心排血量锐减,有明显血流动力学改变,可致晕厥、抽搐、猝死。电解质紊乱(低钾、低镁)、酸碱失衡、Ⅰa/Ⅰc类药物使用不当、应用吩噻嗪/三环类抗抑郁药、颅内病变、Ⅲ度房室传导阻滞、肾脏病变、蛛网膜下腔出血、交感失衡、基因突变等时,易引发扭转型室速,常有心肌复极延迟、不同步、离散度增高,形成折返激动、触发活动。

紧急处理:撤掉所有可能诱发扭转型室速的药物、诱因,抑制早期后除极,提高基础心率等;利多卡因是纠正室性心律失常的首选药物,可降低心肌自律性,降低传导速度,缩短动作电位时间、不应期、复极期;还阻断钠离子内流,抑制早期后除极。利多卡因可合用硫酸镁2g,稀释到40ml,慢静脉注射;然后每分钟8mg利多卡因静脉滴注。异丙基肾上腺素可加快基础窦性心率、室内传导、复极,使心室复极同步,降低复极离散度。异丙基肾上腺素合用利多卡因,不良反应相互抵消,能有效终止扭转型室速;适应证为:扭转型室速确由获得性长QT引起;有相应的心动过缓;扭转型室速有间歇依赖性;心脏起搏不能马上实施。

补钾离子已成常规,无须等待电解质检查结果。临时性房、室起搏,能提高基础心率;可应用于防治扭转型室速。须综合抢救治疗。如转为室颤,可电复律、人工呼吸、心脏按压。Ⅰa/Ⅰc/Ⅲ类药可使QT间期更延长,故不应使用。对QRS波酷似扭转型室速、QT间期正常的多型性室速,可按单型性室速治疗,给予常规抗心律失常药物。

5. 新抗室性心律失常药物

近期一系列不含碘的苯并呋喃衍生物被合成出来,如决奈达隆等,但还要进一步研究。一些新抗室性心律失常药物,能对抗心肌分子重塑,有离子通道阻断剂塞利瓦隆、维纳卡兰、雷诺嗪;非离子通道阻断剂(GsMtx4);缝隙连接通道调节剂(Rotigaptide)等。

2014年有人系统评价维纳卡兰转复房颤的有效性及安全性,检索PubMed等医学文献数据库,收集至2013年6月公开发表的关于维纳卡兰治疗房颤或房扑的前瞻性对照研究,按照预先设定的纳入和排除标准选择文献,采用Jadad评分量表对纳入的文献进行质量评价,使用统计软件进行Meta分析,结果有7篇前瞻性临床研究满足纳入标准,总共1133例房颤、房扑患者(其中维纳卡兰组668例,对照组465例),结果显示:维纳卡兰组房颤转复率明显高于对照组(38.3%:14.1%),尤其是在新发房颤患者当中其转复率可达52.2%(95%CI:46.9%~57.4%),中位转复时间为11分钟。对持续房颤维纳卡兰的转复率为8.3%(95%CI:3.1%~13.6%)。房扑终止率为2.6%。尽管维纳卡兰延长QRS波时限和QT间期,但在观察期内未增加主要不良心血管事件风险。现有循证医学证据显示,维纳卡兰可安全、有效、快速地转复新发房颤,但对房扑转复效果不显著。

缝隙连接通道调节剂(Rotigaptide)的抗心律失常肽,代表新一类合成的抗心律失常药,其作用是增加心肌细胞间缝隙连接的通讯,可预防代谢应激引起的心房传导速度(CV)减慢和迅速逆转CV,对慢性心房扩大引起的房颤,有抗心律失常效应,安全性较好。

6. 有抗心律失常作用的非抗心律失常药物

抗心律失常作用是近年来研究的热点,临床研究证实,对缺血性心脏病同时辅以他汀类药物治疗,可减少室性心律失常的发作。心功能不全室性心律失常患者,联用AECI/ARB,可减少室性心律失常发生。

三、室速的非药物治疗

室速的非药物治疗主要有埋藏式心律转复除颤器(ICD)、电复律、导管射频消融治疗、颈胸部交感神经切断术等。

1. 室速的电复律治疗

可应用于血流动力学不稳定室速者、血流动力学稳定而经药物转复无效者、房颤伴房室旁路前传者。使用同步电复律,能量选择为150~200J。洋地黄中毒者的室速是电复律的禁忌证。

心室电风暴(交感风暴)指 24 小时内自发、反复发生室速/室颤≥2 次,需要立即行电复律、电除颤、应用抗心律失常药物等,可见于心脏病或非心源性疾病者,可能机制为交感神经过度激活、β受体的反应性增高、希浦系统传导异常所致。其发病突然、病情危重、死亡率高、预后恶劣。有适应证者置入 ICD、进行射频消融等治疗可改善预后,在室速中的发病率为 10%~25%。

常见病因和诱发:心室电风暴主要见于器质性心脏病、非心源性疾病、医源性(如置入 ICD后)、遗传性心律失常等,有明显增加心脏电不稳定性的因素,诱因包括心肌缺血、急性冠脉综合征、急性心衰、交感神经系统功能失衡、电解质紊乱、颅脑损伤、躯体或精神应激、电解质紊乱、遗传性心律失常/抗心律失常药物致心律失常等;有人发现,急性冠状动脉事件占 14%,电解质紊乱占 10%,心衰失代偿占 19%,其他或无明确原因占 57%。研究表明,心室电风暴易发生于低 LVEF (0.30)及应用 Ⅰa 类抗心律失常的患者。心室电风暴的发病机制可能有交感神经过度激活、β受体的反应性增高、希浦系统传导异常。

心室电风暴的临床特点:患者常突然起病,急剧恶化,电风暴可发生在任何时间,与心电不稳定性增强相关。突出表现有以下症状:

——反复发作性晕厥是本病特征。多数患者因晕厥入院,晕厥时常伴有意识障碍、胸痛、胸闷、呼吸困难、血压下降(早期可升高)、发绀、抽搐等,甚至心脏停搏和死亡。心电记录到反复发作性的室速或室颤。常规治疗药物如胺碘酮、普卡胺等无效或疗效不佳。

——交感神经兴奋增高的表现,有血压增高、呼吸加快、心率加速等。

——室速发作常不能自然终止,需要进行电转复和电除颤治疗。

——器质性心脏病者有相应的基础疾病的体征,如心脏增大、心脏杂音、心律失常等。无器质性心脏病者,多有焦虑症状等;遗传性心律失常患者有家族史。

心室电风暴的心电图特征如下:

——预兆表现:①发生前常有窦率升高,单形、多源或多形性室性期前收缩增多,可呈单发、连发、频发,当室早偶联间期逐渐缩短时,可出现 R-on-T 致室速或室颤,随后有 ST-T 段改变,室早可伴 ST 段呈巨 R 型抬高或 ST 段呈墓碑型抬高,缺血性 ST 段可显著抬高或下移,T 波较前增高或增深、新出现 U 波异常等。②原发性(遗传性)病的表现更加明显,如有原发性心电疾病可出现 QTc 间期更长或更短,Burgada 波、Epsilon 波或 Osborn 波更显著等。③获得性离子通道病可出现大瀑布样 T 波、T 波电交替、U 波电交替等。④ 晕厥伴有室性期前收缩患者,可合并 Ⅲ 度房室传导阻滞伴室性逸搏心律、束支与分支阻滞或 HV 间期延长、H 波分裂等。

发作时的表现:主要为自发、反复发生的室速或室颤,室速可以是扭转性室速或多形性室速,也可能是单形性室速、室颤。室速频率一般在每分钟 250~350 次,心室节律不规则。每例患者发作持续的时间、间隔时间、频率等差异较大,这可能与每例患者的病因、诱因、发作机制等不同相关。室速或室颤反复发作时,电转复效果不佳,静脉应用 β 受体阻断剂可有效终止室速或室颤。

心室电风暴的救治处理:包括发作时的救治、稳定期的治疗、针对基础心脏病和诱因的治疗。

电除颤和电复律:在心室电风暴发作期,尽快进行电除颤和电复律,是恢复血流动力学稳定的首要措施,尤其对室颤、极速型多形性室速等患者更为重要。但过度频繁实施易致心肌细胞损伤、凋亡,导致心功能衰竭,加重心律失常的发作。因此在治疗心室电风暴时,不能完全依赖电复律,须将电复律与药物治疗结合。在心律转复后,必须进行合理的心肺脑复苏治疗,保证重要脏器血供。

药物治疗:抗心律失常药物的应用,能有效协助电除颤和电复律,控制心室电风暴的发作、减少复发。有人推荐应用:

——首选 β 受体阻断剂(常选用美托洛尔),2006 年 ACC 等的《室性心律失常的诊疗和 SCD预防指南》指出,静注 β 受体阻断剂为治疗心室电风暴的有效方法。使用时应注意:①及时给药,能使控制病情所需的剂量降低;②短时间内达到 β 受体的完全阻滞;③剂量个体化,应用剂量应结合患者体质量、对药物的敏感性、临床情况等综合考虑。

——次选为胺碘酮，必要时β受体阻断剂、胺碘酮联用。

——无器质心脏病患者由极短联律间期室早引发的电风暴、电转复无效、常规治疗室速的药物也无效时，应用维拉帕米可取得疗效。

——Brugada综合征发生电风暴时首选异丙肾上腺素，在病情稳定后，可选用口服异丙肾上腺素、异波帕胺、磷酸二酯酶抑制剂西洛他唑等。

——原发性短QT综合征首选奎尼丁，次选氟卡尼或维拉帕米。

——早期复极综合征发生心室电风暴伴心率缓慢时，一般可选用异丙肾上腺素等。

植入ICD及导管射频消融：植入ICD是目前治疗和预防心室电风暴发作的最佳的非药物治疗方法，尤对不能完全驱除电风暴病因（如遗传性离子通道病等）的患者更为重要。研究表明，高危心脏病患者植入ICD能提高生存率，能减少30％～54％的死亡风险。2006年研究表明，ICD较胺碘酮能减少死亡。已植入ICD发生电风暴者，还应酌情调整ICD的相关参数和联合应用抗心律失常药物，才能使ICD发挥更好的效能。对药物难治性电风暴，可进行导管射频消融，常能使心室电风暴即终止，能挽救生命，改善预后。交感神经节切除术、心脏移植等治疗心室电风暴尚在研究之中。

针对病因及诱因的治疗：如治疗急性心肌缺血、心衰加重、电解质紊乱、精神与躯体的应激等病因或诱因。

——心肌缺血：是心室电风暴发生的主要原因，及时的缺血心肌再灌注治疗，对冠心病急性心肌梗死且有适应证者，给予经冠脉内介入治疗或冠状动脉搭桥，可改善缺血性心室电风暴的病理基础，有效治疗心室电风暴。

——心力衰竭：应用肾素-血管紧张素系统拮抗剂、交感-肾上腺系统拮抗剂、瓣膜性心脏病的瓣膜矫治、抗焦虑消除精神障碍、纠正电解质紊乱和酸碱平衡失调、驱除医源性致病因素等，常可使心室电风暴易于纠正和防止再发。

2. 室速的ICD治疗

ICD治疗的Ⅰ类建议适应证包括：

——一级预防适应证，包括心肌梗死后40天，LVEF＜35％，心功能Ⅱ级或Ⅲ级；心肌梗死后40天，LVEF＜30％，心功能Ⅰ级；心功能Ⅱ级或Ⅲ级，LVEF＜35％的非缺血性心肌病患者。

——二级预防适应证，包括非可逆原因导致室速或室颤所致的心脏性骤停；心梗后非持续性室速，LVEF＜40％，电生理可诱发持续性室速；伴有器质性心脏病持续性室速；原因不明的晕厥，电生理检查诱发，有时可血流动力学不稳定室速。

ICD治疗的Ⅱ类建议（ICD治疗是合理的）适应证包括：服用β受体阻断剂；仅出现晕厥和室速的长QT综合征；心室功能正常的持续性室速；原因不明的晕厥伴明显左室功能障碍；非缺血性扩张性心肌病；致心律失常性心肌病；肥厚性心肌病；有一项以上主要SCD危险因素。

ICD植入术是目前首选治疗方案。美国每年有数十万患者由于室颤、室速而发生心源性猝死，ICD的应用能有效控制恶性心律失常的发生；但频繁放电所引起的ICD电风暴，不仅缩短了ICD使用寿命，有时还能增加患者死亡率。

3. 导管射频消融

导管射频消融术发展快速，能有效控制、去除室颤、室速，尤其是特发性室速的治愈率已达90％，为一线治疗方案；主要应用于症状明显、药物疗效欠佳、持续性、无休止的室速。

（1）标测　为了明确室速的起源，首先要对患者心电活动进行标测。以往认为，血流动力学不稳定（常有瘢痕折返激动）是对室速进行直接标测的禁忌证，会直接影响导管射频消融治疗效果；现在认为，可进行基质标测、多电极导管标测。在窦性心律或起搏心律时进行基质标测，可确定低电压区。能对低电压区边缘进行起搏标测、寻找心室舒张期电位、拖带标测、标测瘢痕组织等，有助于明确折返环的出口、峡部,从而在不诱发室速的情况下,能明确室速的发生机制,指导导管射频消融治疗。虽然有一些关于器质性心脏病室速折返环的研究,但定量分析资料还很少;有人对心肌梗死后室速导管射频消融靶点图,进行定量分析,证实内折返环为主环的室速占30%,外折返环为主环的室速占70%;对外折返环为主环的室速分析证实,慢传导区的传导时间,为正常传导区的3.7倍,慢传导区的传导占整个折返环的71%。这为制定标测方法、应用导管射频消融,提供了参考依据。

尽管有上述种种标测方法,但有时还是需要诱发室速,以便更好地评估消融手术效果;有时消融中会自行发生室速,这时同样有生命危险。有人在室速导管射频消融中,经皮放置微循环血流泵,保证室速发生时也能维持血流动力学稳定,结果患者虽在术中可发生室速,但血流动力学始终稳定,能减少短期并发症。

(2)导管消融治疗 目前导管射频消融已应用于治疗特发性室颤、长QT综合征、Brugarda综合征、心肌缺血的室颤等。对普肯耶电位所诱发的室早进行标测消融,能控制特发性室颤;在一项研究中,有人对特发性室颤进行导管射频消融治疗,随访5年,成功率达82%,能消除普肯耶传导系统的室早触发灶,能有效控制室颤的复发;有人证明,导管射频消融治疗在合并急性冠脉综合征的特发性室颤患者中同样有效。局灶兴奋起源的特发性室速,如左室流出道起源、主动脉瓣起源、二尖瓣环起源的特发性室速,常与左室前乳头肌介导的触发活动相关,导管射频消融有效。由于病灶位于较深层的心肌组织及乳头肌易收缩,会引起射频消融导管难以稳定贴靠,操作较困难。用激动标测明确病灶部位、结合冷盐水大头导管或8mm导管射频消融,是治疗局灶兴奋起源的特发性室速的较佳选择,但导管射频消融时,应防止心肌穿孔等并发症。有人发现,在对左室前乳头肌相关特发性室速进行导管射频消融时,可诱发室颤,可能与透壁导管射频消融引起左室乳头肌产生心动过速基质相关。

如果室速起源于位置较深的室壁或心外膜,心内膜消融常无法起效。研究表明,超过30%的非缺血性心肌病室速,及10%～30%的心肌梗死后室速,起源于心外膜。通过几种特征性的心电图表现,并结合患者的病史,可初步判断室速是否起源于心外膜。有人对心内膜导管射频消融无效的室速患者,实施经皮心外膜导管射频消融,结果令人满意。有人对致心律失常性右室心肌病合并室速的患者,使用心外膜标测导管射频消融技术,也取得满意结果。

心外膜导管射频消融也存在一些问题,由于缺乏循环血液的冷却,导管射频消融时常不能达到理想温度,可影响手术结果。冷盐水导管可在心外膜导管射频消融时,改善消融效果,这时必须每15～20分钟引流一次心包腔中的液体,以免导致心包填塞。

冷冻导管射频消融也是较好的选择。某些心梗后室速患者,可能需要心外膜消融。一些扩张型心肌病患者,可能有导致室速产生的心外膜疤痕。在选择性患者中,与心内膜消融相比,心外膜消融可能室速复发率较低。心外膜消融可能也适用于心律失常性右心室发育不良患者。近年德国报道,59个室速患者中,3/4患者能心外膜标测,心外膜消融能在一半以上的既往治疗失败的患者中获得成功。心外膜导管射频消融最大的问题是,心外膜脂肪组织可阻碍射频消融导管与心肌贴靠、能量传递;病灶靠近心外膜冠脉时,可导致一些并发症。美国有人利用光学相干层析术,来区分不要消融的心肌,再消融病理性心肌,使射频消融导管与心肌贴靠;该方法有望将来应用于临床。有人研究心外膜消融的安全性,2001到2007年入选134例室速患者,共发生8次主要不良事件,有心包腔出血、冠脉狭窄闭塞、心包炎、迟发性心包填塞等。心外膜消融、同时行心内外膜消融,急性、延迟的并发症发病率为5%、2%。

(3)三维标测系统 导管射频消融治疗室速/室颤一直都是治疗中的难点,血流动力学较不稳定、心室壁较厚、较难实现透壁导管射频消融、常有较复杂的发生机制,都增加导管射频消融难度。CARTO、Ensite3000等三维标测系统的应用,可减少手术时间,降低医患受辐射量,在三维重建时,能将模拟图与CT、MRI、实时造影图像进行整合,以缩小误差,可使术者对心室结构认识更清楚、直观，能更快更好完成手术。

有学者尝试将三维重建、模拟图像，与心脏内超声、PET 整合，甚至直接用心脏内超声重建电解剖图，得到满意结果。磁导航标测系统，已让远程电脑操控射频消融导管成为现实，这使导管操控更简便、精准，且缩短术者暴露于辐射的时间。

目前有人已将三维标测系统应用于室速的导管射频消融，结果满意。由于 MRI 对脂肪组织、疤痕组织有较高的敏感度，将来可在术中直接运用 3D - MRI 检测消融灶，以达到更好的手术效果，能评估消融的有效性。随着诊疗技术的进步，现在可对从前无法标测的室颤/室速（血流动力学不稳定性室速、多形性室速等）进行导管射频消融治疗，治疗成功率已提高。

（4）室速中 ICD 与导管射频消融合用　近年来对导管射频消融，尤其是三维标测系统引导下的心梗后瘢痕基质导管射频消融、能否降低 ICD 放电、改善预后，进行了多个研究。2007 年有人的研究显示，对 128 例心肌梗死后自发的室速、室颤患者，随机分为 ICD＋导管射频消融组、ICD 组，结果 ICD＋导管射频消融组可降低 ICD 放电 71％，死亡率无明显差异，能减少 ICD 放电次数。

德国有人发现，在合并稳定性室速、陈旧性心梗、低 LVEF 的患者中，ICD 植入前预防性应用导管射频消融术，可延长从 ICD 植入到室速复发的时间（18.6 个月：5.9 个月）、减少术后 2 年内的 ICD 放电次数，可能改善患者症状、提高生活质量；提示导管射频消融是治疗陈旧性心梗后室速的有效方法。研究提示，对心梗后左心功能不全伴稳定室速的患者，应考虑在植入 ICD 前予以导管射频消融治疗；但室速成功导管射频消融后，是否还需安装 ICD，还要进一步研究。对特发性室速，导管射频消融治疗是一根治性治疗方法。

近年来三维标测的应用，已使得器质性心脏病室速的导管射频消融治疗得到改观，适应证包括：①室速易由程序刺激或 Burst 刺激诱发；②结构正常的室速或已明确心梗疤痕引起的室速；③室速表现为一种固定 QRS 波形；④室速能很好耐受，符合以上条件的室速有右心室流出道室速、特发性左室室速、血流动力学耐受的梗死相关室速、束支折返室速等。非缺血性心肌病室速、多形性室速，一般需采用三维标测系统。

四、他汀类的抗室性心律失常作用

目前非抗心律失常药物的抗心律失常作用（ACEI、ARB、他汀等）研究较多，但对其作用机制的了解还不充分。他汀类能降低患者血清胆固醇水平，可降低室颤发生率，减少冠心病患者植入 ICD 后的不恰当放电次数。

1. 他汀类抗室性心律失常的循证医学研究

（1）他汀与非缺血性心脏病室性心律失常　有人研究他汀类治疗 150 953 例患者，发现对非缺血性冠心病、心肌病的患者，能减少 31％室速/室颤/心源性猝死的发生，促进表达 Gαi 蛋白，兴奋副交感神经，降低心室兴奋性，抗心律失常；能保护心脏，延长心室不应期，使刺激不易诱发室速/室颤/心源性猝死。

有人分析他汀类治疗 1 000 例急性冠脉综合征患者，发现发病前给予他汀类，会降低室速、室颤的发病率。有人研究接受他汀类治疗的 17 636 急性冠脉综合征患者，室速、室颤、房颤、心脏骤停、死亡的发生率降低，提示他汀类能用于冠心病患者的一、二级预防。有人研究他汀类治疗急性心肌梗死，早期给予他汀类，可减少患者的室速/室颤/心源性猝死的发生，能抗局部心肌缺血，减少心源性休克、其他心律失常、心脏性猝死、心脏破裂、不良心血管事件的发生。有人研究他汀类治疗 ST 段抬高性心肌梗死（STEMI）后发生的非持续性室性心动过速（NSVT），发现未接受他汀类治疗的患者中，STEMI 后发生的 NSVT 常伴 1 年内的病死率升高，提示他汀类可降低相关病死率。

（2）他汀类与缺血性心脏病植入 ICD 后室性心律失常复发　有人将 281 例植入 ICD 的冠心

病患者,分为他汀类组和未服用组,随访 10 个月,发现他汀类组室性心律失常发作次数、电击次数明显减少。有人对 654 例植入 ICD 的冠心病患者,随访 17 个月,服用他汀类时间占总随访时间 90%～100% 的患者 386 例为 A 组,11%～89% 的患者 116 例为 B 组,0～10% 的患者 152 例为 C 组,结果显示,A 组患者室速/室颤/心脏性猝死的发生率明显降低。

(3)他汀类与非缺血性扩张型心脏病的室性心律失常 有人观察他汀类治疗 458 例植入 ICD 的非缺血性扩张型心肌病患者,发现使恶性室性心律失常的死亡危险明显降低,他汀类耐受性较好,很少致心律失常,其抗室性心律失常的获益优于风险,可减少治疗室速/室颤的电击强度、次数,减少病死率,增加 ICD 除颤率。有人分析他汀类治疗 699 例左室射血分数 ≤35%、植入 ICD 的扩张型心肌病患者,结果显示,他汀类组室速、室颤的电击次数明显较少,生存率随之提高;他汀类治疗能减少发生室性心律失常。近期的荟萃分析揭示,他汀类可减少缺血性/非缺血性心脏病患者及植入 ICD 患者发生室性心律失常、心脏性猝死等,使他汀类在室性心律失常治疗中的地位更加坚固。

2. 他汀类药物抗室性心律失常机制

(1)调节胆固醇水平 研究发现,血清高水平胆固醇,与心律失常相关,能使室颤、室速发生率增高;血清高水平胆固醇,与缺血再灌注损伤引发的室性心律失常相关。血清高水平 HDL,可使室性心律失常的发生率降低。他汀类通过抑制 HMG-CoA 还原酶,能降低血清胆固醇水平、升高血清 HDL 水平、减少室性心律失常如室颤的发生,能减少高胆固醇血症诱导的心脏神经重构、电重构。缺血再灌注前给予普伐他汀,能降低缺血再灌注损伤后室速、室颤的发生率。

(2)他汀类有多效性抗室性心律失常作用 ①降低心室晚电位 VLP:心室晚电位指,出现在 QRS 波群终末/ST 段内的一种高频、低振幅、多形性碎裂电活动,是心室某小块心肌延迟发生除极产生的电活动,是心室内折返的标志,为室速、室颤的预测指标。他汀类可降低心室晚电位,减少室性心律失常的发生。有人在入院 6 小时内给予溶栓治疗患者普伐他汀 40mm,然后每天均给予 40mm,对照组仅给予普通治疗;结果发现,普伐他汀组室性心律失常/心室晚电位的发生率、病死率明显降低。

②改善心肌的电生理特性:研究表明,心肌的电生理特性异常,包括心脏迷走神经张力下降(可促进心脏性猝死)、心率变异性下降、跨膜离子通道性质改变等,可诱发室性心律失常;心率变异性反映迷走神经张力,心率变异性降低是心律失常事件、心脏性猝死的预测因素。他汀类能提高心率变异性、促进表达 Gαi、增加迷走神经张力,降低心室肌的心律失常易感性,抗室性心律失常。

③调节离子通道作用:他汀类通过改善心室肌细胞电生理特性,能间接促进心肌细胞膜钾离子通道开放,促进钙离子通道关闭,改善心室传导性、兴奋性,抗室性心律失常。

④影响溶血卵磷脂:溶血卵磷脂对心肌有毒性作用,其在缺血心肌中积聚,可促进细胞质钙超载、心肌代谢紊乱、发生室性心律失常。实验显示,他汀类可减少溶血卵磷脂诱导的心功能不全,减少室速/室颤的发生。

⑤抗炎和抗增殖作用:他汀类可抗炎、抗增殖,而抗室性心律失常,能减少趋化因子,抑制白细胞向缺血组织游走,减少生成炎症介质、黏附分子,抑制白细胞黏附血管内皮细胞,减少微循环障碍,抑制产生活性氧,改善再灌注心肌损伤。有人分析 457 例 ST 段抬高性心肌梗死患者 PCI 介入治疗后并发室速、室颤的影响因素,结果发现,炎症应答、缺血预处理不及时、心肌梗死后左室功能障碍等,与 ST 段抬高性心肌梗死 PCI 术间室速、室颤的发生明显相关。

有人研究 30 789 例心肌梗死患者,发现炎症及白细胞计数、中性粒细胞计数、中性粒细胞与淋巴细胞比值的升高,与 PCI 术间发生室性心律失常相关;他汀类有抗炎症作用,可抑制表达肿瘤坏死因子 α、干扰素 γ、白介素等炎症因子,能改善血管内皮功能、抗血管增生、抗血栓形成,可防止血管内皮细胞增殖后狭窄。

⑥抗氧化作用:他汀类的抗氧化作用,与其抗室性心律失常相关,能抑制缺血再灌注的应激反应,抑制交感系统,减少分泌儿茶酚胺,抑制单胺氧化酶产生活性氧。他汀类抑制 HMG‐CoA 还原酶,减少形成异戊二烯类的焦磷酸法尼酯,可抑制小 G 蛋白如 Ras、RhoA、Rac1 的异戊二烯化,而促进它们失活;Rac1 是 NADPH 氧化酶的亚单位,Rac1 的失活可抑制 NADPH 氧化酶产生活性氧,减少心肌细胞凋亡,抑制细胞质钙超载,减少发生室速、室颤。

⑦减轻因缺血导致的心肌细胞肥大:他汀类有助于减少心室重塑,减少致命性室性心律失常,能抑制心肌细胞分泌内皮素 1、Gαi,减少心肌细胞肥大、心壁肥厚,能抗室性心律失常。

⑧改善血管内皮功能、稳定粥样斑块、抗血小板聚集:他汀类能改善血管内皮功能,抗炎、抗氧化、抗过度增殖,抗粥样斑块形成、调节血管张力、防止粥样斑块发展,防止血小板聚集,防止局部缺血,抑制心肌细胞肥大、心室重构,改善内环境,改善血管内皮功能,促进血管新生,调节神经内分泌,下调交感神经张力,增加迷走神经张力,改善心肌细胞生存环境,提高心肌细胞电稳定性,缩短 QTc 间期,降低 QT 不均一性,使心室复极均匀化,减少发生室速、室颤,抗心律失常。

最近有人报道 10 项临床研究荟萃分析,发现与安慰剂比,他汀类可降低猝死发生率19%。植入 ICD 后应用他汀,可预防室性心律失常复发,长期应用者较获益更明显。2006 年 ACC 等的室性心律失常治疗指南指出,他汀类可降低冠心病患者室性心律失常、心脏骤停等的发病率、病死率,有一定的抗室性心律失常的作用。但他汀类药物在不同程度心血管病风险患者中的抗室速作用,是有差别的。研究提示,阿托伐他汀不能降低不稳定型心绞痛、非 Q 波心肌梗死患者心脏骤停的病死率。既往应用他汀类与否,并不是发生持续性室速/室颤的独立预测因子。有人发现,阿托伐他汀每天80mg/d 和辛伐他汀每天 20 mg 比,冠心病患者心脏骤停的存活率无差别;阿托伐他汀每天 80 mg 和每天 10 mg 在稳定性冠心病患者应用后,心脏骤停的存活率也无差别。他汀类降低植入 ICD 患者病死率,并非全部来自于其单一作用,可能是他汀类联合 β 受体阻断剂、ACEI、ARB 的共同作用结果。不同他汀类药物,降低心脏病患者室性心律失常、心脏性猝死风险的作用是否都有一致,尚无定论,有待进一步研究。

五、导管射频消融新技术的应用

1. 三维电磁导航系统

近来德国莱比锡心脏中心使用三维电磁导航系统、冷盐水灌注导管,对单形性室速患者进行导管射频消融,每例患者平均诱发 2.3 种室速,急性期成功率平均为 80%,平均消融时间为 41.2 分钟,平均手术时间为 158 分钟,平均透视时间 9.8 分钟;随访 7.8 个月,70%患者没有复发。磁导航系统需要磁场,可能对各种植入器械特别是起搏器、ICD、CRT‐D 有干扰;但德国有人研究 18 例室性心律失常患者,在 21 次消融手术中,均未发现磁导航系统对植入器械有干扰。

2. 高密度标测室速消融

洛杉矶有人报道一种导管射频消融的新技术:对 17 例室速患者经两次穿刺房间隔途径到达左室,先用 12 极可控射频消融弯导管行高密度标测,心内膜平均标测 819 点,标记出瘢痕区、低电压区,识别出晚电位区,并在此起搏,急性期成功率为 94%;随访 8 个月,未复发率为 69%;该导管射频消融技术有助于易化标测与消融。

3. 心梗后室速消融

由于心梗后室速的存活心肌参差不齐、夹杂于瘢痕组织中,目前导管射频消融时,多主张行基质改良—线性消融;消融线可垂直于、平行于、围绕于非正常心肌区;穿过室速峡部,在整个瘢痕区做消融线;亦可在 2 个瘢痕连接区、瘢痕和左房室瓣环连接区,作消融线。但存在手术时间较长、消融线较多、对左室功能有损、有潜在致心律失常可能等缺点。

4. 序贯消融法

有人对窦性心律患者,首先刺激诱发室速,获得室速时的 12 导联心电图。在窦性心律下利用 CARTO 振幅标测。然后在低电压区识别起始导管射频消融的靶点,使 QRS 波形态一致,刺激到 QRS 波间期(S－QRS)＞40 毫秒。室速时用拖带标测法,使靶点呈现隐匿拖带,刺激后间期与室速周期差值(PPI－VTCL)≤30 毫秒或(S－QRS)-(EG－QRS)≤20 毫秒(EG－QRS ＝腔内电图 QRS 间期)。

对无休止室速患者,在室速时利用 CARTO 行振幅/激动标测;确定起始导管射频消融靶点的方法同上。起始消融靶点确定后,行第一条消融线:从起始消融靶点,一边向疤痕中心消融,一边向垂直于低电压区边缘或二尖瓣环(如果其距离＜2 cm)进行消融。完成第一条消融线后,进行室速程序刺激,再诱发室速。如果室速可诱发,再做第二条、第三条消融线等,直到室速不能诱发为止。利用这一方法可缩短手术时间,减少消融线。这一方法的有效性取决于起始消融靶点的选择。

5. 精炼的序贯消融法

采用精炼的序贯消融法时,起始导管射频消融靶点有如下特征:窦性心律下,在低电压区起搏 QRS 波形态与室速的 QRS 波形态一致,且 S－QRS 间期＞50 毫秒、室速时刺激呈现隐匿性拖带 (PPI－VTCL ≤30 毫秒);通过改进的方法,以全部不再能诱发室速/室颤为终点,室速患者该类导管射频消融的成功率可达 80％,放射线暴露时间减少到 10 分钟。

6. 室速冷盐水灌注导管射频消融

有人共纳入 231 个室速患者,冷盐水灌注导管射频消融前 6 个月,室速平均发作过 11 次;电生理检查时大多可诱发多种 QRS 波形的室速,平均每人 3 种;69％能诱发出不稳定性室速,所诱发的室速周期与临床记录的室速周期相差 20 毫秒内。49％患者通过冷盐水灌注导管射频消融,能消除所有可诱发的室速;随访 6 个月,53％患者无复发。

对 142 例冷盐水灌注导管射频消融前后安装 ICD 的患者,随访 6 个月,无室速发作。随访 1 年的死亡率为 18％(其中 72.5％死于室性心律失常或心衰)。冷盐水灌注导管射频消融手术中死亡率为 3％。2010 年德国报道,心梗后室速行冷盐水灌注导管射频消融治疗,能取得 81％的成功率,并发症较少,但远期成功率较低,随访 12 个月,49％患者有室速复发。

7. 扩张型心肌病室速导管射频消融

扩张型心肌病的并发症有心衰、室性心律失常;对心衰患者,部分行心脏再同步治疗可取得显效;对室速患者,2004 年有人对其标测,发现 63％心内膜疤痕临近瓣环;随访 1 年,导管射频消融成功率为 54％。

研究发现,扩张型心肌病室速患者晚电位为 QRS 波后出现的电激动,电压低于 1.5 mV。极晚期晚电位为 QRS 波结束 100 毫秒后出现的电激动。晚电位常作为消融靶点。有人对 33 例扩张型心肌病室速患者,进行导管射频消融治疗,其中非缺血性扩张型心肌病(NICM)16 例,缺血性扩张型心肌病(ICM)17 例,全部进行心内膜标测,19 例同时行心外膜标测。相比之下,ICM 心内膜的低电压区更广泛,心外膜低电压区相似;在低电压区内,无论是心内膜还是心外膜,晚电位较多见,研究发现,对 ICM 晚电位的导管射频消融的成功率较高(82％：50％)。美国有人研究 22 例扩张型心肌病室速患者,全部行心内膜及心外膜联合标测及消融,相比之下,心外膜起源室速的心外膜低电压区较大(55.3cm²：22.9cm²),持续时间较长(＞80 毫秒),较多出现碎裂电位、晚电位;22 例患者随访 18 个月,消融成功率为 78％。

8. 肥厚型心肌病室速导管射频消融

肥厚型心肌病可有室性心律失常、猝死,其心室肌较厚,一般的导管射频能量不能透壁,常达不到病灶部位;近期美国有人研究其 22 例室速患者,联合采用心内外膜途径进行导管射频消融,随访 20 个月,室速消除率达 73％,且无明显并发症,安全、有效、可行,能提高治疗成功率。

9. 心律失常性右室心肌病室速导管射频消融

2009 年日本有人对 18 例心律失常性右室心肌病室速,进行导管射频消融、右室心内膜细致标测,可在 16 例患者中发现孤立延迟电位,术后随访 61 个月,仅 6 例复发;复发率较低。

10. 室颤导管射频消融

室颤是最危险复杂的心律失常,2009 年有人报道多中心室颤导管射频消融研究的结果,随访近 5 年,只有 18% 患者室速复发,治疗成功的患者其导管射频消融位点,多在普肯耶纤维、右室流出道。

六、基因异常与基质异常

1. 基因异常

(1) 特发性室颤相关基因　常见的心脏结构正常的室速(VT),是特发性室速(IVT)、特发性室颤 (IVF),指除长 QT 综合征外、心脏结构正常的各种室速;大多数患者预后良好,但引起猝死的也不少。美国每年有将近 30 万人室颤猝死,其中 8% 为特发性室颤;一般包括阵发持续性右室流出道室速 RVOTT、反复性单形性室速 RMVT、起源于左后束支的左室性室速 ILVT、反复性多形性室速,大都与遗传基因突变相关,有些相关基因尚在研究。

——阵发持续性右室流出道室速:特发性室速最常见的类型是运动诱发的阵发持续性右室流出道室速,可被 β 受体阻断剂、维拉帕米、腺苷、兴奋迷走神经等终止;常有 Gαi 基因突变(如 F200L)失活,不能抑制腺苷酸环化酶,细胞内 cAMP/PKA 活性水平升高,细胞膜 L 型钙通道开放,细胞质钙离子超载,介导触发活动,导致阵发持续性右室流出道室速。

——反复性单形性室速:常频发室早,为短阵非持续性室速伴插入性窦性心律;与其他大多数特发性室速不同,其常发生于休息状态;也起源于右室流出道,腺苷、兴奋迷走神经、腾喜龙、β 受体阻断剂、维拉帕米,可降低细胞内 cAMP/PKA、细胞质钙离子的水平,终止室速。对患者 24 小时动态心电图分析发现,室速发作前常有窦性心律加快、交感神经张力增高,介导触发活动。心肌活检没有发现 Gαs 基因突变,相关基因突变正在研究中。

——反复性多形性室速:常有家族聚集性,为常染色体显性遗传,是发作性双向多形性室速,与肾上腺系统受刺激、体力活动相关,可导致晕厥、猝死。发病较早,20～30 岁猝死率为 30%～50%,恶性度较高;致病基因为 1q42～q43 的 RyR2 基因,突变包括 P2328S、V4653F、Q4201R、S2246L、R2747S、N4104K、N4104K、R4497C 等,突变 RyR2 开放增加,促进细胞质钙超、迟后除极,能导致反复性多形性室速。

(2) 急性心梗室颤相关基因　有人对荷兰人急性心梗室颤研究,发现其与 21q21 的柯萨奇病毒/腺病毒受体(CXADR)基因突变相关;该基因表达与扩张型心肌病相关的 CXADR 受体蛋白,能改变心脏传导系统功能。

2. 基质异常

特发性室性心律失常的异常基质,常为心肌组织、心肌细胞间缝隙连接通道、传导系统、自主神经系统等。

(1) 胚胎发育异常形成异常基质　胚胎期左心室心肌细胞,主要由第一生心区的前体细胞发育而成,右心室室壁、流出道的心肌细胞,由第二生心区的前体细胞发育而成。在胚胎发育后期,流出道心肌层,向由间充质细胞形成的流出道隔发育而成,并取代流出道隔,这一过程称为心肌化。流出道隔由肌化因子介导心肌化发生较晚。心脏组织胚胎来源不同,可引发电生理异质性,能持续到成年。成人心脏各部分的适度的电生理异质性,是维持心脏正常功能所必备的;但心内膜、中间层心肌、心外膜心肌过度的电生理异质性,会形成异常基质,引起特发性室性心律失常。

(2) 成人心肌的异常基质　维拉帕米敏感性左室特发性室速 ILVT 中,约 5% 伴左侧房室旁道,患者多为年轻男性。特发性室性心动过速根据起源部位,可分为左室/右室的特发性室性心动过速;前者的异常基质多起源于左室室间隔,后者的异常基质多起源于右室流出道。

(3)缝隙连接通道形成异常基质 心室肌细胞缝隙连接通道分布在闰盘,主要有缝隙连接蛋白 Cx43;普肯耶纤维细胞间的缝隙连接通道,与心室肌相连,主要有缝隙连接蛋白 Cx43、Cx40。特发性室性心律失常的异常基质,包括缺乏/过多的 Cx43,侧边化分布、磷酸化减少的 Cx43。浦肯野纤维在心内膜下交织成网,并垂直向心外膜下延伸,再与心内膜心室肌细胞相连,参与房室传导系统;静息电位时,浦肯野纤维参与维持细胞膜电位相关的 I_{Kl}、I_{K-ATP}、I_{K-ACh}钾离子通道功能;4 相自动去极化时,I_{Kl}、I_{K-ATP}、I_{K-ACh}钾电流衰减,能使起搏钾电流 I_f增强。

异常的普肯野纤维网是左室特发性室速的异常基质,左后分支、普肯耶纤维网产生局部折返,可形成心电图右束支传导阻滞伴电轴左偏;室速发生后 10 分钟内,其激动能从心室肌逆传,使普肯野纤维网高度活化,再使激动前传到心室肌,1 分钟后激动可从心内膜向心外膜传播;发生左室特发性室速时,室间隔左心室下壁心尖部位,可记录到最早发生心室激动的浦肯野纤维网高频电位,是该网最早激动处、自发性室速的触发点;有人对后者 P 电位标测、导管射频消融,可成功终止左室特发性室速,随访 9 年,消融后复发率为 3.3%,操作安全简单,可应用于儿童患者等。近年来,以心动过速发作时最早的普肯野纤维网高频电位点为靶点,已成为导管射频消融治疗特发性室性心律失常的重要方法。

(4)自主神经系统形成异常基质 心脏自主神经的功能:一般刺激交感神经,可导致心率、房室传导加快,心肌收缩力加强,称正性变时作用、正性变传导作用、正性变力作用。一般刺激迷走神经,可减慢心率、减慢传导、降低心肌氧耗,延长不应期,提高室颤阈,增加心电稳定性,有负性变时作用、负性变传导作用、负性变力作用。生理情况下,交感神经、迷走神经对心脏的作用相互依存、相互对抗、相互协调,维持自主神经系统平衡。

颈中神经节和星形神经节发出的腹正中心脏交感神经、腹外侧心脏神经,从主肺动脉穿行,其分支支配肺动脉、右室流出道邻近的心肌组织。过度刺激交感神经,能诱发出室早、室速,心电图形态为左束支传导阻滞、电轴右偏;提示自主神经重构、交感神经过度兴奋,是特发性室性心律失常的异常基质。在频发室速出现前,患者常有交感神经张力增加。

(5)其他心脏组织形成异常基质 有人对一部分起源于半月瓣以上的右室流出道室速的大动脉,进行接触标测,发现此部位存在碎裂的动脉电位;以后者为指导进行导管射频消融,能终止室性心动过速;说明这些大动脉存在特发性室性心律失常的异常基质。肺动脉瓣、肺动脉瓣瓣上部位、主动脉瓣瓣下主动脉与二尖瓣连接部,也能是特发性室性心律失常的起源部位、异常基质。临床上,起源于左室口的特发性室性心律失常,常可从主动脉瓣基底部成功进行导管消融,左冠状动脉瓣异常基质较多。

七、心肌梗死后的室性心律失常

心肌梗死(MI)后常见室性心律失常(VA),有多种基质共同参与,如电重构、组织重构、能量重构、代谢重构、神经重构、细胞因子改变、miRNA 改变、相关基因表达改变等,常可导致血流动力学紊乱、心脏性猝死。

1. 电重构
心肌梗死后的室性心律失常发生,常有心脏电重构基质。缺血缺氧可导致心肌细胞膜钠离子/钙离子通道开放,钙离子活化钾离子通道开放等,缝隙连接蛋白 43 常明显缺乏、分布侧边化、磷酸化减少,心脏传导速度可减慢 50%,能增加室性心律失常的易感性,导致室性心律失常。

2. 神经重构
心肌梗死后可导致梗死区形成心律失常基质,有交感神经消失、交感神经再分布、交感神经过度再生,称交感神经重构;梗死 3 小时后生长相关蛋白 43(GAP43,为神经萌芽的标志) 阳性神经纤维开始增加,分布不匀,酪氨酸羟化酶(TH,为交感神经的标志) 阳性神经纤维也增加;心肌梗死后,也可导致去迷走神经支配等。

3. 细胞因子改变

心肌梗死有急性炎症过程,是心肌梗死后的室性心律失常的基质;常有 C 反应蛋白(CRP)、内皮素 1、肿瘤坏死因子 α 水平升高。心肌梗死病变心肌释放的内皮素 1,可介导心肌缺血性损害、增加梗死心脏的复极差异,引发室性心律失常。心肌梗死时,高水平肿瘤坏死因子 α,能使心脏减少表达 Cx43,与室性心律失常发生正相关。

4. miRNA 改变

miRNA 是调节基因表达的关键因子。miRNA－1、miRNA－133 在心肌组织表达量最丰富,能调节心肌细胞的增殖、分化。心肌梗死区 miRNA－1 表达水平比正常高 2.6 倍,可减少表达 GJA1、KCNJ2,促使心肌细胞凋亡;miRNA－133 表达减少,能促使心肌细胞凋亡;结果降低心肌细胞传导功能,它们是心肌梗死后的室性心律失常的基质。

八、起搏器相关室性心律失常

起搏器植入相关的室性心律失常,包括竞争性室性心律失常、快速心房节律被跟踪、起搏器介导的心动过速、心脏再同步化治疗介导的室性心律失常、起搏器介导的短-长-短心律诱发的室性心律失等,可干扰起搏器正常工作,能对患者构成一定危险;上述心律失常大部分能通过随访的心电图检查来明确诊断,可通过调整和优化起搏参数而预防其发生。

1. 竞争性室性心律失常

(1)发生机制　心房或心室的心腔内起搏电极感知不良,可造成竞争性心律失常,原因包括:①心内膜电极植入初期,自动化功能未开启时,可造成感知不良,心内电图的幅度可突然下降;②起搏电极导线脱位,使电极与心内膜接触不良,引起感知不良;③导线断裂或绝缘层损坏;④感知灵敏度设置不当。植入起搏器时,一般根据检测自身的 P 波及 R 波振幅,设置感知灵敏度;如所设置的感知灵敏度值偏高,或当任何原因导致心内信号减小,就可能出现感知不良。现代起搏器有自动调节感知灵敏度的功能,当自身心内信号降低时,起搏器将自动调高感知灵敏度。

(2)心电图特点　自身心内信号降低时,房室起搏脉冲发放受抑制,但起搏器感知不良,仍按自身的频率发放起搏脉冲,落在自身的 P 波、QRS 波群内等,可与自主心律发生竞争;如起搏脉冲落入心房/心室的复极易损期,则可诱发房性或室性心律失常。

(3)预防及处理　①提高感知灵敏度;感知安全度,是患者房室自主的去极波振幅,与感知灵敏度值的比值,再乘以 100%;一般需达 200%～300%。如不合适,要进行程控调整,或由起搏器自动调整;②改为双极感知,以保证感知良好;③降低起搏输出的电压;④ 排除电极故障。

2. 快速心房节律被跟踪

植入双腔起搏器(DDD)的患者,在快速房性心律失常时,起搏器可发生心室快速跟踪起搏,从而引起患者的不适。解决的方法是模式自动转换,指当心房率高到一定程度时,起搏器即使以 2∶1 下传的方式,也能引起较快的心室起搏;此时起搏器可将其工作模式,从心房感知心室跟踪心房起搏的模式,转为心房感知心室起搏不跟踪心房起搏的模式(DDIR),相当于起搏器发生了 Ⅲ 度房室传导阻滞。当快速心房率减慢至一定程度,或恢复为窦性节律后,起搏模式反向转换,重新恢复为跟踪心房起搏的模式,此即所谓反转换。作为人工房室结的双腔起搏器,能以下列几种传导方式将室上性激动传到心室:①房室 1∶1 传导:自主心房率<上限跟踪频率;②房室呈文氏下传:心房率>上限跟踪频率,但心房间期又长于心房感知器总不应期;③房室呈 2∶1 下传:心房 AA 间期短于起搏器心房总不应期,但心房率又低于自动模式转换的频率;④ 房室呈 Ⅲ 度阻滞(丧失传导功能),自主心房率高于自动模式转换的频率,模式将转为心室起搏不跟踪心房起搏的模式。

3. 双腔起搏器介导性心动过速

发生双腔起搏器介导性心动过速(PMT)的患者,可存在心室收缩后心房不应期中室房逆向传导的 P′ 波,导致心房除极,能再次被起搏器感知,并触发下一个房室间期的心室起搏,如此循环折返,可形成双腔起搏器介导性心动过速,称环形心动过速,是双腔起搏器所特有的术后并发症;前提为心房失夺获、房室不同步。下列导致房室失同步事件,均可引起双腔起搏器介导性心动过速:①室早;②心房无夺获;③心房过感知;④心房感知不良。

(3)解决的方法

①室早反应:起搏器将被感知的心室事件与它前面的心室事件间没有心房事件,定义为室早。若起搏器感知室早后,自动延长心室后心房不应期达 400 毫秒,则可避免逆传 P′ 波被起搏器感知,一般可避免诱发双腔起搏器介导性心动过速。

②启动双腔起搏器介导性心动过速治疗:具有自动化功能的起搏器,能迅速检测逆传的 P′ 波及双腔起搏器介导性心动过速,并将其及时终止。当连续检测到 8 个房室间期后有第 9 个心室起搏时,如有房室间期短于 400 毫秒、是始于心室的起搏事件、终止于感知逆行心房波等三项条件,起搏器便确定为双腔起搏器介导性心动过速,然后起搏器自动延长心室后心房不应期达 400 毫秒,使逆传的 P′ 波落在心房不应期中而不被感知,从而终止双腔起搏器介导性心动过速。

4. 心脏再同步化治疗致室性心律失常

心脏再同步化治疗 CRT 是心衰治疗的一个里程碑式的突破,可明显改善心衰患者的运动耐量、减轻功能性二尖瓣反流,提高左室收缩功能、生活质量,生存率。但心脏再同步化治疗后,由于心室激动顺序发生改变,使 QT 间期延长、跨室壁复极离散度增加,可导致室早、单形性/多形性室性心动过速。术前选择带除颤功能的心脏再同步化治疗(CRT),可降低 CRT 患者因室性心律失常引起的住院与死亡。CRT 有时也可致室性心律失常,其预防、处理包括:①术前选择有除颤功能的心脏再同步化治疗,可降低心脏再同步化治疗患者因室性心律失常引起的住院与死亡;②术后口服胺碘酮;③室性心律失常时给予电生理检查及导管射频消融;④降低左室输出电压;⑤双心外膜电极安置。

九、心脏再同步化治疗的探讨

1. CRT 致室性心律失常的临床报道

有人报道,有的扩张型心肌病心衰患者,QRS 波增宽,心室间、心室内不同步,植入三腔起搏器并开启左室电刺激后,可出现连发的多形性室早、多形性室速。在测试左室电极阈值时,最先失夺获的电刺激,可引发一个长 -短周期样的波群,并由此触发多形性室速,最终需要电复律转复。

有人报道,有的心衰患者心排血量降低,窦性心律、室内传导阻滞,QRS 波时限 130 毫秒,左室扩大,下壁和心尖收缩活动减弱,左室射血分数为 0.30;植入带有除颤功能的 CRT(CRT - D),房室延迟设在 120 毫秒,术后 4 周发作两次持续性室速,均被除颤系统识别后电击转复。在接下来的 1 个月中将胺碘酮加量,但患者仍出现 2 次同样的室速发作、被 CRT - D 成功转复。考虑心律失常与双心室起搏有关,将起搏模式设置为 VVI,心率每分钟 40 次;在接下来的 6 个月随访中未再发作室性心律失常。

有人报道,有的下壁心肌梗死行冠状动脉搭桥术患者,可出现难治性心衰,左束支传导阻滞,QRS 波时限为 195 毫秒。患者接受心脏有除颤功能的 CRT 并开启双心室起搏后,反复出现单形性室速,药物控制无效,仅能通过 ICD 除颤暂时终止;最终唯一终止室速发作的方法是关闭左室起搏。尽管患者后来可使用利多卡因等药物治疗,但一旦重新开启左室起搏,立即导致室速发作,表明室速为心脏再同步化治疗所致。加大胺碘酮、β 受体阻断剂的剂量无效。

　　近年来,关于心脏再同步化治疗导致室速发作的报道逐渐增多。这些临床报道显示,心脏再同步化治疗导致的室速,常在心脏再同步化治疗术后数小时至数天内发生,左室起搏关闭可迅速完全抑制室速的发生,而左室起搏的开启可导致室速的再发。值得注意的是,初期报道多是继发的多形性室速,但随后单形性室速报道更占优势。

2. 心脏再同步化治疗致室性心律失常的机制

　　研究显示,双心室起搏后 QRS 波时限比术前明显缩短;而右室心内膜、左室心外膜起搏后,QRS 波时限比术前明显延长。有人研究时,跨室壁复极离散度,定义为跨左室壁最长和最短复极时间之差;结果显示,心外膜起搏较心内膜起搏时 QT 间期延长,跨室壁复极离散度增加,而 APD 未发生改变。

　　实验显示,在延长 APD 药物作用下,心外膜起搏可致早期后除极、跨膜扩散,并导致 R-on-T 室早、多形性室速。研究发现,当由心内膜起搏调整至心外膜起搏时,QT 间期和跨室壁复极离散度均显著增加,中层细胞与心外膜细胞传导时间显著延长,提示左室心外膜起搏、双室起搏,改变了左室壁生理激动顺序,虽不改变内膜与外膜跨膜 APD,但可导致 QT 间期延长、跨室壁复极离散度增加,可引发多形性室速。而起搏位点的改变导致的 QT 间期、跨室壁复极离散度的增加,则与心室肌本身的异质性相关。

　　心室肌的电生理异质化时,与心外膜、心内膜的细胞相比,中层细胞慢激活延迟整流钾离子通道密度低,2 期复极化延缓、APD 延长,可用来解释心电图出现 T 波的意义:正常情况下心内膜起搏时,在由心内膜经中层细胞至心外膜的除极过程完成并形成心电图上的 QRS 波后,心室外膜首先复极,中层细胞则最后复极;心外膜动作电位的完全除极时刻,对应于 T 波峰值(T-p);而中层细胞的完全除极时刻,则对应与 T 波终末(T-e)。中层细胞的 APD,决定了 QT 间期的长短;心外膜细胞的 APD,决定了 QT 峰间期(QRS 波群起点至 T 波峰值时刻的间距)的长短;而 T 峰-T 末间期(T 波峰值时刻与 T 波终末时刻的间距),则可作为跨室壁复极离散度的指标,可协助预测心律失常风险。在心外膜起搏或双心室起搏时,心外膜首先激动,其除极与复极均较正常心内膜起搏情况下提前;而位于深层心内膜下的中层细胞,因为具有最长的 APD,除极与复极则较晚,从而易导致跨室壁复极离散度增加。文献报道,深层心外膜下存在阻抗屏障,导致心外膜起搏时心外膜与中层细胞区有额外的传导阻滞,可进一步导致跨室壁复极离散度的增加;其机制是激动在心外膜与中层细胞间传递时,心外膜起搏时间后,如较心内膜起搏时间更长,可进一步导致中层细胞复极延迟、跨室壁复极离散度增加。在引发临床室速的机制中,局灶性起源、折返机制均可能为诱因。由于心室肌的异质性,特别是中层细胞动作电位的特点,心外膜起搏或双心室起搏,有时可导致具有不同电生理性质的心室肌层电激动顺序发生改变,并引起跨室壁复极离散度增加,最终导致室性心律失常。

3. 心脏再同步化治疗致室性心律失常的对策

　　虽然心脏再同步化治疗可改善心衰患者的运动耐量、生活质量、生存率,但也可致室性心律失常,如 R-on-T 室早、反复发作的非持续性多形性室速、持续性扭转性室速。

　　心脏再同步化治疗致室性心律失常的预防处理包括:术前选择有除颤功能的心脏再同步化治疗,可降低心脏再同步化治疗患者因室性心律失常引起的住院与死亡;术后口服胺碘酮,电生理检查及射频消融术,降低左室输出电压,甚至关闭输出电压,双心外膜电极安置等。

　　植入心脏再同步化治疗的患者为心功能不全、心源性猝死的高危人群,推荐预防性植入 ICD 以防止室速、室颤等导致的心脏骤停;与单纯药物治疗组相比,预防性植入 ICD 的 CRT 组心衰所致住院、死亡事件可减少 34%,预防性植入 ICD 的 CRT-D 组可减少 40%;为此欧洲已出台指南,提出了相应的建议。有人提出,可通过左室心内膜起搏,或用螺旋电极旋入左室中层细胞层,缩减 TDR,以避免室性心律失常的发生,但目前尚未有进一步的临床与实验证实。有人针对心脏 CRT-D 术后室性心律失常患者,给予静脉应用胺碘酮和/或利多卡因后,室速即刻被抑制,但均在 24～72 小时内复发;接受射频消融术后口服胺碘酮,其中再发室速的患者可再接受射频消融术。患者 4 个月后可再发单形性室速,但发作频率较以往降低。

依照相关指南,在术前严格把握心脏再同步化治疗适应证,筛选心脏再同步化治疗最有可能获益患者,明确患者有植入 ICD 指征并选择 CRT - D 治疗,对降低心脏再同步化治疗患者,因室性心律失常引起的住院与死亡是有益的。对在术后仍然发作的室速,可关闭左室外膜起搏,给予电生理检查与射频消融术、调整起搏位点、口服抗心律失常药物治疗等。心脏再同步化治疗术后室性心律失常的发生,除源于心室肌本身电生理特性外,还可能有室内折返机制的参与,尚需大规模的临床研究来明确。

4. 起搏介导的短-长-短心律可诱发室性心律失常

频率滞后/心室抑制频率应答起搏器植入后,在频率滞后功能打开的情况下,如起搏器感知到一个联律间期较短的自身节律时,起搏器会以较长的滞后频率间期而发放脉冲,如随之再出现提前的自身节律,可能会触发快速性室性心律失常。双腔起搏器/心室起搏不跟踪心房激动模式的起搏器植入术后,如自身的房性早搏落入心室收缩后心房不应期,心室不跟踪,出现较长的间歇后,如再出现联律间期较短的室早,则可能会诱发室性心律失常;也可以是房性早搏心室跟踪造成短联律间期,随后是较长的起搏间期,此时如出现室早,则易诱发室性心律失常。

解决的方法:①取消频率滞后;②缩短心室后心房不应期,避免房性早搏落入心室后心房不应期致心室不跟踪引起较长间歇。但上述措施的采取需权衡利弊,避免引起其他的与起搏相关的心律失常。

十、心脏自主神经重构与心肌梗死后室性心律失常

心肌梗死后不同区域可出现不同程度的去迷走神经支配、去交感神经支配、交感神经过度再生、神经分布不均一、神经重构,可加重心肌电生理异质性,有利于形成室性心律失常的神经基质,易导致室性心律失常;多发于生理性交感神经张力升高的早晨。

心脏交感神经节前纤维起自脊髓胸 4～5 节段灰质的侧角神经元,穿过交通支,进入交感神经干颈上/中/下神经节、星形神经节、上胸神经节中,与节后神经元发生突触联系,自节发出颈上/中/下心支及胸心支节后纤维,到主动脉弓后方和下方,与迷走神经纤维一起构成心脏神经丛,再支配心脏。交感神经在心房分布密度较高,在心室亦有分布,心室基底部交感神经密度高于心尖部。

心脏副交感神经起源于延髓迷走神经背核、疑核,其纤维走行于迷走神经,经颈静脉孔出颅后沿颈部双侧下行至胸腔,发出迷走神经心支,于心底部参与形成心脏神经丛;继而于肺静脉、上/下腔静脉周围、心房背侧、房室沟等处的脂肪垫中的神经节换元,发出节后纤维支配心脏。与交感神经不同,心脏迷走神经在越过房室沟走行 1～2 cm 后,穿入心内膜下,并发出神经末梢支配心肌。心脏迷走神经在窦房结、房室结中有大量分布,在心房亦有较多分布,而心室中迷走神经分布较为稀少。支配心脏的交感/迷走神经能在心脏外部/内部/各神经节间形成联系,共同调节心脏活动。

1. 心肌梗死后的自主神经重构

心肌梗死可造成梗死区心肌去神经支配,能经梗死区心外膜交感神经轴突,在心肌梗死后 5～10 分钟即造成非梗死区心肌去神经支配,并进行性加重。随后在梗死区、非梗死区心肌中均出现神经再生,部分区域可出现交感神经过度再生。心肌梗死后,心肌组织、左侧星状神经节中神经生长因子 NGF、胰岛素样生长因子、白细胞抑制因子、转化生长因子 β、白介素 1 等表达水平上调,神经轴突增加,生长相关蛋白 43 阳性神经细胞、酪氨酸羟化酶阳性神经细胞的密度增加,提示一些生长因子促进心肌梗死后神经重构,可引起交感神经过度再生;虽然在梗死区心肌组织 NGF、生长相关蛋白 43 水平高于非梗死区域,但由于其微环境不适于神经生长,故其再生的神经密度较

小。这种心肌梗死后在心脏不同区出现的不同程度的去神经支配、交感神经再生,能造成心脏自主神经不均一重构。

2. 心肌梗死后自主神经重构与室性心律失常

自主神经重构、交感张力增加,可诱发室性心律失常;有室性心律失常病史患者的心脏交感神经密度较高,瘢痕边缘的心肌多种离子通道、转运体的密度发生变化。心脏交感神经密度增加 2～4 倍时,室性心动过速发生率增加 10 倍。86.3% 室速发作前有交感活性升高、左侧星状神经节神经活性增强,释放入心肌组织的去甲肾上腺素等增加,促进钙离子/钠离子通道、钠钙交换体活化、开放,促进钙离子活化的钾离子通道活化开放,可加重心室复极离散度,造成心肌细胞质钙超载,能易化迟发后除极,引发触发活动、室性心律失常。心肌梗死后心内膜下普肯耶纤维亦出现电重构,其钾电流减弱,细胞膜超极化,引发 L 型钙离子通道激活、开放,可增强心肌自律性、触发活动,促进发生室性心律失常。

交感兴奋、高水平儿茶酚胺能降低 I_f 电流的阈电位,增大其幅值,加快起搏频率;可增加 I_{Ks} 电流幅值,加快其衰减,缩短动作电位时程;能使普肯耶纤维起搏 I_f 电流明显增强,增加舒张期除极速率,增加普肯耶纤维自律性,可诱发室性心律失常;可增加钙通道开放,增强 I_{Ca-L} 电流,加快房室传导;还可促进复极时钾离子外流、钙离子内流,加快复极,缩短 APD,缩短有效不应期。心肌梗死亦可造成梗死区等心肌的不均一去迷走神经化,使整体迷走神经张力水平下降,压力反射敏感性、心率变异性等显著下降,增加室性心律失常易感性。

3. 干预自主神经重构治疗心肌梗死后室性心律失常

多种针对自主神经失衡的治疗手段,能预防心肌梗死后发生室性心律失常、心脏性猝死。β 受体阻断剂可减少心肌梗死后的猝死。醛固酮拮抗剂坎利酮,可减少心脏交感神经再生、降低心肌去甲肾上腺素水平,提高室颤阈。ABEI、ARB 可拮抗血管紧张素 Ⅱ,促进中枢心脏迷走神经系统兴奋,降低室性心律失常的风险。胆碱酯酶抑制剂、M 受体激动剂等,能增强迷走神经的心肌保护作用,但可引发胃肠道反应。他汀类及鱼油在增强迷走神经活性的同时,可减弱交感神经活性,能降低心脏性猝死的发生率。一些调节自主神经功能的非药物治疗手段,如耐力运动训练,可增强心脏迷走神经张力、减弱 β_2 受体敏感度、预防室性心律失常,可应用于能耐受运动训练的陈旧性心肌梗死患者。

左侧心脏交感神经去除术,可减少心肌交感神经释放递质,改善心肌电稳定性,能阻断交感神经再生,可用于 β 受体阻断剂疗效不佳或禁忌的患者,可防治室性心律失常。颈 8 至胸 4 节段行硬膜外麻醉、阻滞双侧交感神经,可预防心肌梗死后室颤。在第 1、2 胸髓节段进行脊索刺激,可引起心脏迷走神经张力增强,预防室性心律失常。鞘内注射 α_2 受体阻断剂可乐定,可降低血中儿茶酚胺类水平,减少室性心律失常的发生。

通过植入电发生器对右侧颈迷走神经进行长期电刺激,可促进迷走神经释放胆碱能神经递质,抑制交感神经;能使迷走神经传入信号抑制交感中枢,减慢心率,扩张冠脉,改善心肌血供。迷走神经末梢释放乙酰胆碱,再结合细胞膜上 M2 受体、$G\alpha i$,产生迷走神经效应;抑制 I_K、I_f、I_{Ca-L} 电流,使 4 相除极、起搏频率减慢;$G\alpha i$ 抑制腺苷酸环化酶,降低 cAMP/PKA 活性,关闭 L 型钙离子通道,减少钙离子内流;使 K_{ACh} 钾通道开放,造成窦房结、房室结、心房肌细胞膜 3 相复极加速和舒张期超极化,使窦房结阈电位上移,降低 I_f 电流幅度、心肌/普肯耶鲁纤维自律性;能减弱 I_{Ca-L} 电流,使房室结动作电位幅降低,4 相去极速率减慢,传导减慢。治疗心肌梗死后室性心律失常的一般性措施,有缓解心理压力、给以 β 受体阻断剂等。

十一、恶性室性心律失常导管射频消融治疗

室性心动过速尤其是器质性心脏病的室速、房颤,为严重心律失常。房颤时导管射频消融应

用较多;而器质性心脏病的室速,尤其是血流动力学不稳定室速、能直接导致猝死的室颤等。导管射频消融治疗的研究进展较慢,这很大程度上是因有 ICD 作为首选,同时有伦理等方面的原因。

室速是否发展成为恶性心律失常,与以下因素有关:①室速频率,频率越快风险越高;②患者基础心脏病和心功能不良,同样机制和频率的室速,有器质性心脏病、心功能不良者,易导致血流动力学不稳定,或蜕变为心室颤动;③室速持续时间,如持续时间短或自行终止,即使室颤也并不致命;④室速起源部位,靠近室间隔或希-蒲系统的室速,出现血流动力学不稳定的概率较低;⑤其他如患者年龄、内分泌状况、血液电解质水平等因素,对室速是否成为恶性心律失常有较大影响。

阻碍对恶性室速进行导管射频消融的因素主要包括:①伦理方面的风险:发达国家对室速的导管射频消融,均建立在心脏复律除颤器植入前提下,其恶性室速的导管射频消融相当于锦上添花;对将导管射频消融作为唯一治疗措施的患者,导管射频消融手术者需承担过高的伦理风险;②室速的诱发率较低且常缺乏重复性,既难导管射频消融定位,又难检验导管射频消融效果。一旦放置各种导管但却不能诱发出室速,使手术无法进行;③标测和导管射频消融技术,对各种不同类型的室速,尚缺少统一的标测策略和导管射频消融术式;④室速发作时血流动力学不稳定,对术者的操作水平会提出较高的要求。

2009 年欧洲心律学会及全球数十名专家,撰写了室性心律失常导管消融的专家共识,见于如下。

室速相关术语和定义的新共识:出于标测和导管射频消融策略方面的考虑,该共识在机制方面,将室速分为瘢痕相关的折返性室速、局灶性室速 2 类。多数器质性室速均可归为瘢痕(缺血、凋亡)相关的折返性室速,需要确定激动顺序、拖带、三维标测等,需线性、片状消融彻底阻断折返环。一些特定术语已做出界定。多重单形室速,指多形室速的 QRS 形态逐跳连续改变。

多样性室速,指同 1 次发作时有 1 种以上 QRS 明显不同形态的室速,但 QRS 并非连续改变。恶性室速则被归为不可标测的室速,指室速有多个无法确定激动顺序、难以进行拖带标测的起源,可能由室速导致血流动力学不稳定,需要即刻终止、起搏,使其转变为其他形态室速,或在标测中使室速自行终止。

对心室扑动,共识倾向于称为单形但 QRS 形态难以确定的室速。不可标测的室速常为恶性室速。但一种室速是否可标测,常取决于所采用的标测手段、术者经验。

当前室速消融的适应证和禁忌证:目前在个别领先的心律失常中心,似乎所有室速均可被导管消融治疗,常进行科研性探索。但对多数医生而言,牢记室速消融的禁忌证更重要,包括:①心室内存在活动性血栓(此种情况下可考虑心外膜消融);②由急性缺血、高钾血症等一过性可逆原因所导致的室速,或由药物引发的尖端扭转型室速;③无症状性室早、不导致心室功能障碍的非持续性室速。

近年标测技术方面的主要进展,是三维电磁导管定位系统 CARTO、非接触性心内膜激动标测系统 ESI,两者各有优劣。ESI 系统因同时具备电解剖标测、非接触式标测,对恶性室速有明显优越性,尤其是非接触式标测,理论上可一次心跳即可标测,对难诱发、不稳定、多形性室速的标测有优越性。体表心电图是室性心律失常标测的基础。室性心律失常发作时,一般要描记 12 导联心电图,对诊断和导管消融定位有重要意义。根据体表心电图对多数室速的定位,可局限在约 2 cm^2 内。

在心内标测方面,激动顺序标测是一切标测的基础。若仅凭常规标测,就对恶性室速进行标测、导管射频消融,只能是心脏复律除颤器的补充;术者须对心电图充分理解,熟练导管射频消融操作;患者的室速应是局灶起源的,否则即使找到其起源和出口,也会由于缺少解剖导航指导,而使消融线不完整而致导管射频消融失败。对由室性早搏(多数为右心室流出道、左室乳头肌起源)引发的特发性室颤,激动顺序标测一般足以指导局灶性导管射频消融获得成功。对恶性室性心律失常,可采用 CARTO 或 ESI,在窦性心律下进行基质标测,明确病变心肌的分布、诱发出室速并终止后,再进行起搏标测。拖带标测常可因室速的血流动力学不稳定而无法实施。对器质性心脏病患者,如在窦性心律时标测到延迟激动的电位,提示该处是室性心律失常的起源,在该处导管射频消融,确实已在部分冠心病、致心律失常型右心室心肌病的室速患者取得成功。

ESI非接触式标测的应用,扩展了室速导管射频消融的适应证,能使多数恶性室速的导管射频消融成为可能。导管射频消融成功与否还取决于室速的诱发性、导管射频消融的透壁性。有人采用ESI非接触式标测,对超过200例恶性室性心律失常进行导管射频消融,取得良好效果;有人提出片状导管射频消融策略,这是对既往器质性心脏病室速只进行线性消融策略的新发展。

在心脏成像技术方面,除采用MRI帮助评价病变心肌、可能的室速病灶外,心内超声也用以指导导管准确定位、接触。机械手和MRI动态三维解剖成像技术也可整合,使未来的操作者可坐在导管室外的控制室,根据MRI显像操纵机械手,进行标测和导管射频消融,可减少操作难度、操作者学习时间。然而还要进一步研究。

标测和导管射频消融途径方面最大的进展,是出现心外膜标测消融技术;因为有时心室肌本身较厚,而器质性心脏病室性心律失常病灶有纤维化,难被穿透,过度导管射频消融也可导致心脏破裂等,这时可应用心外膜导管射频消融。但在未对心律失常的起源、心内标测有足够理解时,常不能判定是否需要心外膜标测和导管射频消融。在消融能量方面,射频在未来相当长的时期,会是临床导管射频消融的唯一产能方式;其中盐水冲洗对器质性室速的价值,已得到肯定;实验显示,与内循环式比,开放式冲洗的血栓风险更低。但开放式冲洗时盐水总量达1 L,可能导致急性心衰,对此应有足够重视,必要时可以给予利尿剂。

鉴于恶性室性心律失常的复杂性和危险性,共识尤其对相关导管射频消融的培训提出了明确要求,内容涵盖室速机制、适应证、解剖理解、操作技巧、并发症处理等。在开展对器质性室性心律失常的导管射频消融前,须清醒地认识到与房性和室上性心律失常及多数特发性室性心律失常的病灶局限,且消融灶对心功能影响轻重不同,由于心室尤其是左心室对心脏泵血功能的重要影响,在已有病变的心室进行导管射频消融时,要考虑潜在风险。

十二、抑郁症与室性心律失常

抑郁症患者易发生室性心律失常,特别是伴有心血管疾病时,而抗抑郁药物和电休克疗法,又可引起室性心律失常;抑郁症与室性心律失常相关,其机制可能与自主神经功能紊乱、明显炎症状态、心脏离子通道异常等相关。郁症是一种以情绪持续低落、兴趣缺乏、活动量减少为主要表现的精神疾病,近年来研究发现,抑郁症易诱发室性心律失常,是心脏性猝死的独立预测因子。

1. 流行病学

抑郁症是一种高患病率、高致残率、高死亡率的常见精神疾病,在室早患者中发病率更高。我国抑郁症患者数约为6100万,重度患者数超过2000万,38.9%重度抑郁症患者伴中/重度机体功能障碍。抑郁症患者心脏疾病的患病率可高达33%;心脏病患者可有抑郁,其中约15%患者为重度抑郁症。有人对我国1220例无器质性心脏病的频发室早患者调查,发现室早合并抑郁症者占27.01%。

2. 临床研究

(1)抑郁症患者易发室性心律失常　日常情绪变化如抑郁、焦虑、紧张等,与心肌缺血、室性心律失常相关。抑郁症患者易发生室性心律失常、心源性猝死;在ICD植入、冠心病的患者中,室性心律失常更加常见。

有人对心脏骤停组2228例,对照组4164例进行研究,结果显示,心脏骤停组抑郁症比例增加,抑郁症患者有更高的心源性猝死风险,并与抑郁症状的严重度正相关。研究证实,心源性猝死常由室速、室颤引起,其中14%患者有轻度抑郁症,3.9%有中重度抑郁症,后者首发、复发室速/室颤的风险较高,在冠心病亚组中此种风险进一步升高。

有人研究 222 例心肌梗死患者,随访 18 个月,结果显示,抑郁症是心肌梗死患者死亡的预测因子,特别是室早有明显抑郁(Beck 评分＞10)的患者,心源性猝死风险较高(60％患者在 1 年内死亡)。有人研究 940 例冠心病患者,进行 Beck 评分,随访 3 年,结果显示,合并抑郁症的患者室性心律失常的风险明显较高。有人研究 63 469 例冠心病患者,随访 8 年,发现抑郁症与致命性冠心病事件、心源性猝死相关。重度抑郁症是心肌梗死患者住院期间心血管事件的预测因子。

(2)抗抑郁药物、电休克与室性心律失常　抗抑郁药物有三环类、5-羟色胺再摄取抑制剂、去甲肾上腺素等;如药物无效或不能耐受,电休克常有效;这两种手段均可引发室性心律失常。三环类抗抑郁药有丙咪嗪、阿米替林等,能阻断心肌钠通道,导致心脏传导阻滞、QT 间期延长。

患者有长 QT 综合征、心血管疾病、代谢异常、低钾血症等时,三环类将使 QT 间期进一步延长,可引发扭转性室速、Brugada 综合征、心源性猝死。有人研究 1 789 例服用 5-羟色胺再摄取抑制剂-西酞普兰的抑郁症患者,发现一般剂量时仅少数发生过室性心律失常;但西酞普兰过量,可引起扭转性室速。总的来说,5-羟色胺再摄取抑制剂对心脏电生理影响比三环类小,较安全,特别是在有心脏疾病患者中。新一代的文法拉辛、米氮平等,引发室性心律失常较少,较安全。在药物抵抗的抑郁症中,电休克效果较明显;但药物抵抗开始后,迷走神经兴奋,随后交感神经明显兴奋,血浆中儿茶酚胺水平明显升高,可促进心动过速;这时给予电休克治疗,易立即引起非持续性室速。

3. 实验研究

抑郁症动物模型的室性心律失常及心脏电生理改变:研究发现,抑郁症组基础心率较高,心率变异性较低,室性心律失常易感性增加;95％模型动物的单向动作电位时程、心室有效不应期明显延长,迟后除极次数、室颤诱发率增加。证明抑郁症和室性心律失常间相关。

抗抑郁药物对心肌离子通道的影响:研究发现,抗抑郁药物可影响多种离子通道特性。三环类药物丙咪嗪、阿米替林,可抑制 I_{Kr} 钾电流。氟西汀(治疗剂量的 22 倍)、西酞普兰(治疗剂量的 9 倍)、文法拉辛(治疗剂量的 11 倍)能抑制 I_{Kr} 钾电流。丙咪嗪、阿米替林、氟西汀、西酞普兰,还能抑制钠电流、钙电流。

4. 病理生理机制

(1)交感肾上腺系统亢进　研究发现,抑郁患者脑脊液 ACTH 释放激素水平、血浆儿茶酚胺水平都升高,提示交感系统亢进,能激活血小板、损伤血管内皮、升高血清胆固醇水平,促进动脉粥样硬化、心肌缺血缺氧,使心脏对外界刺激的敏感性增加,易诱发室性心律失常。

(2)心率增快和心率变异性降低　心率和心率变异性是评价交感神经、迷走神经的兴奋性的指标,受中枢神经调节,反映自主神经对心脏起搏的影响。实验证实,抑郁增快基础心率,改变心率变异性,使自主神经功能失调,可引发交感神经兴奋、室性心律失常、心源性猝死。

(3)炎症因子分泌增加和 ω-3 脂肪酸缺乏　研究表明,抑郁症患者白介素-6、C 反应蛋白等炎症因子分泌增加,并与室性心律失常严重度正相关。一项随访 17 年的研究显示,血清高水平 CRP,与抑郁症患者心源性猝死风险相关。

研究证实,抑郁症患者常缺乏 ω-3 脂肪酸,增加食入 ω-3 脂肪酸,可降低抑郁症发病率,ω-3 脂肪酸能抗炎、稳定细胞膜、调节多种离子通道功能;ω-3 脂肪酸缺乏时,室性心律失常、心源性猝死风险增加。

十三、心肌病与室性心律失常

原发性心肌病可分为致心律失常性右室心肌病、肥厚型心肌病、扩张型心肌病、限制型心肌病等,前三种及其终末阶段严重的心衰,与室性心律失常、心脏性猝死相关。

1. 肥厚型心肌病

肥厚型心肌病(HCM)的组织病理学特征是心肌细胞肥厚,肌纤维形态异常,排列/结构混乱,可给电不稳定性提供基质,导致舒张功能障碍。

(1)非持续性室性心动过速的意义 在 Holter 监测中,约 25% 成人肥厚型心肌病患者可见非持续性室性心动过速 NSVT,在临床上似乎为良性的,可能与心肌弥漫性坏死、纤维化相关;发作时几乎无症状,常在夜间或迷走张力优势时出现,心室率常相对较慢。发作时心电图可有多种形态,说明有多个起源。非持续性室性心动过速患者出现心脏性猝死增加 2~7 倍,是心脏性猝死预测指标之一,阴性预测精确度为 97%,阳性预测精确度为 23%,故有必要对高危的成年患者进行其他的危险分层。青少年的非持续性室性心动过速危险性较大,但不多见。

(2)单形性持续性室性心动过速 临床上肥厚型心肌病患者的单形性持续性室性心动过速 SVT 并不常见,患者常合并冠心病、室壁瘤,也见于终末期肥厚型心肌病患者,其心腔内径常趋于相对扩张。

(3)检测猝死高危患者 肥厚型心肌病年死亡率为 1%~6%。有研究报告,肥厚型心肌病心源性猝死危险增加时,常有心律失常、血流动力学不稳、心肌缺血、家庭遗传背景(可有 β 肌球蛋白重链 Arg403Glu 突变、肌钙蛋白 T 突变等)。有人研究 480 例肥厚型心肌病患者,随访 6.5 年,其中的心源性猝死患者,与左室壁厚度相关,室壁厚度<20 mm 者,20 年死亡率几乎为 0;而室壁厚度>30 mm 者,心脏性猝死死亡率接近 40%。

流出道梗阻可预测总的心血管死亡。心脏磁共振和 CT 有助于评估流出道梗阻的进展程度并预测心源性猝死。家庭中有一人或数人发生心源性猝死,是显著高危的预测指标。晕厥也与心源性猝死危险增加相关。直立运动试验中,血压不升反降,在<40 岁的患者中与心源性猝死相关,但其阳性预测值较低;而正常的血压反应,提示心源性猝死的危险性较小。Holter 监测中发现室速,提示心源性猝死危险性增加,尽管阳性预测率相对较低;如未发现室速,则提示较好的阴性预测结果。电生理实验诱发室速,也与较高的心源性猝死率相关。(表 43 - 1)

表 43 - 1　HCM 的危险因素分类

主要危险因素	可能的危险因素
心脏骤停(室颤)	房颤
自发性的 SVT	心肌缺血
有未成年即猝死的家族史	左室流出道梗阻
难以解释的晕厥	高危型基因突变
左室壁厚度≥30 mm	高强度的体力活动
异常的运动后血压变化	
自发 NSVT	

研究表明,T 波电交替可预测肥厚型心肌病患者的心律失常事件。在一个研究中,71% 的心律失常高危者有 T 波电交替,可能与基因突变有关,如 β 肌球蛋白基因 Arg403Glu 突变时,T 波电交替、猝死危险度增大。

(4)电生理检查 就整体而言,肥厚型心肌病高危者,易发生心律失常。有人对 155 例肥厚型心肌病患者进行电生理检查,14% 可诱发非持续性室性心动过速;43% 可诱发单形性持续性室性心动过速。故认为电生理检查时能诱发持续性心律失常,是肥厚型心肌病患者的异常表现。

(5)心脏性猝死的预防 可用胺碘酮控制房颤发作;单形性持续性室性心动过速可用药物治疗,同时可用 ICD;传导系统疾病可用起搏器治疗;快速房室传导,可用导管射频消融旁道治疗;缺血和自主神经失调,可用大剂量维拉帕米、β 受体阻断剂;在一些较年轻且肥厚严重致压力阶差较大的无症状患者,可试用 β 受体阻断剂、钙通道阻断剂。

左室流出道梗阻可用双腔起搏、心肌切除、乙醇消融。高危患者中 70% 有多种触发因素,如没有有针对性措施,一些患者应置入 ICD;有数个危险因素(尤其是室间隔肥厚>30mm)或在近亲中有心源性猝死史(尤其是多次心源性猝死史)的患者,可置入 ICD 行一级预防。

2. 扩张型心肌病

频发的室性异位节律和非持续性室性心动过速,在特发性扩张型心肌病中占 60%~87%。

(1)心律失常的机制　扩张型心肌病(DCM)患者,心肌细胞可有细胞骨架基因突变,可有感染、免疫反应、坏死、凋亡、减少、纤维化(57%)、左室大量心内膜瘢痕(33%),可产生各向异性传导、折返激动、心律失常;心室 I_{to}、I_{Kl} 电流减小,钠钙交换增加,钙泵功能下调,细胞质钙离超载,APD 延长。(表 43－2)

表 43－2　DCM 中引起心律失常的因素

低钾血症、低镁血症(常与应用利尿剂有关)
持续交感神经张力介导的不应期、动作电位的缩短,易形成折返
除极后短暂的、脉冲式、高交感神经张力介导的心律失常
肌浆网膜钙泵功能降低引起舒张期细胞质钙超载
钠钙交换增加引起迟后除极
血儿茶酚胺水平升高
交感神经张力增加
心肌纤维化或瘢痕
希氏束-浦肯野纤维传导延迟
心房或心室扩张使心内膜表面积增加
药物(如抗心律失常药、地高辛、拟交感药、磷酸二酯酶抑制剂等)

(2)室性心律失常　多形性室早 PVB、成对多形性室早、非持续性室性心动过速 NSVT,可见于 80%～95% 扩张型心肌病患者。在一项 24 小时心电图动态监测的研究中,53% 扩张型心肌病患者有 500 次以上的多形性室早,54% 有成对多形性室早,31% 有单形性持续性室速 SVT。在伴充血性心衰的患者中,随着左室功能恶化,多形性室早更常见。心功能 I 或 II 级的患者,其单形性持续性室速的患病率为 15%～20%,而心功能 III 级或 IV 级者增加到 50%～70%。有人报告,室性心律失常是心脏全因死亡率的独立预测因子。多数室速起源于心肌。束支折返性室速可见于 41% 扩张型心肌病患者,导管射频消融常能治愈右束支折返性室速。

(3)心律失常和死亡率的预测因子　研究估计,扩张型心肌病 5 年死亡率约为 20%,其中约 30% 为心脏性猝死。室性心律失常在扩张型心肌病较常见,但晕厥、心源性猝死是扩张型心肌病较为罕见的首发症状。扩张型心肌病进展较快的患者,其全因死亡和心源性猝死率都较高。室速、室颤是心源性猝死最常见的原因,然而在扩张型心肌病严重心衰患者中,缓慢性心律失常、肺栓塞、电机械分离等,也可引发 45% 的心脏性猝死。

左室功能不全是扩张型心肌病和充血性心衰患者死亡最强的预测因子。当患者 NYHA 心功能 IV 级时,射血分数预测死亡的价值减小,甚至射血分数<0.2 对心源性猝死的阳性预测价值也不高。

晕厥是扩张型心肌病患者猝死的强预测因子,有晕厥时,扩张型心肌病患者 1 年猝死率可从 12% 增加到 45%。多形性室早和非持续性室速与心脏疾病的严重性相关,且在严重左室功能不全患者常见。在电生理检查中诱发出室速,可预测心源性猝死,但是相反则不然。程序刺激在扩张型心肌病中阳性及阴性预测值均较差。微伏级 T 波电交替阳性预测值不高(0.22),射血分数< 0.35 的预测值为 0.15。

有人研究 104 例左室射血分数<0.30、没有室速/室颤史的扩张型心肌病患者,在动态监测中,52% 发现非持续性室速;电生理刺激仅 2.9% 诱发出持续性室速,9.6% 诱发出室颤;有症状的患者要排除室上速。在窦性心律表现为室内传导障碍、室速呈左束支阻滞型时,需排除束支折返性室速,在这方面电生理检查有一定意义。

(4)心律失常的处理　对扩张型心肌病的治疗,很大程度上取决于患者的病情特点、医疗人员的经验。β受体阻断剂、ACEI 能降低心衰患者的死亡率、猝死率。在有症状的心律失常扩张型心肌病患者,常优先考虑使用胺碘酮,可降低非缺血性心肌病患者的心脏性猝死率。

在对冠心病患者室速、室颤的二级预防中,ICD 优于胺碘酮,非缺血性扩张型心肌病较冠心病者从 ICD 置入中获益更多。有人研究 458 例射血分数<0.35 且伴有频繁室早(PVC)、非持续性

室性心动过速的非缺血性扩张型心肌病患者,在接受最优化的药物治疗后随机分为 ICD 组和非 ICD 组,随访 2 年显示,标准治疗组死亡率为 13.8%,而接受 ICD 治疗组死亡率为 8.1%,ICD 治疗使绝对死亡率降低 5.7%,相对死亡率降低 35%,但无统计学差别。

在扩张型心肌病中,室速导管射频消融成功率,不如在缺血性心肌病室速的消融结果。然而由于抗心律失常药物效果有限,因此在反复发作的单形性持续性室性心动过速 SVT 及难以终止的室速患者,可尝试导管射频消融。

3. 致心律失常性右室心肌病

致心律失常性右室心肌病(ARVC)时,室性心律失常、心衰(包括双室衰)、晕厥、先兆晕厥、心源性猝死,都是其临床表现。

(1)病因及发病机制　致心律失常性右室心肌病的病因和发病机制,可能为右室心肌凋亡、心肌特异性基因突变、炎症、右室被纤维/脂肪取代;约 50% 亲属发病,为常染色体显性遗传。致心律失常性右室心肌病较早阶段可为隐匿期,心源性猝死可为首发表现;而一些患者首诊时已表现为双心室衰竭,而可被误诊为扩张型心肌病。当一个患者尤其是年轻人表现为左束支阻滞型室性心律失常,而心脏结构似乎正常时,鉴别诊断中应考虑到致心律失常性右室心肌病、特发性右室流出道室速。对致心律失常性右室心肌病的肯定性诊断,需要组织学检查发现右室心肌被纤维/脂肪组织取代来证实。(表 43-3)

表 43-3 根据超声心动图、血管造影、磁共振成像、核素闪烁照相的 ARVC 的诊断标准

1. 家族史
　　主要的
　　　通过尸检或者外科手术证实的家族性疾病
　　次要的
　　年轻时猝死史(<35 岁),疑为 ARVC 引起
　　家族史(根据现行标准的临床诊断)
2. 心电图除极、传导异常
　　主要的
　　　Epsilon 波或右心前导联($V_1 \sim V_3$)QRS 波时限延长(>110 毫秒)
　　次要的
　　　信号平均心电图可见心室晚电位
3. 复极异常
　　次要的
　　　>12 岁者右心前导联(V_2 和 V_3)T 波倒置,且没有右束支传导阻滞
4. 室壁的组织特点
　　主要的
　　　心内膜活检发现心肌被纤维、脂肪取代
5. 整个或局部功能和结构改变
　　主要的
　　　心脏严重扩张、右室射血分数降低,左室没有(或只有轻度)受损
　　　右室局部室壁瘤(无运动或运动减低,舒张期球形)
　　　右室严重节段性扩张
　　次要的
　　　整个右室轻度扩张和/或射血分数降低,伴左室正常
　　　右室轻度节段性扩张
　　　右室局部运动减低
6. 心律失常
　　次要的
　　　左束支阻滞型 VT(持续或非持续),通过心电图、动态监测、运动试验发现
　　　动态监测示频发 PVB(>1 000/24 小时)

（2）室性快速性心律失常　致心律失常性右室心肌病可出现室性心律失常，包括单纯室早、单形性室速、导致心脏骤停的室颤。在室速时，QRS波呈左束支阻滞形态，提示病灶在右室。在室速发作时仔细分析12导联心电图形态，能更精确解剖定位。QRS波电轴正常或右偏，反映室速起源于肺动脉圆锥。极度电轴左偏，提示病灶源于下壁或右室心尖部。由于致心律失常性右室心肌病病理的不断进展，一个患者在随访中可出现多种形态的室速。

（3）猝死的危险分层　猝死常是致心律失常性右室心肌病的首发表现。其1年猝死的发生率从0.08%到9%不等。心源性猝死在运动和紧张时相对高发，但常无明显激惹因素。心脏性猝死常发生在右室严重异常的患者，轻度右室异常的患者也可发生猝死。右室扩张、胸前区导联复极异常、左室受累，为发生心源性猝死的高危因素。特异的基因突变型也可能与猝死相关。

（4）心律失常的处理　致心律失常性右室心肌病的治疗选择，包括药物干预以预防心律失常、处理心衰、导管消融、ICD，部分患者可行外科手术治疗。因为没有标准的治疗方法，故具体措施常取决于患者病情特点、医务人员经验。目前没有试验证明药物治疗能改善致心律失常性右室心肌病患者生存率。

然而在临床处理中，对血流动力学稳定、非致命性心律失常的患者早期治疗时，可考虑β受体阻断剂、Ⅰ/Ⅱ类抗心律失常药，可单用或联用。研究发现，索他洛尔每天320～480 mg有效率较高，其次为维拉帕米、β受体阻断剂、胺碘酮。对血流动力学受影响的室速、室颤而复苏的患者，ICD是治疗的选择。随着对致心律失常性右室心肌病的进一步危险分层，心源性猝死的一级预防的适应证，可能包括较严重心源性猝死家族史的患者、由于双心室功能严重受损而不能耐受心律失常的患者。

在特定的情况下，如药物治疗无效、室速复发后持续不止，或不能耐受药物治疗等，可考虑导管射频消融治疗室速。但由于致心律失常性右室心肌病不断进展的病理特点，即使导管射频消融短期成功率可达90%，随访8～20个月发现，原先消融成功的患者，有一半出现不同形态的室速复发。对顽固性室速的外科治疗，是通过心室切开，切断大折返环；然而术后血流动力学的不良影响、相对高的复发率，常限制其应用。在顽固性心律失常和终末期心衰的患者，心脏移植是最后的选择。

十四、室性心律失常的昼夜节律

室性心律失常和心源性猝死的发生，均存在昼夜节律；引起其昼夜节律的原因很多，交感神经、迷走神经的昼夜张力失衡是重要原因，可引起心电稳定改变、室性心律失常、心源性猝死。心率、血压、心脏传导功能等的节律性变化周期，多接近一昼夜，称为昼夜节律。

1. 心源性猝死的昼夜节律

有人发现，心源性猝死存在昼夜节律，7：00～11：00为发生主要高峰期，且不受性别、年龄影响；0：00～6：00发生率最低；好发于上午，与起床后活动、心率加快、血压升高、血小板聚集增加、交感神经活性增强、迷走神经受抑制等有关，与室性心律失常互为因果。

2. 室性心律失常的昼夜节律

（1）室早的昼夜节律　室早常在夜间睡眠时减少，上午增加。室早与心率变化、交感张力的增加相关。有时室早在睡眠中并不减少，可能与睡眠时自主神经张力的昼夜节律变化减少相关。使用普萘洛尔可使觉醒后室早发生率降低，白天也不再增加，与心率减慢、交感神经张力减弱有关。

（2）室速、室扑、室颤的昼夜节律　室速多在上午、下午呈现发生高峰。致命性室速在9：00～18：00发生率较高，21：00～6：00（尤其是2：00～3：00）发生率较低。室颤和RR间期<350毫秒的室速，6：00后发生率迅速上升，4小时后（10：00～11：00）达到高峰，继而短暂下降，在15：00～17：00间又达到小高峰；而RR间期>350毫秒或自动终止的室速，常不呈现昼夜节律。Brugada综合征患者发生室颤在 0：00～6：00 最多。这些室性心律失常昼夜节律模式，与心肌梗死、心源性猝死、短暂心肌缺血的昼夜节律模式相近。

3. 室性心律失常昼夜节律的机制

（1）自主神经系统失衡　在非急性心肌缺血相关的室性心律失常中，多是由于交感神经/迷走神经的失衡、恶性室早的增多，作用于易损心肌（如心肌梗死后的瘢痕、左室肥厚等），从而可诱发出恶性心律失常。肾上腺素能系统的活性增强，与室速晨间好发相关。室性心律失常的节律性、集中性，与心脏自主神经系统 ANS 兴奋的昼夜节律对心血管活动的调控作用有关。交感神经活性增高，能使心率增加、自发除极易发、心室有效不应期缩短、室颤阈值降低。而迷走神经活性增高，可使心率减慢、房室结传导减慢，并在交感神经活性存在的基础上，延长心室不应期和提高室颤阈值。

（2）QT 间期延长　QT 间期延长与室性心律失常有关，可见于长 QT 综合征。在心脏神经正常分布的患者中的，10：00～12：00QTc 最短。QT 间期的昼夜变异性，是由于交感神经/迷走神经平衡变化而形成的。

研究发现，恶性室性心律失常患者 QTc 峰值＞500 毫秒较多。交感神经活动增强可使心室复极时程（QT 间期或 ERP）缩短；使用 β 受体阻断剂常不引起 QTc 显著变化；心室复极主要受 β 肾上腺素能信号的影响；交感神经反射存在时，迷走神经刺激能使心室复极延长；交感神经反射不存在时，迷走神经刺激不引起心室复极的显著变化。

心肌梗死后可使交感神经活动增强（能明显活化、开放 I_{Ks} 通道，增加复极不稳定性），迷走神经活动减少。使用 β 受体阻断剂抑制交感神经活动，可增强迷走神经的保护作用，能减少致死性心律失常的发生。心肌梗死早期，心肌有效不应期（ERP）对自主神经的调节反应发生改变，可产生去迷走神经、去交感神经支配的效应，且两种效应是不同步的，可能与急性心肌梗死后早期室性心律失常产生相关。心肌梗死早期心外膜对交感神经刺激反应时，有效不应期常缩短，能促进心室传导，促进室性心律失常发生；24 小时后可恢复。心肌缺血梗死后，心脏交感神经、迷走神经失衡，改变病变心肌的电生理特性，影响心室复极化，当达到某一临界点时，可引发室性心律失常。心电参数的昼夜节律与心律失常有关系，但仍有很多问题有待解决，要进一步研究。

十五、干细胞治疗室性心律失常

心肌干细胞治疗缺血性心脏病是具有前景的方法，由于心肌干细胞电生理特性不同于成熟心肌细胞，原来认为可能有潜在的致心律失常性。但近期的研究发现，干细胞治疗可能减少梗死后室性心律失常。干细胞具有自我更新、增殖、多向分化的潜能，根据来源分为胚胎干细胞 ESC、成体干细胞。心肌细胞缺乏有效的干细胞再生机制时，常由心肌基质细胞形成的疤痕组织替代，使心脏顺应性降低，心脏电生理功能异常，能导致心衰、致死性心律失常。因此干细胞移植有广泛的治疗前景。

1. 一些心肌干细胞的电生理特点

有人报道，胚胎干细胞能分化成不同类型的心肌细胞群，分化细胞的动作电位时程延长，最大上升速率 dV/dt 降低，在钙通道阻断剂 K8644、心率缓慢、低血钾、奎尼丁等作用下，易诱发 2 相及 3 相早后除极；高血钙、异丙肾上腺素，易诱发迟后除极、自发性电活动，结果可参与形成折返、触发活动、自律性增强。骨髓间质干细胞 MSC 细胞膜，存在 I_{K-Ca}、I_{Kr}、I_{to} 离子通道等，部分骨髓间质干细胞有 I_{Na-TTX}、I_{Ca-L} 通道。诱导人 MSC 向心肌细胞分化，可引起类心肌细胞膜的 I_{Ca-L}、I_{Kr}、I_{ks} 电流幅度增加 2 倍；未分化 MSC，由于缺乏正常心肌细胞所含有的快速内向钠电流，移植到心肌组织后，与受体心肌细胞存在显著的电生理差异。

2. 目前缺乏干细胞致心律失常性的证据

干细胞在电生理上与心肌细胞有不同,理论上有可能致心律失常性。但迄今的临床试验,没有观察到干细胞移植增加心律失常;干细胞可分化为所处微环境的成熟细胞,可能不易导致心电不稳定、不易心律失常。干细胞移植很少引发室性心律失常的原因可能是,干细胞移植后存活、分化为功能心肌细胞较少;分化后的类心肌细胞高水平表达心肌细胞的离子通道、Cx43 时,可减少发生室性心律失常,甚至这些细胞最终并不需要分化为功能心肌细胞,而只需要维持电传导功能,就能产生抗梗死后心律失常效应。

干细胞治疗对梗死后心律失常整体的有益作用,可能超过其可能带来电不稳定性的负性作用。有人发现,移植干细胞的方式,对治疗心律失常的疗效有影响;骨髓干细胞直接注射到心肌细胞,常会导致局部炎症;而磷酸缓冲液和骨髓干细胞经冠脉移植,常不引起局部炎症反应,心律失常发生率降低。干细胞移植似有抗梗死后室性心律失常的倾向,不增加室性心律失常的风险。国内研究发现,MSC 移植后第 28 天,心律失常的发生率降低 2 倍以上,MSC 分化过程中能表达 Cx43,结果使其电生理特性更接近成熟心肌细胞,心律失常发生率能降低。

3. 干细胞移植对梗死后室性心律失常影响的可能机制

梗死后快速心律失常的主要机制是折返,与心肌结构的明显异质化相关,梗死部分的纤维化区,重构的梗死周边区的心内膜、心外膜、心肌中层,可构成心律失常的基质。

目前认为,干细胞可治疗心律失常,能逆转梗死后心肌重构,促进建立侧支循环,有旁分泌效应、免疫调节效应、细胞外基质调节作用;能通过活化局部心肌祖细胞,促进心肌修复。干细胞基因易被修饰,能增加抗凋亡能力,促进干细胞旁分泌,可增加移植细胞存活量。然而目前尚缺乏抗室性心律失常的干细胞基因修饰研究,但最近有人修饰其他类型的干细胞,已为梗死后心律失常治疗指出新的方向。有的实验发现,基因修饰骨髓干细胞治疗组,梗死后心律失常诱发率降低,但还要进一步研究。而胚胎干细胞转基因高水平表达 Cx43 后,能减少梗死后室性心律失常,可缩小缓慢传导区。

十六、经主动脉窦消融室性心律失常

近年报道,室早与室速(统称室性心律失常)可经主动脉窦导管射频消融治疗。

1. 主动脉窦的解剖和毗邻结构

主动脉窦(ASC)位于心脏的中央位置,包括左冠窦(LCC)、右冠窦(RCC)、无冠窦(NCC)。无冠窦位置最偏后,其后部和房间隔前上部、左心房、右心房的部分组织较近,无冠窦的前下方为室间隔膜部,部分患者右冠窦也和房间隔前上部相邻;无冠窦和右冠窦交界处,正对三尖瓣前瓣和隔瓣的对合处,此处有希氏束走行,房室结快径路位于希氏束的后方,无冠窦的右方。

右冠窦的前方偏左为右心室流出道,右冠窦和右心室流出道之间的心外膜脂肪垫中有迷走神经节分布,右冠窦右侧有右心耳、右冠状动脉、希氏束。

左冠窦左上方有左心耳,前方有左冠状动脉主干和右心室流出道,左冠窦和无冠窦的对合处,是主动脉二尖瓣前叶交界区。在主动脉窦的成功标测和消融治疗室速,需要准确理解主动脉窦结构、主动脉窦靶点处的 X 光影像、心内标测电位特点。

2. 室速能在主动脉窦成功导管射频消融的机制

研究表明,心室肌可延伸至主动脉窦,应用导管射频消融的电极在主动脉窦标测,在窦性心律时,电极记录的近场心室电位,常晚于远场心室电位;而在室速时,电极记录的近场心室电位,常早于远场心室电位,即室速存在局部电位时序反转,机制为主动脉窦局部心肌组织的自律性增高。通过导管射频消融此处,抑制室速的自律灶,可根治室速。一些主动脉窦邻近部位起源的室速,能在主动脉窦导管射频消融时治疗成功;右冠窦和右室流出道的后壁相邻,在右冠窦导管射频消融后,可消融到右室流出道后壁;在主动脉窦的基底部,左室流出道的心肌和主动脉根相邻,主动脉窦导管射频消融时,射频消融导管可稳定贴靠主动脉窦基底部,消融能量易传至主动脉瓣下的左室流出道心肌;因此,在主动脉窦导管射频消融成功的室速,其起源部位不一定在主动脉窦。

3. 经主动脉窦成功导管射频消融室速的标测

主动脉窦导管射频消融成功的室速,以左冠窦起源较常见,具有特征性的心电图表现,即 Ⅱ、Ⅲ、avF 导联高振幅 R 波,胸前导联为类右束支阻滞,胸前导联 R/S >1 的移行区在 V_1 ～ V_2,而起源于右室流出道的室速胸前导联 R/S >1 的移行区在 V_3、V_4,但起源于主动脉窦的室速,可优先传导至右室流出道,而使胸前导联 R/S >1 的移行区发生改变。

有人认为,起源于主动脉瓣下的室速,其 V5、V6 导联 QRS 波终末部常有 S 波,而起源于主动脉瓣上的室速,其 V5、V6 导联 QRS 波终末部无 S 波,这可用于区别室速是起源于主动脉瓣上还是瓣下。但有时室速会经房室结逆传心房,使 P′ 波落于 QRS 波终末部形成假性 S 波,需注意鉴别。

和右室流出道相比,左冠窦在空间结构上更偏右、偏后,因此起源于此处室速的 V_1、V_2 导联 R 波时限更宽,R/S 振幅更高。研究表明,V_1 或 V_2 的 R 波时限指数≥50％和 R/S 波幅指数≥30％,可作为区别室速是起源于左冠窦还是右室流出道的量化指标;起源于主动脉窦室速的 QRS 波起始前,可记录到高频低振幅的前电位;而在窦性心律时,在 V 波后也能记录到高频低振幅的电位,表明主动脉窦和心室之间存在缓慢传导区。

无冠窦和左心房、右心房的心外膜接触,而不与心室肌接触,因此起源于无冠窦的室速少见。室速时导管射频消融电极的近场电位至希氏束电极 V 波的间期,有助于鉴别室速起源于左冠窦、右冠窦:室速起源于右冠窦时,激动经室间隔传至右室,希氏束电极可较早记录到 V 波;而室速起源于左冠窦时,激动经左室游离壁至室间隔传至右室,希氏束电极记录到 V 波的时间较晚。

虽然左冠窦、右冠窦在空间上相互靠近,但室速时心室除极方向的不同,可导致希氏束电极记录到 V 波的时间不同。瓣上(主动脉瓣或肺动脉瓣)大部分为纤维结缔组织,一般起搏阈较高,导管射频消融不同的输出功率,可能会夺获起搏部位附近的不同心肌,后者将产生不同的 QRS 波形态;以高输出功率起搏 RCC 心肌病心肌时,可能会夺获右室流出道或主动脉瓣下的左室心肌,因此以起搏标测判定瓣上室速靶点时,应持谨慎态度;且应在同一部位以不同的输出功率行起搏标测。

右室流出道的后壁和右冠窦相距较近,这两个部位起源的室速,在体表心电图上较难鉴别。左冠窦和室间隔相邻;起源于左冠窦的室速发生时,左室、右室同时激动,V_1 导联 QRS 波形态多变,可呈 M 型或 W 型,且 QRS 波时程比起源于右冠窦的短。右冠窦位于右室流出道后方,位置偏前,起源于此处的室速,总体除极向量背向 V_1 导联,但初始除极向量对向 V_1 导联,V_1 导联 QRS 波多呈 rS 波,V_2 导联 r 波较宽。主动脉二尖瓣交界区(AMC)位于左室基底部,位置偏后,起源于此处的室速,除极向量自基底部指向心尖部,但初始除极向量背向 V_1 导联,V_1 导联 QRS 波呈 qR 波或 R 波。

研究发现,根据室速 的 QRS 波形态,可定位心室肌的最早激动部位,而不能定位激动起源部位,有时左室心肌并不是垂直延伸至主动脉窦,而是斜行延伸;如根据体表心电图定位室速起源于主动脉二尖瓣交界区,但左室心肌可能斜行延伸至左冠窦,此时在左冠窦消融(而不是在主动脉二尖瓣交界区)才能终止室速。

研究表明,起源于主动脉窦的室速,可优先传导至右室流出道;和自发室速比,在右室流出道处起搏的心室波形,要比在室速起源处起搏的心室波形好一些,原因为在室速起源处,起搏除能夺获右室流出道的心肌,有时还能夺获左室心肌。

4. 经主动脉窦成功消融室速的消融方法学

主动脉窦的血流速度波动较大,使射频消融导管会有较大振动,射频消融时可损伤靶点外其他组织。消融时需注意,要行选择性冠状动脉造影,明确冠状动脉位置,避免消融时损伤冠状动脉;消融电极头端距冠状动脉开口 8 mm 以上,预设温度<55℃;消融时持续 X 光透视,如发现消融电极移位,则立即停止消融,减少损伤靶点外其他组织;严密监测有无加速性交界区心律和 HV 间期延长,放电 10 秒未终止室速,应停止消融。右冠窦和右室流出道间的心外膜脂肪垫中,常有迷走神经节,消融导管误入右冠窦时,可能引发迷走反射。无冠窦和右冠窦交界处,正对三尖瓣前瓣和隔瓣的对合处,此处有希氏束走行,消融时一般不会损伤希氏束。但房室结快径路位于无冠窦上方、希氏束后方,导管头端指向无冠窦右侧消融时,有可能损伤房室结快径路;为避免此种情况发生,消融导管可稍微向后、向头位移动,但应注意消融导管逆时针旋转时,有进入右冠状动脉的可能。

射频消融的机制是局部组织温度升高;冷冻消融是从组织摄取热量,使局部组织的温度降低,细胞膜流动性减低,离子泵功能失活,动作电位幅度减低,复极速度减慢,细胞代谢活动减弱,局部组织内的神经敏感性降低;组织温度恢复后,神经功能也恢复、疼痛较轻;温度轻度降低时,主要使细胞功能、代谢改变,对主动脉瓣和周围组织的弹性纤维影响较小,损伤靶点外其他组织的风险较小。在主动脉窦可以成功消融室速的原因为:心室肌可以延伸至主动脉窦,在主动脉窦放电可以消融室速的起源处;消融导管不易到达或虽能到达但不能稳定贴靠于主动脉瓣下或右室流出道后壁;而在主动脉窦放电的能量,较易传至这些部位。体表心电图符合流出道室速、但在左/右室心内膜均无法标测到较提前的激动点和获得满意的起搏图形时,应考虑至主动脉窦进行标测。充分理解主动脉窦的解剖和毗邻结构,仔细分析室速的体表心电图特征,有利于提高成功率,缩短手术时间,减少并发症。

十七、室性心动过速的诊断与治疗

起源于左右心室的激动连续 3 次以上,频率大于每分钟 100 次,称为室性心动过速(室速,VT)。自然发作后 30 秒内自行终止者称为短阵室速(类似室早);超过 30 秒或要给予药物、电复律者称为持续性室速;发生在心脏结构正常者称为特发性室速,常起源于右心室流出道(右室特发性室速)、左心室间隔部(左室特发性室速)。

1. 诊断

病史:阵发性发作,突然发生,发作时心率每分钟 100~250 次;室速持续 30 秒以上时(常常需药物、电复律),可有低血压、少尿、气促、心衰、心绞痛、晕厥等;多伴器质性心脏病。

体检:有基础器质性心脏病(如急性冠脉综合征、陈旧性心肌梗死、原发性心肌病)、心率大于每分钟 200 次时,患者血流动力学状态常较危急;听诊心律常轻度不规则;心电图可明确诊断。持续时间不长、心率低于每分钟 160 次时,症状类似阵发性室上速。

2. 治疗

(1)治疗原则 无基础器质性心脏病、发生非持续性室性心动过速(NSVT),但无症状及晕厥,不主张常规应用抗心理失常药物;有明显症状时,可短期给予药物,方法参考室早。

有基础器质性心脏病、发生非持续性室性心动过速(NSVT),要积极治疗原发性疾病及触发因素(电解质紊乱、感染等),再给予抗心理失常药物。严重的持续性室性心动过速(SVT),如心率大于每分钟 230 次的持续性单形性室速、多型性室速(包括扭转型室速)、猝死高危(EF 小于 40%、心肌梗死、Brugada 综合征、有猝死史),无论有无心脏病,都要积极治疗(药物、电转复、ICD),以稳定窦性心律、血流动力学。要积极治疗基础器质性心脏病、去除触发因素。

(2)治疗计划

——控制心室率与终止室速发作:稳定持续性室速患者,如无明显血流动力学障碍,先给予静脉注射利多卡因或普鲁卡因胺,同时静脉滴注。静脉注射普罗帕酮也十分有效,但不宜应用于心肌梗死、心衰患者；其他药物无效时，可静脉给予胺碘酮或直流电复律；如已发生低血压、休克、心绞痛、充血性心衰、脑血流不足，应给予电复律。地高辛中毒引发的室速，不给予电复律，应给予药物治疗。复发性室速如病情稳定，可经静脉插入导管到右室，给予超速起搏，终止室速发作，但有时可促进心率加快。与器质性心脏病相关的室速，可静脉注射胺碘酮 150 mg，以每分钟 1 mg 静脉滴注维持 6 小时，然后以每分钟 0.5 mg 静脉滴注维持 24～48 小时；可利多卡因 50～100 mg 静脉注射，如无效，10 分钟后可重复 50～100 mg 静脉注射，负荷量小于 300 mg；有效后，每分钟 1～4 mg 静脉滴注维持。

地高辛中毒相关的室速，可在停用地高辛、补钾离子/镁离子的同时，静脉注射苯妥英钠 100 mg，如无效 5～10 分钟后可重复，负荷量小于 300 mg。左室特发性室速可静脉注射维拉帕米 5～10 mg；右室流出道特发性室速可静脉注射普罗帕酮 1.5～2.0 mg/kg，如无效 15～20 分钟后可再给 35 mg，负荷量小于 280 mg；有效后，每分钟 0.5～1 mg 静脉滴注维持。血流动力学不稳定持续性室速，先同步电复律，100～200 J 的同步电复律的成功率为 95%，复律成功后，给予静脉应用胺碘酮、利多卡因，以防止复发。

——扭转型室速患者：继发性长 QT 综合征的尖端扭转型室速，给予病因治疗、提高基础心率、静脉注射硫酸镁等，可终止室速、预防短时间内复发。先天性长 QT 综合征的尖端扭转型室速，可选择性给予 β 受体阻断剂。

——预防复发：积极治疗低血压、心脏缺血、低血钾、心衰；窦性心动过缓、房室传导阻滞的心率过缓时，可引发室性心律失常，可给予阿托品或人工心脏起搏。应选择效果大体相同、而不良反应较少的药物。左心室功能不全时，不宜用氟卡尼、丙吡胺。心肌梗死后患者不宜用氟卡尼、恩卡尼、莫雷西嗪。普罗帕酮可增加心脏骤停存活者的死亡率。QT 间期延长患者优先应用 I b 类如美西律（慢心率）、β 受体阻断剂。维拉帕米对大多数室速的预防无效，但可应用于维拉帕米敏感性室速的防治。器质性心脏病的非持续性室速，症状明显者可选择 β 受体阻断剂、ACEI。稳定的持续性室速，尤其是无器质性心脏病的单形性、特发性者，可选择导管射频消融治疗。

——预防 SCD：长期给予 I 类抗心律失常药物，常不能有效预防室速产生猝死；一般要治疗原发病，改善心功能；给予 ACEI、β 受体阻断剂、胺碘酮，能减少心肌梗死/心衰的心律失常、猝死的发生。有时可联合作用机制不同的药物，各药可减少用量。抗心律失常药物也能与心室起搏器联用，治疗复发性室速。ICD、外科手术、冠脉旁路移植也可应用于选择性患者。

十八、心室扑动与心室室颤的诊断与治疗

心室扑动（室扑）与心室室颤（室颤）分别为心室肌快而无序微弱的收缩/激动、或不协调的快速乱颤，心脏无排血，心音、脉搏、有规律的心室舒缩消失，都是心脏功能性停搏，器官血液灌流停止，常发生阿-斯综合征、猝死，都是致死性心律失常。室扑是室颤的前奏，单纯的室扑少见。心脏电生理、结构异常可形成室扑与室颤的基质，形成室扑与室颤的电生理机制常是折返激动，形成折返环路，激动的方向、大小、部位不断改变。室颤时心室肌有缺血、复极/不应期延长，交感神经系统常兴奋，心室内常形成多个折返中心，形成不协调、不一致传导。

1. 病因

包括：冠心病，尤其是急性心肌梗死或急性冠状动脉缺血；心肌病伴完全房室传导阻滞者；严重电解质紊乱，如严重低钾或高钾；药物毒性作用，如奎尼丁、洋地黄、氯喹、锑剂等药物中毒；触电、雷击或溺水；各种室性心动过速进一步恶化；预激综合征合并房颤，误用洋地黄类药物。

2. 诊断

（1）病史　起病：常有器质性心脏病、先天性离子通道病、心肌缺血，常有诱发因素，如抗心律失常药物、室壁瘤、二尖瓣脱垂、肥厚型梗阻性心肌病、先天性心脏病、地高辛中毒、脑血管意外、酸

碱失衡、水电解质紊乱、休克、溺水、电击等。室早、室速是室扑、室颤的触发因素。

(2)临床表现 包括意识丧失、抽搐,即阿-斯综合征。面色苍白或青紫,脉搏消失,心音听不到,血压为零。如不及时抢救,随之呼吸、心跳停止。主要表现为:可有先兆症状,如疲劳、胸痛、情绪改变、心肌缺血等,可有冠心病;症状有意识丧失、抽搐、呼吸停顿、死亡。

既往史:原发性室颤的常见病因有冠心病、心肌病、瓣膜病、QT 间期延长综合征、病窦综合征、严重房室传导阻滞、电击、低温、药物诱发,部分患者有预激综合征、二尖瓣脱垂。

(3)体检 心音消失,脉搏触不到,血压无法测出。心电图可诊断。检查血液电解质紊乱如血钾、钠、氯等异常。心电监护心率异常。

(4)心电图检查:①心室扑动的心电图特征 快速而规则的室性异位心律,但不能辨认 QRS 波及 ST 段和 T 波。频率为每分钟 150～250 次。②心室颤动心电图特征 QRS 波群与 T 波完全消失,代之以形态大小不等、频率不规则的颤动波(频率每分钟 150～500 次)。应与阿-斯综合征发作心脏骤停相鉴别。

3. 治疗

(1)复苏 由于患者多在医院外发病,一旦发现心音、脉搏消失,即要进行心肺复苏;心电图证明室扑、室颤后,即应电击除颤。复律后出现缓慢心律失常时,即应给予临时起搏器。可给予利多卡因、辅助呼吸、维持血压、纠正水电解质紊乱,对病因处理。直流电复律和除颤为治疗室扑和室颤的首选措施,应争取在短时间内(1～2 分钟)给予非同步直流电除颤,一般用 300～400 W 电击,若无效可静脉或气管注入、心内注射肾上腺素或托西溴苄铵(溴苄胺)或利多卡因,再行电击,可提高成功率。若在发病后 4 分钟内除颤,成功率 50％以上,4 分钟以后仅有 4％。若身边无除颤器应首先作心前区捶击 2～3 下,捶击心脏不复跳,立即进行胸外心脏按压,每分钟 70～80 次。

(2)全面诊断及相应处理:进行针对性治疗,如溶栓、血管重建术,中毒患者进行解毒、透析;休克患者给予抗休克。药物除颤可应用利多卡因静脉注射或普鲁卡因胺。若是洋地黄中毒引起室颤,应用苯妥英钠静脉注射。经上述治疗恢复自主心律者,可持续静脉滴注利多卡因或普鲁卡因胺维持。此外,托西溴苄铵(溴苄胺)、索他洛尔、胺碘酮静脉滴注,也有预防室颤良好疗效。洋地黄中毒者可给予苯妥英钠。在坚持上述治疗的同时要注意保持气道通畅,坚持人工呼吸,提供充分氧气。在抢救治疗的同时,还应注意纠正酸碱平衡失调和电解质紊乱。因为室扑、室颤持续时间稍长,体内即出现酸中毒,不利于除颤。此时可给 11.2％乳酸钠或 4％～5％碳酸氢钠静脉滴注。若条件允许亦可插入临时起搏导管进行右室起搏。

(3)并发症处理:给予强心、利尿、减轻心脏负荷的治疗。复苏后室早、室速时可给予 β 受体阻断剂、胺碘酮。治疗肺炎、肺出血。昏迷患者要给予冰帽及药物。

(4)复发的防治 要去除病因,评估危险度。电生理学检查中,35％患者对药物敏感,给予药物后,不再诱发严重的室性心律失常,可给予相应药物。药物不敏感时,选择 ICD。有冠心病、器质性心脏病、心脏功能不全时,较易复发,要纠正病因,选择性给予 ICD。对电生理学检查时可诱发室性心动过速的患者,可选择性给予导管射频消融、植入普通起搏器等。

(韩永生)

进一步的参考文献

[1] LEVIN MD. Ventricular tachycardia in infants with structurally normal heart:a benign disorder[J]. Cardiol Young,2010,20(6):641-647.

[2] VANDER WC. In patients with catecholaminergic polymorphic ventricular tachycardia [J]. J Am Coll Cardiol,2011,57(22):2244-2254.

第四十四章　心脏重构与心律失常

研究表明,心肌肥厚、心肌梗死、心肌炎等能引起心室电重构(离子通道重构)、结构重构、代谢重构、能量重构、神经重构、分子重构等,能引发产生多种心律失常,可延长动作电位时程,可使心内膜下动作电位时程延长更明显,能改变动作电位的跨壁梯度、方向等,易引发心律失常。

心室电重构指各种心肌病理状态所致的心肌兴奋性、自律性、传导性改变,可引起相关临床症状、心律失常、心肌收缩功能下降等,其基础是引发心肌细胞动作电位相关的离子通道重构。

一、钾通道重构

心室电重构时,I_{to}钾通道表达水平下调,瞬时外向钾电流(I_{to})减小、钾离子排出减慢,能引起动作电位 QT 间期延长、房室传导阻滞、室速等。心室电重构时,I_{K1}钾通道表达水平下调,内向整流钾电流 I_{K1}减小、钾离子排出减慢,能引起动作电位时程延长,易产生迟后除极、不同步复极、室速等。

心室电重构时,延迟整流性钾电流(I_K)改变,I_{Kr}及 I_{Ks}减小、钾离子排出减慢,I_{K1}钾通道表达水平下调,能延长心室动作电位时程,易产生迟后除极、不同步复极等。心室电重构时,ATP 敏感性钾通道电流($I_{K\text{-}ATP}$)改变,细胞内 ATP 水平下调时,可促使细胞膜 ATP 敏感性钾通道关闭,$I_{K\text{-}ATP}$电流减小、钾离子排出减慢,细胞膜超极化,引发 L 型钙离子通道持续开放,能延长心室动作电位时程,易产生迟后除极、不同步复极等。

二、钠通道重构

心室电重构时,钠通道激活、开放,可引发钠离子大量内流,形成细胞膜动作电位明显上升;能延长钠通道恢复、关闭时间,延长心室动作电位时程;可延长复极不应期,增加复极不均一性,促进发生折返激动,易引起室性心律失常。

三、钙通道重构

钙通道有 L 型/T 型电压门控钙离子通道等,其中 L 型电压门控钙离子通道的 $I_{Ca\text{-}L}$电流,主要形成心肌动作电位的平台期;而 T 型电压门控钙通道的 $I_{Ca\text{-}T}$电流,主要维持心肌自律性。心室电重构时,钙通道表达水平下调,钙通道恢复、关闭较慢,延长心室动作电位时程;可延长复极不应期,增加复极不均一性,促进发生折返激动,易引起室性心律失常。心室肥厚/心衰时,钠钙交换体表达水平在心内膜层、肌层中上调,可促进细胞质钙超载,易引发心律失常。

四、心室电重构与临床

心衰后,常死于心律失常,这时的心室肌细胞 I_{to} 和 I_{K1}钾离子通道表达水平下调、钾离子排出减慢、动作电位时程延长,易产生迟后除极、复极不同步、室速;这时钠钙交换体表达水平上调,促进细胞质钙超载,可出现不同程度的电重构,易引发心律失常。

急性心肌梗死后,可发生折返性室性心律失常、心脏性猝死;梗死区内及周边区尚存活的心室肌细胞中,I_{Kr}钾通道、I_{K1}钾通道受抑制(是电重构产生的主要机制),钾通道$K_v4.2$、缝隙连接蛋白等表达水平下调,I_{to}电流减小,引起细胞膜动作电位 0 相上升速率下降;电压门控钠通道、L 型钙通道、钠钙交换体表达水平升高,I_{Na}、I_{Ca-L}电流增强,动作电位时程延长,可出现电重构,易引发心律失常。

心肌肥厚时,心室肌的肌浆网钙泵功能下调,能促进细胞质超载的钙离子持续排出,可导致肌浆网钙离子储存耗竭,降低收缩功能;也能引起迟后除极、心律失常。这时钠离子通道表达水平降低,钠通道恢复、关闭时间延长,动作电位时程延长,促进发生折返激动,可引起快速性心律失常。

急性心肌炎时,心室肌中常存在电重构、结构重构,可有 $K_v4.2$、$K_v1.5$ 钾通道表达水平下降,钾电流减小,细胞膜超极化减少,L 型钙离子通道持续开放,I_{Ca-L}电流增强,有效不应期缩短,可引起心律失常。

高胆固醇血症时,动作电位时程延长、复极的异质性增加、钾通道表达水平下降,钾电流减小,细胞膜超极化,L 型钙通道持续开放,I_{Ca-L}电流增强,从而可降低室颤阈、引起心律失常。

五、心室电重构的干预对策

1. ACEI、ARB

ACEI 能减少生成血管紧张素Ⅱ,减少缓激肽降解,减少产生活性氧;心肌梗死患者给予 ACEI 后,心肌不应期离散度减小,心室电生理学更加稳定。ARB 可阻断血管紧张素Ⅱ 与其受体结合,阻断血管紧张素Ⅱ 的作用。心肌梗死后患者给予 ARB 如厄贝沙坦后,I_{to}钾电流增强,心室电生理学改善。

2. β 肾上腺素受体阻断剂

第三代β受体阻断剂卡维地洛,还能阻断 α₁肾上腺素受体,可抑制交感神经系统、RAS 系统,能改善心肌压力负荷,延长动作电位时程、增强 I_K钾电流,可减少钙离子进入心肌细胞,能减慢心率、抑制心肌肥厚进展,降低体循环阻力和心肌收缩力,减少心梗后心肌氧耗,缩小心肌梗死面积,防止梗死后左室扩张,抗活性氧,减少心肌细胞凋亡,抑制促炎因子表达,增加抗炎因子表达,改善心室电重构。

3. 钠氢交换体抑制剂

钠氢交换体排出氢离子、转入钠离子,能调节心肌细胞内 pH、电解质;在心肌缺血期和再灌注早期,钠氢交换体活化,导致细胞内钠/钙超载。钠氢交换体 NHE 抑制剂阿米洛利(EIPA),能抑制钠氢交换体,抑制延长 QT 间期、动作电位时程,减少肌浆网释放钙离子,减少细胞质钠/钙超载,减少高水平钙离子触发的迟后除极,抑制心肌电重构,减少活性氧,减轻缺血再灌注损伤,保护心肌,减少梗死面积,改善内皮功能,减少细胞凋亡,抗心律失常。

4. 钙通道阻断剂

维拉帕米可阻断 L 型电压门控钙离子通道,抑制细胞质钙超载,减弱心肌电重构,减轻心肌细胞变性;可抑制快反应纤维有效不应期(ERP)缩短,完全逆转心房电重构,但不能阻止心房结构重构等;如同时阻止结构重构,可能提高疗效。

六、糖尿病心室电重构与心律失常

有人观察糖尿病心电图和动作电位的主要电生理特征性变化,探讨糖尿病心室电重构与室性心律失常的关系,结果发现,和对照组相比,糖尿病组心率明显减慢,QT 间期显著延长,ST 段显著上抬,T 波显著增高;动作电位明显增宽,动作电位时程延长,复极化恢复 10%、20%、50%的时程

（APD10A、APD20、APD50）均显著延长，上升速率显著减慢。对照组快反应纤维有效不应期（ERP）为105.21毫秒，糖尿病组为168.95毫秒。糖尿病心肌病时，可有明显的心肌细胞电重构，具有潜在触发性室性心律失常危险。

临床研究发现，心律失常是糖尿病患者病情发展到终末期形成心肌病的并发症，可表现为室颤、猝死，是引起糖尿病患者死亡的因素；心电活动不稳定，心电图QT间期、心室动作电位时程常显著延长，复极恢复程度减弱，心室电重构，可能与糖尿病患者发生恶性室性心律失常相关。糖尿病心肌病没有动脉粥样硬化、高血压时，心功能也减弱，心肌常纤维化，易导致心衰。临床25％糖尿病患者发生QT间期延长、ST段上抬、T波增宽，心率减慢，最终心功能减弱、心脏缺血。QT间期延长是糖尿病患者发生致命性恶性室性心律失常、心源性猝死的预警指标；表现有复极化时程改变，动作电位图形增宽，动作电位的APD10A、APD20、APD50均显著延长，但APD90延长不明显，静息电位和动作电位幅度稍减小，电传导明显减慢，心率减慢，预示心律失常发生概率增加。糖尿病组快反应纤维有效不应期（ERP）显著延长，电冲动在心室传导过程中，更易形成单向传导、折返激动、折返性心律失常。在Burstpacing刺激起搏下，诱发糖尿病室性心律失常的发生率可达87.5％，表明糖尿病易被诱发室性心律失常。糖尿病心肌病出现心脏电重构，是其室性心律失常发生的重要基础。

七、心室重构相关生化标志物

心室重构能导致冠心病、心肌病等发展，引起恶性心律失常、心衰、心源性猝死；其进展过程中伴随的相关生化标志物改变，可帮助及早识别无临床症状患者心室重构的发生，为处于疾病不同阶段的患者，提供积极的个体化治疗方案，改善患者的预后。

心室重构是指心室在长期的压力/容量超负荷、损伤刺激下，引起基因表达、分子、细胞、细胞间质的改变，进而造成心脏形状、大小、功能的改变，是病变修复、整体代偿的继发性病理反应过程。心室重构越严重，预后越差，最终可导致心衰、死亡。目前评测心室重构的血清生化标志物，可分为促纤维化因子、炎性因子、转化生长因子、神经内分泌激素等。

1. 促纤维化因子

基质金属蛋白酶MMPs能降解心肌细胞外基质ECM。ECM重构是心室重构的重要部分。组织抑制因子TIMPs特异抑制MMPs。MMPs与TIMPs水平的测定，可应用于评估心室重构。TIMP-1缺乏时，MMPs含量增加，可导致心室形状改变、心室重构。有人对急性心肌梗死后近期心室重构研究，发现MMP-2/9和TIMP-1水平，分别在急性心肌梗死后7天和14天达到高峰。有人则发现，在急性心肌梗死后TIMP-1水平呈下降趋势。但还要更深入研究。

2. 炎性细胞因子

（1）肿瘤坏死因子、C反应蛋白、一些白介素 高水平肿瘤坏死因子、C反应蛋白、一些白介素，可直接引起心肌细胞肥大，可促进表达MMPs，加快降解ECM的胶原，引起心室重构。各种炎性因子相互促进表达、释放，能产生协同效应，共同促进心室重构。

（2）磺基转移酶2 磺基转移酶2（ST2），有跨模型的ST2L、分泌型的sST2。IL-33经其受体/ST2L信号通路，能抑制心肌细胞肥大、心脏纤维化、心室重构；sST2作为假受体，可阻断IL-33受体信号通路，诱导心肌细胞肥大，加速心肌纤维化，导致心室重构。研究发现，血清sST2水平在心衰、心肌梗死的患者中显著升高，其水平升高与心室重构的发生、严重程度、病死风险正相关。但sST2并不只在心肌细胞中表达，血清中的sST2水平对于心室重构可能有相对特异性；尚需要更多的研究。

（3）心肌营养素1 心肌营养素1（CT-1）是IL-6超家族中一员，由心肌细胞、成纤维细胞在机械压力、血管紧张素Ⅱ等刺激产生。研究发现，在伴有心室重构的高血压患者，血清CT-1水平明显升高；在有心室重构的高血压患者中，伴心衰者的血清 CT－1 水平明显较高。血清 CT－1 水平与左心室质量指数呈正相关，灵敏度为 70%，特异度为 75%，是一个可评估心室重构的生化标志物。

（4）脑钠肽　脑钠肽（BNP）是主要由心室肌细胞分泌的肽类激素，能抑制成纤维细胞增殖、心室重构。血清 BNP 水平与左心室舒张末压力呈正相关，与左心室射血分数呈负相关，其水平增高的幅度与心室重构程度正相关。有人对 320 例高血压患者血清 BNP 水平与左心室肥厚的关系研究发现，当血清 BNP 水平＞35ng/L 时，诊断左心室肥厚的灵敏度为 73%，特异度为 72%，有 99% 的预测价值，左心室肥厚早期的血清 BNP 水平测定，可更早反映心室重构，有利于针对性预防、治疗。

3. 转化生长因子家族成员

卵泡抑素样蛋白 1 是分泌型糖蛋白，它与生长分化因子 15，都是转化生长因子家族成员；持续的压力负荷、缺血、缺氧等刺激，均可促进心肌细胞表达卵泡抑素样蛋白 1、生长分化因子 15。在心室重构患者中，血清卵泡抑素样蛋白 1、生长分化因子 15 的水平，与左心室重构正相关，其水平随心室逆重构而下调；为预测心室重构的新型血清标志物。

4. 神经内分泌激素

（1）肾上腺髓质素　心脏压力/容量超负荷，能刺激释放肾上腺髓质素，可抑制心肌肾素-血管紧张素-醛固酮系统引起的心脏重构，能阻断心肌成纤维细胞增殖、表型转化，减少 ECM 沉积，阻断心肌纤维化。血清肾上腺髓质素水平的测定，对心室重构有一定预测价值。

（2）醛固酮　是一种盐皮质激素，由肾上腺皮质、局部心肌生成。心肌局部存在的肾素-血管紧张素-醛固酮系统，能自分泌大量醛固酮；在急性心肌梗死刺激下，能主动摄取醛固酮；结果诱导合成胶原蛋白、ECM，促进心肌纤维化；内源性醛固酮可升高血清 BNP、Ⅲ 型前胶原氨基端肽（P Ⅲ NP）的水平，促进心肌肥大，参与心室重构。心脏醛固酮的分泌受诸多因素的影响，检测其水平有一定困难，尚需更多研究。

5. 其他生化标志物

（1）同型半胱氨酸　它是一种血管损伤相关性氨基酸，是导致心血管疾病的独立危险因素。高水平同型半胱氨酸，可促进表达转化生长因子 β、TIMP－2，抑制表达 MMP－2，打破 TIMP－2、MMP1 平衡，引起 ECM 降解减少，导致心室重构。有人发现，血清同型半胱氨酸高水平，与女性患者的左心室质量、室壁厚度相关。

（2）血清Ⅰ型原胶原 C－端前肽和 N－端前肽　胶原合成增多，与心室扩张、重构相关，血清Ⅰ型原胶原 C－端前肽（PICP）是胶原生物合成的血清标志物；研究发现，血清 PICP 水平，与心肌胶原体积、血清 PICP 酶活性正相关。血清 PINP 水平，与左心室质量指数正相关。在合并代谢综合征的冠心病患者中，血清 PINP 的水平，随着年龄、高敏 C 反应蛋白水平、体质量指数的增高而增高；血清 PINP 高水平，提示最近心室重构，提示运动耐量恶化、预后不良。血清 PICP、PINP 的水平，对心室重构有提示作用。

（2）miRNA　它是一类非编码、内源性的小 RNA，证据证实，其与心室重构、心衰发病相关。miRNA 能调控心肌肥厚，调控 ECM 降解与合成，调控肾素-血管紧张素-醛固酮系统活性，调控神经内分泌激素的释放，调控细胞凋亡。

（3）半乳糖凝集素 3　它是半乳糖凝集素家族的一员，能通过转化生长因子 β/Smad3 信号通路，促进巨噬细胞、肥大细胞的浸润，促进成纤维细胞增殖，促进心肌纤维化、心室重构。目前尚需更深一步研究。

目前一些新型的生化标志物，如脂联素、抵抗素、膜连蛋白及早期心室重构相关的生化标志物，不断地被挖掘出来。各有其特点、局限性，但联合应用多种标志物，将对尽早发现/干预心室重构、改善患者预后，有重要作用。

八、缺血性心肌病左室重构与室性心律失常

有人探讨缺血性心肌病（ICM）患者左心室重构，及其和心功能、室性心律失常的关系，把120例 ICM 患者，分别按左心功能、左心室舒张末期内径（LVEDd）分组，结果发现，ICM 患者的复杂型室性早搏、室内传导阻滞、室性早搏并发室内传导阻滞的发生率，与 LVEDd 明显相关；LVEDd 重度增大者，更易发生室性早搏、室内传导阻滞。复杂型室性早搏的发生率，与左心功能明显相关。

缺血性心肌病是指由冠状动脉粥样硬化引起心肌长期缺血，导致心肌弥漫性纤维化，产生与原发性扩张型心肌病类似的临床综合征，主要表现为心脏明显扩大、心衰反复发作、常伴严重室性心律失常。研究显示，缺血性心肌病并发复杂型室性早搏的发生率，在缺血性心肌病心衰组与非心衰组间、LVEDd ≤65 mm 组与 LVEDd＞65 mm 组间，有统计学差异，即随着左心功能下降、左心室腔扩大，复杂型室性早搏的发生率增加。

复杂型室性早搏产生的原因，是心室重构、心功能不全，经机械 -电反馈的机制，导致钙离子内流增加、心室反应性肥大，心室腔扩大，肥厚心肌各层的不应期延长幅度不一致，形成跨室壁的不应期离散，导致各层心肌间有壁内折返激动。心脏负荷增加，可引起早后除极，产生触发激动。缺血性心肌病长期冠脉供血不足，导致心脏传导系统功能障碍，易并发室内传导阻滞；能影响心室激动顺序、血流动力学、心肌代谢，导致左心室整体功能下降，收缩和舒张功能不良，代谢状态异常，可引起心脏传导阻滞。研究发现，90％以上的左束支传导阻滞发生于心肌病广泛变性、纤维化、心室负荷过重、心室扩大后。缺血性心肌病心衰患者，一旦并发室内传导阻滞，猝死和总死亡率明显增加，80％以上的终末期缺血性心肌病患者，在死亡前 6 周内，存在左束支传导阻滞；左束支传导阻滞，是充血性心衰猝死、总死亡率增加的危险因素。缺血性心肌病室性心律失常的发生，与 LVEDd 增大、左心功能的降低相关，这三者可以互相影响，导致病情进展。

（韩永生　陈　森）

进一步的参考文献

[1] GRACE AA. Systems biology and cardiac arrhythmias[J]. Lancet,2012,380(9852):1498 - 1508.

[2] KIM GH. MicroRNA regulation of cardiac conduction and arrhythmias[J]. Transl Res,2013,161(5):381 - 392.

[3] GEORGE AL. Molecular and genetic basis of sudden cardiac death[J]. J Clin Invest,2013,123(1):75 - 83.

[4] CHERRY EM. Mechanisms of ventricular arrhythmias:a dynamical systems - based perspective[J]. Am J Physiol Heart Circ Physiol,2012,302(12):2451 - 2463.

第四十五章 心房纤颤

心房纤颤(房颤)是临床常见的心律失常之一,目前美国已有超过 200 万人患房颤。房颤患者有增大 4～5 倍的脑卒中风险、有增大 2 倍的痴呆风险、有增大 3 倍的心衰风险,全因死亡率可升高 40%～90%。中国的调查显示,我国目前房颤标化患病率为 0.61%,中国房颤患者数接近 800 万。房颤最常见的并发症是缺血性脑卒中,特别是在高危患者中;美国脑卒中 15%～25% 由房颤导致。随着中国人口老龄化,预测将来会增加更多的房颤患者。

2006 年美国心脏病学会、美国心脏学会、欧洲心脏病学会(ACC、AHA、ESC)联合发布了室性心律失常治疗和心脏性猝死预防指南。2014 年欧洲心律学会、美国心律学会、亚太心律学会(EHRA、HRS、APHRS)制定室性心律失常专家共识,两者聚焦于同一专题;2008 年网上公开发布了中国心房颤动的诊断与药物治疗专家共识,2012 年网上公开发布了中国心房颤动抗凝治疗中国专家共识;这些有很大的临床指导意义,详细内容可由网上获得并学习。

一、我国心房纤颤概述

有的研究显示,非瓣膜性房颤患者的脑卒中发生率是对照组的 5.6 倍,瓣膜性房颤患者的脑卒中发生率是对照组的 17.6 倍。全国 18 家大医院进行的房颤脑卒中病例对照研究显示,我国房颤脑卒中患病率为 24.8%。房颤相关性脑卒中,有高致残率、高死亡率,预后更差,明显加重经济负担。

有人使用伤残调整寿命,评价房颤导致脑卒中的疾病负担,应用人群归因危险度百分比,对房颤导致脑卒中的治疗成本进行估算,结果发现,我国房颤的寿命年损失总数,超过高血压性心脏病,接近糖尿病;我国房颤脑卒中造成的寿命年损失,超过印度、欧盟。

有人报道,中国房颤患者使用华法林的为 2.7%,阿司匹林为 39.7%,洋地黄为 37.9%,β受体阻断剂为 24.6%。对住院患者而言,房颤的治疗与管理远未达到临床指南的标准。23.9% 阵发性房颤患者及 13% 持续性房颤患者,没有接受任何心律/心率控制的治疗。

欧洲心脏病学会等在 2012 更新版指南中认为:无器质性心脏病阵发性房颤的左心房消融,为一线治疗方案;然而中国的临床指南,仍推荐药物是心律控制的首选方法;导管射频消融适用于药物治疗无效、不良反应难以耐受、症状严重的阵发性房颤患者。60 岁以上房颤患者的寿命年损失,约占总损失数的 69%;欧洲房颤脑卒中的经济损失总数达 1853 亿欧元,其中房颤相关的经济损失总数达 49 亿欧元。在所有心律失常中,房颤的发病率近年增长最快,几乎上升 3 倍,且有很高的致残率、病死率。

1. 房颤流行病学特点

流行病学资料显示,欧美的房颤患病率相似,而亚洲的患病率则低于欧美。房颤的发生和年龄有关,高龄为房颤的独立危险因素。在中国普通人群中,房颤患病率为 0.6%,60 岁后房颤患病率平均每 10 年增加 1 倍。房颤患者的平均年龄为 75 岁,75 岁以上,中国人患病率为 10% 左右。男性易发房颤,30～39 岁的男性房颤发病率为 0.2%,80～89 岁升至 2.3%;但女性的发病率仅是同年龄段男性的 1/2 左右。

2. 不同种族的房颤流行病学研究

研究报告,黑种人房颤的患病率较低,为 1.5%～2.2%;英格兰白种人为 2.4%,南亚裔人群为 0.6%。不同地区的人群,房颤的易患因素亦不相同。黑种人以高血压为主要危险因素,南亚人以缺血性心脏病为主要因素。房颤患者发生脑卒中的风险,亦存在着种族差异。

3. 中国房颤流行病学特点

中国的房颤患病率随年龄增加而逐渐增加;有人报道,男性患病率高于女性(0.9%:0.6%)。全部房颤患者中,瓣膜型、非瓣膜型、孤立型房颤所占比例分别为12.9%、65.2%、21.9%。房颤患者脑卒中率明显高于非房颤人群(12.1%:2.3%),且以缺血性脑卒中为主。中国房颤患病率,年龄、性别、病因分组等,均和国外相关资料接近,脑卒中发病率较高,但服药情况不理想。

4. 房颤抗凝治疗现状

房颤患者常有心房内血栓形成、可引发栓塞等,房颤患者脑卒中发生率增高6倍。房颤脑卒中的致死和致残率为30%~40%。适当使用华法林的房颤患者,相关脑卒中风险降低68%,总病死率降低33%,栓塞事件发生率降低70%,并可避免其出血并发症。

中国房颤患者使用华法林的为2.7%,阿司匹林为39.7%,目前房颤患者抗凝治疗率较低。有人对心血管内科的349例房颤患者分析发现,发生血栓事件的房颤缺血性脑卒中患者中华法林使用率较低。

5. 中国不同地区房颤流行病学现状

上海市一些社区老年居民房颤调查显示,60岁以上老年居民房颤患病率为5.3%,呈现出随年龄增高的趋势。房颤患者中非瓣膜型、瓣膜型、孤立型房颤所占比例分别为91.4%、5.7%、2.9%。太原市一些社区的房颤总患病率为0.9%,男性患病率高于女性;呈现出随年龄增加而增高的趋势,<40岁者患病率为0,>70岁者增至2.4%;70%房颤患者年龄为75±10岁。

6. 中国不同民族房颤流行病学研究

房颤患病率的民族差异,可能与民族的生活习惯、生活条件、生活方式等不同相关。有人报道,引起房颤的病因中,汉族以高血压为主,占26.0%,血栓并发症的发病率为7.6%;蒙古族以心脏风湿性瓣膜病为主,占43.0%,血栓并发症的发病率为12.2%。研究显示,左房内径40 mm的阵发性房颤患者,进展为永久性房颤的相对危险因素增加2倍。蒙古族的持续性房颤的患病率高于汉族,而阵发性房颤的患病率低于汉族。

在新疆有人调查1436例房颤患者,汉族占67.3%,维吾尔族占24.4%,哈萨克族占4.0%,回族占2.6%,其他民族占1.6%。在新疆住院的1317例患者中,汉族967例,维吾尔族350例。汉族房颤患者的发病年龄平均为63.9岁,维吾尔族为53.7岁;引起房颤的病因中,汉族以高血压为主,占25.1%,而维吾尔族以心脏风湿性瓣膜病为主,占41.7%。在房颤类型方面,汉族的永久性、持续性、阵发性房颤的患病率,分别为37.5%、28.3%、34.1%;而维吾尔族的分别为40.0%、35.4%、24.6%;维吾尔族的左房血栓发生率高于汉族(11.4%:7.8%)。新疆地区汉族与维吾尔族房颤患者存在一定差别。

二、房颤与脑卒中

房颤是临床常见的持续性心律失常,主要有心律失常、心功能受损、心房附壁血栓形成,易并发体循环栓塞、脑卒中,病程长、易反复。

1. 房颤患者脑卒中的危险性

在急性脑卒中患者中,有人报道房颤者患病率高达18%,死亡率增加近2倍;随脑卒中患者年龄增加,房颤患病率逐渐增高,在50岁以下患者中仅占2%,70岁以上为15%,80岁以上为28%,90岁以上高达40%。日本有人对15 831例脑卒中患者的研究表明,房颤是严重脑卒中的独立危险因素。研究表明,与房颤相关的脑卒中,因增加口服抗凝血药物、控制血压,其发病率在过去5~10年已经下降;但由于房颤发病率不断上升、人口老龄化,预计房颤脑卒中的致残人数,到2020年将增加2倍。

2. 各型房颤对脑卒中的影响

2010 年欧洲心脏病学会房颤管理指南,根据房颤持续时间,将房颤分为首发房颤、阵发性房颤、持续性房颤、持久性房颤、慢性房颤;临床最常见的是阵发性房颤、慢性房颤。阵发性房颤患者脑卒中发病率低于慢性房颤患者;延迟阵发性房颤转化为慢性房颤,可降低脑卒中危险。研究表明,在缺血性脑卒中患者中,阵发性房颤比持久性房颤更常见。但须进一步研究。

3. 房颤患者脑卒中风险评估

CHA2DS2 评分,是评估非瓣膜性房颤患者脑卒中风险的常用方法,并可指导抗栓药物的选择。C、H、A、D、S 分别代表充血性心衰、高血压、年龄、糖尿病、脑卒中病史 5 个危险因素;总分 0 分为低风险,1 分为中风险,≥2 分为高风险。在没有抗凝治疗的房颤患者中,得分为 0、1、2、3、4、5、6 分时,一年内发生脑卒中的概率分别是 1.67%、4.75%、7.34%、15.47%、21.55%、19.71%、22.36%。

CHA2DS2 对年龄在 75 岁以上的老年人,将有脑卒中史列为中等风险类,但临床上常属于高风险类。因此,一些指南提出了新的评分系统,即 CHA2DS2 -血管疾病评分(CHA2DS2 - VASC 评分),将危险因素分为主要危险因素、非主要危险因素,年龄≥75 岁,有脑卒中史,为房颤的主要危险因素,只要患者存在 1 个主要危险因素,即作为脑卒中的高危患者。有人认为,在预测脑卒中高风险、低风险、部分中风险时,CHA2DS2 - VASC 比 CHA2DS2 更准确。

三、房颤的发生与维持

房颤(AF)机制的基础研究已有百年历史,认识在逐渐明朗。20 世纪初有人提出折返的概念。心肌缺血、心房肌纤维化,能为房颤的折返提供基质。1920 年有人提出心房内存在主导转子折返环,可伴颤动样传导。1959 年有人提出左心房内存在多发性子波不稳定环形折返环,能向右心房颤动样传导,可维持房颤;1995 年有人提出肺静脉和 Marshall 韧带有局灶性快速驱动,常引发颤动样传导、持续性房颤;2000 年有人提出,左房内有极短周长的转子伴颤动样传导,可引发房颤;起源于肺静脉的局灶快速激动,在通过肺静脉前庭时,易形成折返、颤动样传导,可导致房颤维持;有人提出,肺静脉及其周围的心房组织局灶快速兴奋,易于出现颤动样传导,形成折返激动,能维持房颤。

目前广泛接受多发性子波折返学说、异位局灶自律性增强学说、主导转子驱动颤动样传播学说。认为异位兴奋灶是房颤发生的触发机制,而房颤的维持有赖于存在心房基质;后者指心房体积增大、纤维化,导致心房肌不均一、各向异性增加;有电重构、结构重构、代谢重构,易造成不应期缩短、频率适应性降低、心房兴奋波的波长缩短。

房颤是由心房主导折返环,引起许多小折返环而导致的房律紊乱,几乎见于所有的器质性心脏病,在非器质性心脏病也可发生,可引起严重并发症,目前认为大部分的阵发性房颤、部分持续性或慢性(永久性)房颤,皆属于自律性增高的局灶起源性房颤;而部分的阵发性房颤、部分持续性或慢性房颤,为心房内、肺静脉、腔静脉局部微折返机制所致。

——自律性增高的局灶起源性房颤:多数认为能触发房颤的局灶电活动,可能属于异常自律性增强、触发活动;局灶大多位于肺静脉,少数位于肺静脉以外的部位;局灶中存在起搏细胞,有 T/P 细胞、浦肯野细胞。

肺静脉:触发房颤的局灶约 95% 位于双侧上肺静脉,其中位于左上肺静脉者占 48%～51%,位于右上肺静脉者占 26%～44%,位于双侧下肺静脉者占 28%。绝大多数局灶起源性房颤患者,68% 系两支或两支以上的肺静脉内有触发性局灶,或两个局灶位于同一支肺静脉中;32% 位于单支肺静脉。这一特点增加了消融成功的困难。

上腔静脉:约 6% 患者触发房颤的局灶位于上腔静脉,局灶位于右心房与上腔静脉交界上

19 mm处。

右心房：位于右心房者占3%～4.7%，可位于右心房侧壁、房间隔处。

——折返机制：肺静脉的心房肌袖在阵发性房颤患者中常存在，肌袖的远端纤维化程度增加，最后萎缩的肌细胞消失在纤维组织中，构成微折返发生的基础。还发现局灶的电冲动（从肺静脉或腔静脉）缓慢向左心房或右心房传导可达160毫秒，有明显的递减传导。心房内有不规则的微折返，折返环路不能确定，心房超速起搏不能终止。

——触发和驱动心房颤动的两种模式：

①局灶发放的电活动，触发了房颤，随后继续的房颤与局灶的电活动无关，此模式占大多数，称局灶触发模式。

②局灶存在一个长时间、持续的放电而引发房颤，称局灶驱动模式，少见。两种模式的相互关系、发生机制正在研究中。如房颤持续，则多同时有驱动、触发机制并存或交替出现，此时肌袖组织的电激动，可以是快速有序或快速无序。

——肺静脉扩张的作用：有人发现，房颤患者常有含局灶的肺静脉，比其他肺静脉直径大，约为1.64 cm：1.07 cm。房颤发生的基质是其发生的基础原因，包括以下三方面：

①解剖学基质：包括心房肌的纤维化、心房扩张、心房梗死、心房外科手术等。解剖学基质的形成需较长的时间，有的可能需几年。

②功能性基质：包括心房的牵张、缺血、自主神经与药物的影响、心动过缓或过速的存在。功能性基质的形成需要时间相对短，可在数天或数月形成。

③启动因素：包括心脏停搏、长短周期现象、短长周期现象等，起动因素可能在数秒到数分钟就可形成。除存在发生基质外，还需要房性期前收缩作为触发因素，才能引起房颤的发生。单个房性期前收缩触发者约占45%，多发性房性期前收缩触发者约占19%。短阵房性心动过速触发房颤者约占24%。当一个或几个相对局限而固定的局灶反复发作房性期前收缩、房性心动过速而诱发的房颤，称局灶起源性房颤。房颤可由阵发性转变为持续性，除因疾病加重外，还与心房肌细胞本身的电生理性质发生改变、即心房肌的电重构有关。

房颤时折返子波的波长，大致等于子波传导速度与心房肌不应期的乘积；传导速度减慢、不应期缩短、子波波长缩短，有利于房颤的诱发、维持。刺激迷走神经，注射乙酰胆碱、腺苷等，都能缩短心房肌不应期，可诱发房颤；而阿托品、奎尼丁、索他洛尔，都延长心房肌不应期，可抗心房颤动。

房颤的维持取决于心房内的子波数；子波数与心房大小、子波波长相关。心房越大、子波波长越短，房颤越易维持；即心房肌不应期越短，房内传导速度越快，房颤越易维持。当用强心剂、利尿剂将心房减小，用抗心律失常药将心房肌不应期延长、传导速度减慢时，心房内子波数减少，易使折返的子波同时停止、房颤终止。随着房颤反复发作，心房肌不应期进行性缩短，传导速度持续性加快，心房内子波数可增加，不易使折返的子波同时停止，使房颤易持久维持，这种房颤引发房颤的现象，称为连缀；连缀常引发心房结构重构、电重构等。

1. 心房电重构

实验发现，快速起搏心房能引起持续性房颤、心房快速异位冲动，房颤发生几个小时后即出现电重构；这时至少4～6个子波共存于心房，子波愈多，房颤愈易维持；心房电重构后，心房肌自律性增高，易提前除极产生振荡性后电位，形成微折返，可诱发、维持房颤。电重构时L型钙离子通道、SK2钙激活钾离子通道改变，引起绝对不应期缩短，易接受异常冲动刺激，使房颤诱发率升高（房颤致房颤）；传导速度减慢，频率适应性降低，空间不均一性增高，折返波波长缩短，使得房颤易致房颤。房颤的心房电重构包括：

——房颤心房电重构时，L型钙离子通道α亚基表达水平升高，L型钙离子通道开放增加，钙离子流入心房肌细胞内，引起钙离子从肌浆网钙库释放，促进细胞质钙超载。随后代偿机制启动，以减少细胞质钙离子，短期代偿机制以关闭L型钙离子通道为主；长期代偿机制（>6个月后）以下调 L 型钙通道 α 亚基表达水平为主;最终使有效不应期缩短,频率适应性降低,能促进发生房颤。

——房颤心房电重构时,细胞质钙超载,促使 $K_v1.5\alpha$ 亚基(参与 SK2 钙激活钾离子通道,只在心房中表达)运到细胞膜增加,I_{K-Ca}电流增强,复极加快,引起有效不应期缩短,传导速度减慢,频率适应性降低,能促进发生房颤。细胞质钙超载在房颤电重构中起重要作用。

——房颤心房电重构时,钠通道 α 亚基表达水平下调约 42.0%,钠离子通道开放减少,钠电流(I_{Na})减小,使心房电传导减慢,可导致多折返的形成,有利于房颤的发生发展。房颤的波长等于子波传导速度与心房肌不应期的乘积,心房有效不应期缩短、传导速度减慢,可导致房颤波长缩短,可使心房内子波数增多,易触发激动、维持房颤。心房有效不应期缩短,可形成优势传导路径,后者又称为房颤高速公路。

器质性心脏病的房颤,常由心房扩张导致,可使缝隙连接通道密度下调、分布侧边化、磷酸化水平降低,心房信号传导各向异性增加;心房、肺静脉扩大时,90%以上心房异位兴奋灶在肺静脉袖口形成;心房肌细胞凋亡增加,心房炎性纤维化增加,可导致电传导各向异性增加,促进局部传导阻滞、折返激动。

2. 心房结构重构

与窦律组比,房颤引起的心房结构重构,表现为心房细胞体积中度变大(直径增加与心房大小正相关)、细胞内糖原贮积、不同程度肌溶解,心房细胞破坏,心房肌超微结构改变,有细胞凋亡、明显纤维化、淀粉样沉积,电镜观察发现细胞器、细胞连接异常。免疫组织化学检测显示,房颤组中 N-钙黏素分布不均一,结蛋白分布异常;可导致细胞质钙超载、代谢异常、维持房颤;α 肌球蛋白重链向 β 肌球蛋白重链转化、胎儿型平滑肌细胞样 α 肌动蛋白等重新表达、Cardiotin 表达水平下降等,这种结构变化被称为反分化。心房纤维化能导致心肌细胞间结构、电活动改变,可使心房不应期离散度增大,局部心肌电活动传导减慢,与维持房颤正相关;常伴左房容积增大、心肌排列紊乱、心肌细胞萎缩等;左房越大、左右房的病理改变越明显,电复律的效果就越差。

(1)缝隙连接蛋白通道重构 心房细胞间的缝隙连接通道蛋白主要有 Cx40,还有 Cx43。房颤可导致 Cx40 表达水平降低、在左右心房分布侧边化、结构重构,可形成微折返基质;使心肌闰盘裂开,心肌细胞传导阻滞、传导不均衡,可引发折返激动;心肌细胞分离,不能协调收缩,心房易扩张;有效不应期缩短,易接受异常冲动刺激。房颤时钙调蛋白酶激活,可降解 Cx40;肺静脉袖口周围缝隙连接通道常明显重构。房颤时,缝隙连接通道蛋白分布侧边化,可使心房传导减慢,易发生折返,稳定房颤。

(2)血管紧张素系统重构 研究发现,房颤能使心房中血管紧张素转换酶、血管紧张素 II 水平升高 3 倍,能活化成纤维细胞的蛋白激酶 ERK 信号通路,促进纤维增生;能活化 NADPH 氧化酶,促进产生活性氧,诱导生成结缔组织生长因子,促进表达钙黏蛋白,可导致心房纤维化,维持房颤。

(3)心房肌细胞失分化 慢性房颤能使缓激肽 BK 代谢相关的羧肽酶水平降低,二肽肽酶水平升高,缓激肽代谢异常,甘油二酯激酶 2、纤溶酶原激活物抑制剂 1、结缔组织生长因子和它的调节因子水平异常、基因突变,能使心房肌细胞失分化、心房结构重构,可产生家族性房颤。

(4)心房组织 MMP-2 和 TIMP-2 表达改变 慢性房颤能使 MMP-2 水平上调,TIMP-2 水平下调,可引发胶原失衡、心肌纤维化、心房扩大,与房颤发生、维持相关。房颤时心房率加快,心房肌舒张期缩短,钙离子不能充分从细胞质中移出,导致心房肌细胞质钙超载,能诱导心肌细胞变性、坏死,导致肌张力下降、心房扩大、心肌纤维化,易致心房内折返形成和房颤。

(5)心房细胞凋亡 慢性房颤能促使心房细胞凋亡,心房收缩力下降,心肌纤维化增加,左房明显增大,各向异性增加;持续性房颤所致的心房结构重构,常不可逆。研究表明,结构重构一般比电重构晚出现几周、几个月,心房收缩力下降,导致心房扩张;肾素-血管紧张素系统激活、神经/激素活性改变,均促进心房结构重构;电重构、结构重构,能提供房颤基质。

四、房颤的发生与遗传、炎症

1. 分子遗传学机制

（1）常染色体显性遗传　一些房颤家系为常染色体显性遗传，I_{Ks}钾通道 KCNQ1 基因的 S140G、G148A、R14C 突变，I_{K1}钾通道 $K_{ir}2.1$ 的 KCNJ2 基因的 V93I 突变，I_{Kr}钾通道 KCNH2 基因核苷酸 1764 突变，还有 $K_v1.5$ 钾通道 KCNA5 基因的 G1123T（SNP），能使 I_{Ks}钾离子电流明显增大，能缩短动作电位时程，增加心房多短波折返，易导致房颤。

有人在房颤患者发现，心房细胞膜钠通道基因 H558R 突变，能使钠通道功能缺失、钠电流减弱，传导速度减慢，冲动传导的波长更短，使心房内的子波越多，能稳定房颤。肾素－血管紧张素系统系统基因的一些多态性，可能与非家族型房颤相关。

（2）常染色体隐性遗传　常染色体隐性遗传的房颤患者发病年龄较小。有人在一个常染色体隐性遗传房颤家系，发现 5p13 的相关基因突变，受累患者胎儿期即出现房颤，新生儿期可发生猝死、室性心律失常、心肌病，病情进展快速，而其杂合子父母均无房颤。

2. 炎症与房颤

炎症是房颤的机制之一，参与诱发心房重构、维持房颤。持续性房颤患者血清白介素－6、肿瘤坏死因子 α、C 反应蛋白、心钠素、脑钠肽、Apelin（一种血管紧张素Ⅱ的 AT1R 相关蛋白的内源性配体）、血管内皮生长因子的水平，明显高于无炎症的房颤患者。

高水平 C 反应蛋白，为预测房颤的独立因素，可结合缩醛磷脂酰胆碱，使后者形成长链酰基卡尼丁、溶血磷脂酰胆碱，均可抑制肌浆网膜钙钠交换，促进细胞质钙超载，可导致心律失常。炎症反应是房颤的预测因子，炎症反应时，高水平高敏 C 反应蛋白、肿瘤坏死因子 α、IL－6、血管内皮生长因子、活性氧，和左房直径正相关，能增加血栓形成、下调 Cx40 水平，缩短有效不应期，易维持房颤。

五、心脏钾离子通道基因多态性与房颤

研究发现，多个离子通道基因的单核苷酸多态性，与房颤的发病相关，可导致离子通道改变、心房电重构，促进房颤发生。单核苷酸多态性 SNP 是 DNA 序列的单个核苷酸变异引起的多态性，其中至少一个等位基因在人群中的频率不小于 1%。

1. 电压门控钾离子通道基因 SNP

2002 年有人研究 108 名非家族性房颤患者，发现有的房颤患者 KCNQ1 基因 SNP（38G），能使细胞膜 KCNQ1 通道蛋白的表达改变；我国汉族人的 KCNE4 基因 SNP（E145D），能使细胞膜 KCNE4 通道蛋白的表达改变；研究发现，KCNE3 基因的 SNP（R53H）、$K_v1.1$ 与 $K_v4.3$ 的 SNP、KCNH2 基因 1764 位与 897 位 SNP，与房颤的发生相关。

2. 内向整流钾离子通道基因多态性

2005 年有人对一个房颤家系研究，发现该家系中所有房颤患者有 KCNJ2 基因的 SNP（V93I），促进房颤发生。

3. 其他钾离子通道基因多态性

2010 年德国发现，房颤患者 KCNN3 基因的 SNP（rs13376333），能使房颤发生风险增加 52%。丹麦发现，KCNN3 基因的 SNP（rs1131820），与房颤的发生相关。（表 45－1）

表 45 - 1 房颤的分型及相关致病基因*

分型	基因	染色体位点	受累蛋白和亚基	作用机制
AF1	KCNQ1/KVLQT1	11p15.5	$K_v7.1\alpha$	$I_{Ka}\downarrow$
AF2	KCNE2/MiRP1	21q22.1	MiRP1β	$I_{K1}\downarrow$
AF3	KCNJ2	17q23	Kir2.1α	$I_{K1}\downarrow$
AF4、SQTS2	KCNH2/HERG	7q35	$K_v11.1\alpha$	$I_{K1}\downarrow$
AF5	GJA5	1q21.1	Cx40	细胞偶联↓
AF6	KCNA5	12p13	$K_v1.5\alpha$	$I_{Kur}\downarrow$
AF7	ABCC9	12p12.1	SUR2Aβ	K_{ATP}通道功能异常
AF8	SCN5A	3p21	$N_{av}1.5\alpha$	$I_{Na}\uparrow$
AF9	NPPA	1p36～p35	ANP	ANP↑
AF10、猝死	NUP155	5p13	核孔蛋白	蛋白表达和调控异常

*↑,功能增强;↓,功能减弱。

六、房颤的其他重构机制

房颤的其他重构机制,还有神经重构、收缩重构、能量重构、代谢重构等。

1. 神经重构

长期持续性房颤时,能使心房自主神经纤维、神经节、神经递质及其受体变化,可发生去神经、神经过度增生,交感神经张力增加,迷走神经张力降低,有效不应期也缩短,使心房肌易于接受高频冲动、建立多源折返;神经不均一性增加即神经重构,可能是房颤发生、维持的基质。

碎裂电位可引发迷走神经损伤、重构,使 I_{K-ACh} 通道分布不均匀,可造成各部分电活动不一致,有效不应期离散度增加,易形成折返,提高房颤易感性,也可能是房颤发生、维持的重要基质。肺静脉周围脂肪垫存在大量迷走神经纤维损伤时,对后者消融,可治疗迷走神经性房颤。

2. 收缩重构

长期持续性房颤时,能使心房收缩蛋白改变,心房收缩力较窦性心律时下降75%,导致心房收缩功能重构,可能是房颤发生、维持的基质。

(1)收缩蛋白表达水平改变 肌球蛋白包括两条重链 MHC(α/β)、两条轻链 LC(1/2)。心房组织主要表达 ATP 酶活性较高的 α - MHC 和少量 ATP 酶活性较低的 β - MHC,长期持续性房颤时,β - MHC 表达水平升高2倍,使横桥动力降低,心房收缩减慢,耗氧量、最大输出功率降低。LC - 1/2 调节肌球蛋白头端功能,影响最大收缩力、对钙离子的敏感性。长期持续性房颤时,心房 LC - 1 表达水平降低,可使最大收缩力降低;这时肌动蛋白表达水平降低2倍,可能是钙调蛋白酶1降解肌动蛋白、引发肌溶解所致;还伴有结蛋白再分布,可能与年龄正相关。

心肌肌钙蛋白 cTnT 为细肌丝调节成分,是肌钙蛋白复合物与原肌球蛋白的连接蛋白。长期持续性房颤时,心肌细胞缺血、坏死、凋亡,可引发心房肌钙蛋白表达水平明显升高,导致心肌纤维明显被拉长、易位,可使心肌细胞损伤;患者血清肌钙蛋白水平升高,与心衰房颤的严重程度相关。临床研究发现,cTnT 血水平升高的房颤患者,一般年龄较大,NIHSS 评分较高,肾功能不全、冠心病、充血性心衰、岛叶皮质受累等较多见。

长期持续性房颤时,能使肌浆网钙泵表达水平降低、IP_3 受体-钙离子通道表达水平升高,使肌浆网摄取细胞质钙离子减少,导致细胞质钙超载;也能使钙调蛋白酶1表达水平升高,能增加降解收缩蛋白,可降低肌丝的最大收缩力,引起心房肌收缩功能下降、心房扩大,能增加降解离子通道蛋白,如 Mink、$K_v1.3$、$K_v1.5$、L 型钙离子通道,可能是房颤发生、维持的基质。

(2)收缩蛋白磷酸化水平改变 长期持续性房颤时,心房蛋白激酶/蛋白磷酸酶表达水平改变。正常心肌中,肌球蛋白结合蛋白 MyBP - C 的 Ser[282] 被蛋白激酶 A 磷酸化后,能降低粗肌丝对钙离子的敏感性,加速心脏舒张。长期持续性房颤时,蛋白磷酸酶 1/2A 活性水平升高,能明显减少肌球蛋白结合蛋白-C 磷酸化,提高粗肌丝对钙离子的敏感性,导致心肌僵硬,心肌舒缩能力降低。

长期持续性房颤时,能使肌浆网相关的蛋白磷酸酶活性降低,受磷蛋白、兰尼碱受体被蛋白激酶 A、CaMK Ⅱ 过度磷酸化后,兰尼碱通道开放,导致细胞质钙超载,心肌舒缩能力降低。长期持续性房颤时,蛋白激酶 C 增加催化肌钙蛋白磷酸化。收缩蛋白磷酸化水平改变,可能是房颤发生、维持的基质。

(3)肌钙蛋白异构体 房颤发生后,细胞质钙超载,使心房舒缩不规则,肌钙蛋白异构体 ssTnI 表达水平明显升高,可改善对钙离子的敏感性,保护心肌细胞免受应激损伤,是对房颤早期心房不稳定状态的代偿性保护性反应。长期持续性房颤时,肌钙蛋白异构体表达水平降低,可导致心房收缩功能障碍。

七、心房肌细胞质钙超载与房颤

1. 兰尼碱受体-钙离子通道

长期房颤后,心房肌细胞内高水平蛋白激酶 A,通过蛋白激酶 A 锚定蛋白(mAKAP),能明显磷酸化活化兰尼碱受体 2-钙离子通道;可使抑制兰尼碱受体 2-钙离子通道的钙联蛋白磷酸化解离,可增加兰尼碱受体 2-钙离子通道的开放,使肌浆网钙库释放钙离子,增加细胞质钙离子,导致心房肌细胞质钙超载,有效不应期缩短,易接受异常冲动刺激,促使动作电位早后除极、迟后除极,易形成电重构,参与房颤的形成和维持。

2. L 型电压门控钙离子通道与房颤

长期房颤后,细胞质钙超载可引发心房细胞膜 L 型钙离子通道表达水平下调;这时蛋白磷酸酶 1/2A 活性升高,能导致 L 型钙离子通道去磷酸化而活性降低;结果肌浆网钙库释放钙离子增加(肌浆网供应心肌细胞质钙离子的 70%),可促进早期后除极、延迟后除极的发生,易形成电重构,参与房颤的形成和维持。

3. 三磷酸肌醇受体-钙离子通道与房颤

心房肌浆网膜三磷酸肌醇受体(IP$_3$R)-钙离子通道的释放钙离子作用,仅为兰尼碱受体 2-钙离子通道的 1/5。但心房肌细胞表达的 IP$_3$R-钙离子通道的数量,是心室肌细胞的 6～10 倍;IP$_3$R-钙离子通道开放时,钙离子释放的持续时间较长。

长期房颤后,心房肌细胞的 IP$_3$R-钙离子通道的表达水平明显升高,肌浆网钙库释放钙离子增加、持续时间延长,可促进发生早后除极、迟后除极,易形成电重构,参与心房颤动的形成、维持。长期房颤后,内皮素 1、血管紧张素 Ⅱ、儿茶酚胺类水平明显升高,能激活磷脂酶 C 产生大量三磷酸肌醇,促使肌浆网膜的 IP$_3$R-钙离子通道开放,释放钙离子增加、持续时间延长,可促进心房颤动的发生发展。

4. 心房细胞糖原堆积与房颤

糖原分解酶存在于心房肌细胞膜和肌浆网膜,心房细胞所需的 ATP,由糖酵解供应的不超过 10%,但糖酵解供应的能量,是心房细胞优先的能量来源;糖原分解水平、糖酵解水平,调控心房肌细胞 ATP、乳酸、pH 的水平,能再调控肌浆网膜钙泵摄入细胞质钙离子。长期房颤后,心房肌细胞常有线粒体肿胀、数目减少、糖原堆积,常有细胞凋亡,能减少肌浆网钙泵膜摄入细胞质钙离子,能导致细胞质钙超载,有利于心房电重构、房颤的发生。

八、RAS、ACE2 与房颤

1. 血管紧张素Ⅱ与房颤

长期维持房颤后,肾素-血管紧张素系统-醛固酮(RAS)激活,心房肌血管紧张素转换酶(ACE)活性水平是窦性心律者的3倍,能产生大量血管紧张素Ⅱ,能通过激活、开放L型钙离子通道,促进钙离子进入心房肌细胞,激活蛋白激酶C,促进肌浆网RyR-钙通道活化、开放、释放钙离子,引起细胞质钙超载,导致心房电重构及心房有效不应期缩短,易接受异常冲动刺激,能促发房颤;能降低胶原酶的活性,提高蛋白激酶ERK的表达水平,刺激成纤维细胞合成Ⅰ型胶原,引发心房间质纤维化,能增加冲动传导方向的不均一性,增加心房内折返,可促进房颤的发生和维持。高水平血管紧张素Ⅱ,能通过血管紧张素受体,引起心房肌促凋亡因子p53表达水平明显升高,介导细胞凋亡,也促进房颤的发生和维持。

氯沙坦、贝那普利、缬沙坦,能减轻、预防心房颤动,可阻断血管紧张素Ⅱ介导的细胞质钙超载,抑制心房纤维化,能使高血压、心肌梗死后发生房颤的危险减少18%,可使心衰患者发生房颤的危险减少43%。给予群多普利拉3年后,房颤的发病率降低55%。给予厄贝沙坦加胺碘酮后,窦性心律的维持率为84.79%。RAS系统阻断剂虽然不是传统意义上的抗心律失常药,但它可减轻或逆转心房的电重构、结构重构(尤其是结构重构)。

2. 血管紧张素转换酶 2 与心房颤动

血管紧张素转换酶2是肾素-血管紧张素系统的内源性拮抗剂。在持续性房颤时,心房肌血管紧张素转换酶2表达水平下调,可下调血管紧张素1~7的水平,上调血管紧张素Ⅱ的水平,能促进房颤的发生和发展。ACEI/ARB,可使血管紧张素转化酶2表达水平上调,能抑制心房有效不应期的缩短,可抗心房结构重构,可应用于预防、减少房颤的发生。

九、心力衰竭与房颤

心力衰竭(心衰)和房颤常伴随发生,许多导致心衰的疾病如高血压、冠心病、心肌病、瓣膜性心脏病,也是引起房颤的危险因素。心衰患者常有心室壁增厚、心房增大、左室射血分数降低,与房颤发生相关。随着人口的老龄化,心衰合并房颤的发生率逐年增高。心衰患者房颤发生率,常随心功能的降低而升高。神经内分泌的激活、心脏电和机械因素变化、细胞内外环境改变等,能共同形成心衰、房颤发生与维持的特殊环境,两者相互促进,形成恶性环。

1. 心衰继发房颤

心衰患者心房压力负荷、容量负荷增大,导致心房扩张,造成心房肌细胞有效不应期缩短、易接受异常冲动刺激、易形成心房纤维化,使传导速度减慢、复极离散度增加,可诱发房颤的发生;心衰时肾素-血管紧张素-醛固酮系统激活,高水平儿茶酚胺、血管紧张素Ⅱ,能促使心房肌纤维化,减慢传导速度,促进房颤。心衰中心房离子通道重构,钠钙交换增加,细胞质钙超载,能使早后除极相关的异位自律性增加,促进房颤发生。心衰患者长期维持房颤时,L型钙通道关闭增加、钙离子内流减少、钾离子电流减小,均能减慢传导速度、缩短心房肌细胞有效不应期,易接受异常冲动刺激,促进房颤发生。

2. 房颤继发心衰

房颤时不规整的心室率,能降低心输出量,提高右房压、肺动脉压,影响内环境稳定,导致体液潴留、心脏充盈压进一步升高。房室同步性丧失,能使舒张期充盈不足、心脏每搏排出量降低、舒张期心房平均压增高,对血流动力学、心功能产生负性作用,使心室功能减退。房颤快速心率时,能加重心衰、诱导心功能不全,机制如下:

——促进心肌能量耗竭：是最主要的，包括肌酸、磷酸肌酸、三磷酸腺苷(ATP)、高能磷酸盐等心肌能量储备减少，及线粒体结构功能异常。

——促进心肌缺血：即使患者没有冠脉狭窄，反复、持续的快室率房颤发作，将使心肌舒张期灌注减少，导致心肌缺血，其程度可能不足以引起心肌梗死，但能导致心肌顿抑、可逆性心功能不全。

——促进钙离子通道调控异常：细胞膜、肌浆网膜钙离子转运功能异常，能导致心房肌细胞质钙超载、心功能恶化。

3. 心衰合并房颤的治疗

心衰患者合并房颤时，治疗原则是转复并维持窦性心律，控制心室率，改善心功能，以提高生存率；生活质量。目前的一些药物治疗心衰后，能改善神经内分泌异常、阻止心脏重构，如利尿剂、交感神经阻断剂、ACEI、ARB、醛固酮受体阻断剂、β受体阻断剂，也可辅以洋地黄类治疗；能改善心房功能，改善心律失常的微环境，降低新发生房颤的危险。

房颤治疗目标包括：一是将房颤转复并维持窦律；窦性节律的恢复及维持，能减少心动过速性心肌病的发生，可提高房颤、心衰患者的生存率；二是不能恢复并维持窦律时，控制心室率；三是预防血栓栓塞。

(1)房颤合并心衰的治疗　维持窦律的抗心律失常药物，以胺碘酮、多非利特较安全。阵发性房颤导致急性心衰时，心室率较难控制，尤其是房颤经房室旁道下传引起快速心室率时，药物处理不能马上奏效时，应立即电复律，但心衰患者房颤电转复的成功率较低，即使转复成功，也难以长期维持窦性心律。有人研究4 060例房颤患者，随机分为节律控制组、室率控制组，两组间死亡率没有明显差别，死亡、脑卒中、住院、发生新的心律失常等终点事件，在室率控制组较少。

(2)心衰合并房颤的治疗　心衰合并房颤时，控制心室率以洋地黄制剂为首选。心衰是房颤患者发生栓塞并发症的危险因素，一般需长期抗凝治疗。国内相关指南建议，房颤患者抗凝治疗强度为INR 2.0～3.0，或许控制INR在1.8～2.2更可取。很多低射血分数(LVEF为35%)和NYHAⅢ～Ⅳ级的心衰患者，存在心室收缩不同步，可导致死亡率增高。对接受理想药物治疗后仍有症状的心脏不同步患者(QRS>0.13秒)，合并房颤时，可行导管射频消融＋双心室同步起搏，可改善患者症状、心功能，降低住院率，延长生存期。

植入型心房复律除颤器，主要适用于房颤发作不频繁、但发作时症状较重或影响血流动力学时，这些患者常也适宜于导管射频消融治疗。内科治疗无效并发脑栓塞、左房血栓时，可采用改良Cox迷宫手术、左房隔离术等外科治疗。有人对276例患者随访研究显示，Cox迷宫手术是房颤治疗的可靠手段。心脏移植是可治疗心衰的外科方法。在终末期心衰阶段，使用循环辅助装置也是研究的热点。

4. 预后

房颤是慢性心力衰竭患者最常见的心律失常症状，与患者的不良预后有关多数研究结果表明，合并房颤的心衰患者，其心衰恶化的发生率、心衰导致的入院率和死亡率均升高。

十、非传统抗心律失常药物对房颤的治疗

传统抗心律失常药物的临床治疗效果，有时并不能令人满意。近年来，抗炎、抗氧化应激、调节肾素-血管紧张素-醛固酮系统、调节缝隙连接蛋白功能等的药物，有可能成为房颤治疗的新方法。

房颤的解剖学基础，是存在病理性心房膨胀、纤维化、脂肪性浸润、细胞凋亡、组织去分化等；其电生理基础，是电生理的不均一化、电重构，如有效不应期缩短、频率适应性丧失、传导时间延长等。长期房颤也会造成心房结构重构，可促进房颤持续维持，即房颤引起房颤。

（1）ACEI、ARB　有的 Meta 分析指出，ACEI、ARB 能使房颤发生的风险减少28％、29％；对同时患心衰的房颤患者效果较明显，其发生房颤的风险可以减少40％。阵发性房颤患者接受 ACEI 治疗后，转化为持续性房颤的比率降低（28.7％∶1.6％），而5年内仍然保持阵发性房颤的比率升高（88.3％∶47.5％）。

（2）他汀类　有人报道，48名房颤受试者在接受心脏复律治疗前，随机给予阿托伐他汀 10 mg 或不给予阿托伐他汀，3个月内，阿托伐他汀治疗组房颤复发率显著较低（13％∶46％）；房颤发作次数和总体持续时间、体内炎症标记物水平，可显著降低。

（3）糖皮质激素　糖皮质激素的抗房颤作用，可能与其强抗炎作用等相关。在一项临床试验中，241名无房颤病史的受试者，在接受心脏手术前和术后3日，连续每日给予氢化可的松 100 mg，可显著降低术后房颤的发生率（30％∶48％），房颤复发率较低，且血清炎症标记物（如 CRP）的水平也相应降低。

目前研究认为，糖皮质激素治疗房颤可取得一定疗效。研究报道，房颤患者术前和术后3个月应用糖皮质激素，能减轻炎症，减少房颤发作次数；他们把104名血清 CRP 水平升高的房颤患者，随机分为糖皮质激素组（给予甲强松龙 16 mg/天 4周，逐渐减量至 4 mg/天 4个月）和安慰剂组，在药物或者电复律恢复窦性心律后，平均随访23.65个月，结果发现糖皮质激素治疗组患者房颤再发率为9.6％，而安慰剂组的复发率为50％；持续性房颤发生率糖皮质激素组为2％，安慰剂组为29％。

研究结果显示，血清 CRP 水平是房颤再发和持续的危险因素，而甲强松龙能有效降低血清 CRP 水平，预防房颤的再发和持续。芬兰的有人研究241例术前均无房颤或房扑病史的冠脉搭桥术、主动脉瓣置换术的患者，发现术前给予静脉注射氢化可的松 100 mg，可降低术后房颤的发生率；并未增加感染及并发症的发生率。

炎症是房颤发生和维持的独立危险因素。目前他汀类药物、糖皮质激素的抗炎作用对房颤的治疗效果已经越来越明显。抗感染治疗能成为将来房颤治疗的新方法，能为房颤患者的治疗开启一扇新的大门。但还有待进一步研究。

（4）抗氧化剂　抗氧化剂维生素 C 能有效地清除活性氧，能逆转心房的电重构，能有效减少过氧化亚硝酸盐在心肌细胞蓄积；在进行冠状动脉搭桥手术前口服维生素 C（每次 2g，qd），术后连续5天口服维生素 C（每次 500 mg，bid），可显著减少术后房颤的发生率（16.3％∶34.9％），维生素 C 治疗组受试者在第7天的血清炎症标记物水平明显低于对照组，可减少体内的炎症反应。

（5）抗炎药物　近来发现，房颤患者氧化应激增加，促进心房肌炎症，使血清 CRP、IL-6、TNF-α 等炎症因子水平明显升高，与房颤类型和持续时间相关，与左房内径正相关，参与心房结构重构。

甘草活性成分甘草酸、甘草次酸有抗炎作用；传统中医理论认为，甘草能解附子的乌头碱引发的恶性心律失常。甘草对附子的解毒作用，也许可从抗炎等方面进行阐释。

阿托伐他汀能降低冠心病房颤患者血清炎症因子如 CRP、hs-CRP、IL-6、TNF-α、细胞间黏附分子（ICAM-1）的水平，且呈剂量依赖性，能降低左房内径，提高窦性心律维持率，降低栓塞事件发生率，且呈剂量依赖性，这可能是阿托伐他汀发挥抗房颤作用的机制之一。

ANP 在心房的含量最高，房颤长期维持时，患者血清 ANP 水平明显高于窦性心律者，进行房颤转复治疗后，血清 ANP 水平明显降低，提示 ANP 水平升高与房颤相关。心房快速颤动、心房容积增大、左房内径增加、心房壁显著扩张，是房颤 ANP 水平升高的主要因素。阿托伐他汀能缩小左房内径、降低血清 ANP 水平。

目前人们已认识到，房颤时心房肌的电重构、结构重构，易使阵发性房颤转变成持续性房颤，并使房颤对抗心律失常药物和电复律的效能降低。阿托伐他汀通过抑制炎症、改善左心房重构，能提高房颤患者的窦性心律维持率、有抗栓作用。

他汀类为一类多效性药物，除了降血脂，还有抗炎、抗氧化、抗纤维化、稳定内皮细胞、调节基质金属蛋白酶、改善离子通道功能、延缓心房重构、改善自主神经功能等，能预防房颤的发生和复发。近年来他汀类用于房颤的治疗证据越来越多。2010 版欧洲心脏病学会（ESC）房颤治疗指南指出，他汀类预防房颤的作用，可能源于其改善脂代谢、延缓动脉粥样硬化进程、抗炎、抗氧化、减轻内皮功能障碍、调节神经激素活性、改变膜流动性、改变离子通道导电性。指南还提出，房颤的动物模型表明，他汀类可减轻房颤的电重构、结构重构，可减少房颤的诱发；对单纯接受冠脉旁路移植术、联合瓣膜介入术的患者，他汀类可用于预防新发房颤（Ⅱa 类）；对有潜在心脏疾病，尤其是心衰的患者，他汀类可用于预防新发房颤（Ⅱb 类）。2011 版美国心脏病学会基金会房颤患者管理指南也报道，对 449 例冠心病术后患者 5 年随访研究发现，他汀类可降低房颤发生率，而其他调脂药物未显示上述作用；研究表明，阿托伐他汀可预防心房发生炎症相关的电生理改变、结构改变，有助于降低房颤发生率。研究证实，辛伐他汀能降低血浆 CRP 水平，减少房颤的发作与复发。

有人报道，他汀类能降低孤立性房颤患者复律后的复发率，研究纳入 62 例患者，治疗组在复律前服用辛伐他汀或阿托伐他汀，随访 44 个月，发现相对于对照组，治疗组复律后复发率降低 40%。

有人发现他汀类可增加胶原蛋白降解，减轻炎症反应，在冠心病合并房颤患者中，他汀类治疗组与对照组相比，血清 CRP 水平下降。有人在心包炎房颤模型中发现，他汀类治疗组有较低的血清 CRP 水平、较短的房颤持续时间、较长的心房有效不应期、较短的房内传导时间，能抑制炎症反应、阻止房颤的持续和发生。研究发现，术前不用他汀类药物的患者，术后常有更高的房颤发生率。

有人对 449 例稳定型冠心病患者进行研究，随访 5 年，发现持续他汀类治疗组 8% 发展成房颤，间断他汀类治疗组 10% 发展成房颤，而不服他汀类组有 15% 发展成房颤。提示他汀类能预防稳定型冠心病患者房颤的发生。

有人对 62 例持续时间＞3 个月的孤立性房颤患者电转复后随访 44 个月，发现他汀类治疗组 40% 房颤复发，而对照组 84% 房颤复发，差异有统计学意义。表明他汀类药物能降低房颤复发风险。

有人对他汀类与房颤的相关临床研究进行 Meta 分析，共有 7 402 例房颤患者，3 973 例接受他汀类，3 429 例未用他汀类，结果显示，使用他汀类可使房颤总体发生率减少 45%。亚组分析发现，他汀类减少新发房颤 32%；减少复发房颤 57%；减少电复律后复发房颤 58%；他汀类可减少各类房颤发生或复发。

他汀类药物降低房颤发生率的机制包括：房颤发生后心房的电重构、结构重构参与房颤的自我激动，即房颤能引发房颤，心房扩大是房颤持续的重要基础，心房增大、颤动波长缩短，有助于多环折返。急性的心房牵张，可导致细胞线粒体肿胀、细胞质钙超载、心房不应期缩短、长期心房扩大、细胞间质纤维化、细胞肥大、心房肌纤维电生理改变、复极离散度增加、电活动紊乱，使得房颤得以维持。以上病理变化与炎症反应相关。

他汀类可抑制炎症、降低急性期蛋白 IL-6 及 CRP 的水平、抑制补体系统、抗氧化、增加内皮细胞释放生理性一氧化氮、减少中性粒细胞与内皮细胞相互作用等，抑制心肌细胞的变形、纤维化，抑制房颤引发的心房重构。他汀类还可通过活化内皮一氧化氮合成酶，改善血管内皮功能，抑制血小板聚集，减少血栓形成，减少房颤并发症；可改善离子通道功能，延缓心肌重构，改善自主神经功能。他汀类可减少炎症因子，减少中性粒细胞与内皮细胞的作用，预防房颤的发生。他汀类能减少心脏细胞膜的胆固醇含量,调节脂肪酸组成、肌膜的理化性质、膜成分蛋白的活性,从而调整膜离子通道,改善跨膜离子流,进而影响心肌的电生理特性,预防房颤的发生。

他汀类可抑制心房肌成纤维细胞的增生,降低血管紧张素转化酶的活性,改善心房的组织重构、电重构,减少房颤的发生和复发。正常的心脏是迷走神经活动占优势,而房颤的心房多见交感神经活动占优势。他汀类可使交感神经活动、压力感受器反应正常化,能适度降低血浆去甲肾上腺素水平,调节心率变异性,维持自主神经正常功能,减少房颤的发生和持续。

慢性房颤时氧化应激,可损伤心脏纤维,影响心房电生理。他汀类可抑制产生活性氧,抗氧化,增加生理性一氧化氮,减少房颤的发生和复发。他汀类可抑制血小板聚集,减少血栓形成,减少房颤并发症的发生。

(6)维生素 K 拮抗剂　房颤合并瓣膜病时,脑卒中的发病率是健康人的 18 倍。房颤时的抗凝药物分为抗凝剂(肝素类、香豆素类如华法林,能在血流较慢时抗凝)、抗血小板药物(如阿司匹林,能在血流较快时抗凝)。大型临床试验证明,抗凝药物一级/二级预防房颤脑卒中等明显有效,已研究了剂量标准等。

5 项非瓣膜性房颤患者血栓栓塞一级预防研究的荟萃分析显示,华法林组患者缺血性脑卒中发生率降低 68%,总体死亡率降低 33%,疗效显著。房颤相关性脑卒中的二级预防研究显示,华法林可使缺血性脑卒中年发生率由 12% 降至 4%。但华法林抗凝作用受多种因素影响(如遗传因素、环境因素、食物、药物及疾病等)且治疗窗窄,所以临床治疗剂量难以掌控、作用不稳定,同时有出血风险,临床应用过程中必须监测凝血酶原时间,从而影响患者的长期服药依从性,因此正在寻找新的抗凝药物替代华法林。

华法林是双香豆素类抗凝剂,可对抗维生素 K,抑制合成凝血因子 Ⅱ、Ⅶ、Ⅸ、Ⅹ;预防中风已有 60 年,能减少中风发生率,疗效优于阿司匹林＋氯吡格雷;对中/高度风险的房颤患者,抗凝疗效确切、安全、价格便宜、口服。需定期进行监测 INR;INR ＝(患者凝血酶原时间 PT/健康人凝血酶原时间 PT)^{ISI}(国际敏感指数),维持于 2.0～3.0,以免增加血栓栓塞、出血的风险。华发林起效缓慢,抗凝效果影响因素较多、安全窗较窄、出血率较高、需经常检测国际标准化比值,临床应用常受限。针对华发林的缺点,新型口服抗凝剂不断问世。

(7)阿司匹林　阿司匹林是临床广泛使用的血小板抑制剂,目前正在研究其预防房颤血栓栓塞的作用。欧洲试验显示,阿司匹林(每天 300 mg)组房颤患者缺血性脑卒中发生率降低 16%,阿司匹林(每天 325 mg)组房颤患者血栓栓塞发生率减少 42%,但 75 岁以上年龄组患者的阿司匹林疗效较差,常不能有效预防脑卒中或脑卒中复发。

关于非瓣膜性房颤抗凝治疗研究的荟萃分析结果显示,华法林可使缺血性脑卒中发生率降低 68%,而阿司匹林组仅降低 36%,提示阿司匹林的疗效可能仅限于脑卒中低危患者,尚不能替代华法林。

抗血小板治疗药的联合应用的疗效,可能并不优于华法林;联合抗血小板治疗方案,主要针对不宜口服华法林的房颤患者。有人比较氯吡格雷＋阿司匹林与华法林对房颤患者血管事件的影响,共纳入 6 706 例患者;对初发缺血性脑卒中、非中枢神经系统性系统栓塞、心肌梗死、血管性死亡的年风险评价结果显示,华法林组为年风险 3.93%,氯吡格雷＋阿司匹林组为 5.60%。在小出血事件和总的出血事件发生率方面,氯吡格雷＋ 阿司匹林组明显高于华法林组;而大出血(严重或致死性)事件发生率,氯吡格雷＋阿司匹林组为 2.42%,华法林组为 2.21%。提示在预防房颤患者心血管事件方面,华法林优于氯吡格雷＋阿司匹林,而两组出血风险相似。

还有人对不宜口服华法林的房颤患者,研究其服用阿司匹林＋氯吡格雷能否降低心血管事件的发生率;纳入 7 554 例患者,随机分为阿司匹林＋氯吡格雷组、单用阿司匹林组,主要对初发缺血性脑卒中、心肌梗死、非中枢神经系统性系统栓塞、血管性死亡的年风险评价；大血管事件年发生率，阿司匹林＋氯吡格雷组为 6.8%，单用阿司匹林组为 7.6%；缺血性脑卒中发生率，阿司匹林＋氯吡格雷组为 2.4%，单用阿司匹林组为 3.3%。大出血事件发生率，阿司匹林＋氯吡格雷组为 2.0%，单用阿司匹林组为 1.3%。提示不适宜服用华法林的患者，服用阿司匹林＋氯吡格雷，可减少大血管事件尤其是脑卒中的发生风险，但大出血事件风险比单用阿司匹林增加。

国胸科医师协会第 7 次抗栓和溶栓会议建议：持续性或阵发性房颤患者，有高危因素时选用华法林抗凝治疗；无高危因素，年龄＞75 岁患者选用华法林（INR 应维持在 2.0～3.0）；年龄 65～75 岁患者华法林或阿司匹林（每天 325 mg）均可选用；年龄＜65 岁患者选用阿司匹林。

2006 年 ACC/AHA/ESCAF 治疗指南推荐，除非患者为孤立性房颤或存在禁忌证，所有房颤（阵发性、持续性、永久性）患者均应接受抗凝治疗。有任何一种高危因素或≥2 种中危因素的房颤患者，均应选择华法林抗凝；有 1 种中危因素或≥1 种未证实的危险因素的患者，可选择阿司匹林（每天 81～325 mm）或华法林（INR 为 2.0～3.0）治疗；对无脑卒中危险因素的房颤患者，推荐应用阿司匹林（每天 81～325 mm）预防脑卒中。CHA2DS2 评分为 0 时，只需用阿司匹林；CHA2DS2 评分为 1 时，可选用阿司匹林或华法林治疗；CHA2DS2 评分≥2 时，推荐使用华法林。

2008 年 ACC 等共同推出的非瓣膜性房颤及房扑的临床工作指标评价共识和 2008 年发表的美国胸科医师协会第八版（ACCP8）关于房颤患者抗凝治疗建议均与 2006 年 ACC 等的治疗指南保持高度的一致性。

2010 年 ESC 房颤治疗指南建议，直接根据危险因素选择抗栓治疗策略，存在一个主要危险因素或两个以上临床相关的非主要危险因素（CHA2DS2 - VASC 积分≥2 分）者需口服华法林或新型抗凝药物；存在一个临床相关的非主要危险因素（CHA2DS2 - VASC 积分为 1 分）者口服抗凝药物或阿司匹林均可，但优先推荐口服抗凝药物；无危险因素（CHA2DS2 - VASC 积分 0 分）者可服用阿司匹林或不进行抗栓治疗。2010 年指南推荐，需要口服抗凝治疗时，达比加群酯可考虑作为华法林的替代治疗。对低危出血患者（如 HAS - BLED 评分 0～2 ），达比加群酯每次 150m，每天 2 次预防脑卒中和体循环栓塞的疗效优于华法林；对于高危出血患者（如 HAS - BLED 评分＞3），则达比加群酯每次 110 mg，每天 2 次，预防脑卒中和系统性栓塞。

2010 年 9 月美国食品药品管理局（FDA）批准达比加群酯用于房颤患者的脑卒中预防。同年 12 月美国心脏病学会基金会等共同颁布《2011 版房颤患者处理指南》，建议对有脑卒中或体循环栓塞危险因素的房颤患者，若未置入人工心脏瓣膜，或无影响血流动力学的瓣膜病，无严重肾功能不全（血肌酐清除率每分钟＞15ml）或严重肝脏疾病，达比加群酯可作为华法林的替代治疗，以预防脑卒中和体循环栓塞。而利伐沙班和阿哌沙班的安全性和有效性仍需大量的临床研究证实。阿司匹林能抗血小板聚集，每天口服 325 mg，是控制脑卒中、减少死亡风险的较佳剂量，其效果与华法林接近。

（8）新型口服抗凝药　新型口服抗凝药包括直接凝血酶抑制剂达比加群，Xa 因子抑制剂利伐沙班、阿哌沙班、贝曲西班、依杜沙班，无须监测、相互作用较少；在术后血栓、房颤、急性冠脉综合征中，疗效及安全性可能好于华发林、依诺肝素等，不良反应较小，耐受性良好。

Xa 因子抑制剂口服时固定剂量给药，能预防房颤脑卒中，减少颅内出血概率；对不适宜使用维生素 K 拮抗剂的房颤患者，使用后一般不增加出血风险。（表 45－2）

表 45-2 新型口服抗凝剂的特点

药物	作用机制	药代作用特点	适应证	注意事项
达比加群酯	与凝血酶的纤维蛋白特异性位点结合,阻断纤维蛋白原裂解	口服吸收后释放达比加群,起效快,作用强,1小时达血药高峰,半衰期14～17小时,不受饮食影响,与细胞色素p450之间没有交互作用,药物相互作用少。不须检测凝血指标	2010年获得美国FDA批准,适用于有非瓣膜性心房颤动患者中减低脑卒中和全身栓塞的风险	肾功能不全者慎用,消化不良发生率高,无解毒剂逆转其抗凝作用
利伐沙班	直接阻断游离和结合状态的因子Xa与底物相互作用	生物利用度高,1.5～2小时达血药高峰,半衰期受年龄影响,健康青年人为9小时,老年人可达12小时,通过肝、肾双通道(1/3通过肾脏,2/3通过肝脏)清除,起效快,与常用药物无相互作用,不须监测凝血指标	用于预防髋关节和膝关节置换术后患者深静脉血栓(DVT)和肺栓塞(PE)的形成。也可用于预防非瓣膜性房颤患者脑卒中和非中枢神经系统性栓塞,降低冠状动脉综合征复发的风险	轻度肾功能不全者慎用,血肌酐清除率每分钟≤30 ml禁用,无解毒剂
阿哌沙班	高选择性和可逆性抑制游离Xa的活性	口服利用度高,吸收快,3小时可达血药高峰,半衰期8～15小时,可通过肾脏和粪便等途径清除,抗凝效应较快,药物相互作用极小,不须监测凝血指标		抗血小板药物合用可增加剂量依赖性出血率
依杜沙班	直接与Xa活性位结合,抑制其活性	不需监测凝血指标。口服1～5小时后,其血药达峰值,主要经肾排泄,半衰期为8～11小时		体重≤60 kg,中度以上肾功能不全者需调整剂量
贝曲西班	直接抑制Xa	分子量452D,生物利用度为34%,半衰期20小时,每天1次,起效迅速,不依赖于细胞色素p450,无药物相互作用。不从肾脏排泄,基本通过胆汁排泄		大剂量时常见的不良反应为恶心、呕吐、腹泻等消化道症状

(9)达比加群酯　本药为第二代口服直接凝血酶抑制剂,对血栓、栓塞风险大于出血风险的房颤患者,能预防脑卒中栓塞。与华法林比,达比加群酯每次150 mg每天2次,可使房颤患者脑卒中栓塞发生率、出血率降低约1/3;达比加群酯每次110 mg每天2次,脑卒中栓塞发生率与华法林相同,而出血率降低1/5。与单用阿司匹林、阿司匹林+氯吡格雷比,达比加群酯每次150 mg每天2次,可使出血和缺血性脑卒中风险分别降低63%、61%,达比加群酯无肝脏不良反应;胃肠不适率高于华法林,其他不良事件发生率(如呼吸困难、眩晕等)均与华法林相当;2010年FDA批准达比加群酯用于预防房颤患者脑卒中;成本效益达比加群酯比华法林低;和阿司匹林接近但更有效。房颤患者应根据自己脑卒中的风险水平,选择口服抗凝血药物。

达比加群酯能防治术后深静脉血栓。有人研究达比加群酯(50 mg、150 mg、300 mg、225 mg,关节置换术后1～4小时应用)预防术后深静脉血栓的作用,1 464例中深静脉血栓发生率分别为

28.5％、17.4％、16.6％、13.1％,呈剂量依赖性,对照组依诺肝素为24％;达比加群酯组大出血发生率较对照组低(0.3％∶2.0％)。达比加群酯每天100～300 mg,安全有效,预防效果优于利伐沙班、阿哌沙班,与华法林相似。

达比加群酯可预防心脏病患者栓塞。有人发现,达比加群酯(每天150 mg)与华发林(INR2～3)疗效相似。有人研究18 113例房颤患者,结果发现,达比加群酯(每天110 mg)终点事件年发生率与华发林相似,大出血的年发生率低于华发林(3.36％∶2.71％)。达比加群酯(每天150 mg)终点事件年发生率率低于华发林组(1.11％∶1.69％),可减少心血管疾病致死率15％;大出血的年发生率则与华发林相似。

(10)利伐沙班　利伐沙班能防治深静脉血栓。有人研究不同剂量利伐沙班(10 mg、20 mg、30 mg,bid;40 mg,qd)与依诺肝素(1 mg/kg)＋华发林预防深静脉血栓,3个月时有效终点率,利伐沙班组为53.0％、59.2％、56.9％、43.8％,对照组依诺肝素＋华发林组为45.9％,差异无统计学意义,没有发现利伐沙班存在剂量-效应关系;但利伐沙班组大出血发生率分别为1.7％、1.7％、3.3％、1.7％,对照组无出血;显示预防深静脉血栓时,利伐沙班每天10 mg为最佳剂量,与对照组比,可使深静脉血栓及事件风险降低49％～70％,严重深静脉血栓事件风险降低62％～88％;但安全性低于对照组。利伐沙班(20 mg、30 mg、40 mg,qd)深静脉血栓发生率为5.4％,效果优于对照组的9.9％。对照组使转氨酶ALT、AST水平比正常上限值升高大于3倍的比例分别为11.2％、8.8％,而利伐沙班组分别为3.9％～6.4％、3.3％～8.3％;减少非致命性急性肺栓塞效率,两组分别为1.2％、1.0％,无统计学意义差异,安全性相似,常无肝脏毒性作用。提示利伐沙班可作为替代治疗方案。

利伐沙班能预防心脏病患者栓塞。有人研究约14 000例房颤患者,随机入利伐沙班(每天20 mg)组和华发林(INR2～3)对照组,结果显示,利伐沙班和华法林组疗效相当,疗效终点事件(脑卒中、非中枢神经系统性栓塞、心肌梗死、血管性死亡)发生率分别为每年1.7％、2.2％,利伐沙班组相对风险降低15％,且利伐沙班组心肌梗死和全因死亡风险亦有降低趋势(0.81∶0.85);出血事件发生率相似,分别为每年14.9％、14.5％,而利伐沙班组颅内出血(0.5％∶0.7％)、关键器官出血(0.8％∶1.2％)、致死性出血(0.2％∶0.5％)发生率低于华法林组。两组在其他不良事件发生率方面无显著性差异。与华法林比,利伐沙班的脑卒中、非中枢神经系统栓塞事件发生率更低。有人研究3 491例急性冠脉综合征者,伐沙班组、安慰剂组疗程为6个月,结果显示,终点事件利伐沙班与对照组比例为5.6％∶7.0％;常见不良反应为胸痛,两组分别为10.7％∶10.2％。

临床抗凝可减少血栓栓塞、减少出血。欧洲房颤指南纳入的出血预测因素,包括高血压、异常肾/肝功能、中风、出血病史或倾向、不稳定的INR值、年龄＞65岁、服用药物/酒精,每一项被赋予不同分值,可根据总分值来评估房颤患者出血的风险。

(11)经皮左心耳导管封堵　经皮左心耳导管封堵术(PLAATO)使用特制的封堵器,使左心耳闭塞,而能预防房颤引起的血栓栓塞;其预防脑卒中、心源性猝死、系统性栓塞的作用,不劣于华法林;2001年经皮左心耳导管封堵,已批准在欧洲应用,技术安全;可作为房颤不适于口服抗凝药物的替代疗法。

十一、高血压合并房颤的降压治疗研究

我国高血压患者中房颤的患病率为0.7％。高血压是房颤发生的病因之一,高血压患者房颤的发生风险增加;房颤患者合并高血压可占50％～86％。高血压合并房颤,对患者的危害有叠加效应。房颤使高血压患者的心脑血管事件发生风险增高,全因死亡风险增高约20％,其中心血管死亡风险增高约12.7％,心肌梗死风险增高约1.5％,心源性猝死风险增高约5.7％,脑卒中风险增高约10.9％。随着房颤患者平均血压从140 mmHg逐渐升高至160 mmHg,其脑卒中及血管栓

塞事件的年发生率增加约 3.5%。

高血压可引起左室肥厚、舒张功能障碍、左室舒张末压力增高,可继发性引起左房压力增高,导致肺静脉牵张、心房扩大和纤维化。左房扩大是房颤发生的重要危险因素,左房内径每增加 5mm,其发生房颤的危险性增加 39%;肾素-血管紧张素系统激活,是高血压、房颤的共同病理基础;血管紧张素 Ⅱ 水平升高,对房颤的发生、维持有重要作用,能促进纤维化,活化蛋白激酶 ERK1/2 信号通路,促进心房成纤维细胞增殖、胶原酶活性下降、心房间质纤维化,最终引起心房内传导阻滞、有效不应期缩短、易折返;还可引起心房电重构与结构重构、心房细胞质钙超载、心房肌去极化延迟/自律性增强。心房纤维化可引起传导时间延长、不应期离散度增加,最终导致心房内多个小折返、房颤发生。高血压病可激活 RAS,引起心房的结构重构、电重构,为房颤的发生提供基质。

降压治疗能使高血压病、房颤患者获益;研究发现,理想的降压能减轻左房负荷,缩小左房内径,减少房颤发作约 60%。RAS 抑制剂(ARB、ACEI)能同时治疗高血压病、房颤,可逆转 RAS 激活所导致的心房结构重构、电重构;ARB 类的坎地沙坦,能逆转心房有效不应期缩短。研究显示,ARB、ACEI 能降低房颤发生风险。在相似的降压条件下,氯沙坦较阿替洛尔减少新发房颤约 32%,减少继发性脑卒中约 50%。与氨氯地平比较,缬沙坦降低新发房颤约 16%,降低持续性房颤约 32%。ARB 类还可减少房颤复律后的复发。与阿替洛尔+氨氯地平比,缬沙坦+氨氯地平能减少房颤复发约 27%。

有人发现,对长期持续房颤患者,口服厄贝沙坦可维持房颤复律后的窦性心律。研究表明,虽然厄贝沙坦并未降低总体死亡、住院风险,但能减少房颤患者脑卒中/短暂性脑缺血发作/非中枢神经系统系统栓塞风险约 13%,减少脑卒中/心梗/心血管病性死亡/心衰住院等复发事件概率约 5%,减少因心血管病住院的次数、住院总天数。表明 ARB 类能为高血压病合并房颤患者带来转复窦律之外的益处,能多环节干预、防治房颤及其并发症,减少心脑血管等终点事件的发生。2007 年 ESH/ESC 高血压病指南,将 ARB/ACEI 列为高血压病合并房颤治疗的首要推荐。其他干预方式,也可推荐用于高血压病合并房颤的治疗。他汀类药物可减少心脏外科手术后的房颤发生;ω-3 多不饱和脂肪酸可减少外科手术、内科导管射频消融术后的房颤发生。但还有待临床大规模验证。

十二、高血压合并房颤的降压治疗策略

2002 年调查发现,我国 18 岁以上成人高血压患病率为 18.8%,估计目前我国约有 2 亿高血压患者,我国高血压患病率有明显上升趋势。房颤是最常见的具有临床意义的持续性心律失常,普通人群中发病率约 1%,与高血压相似,房颤发病率并随年龄增长明显上升。高血压能使房颤发生风险提高 2 倍,长期高血压尤其不能良好控制的高血压,能导致左心室高压、心血管结构重构,进而导致左房肥大、纤维化、心房内差异性传导,均可导致房颤发生。

(1)肾素-血管紧张素系统抑制剂 研究发现,肾素-血管紧张素系统抑制剂(ACEI、ARB),能降低新发房颤风险,但这一获益主要限于左心室收缩功能障碍、左室高压的高血压并发房颤患者。研究发现,ACEI、ARB 可平均降低新发房颤风险 49%(35%~72%),降低房颤电复律失败 53%(24%~92%),降低电复律后房颤复发 61%(20%~75%)。肾素-血管紧张素系统抑制剂能防止心房的肥大、纤维化、能量代谢障碍,可能有直接抗心律失常作用,从而能降低房颤发生风险。一些研究发现,氯沙坦降低房颤新发、复发风险,优于 β 受体阻断剂阿替洛尔,但还要进一步研究。

(2)β 受体阻断剂 它对房颤心率控制、窦性心律维持较有效,尤其对心衰、心脏手术后的患者。有人研究 12 000 名收缩性心衰患者(约 90% 服用肾素-血管紧张素系统抑制剂),发现同时应用 β 受体阻断剂,能使房颤发生率较安慰剂组降低 27%。房颤病史、收缩性心衰,可作为 β 受体阻

断剂应用的重要指征。非选择性β受体阻断剂索他洛尔，同时具有 Ⅲ 类抗心律药物失常活性，对维持房颤复律患者的窦性心律有效，但其可有促心律失常作用，故不推荐作为抗高血压药物使用。对英国约 500 万房颤患者资料分析发现，ACEI、ARB、β受体阻断剂，在降低房颤发生方面，优于钙通道阻断剂。β受体阻断剂，可防止心肌结构重构、缺血，降低交感神经活性，抵消肾上腺素对动作电位的作用，减少永久性房颤的发生。但应用β受体阻断剂预防后，房颤的发生率依然较高。

（3）钙通道阻断剂　它可分为二氢吡啶类、非二氢吡啶类。非二氢吡啶类的地尔硫草、维拉帕米已被用于房颤降低心室率，维拉帕米还被用于房颤复律后窦性心律的维持，可减少心动过速诱导的心房电重构、细胞质钙超载。研究发现，普罗帕酮联用维拉帕米治疗 3 个月，比单用普罗帕酮可明显降低房颤的复发，但还要进一步研究。有人对美国约 5 500 例应用 ACEI＋钙通道阻断剂进行抗高血压治疗的患者随访 4 年，发现治疗组房颤发病率明显降低。

（4）利尿剂　它通常被用于抗高血压治疗，但其对房颤发病率的影响目前缺乏比较深入的研究。在防止电解质紊乱前提下，氢氯噻嗪、氯噻酮、吲达帕胺能被用于治疗慢性高血压。原发性高醛固酮血症患者比一般高血压患者的房颤发生率高 12 倍，房颤患者醛固酮水平常增高；用螺内酯预处理房颤，心房纤维化、房颤的可诱导性均降低。

十三、冠心病合并房颤的抗栓治疗

冠心病合并房颤的患者，前者主要包括稳定性心绞痛、急性冠脉综合征、支架置入术后的患者。冠心病患者需要抗血小板治疗，而房颤需要抗凝治疗，抗凝加抗血小板治疗时出血危险增加；对需要放置冠状动脉支架的房颤患者，抗血栓治疗常是一个难题，这时需权衡中风、支架血栓和出血的风险。

1. 接受冠状动脉支架植入患者的抗血栓治疗

与单用阿司匹林治疗比，冠脉支架植入的患者阿司匹林＋华法林双重抗血小板治疗时，能减少心血管死亡或心肌梗死危险。由于对支架血栓风险的担忧，ACC/AHA 及心血管造影和干预协会推荐，植入裸支架后双重抗血小板治疗至少 1 个月，最好 1 年；对出血危险高的患者，指南推荐至少 2 周（金属裸支架）。植入药物涂层支架（DES）后，双重抗血小板治疗至少 1 年；在某些情况下不能持续使用氯比格雷 1 年时，需要双重抗血小板治疗 3 个月（西罗莫司涂层支架）和 6 个月（紫杉醇涂层支架）。接受华法林治疗的房颤患者，PCI 植入支架后的抗血栓治疗，需要权衡血栓和出血的危险，可用 "三联治疗"（如华法林＋阿司匹林＋氯吡格雷）或双重抗血小板治疗。

目前还没有评价华法林＋双重抗血小板治疗与单纯华法林、双重抗血小板治疗的随机对照试验。没有理由认为，华法林＋双重抗血小板治疗会丧失功效；但联合治疗可能增加大出血危险，能使急性冠状动脉综合征患者 30 天内死亡危险增加。

10 个研究共纳入 1 349 患者的荟萃分析显示，30 天内华法林＋阿司匹林＋氯吡格雷三联治疗的大出血发生率均数为 2.2%。在这些研究中，许多患者因房颤接受了华法林治疗，因放支架而接受了双重抗血小板治疗。当权衡华法林停用（增加中风危险）或双重抗血小板停用（增加支架血栓危险）可能的后果后，患者和卫生保健人员可能会视裸支架植入 30 天内 2.2% 的大出血率为可以接受；有人强调，可最小量化使用三联治疗。

2. 房颤患者支架术后的抗栓治疗

因为所有放置支架的患者都要接受双重抗血小板治疗，关键是要明确，什么患者需另接受华法林治疗。对中风危险低的房颤患者（CHA2DS2 危险积分为 0～1），放置支架单纯双重抗血小板治疗可能足够。脑卒中危险高的，用三联治疗可能有不能接受的高出血危险。主要的出血危险因子，包括高龄（＞75 岁）、重度肾功能不全（血肌酐清除率每分钟＜30 ml）、最近胃肠道出血（6 个月内）、脑卒中史、血压控制不佳（收缩压＞160 mmHg，舒张压＞110 mmHg）。脑卒中危险高

（CHA2DS2 危险积分＞1）而出血危险不高时,应考虑华法林加双重抗血小板治疗。如果可能,药物涂层支架三联治疗的指征可宽于金属裸支架。放置金属裸支架的患者,华法林＋阿司匹林＋氯吡格雷三联治疗应比药物涂层支架的限制更严;一般限定双重抗血小板治疗 1 个月。放置药物涂层支架且需要华法林 ＋阿司匹林＋氯吡格雷三联治疗的患者,治疗期限应限于 3 个月(西罗莫司支架)、6 个月(紫衫醇支架)。

接受华法林＋阿司匹林＋氯吡格雷三联治疗的患者减少出血危险的方法如下。

(1)使用最低有效剂量的阿司匹林 在二级预防主要心血管事件方面,阿司匹林每天75～100 mg不比更大剂量疗效差。研究表明,急性冠脉综合征介入治疗的患者,用每天 75～100 mg 和每天 300～325 mg 一样有效,且出血方面没有不同。

(2)加抑酸剂以防消化道出血 推荐给以质子泵抑制剂,预防双重抗血小板治疗、抗血小板治疗＋抗凝治疗患者的消化道出血。对潜在的氯比格雷与质子泵抑制剂之间的负性相互作用,美国已发出警告。但是最近来随机对照试验的证据,对这种相互作用是否影响患者提出质疑。

(3)确保 INR 控制在最佳范围 INR 高于目标治疗范围时,出血危险显著增加。ACC/AHA指南推荐接受华法林＋阿司匹林＋ 氯吡格雷三联治疗的患者,目标 INR 为 2～2.5。但是与惯常的目标 INR 范围2～3 比,其有效性和安全性还未得到完全证明。有证据支持的最佳抗凝控制方法,包括专业的抗凝诊所、用即时检测仪器自我监测、计算机化的剂量计算。对房颤同时需放置支架的冠心病患者的抗血栓治疗,首先要评估脑卒中危险,如果不高(如 CHA2DS2 危险积分为 0～1)可只选择双重抗血小板治疗。如果脑卒中危险较高(CHA2DS2 危险积分＞1),再考虑是否出血危险较高,如果出血风险较大,则选双重抗血小板治疗;否则,选华法林＋阿司匹林＋氯吡格雷三联抗血栓治疗。

有关房颤同时放置冠状动脉支架患者抗凝和抗血小板治疗的最佳方案,由于缺乏资料,目前指南没有具体推荐。一般认为华法林＋阿司匹林＋氯吡格雷三联治疗增加出血危险。在选择治疗方案时,应考虑脑卒中、支架血栓和大出血危险。

十四、丹参预防房颤致缺血性脑卒中

研究表明,中药活血化瘀药有抗栓作用,丹参可用于防治栓塞性疾病,其性微寒、味苦,入心经、心包经、肝经,走血分,通血脉,活血化瘀,能补心定志。现代研究证明,丹参能保护心肌,改善心脏功能,扩张冠脉,增加冠脉血流量,抗心肌缺血,改善心肌梗死,扩张周围血管,抑制血小板聚集,改善微循环,改善血液流变学状态,抗血栓形成,抗动脉粥样硬化等。

丹参能抑制血栓形成,促进内皮细胞分泌纤溶酶原激活物,降低纤溶酶原激活抑制物 1 的活性,提高纤溶功能;能改善内毒素引起的内皮细胞凝血和纤溶功能障碍,抑制动脉粥样硬化形成,能缩短血栓形成的长度、减轻血栓重量,改善血液高黏状态,促进血小板解聚;能扩张微循环、抗凝血、增强免疫功能;丹参多酚酸盐能改善心绞痛症状、平板试验心电图 ST－T 变化。

目前丹参中鉴定出的化学成分有 100 多种,主要有效成分中,脂溶性成分(二萜醌类化合物)有:丹参酮Ⅰ/ⅡA/ⅡB、隐丹参酮、羟基丹参酮、丹参羟基酯、二氢丹参酮Ⅰ、异丹参酮Ⅱ、异隐丹参酮、二氢异丹参酮Ⅰ等,都有邻醌或对醌结构。丹参酮ⅡA 含量相对较高。水溶性成分(酚酸类化合物)主要有:丹参素、原儿茶醛、咖啡酸、迷迭香酸甲酯、丹酚酸 A/B/C 等。

研究认为,丹参酮ⅡA 可降低血黏度,减少红细胞聚集,改善红细胞变形能力,抑制血栓形成,活血化瘀,抗动脉粥样硬化,抑制胶原诱导的血小板聚集,能改善肾功能,防治心血管疾病,保护肝脏,促进纤维蛋白溶解。丹参酮ⅡA 可扩张冠状动脉,改善缺血区微循环供血,改善血液流变学指标,缓解心绞痛、心脏缺血,降低血黏度,临床应用安全、不良反应小。丹酚酸 B 能清除活性氧,保护心肌、促进纤维蛋白溶解、抗凝血、抗血栓。丹参用于房颤患者预防脑卒中,不良反应较小、价廉、用法简便、患者易于接受,但具体剂型、剂量及用法的研究,仍需大规模试验证实。

十五、厄贝沙坦治疗房颤

近年发现,厄贝沙坦能防治房颤,为血管紧张素Ⅱ的 AT1R 阻断剂,可阻断血管紧张素Ⅱ、RAS 的作用,长期应用能降低 P 波离散度,降低房颤发生率。

1. 临床研究

临床研究表明,厄贝沙坦＋胺碘酮治疗非瓣膜性阵发性房颤,能维持窦性心律、抑制左心房扩大,可抑制肺静脉袖口的类起搏细胞,抑制这些细胞发放快速冲动,抑制左房后壁形成快速自旋波,抑制心房结构功能改变,改善心房不应期缩短,改善心房扩大、左室功能减退、心脏神经重构(特别是抑制心房的交感神经兴奋)。

厄贝沙坦可减少器质性心脏病合并阵发性房颤的发作次数,可部分预防房颤的发生。有人研究器质性心脏病房颤患者 278 例,对照组常规给予控制心室率、抗血小板、抗凝等;治疗组加用厄贝沙坦每次 150 mg,qd,随访 12 个月,发现厄贝沙坦可减少初发性房颤、永久性房颤的发生。

有人的治疗组,在常规降压药物基础上＋厄贝沙坦每天 150 mg＋胺碘酮每天 0.2 g,对照组在常规降压药物基础上＋胺碘酮每天 0.2 g,随访 1 年,结果发现治疗组房颤复发率降低,第一次复发明显延迟,房颤发作频率、房颤持续时间降低,预防房颤复发较优;治疗原发性高血压合并持续性房颤时,能改善心脏功能,提高房颤的转复率、窦性心律维持率。

2. 病理生理研究

厄贝沙坦能减少房颤导管射频消融后的左房抑顿,提高房颤导管消融效果,可作为房颤导管消融术前的常规用药;能阻断 $K_v1.3$ 钾通道过度开放,调节免疫反应,抗动脉粥样硬化,改善左房结构功能,减少房颤的发生;能减少心房有效不应期缩短,控制房颤的复发;能抑制房颤后 MMP 13 水平升高,抑制房颤后心房结构重构。

厄贝沙坦可有效阻止房颤后的心房电重构;有人研究对照组(假手术组)、起搏组、药物组(起搏＋厄贝沙坦)动物,检查基础起搏周长为 300 毫秒、250 毫秒、200 毫秒时的心房有效不应期、心房有效不应期频率适应性、心房有效不应期离散度、继发性房颤诱发率及平均持续时间等,结果发现,起搏组的心房有效不应期显著缩短、心房有效不应期频率适应性不良、心房有效不应期离散度增高、继发性房颤诱发率增高且持续时间延长;而药物组则无显著的病变。

厄贝沙坦可减少器质性心脏病合并阵发性房颤者心房 P 波离散度,能抑制 RAS 系统活化引发的心房结构重构,可减少心房内胶原沉积,减少心房活动的不均一性与传导延迟,延长心房有效不应期,降低心房复极的不均一性,加快心房内传导,可逆转心房电重构,缩短心房复极时间,抑制 MMP 13 水平升高,抑制房颤后心房重构。

十六、房颤药物复律方法

房颤是成人最常见的心律失常之一,心房发生快速不规则的冲动,引起不协调的心房乱颤,心室仅接受部分通过房室交界区下传的冲动,故心室率每分钟 120～180 次,节律不规则;房颤分阵发性房颤、持续性房颤、永久性房颤,其中在风湿性二尖瓣病变、冠心病、甲状腺功能亢进、高血压心脏病中最常见。部分长时间阵发或持久性房颤患者,并无器质性心脏病的证据,称为特发性房颤。

1. 房颤复律的传统方法

急性房颤的患者,早期应用普罗帕酮,心室率很快就会控制在大致正常水平,能稳定细胞膜、阻断 β 受体,适度延长有效不应期,可提高心房、心室的细胞阈电位,降低心肌兴奋性;能阻断钠离子内流,轻微阻断钾离子外流,故可使 QT 间期延长,抑制窦房结功能,减慢房室传导;因此窦房结功能障碍、严重房室传导阻滞、双束支传导阻滞患者禁用,严重充血性心衰、心源性休克、严重低血压、对该药过敏者禁用。

试验证实,Ⅰc类药物可增加冠心病患者突发致命性心血管事件的危险性。单用胺碘酮也会产生甲减、QT间期延长等不良反应,都存在一些问题,所以要合理选择房颤药物复律,近年来其方法选择,经历了治疗理念和方法上的明显变革。

2. 房颤复律方法的选择

(1)胺碘酮在房颤复律中的作用和不足　指南认为,胺碘酮是药物复律的合理选择。也可采用单次口服复合剂量的普罗帕酮、氟卡尼,来中止医院外发作的持续性房颤,前提是住院期间已经证明了这些药物的安全性,并且这些患者没有窦房结或房室结功能不全、束支阻滞、QT间期延长、Brugada综合征、结构性心脏病。在诸多控制房颤心室率的药物当中,心室率控制达到预定指标的平均时间一般类似,但美托洛尔＞地尔硫䓬＞胺碘酮。

进行药物复律前,应给予β受体阻滞剂、非二氢吡啶类钙通道阻断剂,预防房扑发作时的快速性房室传导;阵发性或持续性房颤患者,如不急于转复窦律,可选胺碘酮在门诊治疗。胺碘酮的慢性作用主要指口服胺碘酮,减慢窦性心律、房室传导,但没有负性肌力作用;方法是开始每次20mg,每天3次,1周后改为维持量,每次20mg,每天1次,老年人用药可酌减;停药后房颤较易复发。长期服药要考虑间歇期,可服药20天,停药7~10天,患者服药后要避免在日光下暴晒。胺碘酮在负荷量基础上长期较小剂量维持治疗,疗效较稳定。房颤的病程较长,左房内径的大小,是影响房颤转复、维持窦性心律的主要因素。故临床上口服胺碘酮,常采用小剂量长疗程间歇法。也可静脉给予胺碘酮,方法是以150mg加25％葡萄糖注射液20ml静注,能选择性扩张冠脉、增加血流量,减少心肌耗氧量,减慢心率;但静注可引起低血压、心源性休克、房室传导阻滞。严重房室传导阻滞、严重心动过缓、碘过敏者禁用。

一定要严格掌握适应证和禁忌证。胺碘酮给药方式不同时,临床疗效常不同,近年来选用较多的是静脉联合口服,这种方法疗效较高,但安全性较小;因静脉注射优先发挥出Ⅰ类抗心律失常药的电生理作用,主要阻断失活的钠通道、钙通道,延长心肌细胞动作电位时程、有效不应期,抗甲状腺素的作用较弱,代谢产物(去乙基胺碘酮)在血浆或组织中的蓄积较少。而口服胺碘酮,则优先发挥出非Ⅰ类电生理作用;所以静滴＋口服胺碘酮的作用较大,但不良反应可能也较大。

(2)美托洛尔在房颤复律中的作用　有人试验用胺碘酮＋小剂量美托洛尔治疗快速心律失常,疗效较好。试验的治疗组先用胺碘酮以5％葡萄糖注射液20ml稀释静脉注射,至少10分钟,然后再给以胺碘酮以5％葡萄糖注射液20ml稀释静脉注射;30分钟后加用美托洛尔5mg用5％葡萄糖注射液20ml稀释,缓慢静脉注射,无效可5分钟重复一次上述剂量。

临床工作中单用胺碘酮的效果有时欠理想,但胺碘酮用量不能超过规定,所有患者均要持续心电和血压监护。美托洛尔是一种β受体阻断剂,可全面降低心肌收缩性、自律性、传导性、兴奋性,减慢心率,减少心输出量和心肌耗氧量。按药理上美托洛尔可降血压,但胺碘酮＋小剂量美托洛尔,只有心率的小幅度变化,血压变化无统计学意义;原因是胺碘酮＋小剂量美托洛尔在提高药物疗效的同时,增加负性肌力、负性频率、负性传导的作用,故可使美托洛尔影响心率的作用缩小,故心率只有短期小幅度减小;因应用的剂量小,对血压常无影响。有人认为,对快速心室率的房颤,可考虑应用美托洛尔＋胺碘酮。

(3)普罗帕酮在房颤复律中的作用　在维持窦性心率方面,胺碘酮优于普罗帕酮,但研究显示,胺碘酮安全性不如普罗帕酮;一些指南Ⅰ类建议房颤药物复律时,用氟卡尼、多非利特、普罗帕酮、伊布利特。普罗帕酮电生理效应为稳定细胞膜、减少钠离子/钙离子进入心房肌细胞、阻断β受体,减慢收缩期除极速度、电传导速度,适度延长动作电位时程、有效不应期,提高心室、心房的阈电位,降低心肌兴奋性;增加冠脉血流量,显然比胺碘酮更安全。口服普罗帕酮与静脉应用胺碘酮,均可安全有效转复48小时内新近发生房颤,口服普罗帕酮的见效时间更短。

（4）沙坦类药物在房颤复律中的作用　氯沙坦可抑制肾素-血管紧张素-醛固酮系统,在排除禁忌证的情况下,可用于治疗房颤等,可降低阵发性房颤的复发率,提高窦性心率的维持率;氯沙坦与胺碘酮联用,能进一步抑制心房重构,延缓心房扩大。

替米沙坦可抑制心房重构,下降心肌最大 P 波时限(P_{max})、P 波离散度（Pd）,可缩短心房的复极时间,减轻复极的不均一性,能减少房颤的发生。

十七、房颤器械治疗

1. 导管消融治疗房颤的优势

房颤的治疗目的是消除、减轻症状,预防血栓栓塞、心衰,降低房颤患者的致残率、病死率。房颤患者若能转复并长期维持窦性心律,是理想的治疗结果。2006 年 AHA/ACC/ESC 指南认为,导管射频消融治疗主要应用于抗心律失常药物治疗无效、联合用药无效时;但目前在欧美一些医学中心,导管消融已成为治疗房颤的一线治疗措施。

（1）药物治疗的困境　传统节律控制方法常依赖于抗心律失常药物（AAD）,维持窦性心律的效果欠佳,且存在多种不良反应,有致心律失常作用,这些不良反应会抵消药物治疗带来的益处。因抗心律失常药物治疗房颤效果的不良反应停药者,可高达 18%。

转复窦律后,存在高危因素的患者仍需抗凝治疗。常用的抗凝药华法林,受个体化因素影响及食物、其他药物的干扰,药物剂量难以准确把握,需要定期检测国际标准比率（INR）,要根据 INR 调整药物使用剂量。药物治疗常不能阻止房颤进展,房颤进展引起的心房重构,可使房颤更易发生、持续,且易对抗心律失常药物不敏感。抗心律失常药物虽可改善患者的症状,但不能改善房颤患者的预后,不能降低总体病死率。

（2）导管消融术的优势　有人对房颤节律控制、室率控制治疗策略比较研究,发现节律控制并不优于室率控制,节律控制使用的抗心律失常药的安全性、效果,不如室率控制使用的药物;由于节律控制可引发房颤的复发,在缺乏抗凝药保护的情况下,易发生脑卒中等。维持窦性心律能降低死亡率,关键要寻求节律控制的有效手段。目前认为,导管射频消融为房颤治疗的重要手段。

导管消融治疗房颤成功率较高、并发症较少:目前在三维标测系统指导下应用环肺静脉袖口线性导管射频消融、附加线基质改良治疗房颤时,可使 80%～95% 阵发性房颤患者不再发作,对持续性、永久性房颤增加导管射频消融线、对碎裂电位点进行导管射频消融,能降低持续性、永久性房颤患者消融治疗的复发率。有人对 40 例持续性房颤在双 Lasso 指导下行环肺静脉袖口线性导管射频消融,成功率高达 95%。有人对 60 例长时程持续性房颤,采用分步导管射频消融策略,87% 患者在导管射频消融过程中自行转复为窦性心律,随访 11 个月,95% 患者维持窦性心律。

有人入选 146 例慢性房颤患者,随机进入导管射频消融组、药物治疗组;导管射频消融组 77 例中,42% 因复发房性心律失常而需要接受再次消融,导管射频消融总体窦律成功率为 74%;而对照组（药物治疗组）总体窦律成功率为 4%,随访期 77% 患者转而接受导管射频消融治疗。与房颤导管射频消融治疗相关的肺静脉狭窄、心脏压塞、食管左房瘘、血栓栓塞等手术相关并发症的发生率,为 1.6%～2.6%。

（3）导管射频消融、抗心律失常药治疗房颤的作用对比　有人对导管射频消融、抗心律失常药治疗房颤的作用对比,198 例平均病程 6 年的阵发性房颤患者,随机分为两组,分别接受导管射频消融、一种抗心律失常药物治疗（包括氟卡尼、索他洛尔、胺碘酮）;随访 1 年,发现 93% 行导管射频消融和 35% 接受药物治疗的患者,无房颤及其他房性心动过速,其中导管消融组 9% 患者接受第 2 次导管射频消融,药物治疗组 78% 患者更换新的抗心律失常药物;导管射频消融组心血管病事件的住院率降低,手术相关的并发症较少,生存率、生活质量较高,降低房颤的复发率、改善患者的预后等较优。

　　有人荟萃研究1990～2007年间63项导管射频消融和34项药物治疗研究,以随访期间无房颤发作为成功标志,发现不联用抗心律失常药的房颤导管射频消融治疗一次成功率为57%,不联用抗心律失常药的房颤多步骤导管射频消融成功率为71%,联用抗心律失常药的房颤导管射频消融治疗一次成功率为77%,联用抗心律失常药的房颤多步骤导管射频消融成功率为72%;抗心律失常药物治疗房颤的总体成功率为52%。房颤导管射频消融常见并发症肺静脉狭窄发生率为1.6%,较常见的并发症中心脏压塞为0.7%,整体死亡率为0.7%;抗心律失常药治疗房颤的整体死亡率为2.8%,有13.5%患者因治疗效果不佳停药。表明房颤导管射频消融治疗的整体有效性较高,并发症发生率整体较低。导管消融是治疗房颤更为有效的策略。

2. 三维电解剖标测技术

　　三维电解剖标测技术、以磁导航为代表的新型导管导航技术、新型射频消融导管的出现,促进了房颤导管射频消融技术的提高,使近年来房颤导管射频消融技术蓬勃发展。目前三维电解剖标测,已成为房颤导管射频消融的常规方法,而新型导管、导管导航技术的出现,也能完善现有的房颤器械治疗。

　　CARTOTM系统(心脏三维电解剖标测系统)已被应用于房颤导管射频消融的临床实践,其通过CARTO信号处理单元,收集超低磁场的强度、频率、时相的数据,然后通过软件分析射频消融导管顶端的位置和方向,是目前最常用的三维标测系统之一:

　　(1)三维解剖定位,能提供心脏解剖结构、标测、消融位点的精确三维坐标,准确、实时地显示导管的位置和方向。

　　(2)激动顺序标测,能将心脏局部位点的三维空间位置及其相应心内电图整合在一起,创建心腔内电激动在三维方向上的传导电图,可为各种心律失常的诊断提供帮助。

　　(3)电压标测,可提供心脏各三维空间位点的电压图,并以此推测心律失常发生和维持的可能机制。

　　(4)其他,如应用于标测碎裂电位等。

　　采用CARTO系统进行房颤导管射频消融,其CartoMerge技术,可将三维CT、MR影像等,与CARTO虚拟图像结合;还能支持心腔内超声影像的显示,使心脏解剖构形更直观、准确,从而增加手术的安全性、有效性,能增加对局部解剖特征的理解。

　　非接触性心内膜激动标测系统,对血流动力学不稳定性/非持续性心动过速有很大优势;该系统在感兴趣心腔内放置EnSiteArray球囊,通过常规射频消融导管,在心腔内膜下做清扫操作以采集信号,通过特殊软件处理后,能构建虚拟的心内膜边界。

　　EnSite 3000系统能运用边界元素法对Laplace等式进行逆解析,增强和辨识球囊电极探测到的电信号,由此计算机系统将重建出心腔3 360个位点的心内膜电图,再以单极形式显示在心内导联上。EnSite 3000系统适用于血流动力学不稳定性室速的标测和导管射频消融;该系统有一次心跳即可记录心内膜下激动传导的优势,血流动力学的不稳定对其标测的影响较小。有人对21例缺血性心脏病室速患者,应用EnSite 3000系统进行左室标测,共诱发出80种左右的起源于左室的室速,随访1年,64%患者未再出现室速。有人运用EnSite 3000系统对15例器质性心脏病(有心肌梗死史,或为扩张型心肌病)室速患者进行标测,能标测到室速出口、独立的舒张期电位、室速的完整折返环。有人报道,运用EnSite 3000系统对Fallot四联症外科矫治术后快速和血流动力学不稳定性室速,可成功进行导管射频消融治疗。

3. 新型导管导航技术

　　通常房颤的导管消融系统操控技术要求较高,初学者学习时间较长。新型的磁导航系统通过磁场来调节射频消融导管的运行方向,改变了以往导管操作模式,减少了放射暴露时间,缩短了学习时间。

　　磁导航系统由安置在患者身体两侧的半球形磁体组成,每个磁体又由200余个小磁体构成;

通过两侧磁体旋转,产生不同方向的磁场,进而引导磁性射频消融导管按系统设定的方向在心腔内运行,并在既定的导管射频消融靶点自动精确定位。其磁性导管的操作,可由遥控操纵手柄控制,整个手术过程可在控制室内遥控完成,减少术中 X 线暴露时间;其对心律失常导管射频消融的疗效,与传统操作系统相似,并有减少导管射频消融放电次数的优势。运用磁导航系统进行房室旁路消融、房室结慢径消融、局灶性房速消融,均已取得成功,对复杂性心律失常,如房颤、室速的消融,也取得可喜的疗效。2006 年有人报道,采用磁导航系统进行导管射频消融治疗 40 例房颤患者(其中慢性房颤占 37.5%),平均标测、消融时间为 152.5 min,即刻消融成功率为 95%,无并发症发生;学习时间明显缩短。目前磁导航盐水灌注射频消融导管,已相继被欧盟和美国 FDA 批准用于临床。

研究显示,采用磁导航操作系统导管射频消融房颤,消融过程中射频消融导管头部碳化焦痂的发生率达 33%,尽管无围手术期并发症报告,但非盐水灌注磁导航射频消融导管的安全性值得关注。

Sensei 机器手导管操纵系统 2007 年已在欧洲上市,是一种精度较高的力反馈设备,使用其重力补偿、实时速度监控等功能,可实现微控制,结合三维影像系统,能可视化地在心腔内精微操纵其专用导管。手术过程中,医生可在导管射频消融室外的操作间,移动手柄控制机械手臂,使其通过穿刺静脉插入导管直至患者心脏,同时通过三维系统(如与 EnSite 系统结合)的实时导航与显示系统,可随时通过显示屏,清楚看到患者心脏内部情况。导管尖端到达患处后,通过射频电流消融靶点心肌组织,从而达到治疗目的。有人对 40 例房颤患者,应用机器手射频消融导管操纵系统,进行导管射频消融,术中全部实现肺静脉隔离,随访 1 年,发现 86% 患者无房颤复发。

采用可调节周径的环状射频消融电极进行房颤导管射频消融,可提高消融疗效,减少操作时间,提高手术安全性。Frontier 环状标测射频消融导管,远端为周径 25 mm 的十个环状电极,通过操控射频消融导管内置的 0.032-inch 导引导丝,可将其准确置入各肺静脉分支内;通过尾部手柄的操作,可调控远端电极的弯曲度,可调整环状电极周径的大小,以适应不同的肺静脉,从而实现与肺静脉口处心肌的良好贴靠;能实现环肺静脉电位的记录,可实现单极、双极放电导管射频消融。进行房颤环肺静脉导管射频消融的平均手术时间为 81 分钟,透视时间 18 分钟;成功率达 81.4%,手术时间减少,有环状电极功能,有很大的临床应用前景。环状标测射频消融导管,兼具肺静脉标测和消融的功能,不仅能记录环肺静脉电位 而且可实现单极、双极放电射频消融。应用可调节周径的环状射频消融电极进行房颤消融,不仅提高消融的疗效,且大大减少操作时间,提高手术的安全性。有人评价 38 例阵发性房颤患者使用环状标测射频消融导管行环肺静脉隔离,隔离有效率为 96%,且简化了操作步骤。

目前球囊射频消融导管按其消融能量分为冷冻球囊射频消融导管、高能超声球囊射频消融导管、激光球囊射频消融导管。球囊射频消融导管的操作相对简单,但肺静脉口的解剖变异对球囊导管是一挑战。球囊射频消融导管消融的靶点局限在肺静脉口,对前庭干预较少,不适合线性消融及碎裂电位消融,因而多用于阵发性房颤。球囊射频消融导管中以冷冻球囊射频消融导管应用最为普遍。有人报道对 8 例房颤患者采用冷冻球囊射频消融导管,消融肺静脉口,随访 12 个月,75% 患者无房颤发作,显示球囊射频消融导管治疗房颤,是安全有效的,且操作简单,有助于缩短学习曲线。

十八、核因子-κB 与心房纤颤

近年来对核因子-κB(NF-κB)在房颤中的研究已成为热点之一,NF-κB 广泛存在,能促进靶基因表达,其家族包括 p65(RelA)、c-Rel、RelB、p50、p52,是核转录因子。

NF-κB 活性水平升高后,对心脏有保护作用还是损伤作用,主要取决于 NF-κB 产生部位、刺激物、产生量、持续时间等。适当水平的 NF-κB 能抗凋亡,参与心肌缺血预适应。但缺血再灌注 24 小时后,缺血区细胞、血管内皮细胞、浸润的淋巴细胞中 NF-κB 表达明显增加,能促进表达细胞间黏附分子、P-选择素、IL-1、IL-6、TNF-α、iNOS,促进炎症。细胞肥大、氧化应激、TNF-α、IL-1、TGF-β、RAS 活化等,可活化 NF-κB 信号通道,促进炎症,参与房颤的重构,促进房颤。

十九、甲亢心房纤颤的药物治疗

房颤是甲亢常见的心脏并发症。无心脏疾病的甲亢患者中,房颤患病率为 10%～15%,而一般人群中只有 4%。60 岁以上的甲亢患者,房颤患病率可增加到 25%～40%。亚临床甲亢时,房颤患病风险增加 3～5 倍。

甲亢引发房颤的主要机制是,甲状腺激素水平升高,直接作用于核甲状腺受体,促进表达 β_1 肾上腺素受体、肌球蛋白,增加心率,引发心房不应期缩短,触发肺静脉袖口的心肌细胞活动,增加室上性异位活动;促进心室肌收缩,促进心肌肥厚。一般认为,甲亢引发的房颤和一般器质性心脏病有所不同,随着甲亢的好转,甲亢性心脏病可逐渐恢复正常。

甲亢房颤的主要治疗方法是在控制甲亢的基础上,同时限制每天钠盐的摄入、纠正电解质紊乱、应用抗心律失常药物。如甲亢引起的房颤比较顽固,难以用药物转复,可采用电转复。

1. 甲亢房颤的治疗

甲亢房颤的治疗包括药物治疗和非药物治疗。近年来,常应用导管射频消融治疗甲亢房颤,成功率逐步提高,但其并发症发生率相对较高,且老龄、左房内径增大、房颤持续时间长、心衰等因素,对导管射频消融的成功率有影响,因而甲亢房颤患者常规的治疗一般是选择选择药物治疗。

在恰当的抗凝基础上,可将甲亢房颤的治疗药物可分为两类,即心律控制和心率控制。心律控制即转复和维持窦性心律,因而长期被作为首选治疗,可增加运动耐量,减少临床症状,降低死亡率。心率控制即维持适当的心室率,对房颤治疗和心律控制同样有效,可减少患者住院时间,改善患者生活质量,不增加脑卒中的发生率,可使抗心律失常药物的不良反应减少。

研究表明,甲亢房颤患者(9.4%)发生缺血性脑卒中,显著高于无房颤的甲亢患者(0.6%)和无甲亢的房颤患者(3.1%),尤其是在甲亢房颤诊断后的第一个 30 天内。随着房颤持续时间的延长,血栓栓塞事件的风险增加。因此对甲亢房颤患者应尽早恢复窦律,可减少致命并发症。

甲亢房颤在采用传统抗甲状腺药物治疗、甲状腺功能恢复正常后 8～10 周内,2/3 甲亢房颤患者能恢复窦性心律;但约 40% 患者的不能消除房颤,以至成为永久性房颤。据报道,甲亢房颤病程超过 6 个月的患者,电转复 12 个月内 50%～70% 复发。病程持续 6 个月以上的甲亢房颤,恢复窦性心律的可能性较小。考虑到血栓栓塞事件的高风险,8～10 周是一个比较长的时期。因而有人建议,对甲状腺功能恢复正常后仍然房颤的患者。可进行心脏复律。

心脏复律包括药物转复和电转复。阵发性房颤转复和维持窦性心律宜选择药物转复,可缩短房颤发作时间,避免电复律。影响药物复律的成功率的因素有房颤持续时间、左心房大小、各药物转复率差异等。有些药物转复房颤的作用较有限,如Ⅱ类、Ⅳ类、地高辛。Ⅰa 类(普鲁卡因胺、奎尼丁等)、Ⅰc 类(氟卡因、普罗帕酮等)、Ⅲ 类(伊布利特、多非利特、胺碘酮、索他洛尔等)药物转复房颤相对有效。Ⅰa 类药物能抑制迷走神经,加速房室结传导,常需与 β 受体阻断剂、钙通道阻断剂等减慢房室传导的药物联用。

Ⅰc 类药物可将房颤转为室律相对规则的房扑,并使房室结易于发生 1:1 传导,可造成严重的快室率,应用时要特别注意。由于Ⅰc 类药物可增加房颤患者冠心病、心功能不全等器质性心脏病的死亡率,所以在使用此类药物转复房颤时必须相对谨慎。

Ⅲ 类药物可延长复极时间、QT 间期,在应用须严格监测 QT 间期,防止发生扭转性室速,长 QT 综合征的患者应该慎用此类药物。

胺碘酮在发挥抗心律失常生物效应的同时，释放大量的碘元素，增加合成甲状腺激素，并通过直接的细胞毒性和间接反馈作用致甲状腺组织损伤，在甲亢房颤患者中应尽量避免使用。

有效维持窦性心律的药物疗效和转复房颤的药物疗效相近，在应用时，应该选择有长期疗效、不良反应较少的药物。一般应用普罗帕酮，1年内维持窦性心律的比例为39%～60%，每次425mg，每天2次时，可将首次房颤的复发时间延长（由41天延长至300天以上），但应慎用于有器质性心脏病的一些患者。

多非利特每次125、250、500μg，每天2次治疗后，维持窦性心律的比例分别为40%、37%、60%，能减少房颤合并心衰患者的住院率，然而必须在住院期开始初始治疗，须监测QT间期和肌酐清除率。索他洛尔维持窦性心律的比例和普罗帕酮相近，但略低于胺碘酮。研究显示，索他洛尔和普罗帕酮1年的窦性心律维持率为37%左右。

40%甲亢房颤患者在甲状腺功能恢复正常后，仍不能恢复窦性心律，会成为永久性房颤，对永久性房颤患者及时控制心室率，可改善血流动力学、左心室舒张功能，可预防一过性脑缺血、心动过速性心肌病的发生。非二氢吡啶类钙通道阻断剂、β受体阻断剂、地高辛，是常用的控制房颤心室率的药物，必要时可联用；地高辛在临床上被广泛用于控制心率，但地高辛单独应用于控制心率的效果并不理想，因而常选用或联合应用β受体阻断剂、钙通道阻断剂，对心率控制较有益。但随着抗甲状腺药物治疗起效，甲亢逐渐缓解，控制心率药物需适当减量。目标心率通常是静息时每分钟60～80次，中度运动后每分钟90～115次。

β受体阻断剂能控制运动时心率、预防高血压。对合并冠心病、左心室收缩功能障碍的甲亢房颤患者，应首选β受体阻断剂。索他洛尔可在心室率无法控制的情况下，有选择地应用。β受体阻断剂和地高辛联用，可有效控制静息和运动时的心率，增加运动耐量。由于β受体阻断剂有气道不良反应，有气道阻力增加时，选择钙通道阻断剂较为适合。

钙通道阻断剂对减少房颤复发有一定效果，可减少早期心房电重构。地尔硫䓬＋地高辛联用，可有效控制心率，但没有阿替洛尔＋地高辛疗效理想。β受体阻断剂、钙通道阻断剂有负性肌力作用，在合并心衰的甲亢房颤患者中使用这些药物时，应相对谨慎。

2. 抗凝药物的选择

房颤最重要的治疗目标之一是预防缺血性脑卒中。据研究，抗心律失常药物治疗房颤的长期成功率最高为62%，单靠抗心律失常药物治疗，仅可改善房颤患者的发作频率、症状，但并不足以预防脑卒中，因而对房颤患者采用规范化的抗凝治疗非常重要；目前临床多推荐使用CHADS2量表进行危险分层，根据相应的评分进行抗凝治疗。

CHA2DS2量表根据5项临床危险因素进行评分：充血性心衰、高血压、年龄≥75岁、糖尿病各为1分；脑卒中史或一过性脑缺血（TIA）各为2分。对CHA2DS2评分为0分的患者（年脑卒中率<1%）推荐使用阿司匹林；对CHA2DS2评分大于2分的患者（年脑卒中率≥4%），推荐使用华法林；对CHA2DS2评分为1分的患者，可经验性选择用药。

甲亢房颤患者易发生心衰、动脉栓塞、脑卒中。因此恢复窦性心律、控制心室率、抗凝治疗尤为重要。房颤的药物治疗作为常规的措施，虽受到导管射频消融高成功率的冲击，但仍有重要的临床意义。在控制甲亢的基础上，个体化药物治疗对甲亢房颤患者特别重要，须依据患者具体情况，制定合理的治疗方案，避免不良事件的发生。

二十、糖尿病与心房纤颤

糖尿病和房颤是常见病，两者的患病率较高、并且随年龄增长而增长，且相互并存、相互影响，导致心脑血管意外发生率、病死率升高，能加重社会负担。

1. 流行病学现状

我国成人房颤患病率为 0.61%，成人糖尿病患者房颤患病率达 9.7%（3.6%～14.9%）。房颤和糖尿病均具有年龄相关性。虽然糖尿病患者发生房颤的相对危险度并不高，OR 在 2 左右，低于心衰、心瓣膜病的相对危险度，但由于糖尿病的高患病率，使糖尿病已成为房颤的主要病因之一。在入院治疗的房颤患者，糖尿病的患病率为 15%～23%。房颤可使脑卒中的危险性增加 3～6 倍，糖尿病能使脑卒中的危险性增加 1～2 倍，房颤合并糖尿病能使脑卒中的危险性增加 4～8 倍，病死率明显升高，预后更差。

有人研究 34 744 名糖尿病较早期患者，发现与非糖尿病患者比，这些糖尿病患者有更高的房颤患病率（3.6%：2.5%），随访 7 年，糖尿病患者每年房颤的发生率达 0.91%。糖尿病、高血压是导致房颤的独立危险因素。糖尿病患者房颤的相对危险度，是普通人群的 1.5 倍，其中男性为 1.4 倍，女性为 1.6 倍，与高血压的相对危险度相当。

2005 年有人研究 845 748 名患者，其中糖尿病组 293 124 人，对照组（有高血压而无糖尿病）552 624 人，发现较晚期糖尿病组房颤患病率为 14.9%，显著高于对照组 10.3%，提示糖尿病是心房颤动较强的独立危险因子。

2008 年日本有人研究社区 41 436 名 40 岁以上人，发现糖尿病患者房颤患病率高于无糖尿病者，OR 为 1.46。有人随访一个人群 4 年，发现新发糖尿病患者 1298 人，这些人发生房颤的比例，是无糖尿病患者的 1.49 倍。

2. 糖尿病促进房颤的机制

一般认为，糖尿病损害神经，可促进房颤发作。糖尿病和房颤有一些共同的病理改变。肾素-血管紧张素-醛固酮系统激活，与糖尿病和房颤都相关。异常激活的 RAS 可使心房重构，促进房颤发生、维持。高水平 AngⅡ促进成纤维细胞增殖、合成胶原、抑制基质金属蛋白酶，抑制胶原降解，促进心房纤维化；能引起心房压力增高、心房扩张、促进交感神经分泌去甲肾上腺素，导致心房重构，增加房颤风险。

研究发现，糖尿病、房颤都有慢性低度非特异性炎症、氧化应激，炎症因子水平升高，损伤心肌细胞，促进心脏重构、内皮细胞损伤、房颤发生；炎症反应、氧化应激、RAS 系统激活，均起重要作用，会彼此促进，互相加重，促进心房的结构重构、电重构，促进心房纤维化、左房扩大、自主神经系统功能异常，形成恶性循环，促进糖尿病房颤产生。

糖尿病患者发生房颤时：

——超声心动图表现，有左室肥厚、左房扩大、A 波速度的下降、E/E a 和 E/Vp 升高。

——心电图表现，P 波时限和离散度增大；心电图常提示左室肥厚、房性早搏。

——临床特点，高龄、血糖水平明显升高、伴有其他可导致房颤的疾病如高血压、心衰、冠心病、甲亢等。

——实验室检查，血浆 BNP、CRP 的水平升高。

3. 治疗策略的选择

糖尿病房颤治疗要注意个体化，要控制血糖，给以抗栓＋心率/节律控制，针对糖尿病、房颤共同的病理环节- RAS 活性升高，可给以 RAS 抑制剂 ACEI/ARB，能减少 49% 新发房颤，减少 53% 房颤复律失败率，减少 61% 复律后房颤再发率。ARB 较利尿剂能减少新发糖尿病 38%。ACEI/ARB 能预防房颤、糖尿病的发病，减少并发症，改善预后。

糖尿病、房颤还有共同的病理环节-炎症反应，血清 C 反应蛋白水平升高；给以他汀类可抑制炎症反应，抑制心肌细胞变性、纤维化，抑制心房重构，防治冠心病，抑制房颤的发生和维持，改善糖尿病患者预后；但有待大规模试验。研究表明，噻唑烷二酮类口服降糖药，能控制血糖，抑制 RAS 及炎症，减少心房代谢异常带来的结构改变，减少房颤的发生；但有待进一步验证。

房颤易发生血栓栓塞。糖尿病是血栓栓塞的中度危险因素，是 CHA2DS2 评分的组成部分。

糖尿病房颤患者脑卒中风险比血糖正常者升高 1.7 倍,糖尿病房颤患者宜使用华法林预防血栓栓塞,使 INR 维持在 2.0～3.0。

从改善心功能、抑制心脏重构、改善循环血流状态来说,对无复律禁忌证的糖尿病房颤,应积极转复及维持为窦律。糖尿病房颤节律控制的效果常不如正常血糖的房颤患者。有人研究成功复律的持续性房颤患者,随访 74 天,糖尿病房颤患者能维持窦律的比例为 45.2%,而无糖尿病的房颤患者为 66.8%,有显著性差异,提示糖尿病是持续性房颤患者复律后复发的独立危险因素。

对糖尿病房颤患者的节律控制,选用何种抗心律失常药,目前尚无大型研究的数据支持。但可根据心脏结构改变的不同,选择不同的抗心律失常药。不伴左室肥厚者,一般可给予普罗帕酮、索他洛尔;伴有左室肥厚者,一般可使用胺碘酮。

心室率控制可选择的药物主要有 3 类:洋地黄、β 受体阻断剂、非二氢吡啶类钙通道阻断剂。β 受体阻断剂对血糖、血脂代谢有轻度影响,但可通过对交感神经的抑制,减轻糖尿病患者房颤的主观不适感觉;钙通道阻断剂对血糖的影响可认为是中性的。总体来说,糖尿病对心室率控制的选药影响不大,可根据患者具体情况选用。

二十一、心房扑动的诊断与治疗

心房扑动(房扑)是心房内大折返引发的房速,一般频率为每分钟 340～433 次。

1. 诊断

(1)病史　房扑大多伴器质性心脏病,心率过快时可出现心悸、头晕、气短、乏力、晕厥、心绞痛等。

(2)体检　颈静脉波中可见快速扑动。心电图可诊断。也可继续检查动态心电图、超声心动图、X 线片。房扑有典型、非典型两类。

2. 治疗

(1)治疗原则　寻找、治疗病因;积极控制房扑的心室率;及时终止房扑,维持窦性心率;积极抗凝治疗;经导管射频消融根治房扑。

(2)治疗计划　积极控制房扑的心室率:可给予地高辛,或联用 β 受体阻断剂、钙通道阻断剂。

及时终止房扑心律失常:一是给予抗心律失常药物,伊布利特的有效率为 60%;也可给予普鲁卡因胺、氟卡尼、普罗帕酮;剂量要足够,避免 1∶1 房室传导的发生。在直流电转复、快速心房起搏前,可给予抗心律失常药物。二是快速心房起搏,终止房扑。三是直流电转复。

药物维持窦性心率:一般作用有限。可给予奎尼丁、普鲁卡因胺、氟尼卡、普罗帕酮、莫雷西嗪、胺碘酮、索他洛尔。

积极抗凝治疗:可给予华法林等。

经导管射频消融根治房扑:可对典型房扑、非典型房扑进行治疗。

(3)治疗指南　美国心脏病学会等 2003 年发布《室上性快速性心律失常治疗指南》,现结合国内外指南对大折返性房速的治疗解读如下。

——峡部依赖性房扑:房扑特点是呈现典型的房性心律,快速而规则。电生理研究表明,其心电图定义为通过多种折返环路形成的心动过速;折返环路累及心房较大面积时被定义为大折返。经典型的房扑,常累及下腔静脉至三尖瓣环间的峡部(CTI),称峡部依赖性房扑。

——峡部依赖性房扑的环路：三尖瓣下腔静脉峡部依赖性房扑,是指心律失常环路累及峡部,最常见的方式是沿三尖瓣环逆时针环绕,形成心动过速;而沿三尖瓣环顺时针方向环绕,形成心动过速较少见。逆时针型房扑的特点是:下肢导联扑动波为负向,V_1 导联为正向,V_6 导联为负向,心脏节律为每分钟 250～350 次。顺时针型峡部依赖性房扑,则显示为与之相反的方式(如下肢导联为正性扑动波形,V_1 导联为宽大负性扑动波形,V_6 导联转化为正性波形)。

因此只有在心脏电生理检查时，起搏拖带峡部后，才能确定是否有峡部参与了房扑折返的形成。峡部依赖性房扑也可表现为双波折返、低环折返。双波折返指两条扑动波同时占据扑动的常见环路，此种心律失常通常较为短暂，持续 3~6 个波群后即消失，但偶尔也可转变为房颤。低环折返指房扑通过界嵴围绕下腔静脉袖口处折返，这些心律失常仍依赖于峡部传导，因此适用于峡部消融治疗。

——峡部依赖性房扑的病理生理：峡部依赖性房扑，由右房大折返环路，沿三尖瓣环环绕而形成。右房内一些特殊的解剖结构、功能性传导阻滞区，决定具体的折返径路。界嵴或上下腔静脉之的区域，构成后部功能性阻滞区；而三尖瓣环，构成前部功能性阻滞区。

——峡部依赖性房扑的临床表现：房扑患者常表现为心悸、呼吸困难、疲乏、胸痛。有时房扑患者症状较为隐匿，仅有轻度的乏力。房扑可导致或加重心衰。25%~35%房颤患者发生房扑，如心室率较快，则症状较明显。大多数情况下，房扑患者表现为 2：1 房室传导方式，心房率为每分钟 300 次，心室率为每分钟 150 次。有时患者发生 1：1 房室传导，应立即使用房室结传导阻滞药，以阻止严重症状的发生。当患者伴有房室旁路时，快速的心房率可经旁路前传，危及生命。一旦患者心功能损伤，则心房功能和规整节律，对维持血流动力学十分重要。即便房扑发作时患者心室率不快，仍可导致病情恶化；房扑未经治疗或伴有心室率过快，可能导致心肌病。若患者发生心房扑动并伴有血流动力学不稳定，常标志预后不良。

——峡部依赖性房扑的治疗如下。

急性期治疗：房扑患者的急性期治疗，主要取决于患者的临床表现。若患者表现为急性血流动力学障碍、心衰，应紧急行直流电同步复律，所需能量不超过 50J。大多数情况下，患者伴有 2：1 或更严重的房室阻滞时，血流动力学相对稳定。若无法立即转为窦性节律，应选择房室结阻滞药来控制心率。也可经食管或心房电极进行心房超速起搏，达到转律。当心房扑动持续 48 小时以上时，应考虑抗凝治疗。60%患者中，房扑常作为某种急性疾病过程的表现而发生，如肺部疾病加重、心脏或肺脏手术后、心肌梗死急性期。当恢复窦性节律之后，通常不需要长期进行抗心律失常治疗。

——房扑的急诊药物处理应注意以下几个方面：

房室结阻滞药：应用房室结阻滞药，一般很难控制房扑的心室率。研究表明，地尔硫草可迅速降低心率，但与其治疗房颤患者时相比，房扑患者应用地尔硫草疗效较差；低血压是其主要的并发症，发生率约为 10%。静脉应用维拉帕米，也能有效控制心室率，其安全性、有效性与地尔硫草相似，但接受静注维拉帕米的患者出现症状性低血压的发生率，常明显高于静脉应用地尔硫草。应用钙通道阻断剂可使心率降低，这与静脉应用 β 受体阻断剂相似。一项研究对静脉应用地高辛、胺碘酮进行比较，发现胺碘酮能用于心率控制较有效。但应用胺碘酮的有效性，却常低于静脉应用钙通道阻断剂或 β 受体阻断剂。静脉应用钙通道阻断剂、β 受体阻断剂、胺碘酮，很少能将房扑转为窦性节律。

静脉药物转律：可选择药物转律，对心率控制应适当。因为抗心律失常药物，如Ⅰc 类药物，虽可减慢扑动频率，但可使心室率增快；故Ⅰc 类药物应与抑制房室结的心率控制药物（如 β 受体阻断剂）联用。多种药物可有效用于将房扑转为窦性节律。静脉应用依布利特，将房扑转为窦性节律的有效性为 38%~76%；应用依布利特后，患者成功转律的平均时间为 30 分钟，患者转律后持续性多型性室速的发生率为 1.2%~1.7%，而非持续性室速（无须直流电心脏转律）的发生率为 1.8%~6.7%。当患者患有严重心脏结构异常、QT 间期延长、有潜在性窦房结病变时，不能应用依布利特。

静脉应用Ⅰc 类药物：有人发现，静脉应用氟卡尼、普罗帕酮、维拉帕米，转律有效性较差；氟卡尼仅使 13%患者成功转律，与普罗帕酮治疗差异无显著性意义，维拉帕米为 5%。不良反应包括 QRS 波群增宽、头晕、感觉异常。多项研究显示，静脉应用索他洛尔转律成功率为 20%~40%，呈剂量依赖性;有人认为,大剂量依布利特可能比索他洛尔更有效。

房扑紧急非药物治疗——

心外直流电转律:当房扑伴快速心室率并出现血流动力学改变时,应选择体外直流电复律,治疗房扑的成功率为95%～100%。能量需要<50 J(尤其是双向波复律时)。

心房超速起搏:研究表明,应用快速心房起搏可有效中止房扑,成功率约82%(55%～100%)。当心脏手术后发生房扑时,尤其适用心房外膜超速起搏。研究表明,经食管起搏可同样有效。此外同时应用抗心律失常药普鲁卡因胺、依布利特、普罗帕酮,有助于心房超速起搏转律,因药物可协助冲动穿透扑动折返环,降低诱发房颤的危险性。当单独应用心房超速起搏无效时,可应用心房高频起搏,或心房额外刺激超速起搏。但应注意,心房超速起搏可能导致持续性房颤的发生。

慢性期治疗——

Ⅰ类抗心律失常药物:氟卡尼用于房扑长期治疗的有效率为50%,因为Ⅰc类药物可减慢扑动速率,促发1:1房室传导,所以应和β受体阻断剂、钙通道阻断剂合用来治疗房扑。

Ⅲ类抗心律失常药物:有人发现,口服多非利特(每次500 mg,每天2次)时,73%房扑可维持窦律超过350天,而房颤组的成功率为40%。多非利特的应用禁忌证包括:血肌酐清除率低于每分钟20 ml、低钾血症、低镁血症、QT间期延长。

抗凝治疗:研究发现,房扑患者发生栓塞的危险性为1.7%～7%。房扑患者未进行抗凝治疗时,血栓的发生率为0～34%。当房扑持续发作超过48小时,血栓的发生率明显增加。房扑转律后可能出现心房抑顿,并可能持续数周;其发生栓塞的危险因素与房颤相似。房扑行直流电转律的患者中,若抗凝治疗不充分,发生栓塞的危险性为2.2%,但明显低于房颤患者的发生率(5%～7%)。因此有关房颤的抗凝治疗指南,也适用于预防房扑的血栓栓塞并发症。如患者接受抗凝治疗(INR =2～3),心律失常持续发作少于48小时或经食管超声检查未发现心房内血栓,可考虑进行电转律、药物转律、导管射频消融。

导管消融治疗:在三尖瓣瓣环和下腔静脉间进行导管射频消融,可阻断心房扑动折返环,可治愈房扑。如消融结果达到峡部双向传导阻滞,消融成功率可达90%～100%。有人研究长期口服抗心律失常药物与导管射频消融,观察21个月,36%药物组患者和80%导管射频消融组患者,可保持窦性节律;63%药物组患者需要住院治疗1次或多次,而导管射频消融组患者的生存质量明显提高。

研究发现,患有房颤的患者应用普罗帕酮、氟卡尼、胺碘酮,房扑的复发率为15%～20%。如消融前心律失常主要是房扑,峡部导管射频消融后,随即进行抗心律失常药物治疗,可明显降低房扑复发率,有助于房颤的药物治疗。若导管射频消融前心律失常仅有房扑,峡部导管射频消融房颤复发率为8%,峡部导管射频消融效果较理想。若消融前患者患房颤和房扑(以房扑为主)超过20个月,峡部导管射频消融房颤复发率为38%;而导管射频消融前以房颤为主,峡部导管射频消融房颤复发率为86%。持续性房扑可导致心房结构重构,易使峡部导管射频消融后发生房颤。

——特殊情况下的房扑治疗:心脏手术后常可发生房性心律失常,房颤易发生(如二尖瓣手术后),发生率可达20%～50%;心脏手术后也易发生房扑,病因主要包括心包炎、自主神经张力改变、心房缺血。心脏手术后常留置心房电极,故可使用心房超速起搏来恢复窦性节律。若这种方法失败,可应用抗心律失常药物。有人给予101例心脏手术后房扑患者静脉应用依布利特,转律成功率为78%(而房颤转律成功率仅为44%),转律起效时间均在90分钟内;有1.8%患者转律后出现多型性室速,且大多在应用依布利特后数分钟内。静脉应用多非利特也可用于心脏手术后房颤、房扑。患者患有多种疾病情况下,包括慢性肺疾病、肺手术后、急性心肌梗死后并发症,心脏手术后易发生房扑。采用房室结阻滞药或胺碘酮,可控制心室率。若心律失常伴有严重心衰或低血压,则应立即进行直流电复律。

——非峡部依赖性心房扑动:不累及峡部的大折返所引发的房扑,比峡部依赖性房扑少见;此类房扑多与心房瘢痕有关,可发生在累及心房的心脏手术后;由此引发的心律失常被定义为损伤相关性大折返房性心动过速。

尽管峡部依赖性房扑是最常见的发病机制,但通常会同时伴损伤相关性大折返房性心动过速,从而导致多径路折返现象。多径路折返的房扑,其心电图表现通常与峡部依赖性房扑不同,但有相似处。有些情况下,心电图 P 波很难判定,这可能是由于心房内有广泛的瘢痕所致,明确诊断常依靠心内电生理检查。

——非峡部依赖性房扑的电生理检查和导管消融:其进行消融时,常比峡部依赖性房扑困难得多。当怀疑出现非峡部依赖性房扑时,如患者伴有先心病并已接受手术,应选择有经验的医疗中心就诊;其可与损伤相关性大折返性房速并存。当多径路折返环路同时存在时,节律冲动可能在不同环路中来回折返,很难确定导管射频消融的确定部位;有时是在峡部有效导管射频消融后但无法中止房扑,才发现患者还患有非峡部依赖性房扑。成功进行导管射频消融的关键,在于明确折返环路的确切部位。可选用多种特殊装置,如依据心动过速过程中心房激动的顺序曲线,进行心房三维重建,明确瘢痕和传导阻滞的部位等,来协助电生理检查和导管射频消融。对曾手术的患者,手术记录常有助于明确心房切口附近的折返环路的位置。房缺修补术所致的右房手术切口,可能是成年人损伤相关大折返性房速的常见原因;手术切口常在右房侧壁,折返激动常围绕该切口瘢痕折返;沿瘢痕下缘到下腔静脉口之间行线性导管射频消融,或沿瘢痕上缘到上腔静脉口之间行线性导管射频消融,常可阻断折返环,但实施起来有一定难度。左房大折返性房速的发生率低于右房,导管射频消融可有效治疗。

二十二、心房颤动的诊断与治疗

心房颤动(房颤)是规则有序的心房电活动消失,代以快速无序的颤动波。常有心房肌炎症、缺血、变性、心房扩大、心房内压力升高、应用甲状腺素/拟交感神经药物、自主神经功能失调等,70%患者有器质性心脏病;急性病因有过量饮酒、AMI、急性心包炎、急性心肌炎、肺动脉栓塞、急性肺疾病、甲亢、胸部手术、房室折返性心动过速(AVRT)、房室交界区折返性心动过速(AVJRT)等。

1. 诊断

(1)病史 房颤可有、可无症状,与心室率、心功能、伴有的疾病、房颤持续时间、患者敏感性等相关。心室率加快时,可有心悸、一过性眩晕、黑矇、乏力等。

(2)体检 有心律不齐、第 1 心音、脉搏的强弱不一。脉搏常少于心音次数。心电图可诊断。也可继续检查动态心电图、超声心动图、X 线片。

2. 治疗

(1)治疗原则 寻找、治疗病因;根据房颤类型、代偿情况、基础心脏病,制订合理的治疗方法;对阵发性、持续性房颤尽可能转复、维持窦性心律;控制房颤心室率;减轻症状,改善心脏功能;抗凝。

(2)药物治疗

——转复窦性心律,无器质性心脏病时可给予普罗帕酮、索他洛尔缓慢静脉注射;有器质性心脏病时可给予胺碘酮缓慢静脉注射;美国有人认为,可给予伊布利特缓慢静脉注射。或给予多非利特口服。

——转复后维持窦性心律,无器质性心脏病时可给予索他洛尔、多非利特、丙吡胺;伴高血压时可给予索他洛尔、多非利特、丙吡胺,但室间隔厚度大于 14 mm 时,不应用Ⅰ类药物;有心肌缺血,避免应用Ⅰ类药物,可给予胺碘酮、索他洛尔、多非利特＋β受体阻断剂;有心衰时,可给予胺碘酮、多非利特＋适当的 β 受体阻断剂;有预激综合征时,先对房室旁路消融;对迷走神经性房颤,给予丙吡胺,不应用胺碘酮;对交感神经性房颤,可给予 β 受体阻断剂、索他洛尔、胺碘酮;孤立性房颤,可给予 β 受体阻断剂、普罗帕酮、索他洛尔、氟尼卡,胺碘酮、多非利特可作为替代治疗。

三是控制心室率:可给予 β 受体阻断剂、钙通道阻断剂、地高辛、胺碘酮;如要迅速控制心室率,可给予维拉帕米、地尔硫䓬、β 受体阻断剂静脉注射;房颤伴心衰时,给予地高辛或地高辛＋钙通道阻断剂＋β 受体阻断剂。对伴房室旁路前传的患者,不应用地高辛、钙通道阻断剂、β 受体阻断剂。对伴房室旁路前传、伴血流动力学不稳定的患者,给予直流电复律;而血流动力学异常不明显的患者,给予静脉注射普罗帕酮、普鲁卡因胺、胺碘酮。药物治疗无效、症状严重时,给予导管射频消融(成功率为 60%～70%),并且给予 ICD。

四是抗凝治疗(参见其他部分)。低危患者可给予阿司匹林(每次 300 mg,每天 1 次);高危患者可给予华法林。

(王 勇 余元勋)

进一步的参考文献

[1] LI Hl. Atrial tachycardia provoked in the presence of activating autoantibodies to β2 - adrenergic receptor in the rabbit [J]. Heart Rhythm,2013,10(3):436 - 441.

[2] WORKMAN AJ. Mechanisms of termination and prevention of atrial fibrillation by drug therapy[J]. Pharmacol Ther,2011,131(2):221 - 241.

[3] WAKILI R. Recent advances in the molecular pathophysiology of atrial fibrillation [J]. J Clin Invest,2011 ,121(8):2955 - 2968.

[4] BURASHNIKOV A. New developments in atrial antiarrhythmic drug therapy[J]. Nat Rev Cardiol,2010,7 (3):139 - 148.

[5] TESTER DJ. Genetics of long QT syndrome[J]. Methodist Debakey Cardiovasc J,2014,10(1):29 - 33.

[6] KIM GH. MicroRNA regulation of cardiac conduction and arrhythmias[J]. Transl Res,2013,161(5):381 - 392.

[7] GEORGE AL. Molecular and genetic basis of sudden cardiac death[J]. J Clin Invest,2013,123(1):75 - 83.

[8] KARAGUEUZIAN HS. Targeting cardiac fibrosis: a new frontier in antiarrhythmic therapy[J]. Am J Cardiovasc Dis,2011,1(2):101 - 109.

[9] HARKCOM WT. Emerging concepts in the pharmacogenomics of arrhythmias:ion channel trafficking[J]. Expert Rev Cardiovasc Ther,2010,8(8):1161 - 1173.

[10] ZDANOWICZ MM. Teaching the pharmacology of antiarrhythmic drugs[J]. Am J Pharm Educ,2011,10: 75(7):139 - 148.

[11] AZIF EF. Strategies for the prevention and treatment of sudden cardiac death[J]. Open Access Emerg Med,2010,2010(2):99 - 114.

[12] CHERRY EM. Mechanisms of ventricular arrhythmias:a dynamical systems - based perspective[J]. Am J Physiol Heart Circ Physiol,2012,302(12):2451 - 2463.

[13] WEISSJN. Early afterdepolarizations and cardiac arrhythmias [J]. Heart Rhythm, 2010, 7 (12): 1891 - 1899.

第四十六章 毒素与心律失常

心肌细胞膜离子通道、信号分子、代谢功能,是心脏产生、传递快速电信号、收缩的基础。一些毒素能进入心肌细胞,可产生药理作用、毒理效应,损害心肌细胞膜离子通道、信号分子、代谢功能等,有时能引发中毒伴心律失常,要正确诊断与治疗。

一、生物毒素与心律失常

一般可将作用于细胞膜电压门控钠通道(VGSC)的生物毒素分两类:一类是与电压门控钠通道结合,直接或间接堵塞电压门控钠通道的钠离子孔道,为电压门控钠通道阻滞/抑制毒素;另一类是通过与电压门控钠通道上的变构位点结合,改变其构象,进而打破电压门控钠通道静息、开放、失活状态间的平衡,称之为电压门控钠通道门控修饰毒素。

1. 电压门控钠通道阻滞/抑制毒素

河豚毒素(TTX):它存在于毒鱼体内,是特异性阻断电压门控钠通道的神经毒素,是同时有阴/阳离子的氨基全氢化喹唑啉类化合物;河豚毒素的胍基与电压门控钠通道外口的位点1的羧基1:1结合,毒素的其余部分堵塞通道外口。河豚毒素针剂可用来代替吗啡、阿托品等治疗神经痛,但由于毒性较大,应用受到一定限制。

芋螺毒素:是一类结构独特、毒性强烈、有多种生物活性的小分子肽,已发现数十种;依据其作用的离子通道不同,可分多类,其中主要作用于电压门控钠通道的毒素为 L-芋螺毒素和 LO-芋螺毒素。

L-芋螺毒素是地纹芋螺中的小分子肽,含 22 个氨基酸残基,有 3 个二硫键,带正电荷,作用于肌肉组织的突触后膜电压门控钠通道的部位1,而能堵塞电压门控钠通道,抑制动作电位扩散;能阻断在背根神经节中起疼痛传导作用的 TTX-r 型电压门控钠通道,可为研发缓解疼痛药提供研究靶。

LO-芋螺毒素是芋螺毒素类 O 型超家族疏水性肽类,迄今的研究结果只发现两种,即 MrVIA 和 MrVIB,都由 31 个氨基酸残基组成,含 3 个二硫键,彼此间高度同源;能抑制背根神经节 $N_{av}1.8$ 介导的 TTX-r 型电压门控钠通道的钠离子流,结合该电压门控钠通道孔道的 C-末端;但对 TTX-s 型电压门控钠通道的钠离子流抑制作用较弱。LO-芋螺毒素可成为治疗疼痛的潜在药物。

STX:是麻痹性贝类毒素(PST),属四羟基嘌呤类生物碱,其分子骨架与 TTX 相似,但 STX 有 2 个胍基,而 TTX 只有 1 个;STX 极性域胍基与电压门控钠通道位点 1 结合,其氨基甲酰侧链能阻断钠离子流。STX 是导致麻痹性贝类中毒的主要毒素,可导致严重的海洋食物中毒,能引起神经中毒症状。STX 是国际上公认的生物毒素类化学战剂。

2. 电压门控钠通道门控修饰毒素

短裸甲藻毒素(PbTx):是红潮海藻的神经毒素,可危及迷走神经系统、中枢神经系统,分子量 900D,不含 N 原子,是由单碳氢链组成的多甲基聚醚类,主要含 2 个分子骨架(骨架 A/B),骨架 A 有脂溶性,是活性的基础,作用于电压门控钠通道 α 亚基的神经受体位点 5,使电压门控钠通道(VGSC)激活阈降低,抑制电压门控钠通道失活,可使神经元细胞膜去极化,导致钠离子大量内流,引起大量递质释放,诱发对效应器官的一系列药理学作用、毒理学作用,威胁健康。

西加毒素(CigTx):是由深海岗比甲藻产生的非蛋白类剧毒生物毒素,脂溶性,有高度氧亲和能力、耐热,已发现 20 多种,其氧化型的毒性较强。西加毒素作用于 VGSC α 亚基的神经受体位点 5,使 VGSC 开放增加,促进钠离子流入,导致神经元细胞膜去极化,引起一系列药理学作用、毒理学作用,能减慢感觉/运动神经的传导速度,使心肌细胞质钙超载,可作为研究体温调节的重要工具药。

海葵毒素:属肽类毒素,分子量 3 000～5 000 D,毒性比 TTX 或 STX 强数十倍;分为 1、2、3 类;能与心脏、神经、骨骼肌的电压门控钠通道位点 3Arg¹⁴ 周围的环状结构结合,阻止电压传感器 S3～S4 段构象变化及 S4 段移位,延长钠通道开放时间,导致钠离子流入增加,引起细胞膜持续去极化,对心肌有正性肌力作用,有 Ⅲ 类抗心律失常药物作用,对开发新型强心药和抗心律失常药物有重要价值。

二、乌头碱中毒与心律失常

在附子、草乌、川乌等中,乌头碱是其中的主要有毒成分。乌头碱中毒较常见,主要有神经系统、循环系统症状,其次为消化系统症状。乌头碱对中枢神经系统有强兴奋作用;能直接作用于心肌,先兴奋后抑制,用量过多可导致心肌麻痹而死亡;可使迷走神经兴奋,损害周围神经;可有口舌和四肢麻木、全身有紧束感、心率减慢、血压下降、呼吸痉挛、肌肉强直等主要临床表现;多数患者有 1～3 种心律失常。乌头碱中毒致死的主要原因是心脏毒性所致的恶性心律失常。

有人救治 68 例乌头碱中毒患者,根据患者症状的轻重程度进行对症治疗,给以抗心律失常处理、心肺复苏、早期洗胃、血液灌流、导泻等,结果 2 日左右 93.5% 治愈出院,6.5% 抢救无效死亡。对乌头碱中毒致恶性心律失常患者,迅速有效控制心律失常是救治关键,可首选利多卡因,根据患者的具体病情适当调整剂量。缓慢型心律失常、房室传导阻滞患者,可先静脉注射 0.5～1.0 mg 阿托品,必要时过 15～30 分钟可重复注射 1 次;注射总剂量达到 3 mg 时,常可阻断迷走神经过度兴奋及抑制心脏;如果再次给药,要在 4～6 小时后,可防止出现性阿托品过量;也可静脉滴注阿托品 1～2 mg,阿托品的用量和次数,根据患者瞳孔变化、心率等情况而定;若疗效不满意,可加用适量异丙肾上腺素;同时予抗心律失常治疗,根据心律失常类型给予不同的治疗方案。心率低于每分钟 50 次者,则换用异丙肾上腺素;频发源性室性早搏,给予阿托品的同时加用利多卡因;频发室性心动过速者给予利多卡因。利多卡因能选择性作用于浦氏纤维,减少钠离子进入心肌细胞,能相对延长有效不应期,有利于消除房室折返。无效后改用普罗帕酮、胺碘酮及电复律。胺碘酮可以延长各部心肌组织的动作电位及有效不应期,有利于消除折返激动。如有必要,则实施心脏起搏。也可给予抗心律失常＋参麦注射液、肝素抗凝。

有人常规给予催吐、洗胃、硫酸镁注入胃管导泻;大量补液、利尿促进毒物排泄;维持水电解质平衡,应用维生素 C、糖皮质激素等;血压降低,合并休克者快速补充血容量后,应用血管活性药物多巴胺、间羟胺静脉滴注;合并呼吸衰竭者给予呼吸兴奋剂或机械辅助通气。尖端扭转型室速,可应用异丙肾上腺素。

乌头碱的中毒量、致死量分别为 0.2 mg、2～4 mg,对含乌头碱类药物使用不当是中毒的主要原因,进食药膳、药酒、误服、自杀等是中毒的次要原因。乌头碱在心肌细胞能阻碍 ATP 生成,导致心肌细胞损伤,心肌酶释放;能加快钠离子内流;可抑制迷走神经,减慢动作电位 4 期自动除极的速度,减低窦房结的自律性和传导性,增加浦肯野纤维的兴奋性,使心肌自律性异常,主要引发多微折返激动,有时可形成恶性室性快速心律失常。

血液灌流技术通过吸附装置净化血液,主要用于抢救药物过量及毒物中毒。血液灌流可有效清除草乌中毒时血中毒性成分,减轻主要器官损伤,提高存活率。研究证实,血液灌注联合血液透析,抢救重度乌头碱中毒患者的疗效确切。中药生脉复律汤、参麦注射液,均可有效提高中毒患者抢救的成功率,参麦注射液有负性自律性、负性传导的作用,可防治心律失常,增强心肌收缩力,有利于消除折返,同时降低毛细血管阻力,抵抗心肌缺血再灌注损伤,改善微循环。

单形室速未导致血流动力学障碍时,可试用药物复律;无效者即考虑同步直流电复律,室速导致血流动力学障碍时,应首选同步直流电复律;无脉搏型室速或室颤时,选择电除颤。尖端扭转型室速为多形性室速的一型,其 QRS 主波方向多变难以同步,应选择电除颤。

三、急性有机磷农药中毒与心律失常

急性有机磷农药中毒,有 1605、乐果、敌敌畏、敌百虫、4049 等中毒;中毒方式为口服、皮肤接触中毒等;一般病情较重、变化较快、并发症较多,中毒距洗胃时间最短 40 分钟,最长 2 小时左右;可导致死亡,要针对发病不同阶段给予不同治疗。心律失常种类有窦性心动过速、房颤、室早等。

接诊人员要重视有机磷中毒患者,及时彻底洗胃;口服中毒时用清水、生理盐水、2%碳酸氢钠(敌百虫忌用)或 1/5000 高锰酸钾(硫代磷酸酯等忌用)反复洗胃,直至洗出液变清、无农药气味为止。

在清除毒物的同时立即给足量特效解毒药:一般轻度中毒,单独给阿托品或胆碱酯酶复能剂;中/重度中毒,两者并用,阿托品用量适当减少;对胆碱酯酶复能剂效果不佳者,仍以阿托品注射为主。但阿托品在体内代谢较快,有机磷对酶抑制作用较持久,所以阿托品要反复给药,再减为维持量,24~48 小时后停药观察。胆碱酯酶复能剂使用较多的为吡啶醛肟类化合物。氯磷定水溶性大,副作用小,使用方便,静注和肌注均可,为当前首选药物;但可引起短暂眩晕、视觉模糊、复视。

在治疗过程中,要重视呼吸道畅通,防治肺水肿、脑水肿、呼吸衰竭,预防感染。较重的呼吸衰竭者,及早给予气管插管辅助呼吸,建立静脉通路用解毒药。患者昏迷 2 小时以上伴中毒性脑病、存在程度不等的脑水肿时,宜静脉滴注 20%甘露醇 125~250 ml,15~30 分钟结束,6~12 小时后再给药 1 次,可使患者较快苏醒。危重患者超过 72 小时,也要用胆碱酯酶复能剂,因后者有部分抗 N 样受体作用,能预防中间综合征发生;苯那辛属中枢性抗胆碱药,可减轻有机磷中毒的躁动不安、呼吸中枢抑制;可给予解磷注射液 2~3 支肌注,必要时缓慢静脉注射,同时取血测定胆碱酯酶活性水平。

有机磷对心血管的作用分为 Ⅲ 期:Ⅰ 期为交感神经兴奋,出现血压增高,心动过速及异位搏动。Ⅱ 期由于迷走神经长时间、极度兴奋,可出现窦性心动过缓、房室传导阻滞。Ⅲ 期为心肌纤维受到强烈刺激,出现兴奋传导及复极不一致。阿托品是否正确应用较重要,可 5~10 mg 静脉注射,服毒量大者阿托品量应加大,每隔 5~10 分钟给药 1 次,直到阿托品化;阿托品化指在应用阿托品治疗急性有机磷农药中毒的过程中,出现下列表现:患者瞳孔扩大,其直径>6 mm,或达到 8~9 mm;患者皮肤黏膜干燥、口干、口唇皲裂、面色潮红、温度升高;肺部啰音减少或消失;心率增快,达到或接近每分钟 100 次;意识障碍减轻或转清醒。以上 5 项,不是所有的患者均能达到,在实际工作中不能为了达到阿托品化而盲目、无限制使用阿托品。对心率每分钟超过 130 次者,常需等心率平稳后再给予药物治疗。对心率在每分钟 105~130 次者,可在心电图监护下给予阿托品治疗,逐渐达到阿托品化的指征。对心率大于每分钟 150 次者,在用阿托品治疗的同时,酌情应用抗心律失常药治疗,防止发生反跳。反跳是指有机磷农药中毒经积极抢救症状明显好转、病情控制后,再次反复恶化。在临床抢救过程中,要严格密切观察病情变化,防止因过早或过快停用阿托品类药物的使用,引起反跳的发生或死亡。即使在停用阿托品后,仍要观察 3~7 天,直到患者病情稳定后才可出院。

有机磷中毒患者,病理可见心肌间质充血、水肿、心肌纤维断裂等,是有机磷中毒的心肌损害、心律失常的病理学基础。

四、急性磷化铝中毒与心律失常

有人分析急性磷化铝中毒 23 例（重度 17 例，轻度 6 例），总结其治疗方法、效果及死亡原因；结果发现，15 例重度中毒患者死亡，死亡时间为入院后 0.5～72 小时，死于循环衰竭、呼吸衰竭、恶性心律失常、心衰；存活者出院后随访 2 周，1 例遗留有阵发性房颤，其余患者均治愈。急性磷化铝中毒死亡率较高，多为循环衰竭所致，目前无特效解毒剂，源头阻断和早期综合内科治疗尤为重要。

磷化铝片是高效的粮仓熏蒸杀虫剂，药片遇水分解后，可产生磷化氢气体，有剧毒。人口服磷化铝的致死量为 20 mg/kg；空气中磷化氢浓度升高，也可引发中毒；中毒症状在 5～30 分钟内出现，有恶心、呕吐、咽部烧灼感、腹痛、头晕、嗜睡、心悸，症状见于 1～7 小时内，可伴有胸闷、气促、呼吸困难等；可有顽固性低血压、各种心律失常等，重者昏迷、抽搐、呼吸窘迫、呼吸衰竭、少尿、意识丧失。24 小时常规心电图检查，可发现有室性心律失常、窦性心动过速、窦性心动过缓、房颤，心肌酶活性水平常升高，提示心肌损伤；常出现转氨酶、血尿素氮等水平升高。

口服中毒患者要给予吸氧，必要时行气管插管，呼吸机支持呼吸；持续心电监护，监测呼吸、血压、脉搏及经皮血氧饱和度；每日补液量 3 500～4 500 ml。口服中毒者立即予 1∶5 000 高锰酸钾溶液洗胃，反复清洗，总量为 20 000～30 000 ml，然后胃管注入 100～200 ml 石蜡油导泻，禁食脂类食物如牛奶、鸡蛋、肉类等。微量泵持续静脉注射多巴酚丁胺＋去甲肾上腺素，根据血压调整用量；肌注盐酸戊己奎醚每次 1 mg，每天 1 次；静脉滴注 1,6-二磷酸果糖 每次 5.0 g，每天 2 次，以维持血压，改善微循环，减轻心肌损害。静脉滴注 20％甘露醇每次 250 ml，每天 3 次，防治脑水肿。奥美拉唑每 12 小时静脉注射 40 mg。烦躁时，用地西泮 10 mg 或氯丙嗪 25 mg 肌肉注射。吸入中毒者治疗除洗胃、导泻及饮食控制外，其余治疗方法同口服中毒者。重度中毒患者可给予高压氧治疗，前 3 天每天 2 次，之后每天 1 次，每次 60 分钟，治疗 5～7 天。

磷化铝进入机体有两种途径：一是在潮湿环境或遇水释放出磷化氢气体，经呼吸道被人体吸收；二是口服后在胃内释放出磷化氢气体，经消化道被人体吸收。磷化氢作用于细胞线粒体，阻断细胞色素氧化酶，阻碍电子传递和氧化磷酸化，导致细胞能量代谢障碍，因此全身各系统都有中毒症状。呼吸衰竭为磷化铝中毒危重的征兆。对预后影响最大的是心血管系统的损伤。磷化铝中毒患者早期意识清楚，但精神差，常有血压下降，顽固性低血压为其临床特点，予多巴胺、间羟胺效较差，若持续存在生存率极低。低血压主要是因磷化铝可抑制心血管中枢，使心肌损害、周围血管扩张。常规心电图及心肌酶谱检查显示，心肌损伤发生率较高。重度磷化铝中毒患者常并发急性呼吸窘迫综合征、多器官功能障碍综合征，导致救治困难，死亡率极高。对磷化铝中毒的救治目前尚无特效解毒剂，强调综合治疗。应注意及时、迅速清除毒物；纠正低血压；保护心脏功能，控制心律失常，防治循环衰竭；氧疗；连续性静-静脉血液滤过，对毒物有清除作用，可有效改善患者预后。

五、急性砷中毒与心律失常

有人探讨工业废水污染水体导致 29 例急性砷中毒引发心律失常的原因及对心脏传导系统的毒性作用，发现一些村民饮用污染水 3 天后，出现头晕、心悸、腹痛、恶心、呕吐、腹泻等症状，一些村民出现抽搐、呼吸困难，诊断急性砷中毒 29 例（中毒组），除有周围神经、肝功能的损伤症状外，7 例出现心律失常、恢复期窦性心动过缓，其中 4 例为恶性心律失常；心律失常组尿砷水平升高。尿砷水平越高，发生心律失常的风险越高。严重砷中毒患者应提早预防恶性心律失常的发生。

砷的毒性砷及其化合物的毒性，主要取决于其水溶性，急性毒性随其水溶性的增强而增高；三氧化二砷能与体内蛋白质巯基结合,使含巯基酶失活,阻碍细胞代谢;大量消耗谷胱甘肽,使脂质过氧化,可促进中毒。文献报道,三氧化二砷经口致死量为 $100\sim300\,mg(1\sim2.5\,mg/kg)$,中毒剂量为 $10\sim50\,mg$,可使心、肝、肾等多脏器受损。三氧化二砷对心肌损害时,干扰心肌代谢,引发心肌病变;传导系统受损,与心肌/窦房结/传导束损害、干扰电解质等相关。有人认为,砷中毒导致心血管系统损害,常较早、较明显、较严重而持久,可出现恶性心律失常,表现为室速、扭转性室速、室颤等;在纠正心律失常、驱砷治疗后,一般不再出现心律失常。心律失常组有 4 例在 18 个月复查时,仍有窦性心动过缓,不能用其他原因解释,可能与中毒相关。

中毒急救时,要及时使用螯合剂清除体内毒物,尽早采取措施,预防恶性心律失常的发生。急性砷中毒患者多于中毒后 $24\sim36$ 小时出现心电图异常,要通过临床观察、监护,及时发现心脏传导系统的异常,应结合尿砷水平,提早预防恶性心律失常的发生。严重中毒时,应立即给予驱砷治疗、心电监护,准备除颤仪及治疗恶性心律失常的药物,要及时处置并发症。一旦出现恶性心律失常,应在第一时间采用抗心律失常药物、电击除颤、食道调搏等,消除恶性心律失常,恢复正常的血流动力学,同时通过营养心肌,促使心脏传导系统恢复,减少砷中毒所致心脏传导系统的损伤。

六、急性一氧化碳中毒与心律失常

有人探讨 44 例急性一氧化碳中毒患者血清心肌酶及心电图变化,了解对心肌损害情况;结果发现,急性轻度一氧化碳中毒患者,血清心肌酶水平基本正常;中/重度中毒患者,血清心肌酶水平常明显增高,且中毒程度越重,心肌酶水平越高;心电图可出现 ST-T 改变、各种心律失常。

急性一氧化碳中毒时,机体组织缺氧,大脑、心肌易受累。脑组织缺氧表现为头晕、头痛、乏力、恶心、呕吐、意识障碍。入院后予吸氧、高压氧治疗/对症支持,可防治脑水肿、保护脑细胞、营养心肌。

急性一氧化碳中毒时,心肌组织受累的症状相对较轻,但不能被忽视;一氧化碳易与血红蛋白结合形成 HbCO,解离速度仅为氧合血红蛋白的 1/3 600。HbCO 不能携带氧,能抑制红细胞内糖酵解,使 2,3-二磷酸甘油酸生成减少,氧解离曲线左移,氧合血红蛋白中的氧不易释出,表现为血液缺氧,造成组织低氧血症,使对缺氧敏感的脑、心脏易受损。高浓度一氧化碳可与含二价铁的肌球蛋白结合,影响氧从毛细血管弥散到线粒体,损害线粒体功能。同时一氧化碳还与线粒体中细胞色素 a3 结合,阻断电子传递链,延缓 NADH 的氧化,抑制细胞呼吸。心肌细胞内 ATP 耗竭,钠泵活性下降,钠离子蓄积于心肌细胞内,诱发心肌细胞水肿,导致心肌细胞损伤。缺氧时酸性代谢产物蓄积,使毛细血管通透性增加,导致心肌细胞间质水肿、微循环障碍、心缺血缺氧,使血清心肌酶水平升高,心电图出现 ST-T 改变及多种心律失常。对急性一氧化碳中毒患者,应全面掌握病情,注意中毒患者的症状、心电图、心肌酶的变化,以利于心肌损害的早期诊断及采取相应治疗措施,提高治愈率、降低病死率。

七、急性酒精中毒与心律失常

有人探讨 103 例急性酒精中毒(一次饮酒量 $100\sim500\,ml$)对心脏因急性缺氧引起的损害、心电图表现、心肌酶改变;急性酒精对心脏损害程度,与中毒的时间和程度呈正比。重度急性酒精中毒引起的心脏损害,常比神经系统损害更易致死。急性酒精中毒对心脏的损害大多数是可逆的。早期做血液透析治疗,静脉点滴营养心肌药物、抗心律失常药物,心脏损害可很快恢复;总体有效率可达 94.29%。

患者临床表现,除急性酒精中毒一般表现外,多有胸痛、胸闷、心前区不适,心悸。查体可有心音低钝,心律不齐,严重者可发生急性肺水肿(可占心血管系统损害的 32%)。患者中毒时间大多为 1～12 小时,中毒时间少于 3 小时者心电图常可正常;中毒时间在 3 小时以上者,心电图常可有不同程度改变。中毒时间越长、中毒程度越严重,心脏损害的发生率越高,可出现缺血性 ST-T 改变、心律失常(传导阻滞、房颤、早搏)等。

急性酒精中毒可使心肌急性缺氧、乙醇直接毒性作用,造成不同程度的损害;乙醇引起缺血性心律失常的机制,可能与下列因素有关:乙醇可引起肾上腺髓质释放儿茶酚胺,冠状动脉对儿茶酚胺最敏感,可引起心肌缺血阈降低。乙醇可直接毒性作用于心肌;使心肌细胞发生代谢改变。乙醇可引起交感神经兴奋,心率加快,心肌供氧和耗氧不平衡。乙醇的代谢产物乙醛可干扰心肌细胞代谢。

急性酒精中毒时应加强保护心肌,可给予面罩或双鼻道吸氧;重度患者行血液透析治疗,可迅速消除血液中乙醇,有利于纠正心肌缺氧,使患者尽快清醒,能改善心脏损害症状,缩短病程。可静脉点滴营养心肌药,如辅酶 A、细胞色素 C、大剂量维生素 C 等。大剂量使用纳洛酮,可使患者尽快清醒;可根据心电图监护,酌情使用抗心律失常药物。

八、附子中毒与恶性心律失常

有人探讨 9 例服用附子(附子炮制不严、剂量过大)中毒致可逆性恶性心律失常的原因、心电图表现、治疗和预防的方法;发现附子中毒致恶性心律失常时早发现、早治疗后,临床症状、心电图表现常短时间内恢复正常,无后遗症。服用的附子应炮制正确、剂量不宜过大、应提醒患者将附子先煎煮 40～60 分钟后再与其他药同煎。

有人服附子 25～35 g 后 3 小时,感胸闷气促、四肢麻木、口唇发绀、面色苍白、头晕眼花、恶心呕吐、面色苍白、大汗淋漓、寒战无发热、四肢麻木、端坐呼吸,血压 70/50 mmHg;心电图可见窦缓伴不齐、Ⅲ 度房室传导阻滞、室性逸搏心律、室性自主心律、短阵室速、结性逸搏、频发多源室早、窦性静止等。

9 例患者均给予静脉补液、滴注维生素 C 和能量合剂、维持水电解质及酸碱平衡、促进毒物排泄、催吐或洗胃同时保护胃黏膜、硫酸镁导泻、高流量吸氧;心率缓慢每分钟＜60 次和症状严重者,给予阿托品 0.5～2.0 mg,10～30 分钟重复,达阿托品化后改为 0.3～0.5 mg,4～6 小时给 1 次,住院期间阿托品平均用量 2.5 mg,用药期间一般无阿托品中毒及中毒反跳。8 例不同程度出现室性心律失常、传导阻滞、逸搏,按个体差异给予普罗帕酮 70～75 mg 缓慢静推或静脉滴注;或使用利多卡因 100 mg 静推后,再 200～300 mg 加入 5% 葡萄糖液 250 ml 中静脉滴注;房性心律失常患者可使用维拉帕米 5 mg 加入葡萄糖液 250 ml 中静脉点滴;精神紧张者给予镇静剂地西泮 5～10 mg。

附子祛寒、回阳、温经止痛、温补脾肾,临床常用,有强心作用,能增加血管血流量,升高血压,提高对缺氧的耐力,对风寒湿痹有作用;能增加心肌搏动频率及振幅,对抗自发性心肌细胞节律失常,对房室结功能有促进作用。但生附子含有乌头碱等,口服 0.2 mg 乌头碱可产生中毒症状,2～5 mg 乌头碱可致死;主要有类异丙肾上腺素样作用,可增加异位起搏点的兴奋性,直接增强心肌应激性,易引起室早、室速、室颤、室上性异位搏动等;可兴奋心脏迷走神经,引起传导减慢、传导阻滞。

附子中毒易诊断,有服药史和临床出现胸闷气促、口唇四肢麻木、恶心呕吐、血压下降、心率减慢、心律失常等,由心电图可了解心脏情况。

附子中毒的治疗包括如下。

——一般治疗,催吐(减少乌头碱的继续吸收),持续高流量给氧(改善心肌供氧),应用心肌营养药物及少量镇静剂(如安定等)。

——特殊治疗,根据心电图提示,室性心律失常者多使用心律平或利多卡因;房性心律失常者可用异搏定,异搏定是治疗室上速的首选药物;房室传导阻滞心律慢者可用阿托品类药物;如合并休克、酸碱平衡失调,要抗休克、纠正酸碱平衡失调。附子中毒如能及时治疗,大多在短时间内能恢复而无并发症、后遗症。

《中国药典》规定,附片常用量 3～5 g,在治疗中制附片常用量 10～15 g;而本组 9 例剂量均在20～35 g;故使用剂量应根据个体差异、气候等严格掌握。如炮制不严、服用时煮煎时间过短、剂量过大等,易引发中毒。因此在服用附子时,应严格按照医生处方的剂量和方法,预防附子中毒。一旦服用附子后出现口唇、四肢发麻、恶心、呕吐、头晕、眼花胸闷气促等症状,应立即到医院内救治。

九、地高辛中毒与心律失常

有人分析 49 例地高辛中毒患者的临床资料,发现剂量、患者年龄、病理生理状况、药物相互作用等,与地高辛中毒有关。及时监测血药水平,调整用药剂量,对防止中毒非常重要。地高辛是强心苷类药物,在治疗伴室上速的中/重度心衰时常为首选药。强心苷有效量接近中毒量的 60%,故易发生中毒反应。

患者在服用地高辛过程中地高辛中毒时,可出现其他原因不能解释的恶心、呕吐、腹胀、腹泻等症状,或出现各种新的心律失常(房室传导阻滞、房颤、室早、心动过缓、交界性逸搏等),或头晕、黄视、绿视等中枢神经症状,停药或减量后,症状可减轻或消失。引起地高辛中毒的因素很多,如地高辛剂量、患者年龄、心脏/肝/肾功能不全、甲状腺功能减弱及电解质紊乱、联用药(去乙酰毛花苷、呋塞米、噻嗪类、普罗帕酮、胺碘酮、克拉霉素)等。连续服用地高辛时间 1～2 个月以上者居多,易于蓄积中毒。引起地高辛中毒的因素很复杂,即使地高辛血浆浓度低于中毒浓度,亦有可能发生毒性反应。因此临床治疗,应结合血药水平监测及患者的病理状况,选择合适剂量,方能保证用药安全、有效,预防中毒。

地高辛中毒时要立即予以吸氧,建立静脉通路,心电图监护,血压监护,急查血心肌酶谱、血生化及血常规。无高钾血症时,即在血钾监测下补钾,给予苯妥英钠 0.1 g 口服,并以 125～250 mg加注射用水适量使其溶解,再用 5% 葡萄糖稀释,缓慢静脉注射。有房室传导阻滞时,予以阿托品1 mg 口服;针对地高辛同血浆蛋白结合后能使血药浓度降低的特点,予以静滴白蛋白,以促进血清中游离的地高辛与血浆蛋白结合,降低地高辛血药水平到 0.5～2.0 ng/ml,减轻不良反应;及时联系血液透析。

喹诺酮类抗菌药与地高辛相互作用较小,基本不引起药代动力学的改变,除加替沙星外,未发现喹诺酮类抗菌药与地高辛合用引起地高辛中毒,因此喹诺酮类药物可作为服用地高辛患者发生感染时选择的药物。地高辛是发生药物相互作用最多的 10 种药物之一,因相互作用而出现不良反应的发生率高达 27%。

地高辛是 P - 糖蛋白的底物,当地高辛与 P - 糖蛋白抑制剂如激素(黄体酮、睾酮)、抗真菌药(伊曲康唑、酮康唑)、钙通道阻断剂(尼莫地平、维拉帕米)、抗心律失常药(奎尼丁、利多卡因)、大环内酯类抗生素(罗红霉素、克拉霉素)、利福平等药物联用时,将引发肠壁 P -糖蛋白表达减少,造成地高辛吸收减少、血水平降低。

地高辛是细胞色素 p450 CYP3A 的底物,当地高辛与 CYP3A 抑制剂如酮康唑联用时,后者能抑制地高辛在肝脏的代谢,延长其作用时间,增加其血药水平;当地高辛与 CYP3A 诱导剂如利福平联用时,后者能促进地高辛在肝脏的代谢,使地高辛的血药水平降低。地高辛口服后可部分被肠菌代谢为无强心作用的双氢地高辛、双氢地高辛苷元,肠菌也会对地高辛的血药水平造成一定的影响。

地高辛与肾小管上皮细胞膜钠泵结合后转运排泄。当地高辛与钠泵抑制剂阿米洛利等联用时,后者可在肾小管上皮细胞内抑制地高辛与钠泵结合,从而降低地高辛的排泄,提高地高辛的血药水平。研究表明,多非利特对地高辛血药水平没有明显影响,而胺碘酮能降低地高辛的肾脏清除率,升高血地高辛水平。奎尼丁能使地高辛总清除率降低约50％,能使地高辛血药水平升高。

十、急性氟乙酰胺中毒与心律失常

有人探讨 42 例急性氟乙酰胺中毒患者血清心肌酶与心电图改变的临床意义,结果发现,42 例患者血清 AST、CK、CK－MB、LDH 活性水平升高,特别是 CK、CK－MB 水平显著升高,尤其是中/重度中毒患者;10 例重度中毒患者出现心电图改变 19 次。氟乙酰胺中毒患者心肌酶水平显著升高,与中毒程度和病程发展相关,提示氟乙酰胺中毒越严重,对心肌损害越严重。

氟乙酰胺是一种高效、剧毒的有机氟杀鼠剂,其造成人体中毒的损害主要有:一种是神经系统受损,抽搐;另一种是心脏受损。中毒后平均 46 分钟出现中毒症状;住院时间 10～30 天;所有患者均要给予彻底洗胃、导泻、乙酰胺解毒、止痉等处理;重度中毒患者同时给予预防感染、营养心肌及对症治疗,患者症状完全消失,心肌酶、心电图正常后出院。

氟乙酰胺目前已被国家明令禁止生产和使用,其中毒已很少见,但在基层农村仍时有发生,人口服致死量为 0.1～0.5g。氟乙酰胺进入人体后参与三羧酸循环,被利用合成氟柠檬酸;可从而抑制乌头酸酶,使整个三羧酸循环受阻,耗氧量减少,能量代谢受阻;可抑制磷酸果糖激酶,使细胞内缺乏能对抗氟柠檬酸的丙酮酸,可导致能量代谢受阻,使神经功能减弱,导致抽搐。氟乙酰胺在体内生成的氟乙酰、氟柠檬酸,能造成心、脑等脏器损害,可导致血清心肌酶 CK－MB 水平升高,可致各种心律失常、室颤。心肌酶水平的高低,可作为诊断及监测病情的一个重要指标。临床医师还应关注心电图变化,以便及早发现及防治心肌损害,避免严重后果。

十一、急性百草枯中毒与心律失常

有人探讨 39 例急性百草枯中毒时心律失常发生类型及不同类型与死亡率的关系,结果发生 25 例次窦性心动过速、22 例次室早、3 例次室速、1 例心室停搏;8 例次 ST－T、T 波、U 波改变。发生室性心律失常的中毒患者病死率较高。百草枯是一种使用广泛的除草剂,对人有极强的毒性,少量摄入即可引起肺、心等多脏器损伤,病死率极高。无特效解药。

百草枯中毒尤其是重度中毒时,约 40％患者心肌受累;并发中毒性心肌炎患者,常全部死亡。百草枯中毒引起的心源性事件,是患者早期死亡的原因之一;可有心源性猝死、多形性室速死亡、大 U 波猝死等。部分百草枯中毒尤其是重度中毒患者存在心律失常。室性心律失常的出现,通常预示百草枯中毒患者极差的预后。患者摄入大量百草枯出现重度中毒时,应密切关注心律失常的出现,警惕心源性猝死的发生。

百草枯口服进入体内后主要集中在肺及骨骼肌中,心肌分布较少,通常只有大剂量百草枯摄入时,才出现心肌损害、心电图异常、心肌水肿/充血/出血,有脂质过氧化、蛋白质交联失活、线粒体损伤、能量合成障碍、DNA 损伤、细胞凋亡等。在百草枯中毒治疗过程中,防治心源性原因导致患者的死亡,应是中毒早期救治的重点之一。

（余元勋　孙国梅　丁　平　陈　瑾）

进一步的参考文献

[1] HANIFINN CT. The chemical and evolutionary ecology of tetrodotoxin（TTX）toxicity in terrestrial vertebrates[J]. Mar Drugs,2010,8(3):577－593.

[2] NIEYO FR. Tetrodotoxin（TTX）as a therapeutic agent for pain[J]. Mar Drugs,2012,10(2):281－305.

第四十七章 心律失常的遗传学

目前发现,一些心律失常患者有其相关的遗传改变、基因突变、基因多态性的,是心律失常的重要发病基础。遗传性心律失常,一般以恶性心律失常为主要表现,不伴明显心脏结构异常,心源性猝死(SCD)是其严重的表型,可有一些离子通道基因的突变;后者能导致心脏电活动异常、离子通道病、心律失常。2005 年后的全基因组关联研究等,已经筛查到上百个心律失常相关的易感基因。

一、遗传性心律失常猝死

遗传性心律失常所致猝死的死因鉴定,是病理学领域亟待解决的难题之一。近年来心律失常易感基因突变的发现,和高通量基因组学技术的推广,使利用分子遗传学方法筛查猝死的基因突变(即分子解剖)成为可能。通过汇总心律失常分子遗传研究的进展,研究传统遗传分析、全基因组关联性研究(GWAS)筛查的结果,能为心源性猝死提供候选基因表,有助于认识心律失常致猝死的分子机制。

心源性猝死(SCD)是指由各种心脏原因所导致的以意识丧失、晕厥为特征的突发性死亡;美国 SCD 发病率在 0.5/1 000～1/1 000。SCD 从疾病发作到死亡时间短促(<1 小时),少有机会进行临床检查。在法医鉴定中,多数 SCD 存在病理基础(如冠心病,心肌病,心肌炎等);但部分不明原因猝死(SUD)经系统筛查仍然难以确诊病理基础。相当部分青年人、婴儿的猝死,是遗传因素所致。约 1/3 不明原因猝死患者,有心肌离子通道基因突变所致的心律失常。

1. 传统遗传分析确定的心律失常易感基因

传统遗传学的连锁分析、候选基因关联研究,目前已在心源性猝死相关的 6 种遗传性心律失常综合征中,发现至少 50 个易感基因,包括 18 个房颤相关易感基因,13 个长 QT 综合征(LQTS)相关易感基因,8 个 Brugada 综合征(BrS)相关易感基因,5 个短 QT 综合征(SQTS)相关易感基因,4 个孤立性心脏传导疾病(CCD)相关易感基因,2 个与儿茶酚胺敏感性多形性室速(CPVT)相关易感基因。

50 个易感基因包括已知的心肌离子通道的 22 个编码基因,可根据通道特性分为 6 类。

——钾离子通道基因(KCNA5、KCNE1、KCNE2、KCNE3、KCNE5、KCNH2、KCNJ2、KCNJ5、KCNQ1)。

——钠离子通道基因(SCN5A,SCN1B,SCN2B,SCN3B,SCN4B)。

——钙离子通道基因(CACNA1C、CACNA2D1、CACNB2B、RyR2)。

——心脏起搏通道编码基因(HCN4)。

——缝隙连接蛋白基因(GJA1、GJA5)。

——瞬时受体电位阳离子通道基因(TRPM4)。

目前 50 个易感基因的突变,仅能解释部分家系的发病情况,因此遗传性心律失常的易感基因/突变谱还有待扩展。

2. GWAS 发现的心律失常相关易感基因

随着基因组学的发展,近年来全基因组关联研究策略已被应用到心律失常的遗传学研究中。截至 2012 年 10 月,国际上 GWAS 已鉴定出 159 个易感基因(表 47-1),其中包含传统方法确定的 50 个易感基因,能探讨心律失常易感基因功能、相关信号通路;有人分析确定 7 个富含易感蛋白的信号通路,其中有心肌细胞钙调节信号通路等。

表 47-1　心律失常及其相关心电性状的 GWAS 研究总结

心电性状	GWAS 报道相关联的基因
房颤/心房扑动	ENPEP，PITX2
房颤	C9ORF3，HCN4 *，KCNN3，PITX2，PMVK，PRRX1，SYNE2，SYNPO2L，WNT8A、ZFHX3、KCNN3、MTHFR，NPPA *
PR 间期改变	SCN5A *，ARHGAP24，C5orf41，C12ORF67，CAV1，CAV2，MEIS1，TBX3，NKX2~5 *，SCN10A，SOX5，TBX5 *，WNT11
RR 间期改变	AKT3，ARHGAP10，ELMO1，FRMD4A，GPR133，LOC，NOS1APPDE3A，PTPRG，RASGRF1，TCL6，TTN
QT 间期改变	NOS1AP，C6ORF204，OLFML2B，PLN，SLC35F1，CNOT1，NDRG4，NOS1AP，SLC8A1，ACOT7，ASF1A，CHDS，C6ORF204，CLEC16A，CNOT1，GINS3，GOT2，KLH21 KCNH2 *，KCNQ1 *，LIG3，LITAF，NDRG4，NOS1AP，NPHP4，RFFL，RNF207，SCN5A *，SLC35F1，SLC38A7，SNN，TNFRSF17，PLEKHG5，PLN，ZC3H7A，ATP1B1，KCNH2 *，SCN5A *，KCNJ2 *，RNF207，KCNQ1 *，LITAF，NDRG4，NOS1AP，PLN，
心室传导改变	BRD7P3，C1ORF185，C6ORF204，CACNA1D，CASQ2 *，CDKN1A，CDKN2C，CRIM1 DKK1，FAF1，GOSR2，HAND1，HEATR5B，IGFBP3，KLF12，LRIG1，NFIA，PLN RNF11，PRKCD，PRKCA，SAP30L，SCN5A *，TKT，SCN10A，SETBP1，SIPA1L1，SLC25A26，SLC35F1，STRN，TBX20，TBX3，TBX5 *，VTI1A
房室传导改变	ANKRD46，C18ORF20，CH25H，FAS，LOC643448，RNF19A，SCN10A
心脏骤停	BAZ2B，ACYP2，AP1G2，ATF1，CDH4，CHL1，CHRNB4，CLSTN2，DCN，DEGS2，E2F6，EFCAB1，ESR1，FMO1，GRIA1，KCTD1，MCTP2，OCM2，PARP4，PLCE1，PLEKHG7，PXMP3，TMEFF2，RSHL1，SIN3A，ZFPM2，ZNF385B
静息心率改变	CD34，FADS1，GJA12 *，MYH6，MYH7，NDNG，SLC12A9，SLC35F1，UFSP1
心肌复极化改变	EMX2，KCND3，MGAT5B，PDZD8，SEC14L，KCNJ2 *
心电图特征改变	KCNH2 *，NOS1AP，SCN10A，ARHGAP24，C6ORF204，CAV1，CDKN1A，DKK1，KCNE1 *，KCNH2 *，KCNE1 *，MYH6，NDRG4，NOS1AP，SCN5A *，SCN10A，TBX5 *，RPL21
心率变异性改变	DCAMKL1，NEIL3，RBPMS，YWHAQ
心电图传导改变	MSX1，SCN5A *
心结构功能改变	C6ORF204，GRID1，PLN，SLC25A46，SLC35F1，WWOX
地西泮药诱导 QT 间期延长	SLC22A23
伊潘立酮治疗效应（QT 间期延长）	BRUNOL4，CERKL，NRG3，NUBPL，PALLD，SLCO3A1，CNTN5
平板运动试验改变	RYR2 *，NOLA1，WRN

　＊ 传统方法确定的遗传性心律失常致病基因

　　1999 年有人报道不明原因脑卒中患者的 KCNQ1 基因存在功能性突变，该突变与亲属中 QT 间期的延长有关，证实不明原因脑卒中与遗传性心律失常有关。有人对 49 例不明原因脑卒中研究表明，20％患者 6 个长 QT 综合征易感基因有功能性突变；10％患者有 RyR2 基因突变。LQTs、BrS、CPVT、SQTS 等综合征的易感基因突变，均有可能是不明原因脑卒中的病因，人群中至少 1/3 的不明原因脑卒中患者与遗传性心律失常综合征有关。目前基于新的测序平台开发的多重 PCR-测序试剂盒，可快速筛查已知 600 种孟德尔遗传病的 700 个致病基因的突变，操作简单，成本也较低。

二、心律失常的遗传学机制

　　已发现许多相关基因的突变、某些基因多态性，与心律失常的发生相关。（表 47-2）

表 47 - 2 心律失常的遗传基因突变

心律失常疾病	心律失常	遗传方式	染色体定位	相关致病基因
原发性心律失常疾病(无器质性心脏病):				
室上性心律失常:				
房颤	房颤	AD	10q23	肾上腺素受体基因
心房停顿症	SND/房颤	AD	—	—
窦性心律缺失	SND/房颤	AD	—	—
预激综合征	AVRT	AD	7q34	PRKAG2
家族型 PJRT	AVRT	AD		
房室传导阻滞:				
房室传导阻滞	AVB	AD	19q13.2	PFHB
家族型 BBB	RBBB	—	—	—
室性心律失常:				
LQT 综合征	TdP 综合征	AD	7q35	HERG
			21q22	MiRP1
			3p21	SCN5A
			11p15	KVLQT1
LQT 综合征	TdP 综合征	AR	11 p15	KVLQT1
			21q22	Mink
家族型 VT	VT	AD	—	—
双向 VT	VT	AD	—	—
Brugada 综合征	VT/室颤	AD	3p21	SCN5A
心律失常疾病(有器质性心脏病):				
室上性心律失常:				
家族型淀粉样变性	房颤	AD	—	—
室性心律失常:				
肥厚性心肌病	房颤/VT	AD	1	肌钙蛋白
			3	基本型肌球蛋白
			11	肌球蛋白结合蛋白 C
			11	调节型肌球蛋白
			14q1	β 肌球蛋白
			15	原肌球蛋白
			19	肌宁蛋白 1
肥厚性心肌病/预激综合征	房颤/VT	AD	7q34	PRGAG2
Naxos 病	VT	AR	17	桥粒斑珠蛋白
右心室传导束发育不良	VT	AD	1/3/10/14	
先天性心肌病	VT	AD	1/2/4/10	
			3	结蛋白
			14	肌动蛋白
		X 连锁	X	肌萎缩蛋白/G4.5
		AR		
二尖瓣狭窄	房颤/SAD	AD	—	—
心室传导阻滞:				
局限性心肌病	AVB	AD	前白蛋白	
家族型淀粉样变性	AVB	AD	—	—
Holt - Oram 综合征	AVB/AT	AD		
心房停顿症	AVB/房颤	AD		
Leopard 综合征	AVB/BBB	AD		
Kugelberg - Welander 综合征	心房停顿	AR	—	—

续表

心律失常疾病	心律失常	遗传方式	染色体定位	相关致病基因
遗传性心律失常疾病：				
神经功能紊乱：				
Friendrich 共济失调	可变	AR	—	—
Keams - Sangre 综合征	AVB	线粒体性	—	—
McArdle 综合征	AVB	AR/AD	—	—
Kugelberg - Welander 综合征	房颤/AVB	AR	—	—
心肌功能紊乱：				
DMD 综合征	AT/AVB	X - 连锁	X	肌萎缩蛋白
Becker 综合征	AVB	X - 连锁	X	肌萎缩蛋白
Barth 综合征	AT/VT	X - 连锁	X	G4.5
Limb - girdle 病	AVB	多种	—	—
Fascioscapulohumaral 病	房颤	AD	—	—
Emery - Dreifuss 病	房颤	X - 连锁	X	—
心肌病	AVB/VT	AD	14	肌强直蛋白

　　AD,显性遗传;AR,隐性遗传;AT,房性心动过速;AVB,房室传导阻滞;AVRT,房室折返性心动过速;BBB,传导束分支传导阻滞;PJRT,持续性交界区心动过速;RBBB,右束支传导阻滞;SND,窦房结功能失常;VT,室性心动过速;DMD综合征,假肥大性肌营养不良;Becker综合征,Becker型肌营养不良;LQT综合征,长QT综合征;TdP尖端扭转型室速。

　　在心肌细胞,离子通道主要包括钾离子通道、钠离子通道、钙离子通道、氯离子通道、钠钙交换体、钠氢交换体、非选择性阳离子通道等,离子通道常由多个亚单位组成,主要形成膜动作电位、决定细胞电兴奋性。它们的有序开放、关闭、相互影响,形成心肌细胞的动作电位,使心脏传导系统能正常发出传导冲动,使心肌细胞能正常舒缩,还能调节细胞离子水平、pH、体积、渗透压、形态、细胞内外环境,与细胞迁移、增殖、分化、凋亡等相关,能调节心肌/平滑肌的收缩/舒张、参与突触传递等。已发现的离子电流及载体电流有:I_{Na}、I_{Ca-T}、I_{Ca-L}、I_{Kl}、I_{Kr}、I_{Ks}、I_{Kur}、I_{to}、I_{K-ACh}、I_{K-ATP}、I_{K-Cl}、I_{K-Na}、I_f、I_{Cl}、I_{Na-Ca}、I_{pump}、I_J等。

　　心脏离子通道复合物的亚基,有 α_1、α_2、β、γ、δ 型,以 α_1 亚基为较重要的功能亚基,α_1 亚基 4 聚体能围成离子通过的孔道。离子通道改变可经折返机制、触发性活动等引发心律失常。

　　离子通道可分为门控离子通道、非门控离子通道;非门控离子通道是钠离子/钙离子/氯离子的没有门控结构的背景离子通道,又称为渗透通道,神经、肌肉的一些非门控离子通道常开放着,而无电压依赖性。

　　门控离子通道包括:

　　——仅有激活门的离子通道:激活门开放时,离子通道开放,激活门关闭时,离子通道关闭;一般在细胞膜去极化时,激活门开放时间较长,如大部分电压门控 K_v 钾通道等;起搏电流 I_f 离子通道激活门在复极化时开始开放、在超极化时开放达最大。

　　——有激活门、失活门的离子通道:激活门一般在细胞膜去极化时一过性开放(活化)、失活门随后关闭(被抑制),如大部分的钠离子通道、钙离子通道等。

　　心肌细胞膜跨膜电位形成的基础包括:①多种特异性、非特异性离子通道,能进行离子转运。②离子交换体,如钠离子-钙离子交换体。③泵离子电流,如钠泵电流。

　　心肌细胞的内向电流包括:电压门控钠通道的钠内向电流 I_{Na}、电压/受体门控钙通道的内向电流 I_{Ca}、起搏电流 I_f 等;心肌细胞的外向电流包括:钙离子激活的钾通道一过性外向电流 I_{to}、快外向电流 I_{Kl}、迟发外向钾电流 I_{Ks}、I_{Kr} 等。

　　门控离子通道又可根据门控通道开关的信号不同,而分为电压门控离子通道、化学(递质、配体)门控离子通道、机械(牵拉)门控离子通道等;门控离子通道的开关常可由不同信号门控。

配体门控离子通道,即离子通道型受体,分子内有离子通道又有受体,受体包括:

——第 1 类离子通道型受体,如 N 型乙酰胆碱受体/5 - HT₃ 受体/GABAₐ 受体/甘氨酸受体,常由 5 个亚单位组成复合物,每个亚单位有 4 跨膜螺旋区。

——第 2 类离子通道型受体,如 NMDA 受体/KA 受体/AMPA 受体/使君子酸受体,常由几个亚单位组成复合物,每个亚单位有 3 跨膜螺旋区。

——第 3 类离子通道型受体,如 cGMP 受体/cAMP 受体/三磷酸肌醇受体/兰尼碱受体。

——第 4 类离子通道型受体,如 ATP/ADP 门控的离子通道,有 P2X/P2Y 等嘌呤受体,每个亚单位有 2 跨膜螺旋区。

一般在细胞整个动作电位中,离子通道至少经历 3 种不同状态的转换:①静息关闭状态,这时离子通道关闭,细胞膜转入静息膜电位期;②开放状态,大多数离子通道受适当的信号刺激后可激活、开放;③失活关闭状态,失活的离子通道处于绝对不应期,外来刺激不能使离子通道活化、开放。

三、离子通道病与遗传性心律失常

心脏离子通道基因突变与遗传性心肌病、遗传性心律失常、猝死相关。原发性心脏离子通道病可分为:

——复极异常引发的离子通道病,如大部分长 QT 间期综合征,包括常染色体显性遗传的 Romano - Ward 综合征、常染色体隐性遗传的 JLN 综合征,长 QT 间期综合征可分为 12 型。

——除极异常引发的离子通道病,如钠离子通道异常引发的 Brugada 综合征、LQT3 综合征、进行性心脏传导障碍(PECD)、病态窦房结综合征等。而获得性离子通道病(如获得性长 QT 综合征)的特点是常有心衰。

离子通道病是遗传性心律失常的主要病因,可由钠离子通道、钾离子通道、钙离子通道等亚单位的基因突变所致,能导致离子通道功能的变化,进而引起异常的心电活动,表现为遗传性心律失常,后者常以室性心律失常为主要表现,常不伴有心脏结构异常,心源性猝死是其严重的临床表现。

1. 钠离子通道的基因突变与遗传性心律失常

钠离子通道主要维持细胞兴奋性、电冲动传导;编码钠离子通道的基因突变,会导致钠离子通道结构/功能异常,引发心律失常。

(1)长 QT 综合征 它常表现为反复晕厥,易发生恶性室速,如扭转型室速,后者可引发猝死;其心电图有 QT 间期延长、不同形式的 T 波异常(T 波电交替、T 波切迹)、U 波异常。临床表现从无症状、无 QT 间期延长的突变携带者,到心源性猝死,变化不一。

QT 间期由心肌动作电位时程决定,QT 间期延长表示动作电位复极化时间延长,后者常由各种离子通道、钠钙交换体的异常引起,可抑制钾离子外流,促进复极化时钠离子/钙离子内流时间延长,产生长 QT 间期。

(2)Brugada 综合征 它是家族性疾病,为常染色体显性遗传伴不同外显率,在远东地区较为流行,20%～50%患者有心源性猝死家族史。20%Brugada 综合征患者有钠通道 SCN5A 基因的多种突变,有广泛的遗传异质性;好发于 40 岁左右的中年人,约 75%为男性患者,患者常有室颤引起的猝死、多形性室速所致的晕厥。近来发现一些 Brugada 综合征患者有 3-磷酸甘油脱氢酶样蛋白(G3PA1L)基因突变,能造成钠电流时间延长,可导致心律失常。

(3)Lev - Lengre 综合征 它是家族性心脏传导阻滞性疾病,由钠通道 SCN5A 基因功能缺失性突变导致,使钠通道在动作电位 0 期不能正常开放,钠离子进入细胞速度减慢,心房/心室肌细胞及浦肯野氏纤维电冲动传导速率降低,可导致房室/室内/束支的传导阻滞,严重的患者应植入起搏器,以预防心脏骤停事件的发生。

2. 钾离子通道的基因突变与遗传性心律失常

钾离子通道亚型较多、作用较复杂,分为延迟整流钾通道、瞬时外向钾通道、内向整流钾通道、ATP敏感性钾通道、乙酰胆碱敏感性钾通道等,决定心肌静息电位、心率、动作电位形状/复极化时程,由于编码钾离子通道的基因变异所致钾通道功能异常、钾离子流速减慢、复极时间延长,可导致长QT综合征。

(1)长QT综合征　它相关的钾离子通道基因有KCNQ1、KCNH2、KCNE1/2、KCNJ2等基因,它们的功能缺失性突变,可使钾离子流速减慢,复极时间延长,能分别导致LQT1、2、5、6、7。这些长QT综合征,主要发生在情感压力、运动锻炼时,临床表现和钠通道基因突变型的长QT综合征相似。

(2)短QT综合征　它是家族性常染色体显性遗传病,与钾通道KCNH2、KCNQ1、KCNJ2基因突变相关,能导致心肌钾通道功能异常,使钾离子流速加快,复极时间缩短,QT间期缩短。这3种基因的突变,也与长QT综合征相关;因此这3种基因的不同突变,导致短QT综合征、长QT综合征时,钾通道功能的改变不同。

(3)家族性房颤　家族性孤立性房颤,未发现与猝死有关,但可能是离子通道病。已在持续性房颤家族,发现KCNQ1基因功能获得性错义突变,常有QT间期中度延长。KCNJ2基因突变,可引起钾通道电流增强、缩短心房动作电位复极期,使心房有效不应期缩短,可导致家族性房颤。乙酰胆碱诱导的内向整流钾通道Kir3.4亚基的KCNJ5基因杂合性功能缺失型突变,与家族性房颤相关。

(4)$K_{ir}2.1$通道蛋白与钾通道病　钾通道病是指由编码钾通道的基因突变而引起钾通道结构缺陷、功能异常,可累及神经、心脏等。KCNJ2基因编码的$K_{ir}2.1$通道蛋白,参与形成内向整流钾通道(K_{ir}),产生I_{K1}电流。$K_{ir}2.1$基因突变可引起钾通道病。$K_{ir}12.1$的$Cys^{76、311}$残基突变后,和二磷酸肌醇结合力减弱,能促进抑制、关闭通道,关闭时间常>500毫秒,通道复活降慢。

在房颤心房中,$K_{ir}2.1$水平明显增高,I_{K1}电流增强,且随房颤发作时间的延长而增强,使心房肌细胞的静息膜电位更负,可加快心房肌细胞的4相复极化,缩短动作电位时程、有效不应期,参与心房电重构,能引发房颤。$K_{ir}2.1$基因的V93I突变,与家族性房颤相关,可导致I_{K1}电流明显增强。

$K_{ir}2.1$的C154F、T309I突变,可引发$K_{ir}2.1$通道灭活,形成Andersen综合征,后者是一种常染色体显性遗传病,以周期性麻痹、心律失常、骨结构发育不良为主要特征,肌肉兴奋性下降。

3. 钙离子通道的基因突变与遗传性心律失常

心肌细胞膜及肌浆网膜上的钙离子通道,能调节细胞质游离钙离子水平、动作电位、心脏兴奋-收缩耦联;如细胞膜电压门控L型钙通道开放后,钙离子进入细胞质,激活、开放肌浆网膜受体RyR2的钙通道,使肌浆网钙库的钙离子进入细胞质,触发细胞收缩。而肌浆网钙库中钙离子的储存和缓冲,须有肌集钙蛋白CASQ2(是钙离子结合蛋白)与RyR2形成的复合物参与。细胞质钙离子水平调节的相关蛋白基因突变,常可导致严重的心律失常。

(1)儿茶酚胺性多形性室速(CPVT)　它为常染色体显性遗传,与心肌细胞肌浆网膜钙通道RyR2基因突变相关,突变RyR2活化、开放增加,使肌浆网钙库的钙离子经RyR2进入细胞质增加,使细胞质钙超载,可引发迟后除极、儿茶酚胺性多形性室速。

心肌细胞染色体1p11~p13.3的肌集钙蛋白CASQ2基因突变,与常染色体隐性遗传的儿茶酚胺性多形性室速相关,突变的CASQ2使肌浆网不能储存钙离子,使细胞质钙离子水平升高,可引发迟后除极、儿茶酚胺性多形性室速。

(2)Timothy综合征　它又称LQT8,是有多器官异常的心律失常综合征,与L型电压门控钙通道基因CACNA1c功能获得性突变相关,可改变钙通道的电压依赖性失活动力学,减缓通道时间依赖性失活,导致动作电位平台期的钙离子内流时间增加,使 QT 间期延长。

目前发现的离子通道致病基因,还不能解释该类患者的全部遗传学基础,还有更多的致病基因和更多的突变有待进一步研究,包括离子通道基因、与离子通道基因表达及功能修饰有关的修饰基因等。

四、离子通道病与心源性猝死

心脏性猝死是较复杂的疾病,其中 88% 由恶性心律失常导致,遗传性心律失常是导致中青年猝死的主要原因,如长 QT 间期综合征,它是一种遗传性、易导致室性心律失常的疾病;Burugada 综合征是年轻人多发生的特发性室性心动过速,能在睡梦中猝死;还有儿茶酚胺介导的多型性室速、短 QT 间期综合征、房颤、病态窦房结综合征、心脏传导异常等,这些疾病的共同特点是由某种亚型的离子通道基因突变所致,为原发性心脏离子通道病。

心源性猝死(SCD)占各类疾病所致猝死的首位,部分属于先天性心肌细胞离子通道疾病所致,如 Brugada 综合征、长 QT 综合征、儿茶酚胺敏感性多形性室速、短 QT 综合征等;这些基因突变导致的先天性心肌细胞离子通道疾病,引发 5%~12% 的心源性猝死,均有心肌细胞膜离子通道功能异常,心脏常无器质性病变,疾病有隐匿性,易发生严重的心律失常(室速、尖端扭转室速、室颤)其至心源性猝死,检查时可诱发出相关的心律失常;多数为常染色体显性/隐性遗传,在某些外界诱发因素的影响下,可发生猝死,也可在睡眠中猝死。

五、儿茶酚胺敏感性多形性室速

1. 概述

儿茶酚胺敏感性多形性室速(CPVT),是遗传性心律失常综合征,多发生于 QT 间期正常、静息时心电图正常、心脏无器质性病变的青少年;患者运动或情绪激动时,可出现儿茶酚胺敏感性双向性/多形性室速,导致晕厥、猝死。

1975 年有人首次报道了儿茶酚胺敏感性多形性室速,我国已发现一些患者;1995 年有人研究了大系列患者,系统描述了该病的临床表现,并将具有这种临床特征的疾病,命名为儿茶酚胺敏感性多形性室速,是一种恶性室性心律失常,预后较差。如未及时诊断和诊治,40 岁以下的死亡率高达 30%~50%;随年龄的增加,患者发生猝死的可能性可减少。

2. CPVT 的分子遗传学与发病机制

儿茶酚胺敏感性多形性室速(CPVT)有明显的家族性,分为常染色体显性遗传型、常染色体隐性遗传型。常染色体显性遗传型患者占 50%~70%,有心肌细胞肌浆网膜钙离子通道-兰尼碱受体(RyR2)基因突变。常染色体隐性遗传型患者占 1%~2%,有肌浆网中结合、缓冲钙离子的肌集钙蛋白基因 2(CASQ2)突变;部分患者可能还有锚定蛋白 B 基因突变等。

RyR2 通道对细胞质游离钙离子水平的调节有重要作用;交感神经兴奋可使突变的 RyR2 通道开放异常增加,导致肌浆网舒张期钙离子外漏入细胞质,使细胞质钙离子超载,可诱发迟后除极。

肌浆网释放钙离子时需要 CASQ2 蛋白与 RyR2 形成复合物,CASQ2 蛋白还参与在肌浆网中储存、结合、缓冲钙离子。突变的 CASQ2 蛋白可使心肌细胞肌浆网结合、储存、释放钙离子的能力改变。对患者心肌细胞进行起搏电刺激、给以去甲肾上腺素时,患者易出现心肌细胞肌浆网舒张期钙离子外漏入细胞质,能使细胞质钙离子超载,可诱发迟后除极、细胞膜电位剧烈振荡。

3. CPVT 的心电图改变

CPVT 患者静息心电图的形态无明显异常,QT 间期一般在正常范围内,QRS 波群常正常,但心率普遍偏慢,可出现加速性房室交界区心律、交界区性逸搏、房速,在不同患者表现有所不同。

CPVT 发作时,特征性的心电图所见为双向性室速,可见右束支传导阻滞,电轴左偏与电轴右偏逐跳交替;也有一些患者表现为多形性室速或室颤。在患者运动负荷试验中,当心率达每分钟 120~130 次时,开始出现一般室早,之后二联律或三联律的次数逐渐增多,并呈多形性,最终导致双向性/多形性室速。如停止运动,室速会转为室早,且逐渐恢复为窦性心律。电生理学试验过程中,可经常出现房性心律失常,如房颤。患者在应激状态、情绪激动时,可诱发室性心律失常,呈多形性或双向性,与洋地黄中毒或迟后除极的触发活动诱发的心律失常相似,可进一步演变为室颤。

4.CPVT 的临床特点

多数 CPVT 患者常在 10~20 岁出现症状,3 岁以前发病者罕见;典型症状是运动、情绪激动时发生晕厥,但成年患者发生晕厥者相对较少。发作时可表现面色苍白、头晕、全身无力,严重时可出现意识丧失,或伴有惊厥、抽搐、大小便失禁等,症状发作数秒钟或数分钟后,患者意识可自行恢复。有些患者症状发作时,即可发生猝死,儿茶酚胺敏感性多形性室速患者中,14%~33%有晕厥或猝死的家族史。

RyR2 为基因突变携带者出现症状的年龄,常比无 RyR2 基因突变者小,男性患者发生猝死的危险性更高。由于发现有 RyR2 基因突变的患者较少,目前尚难评价基因型和临床表型的联系,还不能通过基因型预测其表型。

多形性室性心律失常治疗时,可给予 β 受体阻断剂、维拉帕米、JTV519,能抑制兰尼碱受体 2 (RyR2)- 钙离子通道开放;约 30%患者需要安装起搏器。多形性室性心律失常多起源于左/右室流出道,可给予导管射频消融治疗。

六、短 QT 综合征

1.概述

短 QT 综合征(SQTS)是一种以体表心电图 QT 间期明显缩短为特点、伴或不伴各种房性/室性心律失常、有猝死风险的、常染色体显性遗传的心脏离子通道病,相对罕见。

1993 年有人回顾性分析 669 份动态心电图,发现 QT 间期缩短时,也可有高猝死危险。短 QT (QT<400 毫秒)者猝死危险性,为 QT 间期正常者的 2.4 倍,常高于长 QT 间期者的猝死危险性。

2000 年有人提出短 QT 综合征的病名,男女发病数接近,发病年龄可从新生儿到老年人,可能是婴儿猝死综合征的重要原因。由于短 QT 间期常在心率低于每分钟 80 次时较多见,而儿童心率通常在每分钟 100 次以上,因此儿童短 QT 综合征较易被忽视。

2.短 QT 综合征的分子遗传学与发病机制

短 QT 综合征是由编码心脏离子通道的一些基因突变所致,迄今已发现 3 个编码复极相关钾离子通道 KCNH2、KCNQ1、KCNJ2 的基因突变,与短 QT 综合征相关,并分别命名为短 QT 综合征 1、2、3 型。

(1)短 QT 综合征 1 型　短 QT 综合征 1 型由编码 I_{Kr} 钾通道 α 亚基的 KCNH2 基因错义突变所致,能导致 I_{Kr} 钾通道活化、开放增加,可导致钾电流增加,从而缩短动作电位持续时间、QT 间期。

KCNH2 基因位于 7 号染色体。有人发现,KCNH2 基因 N588K 功能获得性突变导致心室钾电流增加,但相同的效应未出现在浦肯野纤维,即选择性缩短心室动作电位时程,加速心室复极;这种动作电位时间和有效不应期的不均一性,可能是再发心律失常的基础。

(2)短 QT 综合征 2 型　研究发现,短 QT 综合征 2 型由编码 I_{Ks} 钾通道(KVLQT1)α 亚基的 KCNQ1 基因功能获得性突变所致,能导致 I_{Ks} 通道钾电流速度增加,缩短动作电位持续时间、缩短 QT 间期。KCNQ1 基因的某些功能获得性突变,与家族性房颤有关,但家族性房颤患者有时没有

QT 间期缩短。

研究发现,KCNQ1 基因第 919 位核苷酸发生错义突变,能导致第 307 位密码子由 Val 替换为 Leu,使 I_{Ks} 钾通道易在更负的电位上活化、开放,使 I_{Ks} 电流速度增加,从而缩短 QT 间期。

(3)短 QT 综合征 3 型　短 QT 综合征 3 型由编码延迟整流钾通道蛋白 $K_{ir}2.1$ 的 KCNJ2 基因功能获得性突变所致,能导致心肌细胞复极末期 I_{Kl} 电流速度增加,从而缩短动作电位持续时间、QT 间期;这时心电图持续 QTc<300 毫秒,可伴有高大、对称性的尖峰状 T 波。

研究发现,KCNJ2 基因第 514 核苷酸 G 突变为 A,导致 $K_{ir}2.1$ 通道蛋白第 172 位密码子由天门冬氨酸被替换成天门冬酰胺,使 KCNJ2 通道获得异常功能,促进通道活化、开放,I_{Kl} 电流速度增加,加速 3 相复极过程,使心肌细胞有效不应期缩短,心电图表现为 QT 间期缩短及特异性 T 波变化。

近来有人,报道,编码心脏 L 型电压门控钙离子通道 α_1 和 β 亚基的基因发生功能丧失性突变,可导致 Brugada 综合征和短 QT 综合征共存。

表 47-3　短 Q-T 间期综合征的分型与致病基因

分型	基因	染色体位点	受累蛋白	编码通道亚基	功能改变
SQT1	KCNH2	7q35~q36	$K_v11.1$	I_{Kr} 钾通道 α 亚基	功能增强
SQT2	KCNQ1	11p15.5	$K_v7.1$	I_{Ks} 钾通道 α 亚基	功能增强
SQT3	KCNJ2	17q23.1~q24.2	$K_{ir}2.1$	I_{Kl} 钾通道 α 亚基	功能增强
SQT4	CACNAIC	12p13.3	$Ca_v1.2$	I_{Ca-L} 钾通道 α 亚基	功能下降
SQT5	CACNB2	10p12.33	$Ca_v\beta2$	I_{Ca-L} 钾通道 β 亚基	功能下降

3. 短 QT 综合征的心电图改变

短 QT 综合征的心电图,表现为短 QT 间期,ST 段几乎消失,右胸前导联出现高尖的 T 波,常伴有室速、室颤、房颤。

目前尚无公认的短 QT 间期的诊断标准,常用的一种标准是 QTc≤300 毫秒为短 QT 间期。

另一种依据 QT 间期预测值(QTp)确定,QTp(毫秒)＝656/(1＋心率 /100),正常 QT/QTp 的下限为 88%,当 QT 间期小于 QTp 的 88% 时判为短 QT 间期。

正常的 QT 间期目前较难定义。心率为每分钟 60 次时,正常的 QT 间期一般都大于 360 毫秒。

4. 短 QT 综合征的临床特点

短 QT 综合征患者常见症状为头晕、心悸、反复发作的晕厥,甚至猝死,首发症状常为房颤引起的心悸、室性心律失常导致的猝死。多有家族史,心脏检查常无器质性改变,血液生化学检查结果常无异常。心源性猝死多发生在从睡眠中醒来、受到噪音刺激、劳累时,提示交感神经活动增强、血儿茶酚胺水平升高,可能与短 QT 综合征患者心律失常发作有关。

应用死后基因检测技术,已查出不明原因猝死者中,部分有相关基因突变所致的心脏离子通道病,主要为 Brugada 综合征、长 QT 综合征、CPVT、短 QT 综合征等。考虑到短 QT 综合征患者心性猝死的高风险、而目前尚无有效的药物预防猝死的发生,应对这些高危及发生过心脏事件的患者植入 ICD 预防。

短 QT 综合征有效的治疗手段是植入起搏器,也可导管射频消融、给予药物。奎尼丁对 HERG 基因突变引的短 QT 综合征有较好的治疗作用,奎尼丁也可作为植入起搏器时的辅助治疗药物。

对于获得性心脏离子通道病的抗心律失常治疗,应纠正发生心律失常的病因基础,如心肌缺血、离子通道功能下调、水电解质酸碱平衡紊乱,同时对严重的心律失常立即处理,包括给予药物(如地高辛中毒用抗地高辛抗体)、电复律(电除颤)、导管射频消融、永久性起搏器置入等。

七、欧洲心脏病协会 2010 年年会心脏起搏和再同步治疗指南更新

1. 欧洲心脏病协会(ESC)实践指南委员会(CPG)的更新

ESC 认识到,新的临床研究试验将对当前的指南建议产生影响。为了保持指南同实践的与时俱进,有必要根据最新的临床证据,对建议和证据水平进行适当调整。

当前的相关心力衰竭(心衰)诊疗指南颁布于 2008 年,而心脏起搏治疗指南则发表于 2007 年。2010 年心衰设备治疗指南更新为实践指南并首次颁布,实践指南建议,指南应反映循证医学的证据,应是随机临床试验中符合入选标准患者的治疗结果。而更常见的是一些专家建议,认为一些患者并不完全符合入选标准,应局限性改变治疗。

在多中心自动除颤器植入伴心脏再同步化治疗(MADIT-CRT)试验中,包括了心功能 Ⅰ 和 Ⅱ 级(NHYA 分级)的患者,15%患者为心功能 Ⅰ 级,其中多数无症状;入选的患者 QRS 宽度≥130 毫秒,但治疗获益的患者常为 QRS 宽度≥150 毫秒的患者。

2. NHYAⅢ/Ⅳ 心衰患者的心脏再同步化治疗

(1)NHYAⅢ/Ⅳ 心衰患者心脏再同步化治疗(CRT,CRT-P 为 CRT ＋起搏功能;CRT-D 为 CRT＋除颤功能)证据的有效性 。(表 47-4)

表 47-4　纽约心脏协会(NYHA)Ⅲ/Ⅳ 心衰患者的治疗建议

建议:CRT-P/CRT-D 减少发病率和死亡率
患者人群:最佳药物治疗后心功能仍 NHYAⅢ/Ⅳ,可步行,左心室射血分数 LVEF≤35%,QRS>120 毫秒,窦性心律
建议等级:Ⅰ。证据水平:A。

心衰患者常承担较大的医疗费用,心脏再同步化治疗设备的植入,须根据患者能生存与否、发病率、生活质量等权衡其短期和长期的利弊,再进行决定。

一项多中心的大规模随机试验,评价了心脏再同步化治疗的长期有效性。该试验采用交叉或平行分组,包括 CRT＋起搏功能治疗组和 CRT＋除颤功能组。荟萃分析表明,对左室射血分数(LVEF)减低的心衰患者,选择 CRT＋除颤功能较好。

(2)心脏再同步化治疗对症状和运动耐受的影响　所有随机对照试验业已证实,心脏再同步化治疗能显著缓解症状,增加患者运动耐力。NYHA 心功能分级平均下降 0.5~0.8,6 分钟步行距离增加 20%,峰值氧耗量增加 10%~15%,生活质量和运动耐力持续改善。

(3)心脏再同步化治疗对发病率的影响　在心衰药物治疗、起搏、除颤对比试验中,心脏再同步化治疗(有或没有 ICD),能减低全因死亡率 35%~40%,可减少心衰再住院率 52%~76%,能减少心血管事件住院人数 39%。

(4)心脏再同步化治疗对死亡率的影响　在一项试验中,心脏再同步化治疗的除颤功能,可减少全因死亡率 36%($P=0.003$),而 CRT＋起搏功能可降低全因死亡率 24%($P=0.059$)。另一项试验随访平均 29 个月,CRT＋起搏功能可减低死亡相对危险 36%~40%,主要归因于心衰致死减少。

(5)心脏再同步化治疗对心脏结构和功能的影响　一些随机试验随访 6 个月以上,发现心脏再同步化治疗能缩小左室舒张末期内径(LVEDD)15%,提高 LVEF 6%。在一项研究中,心脏再同步化治疗 3 个月后,左室收缩末期容积(LVESV)减少 18%,18 个月时减少 26%;3 个月后 LVEF 增加 3.7%,至 18 个月时增加 6.9%。无心肌缺血、心衰的患者,上述效应较心肌缺血患者更加明显。心脏再同步化治疗后逆转心室重塑的效应,是渐进性的、持续性的。

(6)对可步行的 NYHA 心功能分级 Ⅳ 心衰患者的研究　一项试验入选了 217 例 NYHA 心功能分级 Ⅳ 的心衰患者,患者预期生命超过 6 个月;与最佳药物疗效相比,CRT＋除颤功能和

CRT＋起搏功能,能显著改善首次全因住院率,而全因死亡率未见明显收益,两者的两年死亡率,分别是 55％和 45％,而对照组为 62％;两组患者的运动耐力明显改善。心脏再同步化治疗能改善可步行的心功能 Ⅳ 患者的心脏发病率(非死亡率)。

(7)预测因子 心脏再同步化治疗时的多元分析表明,PR 期延长和右束支传导阻滞是不良结局的预测因子,5％右束支传导阻滞患者可有特别高的事件发生率。

(8)选择 一项大规模多中心研究发现,LVEF ≤35％和 QRS 宽度≥120 毫秒的心功能 Ⅲ/Ⅳ 患者,可选择 CRT＋除颤功能治疗,而不必选 ICD。

3. 心脏再同步化治疗治疗

(1)治疗无或轻度症状患者的临床证据 3 个临床试验探讨了心脏再同步化治疗,对无或轻度症状心功能不全患者(LVEF 减低和宽 QRS 波)的作用。

一项试验入选 186 例 ICD 植入候选者,患者 NYHA 心功能分级 Ⅱ 级,LVEF ≤35％,窦性心律,QRS 宽度≥130 毫秒,LVEDD≥55 毫秒,接受心脏再同步化治疗除颤功能治疗后,85 例患者左心室重塑得到显著改善,但运动耐力增加不明显。

另一项研究选择 1 820 例心衰患者,其 NYHA 心功能分级 Ⅰ 级 15％(缺血性)或 Ⅱ 级 84％(任何原因),窦性心律,LVEF ≤30％,QRS 宽度≥130 毫秒,731 例患者接受 ICD 治疗,1 089 例患者接受心脏再同步化治疗除颤功能治疗。一级终点是全因死亡和非致死性心衰相关不良事件,平均随访 2.4 年,结果发现,与接受 ICD 治疗组相比,心脏再同步化治疗除颤功能治疗组一级终点事件相对危险减少 34％,非致死性心衰相关不良事件相对减少 41％,两组每年的死亡率相似,均为 3％。

有一个试验纳入 610 例经最佳药物治疗后 NYHA 心功能分级 Ⅰ 或 Ⅱ 级,LVEF ≤40％,窦性心律,QRS 宽度≥120 毫秒,LVEDD≥55mm 的心衰患者,一级终点是临床恶化,二级终点是左室收缩末内径(LVESD)改变;随访 12 个月,结果发现,心脏再同步化仪治疗后,左心室重塑明显改善,LVESDD/LVEDDV 缩小、LVEF 增加。

在一个欧洲的试验中,患者 262 例,随访期 24 个月,试验显示,有无 LBBB,心衰患者的心脏再同步化仪治疗结局明显不同;QRS≥150 毫秒的患者,能从心脏再同步化仪治疗中获益较大;研究发现,合并 LBBB 的女性心衰患者的反应尤其好。

(2)左心室重塑和临床结局 一个研究对心脏再同步化治疗中几乎所有的患者进行了超声配对研究(n＝1809/1820),其中 84％患者为心功能分级Ⅱ级;与 ICD 组比,心脏再同步化仪组的左心室大小和功能、LVEF、右心室功能、左房大小、二尖瓣反流程度等均明显改善,并与超声研究结果一致。其中 QRS 宽度≥150 毫秒、LBBB、非缺血性病因、女性患者的改善更明显。这些结果表明,心脏再同步化仪治疗,能减低心衰相关的不良事件,能通过逆转心室重塑而防止疾病的进展。然而还有待进一步研究证实。(表 47－5)

表 47－5 纽约心脏协会心功能Ⅱ级心衰患者的治疗建议

建议:更推荐心脏再同步化治疗除颤功能(CRT－D),能减少发病率或防止疾病进展

患者人群:纽约心脏协会心功能Ⅱ级,左心室射血分数 LVEF ≤35％,QRS≥150 毫秒,窦性心律

建议等级:Ⅰ。证据水平:A

(3)NYHA 心功能分级Ⅰ级患者 对 NYHA 心功能分级Ⅰ级患者,一项试验的结果,未显示出心脏再同步化治疗仪,较 ICD 植入更能减低全因死亡率或心衰事件率。而有人的研究显示,心脏再同步化仪治疗对 NYHA 心功能分级Ⅰ级患者的临床效益,不如其治疗 NYHA 心功能分级Ⅱ级患者。尚无令人信服的证据表明,心脏再同步化仪治疗,可用于无或轻度一过性症状的心衰患者。心脏再同步化仪治疗一般限应用于 NYHA 心功能分级Ⅱ级的患者。

(4)设备选择 对不太严重的心衰患者优先选择心脏再同步化治疗仪除颤功能(CRT－D)治疗仍有许多争论。当前没有确凿的证据支持优先选择心脏再同步化治疗仪起搏功能(CRT－P)治

疗。与心功能 Ⅲ/Ⅳ 级患者相比,心功能Ⅰ/Ⅱ级患者的年龄更轻、伴随疾病更少、生命预期更长,可能较适合应用心脏再同步化治疗仪除颤功能治疗。但是心脏再同步化治疗仪起搏功能治疗亦不能排除在外。

植入心脏再同步化治疗仪6～12个月后,许多心功能Ⅰ/Ⅱ级患者的 LVEF 增加至35%(35%为心衰植入 ICD 的疗效阈值)以上。心脏再同步化治疗仪除颤功能治疗的相关并发症发生率,比心脏再同步化治疗仪起搏功能治疗似乎更高。

最近的两项多中心、前瞻性、随机试验显示,心脏再同步化治疗能减低轻度心力衰竭的发病率;试验中15%～18%患者心功能Ⅰ级、多数既往有发作症状、QRS≥150 毫秒 和(或)有典型 LBBB 的患者改善较明显。合并 LBBB 的女性患者的治疗反应尤其好。试验中逆转心室重塑与临床结局改善相关。

4. 心衰和永久性房颤患者的 CRT 起搏功能/CRT 除颤功能治疗

有人报道,欧洲接受心脏再同步化治疗的患者中,约 1/5 有永久性房颤。一般心衰患者普遍具有房颤,而房颤的发生率与心衰严重程度有关:心功能Ⅰ级者 5%合并房颤,而心功能 Ⅲ/Ⅳ 级则 25%～50%合并房颤。发生房颤和心室失同步性的患者多为老年人,预后常比窦性心律者差。

合并房颤、有症状、LVEF ≤35%的心衰患者,可能较适合 ICD 植入。出现 QRS 波增宽的患者,更适合心脏再同步化治疗仪除颤功能治疗;建议心脏再同步化治疗仪除颤功能治疗仅限于 QRS≥130 毫秒者。(表 47-6)

表 47-6 心衰合并永久房颤患者的治疗建议

建议一:推荐心脏再同步化治疗起搏功能 CRT-P/除颤功能 CRT-D 减少发病率
患者人群:纽约心脏协会 NYHA 心功能分级 Ⅲ/Ⅳ 级,左心室射血分数 LVEF ≤35%,QRS≥130 毫秒,消融房室结植入起搏器
建议等级:Ⅱa。证据水平:B
建议二:推荐心脏再同步化治疗起搏功能 CRT-P/除颤功能 CRT-D 减少发病率
患者人群:纽约心脏协会 NYHA 心功能分级 Ⅲ/Ⅳ 级,左心室射血分数 LVEF ≤35%,QRS≥130 毫秒,心室率慢且频繁起搏
建议等级:Ⅱa。证据水平:C

有些永久房颤患者,经过长期治疗或心房射频消融术可能会恢复窦性心律。对永久房颤的心衰患者应控制心率。为使临床收益最大化和改善永久房颤的预后,常需要消融房室结,完全阻断心脏传导,而对药物控制静息和运动心室率的有效性并不充分。持续起搏定义为 95%的起搏依赖。目前绝大多数患者实行房室结消融;房室结消融(双心室起搏 100%有效)和心脏再同步化的治疗,能改善左心室功能和提高运动耐量。

欧洲大约 1/5 的心脏再同步化治疗仪植入患者合并有永久房颤。有心力衰竭症状、心功能 Ⅲ/Ⅳ 级、LVEF ≤35%,是植入 ICD 的绝对适应证。为保证足够的起搏有必要行房室结消融。

5. 适合起搏器植入的心衰患者的 CRT 起搏功能/CRT 除颤功能治疗

几个回顾性观察或小型的前瞻性试验显示,对无论有无 QRS 波增宽、而伴随右心室永久起搏的双心室起搏的患者,心脏再同步化治疗治疗有症状的严重心衰(NYHAⅢ)患者时,可获得较明显的临床效益。无论心律如何,对恢复正常激动顺序,双心室起搏是值得应用的。一旦明确体能严重下降与心功能不全有关,应用双心室起搏改善心功能不全症状即是合理的。

右心室起搏对缺血性心衰患者的左心功能,可产生有害影响;因而左心功能不全的心衰患者,建议双心室起搏治疗,而避免右心室起搏。有症状的心衰患者给予β受体阻断剂,能降低心率。给予心脏再同步化治疗起搏功能和心脏再同步化治疗除颤功能治疗的患者,应用β受体阻断剂时,可逐渐增加剂量,植入心脏再同步化治疗仪的心衰患者,也可以逐渐增加β受体阻断剂的剂量。(表 47-7)

表 47 - 7　心衰合并永久房颤患者的治疗建议

建议一:心脏再同步化治疗起搏功能 CRT - P/除颤功能 CRT - D 减少发病率
患者人群:纽约心脏协会 NYHAⅢ/Ⅳ 级,左心室射血分数 LVEF ≤35%,QRS≥120 毫秒
建议等级:Ⅱa。证据水平:B
建议二:心脏再同步化治疗起搏功能 CRT - P/除颤功能 CRT - D 很可能减少发病率
患者人群:纽约心脏协会 NYHA Ⅲ/Ⅳ级,左心室射血分数 LVEF ≤35%,QRS<120 毫秒
建议等级:Ⅱa。证据水平:C
建议三:心脏再同步化治疗起搏功能 CRT - P/除颤功能 CRT - D 可能减少发病率
患者人群:纽约心脏协会 NYHAⅡ级,左心室射血分数 LVEF ≤35%,QRS<120 毫秒
建议等级:Ⅱb。证据水平:C

需植入起搏器的有症状、NYHAⅢ/Ⅳ、LVEF ≤35%、QRS≥120 毫秒的心衰患者,同样适合 CRT 起搏功能/CRT 除颤功能治疗。右心室起搏能导致非同步性。左心功能不全的患者一般应避免右心室永久起搏。心脏再同步化治疗时,可允许 β 肾上腺素受体阻断剂逐渐增加剂量。

6. 不适合心脏移植的严重心衰患者的左心室辅助装置终末期治疗

终末期心衰患者生活质量低下,死亡率极高,一般适合植入左心室辅助装置(LVAD)。心脏移植(CTX)的心脏来源较匮乏。随着左心室辅助装置植入技术的改进,使终末期心衰患者选择左心室辅助装置显得较合适,能作为心脏移植的过渡,也可作为终极治疗。患者的选择是至关重要的,有严重肾功能、肺功能、肝功能不全、严重感染、心源性休克的患者,要排除在外。

一项研究评价了以左心室辅助装置作为终极治疗的 200 例患者的疗效,患者随机分成持续灌注设备组和脉冲式设备组;患者的心功能为 Ⅲ B/Ⅳ 级,LVEF ≤25%,峰值摄氧量 ≤每分钟 14 ml/kg;一级复合终点是 2 年无致残的中风、无因修复和更换设备率;二级终点为生存率;患者平均年龄 64 岁,平均 LVEF 为 17%。持续流量设备组的 2 年无致残的中风、无因修复和更换设备率为 46%(对照组为 11%,$P=0.001$),2 年生存率较高(58%:24%,$P=0.008$)。

研究发现,临床实践中把左心室辅助装置当作终极治疗的患者不足 10%。植入左心室辅助装置前,患者主要应用机械辅助治疗。现有的证据表明,持续流量设备优于脉冲流量设备。

表 47 - 8　严重心衰不适合移植患者的治疗建议

建议:左心室辅助泵 LVAD 可能是降低死亡率的终极治疗
患者人群:纽约心脏协会 NYHAⅢB/Ⅳ,左心室射血分数 LVEF ≤25%,峰值摄氧量<每分钟 14 ml/kg
建议等级:Ⅱa。证据水平:B

7. 基因突变与心律失常:

心律失常与心脏离子通道基因多态性相关;以心脏离子通道基因和非离子通道基因的单核苷酸多态性较多见,常轻度改变蛋白功能,多不直接致病,但能提高对心律失常的易感性,可增强抗心律失常药物的致心律失常作用,易导致猝死。

(1)钠通道基因多态性与心律失常　SCN5A 基因 H558R 是心律失常较常见的钠离子通道多态性,D1275N 可作为心房颤动发生的危险因素,M1766L 是 3 型长 QT 综合征较常见钠通道多态性;结果可降低钠通道表达水平,抑制钠电流,减慢心脏传导,延长 PR 间期和 QRS 波时限,缩短有效不应期。

(2)钾通道基因多态性与心律失常　KCNE2 基因 T8A 多态性,不太改变快速激活延迟整流钾电流 I_{Kr},但对磺胺类 SMZ 高度敏感,服药后易引起长 QT 综合征、尖端扭转性室性心动过速、猝死。KCNQ1 基因 G643S 多态性,易诱发慢激活延迟整流钾电流 I_{Ks} 改变、长 QT 综合征;而 A418G、R14C、V141M 多态性,易诱发心房颤动。

HERG 基因 K897T、A1116V 多态性,可导致长 QT 综合征、心室颤动、晕厥等。KCNE1 基因 R27C、G38S 多态性,易发生心房颤动。KCNE4 基因 E145D 多态性,在汉族人中频率为 27%,E145D 型钾离子通道,能缩短心房有效不应期,有利于心房颤动的发生、维持。

KCNJ2 基因 V93I、N588K 多态性，V93I、N588K 型钾离子通道，能缩短心房有效不应期，易引发心房颤动。KCNNH2 基因 N588K 多态性，易发生心房颤动、猝死。KCNJ5 基因 G274R 多态性，也与发生心房颤动相关。

（3）钙通道基因多态性与心律失常 已发现兰尼碱受体 2-钙离子通道基因第 3 外显子缺失，可引起兰尼碱受体 2-钙离子通道功能缺失，易诱发心房颤动。Cavl.2 基因突变能使 I_{Ca-L} 电流增强，动作电位时程延长，易形成长 QT 综合征、猝死。

八、特发性左室心动过速的分类及治疗

特发性左室心动过速（ILVT）多发生于无器质性心脏病依据的患者，经检查是一组没有明显心脏结构和功能异常的单形性室性心动过速。多见于青年男性，男女比例为 3:1，初发年龄 15～40 岁，随着年龄的增大，心动过速发作次数不断减少直至消失，发病年龄很少超过 55 岁。心动速发作呈阵发性且无诱发因素，有时运动或静脉滴注异丙肾上腺素，可诱发心动过速，频率多在每分钟 140～220 次，可持续数分钟至数小时；少数情况下 也可持续数天；有时心动过速可呈无休止性。多数患者室速发作时，仅有心悸或轻度头晕，晕厥较少见。耐受性较好，无休止的特发性左室心动过速可引起心动过速性心肌病。根据发病机制、部位和对药物反应不同可分为 3 种：分支内折返性室速（维拉帕米敏感），左室流出道室速（维拉帕米、腺苷敏感）和自律性室速（普萘洛尔敏感）。

1. 分类

（1）特发性左后分支内折返性室速 特发性左后分支内折返性室速又称维拉帕米敏感性室速，是特发性左室心动过速最常见类型。

心电图表现：有人于 1979 年首次描述了这种心电图的特征，并初步提出了诊断标准：即刺激心房可诱发，90%～95% 患者室速发作时 QRS 波呈右束支阻滞型，伴心电轴左偏，无器质性心脏病，这种室速可能起源于左后分支的浦肯野纤维网内、靠近左室下后间隔，QRS 波时限一般 <100 毫秒，分支间室速在 60～80 毫秒，一般不超过 140 毫秒。其余患者心电图呈右束支传导阻滞并心电轴右上偏，提示室速起源于左前分支区域、接近左上间隔，此种室速发作时 QRS 波时限可能稍长，平均在 150 毫秒左右。

发病机制：近年认为有左后分支及其普肯耶纤维网内的局部折返，主要依据为能被心室程序刺激所诱发，能被心室起搏拖带；折返环局限的主要因为前面激动夺获希氏束时，并未打乱心动过速的折返周期；窦性激动和室早夺获心室时，并未重整室速节律。折返环的局部缓慢传导区有钙通道开放依赖性，所以此类室速对维拉帕米敏感。

（2）特发性左室流出道室速 心电图表现：①avF 导联等呈高幅 R 形态（仅此一条可确诊流出道室速）；②V_1 导联呈右束支阻滞形态；③V_1 导联主波向上，或 r 波振幅较大（右心室流出道室速 V_1 导联的 r 波极小）；④V_1 导联呈 rS 形态，但 V_1 导联的 R 波振幅＞V_2 导联；V_1 导联虽然呈左束支阻滞形态，但 V_5、V_6 导联 QRS 终末部有 s 波，V_5、V_6 导联 QRS 的 s 波与室速在主动脉瓣上或主动脉瓣下关系不大。胸导联 QRS 形态多变，但均与右心室流出道室速不同，对诊断左心室流出道室速准确性较高。在第一条的基础上，根据第 2～4 条中的任意一条，均可独立诊断左心室流出道室速。

发病机制：特发性左室流出道室速，不能被心室起搏拖带，其产生机制为，儿茶酚胺介导的 cAMP/L 型钙通道开放依赖性迟后除极和触发活动，因此本型室速对维拉帕米、腺苷敏感。

（3）特发性自律性室速 特发性自律性室速也称普萘洛尔敏感性室速，程序刺激既不能使其诱发，也不能使其终止；可经静脉滴注儿茶酚胺诱发，并且对 β 受体阻断剂敏感。患者特发性自律性室速常在运动、情绪激动时发生；室速可起源于右室或左室，表现为单形或多形性室速。腺苷可

一过性抑制(20 秒)自律性室速,但不能终止自律性室速。目前对此型室速的临床和基础研究尚少。

2. 治疗

(1)药物治疗　研究表明,维拉帕米(异搏定)和普罗帕酮(心律平)是对特发性左后分支内折返性室速较敏感的药物。如维拉帕米无效或不敏感可改用普罗帕酮,反之亦然。维拉帕米常用量为首次 5 mm 稀释后缓慢静脉注射,少数患者需首次应用 10mg ,有效后可改为口服。普罗帕酮作用相对弱些,但较安全。利多卡因常无效。儿茶酚胺敏感性特发性左室流出道室速,采用 β 受体阻断剂效果较好,对折返机制引起者很少有效。

(2)导管射频消融治疗　凡有症状的持续性或非持续单形性室速,药物治疗无效或不能耐受,或不愿长期接受药物治疗的患者,皆为导管射频消融的适应证。常规标测技术包括起搏标测、激动标测、三维标测。目前的三维标测主要有两大类。

一是 EnSite 3 000 和 CARTO 标测系统:起搏标测时应以起搏中 12 导联心电图 QRS 波形态与术中发作的心动过速完全相同为标准,做到 QRS 波振幅、形态、切迹三方面没有任何差别,甚至 ST 段和 T 波完全一致,此时消融成功率较高。如不能标测到完全相同的起搏位点,导管射频消融靶点的选择至少应以 11 个导联的 QRS 形状与自发室速相同为准,若形态符合低于 11 /12 个导联,则导管射频消融后复发率明显增加。激动标测时可在肺动脉瓣下进行。导管射频消融的关键,是记录到较特发性左室心动过速时体表 QRS 提前 30 毫秒以上的局部电位,间隔部特发性左室心动过速主要采用顺序标测,即在心动过速发作时标测到高频、低振幅的提前 30 毫秒于最早心室激动的普肯定纤维电位(P 电位),此点是较理想的消融靶点。

有人强调在左后分支区域,记录到提前 30 毫秒于最早心室激动的普肯耶纤维 P 电位十分重要,最早 P 电位的位点,可认为是折返环的出口。一般 P 电位较体表心电图 QRS 波提前不小于 20 毫秒,电位提前越早,消融的成功率就越高,其指导导管射频消融的成功率在 90％以上。如射频消融导管放点后 P 电位的振幅减小或消失,则认为导管射频消融有效,应继续治疗,心动过速终止是治疗电有效的即刻表现,倘若治疗 10 秒室速仍未终止者应再标测。鉴于特发性左室流出道室速为非折返性,治疗时主要依靠起搏标测;特发性左室流出道室速消融点,可位于主动脉冠状窦下方的左心室流出道,也可位于主动脉冠状窦内。

二是新型心内膜标测系统。由于大部分特发性左室心动过速患者通过常规标测方法,即可获得导管射频消融成功,且新型标测系统价格昂贵,标测技术复杂,因而不作为首选标测措施。但下列情况可考虑采用 En‐Sit e3000 和 CARTO 标测系统,以提高特发性左室心动过速消融成功率:

①常规方法导管射频消融失败,心动过速复发且药物治疗不能控制;②室速发作时血流动力学不稳定;③非持续性特发性左室心动过速;④非典型部位的特发性左室心动过速;⑤需同时进行线性导管射频消融;⑥为减少或避免患者及术者 X 线暴露时间。随着导管射频消融设备的不断改进,导管射频消融技术的不断提高,手术费用减少,三维标测导管射频消融可成为特发性左室心动过速的一线治疗方案。

九、家族性完全心房静止

有人探讨家族性心房静止（AS ）可能的发病机制及致病基因,通过分析一家族性心房静止患者的临床、心电生理表现,探讨其可能的发病机制、致病基因。此家系含有 44 名成员,其中有 5 例患者,可能为常染色体显性遗传外显不全;患者均表现为 20 多岁开始出现心动过缓,随着年龄的增加,逐渐表现为房扑、房颤、房室传导阻滞,最终发展为心房静止。心电图均表现为 P 波消失、心动过缓、房室传导阻滞等,多普勒超声在跨二尖瓣、跨三尖瓣水平均未见 A 峰,心房电生理检查亦不能诱发心房激动,其中 3 例已安装起搏器;该家系 SCN5A 及 Cx40 基因未发现突变。

心房静止是罕见的心律失常,是指窦性停搏合并房性停搏,常不伴有逆行性心房传导的交界性/室性节律,表现为心房电/机械活动丧失;相关基因尚不明确。本心房静止家系患者均符合 Bloomfield 等的诊断标准,二三十岁起病,初始表现为晕厥、心动过缓,逐渐进展为各种心律失常,三四十岁出现心房静止、心衰,可发生晕厥、脑血管事件,需安装心室起搏器、给以抗凝药物。

有人对 109 例心房静止患者研究,约 2/3 患者是男性;18% 患者有家族性;70% 患者在 50 岁前发病;家族性心房静止一般发生在 30~50 岁间;但一些与神经肌肉相关的家族性心房静止,一般在十岁之前被诊断,更早的在 1~3.5 岁。33% 患者与 Emery-Dreifuss 肌营养不良有关。有的患者与变性性疾病相关,如糖尿病、淀粉样变性、原发性心肌病;15% 患者合并特发性右房扩大;35% 患者由于心律失常而晕厥、虚弱,21% 发生脑血管意外,35% 发生心衰;心脏的活动主要依赖于交界性逸搏。有的患者有晕厥史、心律失常、双房扩大。心房静止的病理学改变,有心房纤维组织增生、脂肪细胞变化。

目前心房静止的基因学研究有三篇报道,发现钠离子通道基因 SCN5A 三种突变(如 R367H)、钠离子电流异常,与心房静止相关;其中两篇的先天性心房静止患者合并 Cx40 基因多态性,其父母均无心房静止,但该患儿表现为心房静止。其他遗传性心律失常,还有先天性窦房结功能不全、WPW 综合征、家族性持续性交界性折返性心动过速、家族性房室传导阻滞等。

十、HCN4 基因与心律失常

HCN4 基因编码超极化激活环核苷酸门控阳离子电流(I_f)通道结构蛋白,参与窦房结细胞缓慢的舒张期自动去极化激活,能调节心脏起搏。HCN4 基因在胎心高水平表达。一些常染色体显性遗传的窦性心动过缓等患者有 HCN4 基因突变,可引起 I_f 电流明显减小,导致心律失常发生。心衰、心肌肥厚等患者,可有 HCN4 基因表达水平上调,可使 I_f 明显增大,导致获得性心律失常,如病态窦房结综合征、房颤。

1. HCN4 基因及其蛋白的结构特点

HCN4 基因位于 15q23~q24,含 8 个外显子;HCN4 分子量为 129.1kD,主要在心室、心房表达,含 1 203 个氨基酸残基,分子 N-端有大量脯氨酸、甘氨酸的残基,分子内含 6 个跨膜域(S1~S6)、一个孔道域、一个 C-端环核苷酸结合域(CNBD,调节通道对 cAMP 的反应),S4 域有电压感受器作用。HCN4 通道的激活元件包括 S1,S1-S2 的连接袢,S2/S6 的 C-端区。位于 S5 和 S6 间有孔道区(P 区),有钾离子选择性通道特有的 GYG 氨基酸序列;其余部分与钾通道不同,是造成 HCN4 通道对钾离子选择性较低的原因。

2. HCN4 功能及其心脏起搏机制

(1)HCN 的功能 HCN 通道属于电压门控阳离子通道超家族,心肌细胞中有 HCN1/2/3/4,能通过 I_f 起搏电流,调控心率。HCN2 主要维持起搏节律稳定。HCN4 主要使起搏频率维持一定水平、并随不同生理状态而调整频率。在窦房结中有 HCN1 表达,但主要表达 HCN4。HCN3 主要分布于神经纤维;心房肌主要表达 HCN2/4。

HCN1、2、4 能分别形成多聚体,可见于比周围心肌细胞稍快发出起搏电流的中心细胞(起搏点细胞);心脏起搏 HCN 通道主要是 HCN2 或 HCN4 的同源多聚体,但也可以是 HCN2、HCN4 组成的异源多聚体。

(2)HCN4 的心脏起搏机制 HCN4 阳离子通道在细胞膜超级化时开放,产生使细胞膜缓慢去极化的内向钠离子电流,此时作用于窦房结细胞的交感神经兴奋,能升高窦房结细胞内 cAMP 水平,使 HCN4 通道活化、开放,使窦房结起搏电流 I_f 增大 500 倍,从而加速舒张期去极化和心率。

I_f可反复使起搏点电位从$-70\,mv$升到$-40\,mv$而去极化,最终导致动作电位的发生。HCN4 通道在细胞膜正电位时关闭。心脏 HCN4 水平明显降低时,会造成心率明显慢、心脏没有产生动作电位的起搏点,心率和动作电位不能因 cAMP 水平升高而升高。

3. HCN4 基因突变与心律失常

(1)HCN4 基因突变与遗传性心律失常　有人发现一例病态窦房结综合征患者 HCN4 基因第 5 外显子有杂合性突变,患者的姐姐、儿子也患有同种疾病、也发现该突变;有心肌细胞膜 HCN4 表达减少、I_f电流减小、窦性心动过缓。有人筛查 52 名窦性心动过缓患者,鉴定出 HCN4 基因 S672R、G480R、nt1631 缺 C 等突变,一般为常染色体显性遗传。

(2)HCN4 与获得性心律失常　研究指出,高血压、心衰、心肌肥厚、房颤患者的心室肌有 HCN4 表达增加、I_f电流明显增大,可导致心律失常;给以罗沙坦可减小 I_f。

十一、2012 年美国心脏起搏器置入治疗指南的更新

美国心脏病学院基金会/美国心脏协会/美国心脏节律协会（ACCF/AHA/HRS)2012 年更新了心脏起搏器置入治疗指南的 2008 版,主要由于重要的试验研究报道,缓慢心律失常的自然史研究有进展,可用的器械得到最佳治疗;治疗、预防缓慢心律失常的器械、技术,已获得重大的进展。

起搏器的适应证——

(一)窦房结和房室结功能不全导致心动过缓的起搏治疗

1. 窦房结功能不全(SND)

窦房结功能不全指窦房结和心房电脉冲形成和放大的广泛异常。包括持续性窦性心动过缓和心脏变时性功能不全而无可确定的病因,阵发或持续性窦性停搏,由辅助性心房、房室交界、心室肌的逸搏性心律替代,有频繁发作的阵发性房颤、窦性心动过缓或窦性过缓性心律失常,其可能突然反复变化,通常伴随症状,称为快慢综合征。症状性心动过缓的有效治疗是永久性心脏起搏。对窦房结功能不全置入起搏器的决定,常伴随不确定性,由于间断发生的症状和心动过缓的心电图证据不完全相关。关键是鉴别生理性心动过缓,病理性心动过缓需要永久性起搏器。预防窦房结功能不全症状性心动过缓的最佳起搏治疗并不清楚,但最近证据提示,右心室心尖部起搏导致的心室去同步,可能对左心室、左心房的结构、功能产生不良影响,随机临床试验证实房颤、心衰的风险增加。虽然心动过缓置入起搏器的患者,模拟正常窦房结对运动的感知反应以加快心率,似乎符合正常生理,但未证实临床益处。临床领域这些快速的进展提示,窦房结功能不全起搏要选择。

窦房结功能不全永久起搏器置入推荐:

(1)Ⅰ类推荐　窦房结功能不全明确证实为症状性心动过缓,包括产生症状的频繁窦性停搏(证据级别 C);症状性心脏变时性功能不全(证据级别 C);症状性窦性心动过缓起源于某些临床疾病需要的药物治疗(证据级别 C)。

(2)Ⅱa 类推荐　窦房结功能不全心率每分钟<40 次,明显的症状和心动过缓相关时,永久性起搏器的置入可能是合理的(证据级别 C);无法解释的晕厥同时出现窦房结功能明显异常或电生理检查中诱发出异常时,永久起搏器的置入是合理的(证据级别 C)。

(3)Ⅱb 类推荐　轻微症状的患者清醒时慢性心率每分钟<40 次,可考虑永久性起搏器置入(证据级别 C)。

(4)Ⅲ 类推荐　窦房结功能不全无症状的患者,不适应永久性起搏器的置入(证据级别 C);心动过缓相关症状发生在无心动过缓时,永久性起搏器的置入不合适(证据级别 C);症状性心动过缓由非必需的药物治疗引起时,不适应永久性起搏器的置入(证据级别 C)。

2. 成人获得性房室传导阻滞

房室传导阻滞分为一、二、三度（完全性）阻滞；解剖方面，定义为 His 束上、内、下传导阻滞。非随机试验强烈证据建议，永久性起搏器改善三度房室传导阻滞患者的生存率，尤其晕厥发生者。虽然没有证据提示起搏器改善单纯Ⅰ度房室传导阻滞患者的生存率，现在认识到，明显的Ⅰ度房室传导阻滞（PR 间期超过 300 毫秒）可导致症状，即使不出现高度房室传导阻滞；长 PR 间期、左心室功能不全的患者，有时可获益于双腔起搏。这些原则同样也可能用于Ⅱ度 1 型房室传导阻滞合并血流动力学障碍患者。如果Ⅱ度 1 型房室传导阻滞合并窄或宽的 QRS 波，电生理检查在希氏束内或下，应考虑起搏治疗。Ⅱ度 2 型房室传导阻滞合并宽 QRS，显示弥漫性传导系统疾病，视为起搏器的适应证，即使无症状。Ⅲ度房室传导阻滞的患者，即使心室率每分钟 40 次以上，强烈推荐永久性起搏器置入。

逸搏心率的起源部位（如房室结，希氏束，或希氏束下）是关键。房室传导阻滞有时由运动诱发，如果并非继发性心肌缺血引起，这种逸搏心率的房室传导阻滞可能是希-浦系统的疾病，可导致预后不良，适宜起搏。长时间的窦性停搏和房室传导阻滞也可发生于睡眠呼吸暂停综合征，如无症状，这些逸搏心率一般可逆转，不需起搏器置入；如有症状，适宜起搏器置入。生理性房室传导阻滞出现室上性快速心律失常，一般不适宜起搏器置入。

总之，关于起搏器置入的策略，必须考虑房室传导阻滞是否为永久性。某些房室传导阻滞可能逆转；而某些临床情况必须永久性起搏器置入，因为即使房室传导阻滞可暂时逆转，但疾病有进展的可能。瓣膜手术后房室传导阻滞的永久性起搏器置入，依据患者的病情、医生的判断。成人获得性房室传导阻滞的起搏器置入推荐：

（1）Ⅰ类推荐　任何解剖部位的Ⅲ度或高度Ⅱ度房室传导阻滞导致心动过缓性症状（包括心衰）或室性心律失常，认为由房室传导阻滞导致（证据级别 C）。

任何解剖部位的Ⅲ度房室传导阻滞和高度Ⅱ度房室传导阻滞导致心律失常和其他疾病，其需要药物治疗，并导致症状性心动过缓（证据级别 C）。

清醒时任何解剖部位的Ⅲ度房室传导阻滞和高度Ⅱ度房室传导阻滞，窦性心律时无症状，证实无收缩期≥3.0 秒或逸搏心律每分钟<40 次，或逸搏心律起搏点低于房室结（证据级别 C）。

清醒时任何解剖部位的Ⅲ度房室传导阻滞和高度Ⅱ度房室传导阻滞，无症状性房颤，有 1 次或以上的至少 5 秒或更长停搏的心动过缓（证据级别 C）；房室结导管射频消融后任何解剖部位的Ⅲ度房室传导阻滞和高度Ⅱ度房室传导阻滞（证据级别 C）。

手术后相关的房室传导传导阻滞，发生于任何解剖部位的Ⅲ度房室传导阻滞和高度Ⅱ度房室传导阻滞，预计心脏手术后不可恢复（证据级别 C）。

神经肌肉疾病导致的房室传导阻滞，发生于任何解剖部位的Ⅲ度房室传导阻滞和高度Ⅱ度房室传导阻滞，如肌强直性肌营养不良，心脏传导阻滞-视网膜色素变性-眼肌麻痹综合征，厄尔布营养障碍（假肥大性肌营养障碍），以及腓侧肌萎缩，有或无症状（证据级别 B）。

Ⅱ度房室传导阻滞导致症状性心动过缓，无论类型或阻滞位置（证据级别 B）。在任何解剖部位的无症状性持续性Ⅲ度房室传导传导阻滞，清醒时平均心室率每分钟 40 次或更快，出现心脏肥大或左心室功能不全，或阻滞部位低于房室结（证据级别 B）。无心肌缺血时运动出现Ⅱ度或Ⅲ度房室传导传导阻滞（证据级别 C）。

（2）Ⅱa 类推荐　持续性Ⅲ度房室传导阻滞逸搏心率每分钟>40 次，无症状和无心脏肥大的成年患者，永久性起搏器的置入是合理的（证据级别 C）。

无症状性Ⅱ度房室传导阻滞，电生理检查发现阻滞部位位于希氏束内或希氏束下，永久性起搏器的置入是合理的（证据级别 B）。

Ⅰ度或Ⅱ度房室传导阻滞患者，症状类似于起搏器综合征或血流动力学障碍，永久性起搏器的置入是合理的（证据级别 B）。

无症状性Ⅱ度2型房室传导阻滞合并窄 QRS 波,永久起搏器的置入是合理的。当Ⅱ度2型房室传导阻滞合并宽 QRS 波,包括孤立性右束支阻滞,起搏治疗成为Ⅰ类推荐(见慢性双束支阻滞)(证据级别 B)。

(3)Ⅱb 类推荐 神经肌肉疾病,如肌强直性肌营养不良,厄尔布营养障碍(假肥大性肌营养障碍)和腓侧肌萎缩,无论几度房室传导阻滞,有或无症状,考虑置入永久性起搏器,因为能进展为不可预测的房室传导疾病(证据级别 B)。

使用药物和(或)药物毒性的房室传导阻滞,即使停药后预期阻滞再发,考虑起搏器置入(证据级别 B)。

(4)Ⅲ 类推荐 无症状Ⅰ度房室传导阻滞不适应永久性起搏器置入(证据级别 B)(见慢性双束支阻滞)。

无症状Ⅱ度1型房室传导阻滞,阻滞位于希氏束以上或不知希氏束内或希氏束下,不适应永久起搏器置入(证据级别 C)。

房室传导阻滞预期恢复或不可能再发不适应于永久性起搏器置入。(如药物毒性、莱姆病、无症状性迷走神经暂时性紧张、睡眠呼吸暂停综合征有低氧血症)(证据级别 B)。

3. 慢性双束支阻滞

双束支阻滞指心电图证据在房室结以下右束支和左束支的传导受损。交替性束支阻滞(也称双侧束支阻滞)指心电图证据显示明显的 3 束支阻滞表现于连续的心电图,如连续心电图显示右束支阻滞合并左束支阻滞,或在一份心电图显示,右束支阻滞合并左前分支阻滞而另一份合并左后分支阻滞;度房室传导阻滞合并双束支阻滞及症状性高度房室传导传导阻滞,有较高的死亡率和一定的猝死发生率。虽然Ⅲ度房室传导阻滞通常提前出现双束支阻滞,但证据显示,双束支阻滞进展为Ⅲ度房室传导阻滞是较缓慢的。双束支阻滞患者常发生晕厥,但并不导致猝死的发生率增加,即使起搏治疗也并不降低猝死的发生率。双束支阻滞患者常发生可诱导性的室性心律失常,电生理检查可能有助于评价和指导其治疗。已有证据显示,无论电生理检查结果如何,持久或一过性Ⅲ度房室传导阻滞出现时,患者晕厥导致猝死的发生率增加。如双束支阻滞出现但晕厥的原因不能确定,或治疗(如药物)加重房室传导阻滞,预防性永久起搏治疗是合适的,尤其如果晕厥可能由于一过性Ⅲ度房室传导阻滞引起。PR 和 HV 间期可能为Ⅲ度房室传导阻滞和猝死的预测因素。多数慢性或间歇性Ⅲ度房室传导阻滞患者,显示前向传导时 HV 间期延长,某些研究者建议,无症状性双束支阻滞患者和 HV 延长患者,应该考虑永久起搏治疗,尤其 HV 间期≥100 毫秒。虽然 HV 间期延长的发生率较高,但进展为Ⅲ度房室传导阻滞的发生率较低。HV 延长可因伴随严重的心脏疾病,而导致死亡率升高。无症状患者电生理检查时,快速心房起搏诱导房室结远段阻滞的可能性较低。不能诱导房室结远段阻滞,并不是患者不进展为Ⅲ度房室传导阻滞的证据。如心房起搏诱导了非生理性希氏束下阻滞,某些医生考虑此为起搏的适应证。希氏束下阻滞在快速心房起搏或因短耦联间期程序刺激发生时,可能是生理性的,与反应房室结和希-浦系统不应期的差异相关。慢性双束支阻滞的永久性起搏器置入推荐:

(1)Ⅰ类推荐 高度Ⅱ房室传导阻滞或间歇性Ⅲ度房室传导阻滞(证据级别 B);Ⅱ度2型房室传导阻滞(证据级别 B);交替性束支阻滞(证据级别 C)。

(2)Ⅱa 类推荐 晕厥的病因不能证实由于房室传导阻滞引起,其他可能的晕厥病因排除后,尤其排除了室性心动过速(VT),永久起搏器置入是合理的(证据级别 B)。无症状患者电生理检查偶然发现明显的 HV 间期延长(≥100 毫秒),永久起搏器置入是合理的(证据级别 B)。

电生理检查偶然发现起搏诱导的非生理性希氏束下阻滞,永久性起搏器的置入是合理的(证据级别 B)。

(3)Ⅱb 类推荐 在神经肌肉疾病领域,如肌强直性肌营养不良,厄尔布营养不良(肢带肌营养不良),和腓侧肌萎缩合并双束支阻滞或任何束支阻滞,有或无症状,考虑永久性起搏器置入(证据级别 C)。

(4)Ⅲ类推荐　束支阻滞无房室传导阻滞或无症状,不适应永久性起搏器置入(证据级别 B);束支阻滞合并一度房室传导阻滞无症状,不适应永久性起搏器置入(证据级别 B)。

4. 心肌梗死急性期后永久性起搏治疗的推荐

心肌梗死后经历房室传导阻滞患者永久性起搏治疗的适应证,很大程度上与室内传导缺陷有关。心肌梗死和房室传导阻滞患者永久性起搏治疗的标准,并非取决于症状的出现。AMI 合并房室传导阻滞的长期生存率,主要与心肌损伤的范围和室内传导障碍的性质有关,而非房室传导阻滞本身。急性心肌梗死患者合并室内传导缺陷,除了孤立性左前束支阻滞外,可有不良的预后及增加猝死的风险。当 AMI 合并房室传导阻滞、室内传导阻滞,如考虑永久起搏器置入,传导障碍的类型、梗死部位、电紊乱必须考虑。溶栓和急诊血管成形术,可降低 AMI 的房室传导阻滞发生率。左束支阻滞合并高度Ⅱ度或Ⅲ度房室传导阻滞,及右束支阻滞合并左前/左后分支阻滞,预后特别不良。无论梗死位于前壁或后壁,室内传导阻滞的发生,反映心肌损害范围较广。虽然下壁心肌梗死房室传导阻滞的长期预后良好,但院内生存率较低,无论使用临时或永久起搏治疗。下壁心肌梗死如急性期房室传导阻滞预计可恢复,或预计对长期预后没有负性影响,不应置入起搏器。当下壁心肌梗死合并症状性高度或Ⅲ度心脏阻滞,即使窄 QRS 波,如果阻滞不能恢复,可考虑永久起搏器治疗。

(1)Ⅰ类推荐　心肌梗死急性期后希氏束浦肯野系统内的持续性Ⅱ度房室传导阻滞合并交替性束支阻滞,希氏束浦肯野系统内或下的Ⅲ度房室传导阻滞,适宜永久性室性起搏器置入(证据级别 B)。

短暂性高度Ⅱ度或Ⅲ度房室结下阻滞及相关的束支阻滞,适宜永久性心室起搏治疗。

如果阻滞部位不清,可能需要电生理检查(证据级别 B);持续性和症状性Ⅱ度或Ⅲ度房室传导阻滞适宜于永久性心室起搏治疗(证据级别 C)。

(2)Ⅱb类推荐　持续性Ⅱ度或Ⅲ度房室传导阻滞,阻滞位于房室结水平,即使无症状,可考虑永久心室起搏治疗(证据级别 B)。

(3)Ⅲ类推荐　短暂性房室传导阻滞,无室内传导障碍,不适宜永久性心室起搏治疗(证据级别 B)。

短暂性房室传导阻滞,合并单独的左前分支阻滞,不适宜于永久性心室起搏治疗(证据级别 B)。

新的分支阻滞或束支阻滞无房室传导阻滞,不适宜于永久性室性起搏治疗(证据级别 B)。

分支或束支阻滞时出现持续性无症状Ⅰ度房室传导阻滞,不适应于永久性心室起搏治疗(证据级别 B)。

5. 颈动脉窦过敏综合征和神经心源性晕厥的永久性起搏器推荐

(1)Ⅰ类推荐　反复发作的晕厥由自发性颈动脉窦刺激和颈动脉窦按压导致,可诱导室性停搏>3 秒(证据级别 C)。

(2)Ⅱa类推荐　晕厥无明确的、刺激性事件诱因,但具有高敏性心脏抑制反应>3 秒或更长(证据级别 C)。

(3)Ⅱb类推荐　自发性或直立倾斜试验时证实的,与心动过缓相关症状明显的神经心源性晕厥,可考虑永久性起搏治疗(证据级别 C)。

(4)Ⅲ类推荐　对颈动脉窦刺激产生高度敏感性心脏抑制反应,无症状或症状含糊;不适应永久性起搏治疗(证据级别 C);情境性血管迷走性晕厥,其中有效和可取的行为可避免其发生,不适应于永久性起搏器的治疗(证据级别 C)。

6. 肥厚型心肌病(HCM)患者起搏治疗的推荐

(1)Ⅰ类推荐　窦房结功能不全或房室传导阻滞的 HCM 患者永久性起搏治疗的适应证,如上面所述(见窦房结功能不全以及成人获得性房室传导阻滞)(证据级别 C)。

(2)Ⅱa 类推荐　药物难治性有症状的 HCM 患者以及休息或诱发出现的显著左室流出道阻塞患者,考虑永久性起搏器治疗(证据级别 A)。作为Ⅰ类适应证,当猝死的危险因素出现时,考虑 DDDICD。

(3)Ⅲ 类推荐　无症状或药物治疗可控制症状的患者,不适宜永久性起搏器的置入(证据级别 C);有症状的患者无证据显示左室流出道梗阻的患者,不适应永久性起搏器的置入(证据级别 C)。

7. 儿童、青年以及先天性心脏病患者的永久性起搏治疗的推荐

(1)Ⅰ 类推荐　高度Ⅱ度或Ⅲ度房室传导阻滞与症状性心动过缓、心室功能不全、或低心输出量相关,适宜于永久性起搏器置入(证据级别 C)。

窦房结功能不全与年龄不适应的心动过缓症状相关,适宜于永久性起搏置入,心动过缓的定义由于患者年龄以及预期心率的差异而不同(证据级别 B)。

手术后高度Ⅱ度或Ⅲ度房室传导阻滞,预期不能恢复或心脏手术后持续至少 7 天,适宜于永久性起搏器置入(证据级别 B)。

先天性Ⅲ度房室传导阻滞合并宽 QRS 逸搏心律,复杂心室异位心律,或心室功能不全,适宜于永久性起搏器置入(证据级别 B)。

婴幼儿先天性Ⅲ度房室传导阻滞心室率每分钟<55 次或先天性心脏病心室率每分钟<70 次,适宜于永久性起搏器置入(证据级别 C)。

(2)Ⅱa 类推荐　先天性心脏病和窦性心动过缓患者为预防房内折返性心动过速事件的复发,永久性起搏器置入是合理的,窦房结功能不全可能是自发性的或继发于抗心律失常治疗(证据级别 C)。

先天性Ⅲ度窦房结功能不全阻滞,生后第一年后平均心率每分钟<50 次,2 或 3 倍心室率时的突然停搏,心脏变时性功能不全导致心动过缓相关的症状,永久性起搏器置入是合理的(证据级别 B)。

窦性心动过缓合并复杂的先天性心脏病,静息心率每分钟<40 次或心室率停搏>3 秒,永久性心脏起搏器置入是合理的(证据级别 C)。

先天性心脏病以及由于窦性心动过缓或房室失同步导致的血流动力学障碍患者,永久性心脏起搏器置入是合理的(证据级别 C)。

无法解释的晕厥患者,既往先天性心脏病手术合并短暂性完全性心脏阻滞以及遗留束支阻滞,仔细评价后排出晕厥的其他原因,永久性起搏器的置入是合理的(证据级别 B)。

(3)Ⅱb 类推荐　手术后短暂性Ⅲ度房室传导阻滞,转复为窦性心律遗留双束支阻滞,考虑永久性起搏器置入(证据级别 C)。

先天性Ⅲ度房室传导阻滞的无症状儿童或青年,具有可接受的心率,窄 QRS 波群,以及正常的心室功能,可以考虑永久性起搏器置入(证据级别 B)。

先天性心脏病双心室修复后无症状性窦性心动过缓,静息心率每分钟<40 次或心室率停搏>3 秒,可以考虑永久性起搏器置入(证据级别 C)。

(4)Ⅲ 类推荐　手术后短暂房室传导阻滞转复为正常房室传导的其他无症状患者,不适应永久性起搏器置入(证据级别 B)。

先天性心脏病手术后无症状双束支阻滞有或无Ⅰ度房室传导阻滞,既往无短暂性完全房室传导阻滞,不适应永久性起搏器置入(证据级别 C)。

无症状Ⅱ度 1 型房室传导阻滞患者,不适宜永久性起搏器置入(证据级别 C)。

无症状性窦性心动过缓,最长风险间歇<3 秒以及最小心率每分钟>40 次,不适宜于永久性起搏器置入(证据级别 C)。

（二）特殊临床情况的起搏治疗

以下这些特殊领域起搏治疗的进展和新信息的认识，是先前指南发表后获得的新知识，以下进行详细探究。

1. 心脏移植后起搏治疗的推荐

（1）Ⅰ类推荐　持续性不恰当的或症状性心动过缓预期不能恢复以及其他原因的永久性起搏器Ⅰ类适应证，适宜于永久性起搏治疗（证据级别C）。

（2）Ⅱb类推荐　相对性心动过缓持续延长或再发，影响康复或心脏移植术后的恢复出院。考虑永久性起搏器置入（证据级别C）；心脏移植后晕厥，即使心动过缓性心律失常未被证实，考虑永久性起搏器置入（证据级别C）。

2. 神经肌肉疾病

传导系统疾病进展为完全性房室传导阻滞，是公认的几种神经肌肉疾病并发症，包括强直性肌营养不良以及埃默里-德赖富斯肌营养不良症，也可能观察到室上性和室性心律失常。永久性起搏器置入有用，即使无症状患者，但静息心电图出现异常或电生理检查过程中HV间期延长，已在房室传导阻滞推荐中论述。

3. 睡眠呼吸暂停综合征

各种心律失常在阻塞性睡眠暂停综合征中可能发生，最常见呼吸不足事件时窦性心动过缓和停搏。心脏起搏对这样患者的疗效未确定。中央型睡眠呼吸暂停与陈-施氏呼吸睡眠紊乱常伴随收缩性心衰，导致死亡率增加。CRT显示可降低中央型睡眠呼吸暂停，及改善心衰和室性传导延迟患者的睡眠质量。这些睡眠呼吸紊乱的改善，可能归因于CRT对左室功能和血流动力学的改善，在中央型睡眠暂停中有益地改变了神经内分泌反射传递。

4. 心脏结节病

心脏结节病通常于20~40岁患者发病，导致非干酪化肉芽肿，易于干扰房室传导系统，可导致各种程度的房室传导阻滞。心肌病变发生于25%的结节病患者，多达30%的患者发展为完全心脏阻滞。疾病有进展的可能，即使高度或完全性房室传导传导阻滞临时可逆转，也建议置入起搏器。心脏结节病是可威胁生命的室性心律失常的一种原因，持续性单形性室速由心肌的受累引起。突发心脏骤停，可能是心肌受累的最初表现；如多器官功能不全而非心肌受累，患者可能很少表现心脏骤停。已有文献报道心脏结节病合并心脏阻滞、室性心律失常、左室功能不全预示不良预后。起搏治疗对心动过缓性心律失常有效，但对防治疗威胁生命的室性心律失常无效。使用ICD进行对SCD的一级预防时，应制定个体化的治疗策略。

（三）起搏预防和终止心律失常

1. 永久性起搏器自动探查和起搏终止心动过速的推荐：

（1）Ⅱa类推荐　症状性复发性室上性心动过速可复制性地被起搏终止，以及当导管消融和（或）药物不能控制心律失常或产生不可忍受的副作用，永久性起搏治疗是合理的（证据级别C）。

（2）Ⅲ类推荐　附加旁路并具有快速前向传导功能时，永久性起搏不适宜。

2. 起搏预防房性心律失常

适应起搏或ICD治疗的许多患者，可有房性心动过速，常在起搏装置置入前后已识别到。折返性房性心动过速性心律失常，易用抗心动过速起搏（ATP）终止。某些房性心动过速，是局灶自律性增高引发的，可能对超速驱动抑制有反应。心房抗心动过速起搏的效果较难预测，主要由于心房心动过速性心律失常非常频繁自动触发及终止。依据不同装置分类的效果标准，对接受起搏器治疗的症状性心动过缓的患者，30%~60%心房过速性心律失常，可能被心房抗心动过速起搏终止。

3. 长 QT 综合征

观察性研究支持心脏起搏器联合 β 阻滞剂，预防先天性长 QT 综合征患者症状，有助于预防猝死。起搏器治疗的主要益处可能在于，能暂停依赖促发的室速性心律失常、先天性长 QT 综合征的窦性心动过缓、高度房室传导阻滞。虽然起搏器置入可能减少这些患者的症状，但长期生存率益处仍有待进一步研究。起搏治疗预防心动过速的推荐：

（1）I 类推荐　持续性暂停依赖性室性心动过速，有或无 QT 延长，适宜于永久性起搏治疗（证据级别 C）。

（2）IIa 类推荐　先天性长 QT 综合征高危患者，永久性起搏治疗是合理的（证据级别 C）。

（3）IIb 类推荐　窦房结功能不全与房颤共存的患者，为预防症状性、药物难治性、复发性房颤，可考虑永久性起搏治疗（证据级别 B）。

（4）III 类推荐　频繁或复杂的室性异位激动不合并持续性室速，非长 QT 综合征患者，不适宜于永久性起搏治疗（证据级别 C）；可逆原因的尖端扭转性室速，不适宜于永久性起搏治疗（证据级别 A）。

4. 预防心房颤动的起搏（双部位、双腔、可选择性起搏部位）推荐

（1）III 类推荐　无起搏器置入的其他适应证患者，永久性起搏器置入不适宜于对房颤的预防（证据级别 B）。

5. 起搏治疗需进一步研究的问题

有人重点阐述了 ACCF/AHA/HRS 关于各种临床疾病情况起搏器治疗的 2012 年指南更新，尤其特殊临床疾病的起搏治疗是近几年的进展。今后需进一步研究，确保最佳的起搏治疗效果提供给所有合适的患者人群；研究起搏治疗的性价比；寻找各种方法改善电极和起搏器的可信赖性和寿命，确保发现起搏器运行中出现的问题；明确年龄对置入手术并发症发生率以及起搏装置置入风险/获益比的影响；确定正常心室功能患者双室或左心室刺激的效果；确定当今年代心肌梗死后起搏的需要；对疾病终末期患者制定起搏装置治疗或终止起搏治疗其他需要的指南。

（余元勋　李建平　徐　彬　解　毅　徐　华）

进一步的参考文献

［1］ SCHWARTZ PJ. Practical issues in the management of the long QT syndrome：focus on diagnosis and therapy［J］. Swiss Med Wkly ,2013,33：231 - 243.

［2］ BOS JM. Left cerdiac sympathetic denervation in long QT syndrome：analysis of therapeutic nonresponders［J］. Circ Arrhythm Electrophysiol ,2013,6(4)：705 - 11.

［3］ SCHWARTZ PJ. The long QT syndrome：a transatlantic clinical approach to diagnosis and therapy［J］. Eur Heart J ,2013,34(40)：3109 - 3116.

［4］ DAHL P. Thyrotoxic cardiac disease［J］. Curr Heart Fail Rep,2008,5(3)：170 - 176.

［5］ IACOVON I. Alcoholic cardiomyopathy［J］. J Cardiovasc Med (Hagerstown) ,2011 ,11(12)：884 - 892.

第四十八章　抗心律失常治疗

心律失常发生的原因是起搏冲动形成异常、冲动传导异常，或两者兼有。抗心律失常治疗的目的是，减少心肌的异位起搏、冲动传导异常，降低异常自律性，减少早后除极/迟后除极，减少折返环路的传导性与折返激动，延长心肌细胞的有效不应期，以消除心律失常。心律失常的治疗方法主要包括：去除病因与诱发因素、药物治疗、刺激迷走神经、电复律、人工心脏起搏、导管射频消融、自动复律除颤装置(TCD)、手术等。

适当剂量的抗心律失常药物，主要发挥抗心律失常作用；大剂量过度阻断离子通道正常功能时，也存在潜在的致心律失常作用。酸中毒、血钾/血钙/血镁异常、缺血缺氧、细胞质钙超载、活性氧增加、心动过速、心肌重构、炎症反应时，即使治疗水平的抗心律失常药，也可诱发心律失常。

一、概述

抗心律失常药物一般作用机制如下：

1. 降低自律性

抗心律失常药物可通过适度减慢动作电位 4 相自动去极化的上升斜率，提高下一个动作电位的发生阈，增大最大舒张期静息膜电位，适度延长动作电位时程(APD)与有效不应期等，可降低心肌异常自律性。（图 48 - 1）

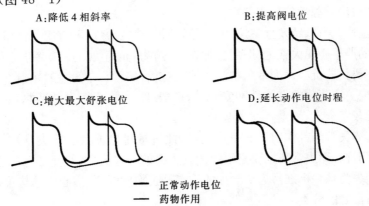

图 48 - 1　　降低自律组织异常自发冲动的四种方式

2. 减少迟后除极

细胞质钙超载能引发迟后除极，钙通道阻断剂通过抑制细胞质钙超载，而提高快反应动作电位的发生阈，抑制 0 相除极化、迟后除极。动作电位时程(APD)过度延长能引发早后除极，适度缩短动作电位时程(APD)的药物，可减少早后除极。

3. 消除折返激动

一些抗心律失常药物主要通过抑制折返传导速度、延长有效不应期而消除折返激动。如钙通道阻断剂和 β 肾上腺素受体阻断剂，可降低房室结细胞的折返传导速度，消除房室结性心动过速。钠通道阻断剂，可延长心室肌细胞的有效不应期，而消除折返激动；钾通道阻断剂，可适度延长动作电位时程、有效不应期，而消除折返激动。

二、抗心律失常药的选择

抗心律失常首先应针对病因和诱因进行治疗,也要及时治疗心律失常引发的循环障碍等;应用抗心律失常药治疗的基本原则是用药个体化,用药前应了解患者心律失常的性质,是缓慢性还是快速性,再进一步了解是窦房结性、房室结性、束支性;又应分析 QRS 波形态、心室律的均齐;心动过速/QRS 波正常/RR 间期均齐一般为阵发性室上速,心动过速/QRS 波正常/RR 间期不齐多为房颤,心动过速/QRS 波增宽多为室速,心动过速/QRS 波增宽单一形态多为单形性室速,心动过速/QRS 波增宽多种形态多为多形性室速。还要了解心脏有无器质性病变、心脏功能不全等。抗心律失常药治疗的目的是挽救患者生命、降低死亡率、提高生存质量、消除心律失常。临床上抗心律失常药的选择方法一般如下。

(1)缓慢性心律失常,有窦性过缓、传导阻滞等,可给以山莨菪碱、阿托品、异丙肾上腺素、沙丁胺醇、肾上腺素、麻黄素等。单纯无危害的早搏,一般无须治疗。

(2)心脏无器质性异常的快速性心律失常,可选用 I b 类、I c 类的抗心律失常药,如奎尼丁、恩卡尼、氟卡尼。单形性室速、心脏功能良好的患者,可给以普罗帕酮;而单形性室速、心脏功能不好的患者,可给以胺碘酮。多形性室速患者,可先给以病因治疗,改善心脏血供与功能,治疗电解质不平衡。QT 间期延长的患者不要应用胺碘酮。

(3)心脏有器质性异常、伴心功能不全的快速心律失常,药物一般宜选用 β 受体阻断剂或胺碘酮。有器质性心脏病的患者不要应用 I 类抗心律失常药。室速与室颤常是猝死的主要原因,常首选埋藏式心律转复除颤器(ICD),也可给予 β 受体阻断剂或胺碘酮。

(4)对心源性猝死,ICD 优于胺碘酮,应用胺碘酮优于 I 类抗心律失常药物;I 类抗心律失常药物不宜选为长期防治心源性猝死的药物。

(5)阵发性室上速、房扑、特发性室速,宜选导管射频消融治疗,不宜用药物作长期防治。

对极快、极慢的严重心律失常,要应用各种方法(药物、非药物),尽快终止心律失常的发作,以延长生命。目前需要长期抗心律失常药物治疗的,主要有房颤和部分室性心律失常患者。抗心律失常药物治疗时,应关注药物的有效性和安全性;一般 III 类抗心律失常药物,对预防恶性心律失常转为室颤或猝死较安全。

几乎全部抗心律失常药都作用于离子通道,因此过量时也可致心律失常,应用抗心律失常药时要权衡利弊;应用抗心律失常药主要是治疗危及生命的心律失常,终止心律失常的急性发作(不以心律失常是否消失为唯一标准);远期治疗的重点是去除病因,防治心肌结构重构、电重构等。

1. 抗心律失常药物的分类

(1)I 类,钠通道阻断剂　钠通道阻断剂是膜稳定剂,减慢钠离子流入心肌细胞,减慢传导,使 ERP/APD 比值增加,使舒张末期膜电位更负,既有利于消除折返机制引发的心动过速,又可引发折返,导致新的心动过速。

根据钠通道复活时间常数的大小,I 类钠通道阻断药又分为 I a、I b、I c 亚类。适量钠通道阻断剂消除折返机制引发的心动过速时,通过阻断快钠离子通道,可适度降低 4 相去极化膜电位上升速率,减慢 4 相动作电位去极化速度,提高快反应心肌纤维动作电位的发生阈;能适度阻滞钠离子 4 相回流入心肌细胞,减慢几乎全部自律细胞的舒张期自动去极化速度,抑制心肌细胞自律性,消除异位心律;抑制细胞质钙超载,减少迟后除极,适度提高动作电位发生阈,适度减慢传导速度。根据对复极影响的不同可分 3 类。

①I a 亚类钠通道阻断药:钠通道复活时间常数为 1～10 秒,能中度阻断钠通道,适量 I a 亚类钠通道阻断药使快反应心肌纤维的动作电位 V_{max} 减慢,可中度降低动作电位 4 相上升速率、降低 4 相动作电位去极化速度,降低心肌细胞自律性、传导性,可中度增加钾离子外流,缩短 ERP(有效不

应期）、APD（动作电位时间）、QT 间期，使 ERP/APD 比值增大，可中度阻断钙离子通道，延长房室旁路的不应期，使传导速度减慢，能双向阻滞传导，抑制预激综合征合并的室上速；中度延长心肌细胞复极化过程、延长动作电位时程，且延长心肌细胞有效不应期较为显著。Ⅰa 亚类都可抑制 M 受体，能抗迷走神经；能轻度抑制 α 肾上腺素受体（扩张血管），可引起窦性心动过速，降低心肌收缩力。

Ⅰa 亚类有奎尼丁、双氯奎尼丁、吡美诺、普鲁卡因胺、乙酰卡尼、丙吡胺、阿义吗啉、普拉吗啉、劳拉义明、常咯林、安他唑啉、西苯唑啉等。

②Ⅰb 亚类钠通道阻断药：钠通道复活时间常数 <1 秒，能轻度阻断钠通道（主要是失活的钠通道），适量Ⅰb 亚类钠通道阻断药对地高辛中毒、缺血、缺氧引发的细胞质钠离子增多、钙超载及其导致的迟后除极有抑制作用，可轻度降低动作电位 4 相上升速率、降低 4 相动作电位去极化速度，轻度降低心肌细胞自律性；通常不影响传导性，但在缺血再灌注损伤时，细胞膜通透性增加、静息单位降低到 -65 mV 时，Ⅰb 亚类可较明显降低动作电位 V_{max}，使传导轻度减慢，可使单向阻滞传导成为双向阻滞传导，能消除折返，终止心动过速。能轻度使钾离子外流加快，可使 APD、ERP 缩短（由于心房肌 APD 较短，故Ⅰb 亚类对房性心律失常疗效较小），ERP/APD 比值增大，轻度降低应激性、提高室颤域。由于不影响复极，QT 间期正常或轻度缩短，对扭转型室速可能有效。Ⅰb 亚类能在舒张早期结合、抑制钠通道，能有效抑制舒张早期的室性期前收缩；Ⅰb 亚类能在舒张晚期与钠通道解离，故对舒张晚期室性期前收缩疗效较小。一般不影响血流动力学，故可应用于 AMI、充血性心衰的心律失常。Ⅰb 亚类常有局部麻醉作用，可对中枢神经系统产生毒性反应。

Ⅰb 亚类有利多卡因、美西律、妥卡尼、巴芦卡尼、苯妥英、阿普林定等。

③Ⅰc 亚类钠通道阻断药：钠通道复活时间常数 >10 秒，能明显阻断钠通道，与钠通道结合、解离都快，适量Ⅰc 亚类钠通道阻断药使快速反应细胞的动作电位 V_{max} 明显降低，明显减慢心肌传导性，对希-普系统传导性抑制较明显，使 PR、QRT、ERP 时间延长，对复极过程影响很小，QT 间期无明显延长；可明显降低动作电位 4 相上升速率和幅度、降低 4 相动作电位去极化速度，能明显降低异位起搏点自律性，提高心肌细胞室颤域；能延长房室旁路 ERP，双向抑制传导；可消除异常冲动形成与传导，可应用于其他药物治疗无效的室性、室上性心律失常，抑制预激综合征伴发的心动过速、房颤，一般不明显改变心室肌的动作电位时程；但能明显缩短浦肯野纤维的 APD，而能使不应期差别增大，传导不均一性增大，易使病变心肌发生折返活动，发生心律失常。Ⅰc 亚类氟卡尼、普罗帕酮可诱发不间断室速，治疗 AMI 快速心律失常时反而可增加死亡率，目前已限制应用于 AMI。

Ⅰc 亚类有氟卡尼、恩卡尼、劳卡尼、英地卡尼、吡西卡尼、瑞卡南、普罗帕酮、地丙苯酮、西苯唑啉、莫雷西嗪等。

(2) Ⅱ类，β 肾上腺素受体阻断剂　Ⅱ类药能阻断心脏 β 肾上腺素受体信号通路，可抑制内源性、外源性儿茶酚胺的作用，降低心肌细胞内 cAMP/蛋白激酶 A 活性水平，可产生对钠离子/钙离子的通道的阻断作用，能抗心律失常；能适度抑制钠电流、钙电流，可降低心肌细胞、慢反应细胞动作电位 4 相去极化上升斜率，减慢动作电位 V_{max}，减慢窦性节律，减慢房室结传导，缩短或不改变 APD，延长 ERP（尤其是房室结 ERP），使 ERP/APD 比值增加，能降低窦房结、异位起搏点的自律性，减少折返引发的室上性、室性的心律失常；静息状态下Ⅱ类药对窦性节律常无影响；在交感神经兴奋时，Ⅱ类药可明显抑制窦性心率。对希-浦系统、心室肌的不应期、传导性影响不大；但在长期应用、大剂量、缺血、缺氧时，可使希-浦系统、心室肌的不应期延长、传导性减慢，可抑制心肌收缩。Ⅱ类药能抑制细胞质钙超载，提高慢反应心肌细胞动作电位的发生阈，减少迟后除极。

Ⅱ类药有普萘洛尔、阿普洛尔、氧烯洛尔、纳多洛尔、吲哚洛尔、噻吗洛尔、醋丁洛尔、阿替洛尔、美托洛尔、艾司洛尔、氟可洛尔、兰地洛尔等。索他洛尔兼有Ⅱ、Ⅲ类药作用特点，能例外地还可抑制复极化，延长 APD。

（3）Ⅲ 类，延长动作电位时程药物、钾通道阻断剂　Ⅲ 类药物是延长动作电位时程药物，又称为复极化抑制剂，能延长复极化时间，有抗颤作用；但又使复极离散度增大，而起致颤作用。适量Ⅲ 类药能延长复极化时间，能阻断多种钾通道（尤其是电压门控钾通道）、钠离子通道、钙离子通道，阻断钾离子过度外流，抑制 I_K 电流（平台期外向电流），可适度延长Ⅱ 相平台期，延长动作电位时程（尤其是原来 APD 较短的心房组织）、有效不应期，使不应期差异适度缩短，动作电位趋向一致，可消除折返；能明显双向抑制房室旁路传导，可治疗预激综合征；能轻度降低动作电位幅度和去极化速率（轻度阻断钠离子通道、钙离子通道）。适量Ⅲ 类药可提高室颤域，可预防恶性心律失常转为室颤、猝死。

胺碘酮兼有Ⅰ、Ⅱ、Ⅲ、Ⅳ 类药作用特点。Ⅲ 类药不宜过量应用，否则易诱发心律失常。目前Ⅲ 类药有胺碘酮、溴苄胺、索他洛尔、丁奈夫汀、甲氧苯汀、伊布利特、多非利特、阿齐利特、司美利特、泰的沙米、尼非卡兰、SSR149744C 等。

乙酰胆碱通过 M 型乙酰胆碱受体耦联的 G 蛋白，能激活乙酰胆碱敏感性钾通道（K_{ACh}），适度促进钾离子外流，促进细胞膜超极化，关闭 L 型电压门控钙离子通道（L 型钙通道），抑制细胞质钙超载，减少迟后除极，能提高慢反应动作电位的发生阈，增大舒张期最大静息膜电位，减慢传导、心率。

（4）Ⅳ 类，钙通道阻断剂　Ⅳ 类药阻断钙通道，能阻断 L 型钙通道的钙电流，可抑制迟后除极，减少触发活动导致的室性心律失常；但又可减弱心肌兴奋-收缩耦联，促使心衰加重，诱发心律失常。适量Ⅳ 类药阻断钙通道、抑制迟后除极时，能降低慢反应动作电位 4 相上升速率，减少心肌细胞质钙超载，提高慢反应心肌细胞动作电位的去极化发生阈，降低窦房结自律性，减慢房室结等冲动传导速度，延长不应期，减慢心率；能减小动作电位 V_{max}，延长房室结有效不应期，变单向传导阻滞为双向传导阻滞，可终止折返激动，但对房室旁路无明显抑制作用。适量Ⅳ 类药可扩张外周血管、冠脉，抑制心肌收缩力，能降低血压，抑制心绞痛；还可调节缝隙连接蛋白 43、血脂、miRNA、M3 型乙酰胆碱受体、血管紧张素Ⅱ 受体 AT1R 等的水平。

Ⅳ 类药有维拉帕米、替阿帕米、戈洛帕米、法利帕米、阿尼帕米、地尔硫䓬、苄普地尔、烯丙尼、蝙蝠葛碱、司巴丁、卡马西平、腺苷、ATP、门冬氨酸钾镁、氯化钾、依地酸二钠等。

2. 房颤的药物选择

房颤的治疗包括基础疾病治疗、节律控制、心室率控制、抗凝治疗等；近年来房颤的非药物治疗发展很快，尤其是导管射频消融治疗房颤，但由于房颤患者数量较多，大多数患者仍以药物治疗为主。

对首次发作的房颤、症状明显的房颤、有可逆性因素（如甲亢、外科手术后）导致的房颤、有机会长期维持窦性心律的患者（如年轻患者、无高血压病史，左房大小正常、房颤持续时间较短），节律控制是首要的选择。

研究发现，抗心律失常药物和节律控制都能维持窦性心律，为持续性房颤的一线干预对策，病死率可降低 50％左右；同时给予华法林可进一步降低死亡风险；有心衰时可给予适当剂量的地高辛，但过高剂量的地高辛可增加死亡风险，未能控制心室率，与患者病死率升高相关。

房颤转复的同时可给予维持窦性心律的药物（可选以下一种）：

（1）胺碘酮注射液（Ⅲ 类抗心律失常药物）　病情严重时，胺碘酮 75～150 mg（3～5 mg/kg）加入 5％葡萄糖液 40 ml，缓慢静脉注射，必要时 1 小时后可重复应用，好转后给以 0.5～2.0 mg/分钟静脉滴注维持。胺碘酮可通过非竞争性阻断 β 肾上腺素受体、钙离子通道，而终止房颤；窦性心律维持率为 69％。也可口服胺碘酮每天 800～1 000 mg。

（2）普罗帕酮注射液（Ⅰc 类抗心律失常药物）　在心电图监测下，给予普罗帕酮 50～70 mg（1.0～1.5 mg/kg）加入 5％葡萄糖液 20 ml，缓慢静脉注射；10 分钟后可重复应用，好转后给予每分钟 0.5～1.0 mg 静脉滴注维持；每天普罗帕酮不超过 350 mg。口服时，普罗帕酮可 450～600 mg，顿服,每天不超过普罗帕酮 900 mg;窦性心律维持率为 39%。

(3)维拉帕米注射液(Ⅳ 类抗心律失常药物)　维拉帕米 5～10 mg 加入 5% 葡萄糖液 40 ml,缓慢静脉注射 2～5 分钟;必要时 30 分钟后可重复缓慢静脉注射。

(4)D-索他洛尔(Ⅲ 类抗心律失常药物)　D-索他洛尔 1.0～1.5 mg/kg 加入 5% 葡萄糖液 20 ml,缓慢静脉注射 5～10 分钟,窦性心律维持率为 39%。

(5)毛花苷 C 注射液　毛花苷 C 0.4 mg 加入稀释液 40 ml,缓慢静脉注射。

有器质性心脏病/心功能不全的房颤患者,首选胺碘酮。胺碘酮、抗凝治疗,在将房颤转为窦性心律方面同等有效;两者对缺血性心脏病的房颤患者疗效相似。

无器质性心脏病的房颤患者,首选 Ⅰa/Ⅰc 类抗心律失常药。无器质性心脏病的患者房颤复律时,也可给以依布利特、普罗帕酮。快速房颤时,可给以 β 受体阻断剂、维帕拉米、地尔硫草、胺碘酮。但过量的抗心律失常药物,常可产生心脏毒性,能致心律失常、负性肌力等;29% 的房颤患者可因药物的副作用而停药。

对无症状的房颤患者、节律控制失败/维持窦性心律可能性较小的患者、节律控制不能改善症状或可能导致不利后果(如频繁电复律、窦房结病变置入起搏器后有心律失常)的患者,一般选择心室率控制更为合适。心房扑动的治疗原则与房颤的治疗原则相同,减慢心率时可给予 β 受体阻断剂、维拉帕米,合并心衰时可给予洋地黄。

3. 室性心律失常的药物选择

室性心律失常本身的危害性,大于室上性心律失常本身的危害性。室性期前收缩偶发于无器质性心脏病患者时,应强调病因治疗,改善代谢,逆转心肌重构,调整神经体液活性水平,消除诱因,多数不要对室性期前收缩本身治疗。对发生于器质性心脏病,尤其是急性心肌缺血的多发性室性期前收缩,要给予抗心律失常药物,防止其形成致命性室性心律失常。

多年来,发生于器质性心脏病如心肌梗死、慢性心衰的室性心律失常的治疗,尤其是正在发作的致命性室性心律失常,一直是临床治疗的难点,要立即终止发作;药物无效时,可应用 ICD,能使室性心律失常的病死率降低,但同时仍需要药物进行辅助治疗;胺碘酮、索他洛尔、多非利特等,能减少 ICD 的过多放电次数。也可给予导管射频消融、手术治疗。

对不能接受 ICD 治疗的多数室性心律失常患者,目前可供选择的药物不多。一些大的临床试验发现,给予 Ⅰc 类(普罗帕酮)和 Ⅳ 类(维拉帕米)抗心律失常药物后,虽然心律失常减少,但常有毒副作用,高危患者(心肌梗死后等)的病死率反而增加。因此 Ⅰc 类和 Ⅳ 类抗心律失常药物的应用逐渐减少,抗心律失常药逐步转向应用单纯性 Ⅲ 类药物(钾通道阻断剂)的 D-索他洛尔、多非利特等,后者能选择性阻断 I_{Kr} 电流,适度延长动作电位时程,能抗心律失常;但目前尚无单纯性 I_{Ks} 阻断剂,仅有同时阻断 I_{Kr}、I_{Ks} 的药物如胺碘酮、阿齐利特。在临床应用中,D-索他洛尔抑制 I_{Kr} 时,常有反向使用依赖性,即在心率减慢时,能使动作电位时程过度延长,易导致医源性长 QT 间期,可诱发扭转性室速(3.5%),可增加心律失常性死亡。研究发现,应不断研究能阻断多种离子通道的抗心律失常药物。

一些 Ⅲ 类抗心律失常药物如胺碘酮、阿齐利特,能同时阻断 I_{Kr}、I_{Ks},还能阻断 I_{Kl}、I_{Na}、I_{Ca-L},没有反向使用依赖性,在各种心率时都能抗心律失常,尤其在心率增快时,还能表现正性频率依赖性,能减少扭转性室速,无负性肌力作用。胺碘酮应用于心衰、心肌梗死二级预防心律失常时,可提高患者存活率,拥有大量循证医学证据,防治心衰、急性心肌梗死的室速/室颤的远期疗效,优于其他抗心律失常药物;防治猝死的远期疗效,胺碘酮优于其他药物,但不及埋藏式心律转复除颤器。胺碘酮能降低心律失常的猝死率约 29%,降低总体病死率约 13%。急性心衰合并室速/室颤给予电复律时,可配合给予胺碘酮。慢性心衰合并非持续性/持续性室速时,能应用胺碘酮;终止心衰合并稳定性室速时,可首选胺碘酮。胺碘酮在心衰、急性心肌梗死合并心律失常的应用中,对病死率的影响是中性的;胺碘酮在防治危及生命的室性心律失常时,疗效肯定,为首选药物。在医院外心脏骤停抢救中,可用胺碘酮替代利多卡因。目前有人不主张在心衰、急性心肌梗死、心肌病猝死的一级预防中应用胺碘酮。

终止室性心律失常的药物,还有利多卡因、普罗帕酮、维拉帕米、普鲁卡因胺、β受体阻断剂等,可给予心肌功能正常、无器质性心脏病的患者。终止室速/室颤方面,利多卡因不及胺碘酮有效。有器质性心脏病的室性心律失常患者,应用普罗帕酮时,可使病死率增加,不应当用普罗帕酮。在远期预防室速/室颤的药物中,β受体阻断剂可降低猝死率,能用于心肌梗死患者终止室速/室颤的一级和二级预防;ACEI、ARB能改善心肌重构,可降低室性心律失常的发生率。

室速伴明显血流动力学障碍、对抗心律失常药物反应不佳的患者,应及时给予同步直流电转复。无脉性室速、室颤时,可给予胺碘酮加电复律。在治疗室颤引发的猝死时,应给予肾上腺素(每次不要＞1mg)、胺碘酮、糖皮质激素。

4. 窦性心律失常

(1)窦性心动过速　轻度的、非病理性窦性心律失常无须特殊治疗,可休息、镇静;重度的、病理性窦性心律失常,常要针对原发性疾病治疗,窦性心动过速心率超过160次/分时,可给予:①镇静剂;②口服β受体阻断剂如普萘洛尔片(每次10 mg,每天3次),美托洛尔片(每次25 mg,每天2次),阿替洛尔片(每次12.5 mg,每天2次),比索洛尔片(每次5 mg,每天1次),卡维地洛片(每次12.5 mg,每天1次);如要迅速控制心室率,可给予静脉制剂。不能应用β受体阻断剂的患者,可给予维帕拉米缓释片(每次120 mg,每天1次)、地尔硫䓬(每次30 mg,每天3次);有心功能不全者,首选洋地黄类。

——可给予美托洛尔2.5 mg,静脉注射,根据需要可隔5分钟重复注射,直到生效;每天总量为10～15 mg。

——可给予艾司洛尔2.5 mg,静脉注射,每分钟0.5 mg/kg,1分钟静注完毕后,继续以每分钟0.05 mg/kg静脉注射维持4分钟。

——可给予维帕拉米5 mg,静脉注射,必要时可重复注射。静脉滴注5～10 mg/kg,每天总量不超过50 mg。

(2)窦性心动过缓　轻度的、非病理性窦性心动过缓无须特殊治疗,可休息、镇静。重度的、病理性窦性心动过缓,常要针对原发性病因治疗。心率低于每分钟40次时,可给予阿托品、溴丙胺太林、麻黄碱、异丙肾上腺素作为紧急处理;有人报道,阿托品可每次给予0.3 mg,每天3次。溴丙胺太林每次可给予15 mg,每天3次;但长期应用效果不大、副作用较大。严重而持久的窦性心动过缓,药物无效时,常要起搏治疗。

紧急情况下可给予阿托品0.3 mg,静脉注射。或异丙肾上腺素1 mg,加入5％葡萄糖液250 ml,静脉滴注,每分钟1～2 μg,常应用于阿托品不能控制时。

5. 期前收缩

抗期前收缩的药物治疗包括:

——无自觉症状、无心脏病的良性偶发性期前收缩,可不治疗,也可服镇静剂、小檗碱、β受体阻断剂、普罗帕酮。

——有心衰而非洋地黄中毒的患者的期前收缩,首选洋地黄类。

——风湿性心脏病的期前收缩,常是房颤的前兆,有心功能不全时首选洋地黄类;无心功能不全时,可给予β受体阻断剂、胺碘酮、维帕拉米。

——频发期前收缩时,不伴器质性心脏病者,一般不给予抗心律失常药物,可给予镇静剂、β受体阻断剂,也可短时间给予美西律、安博律定、普罗帕酮。伴器质性心脏病的患者,一般应治疗原发病,去除诱因,然后可选用β受体阻断剂、胺碘酮;无心肌梗死、器质性心脏病的患者,可选用普罗帕酮、美西律。

——急性心肌梗死伴室性期前收缩时,首选β受体阻断剂、利多卡因、胺碘酮、索他洛尔。不选

Ⅰc类抗心律失常药如普罗帕酮。

——洋地黄中毒患者的室性期前收缩,首先停用洋地黄,如没有高钾血症/高镁血症,可给予补钾、补镁,抗心律失常药物可给予胺碘酮、利多卡因、美西律。

6. 房性心动过速

——房性心动过速(房速)病因较多,要对因治疗;应治疗基础疾病,去除诱因。要根据房速的发作类型、持续时间、对血流动力学的影响而选择药物。对持续性单源性房速,药物不能产生效果时,可给予导管射频消融。

抗心律失常药物仍然是治疗房速的主要方法之一。偶尔短阵发的房速,无明显症状,无须特殊治疗,可休息、镇静。频繁发作、伴心悸的短阵的房速,主要口服Ⅰa、Ⅰc、Ⅲ类药(如胺碘酮、普罗帕酮)治疗;β受体阻断剂、钙通道阻断剂、洋地黄的疗效不肯定;部分儿茶酚胺敏感型、触发活动引发型房速,可给予β受体阻断剂。

阵发性持续的房速,常有明显症状,需急诊治疗;一般静脉注射抗心律失常药物控制心室率,或转复为窦性心律。快速注射腺苷、ATP,对部分右房房速有效。β受体阻断剂、钙通道阻断剂对部分房速有效,但终止时间较长,对大部分房速,常仅能抑制房室传导而减慢心率。Ⅰc、Ⅲ类药(如胺碘酮、普罗帕酮)治疗房速的有效率为50%左右。

——终止房速时,可给予毒毛旋花苷C、β受体阻断剂、胺碘酮、普罗帕酮、维拉帕米、地尔硫䓬,可静脉注射。

——对血流动力学不稳定房速,可给予直流电复律。

——对长期反复发作的房速,可给予β受体阻断剂、维拉帕米、地尔硫䓬。

——对有冠心病的房速,可给予β受体阻断剂、胺碘酮、D-索他洛尔。

——对有心衰的房速,可给予胺碘酮。

——对有房室传导阻滞的房速,可给予心脏起搏器。

——对特发性房速,可给予导管射频消融治疗;无效时,给予胺碘酮。

7. 室上性心动过速

室上性心动过速(室上速)包括房室结折返性心动过速(AVNRT)、房室折返性心动过速(AVRT)、房速、房扑、窦性快速心律失常。

——无心电图记录的室上速,可根据经验给予β受体阻断剂。

——有心电图记录的室上速,①窄QRS室上速,可给予迷走神经刺激、腺苷、维拉帕米、地尔硫䓬;血流动力学不稳定时给予直流电转复。②宽QRS室上速,可给予直流电转复、普罗帕酮、胺碘酮、索他洛尔、普鲁卡因胺。

室上速也可给予以下一种或几种先后应用:

——普罗帕酮注射液,35~75mg加5%葡萄糖液20ml,缓慢静脉注射。

——维拉帕米注射液,5mg加5%葡萄糖液40ml,缓慢静脉注射。

——ATP 15mg加生理盐水2ml,在2秒内静脉注射;2分钟内室上速不终止,可再给予15mg加生理盐水2ml,在2秒内静脉注射。

——毒毛旋花苷C,0.4~0.8mg用5%葡萄糖40ml稀释后,缓慢静脉注射;可再给予0.2~0.4mg,24小时内不>1.2mg,起效较慢;无效时给予胺碘酮。

——腺苷,可终止阵发性室上速,给予3~6mg,加生理盐水2ml,在2秒内静脉注射,2分钟内阵发性室上速不终止,可再给予6~12mg在2秒内静脉注射。

——普萘洛尔,是β受体阻断剂,5mg加入稀释液40ml,缓慢静脉注射。

阵发性室上速复发时的抗心律失常药物,可给予以下一种药物口服:

——地高辛片,口服,每次0.125~0.25mg,每天1次。

——维拉帕米片,口服,每次40mg,每天3次。

——普罗帕酮片,口服,每次 0.1～0.15 g,每天 3 次。

——普萘洛尔片,口服,每次 10 mg,每天 3 次。

——胺碘酮片,口服,每次 0.2 g,每天 3 次。室上速有时可选非药物方法治疗。

8. 扭转型室性心动过速

扭转型室性心动过速(扭转型室速)病因较复杂,治疗各不同,应去除诱因;诱因常为遗传性基因突变、低钾血症、低镁血症、应用 I a/一些 I c、应用吩噻嗪/三环类抗抑郁药、颅内病变、Ⅲ 度房室传导阻滞等;药物转律首选硫酸镁(2 g 稀释到 40 ml,减慢静脉注射,然后每分钟 8 mg 静脉滴注)、异丙肾上腺素 (但对缺血性心脏病、先天性长 QT 综合征不可用)以缩短 QT 间期,也可给予利多卡因、美西律、苯妥英钠;无效时可给予临时性心脏起搏器(起搏前可给予阿托品、异丙肾上腺素)。获得性长 QT 综合征、心动过缓引发的扭转型室速患者,医院内无心脏起搏器时,可慎用异丙肾上腺素,不用胺碘酮。遗传性长 QT 综合征,可给予 β 受体阻断剂、苯妥英钠起搏;药物无效时,可进行颈部交感神经切断术。

9. 特发性左室心动过速

首选维拉帕米(异搏定)静脉注射(有效率为 85%),也可给予地尔硫草、β 受体阻断剂＋钙通道阻断剂,如无效,可给予普罗帕酮、氟卡尼、普鲁卡因胺、奎尼丁、胺碘酮、索他洛尔。

10. 心室纤颤

心室纤颤(室颤)最有效的方法是非同步化电除颤。低钾血症、低钙血症、低镁血症引发时,应给予氯化钾、氯化钙、硫酸镁。室颤时抗心律失常药物可给以下一种或 2 种:

——首选胺碘酮注射液,75～150 mg 加入 5% 葡萄糖液 40 ml 中,缓慢静脉注射,有效后持续静脉滴注。

——利多卡因注射液,100 mg 加入 5% 葡萄糖液 20 ml 中,缓慢静脉注射,5 分钟后可重复应用,有效后以 1～4 mg/分钟持续静脉滴注。

——普罗帕酮注射液,70 mg 加入 5% 葡萄糖液 20 ml 中,缓慢静脉注射,有效后持续静脉滴注。

——洋地黄引发室颤时,给予苯妥英钠注射液 100 mg,加入注射用水 20 ml 中,缓慢静脉注射,5 分钟后可重复应用;可给予 10% 氯化钾 15 ml 加入 500 ml 的 5% 葡萄糖液中静脉滴注。室颤波纤细者可给予肾上腺素,使其转为粗颤波。

室颤时口服抗心律失常药物可给以下 1 种:

——美西律片,口服,每次 0.1～0.2 g,每天 3 次。

——普罗帕酮片,口服,每次 0.1～0.2 g,每天 3 次。

——普萘洛尔片,口服,每次 10 mg,每天 3 次。

——胺碘酮片,口服,每次 0.2 g,每天 3 次。

——美托洛尔片,口服,每次 10 mg,每天 3 次。

11. 心肌梗死的心律失常

——急性心肌梗死伴室上速时,可静脉给以维拉帕米、地尔硫草、美托洛尔。

——有心肌梗死、心衰的心律失常者,一般可给以电转复、洋地黄。急性心肌梗死伴房颤时,如血流动力学不稳定可给予电转复;如血流动力学稳定,无心功能不全时,可给予美托洛尔、维拉帕米、地尔硫草、胺碘酮静脉注射,然后口服胺碘酮维持;有心肌梗死、心功能不全、心律失常时,给予洋地黄。

——持续性急性心肌梗死室速,伴心绞痛、肺水肿,血压＜90 mmHg 时,可给予同步电转复;没有伴心绞痛、肺水肿时,可给予利多卡因、胺碘酮、普鲁卡因胺、索他洛尔静脉注射。

——一般急性心肌梗死伴室性心律失常时,可给予胺碘酮、β 受体阻断剂,不要应用 I c 类抗心律失常药物。

12. 心衰的心律失常

心衰的心律失常时,一般应治疗引发心衰的原发病,去除诱因,纠正水电解质紊乱,可给予胺碘酮。不要应用Ⅰ类抗心律失常药物。

(1)心衰室性心律失常的发生机制　心衰是各种心脏疾病发生发展的终末阶段。心衰易并发恶性室性心律失常,约85%心衰患者发生的心源性猝死,是由恶性室性心律失常所致,恶性室性心律失常的发生率随心衰的发展而增加。患者被确诊为心衰后1年内的病死率约为20%,8年内的病死率超过80%。50%以上心衰患者死于猝死,其猝死率比一般人群高6～9倍。近年已从多方面阐述了心衰室性心律失常的发病机制,包括:

——动作电位持续时间和离子流的改变:心律失常的发生机制包括触发活动、异常自律性、折返激动等。触发活动是心律失常的一个重要机制,心室动作电位延长是其表现之一。动作电位延长的细胞电生理包括:L型钙通道电流增加,I_{Ks}、I_{Kr}、I_{Kl}等钾通道电流减小,舒张期心肌细胞质钙离子水平下降缓慢,钠泵功能降低。心衰和心肌肥厚引起钠电流增加,延长室性动作电位时程,钠钙交换增强,肌浆网钙泵功能下调,增加钙离子激活氯离子通道而排出氯离子,同时可产生瞬间内向钙离子流,促进肌浆网自发释放钙离子,可产生迟后除极。肾上腺素对心衰患者钙离子内流的刺激作用减弱,可能是β受体水平下调、交感神经末梢神经张力降低、心肌细胞膜钙通道密度降低所致;而一过性外向电流I_{to}的减少,对动作电位延长的影响较小。

I_f电流减小,毒蕈碱受体信号通路活性上调,使固有的窦性周期延长,可保护心脏,即相对较慢的心率对心衰患者有益。心衰时交感神经兴奋、迷走神经抑制,血中儿茶酚胺水平升高,窦房结性心率加快,是心衰患者发生心源性猝死的先兆。心衰后期心肌纤维化,传导速度变慢,心室电活动不均一,能增强单向传导阻滞,促进折返发生,可引发室速进一步发展为恶性室性心律失常。

——神经体液因子的变化:心排血量和外周血管阻力,是决定肾脏水钠排泄的主要因素。心排血量下降,外周血管充盈不足,能反射性引起水钠潴留、肺充血。压力感受器功能减低时,外周灌注不足能激活交感神经,使血肾上腺素、去甲肾上腺素、肾素-血管紧张素Ⅱ-醛固酮系统的活性水平升高,促进释放精氨酸加压素,刺激口渴中枢,引起大量饮水,结果导致肾性水钠潴留、低钠血症;水钠潴留增加心室的容积和压力,引起心肌机械-电反馈,并通过激活中枢和周围肾上腺素能神经系统、活化与开放钠离子通道,促发恶性室性心律失常。高水平血管紧张素Ⅱ等可促进心肌重构,可提高心肌自律性、引起触发活动;能导致折返激动;也可通过增加钾和镁的排出,而间接引起心律失常。

——基础的器质性心脏病:绝大多数心律失常由心肌受损、纤维化导致,提供了心律失常发生的基质,导致单向阻滞或缓慢传导而引起折返。胶原纤维排列扭曲和破裂,可形成心肌细胞的不均一性。

——机械性因素:心衰室性心律失常可发生心脏机械性改变,可有心脏前负荷、后负荷增加,导致室壁张力增加、左室扩张,能改变心肌电生理特性,导致动作电位时程、不应期缩短,产生致心律失常的基质。心肌细胞的肥大可引起自律性增高,可引起触发活动,导致心律失常。

——电解质紊乱:心衰时常有电解质紊乱,由于肾素-血管紧张素Ⅱ和交感神经系统的激活、利尿剂的应用,显著的低钾血症和低镁血症较常见。利尿剂直接促进钾离子、镁离子经肾脏排出,而且由利尿剂继发的高醛固酮血症和代谢性碱中毒,更能促进钾离子、镁离子的排出。循环中肾上腺素激活$β_2$受体,促进钾离子进入细胞内,能加重低钾血症。低钾血症、低镁血症能直接致心律失常,或由于有儿茶酚胺、洋地黄、抗心律失常药物的影响而共同导致心律失常。

——心肌缺血:可促进心律失常发生。无症状、有症状的心肌缺血,都可由电解质紊乱、酸中毒或其他介质的作用,导致心肌局部电生理紊乱,引起心律失常,局部传导和不应期改变,自律性增加,可引起室性心律失常;在存在低钾血症、儿茶酚胺分泌增多、应用洋地黄和抗心律失常药物时,室性心律失常更易发生。

　　——磷酸二酯酶抑制剂:是正性肌力药物,可通过增加细胞质钙离子、cAMP,引起迟后除极,提高心肌自律性,引起触发活动,加重心肌缺血、室性心律失常。心衰患者用米力农治疗后,血流动力学明显改善,但死亡率增加20%,13%出现持续性室速、室早、非持续性室速。

　　——拟交感神经药:如多巴酚丁胺、沙丁胺醇,也增加室性心律失常、死亡率。一般地高辛并不明显增加充血性心衰室性心律失常的发生率,但研究显示,在心肌梗死后心衰伴室性心律失常的患者中,地高辛治疗增加死亡率;地高辛中毒时可出现各种房性/室性心律失常、各种程度的房室传导阻滞。

　　——遗传倾向:研究表明,父母若一方有家族性猝死史,其后代猝死发生概率比一般人高40%。如夫妇双方都有家族性猝死史,后代猝死发生率比一般人高80%。心衰时离子通道表达异常、心肌 RyR2 和 CASQ2 基因突变,与多型性室速的发生相关,易致心源性猝死。缝隙连接蛋白表达水平降低、功能异常,可导致心肌电活动及其传导发生改变,进而引起室性恶性心律失常。

　　有人研究1638位冠心病左室功能不全者的心电图,发现心电图上左束支传导阻滞及室内传导延迟,能增加50%的心律失常发生率及死亡率。右束支阻滞常与心律失常及死亡无关。信号平均心电图异常,为心肌梗死后心脏猝死及持续性室速的预测因子。EF<40%也是强的预测因子。EF<40%合并信号平均心电图异常,可预测34%的室性心律失常事件。信号平均心电图正常者仅有4%发生室性心律失常。用标准的电生理方案可诱发室速或室颤者,在之后可有较高的自发室速发生率,且需要ICD治疗。

　　(2)心衰室性心律失常的治疗　心衰室性心律失常在治疗时,除基础疾病的治疗、心衰本身的纠正外,室性心律失常的处理有其特殊性,治疗目的是减少死亡率,因此治疗中应严格把握适应证,防止产生新的心律失常或加重原有的心衰。

　　——病因及诱因的治疗:绝大多数心衰都能找到相应的病因,针对基础疾病的治疗是心衰治疗的基础。对已知的高血压、冠心病等,应积极地控制血压,采用药物、手术、介入的方法改善心肌供血。对一些先天性心脏病、慢性瓣膜病,可采取手术、介入的方法予以治疗。要消除心衰的诱因如感染、劳累、情绪激动、静脉输入液体过多等。

　　——减少或停用可能诱发、加重心律失常的药物:在心衰的治疗过程中,许多抗心衰的药物,可诱发、加重原有的心律失常。如拟交感神经药物沙丁胺醇可增加室早的发生率;正性肌力药物如磷酸二酯酶抑制剂等可通过提高心肌细胞的自律性,改变传导性和不应期产生折返,而导致室性心律失常的发生并增加猝死率。

　　——纠正电解质紊乱:在心衰的治疗过程中,由于控制钠盐摄入,大量应用利尿剂,心衰患者本身由于右心功能不全的影响而进食差,易出现电解质的紊乱,特别是低钾血症、低钠血症,可直接导致室性心律失常,因此对心衰合并室性心律失常的患者,应积极地补钾、补镁及纠正低钠血症。

　　——改善心脏功能:合理使用利尿剂、强心剂等,积极改善心功能。随着心脏功能的改善,许多患者的室性心律失常可以消失。

　　——抗心律失常药的应用:许多抗心律失常药物有导致或加重原有心律失常的作用,称为抗心律失常药的致心律失常作用。在心衰的治疗过程中,特别是应用了大量的利尿剂、正性肌力药物如洋地黄及合并低钾血症、低镁血症的情况下,应用抗心律失常药物要更加谨慎。许多抗心律失常药本身有负性肌力的作用,可以加重原有的心衰。试验证实,除β受体阻断剂外,其他抗心律失常药物都无减少室性心律失常猝死的作用。因此在应用抗心律失常药物时,必须权衡利弊。

　　在充血性心衰时,由于组织灌注低下,药物分布、代谢、清除发生变化,肝、肾血流量减少,肝脏中药物代谢酶活性降低,结果药物代谢清除能力受损,半衰期延长,分布容积减少,因此在充血性心衰时,药物的用量应从1/2～1/3小剂量开始,进而根据血浆浓度来调整。

　　——Ⅰ类抗心律失常药:有较强的抑制心律失常作用,其中Ⅰa类药抑制一般室性心律失常的有效率为 67%，Ⅰb 类为 50%，Ⅰc 类为 80%。但是在充血性心衰患者，其有效率明显下降，而且其负性肌力作用、致心律失常作用很明显。在充血性心衰合并室性心律失常的治疗中，应分清引起心衰的基础疾病区别对待。对心肌梗死后心衰者，研究提示，Ⅰc 类药物不能改善预后，反而可使患者的死亡率及猝死增加。在充血性心衰患者中应用Ⅰ类抗心律失常药已基本被否定。

——Ⅱ类抗心律失常药物：大规模试验证实，β 受体阻断剂能有效治疗心衰室性心律失常，减少猝死的发生，较安全、有效，无论患者有无心功能不全，β 受体阻断剂都能抗心律失常，能抑制室性异位搏动，减少心脏性猝死，能阻断肾上腺受体，阻滞交感神经介导的触发活动，降低窦房结自律性，降低细胞质钙离子水平。

——Ⅲ 类抗心律失常药物：胺碘酮阻滞钾离子复极化电流，能增加折返的波长而抑制室速。对胺碘酮的长期生存益处尚存在争议，绝大多数研究显示，其相对于安慰剂并未显示出明显的益处。一项荟萃分析显示，在心肌梗死后心功能不全、缺血性扩张型心肌病患者应用胺碘酮，能降低心脏猝死率，但并未显示统计学意义。长期应用胺碘酮可有肺、肝、甲状腺、皮肤的不良反应；特别是肺毒性最重要，其发生率是 0.07%~13%；不良反应中约 10% 是致命的。应充分比较探讨胺碘酮的危险和效益比，进而对患者充分说明。

——索他洛尔：是一种兼有 β 受体阻断作用的 Ⅲ 类抗心律失常药，其主要的电生理作用是延长复极化，能抑制室早、非持续性室速、室颤，能广泛抗心律失常，但在充血性心衰患者中应谨慎使用。研究表明，其在治疗过程中可使 2%~4% 的心律失常恶化。

(3)新型药物　新型药物可分为四类。

第一类，包括阿齐利特(Azimilide)、决奈达隆(Dronedarone)、Tedisamil，此类药物和胺碘酮相似，多为 Ⅲ 类药物，可延长复极时间，并抑制多种离子通道，拥有和胺碘酮相似的作用，却没有其不良反应。CPUY11018 能阻断 I_{Kr}、I_{Ks}、I_{kur}、I_{Ca-L}、I_{to} 等通道，具有复合型 Ⅲ 类抗心律失常药物作用特征，可有效抑制多种室性心律失常、房颤，延长病变心房有效不应期，对房性和室性心律失常均有治疗作用。

第二类，选择性抑制心房离子通道药物，包括 AZD7009、AVE0118、5-羟色胺受体抑制剂，该类药物对心房离子通道或受体具有高度选择性，能有效避免致室性心律失常作用。其中 AZD7009 是一种理想的多离子通道阻滞剂，能有效抑制 I_{Kr}、I_{Na}、I_{Kur}。

第三类，破坏房颤发生和维持的基质，该类药物能有效防止心房重构、纤维化和炎症反应，破坏房颤的发生和维持基质，主要包括 ACEI、ARB、他汀类药物等。该药对于合并器质性心脏病，如心衰、高血压、瓣膜病或冠心病等的患者可能尤为有效。

第四类，新型心率控制药物，选择性腺苷 A1 受体拮抗剂将是一种理想的心率控制药物，包括 Tecadenoson、SDW-WAG994。Tecadenoson 可有效避免低血压发作、血管扩张等不良反应，是正在研究的选择性腺苷 A1 受体拮抗剂，Tecadenoson 比腺苷房室结选择性更好、半衰期更长、给药途径更多。

(4)其他治疗

——氧疗、ω-3 脂肪酸、他汀类药物：能减少患者心律失常发生率，但临床结果仍有争议。有人对 6 700 例左室功能不全患者进行了观察，结果表明，抗栓治疗可减少心脏猝死率，可归因于阿司匹林和抗凝治疗，降低了这类高危患者中发生冠脉堵塞的风险。

——植入 ICD：有三个研究证明了 ICD 在缺血性心衰中的有预防作用，相比于传统的抗心律失常药物治疗，ICD 使死亡率下降 23%~55%，生存率改善几乎都是由于其减少了心脏猝死。因此凡是符合 ICD 植入指征的心衰患者，均应建议 ICD 治疗。ICD 的重要进步在于其经静脉植入技术，发生器进一步变小，ICD 寿命的延长和心律失常检测技术提高。目前 ICD 的选择包括单心室、双腔、双心室的心脏再同步治疗，并且可进行室速和室颤的分层治疗。目前存在的问题是房颤伴室速时，可有不恰当放电、反复复发室速时 ICD 的多次放电、机器植入相关感染、右室起搏较多时的心衰恶化,尤其当心室功能已经处于代偿边缘时。ICD 联合双心室起搏,在长期的随访中证明能改善心衰患者的生存率及减轻症状。双心室起搏可改善心室收缩异常的左室收缩协调性。心脏再同步化治疗已被证明能改善血流动力学,增加 EF,增强活动耐力,改善生活质量。在心功能严重受损 EF 较低(<35%)且 QRS 波增宽(>160 ms)的患者,应用 ICD 的双心室起搏,可以减少猝死率、心衰发作住院率;而单独双心室起搏,常未显示其有减少心脏猝死发生的作用;还要进一步研究。

——心衰患者发生室性心律失常的紧急处理:心衰时发生室性心律失常可能对患者是致命的,其处理原则应该与同时改善患者的血流动力学相结合。并且在急性心衰发作心律失常时,应注意到有无一些如用于血流动力学监测的导管所致的机械性可逆因素。也应注意处理心衰时所用的药物、电介质紊乱、缺氧状态,都是致心律失常的可逆因素。由于相对起效迅速及有效,静脉注射胺碘酮在心衰患者发作心律失常时的作用已获得广泛认可。心衰患者发作室性心律失常,往往伴血流动力学异常,一般需早期电复律,而非尝试使用药物终止心律失常。在进展性心脏疾病,往往由于心室内传导异常,而使心室与室上性的心律失常分离,但不管心律失常起源如何,电复律一般是恰当的。

——心脏骤停的一般处理原则:室颤者应立刻进行直流电除颤。心室停顿者应进行紧急人工心脏起搏。电-机械分离的处理较为困难,合理选择药物有可能恢复心脏的电-收缩耦联。肾上腺素类药物是首选,现在多数学者主张使用较大剂量的肾上腺素。钙通道阻断剂可降低心脏停搏时的能量消耗,维持心肌细胞内离子的稳定性,有利于心功能的恢复,可延迟室颤后电-机械分离的时间。在有效循环已经建立出现明显的酸中毒时,可适量使用碳酸氢钠。由于电-机械分离的主要发生机制是钙离子代谢障碍,心肌细胞质钙超载,钙剂一般避免使用。

——心衰时心脏猝死的预防:随着心衰的进展,心脏猝死的发生率增加,导致猝死的直接原因包括室速、室颤、心室停顿、栓塞事件。血管性心衰者中,明显的猝死机制是主动脉瘤的破裂;由于机制的复杂性,预防是综合性的。

——基础疾病和心衰本身的治疗:长期肾上腺素能的高活动性,在充血性心衰中占中枢作用,并对心肌细胞有害。β受体阻滞剂能直接降低肾上腺素的致心律失常作用,其抗心衰、抗缺血、抗高血压作用,也有抗心律失常作用。已证实,β受体阻断剂,能减少心衰患者的死亡率。ACEI 能改善心衰和左室功能不全者的生存率,不管其心衰的病因和症状严重性如何,ACEI 能保护血管内皮和血管舒缩功能,可预防缺血;可减小左室大小和心衰严重性。ACEI 对自发的室早和非持续性室速无抑制作用,然而可防止心脏的电重构。

——抗栓治疗:抗栓治疗在心衰中预防猝死的作用尚不明确。窦性心律较房颤患者的脑卒中率低得多,房颤需要华法林治疗。

三、抗心律失常药的作用

1. Ⅰa类

(1)奎尼丁 奎尼丁是Ⅰa类广谱抗快速心律失常药物,是奎宁的右旋异构体,对心脏的作用比奎宁强 5～10 倍,是细胞膜稳定剂,能阻断心脏钠通道、多种钾通道、钙通道。奎尼丁 1 μmol/L 时即可阻断钠通道、I_{Kr} 钾通道,较高浓度的奎尼丁,尚能阻断 I_{Ks}、I_{Kl}、I_{to}、I_{Ca-L} 通道,还能阻断胆碱受体。

适量奎尼丁主要能阻断开放状态的钠通道,抑制心室、心房、浦肯野纤维去极化时钠离子内流,适当延长钠通道失活后的恢复时间,抑制心肌异位起搏、自律性,降低动作电位 0 相上升速率,降低动作电位幅度,抑制心肌细胞的传导性/兴奋性,适当延长有效不应期、动作电位时程。奎尼丁适当阻断钙通道、减少钙离子内流后,能轻度负性心肌肌力、负性传导、负性自律性、延长有效不应期,还有轻度局麻、扩张外周血管作用。奎尼丁能抑制 M 受体;可阻断 α 肾上腺素受体,扩张血管。但奎尼丁明显阻断钾通道、明显延长心房、心室、普肯耶细胞的动作电位时程,在心率减慢、低血钾时,易诱发早后除极、房室传导阻滞。

速释型奎尼丁(每片 0.2 g)口服后 60%～100%被胃肠道吸收,经 1～2 小时血药水平达高峰;缓释型奎尼丁(每片 0.3 g)口服后 40%～95%被胃肠道吸收,经 2～8 小时血药水平达高峰;生物利用度为 80%～90%,血浆蛋白结合率为 75%左右,15～60 小时血水平达稳态;心肌组织中药物水平为 2～6 μg/ml,常较血药水平高 10～20 倍。奎尼丁口服后血清除半衰期为 3～14 小时,主要经肝细胞色素 p450 氧化酶氧化代谢、其羟化代谢物仍有药理活性,由肾脏排除;20%奎尼丁以原形随尿液排出。

奎尼丁为广谱抗心律失常药,适用于房颤、房扑、室上速、室速、频发室性期前收缩的转复和预防。房颤、房扑目前虽多采用电转复治疗,但奎尼丁仍有应用价值,可用于转复律后防止复发。

腹泻是奎尼丁常见的副作用(30%～50%),腹泻引起的低血钾,易促进奎尼丁引发扭转型室速。奎尼丁可引起金鸡纳反应,表现为头痛、耳鸣、腹泻、恶心、失听等及药物热、血小板减少、低血压,与血奎尼丁水平过高有关。高水平奎尼丁的心脏毒性较为严重,可致房室/室内传导阻滞。应用奎尼丁的患者,2%～8%可出现 QT 间期延长、扭转型室速。奎尼丁的 α 肾上腺素受体阻断作用,能使血管扩张、血压下降、促进心衰。

奎尼丁的阻断 M 受体的作用,可加快窦性心率及房室传导;在治疗房扑时,奎尼丁能加快心室率,因此应先给予钙通道阻断药、β 肾上腺素受体阻断药、地高辛,以减慢房室传导,防止心室率加快。

奎尼丁与地高辛合用能使地高辛肾清除率降低,而升高其血药水平;奎尼丁与双香豆素、华法林合用时,奎尼丁可竞争性与血浆蛋白结合,能使游离的双香豆素、华法林增加,抗凝血作用增强。同时服用肝细胞色素 p450 氧化酶诱导剂苯巴比妥,能加速奎尼丁在肝中的代谢。奎尼丁引发晕厥、猝死较少见。奎尼丁禁止应用于孕妇、血压过低、高度房室传导阻滞、严重窦房结病变、严重心肌损伤的患者。奎尼丁不要与普鲁卡因胺、三环类抗抑郁药合用;合用可延长 QT 间期。

(2)普鲁卡因胺　普鲁卡因胺的心脏电生理作用与奎尼丁相似,是广谱抗心律失常药物,是细胞膜稳定剂,但无明显阻断 M 受体/α 肾上腺素受体的作用;适量普鲁卡因胺能阻断开放状态的钠通道,可适当降低心肌细胞自律性,减慢心电传导,能适当延长大部分心脏组织的动作电位时程和有效不应期;可抑制房室结以下的传导,因此治疗房性心动过速的作用较差;较少抑制心肌收缩力。

口服速释型普鲁卡因胺后,吸收迅速而完全(80%～100%),口服 1 小时后血药水平达高峰,静脉注射 15～60 分钟后血药水平达高峰,肌内注射 0.5～1 小时后血药水平达高峰;达稳态要 21 小时。血浆蛋白结合率为 15%。生物利用度约 80%;血清除半衰期为 3.5 小时;主要经肾脏排出。有效血水平为 4～12 μg/ml。

口服普鲁卡因胺在肝脏能代谢为 N-乙酰普鲁卡因胺,仍有抗心律失常作用,但药理学特性不同,几乎没有钠通道阻断作用,能阻断钾通道,延长动作电位时程的作用与普鲁卡因胺相当。静脉注射时,常不代谢为 N-乙酰普鲁卡因胺。肾脏衰竭时,血 N-乙酰普鲁卡因胺水平升高;肝功能减退时,不影响普鲁卡因胺清除率。

普鲁卡因胺与奎尼丁相同,对房性/室性心律失常均有效。静脉注射或静脉滴注普鲁卡因胺,可用于室上性/室性心律失常的急性期治疗;但对急性心肌梗死所致的持续性室性心律失常不作首选。

口服普鲁卡因胺时,可有胃肠道反应;静脉给药(血药水平 >10 μg/ml)时,可引起低血压和心肌电传导减慢。N-乙酰普鲁卡因胺的血药水平大于 30 μg/ml 时,可引发扭转型室速。普鲁卡因胺的变态反应较常见,有皮疹、药热、白细胞减少、肌痛等。普鲁卡因胺的中枢不良反应为幻觉、精神失常等。长期应用时不良反应较多,少数患者可出现红斑狼疮综合征,目前已较少用。盐酸普鲁卡因胺片每片 0.25 g,盐酸普鲁卡因胺注射液 0.1 g/ml。

2. Ⅰb 类

(1)利多卡因 利多卡因是局部麻醉药,1963 年开始应用于抗心律失常,是Ⅰb 类轻度阻断钠通道的抗心律失常药物,适量利多卡因能减小动作电位 0 相上升斜率,有细胞膜稳定作用,轻度阻断激活和失活状态的钠通道,减慢钠离子电流,轻度减慢心室传导,轻度抑制房室旁路传导,消除折返激动,可轻度抑制心室激动性,提高心室颤域。当钠通道恢复至静息态时,利多卡因对钠通道的阻断作用迅速解除,因此利多卡因对能自发去极化的心肌组织(如缺血区)的钠通道(处于失活态)的阻断作用较强,能减小动作电位 4 相复极的钠电流,促进钾离子排出,缩短复极过程、不应期,提高心肌兴奋阈、室颤域、降低心室肌、希 -普系统自律性,消除折返,抑制心室应激;对缺血、强心苷中毒所致的自发去极化型心律失常,利多卡因有较强的抑制作用。一般心房肌细胞动作电位时程较短,钠通道处于失活状态的时间较短,这时利多卡因的阻断作用也较弱,因此利多卡因对房性心律失常的疗效较差。利多卡因能缩短普肯耶纤维、心室肌的动作电位时程。利多卡因对正常心肌组织的电生理特性影响较小。

利多卡因口服首过消除明显,生物利用度较低,常静脉注射,静脉注射的生物利用度为 100%,有效血水平为 1.5~5 μg/ml,血浆蛋白结合率约 70%,体内分布广泛,几乎全部很快在肝中代谢(去乙基化,代谢率依赖于肝血流量)、代谢产物有抗心律失常、局部麻醉的活性;代谢物由肾脏排出,10% 以原型由肾脏排出。静脉用药后起效较快(2~5 分钟)、较安全、疗效较好、穿透力较好、对心肌收缩抑制作用较小,作用持续时间是普鲁卡因胺的 2 倍,一般为 1.5 小时,较丙胺卡因为短;血清除半衰期为 6~12 小时。

利多卡因既往用于各种病因的室性心律失常,但是近年来其地位受到质疑。在 2004/2005 年一些国际指南中,一些室速/室颤的治疗未推荐应用利多卡因。在心衰合并室性心律失常猝死的预防上,不主张应用除胺碘酮以外的其他抗心律失常药物。终止室速/室颤时,利多卡因的有效率不及胺碘酮和普鲁卡因胺。在胺碘酮基础上,加用利多卡因,可减少胺碘酮用量,增加有效率。

利多卡因的心脏毒性较低、促心律失常作用较小,主要应用于室性心律失常的防治,常应用于防治急性心肌梗死的室性心律失常;但可诱发心搏骤停。利多卡因可用于心脏手术、心导管术、强心苷中毒所致的室速、室颤中,能应用于室颤复苏后预防复发。

肝功能不良患者静脉注射利多卡因过快时,可出现头昏、嗜睡、激动不安、语言障碍、感觉异常、惊厥、视力模糊、肌肉抖动等;剂量过大时,偶可引起窦性心率减慢、房室传导阻滞、低血压。Ⅱ、Ⅲ 度房室传导阻滞、心衰、休克、病窦综合征患者禁用利多卡因。眼球震颤是利多卡因产生毒性的早期信号。心衰、肝功能不全患者长期滴注利多卡因后,可产生利多卡因药物蓄积;儿童或老年患者应适当减量。利多卡因与奎尼丁、普鲁卡因胺、美西律合用,可增强其作用;与异丙肾上腺素合用,可降低其作用。盐酸利多卡因注射液 173 mg /10 ml。

(2)苯妥英钠 苯妥英钠的电生理学作用与利多卡因相似;苯妥英钠不太影响房室结传导、希-普系统传导,能治疗地高辛中毒的房室传导阻滞;治疗剂量不影响心脏排出量、外周阻力,大剂量可引发外周血管扩张、心肌收缩力降低、产生低血压。适量苯妥英钠能轻度抑制失活状态的钠通道,可降低普肯耶纤维的 4 相自发去极化上升速率,降低心室自律性;可促进钾离子外流,缩短复极过程,消除折返激动,提高室颤阈;能与地高辛竞争钠泵,可减少中毒剂量地高辛抑制钠泵,能抑制迟后除极,可治疗地高辛中毒的室性/室上性心律失常,减慢心率,能治疗利多卡因治疗无效的良性心律失常,但总体疗效不如奎尼丁、利多卡因、普鲁卡因胺。也能应用于有癫痫史患者的心律失常。

苯妥英钠口服吸收慢而不规则,连续每天口服 0.3~0.6 g,10 小时血药水平达峰值,6~10 天达有效血水平(10~20 μg/ml),在体内广泛发布;血浆蛋白结合率为 85%。苯妥英钠主要在肝代谢、失活,5%以原型由肾脏排出;血清除半衰期为17小时。

苯妥英钠血水平超过20μg/ml易产生不良反应,如心动过缓;苯妥英钠主要用于治疗室性心律失常,特别是地高辛中毒引起的室性心律失常,亦可用于心肌梗死、心脏手术、心导管术等所引发的室性心律失常。

苯妥英钠应用中可有恶心、呕吐、嗜睡、血压降低、呼吸抑制、白细胞减少、窦性停搏等不良反应。苯妥英钠快速静注易引起低血压。苯妥英钠的常见的中枢不良反应有头昏、眩晕、震颤、共济失调等,严重者可出现呼吸抑制。低血压时慎用,窦性心动过缓及Ⅱ、Ⅲ度房室传导阻滞者禁用苯妥英钠。苯妥英钠能加速奎尼丁、美西律、地高辛、雌激素、茶碱、维生素D的肝脏代谢。苯妥英钠有致畸作用,孕妇禁用。苯妥英钠与氯霉素、异烟肼合用,可提高疗效;与苯巴比妥合用,可降低疗效。苯妥英钠每片50mg。

(3)美西律　美西律1972年应用于抗心律失常,是Ⅰb类药,化学结构、电生理作用与利多卡因相似,能延长希-普系统、房室结的有效不应期,降低动作电位0相最大上升速率、幅度,降低房、室、希-浦系统的钠离子电流、膜反应性,提高室颤阈;对心肌抑制作用较利多卡因小,长期口服有效,有效血水平为0.5~2μg/ml,超过3μg/ml可引发毒性反应。

美西律口服吸收迅速、完全,口服后3小时血药水平达高峰,作用维持7小时左右,生物利用度为90%,血浆蛋白结合率为70%,血清除半衰期约10小时左右;主要经肝代谢,代谢物由肾脏排出,10%以原型由肾脏排出;能治疗室早、室速,尤其是地高辛中毒、心脏手术、AMI引发的室性心律失常。也可应用于利多卡因应用后的维持治疗。盐酸美西律每片100mg。

美西律的不良反应与剂量相关,过大剂量时,可出现胃肠不适、恶心、呕吐、眩晕等;长期口服美西律,可出现神经症状,如震颤、共济失调、复视、精神失常等。房室传导阻滞、窦房结功能不全、心室内传导阻滞、有癫痫史、低血压或肝病患者慎用美西律。心源性休克、严重慢性室性心律失常、严重心室内传导阻滞、重度心力衰竭时禁用。美西律与奎尼丁、普罗帕酮、普萘洛尔合用,有协同作用,能减少不良反应。

3. Ⅰc类

(1)普罗帕酮　普罗帕酮(心律平)1977年上市,化学结构与普萘洛尔相似,是Ⅰc类药,适量普罗帕酮能阻断开放状态、失活状态的钠通道,是膜稳定剂,能降低动作电位0相上升速率,主要抑制普肯耶纤维传导,也减慢房、室的传导,能降低心肌自律性;可轻度阻断β受体、钾通道,能广谱抗心律失常。普罗帕酮长期口服,能阻断钙通道,可使室上速(包括房颤)转为窦性心率。对复极过程的影响弱于奎尼丁;抑制0相钠离子内流的作用强于奎尼丁。普罗帕酮可用于治疗室速、室上速、预激综合征合并心动过速、房颤。

口服吸收完全,肝首过作用较明显,生物利用度为2%,口服吸收后能经肝脏和肾脏清除,肾脏排除原型不到1%,主要经肝细胞色素p450CYP2D6代谢,代谢产物5-羟基普罗帕酮,对钠通道的阻断作用,与普罗帕酮相近,但5-羟基普罗帕酮对β受体的阻断作用较弱。口服后30分钟起效,2~3小时作用达高峰,有效血水平为0.5~1.8μg/ml,血浆蛋白结合率为90%,血清除半衰期为2.4~11.8小时。盐酸普罗帕酮每片50mg。

普罗帕酮口服后可有消化道不良反应,如恶心、呕吐、味觉改变等,偶见粒细胞缺乏、红斑狼疮样综合征。大剂量普罗帕酮较明显抑制传导速度,故易引发折返,故仅应用于危及生命的心律失常。普罗帕酮的心血管系统不良反应,主要是由于轻度延长心肌细胞动作电位时程、有效不应期,同时较明显抑制传导速度,故易引发折返性室速,能加重充血性心衰;禁止应用于病窦综合征、心衰、房室传导阻滞患者。大剂量普罗帕酮对β受体的过度阻断作用,可导致窦缓、支气管痉挛。肝肾功能不全时,普罗帕酮应减量;心电图QRS期延长超过20%或QT间期明显延长者,宜减量、停药。一般不宜与其他抗心律失常药合用,以避免过度抑制心肌收缩。目前报道,美国FDA没有批准静脉注射普罗帕酮。

（2）氟卡尼 在国外氟卡尼是较常用的抗心律失常药之一。为与国际接轨，目前在国内抗心律失常治疗指南中，均涉及氟卡尼的使用。

——电生理学特性：有膜稳定作用，有明显的频率依赖性阻断心脏快钠通道的作用，能阻滞 I_{Na} 电流，在快速心率时其作用增强，而在正常节律时其作用减弱，对心脏复极没有显著影响；像局麻药一样，它抑制心脏所有部位的传导性、收缩性，对希-普系的作用最大，能延长心房后的不应期，可在折返处引起功能性传导阻滞，可终止、预防房颤。因正常窦房结和房室结的活动轻微依赖于 I_{Na}，故氟卡尼对正常窦房结和房室结功能的影响较小，在正常剂量下，窦律常不变化，PR 间期只轻微延长。因氟卡尼能维持正常窦律，故对房颤能逆转电重构。使用氟卡尼后，显著窦房结功能紊乱（如窦性停搏、有症状的窦性心动过缓）、Ⅱ/Ⅲ度房室（AV）传导阻滞的发生率分别为 1.2%、0.5%。病窦综合征、房室阻滞者使用氟卡尼发生有症状的心动过缓的危险性较高。速释剂氟卡尼每片 0.1 g。

——对心电图的影响：氟卡尼对心脏的所有部位均减弱传导性，故对心电图可见：①轻微减慢正常窦性节律，但对病窦综合征患者能引起窦性停搏和心动过缓；②P 波轻度变宽（减慢房内传导）；③PR 间期轻微延长（减慢希-普系传导）；④QRS 波增宽，尤其在快心率时（频率依赖性抑制室内传导）；⑤ 可引起 QT 间期延长，这种效应主要是因 QRS 增宽之故。JT 间期（QT－QRS）通常未发生变化，表明氟卡尼对心室复极影响较小。

——氟卡尼的药理学特性：口服氟卡尼速释片，吸收快，几乎完全吸收，速释片和控释片分别于口服后约 3 小时、24 小时达血浆峰水平。食物不影响氟卡尼吸收。单剂量口服时，其血清除半衰期为 6～22 小时；多剂量口服时，其半衰期为 12～27 小时。长期治疗时，氟卡尼血浆水平达到稳态需 3～5 天。静脉应用氟卡尼，其达血浆峰水平时间为 1 小时。氟卡尼通过细胞色素 p450CYP2D6 在肝脏代谢，该酶活性的遗传差异可改变氟卡尼的代谢。约 30% 药以原形从尿中排出。经细胞色素 p450CYP2D6 代谢的药物 Fluoxetin、Paroxetine、奎尼丁、Chloroquine、普罗帕酮等，不要与氟卡尼合用。组胺 H2 受体拮抗剂 Cimetidine 可增加氟卡尼的血浆水平、延长半衰期。口服华法林、地高辛、ACEI、ARB、拟交感神经药、茶碱等，均与氟卡尼无药代动力学相互影响，一般氟卡尼与这些药物合用，不影响其血浆水平、半衰期。

——适应证：在很多国家，静脉给予氟卡尼，应用于持续性恶性室速和有症状的阵发性室上速，如房室结/房室的折返性心动过速的急诊治疗；口服氟卡尼的一般适应证，包括持续性恶性室速、有症状影响生活的阵发性房颤、阵发性室上速的防治（静脉和口服）和房颤复发的预防（口服），很少运用于室速的防治。氟卡尼与普罗帕酮一样，也被用于辅助诊断。在隐性 Brugada 综合征患者中，氟卡尼静脉注射可引发典型的心电图改变，该试验应在医院内有抢救条件的环境下进行。

——禁忌证：氟卡尼禁忌用于充血性心衰、心源性休克、无症状性室早、心肌梗死后合并短暂房颤的患者，不能用于有血流动力学显著改变的瓣膜病、严重的窦房结功能障碍、Ⅱ/Ⅲ度房室阻滞、双束支阻滞的患者（传导阻滞除非安置了起搏器）。在 Brugada 综合征的患者中，氟卡尼可能增加胸导联 ST 段抬高、激发恶性心律失常和心脏猝死，不能应用于 Brugada 综合征房颤。在临床实践中，有一些相对适应证的冠心病合并房颤患者，其左室射血分数正常或仅轻微下降，这时可谨慎使用氟卡尼转复房颤。

——氟卡尼在转复房颤中的应用：推荐剂量为 1～2 mg/kg（最大剂量 150 mg）；可用生理盐水、5% 葡萄糖溶液稀释，在 10～30 分钟内静脉注入；不推荐长期静脉给药治疗房颤。推荐口服速释片治疗急性房颤，单剂剂量为 300 mg，常能转复成窦律，而不会引起明显的副作用；不应使用控释片进行转复。如使用初始剂量后不能转复，应考虑电复律。氟卡尼的临时剂量每天不应超过 400 mg。在几项随机试验中（Ⅰ类推荐，证据水平 A），静脉和口服氟卡尼转复 7 天内的房颤较安全、有效，静脉治疗时在 1～2 小时内其转复率为 59%～92%。口服（300 mg 单剂量）与静脉（1～2 mg/kg，10～30 分钟）氟卡尼转复房颤效果相当，然而口服给药转复时间较长于静脉给药

（110分钟：52分钟），其疗效一般（Ⅱb类推荐，证据水平B）。氟卡尼转复房颤时，不使用镇剂、麻醉剂，可给予抗凝治疗。氟卡尼适宜于孤立性房颤、WPW综合征的转复。与伊布利特的效应截然不同，在电复律之前静脉使用氟卡尼，不能增进电复律的成功率，而口服氟卡尼一般却可减少电复律后早期房颤的复发。氟卡尼预防房颤的常用剂量为每天200mg。控释片每天1次；而速释片为每次100mg，每天2次；一般从小剂量开始（每天100mg），1周后剂量增加至每天200mg。用氟卡尼长期治疗房颤，其最大剂量不超过每天300mg，临时最大剂量不超过每天400mg。在老年患者中，小剂量（每天100mg）常足够。如患者发生副作用或肝肾功能障碍，应减少剂量。荟萃分析报道，速释片氟卡尼可减少房颤发生次数、持续时间，能维持60%患者为正常窦律。控释片能否增进氟卡尼的疗效有待确立。在临床中氟卡尼能长期预防孤立性房颤发作。氟卡尼预防房颤的疗效，常优于其他抗心律失常药，几乎不引起结构正常心脏的室性心律失常、额外的心脏副作用。

　　——副作用：心脏转复时可引起短暂的窦性停搏、心动过缓、低血压、轻微神经症状（头晕、对光敏感、双影等）、恶心、呕吐、血转氨酶水平轻度升高，但血流动力学并发症则罕见。与对照组比，房颤患者使用氟卡尼死亡的危险高2倍。无器质性心脏病室上速患者使用氟卡尼，死亡率与对照组没有差别。氟卡尼增加陈旧性心肌梗死患者死亡率。对无器质性心脏病者长期使用氟卡尼，副作用不增加。随着年龄增大、心脏异常进展，患者可能不再属于孤立性房颤，在这些患者中应停止氟卡尼的治疗。氟卡尼有负性肌力的作用，在长期治疗时，约0.4%患者出现新发充血性心衰。副作用通常是短暂的，且继续治疗时或剂量减少时消失。

　　——联合应用：像所有Ⅰ类药一样，氟卡尼能引起房扑、房颤患者心室率增加；同时用房室阻滞剂能减少这种并发症（除非有禁忌证），在氟卡尼治疗前，推荐对所有患者给予β受体阻断剂、钙通道阻断剂、地高辛治疗。β受体阻断剂可减少氟卡尼致心律失常危险。氟卡尼与普萘洛尔合用，会增加两药的血浆水平（20%～30%）。氟卡尼常不能与其他抗心律失常药联用转复房颤。氟卡尼与索他洛尔、胺碘酮合用时，会增加副作用，只有在高危患者其他药物治疗失败后，才考虑与这些药物合用。在一些患者中，胺碘酮增加氟卡尼血水平2倍，胺碘酮与氟卡尼合用时，氟卡尼量应减半。ACEI和ARB对减少心房结构重构、新房颤发作有益，与氟卡尼联用，可增加氟卡尼效应，尤其患者有高血压时。

　　——注意事项：房扑患者不宜使用氟卡尼转复，因为氟卡尼有反向增加心室率的危险。先前氟卡尼转复失败者，电转复成功后又复发，如需再使用氟卡尼，则正常窦律维持的时间至少为4天，而且第二次发作时间小于10小时。房颤时缓慢而稳定的心室率常提示有房室完全阻滞，不宜使用氟卡尼。氟卡尼长期治疗可能抬高心脏起搏阈值，对安置起搏器的患者在使用氟卡尼时应调控起搏阈值，以保安全。氟卡尼能通过胎盘并可分泌到乳汁中去，孕妇应慎用，哺乳期应避免使用。

　　——安全预防和随访：在开始氟卡尼治疗前，须确保患者心脏的形态和功能是正常的。为排除器质性心脏病，必须对所有患者进行仔细地询问病史、体格检查、摄X线胸片，记录12导联心电图和超声心动图检查。如不能排除冠心病，则必须行运动试验检查（如对有缺血性心脏病危险因素者）。在选择性患者中，应做一些其他试验，包括Holter记录、经食管超声心动图、电生理试验。根据患者的症状和对药物的反应，对患者进行个体化随访。对常规随访者（如每6个月一次），要检查心电图、血浆肌氨酸和电解质水平；要仔细询问病史和进行临床检查。因为偶有报道肝功能损害者，故至少在服药治疗3个月后，要检查一次血浆碱性磷酸酶、转氨酶的水平。一些选择性患者中可使用Holter记录，以评估对药物的反应。随氟卡尼血水平明显升高，心肌收缩力可逐渐减弱。用药前QRS波在不同刺激频率下保持稳定，但随着氟卡尼血水平升高，QRS波明显增宽，呈现明显的频率依赖性特征；氟卡尼可引起QRS时程电交替，并可引起室性心动过速、心室颤动。

　　氟卡尼抑制电传导的效应，较易诱发心律失常。服用氟卡尼的心肌梗死后患者，死亡率大于安慰剂组，尤其是患者为无Q波心梗或伴有频发室早或心率较快者。氟卡尼有负性肌力作用，且随心率加快其抑制心脏收缩的能力增强,能直接阻断 L 型钙通道、钠通道,抑制反向钠钙交换,减少肌浆网释放钙离子,可阻断开放状态的肌浆网钙离子通道,尤其是心率快时此作用增强,能减少迟后除极、触发活动,可用于儿茶酚胺敏感性多形性室速的治疗。氟卡尼减弱心肌收缩力和心功能,但同时亦能逆转心功能障碍时的心率加快、心肌收缩力过度增强。

(3)吡西卡尼　吡西卡尼是新的Ⅰc类抗心律失常药物,能抑制钠离子内流,降低心肌细胞动作电位 0 相去极化上升速度,可口服、静脉应用,能延长心房有效不应期,减慢心房传导,对房性/室性心律失常有效,可促进房颤复律,能减少阵发性房颤的发生。

吡西卡尼[N -(2,6 二甲基苯基)- 8 -双稠吡咯-乙酰胺盐酸盐半水合物],可阻断传导,抑制不应期内的去极化,抑制折返与触发;能缓解多种心律失常,对心血管系统、呼吸系统、肾、自主神经系统没有影响。临床上主要用于室性或室上性心律失常,特别用于其他抗心律失常药无效或不能耐受的室速的治疗。吡西卡尼在我国处于临床研究阶段,尚未在中国上市。临床上吡西卡尼使用剂量为 0.25~0.75 mg/kg,口服每天 100 mg。单次静脉给予盐酸吡西卡尼 0.25 mg/kg 后的血药水平为 1.66 ng/ml 左右。

4. Ⅱ类

Ⅱ类抗心律失常药物（β受体阻断剂）在治疗心律失常方面的应用,正在逐渐增加（常无促心律失常的不良反应）,可用于高度交感兴奋患者,以预防心源性猝死。Ⅱ型抗心律失常药如美托洛尔、卡维地洛、普萘洛尔、阿替洛尔、艾司洛尔,在心肌梗死、心衰、左室功能不全、长 QT 综合征(1、2 型)、儿茶酚胺多形性室速患者,可长期应用,能减少心律失常,减慢房颤的快速性心室率,减少房颤转复后的复发率;对心肌梗死后心律失常有效,这时也可应用胺碘酮、利多卡因,但不要用Ⅰa /Ⅰc 抗心律失常药。

β受体阻断药的研制开发较快,有普萘洛尔(口服,每次 10~20 mg,每天 3~4 次)、美托洛尔(口服,每次 12.5~100 mg,每天 2 次;静脉注射总量 0.15 mg/kg,分次注射)、阿替洛尔(口服,每次 12.5~200 mg,每天 1 次;静脉注射总量每天 10 mg,每次 2.5 mg)、纳多洛尔(口服,每次 40~80 mg,每天 1 次)、比索洛尔(口服,每次 2.5~20 mg,每天 1 次)、醋丁洛尔(口服,每次 100~600 mg,每天 2 次)、噻吗洛尔(口服,每次 5~20 mg,每天 2 次)、阿普洛尔(口服,每次 12.5~25 mg,每天 3 次,最大量每天 400 mg)、吲哚洛尔(口服,每次 5~10 mg,每天 2~3 次,最大量每天 60 mg)、氧烯洛尔(口服,每次 40~80 mg,每天 2~3 次,最大量每天 480 mg)等。

(1)艾司洛尔　它 1987 年上市,为超短效 β_1 肾上腺素受体阻断药,其对心脏的选择性与美托洛尔相似;能直接阻断细胞膜 L 型电压门控钙通道,抑制钙离子进入心肌细胞,抑制钾电流(I_f),能抑制窦房结、房室结的兴奋性、传导性;抑制早后除极、迟后除极、心律失常。无内在拟交感活性,无膜稳定性。

艾司洛尔主要用于治疗室上性心律失常,能减慢房扑、房颤的心室率,加快缺血心肌功能恢复,可减少心肌耗氧量,缩小心肌梗死范围;静脉注射后数秒钟起效,30 分钟达血水平高峰,在血中很快被红细胞酯酶水解,血清除半衰期为 9 分钟。停止给予艾司洛尔后 20 分钟,血中已不能检测到它。还能应用于治疗围手术期的高血压、心动过速。不良反应有低血压、轻度抑制心肌收缩等。盐酸艾司洛尔注射液 0.1g/2ml。

艾司洛尔主要应用于房颤、房扑时控制心室率,负荷量 0.5 mg/kg,1 分钟内静脉注射,然后每分钟 0.05 mg/kg 静脉滴注 4 分钟,在 5 分钟内未见效,可重复上述负荷量 0.5 mg/kg,1 分钟内静脉注射,然后每分钟 0.1 mg/kg 静脉滴注 4 分钟;每重复 1 次,静脉滴注量增加每分钟 0.05 mg/kg,一般不超过每分钟 0.2 mg/kg,连续静脉滴注不超过 48 小时。

(2)普萘洛尔　它是芳氧丙醇胺类选择性 β_1（心脏主要有 β_1）/β_2 受体阻断剂,是左/右旋体各半的混合消旋体,左旋体对 β 受体的阻断作用是右旋体的 50~100 倍,普萘洛尔无内在拟交感活性（普萘洛尔药物中的一部分,可对 β 受体有活化作用,故能减少阻断 β 受体后的缓脉、心衰、房室传导阻滞),有奎尼丁样作用,阻断 β_1 受体后可减慢心率,降低心肌收缩力,减少心输出量,减少心肌耗氧量,血压稍有降低;能抑制交感神经,抑制肾素分泌,降低细胞膜对离子的通透性,有膜稳定作用;能降低窦房结、心房、浦肯野纤维的兴奋性,在运动及情绪激动时作用较明显;能减少儿茶酚胺所致的迟后除极,减慢房室传导,延长房室结有效不应期,可增加缺血区供血,改善心肌代谢,提高运动耐量;能较缓地中度降低高血压,几周后达最大降低血压作用;可减轻心脏肥大,能治疗各种心律失常、心绞痛。

普萘洛尔口服吸收 90% 以上,首过效应去除 65%,生物利用度为 30%,口服后 2 小时血药水平达峰值,但个体差异较大。血浆蛋白结合率达 88%,在肝脏的代谢率为 100%;口服后的血清除半衰期为 3 小时左右,肝功能受损时血清除半衰期明显延长。普萘洛尔代谢产物 90% 以上经肾排泄,1% 以原形由尿中排出。普萘洛尔易通过血脑屏障、胎盘屏障。

普萘洛尔主要用于治疗室上性心律失常,对交感神经兴奋性过高、甲亢、嗜铬细胞瘤等引起的窦速效果良好。普萘洛尔与强心苷、地尔硫䓬合用,可控制房扑、房颤、阵发性室上速时的室性频率过快,效果较好。心肌梗死患者用普萘洛尔后,可减少心律失常的发生,缩小心肌梗死范围,降低病死率。还可用于运动或情绪变动所引发的室性心律失常,可减少肥厚型心肌病所致的心律失常。

大剂量普萘洛尔可导致窦性心动过缓、房室传导阻滞,降低冠脉血流量,可诱发心衰、哮喘、低血压、气道阻力增加、精神压抑、记忆力减退等。长期应用普萘洛尔,可影响脂质代谢、糖代谢,故血脂异常、糖尿病患者慎用。普萘洛尔突然停药可使原有症状加剧,可产生反跳现象。少见的不良反应有呕吐、便秘、腹泻、皮疹、血小板减少、肌无力、过敏反应等。普萘洛尔可延缓胰岛素性低血糖的恢复。普萘洛尔与西咪替丁、呋塞米、氯丙嗪、奎尼丁、硝苯地平联用时,其血药水平可升高。盐酸普萘洛尔每片 10 mg,盐酸普萘洛尔缓释片每片 40 mg。

(3)阿替洛尔　它是长效选择性 β_1 受体阻断药(β_1 受体阻断作用是普萘洛尔的 0.5～1 倍),心脏选择性较强,无内在拟交感活性,无膜稳定作用,无心肌收缩抑制作用,能抑制窦房结、房室结的自律性,可减慢房室结、希-普系统的传导。可用于室上性/室性心律失常、高血压、心绞痛的治疗,能减慢房颤/房扑的心室率;对青光眼也有效。阿替洛尔每片 25mg。

阿替洛尔口服吸收率为 50%,首过作用去除 10%,2～3 小时血水平达高峰,口服生物利用度为 55%,血浆蛋白结合率为 5%,血清除半衰期为 7 小时,不易通过血脑屏障。主要以原型经肾脏排出。对 β_2 受体阻断作用较小,较少增加呼吸道阻力,但支气管哮喘患者慎用。阿替洛尔与阿莫西林联用,可降低阿替洛尔生物利用度。阿替洛尔一般每天一次。不良反应与普萘洛尔相似,由于选择性作用于 β_1 受体,可用于糖尿病患者的心律失常,但须注意剂量不宜过大。

β 受体阻断剂能广谱抗心律失常,能广泛阻断心肌细胞钠离子、钙离子过度内流,阻断钾离子过度外流,稳定心脏电生理;其产生的中枢神经系统保护作用,能降低交感神经张力,发挥中枢抗心律失常作用;还可升高心肌室颤阈值,能抗室颤、减少猝死;在治疗心律失常的同时,可通过防止儿茶酚胺的心肌毒性、抗心肌缺血、抗肾素-血管紧张素-醛固酮系统不良作用,改善心功能,抗高血压,抗血小板聚集,降低心肌氧化应激,能对引发心律失常的心血管疾病进行病因治疗,与其他抗心律失常药物不同。

阿替洛尔可使不应期离散度缩小,间接减小传导时间的离散度,使绝对不应期延长,而使相对不应期、易损期、超长期缩短,降低窦房结冲动形成速度,延长房室交界区的不应期,降低自律性,抗心律失常。

阿替洛尔对心脏 β_1 受体有选择性,水溶性,主要经肾脏代谢,对血管和支气管的影响较小,血清除半衰期较长;若以运动性心动过速的心率降低作为 β 受体阻断程度的指标,口服阿替洛尔的作用优于美托洛尔。一次口服阿替洛尔 100 mg,3 小时后抑制运动引起心动过速的作用达最大,24 小时还有 50% 的抑制效果;而运动引起心动过速正是交感神经张力增高所致。同等剂量的阿替洛尔较美托洛尔,有更强的减慢心率和抗心律失常作用。但美托洛尔较阿替洛尔有更强的降压作用,血压正常的老年患者应用阿替洛尔治疗快速心律失常可较缓慢降压。阿替洛尔给药应从小剂量开始。

老年快速性心律失常患者常合并冠心病、高血压、心功能不全等,采用 β 受体阻断剂治疗可标本兼治。阿替洛尔对症状明显而无心脏结构异常的频发室性心律失常患者,能减轻症状,减少室早,减慢心率。

阿替洛尔的有效剂量为每天 6.25～25 mg,个体差异较大。对年龄较大的患者,初始剂量应从 6.25 mg 开始,未发现明显副作用。阿替洛尔可使心肌收缩力减弱,可诱发或加重心力衰竭,因此必要时应加用洋地黄。但洋地黄有加速房室旁路传导的趋向,可使心室率进一步加速而加重快速性心律失常,故预激综合征伴快速性心律失常时,洋地黄是相对禁忌证。交替性心动过缓、心动过速综合征绝不可用 β 受体阻断剂,否则可引起致命的心脏停搏;只有在安置心脏起搏器的情况下方可应用此类药物。

对年龄较大、心功能不全、心脏传导功能障碍、肝肾功能异常者,用药都需格外小心。要注意剂量个体化,密切观察病情,用药过程中要求监测心率、血压,并注意药物相互作用。当室上速心率太快时,一旦产生血流动力学不良,如低血压状态、心源性休克,应立即电复律;如有低氧血症、酸中毒等,要同时采取措施,然后再复律。

症状性房颤一般需用药物控制心室率,以避免心动过速,能减轻症状,保护心功能;地高辛和 β 受体阻断剂是常用药。β 受体阻断剂通过减慢心率,降低血压、减弱心肌收缩力来降低心肌耗氧量,能改善缺血区的氧供需失衡,缩短心肌梗死过程,降低急性期病死率。

有人研究慢性心衰患者 50 例,经强心、利尿、扩血管药物心功能改善不明显的患者,加用阿替洛尔治疗后,心功能改善的 3 周有效率为 60.0%,6 周有效率为 72.0%。慢性心衰时,可在常规抗心衰药物治疗基础加用阿替洛尔,可改善心功能,提高生活质量。

有人对 26 658 例急性冠脉综合征患者 Meta 分析,结果显示,与对照组比,阿替洛尔注射组的死亡率明显降低;室性快速性心律失常、再次心肌梗死的发生率明显减低;表明阿替洛尔注射液不增加心源性休克风险,可减少室性快速性心律失常的发生,降低患者死亡率,能改善患者预后。

阿替洛尔口服用药时,吸收约 50%,起效较慢,生物利用度较低。起效迅速的静脉剂型,无疑成为临床治疗急性冠脉综合征的首选,可减慢冠心病患者心率,发挥心脏保护作用,降低心肌梗死所致心衰患者的全因死亡率;可阻断交感神经,抗心肌缺血,减小梗死面积,保护濒临坏死心肌,改善患者的症状及预后。研究显示,急性冠脉综合征早期使用阿替洛尔注射液,并未增加心源性休克的发生率,较安全,一般未见报道引发致死性缓慢性心律失常。

(4)比索洛尔 它是选择性 β_1 受体阻断药(对心脏 β_1 受体阻断作用是普萘洛尔的 4 倍,是美托洛尔的 7.5 倍左右),脂溶性较强,无内在拟交感活性,无膜稳定作用,口服生物利用度为 90%,血浆蛋白结合率为 30%,血清除半衰期为 10 小时左右,50% 以原型经肾脏排出。50% 在肝内代谢。主要不良反应与普萘洛尔相似,支气管哮喘患者慎用。

比索洛尔用药方便,易于耐受。对 β_2 受体作用弱,同时抑制肾素、血管紧张素的作用,降低冠状动脉阻力,增加血流量,有较强的降心率作用,改善心肌缺血缺氧。可以显著延长冠心病患者 QTmin,而不改变其 QTman,从而显著缩小 QTd,有利于心肌电活动的稳定一致,减轻患者心肌电生理异常,能有效治疗冠心病并发的快速性心律失常,总体有效率为 97.22%,差异有统计学意义;患者心率明显下降,未出现严重不良反应。比索洛尔片每片 5 mg。

(5)索他洛尔 它是心脏 β_1、β_2 受体非选择性阻断药,兼有 Ⅲ 类药作用,无内在拟交感活性,无膜稳定作用,有奎尼丁、胺碘酮样作用,作用为普萘洛尔的 1/3,其左旋体 β 受体阻断作用是右旋体作用的 50 倍;右旋体延长复极时间作用明显比左旋体增强;索他洛尔还抑制心肌细胞复极相钾离子外流,延长动作电位、有效不应期。右旋体索他洛尔和左旋体索他洛尔对复极相钾通道的抑制作用大致相同。

索他洛尔主要抑制 I_{Kr} 通道(I_{Kr} 是心动过缓时的主要复极电流),而对 I_{Ks} 通道也有作用,能在心率较快时抑制心肌复极化。该药有反向使用依赖性,即在心率较慢时,抑制心肌复极、延长 APD 作用明显;而在心率较快时,作用反而减弱;这一特性限制了索他洛尔的抗心动过速效应,而在心率较慢时却更易发生致心律失常反应、扭转型室速,成为该药的缺点之一。反向频率依赖性的产生,是一些药物仅特异性阻滞 I_{Kr} 钾通道电流,而引起 I_{Ks} 钾通道电流强烈增强所致。

索他洛尔能适度延长 QT 间期、APD、ERP,延长窦房结恢复活性的时间、有效不应期,适度阻断复极化,降低房、室、希-普系统自律性,减慢房室结传导速度,延长心房、房室结、心室、普肯耶纤维的动作电位时程和有效不应期,延长房室旁路组织有效不应期,能广谱抗心律失常,抗心肌缺血,提高室颤阈,抗交感神经兴奋。

索他洛尔口服吸收较快、完全,无肝脏首过效应,生物利用度达 90%～100%,血水平 2.5 小时达高峰,不结合血浆蛋白,血清除半衰期为 12 小时,在心、肝、肾中游离索他洛尔的水平较高;可通过胎盘,但不易通过血脑屏障,索他洛尔在体内不被代谢,几乎全以原形经肾排出,老年人、肾功能不全患者的索他洛尔血清除半衰期明显延长。其用量通常为每天 80～160 mg,分 2 次服用。当临床需要时,可在严密监测下每 3～4 天加量 1 次,最大可达每天 640 mg,此时 QT 间期可较每天 160 mg 时增加 40～100 毫秒。为防止严重致心律失常事件的发生,加量时 QTc 如超过 500 毫秒应停药。索他洛尔剂量不受肝功能影响,但应根据肾功能状况调整。在 GFR 每分钟<60 ml 的患者应慎用并减量、延长给药间期,并严密监测 QT 间期及各种不良反应。

临床上索他洛尔治疗高血压、心肌梗死中的心律失常,可防治小儿/成人的阵发性室上速、室速;但由于腺苷和维拉帕米终止室上速的安全、高效以及导管消融的广泛应用,索他洛尔已较少用于阵发性室上速的治疗。无论口服还是静脉给予索他洛尔,均无转复房颤的作用,在无器质性心脏病的房颤治疗中,主要用于窦律的维持;其有抗 β 受体作用,尤其适用于合并冠心病的房颤患者,并可有效降低心室率,减轻房颤发作时的症状。但其不能用于左室肥厚或合并心功能不全的房颤患者,其有反向使用依赖性,可使房颤变为窦律时致心律失常效应增加,应加以注意。

静脉索他洛尔可用于终止特发性或合并冠心病的反复单形性室速,通常以 0.5～1.5 mg/kg 加入 5%葡萄糖 20 ml 于 10 分钟内缓慢静推,如需重复,应在 6 小时以后。口服索他洛尔可用于对一般 β 受体阻断剂反应不佳的心梗后室速或不适于置入 ICD 的 ARVC 室速患者,以减少发作、减轻症状。对已置入 ICD 的心功能不全患者,可谨服索他洛尔,以减少放电。索他洛尔虽可用于上述室性心律失常的治疗,但由于其有致心律失常作用,并不能改善患者预后。

不良反应类似于普萘洛尔,一般较少,如心动过速、低血压、QT 间期延长、支气管痉挛等;少见胃肠道反应或轻度神经系统症状,如头痛、头昏等,偶见皮疹;少数 QT 间期延长患者给予索他洛尔后,偶可出现扭转型室速。盐酸索他洛尔片每片 80 mg。盐酸索他洛尔注射液 20 mg/2 ml。

在剂量较大时,索他洛尔的抑制复极效应增强,有明显的负性频率、负性传导作用,但其负性肌力作用不明显,可能与动作电位延长后钙内流增加有关。

索他洛尔的不良反应也主要与其抗 β 受体和延长 QT 间期的作用有关,可引起心动过缓和低血压;禁用于未控制的心衰,在与其他有负性心率、负性传导作用的药物合用时应谨慎。

与 QT 间期相关的扭转性室速甚至室颤,是索他洛尔最严重的不良反应,多在用药 7 天内出现,常见于存在缓慢型心律失常、低血钾、同时服用其他延长复极药物的患者。因此应严密监测 QT 间期。合并应用其他延长 QT 间期的药物如其他 Ⅲ 类抗心律失常药和奎尼丁等,或合并应用砷剂、大环内酯类抗生素、三环类抗抑郁药、多潘立酮、氟哌利多和美沙酮等时,更易发生 QT 间期延长,导致扭转性室速。对已出现短阵性室速的患者应停药,并将血钾控制于 4.5～5.0 mmol/L。静推硫酸镁 1～2 g 可终止扭转性室速,可将 2 g 硫酸镁以 5%葡萄糖溶液稀释至 40 ml 缓慢推注,继而泵入硫酸镁。如补镁、补钾后无效,可给以短阵起搏、静滴异丙肾上腺素提高心率,终止发作。

如血流动力学不稳定,应立即予非同步电复律,继以异丙肾上腺素静滴防止再发。临床上应注意患者的选择。在使用中应严密监测心率和 QT 间期等指标,以避免严重不良反应。

(6)美托洛尔　美托洛尔是选择性 β_1 受体阻断药,阻断作用与普萘洛尔相同,无内在拟交感活性,无膜稳定作用,口服吸收快,吸收率大于 90%,首过效应为 40%,生物利用度为 55%,血浆蛋白结合率为 12%,血清除半衰期为 1.5 小时,主要在肝内代谢、由尿排出。主要不良反应与普萘洛尔相似,有关节痛、耳聋、眼痛、腹膜后纤维变性等。对 β_2 受体作用较小,但支气管哮喘患者慎用。其缓释片每片 47.5 mg,一般每次 1 片,每天 1 次。

美托洛尔可抑制心脏异位起搏点的 β_1 受体,可抑制房室结传导,使房室结不应期延长,在交感神经张力增高时,这种抑制效果更明显,所以对房颤患者活动后的心室率控制效果甚佳。在心衰常规治疗基础上应用美托洛尔后,患者心室率下降,优于常规治疗;总体有效率也较高,能改善慢性心衰合并房颤的症状,降低心室率。

有人应用胺碘酮联合美托洛尔治疗冠心病室性心律失常,总体有效率为 95.2%,高于对照组 81.7%,有显著性差异。两组患者不良反应发生率无差异,说明两药联合应用后心率减慢程度未明显增加,耐受性较好,不良反应轻微,安全性较高,疗效较显著。

(7)卡维地洛　卡维地洛是一种非选择性 $\beta_1/\beta_2/\alpha_1$ 受体阻断剂,主要治疗心衰合并房颤、急性及陈旧性心肌梗死后室性心律失常、再灌注心律失常;能抑制交感神经兴奋,减慢心率,关闭阳离子通道(包括 HERG 相关钾通道、L 型钙通道、快钠通道),有心脏保护作用。

——卡维地洛与房颤:心衰随着年龄增加,易产生房颤。房颤又能加重心衰,这时要控制心室率。卡维地洛能治疗心衰合并房颤,较安全有效,耐受性好,适合长期应用,且联用地高辛效更佳,能提高射血分数,降低住院率、死亡率。卡维地洛、胺碘酮对一般房颤的疗效相似,而胺碘酮在电转复后窦性心律的维持方面效果更优。卡维地洛对慢性心衰房颤的疗效较小。卡维地洛治疗房颤的机制为:抑制钙离子内流,减慢房室传导,延长有效不应期,降低心肌细胞自律性,减少心肌细胞的触发活动,抑制低钾血症诱发心律失常;降低心肌收缩力,减少心肌耗氧量,改善左室电重构;阻断 β 受体,抑制活性氧的产生,减少细胞凋亡;能扩张冠脉、肾血管,降低周围血管阻力、动脉压,减少左室收缩末、舒张末的容积,增加心排血指数和左室射血分数。

——卡维地洛与室性心律失常:卡维地洛能抑制交感神经、肾素-血管紧张素系统、抑制内皮素生成,能治疗多种原因引起的心律失常,尤其是室性心律失常;阻滞 β_1 受体后,能减少活性氧,减少心脏 cAMP,减少室性心律失常、猝死;阻断 β_2 受体后,能减少钾离子入细胞内,抑制低钾血症导致的室性心律失常;阻断 α 受体后,可减少后除极、触发激动。

——卡维地洛与急性心肌梗死(AMI):室性心律失常在心肌梗死急性期常见,预示不良预后。有人对 1959 例 AMI 心功能减退患者给予卡维地洛抗心律失常,能减轻心衰,抑制左室重构,预防心律失常发生;可减少活性氧、抑制左室肥厚;可关闭 I_{Kr} 钾通道,避免外源性刺激引起动作电位剧变;可抑制 I_{Na} 电流,降低 4 相除极速度、0 相去极化上升速度,降低电传导性与自律性,延长动作电位时程、有效不应期;与 I 类抗心律失常药类似,能稳定细胞膜。

AMI 后血管再通治疗是减少心肌梗死面积的主要目标。血管再通后,冠脉再灌注能使缺血心肌恢复代谢,但再灌注损伤可诱发室速/室颤、交感神经激活、产生大量活性氧、引发细胞质钙超载。卡维地洛为无内在拟交感活性的 β 受体阻断剂,能预防缺血再灌注损伤性心律失常。卡维地洛可阻断 β_2 受体,降低心肌复极离散度、抗儿茶酚胺释放引起的心律失常;能降低致命性室颤发生率,比单用普萘洛尔、超氧化物歧化酶的疗效好。

——卡维地洛与陈旧性心肌梗死(OMI):陈旧性梗死的边缘区电生理变化与心律失常相关,边缘区在心肌梗死区周边 2~3 mm 范围内,存活的心肌细胞与纤维组织交错分布,与心肌梗死后心律失常、猝死相关;边缘区快钠通道密度降低、失活后恢复减慢、不应期延长,易出现心肌传导减慢、折返性心律失常。边缘区长期存在缺血损伤,有组织重构、电重塑,易引发不应期、动作电位时程改变,可导致恶性室性心律失常。长期口服卡维地洛后,边缘区细胞的 I_{Na} 通道/L 型钙通道密度、功能改善,有效不应期正常化,可减轻组织重构、电重构,降低梗死后猝死率,减轻心肌缺血损伤,抑制细胞质钙超载,改善传导功能,减少恶性室性心律失常,降低陈旧性心肌梗死的猝死率;抗活性氧损伤。

——卡维地洛与 ICD:ICD 在降低症状性室性心律失常死亡率方面,优于抗心律失常药物。但 ICD 患者加用卡维地洛时,尽管卡维地洛有抗心律失常作用,但可能会增加心内膜除颤能量。

5. Ⅲ 类(延长动作电位时程药、钾通道阻断药)

早期开发的第 1 代 Ⅲ 类抗心律失常药,有胺碘酮、索他洛尔。第 2 代有多非利特、伊布利特,仍是单纯性阻断 I_{Kr} 钾通道;单纯性阻断 I_{Kr} 钾通道的药物,疗效常并不很理想。第 3 代有阿齐利特、决奈达隆,是多离子通道阻断剂;还有氨巴利特、可美利特、替地沙米、艾生利特等处于临床前研究阶段。多非利特、伊布利特已被美国批准用于房颤、房扑的治疗。

(1)胺碘酮　胺碘酮与甲状腺素结构相似,为苯丙呋喃类衍生物,药理作用广泛,主要延长动作电位时程(但不引发扭转型室速)的抗心律失常药物,兼有 Ⅰ、Ⅱ、Ⅳ 类药的电生理作用,轻度阻断钠通道、L 型钙通道,非竞争性阻断 α 受体,轻度阻断 β 受体,可与 β 受体阻断剂合用;能抑制心脏多种离子电流,如 I_{Na}、I_{Ca-L}、I_{Kr}、I_{Ks}、I_{Kl}、I_{to} 等电流;能作用于细胞核甲状腺素受体,是复极化抑制剂,有细胞膜稳定效应、抗交感神经,能延长房、室心肌的动作电位时程、有效不应期,能降低窦房结、房室交界区、普肯耶纤维的自律性、传导速度,延长房室旁路的双向有效不应期,提高室颤域,减少室颤发生;可抑制心房、房室结、房室旁路的传导,能广泛抗心律失常。胺碘酮能延长 QT、QRS 间期。胺碘酮延长动作电位时程的作用,不依赖于心率,无反向频率依赖性(反向频率依赖性的产生,是一些药物仅特异性阻滞 I_{Kr} 钾通道电流,而引起 I_{Ks} 钾通道电流强烈增强所致),心率快时,延长动作电位时程的作用不明显;心率慢时,能使动作电位时程明显延长,这时易诱发扭转性室速。胺碘酮抑制 α/β 受体,能降低外周阻力,扩张血管、扩张冠脉,减少心肌耗氧量,缩小心肌梗死范围。

胺碘酮脂溶性较高,可口服(吸收缓慢,吸收 20%～60%)、静脉注射给药。4～12 小时血药水平达峰值,广泛分布。生物利用度为 40%～50%,血浆蛋白结合率为 62.1%,一般口服 1 周后起效,3 周血药水平达稳态;在肠壁完全代谢,代谢物去乙基胺碘酮仍有活性,大部分由肠道排出,肾脏排出 1%;口服的血清除半衰期为 13～28 天,停药后作用可维持 30～50 天。

静脉注射几可立即见效,维持 20 分钟到 4 小时,静脉注射的血清除半衰期为 4.3～24.8 小时,治疗有效血水平为 1.0～2.5 μg/ml。能广谱抗心律失常,对房扑、房颤、室上性/室性心动过速有效,多应用于严重、持久、顽固性心律失常患者。

——治疗恶性室性心律失常:常应用胺碘酮,维持量要高于防治阵发性房颤的剂量,一般每天用 300～400 mg;如减至每天 200 mg 作为维持量,大部分心肌梗死后单形持续性室速,可有复发;有条件者应植入自动转复除颤器,同时应用少量胺碘酮,以减少恶性室性心律失常发生次数,减少自动转复除颤器的放电次数。

——治疗阵发性室上速:一般应用出现疗效较快、毒性较小的普罗帕酮、维拉帕米;但可用小剂量胺碘酮(3～5 mg/kg),稀释后 10 分钟内静注,随后用每分钟 1.5 mg 维持,同时口服胺碘酮每天 200 mg,平均治疗 7.5 天,结果 24 小时心律控制达 56%,72 小时可基本控制。治疗 Ⅰ 型房扑时,导管射频消融优于胺碘酮。

——治疗阵发性房颤:口服胺碘酮转复血流动力学已稳定超过 48 小时的阵发性房颤、维持窦性心律,疗效较明显;可给予胺碘酮 1000 mg 顿服,若未复律,8 小时后再服用 1000 mg;用药后 3 小时内恢复窦性心律的有效率为 46.7%。但转复即刻阵发性房颤,可能不优于多非利特、氟尼卡、普罗帕酮。普罗帕酮、普鲁卡因胺、胺碘酮对无器质性心脏病的阵发性房颤,疗效无显著性差异;但对心功能不全的阵发性房颤患者,胺碘酮为首选。要在短时间内转复阵发性房颤时,可静脉给予胺碘酮;胺碘酮首次或第 2 次剂量后 3 小时内恢复窦性心律的有效率为 72.1%。阵发性房颤超过 7 天时,胺碘酮转复率较低,但可静脉、口服给予胺碘酮,作为电复率前用药,可增加电复率的成功率,减少电除颤次数,减少房颤复发,维持窦性心律。阵发性房颤复发时,一般长期给予胺碘酮,但不是一线方法。治疗 AMI 伴阵发性房颤时,可静脉给予胺碘酮,或 β 受体阻断剂。

——治疗心衰后心律失常:胺碘酮不加重心衰、有可能改善心衰、无反向频率依赖性,治疗心衰后心律失常疗效较明显(二线方法)。一般采用最大剂量每天 800 mg,最低剂量每天 400 mg,维持量每天 200 mg,共治疗 7 天,有效率为 85%,能降低猝死率 29%,降低总体死亡率 13%。

——治疗室性早搏:胺碘酮对室早有效。通常每次 200 mg,每天 2 次,起效后逐渐减为每次 100 mg,每天 2 次,共 10 天;再与每天 100 mg,共 10 天,交替进行,最后减至最小有效维持量、间断性用药。

胺碘酮不良反应较多,与应用剂量、时间相关;有胃肠道反应、房室传导阻滞、窦性心动过缓、甲亢或甲低、肝/肺功能损伤、皮肤蓝灰色、小脑共济失调、低血压、静脉炎等;严重不良反应为间质性肺炎,偶可引起心搏骤停。与奎尼丁、普萘洛尔合用时,作用可相互增强,易引发窦性心房过缓、停搏;与地高辛合用时,可增强地高辛作用。

——引起甲亢或甲低:胺碘酮可损害甲状腺功能,均有不同程度甲状腺功能改变;胺碘酮能抑制外周 T_4 向 T_3 转化,血甲状腺素水平降低率为 20%。大多数在停药 1~2 月后症状可自行消除。

——引起肺部毒性反应:服用胺碘酮后,早期可引起劳力性呼吸困难、干咳、疲劳、体重下降;后期个别患者有哮喘加剧、脚痛、胸部 X 线双侧弥漫性间质改变、广泛斑片状肺部浸润、低氧血症,肺活量减小、限制性病变、弥散性肺功能损坏;其中 1/3 是>60 岁的患者;个别患者可出现间质性肺炎、肺纤维化。

——导致低血压和加重心律失常:心功能降低的老年患者,对胺碘酮降血压作用较敏感;大剂量服用 5~10 天后血压可下降,静滴胺碘酮后血压下降较明显;同时可加重心律失常,导致室颤、致死性室速。

——引起眼部不良反应:胺碘酮可蓄积于角膜内壁,出现棕黄色微粒色素沉着,一般在停药 1 年后逐渐消失。

——引起消化系统不良反应:以便秘为主,还有恶心、呕吐、口干。便秘多见于老年人,常会加重冠心病、心律失常等。长期口服胺碘酮的患者 20%~30%可出现无症状肝功能异常,血清转氨酶水平可升高。部分患者可致慢性肝炎伴肝硬化、肝纤维化,少数大剂量长期应用时可发生肝坏死。

——静脉给胺碘酮时,在窦房结、房室结病变患者,较易产生心动过缓、传导阻滞、QT 间期延长、扭转型室速。有房室传导阻滞、QT 间期延长的患者禁用胺碘酮。

——胺碘酮服用中应注意:胺碘酮口服后疗效的发生及消除均缓慢,不宜在短期内加用过大剂量以期获效,以防过量;胺碘酮半衰期长,故停药后换用其他抗心律失常药时应注意相互作用;需长期服胺碘酮者尽可能用最小有效维持量,并应定期随诊;需监测血压、心电图、肝功能、甲状腺功能(包括 T_3、T_4 及促甲状腺激素)、肺功能、肺部 X 线片、眼功能,口服时应特别注意 QT 间期;QT 间期明显延长者,停用胺碘酮。经常注意心率、心律,如心率<60 次/分者停用。

胺碘酮能被肝细胞色素 p450 氧化酶(CYP3A4)代谢,西咪替丁能抑制 CYP3A4,可升高胺碘酮的血药水平;利福平能诱导 CYP3A4 的表达,可降低胺碘酮的血药水平;胺碘酮本身也能抑制其他的肝脏代谢酶,因此能增加这些酶的底物(如地高辛、华法林)的血药水平。胺碘酮每天应用量不能超过 0.3g。盐酸胺碘酮每片 0.2g。盐酸胺碘酮注射液 150 mg/3 ml。

(2)多非利特 多非利特 1999 年在美国上市,选择性阻断 I_{Kr} 钾通道,抑制钾离子过度外流,能延长房、室的动作电位时程、绝对不应期,对 I_{Ks}、I_{Ca-L} 电流均无影响,一般不减慢传导,不影响 4 期自动去极化速度,不改变静息膜电位/0 相去极化上升速度,不影响窦房结功能、PR 间期、QRS 宽度,能治疗代谢性酸中毒、缺氧、缺血时的心律失常。一般多非利特作用受反向频率依赖性的限制,但小剂量、短时间应用时,反向频率依赖性的限制不明显。反向频率依赖性的产生,是多非利特仅特异性阻滞 I_{Kr} 钾通道电流,而引起 I_{Ks} 钾通道电流强烈增强所致。对心脏以外的其他脏器无药理作用。多非利特可转复、维持急性房颤的窦性心率。

多非利特口服吸收 100%,生物利用度 96%,静脉注射的生物利用度更高,2.5 小时血药水平达峰值,进食可延迟到达血药峰值水平的时间,血浆蛋白结合率为 60%～70%,2/3 以原形经肾排泄,肾功能不良者宜减量,肾衰竭患者禁用。多非利特 20% 经肝脏 p450CYP3A4 细胞色素氧化酶代谢,代谢物几无生物活性;血清除半衰期为 8～10 小时。起效较快、作用较持久。静脉注射多非利特可延长 QT 间期并呈剂量相关性。多非利特无负性肌力作用,甚至左心功能明显障碍、陈旧性心肌梗死患者,仍可常规给药。有人研究 360 例患者的静脉给药疗效,房颤转复成功率为 28%,房扑转复成功率为 66%,复律发生于静脉输注后 20～50 分钟内,其中4.2%有扭转型室速,仅少数需行电转复律;疗效可能较胺碘酮、普鲁卡因胺好,尤以心律失常历时短暂者为佳。

——对心脏电生理的影响:多非利特可延长 APD、绝对不应期,可终止折返,而对自律性增加、再灌注损伤引起的心律失常无效。多非利特延长 QT、QTc 时,对心房的作用大于对心室的作用。

——对血流动力学的影响:多非利特是单纯 Ⅲ 类药,无负性肌力作用,房颤、房扑的心衰患者应用多非利特后,对血流动力学、心率、血压没有明显影响,没有负性肌力作用,对心衰患者无明显不利影响,不增加心衰死亡率。

——治疗房颤和房扑:多非利特静脉给药时,房扑转复的成功率较高,但房颤转复的成功率较低;而多非利特口服给药时,则对房颤、房扑转复的成功率都高。多非利特能防治房性心律失常、阵发性室速,对转复新近发生的房颤、房扑较优,不良反应较少。有人研究 1 000 例房颤、房扑患者,发病 1 周后接受多非利特,每次 125/250/500 mg 或安慰剂,结果发现,本品 500 mg 组的窦性转复率为 30%,而 250/125 mg 组分别为 10%/6%,索他洛尔组和安慰剂组分别为 6% 和 1%。在这些患者中,多非利特、索他洛尔、安慰剂在 12 个月中保持正常的窦性心率的比率是 66%、50%、21%。有人研究 158 例房颤、房扑患者,用药后 3 小时,本品组 35% 转复为窦性(平均为 55 分钟);而安慰剂组为 4%。有人研究静脉注射多非利特治疗 187 例房颤、房扑,结果发现,治疗组转复率为 30%～31%,其中房扑转复率为 54%～64%,房颤转复率为 14.5%～24.0%,而安慰剂组为 0%～3.3%。

——治疗心动过速:有人研究多非利特、普罗帕酮、安慰剂预防阵发性室上速的疗效,结果显示,多非利特组、普罗帕酮组均有 55% 患者终止心动过速,而安慰剂组仅 5%;多非利特组无致心律失常事件发生,能有效治疗左室功能低下、近期发生心肌梗死患者出现的房颤、房扑。

——安全性评价:转复时总的不良反应事件发生率约为 0.8%;左室功能不全患者和心衰患者不良反应发生率可增加至 3.3%。有人研究多非利特治疗 1 364 例室上性心律失常,发现对病死率、心脏传导无不良影响。

——过量多非利特能诱发扭转型室速;静脉给药时发生率约为 3%,见于给药后 30～50 分钟内;口服给药时发生率约为 1%,见于给药的最初 3 天内;以女性为多,尤见于合并心衰和肾功能不全者。因此接受本品治疗者最初 3 天应住院观察,并按肾功能、QT 间期及时调整剂量。扭转型室速的危险因素为 QT 间期延长、低血钾、低血镁、心动过缓。QT 间期>500 毫秒者,既往有多型性室速病史、严重肾功能不全者,不主张应用多非利特。其他的不良反应有头痛、窦性心动过缓、肌肉痛性痉挛、胸痛、眩晕、胃肠道反应如胀气、腹泻等;一般症状轻微短暂,无须停药。多非利特胶囊每粒 125 μg。

——药物相互作用:多非利特与许多药物、食物有相互作用。维拉帕米在复极时可与本品竞争性结合 I_{Kr} 通道,能引起 QT 间期延长,合用可使多非利特的血浆峰值水平升高,可增加扭转型室速的发生率。延长 QT 间期的药物与多非利特合用有潜在的危险,此类药物还有红霉素、克拉霉素、酚噻嗪、三环类抗忧郁药等。酮康唑、甲氧苄啶等药物均可干扰细胞阳离子转运而使多非利特血药水平升高,亦不应合用。多非利特不影响华法林的抗凝作用;与地高辛、苯妥英钠、格列本脲、茶碱、奥美拉唑、雷尼替丁等合用无代谢方面的相互影响。多非利特具有潜在的致畸作用,孕妇使用本品应权衡。西咪替丁不但使多非利特的血浆水平升高,还抑制细胞膜阳离子转运系统,而降低多非利特肾排泄,故应禁止与两药联用。其他经 CYP3A4 代谢的药物,如他汀可竞争性抑制多非利特代谢,可导致多非利特血药水平升高,增加横纹肌溶解症的发生率,故也应避免联用。

多非利特常用于临床症状明显的患者,如功能性心脏病伴房颤。心肌梗死、心衰后心律失常患者,宜首选多非利特。但对其不良反应也应加以重视,使用时须考虑疗效/风险比,并加以监察和调整剂量,可减少扭转型室速的发生。有报道,口服硫酸镁有助于逆转扭转型室速。

(3)伊布利特　伊布利特 1997 年在美国上市,是 Ⅲ 类药,能阻断钾离子通道,可抑制 I_{Kr} 电流;可延长房/室复极化时间、APD、绝对不应期,轻度增加 QRS/QT 间期、房室传导时间。

静脉注射伊布利特时,血清除半衰期为 6 小时,血浆蛋白结合率为 40%,主要通过肝脏代谢,仅一种羟化代谢物有 Ⅲ 类药活性,10% 原型经肾脏排出。富马酸伊布利特注射液每瓶 1 mg。

伊布利特是一种甲基磺胺类化合物,速效、安全,能阻断 β 受体,其作用机制与其他 Ⅲ 类药、其他类抗心律失常药有不同,可轻度减慢窦性心律,可恢复房颤、室颤患者的窦性心率;可增强平台期内向的慢钠电流、慢钙电流,后者是其独特的作用机制;主要用于快速转复房颤,尤其是房扑。

——对钾通道的影响:伊布利特对 I_{Kr} 抑制作用显著,是特异性 I_{Kr} 阻断剂,能浓度依赖性抑制 I_{Kr} 电流,使动作电位 3 相延缓,延长 QT 和 QTc 间期。对 I_{Ks} 有较弱的抑制作用。

——对钠通道的影响:伊布利特浓度依赖性抑制心房肌平台期 I_{Na} 电流速度,钠通道失活后再恢复时间延长,引起动作电位 0 位相上升速率及幅度下降,使动作电位 2 相时程、QT/QTc 间期延长,传导减慢,兴奋性降低,防止折返形成,抗心律失常,抗房颤、房扑。

——对钙通道的影响:伊布利特浓度依赖性增强心室肌细胞平台期 I_{Ca-L} 钙电流,使动作电位 2 相时程、QT/QTc 间期延长,传导减慢。由于钙离子内流增加,易造成细胞质钙超载,易诱发早后除极,触发扭转性室速。伊布利特低浓度时具抗心律失常作用,浓度过高时有致心律失常作用。急性心肌梗死后一周时,伊布利特对缺血引起的 I_{Ca-L} 有增强作用。

——对窦房结的作用:伊布利特能抑制 I_{Kr} 电流,降低窦房结的自律性,延长窦房结细胞的动作电位时间,轻度减慢窦性心率。

——对心房肌的作用:伊布利特对心房的作用相对心室更为显著,可明显延长心房不应期、复极时间,减慢传导,抑制房内折返及折返传导,可终止房扑。

——对房室结、希-普系统的作用:伊布利特可使房室结 AH 间期、文氏周期、绝对不应期明显延长;可使希-普系统不应期延长,未发现其不良反应。

——对心室肌的作用:伊布利特可使心室肌绝对不应期、QT 间期延长,增加跨室壁复极离散度,轻度降低心室率。在合并低钾、低镁、酸中毒、高钾的情况下,伊布利特可使 QT 间期明显延长、跨室壁复极离散度明显增加,易出现早后除极而诱发扭转型室速。

——伊布利特治疗房颤和房扑:研究证实,伊布利特能快速有效转复房颤、房扑,转复时间为 19 分钟,房颤转复率为 31%～77%,房扑转复率为 54%～87%。2006 年有的指南将伊布利特作为房颤、房扑转复治疗的 Ⅰ 类推荐,适用于新发房颤、房扑的转复。当房颤发生电重构后,伊布利特的延长心房有效不应期和传导速率的作用明显削弱,但延长 QT 间期的作用没有受到影响,联合灌注非特异性 Ⅲ 类抗心律失常药 AVE0118,可使伊布利特被削弱的作用得到恢复,可有效终止持续性房颤。伊布利特能防控、减少心房/心耳/肺静脉等的房颤诱发率。伊布利特可延长不应期,使折返环激动性降低,使波峰不能向前推进,减慢房扑折返环传导,能终止房扑。

——伊布利特在心脏手术期房颤、房扑转复的应用:手术期患者快速型房颤、房扑发生率高达 10%～40%。有人研究 302 例心脏外科术后 7 天内新发生的房颤、房扑,应用伊布利特 0.25 mg、

0.5 mg、1.0 mg 的治疗组与安慰剂组,转复率分别为 40％、47％、57％、15％,伊布利特治疗作用明显,且存在明显量-效关系。

——伊布利特在起搏器植入伴发房颤、房扑的转复的应用:起搏器植入术患者房颤、房扑发生率较高。术前、术中发生房颤、房扑,将直接影响起搏器植入,需立即转复治疗。传统抗心律失常药物普罗帕酮、胺碘酮、西地兰等药物转复治疗时间长,疗效不肯定,可能延误手术时机。电转复虽疗效肯定,但需要患者禁食、麻醉。而应用伊布利特具有转复成功率高,起效快,对起搏阈值无影响。

——伊布利特在导管射频消融术中伴发房颤、房扑的转复的应用:心律失常患者导管射频消融术中可发生房颤、房扑,需行转复治疗,以免影响标测。普罗帕酮、胺碘酮、西地兰等转复治疗时间较长,疗效较不肯定;伊布利特转复成功率较高,起效较快,术中、术后不良反应较低,并可最大限度降低导管射频消融术过程中的损伤。

——伊布利特在预激综合征伴房颤、房扑的转复的应用:预激综合征伴房颤、房扑可引起致死性心律失常,伊布利特抑制预激旁路传导,可用于预激伴房颤非必需电转复治疗患者、预激旁路前传伴房颤且血流动力学稳定患者。

——伊布利特在房速的应用:有人研究伊布利特治疗单形性房速(除外峡部依赖性房扑)患者,有效转复率为 38.8％,且房速持续时间越短,心房率越快,转复率越高(66.6％:28.6％)。伊布利特对房速治疗有显效。

——伊布利特在阵发性室上速的应用:有人研究伊布利特、普罗帕酮治疗阵发性室上速,转复率分别为 90％和 65％,转复时间分别为 21 分钟和 35 分钟,提示伊布利特对于室上速有较好的疗效。

——伊布利特在室性心律失常的应用:有人研究伊布利特治疗 55 例冠心病心衰患者在行电生理检查时诱发的室速,44％不再诱发室速。但需进一步临床治疗验证。

——伊布利特与胺碘酮的对比及联用:有人报道,152 例房颤或房扑患者(持续 3～48 小时),伊布利特与胺碘酮总转复率分别为 80％、57％;房颤转复率分别为 77％、69％;房扑转复率分别为 87％、29％($P<0.05$),证实伊布利特转复新发房颤的疗效与胺碘酮相近,转复新发房扑疗效优于胺碘酮。应用胺碘酮而房颤或房扑未转复者,联用伊布利特可提高转复率。长期应用胺碘酮治疗后,再接受伊布利特治疗,房颤转复率为 39％,房扑转复率为 54％,提示两者联用对房颤、房扑安全有效。

——伊布利特与普罗帕酮的对比及联用:有人报道,212 例房颤或房扑患者,伊布利特与普罗帕酮房颤转复率分别为 54.7％、39.5％;房扑转复率分别为 78.1％、48.3％($P<0.05$),证实伊布利特转复房颤与普罗帕酮相当,转复房扑优于普罗帕酮。伊布利特对房颤或房扑持续时间<90 天者,转复率明显高于普罗帕酮。应用普罗帕酮转复阵发性和慢性房颤或房扑无效时,联用伊布利特可提高转复率,预防复发。有人研究,100 例持续性房颤患者单用伊布利特和伊布利特＋普罗帕酮转复治疗,房颤转复率分别为 41.1％、71.4％($P<0.05$);但转复时间分别为 20 分钟、32 分钟($P<0.05$),提示单用伊布利特组转复时间短于联用治疗组。联用伊布利特后除 QT 间期延长和短暂心动过缓外,只有 1 例患者发生持续性扭转型室速,经电复律治疗可转为窦性心律。

——伊布利特与 β 受体阻断剂的对比及联用:有人研究 319 例房颤、房扑患者,伊布利特与索他洛尔房颤转复率分别为 40％、15％($P<0.05$);房扑转复率分别为 65％、20％($P<0.05$),证实伊布利特转复房颤、房扑均优于索他洛尔。有人研究 90 例房颤伴快速心室率患者,应用艾司洛尔＋伊布利特、单用伊布利特转复治疗,房颤转复率分别为 67％、46％($P<0.05$)。

——伊布利特与镁剂联用:有人报道,476 例房颤或房扑患者,分为单用伊布利特组(229 例)、伊布利特＋镁剂组(247 例)。单用伊布利特组与应用伊布利特治疗前给镁剂组相比,转复率分别为 67.3％、76.5％($P<0.05$);室性心律失常发生率分别为 7.4％、1.2％($P<0.05$);扭转型室速

发生率分别为 3.5%、0.0%（$P<0.05$），预防性应用镁剂，可防止 QT 间期和 QTc 间期过度延长，能使扭转型室速发生率下降。

——伊布利特与电转复联用：研究证实，100 例持续性房颤、房扑患者行直流电转复前预先给予伊布利特治疗组，电转复率为 100%；直接电转复治疗组，电转复率为 72%，此后对未转复者追加伊布利特治疗后，再次电转复率为 100%。预先给予伊布利特后电转复阈值明显降低；64 例接受伊布利特和电转复治疗患者中，2 例射血分数<0.20 者出现多型性室速。

——不良反应：伊布利特如同其他 Ⅲ 类抗心律失常药一样，可引起 QT 间期延长，因此可能会增加致命性心律失常，如扭转型室速。心动过缓、身材矮小、有心力衰竭史、低钾血症、女性等是扭转型室速发生的高危因素。应用伊布利特后，扭转型室速总体发生率约 4.3%，其中多为非持续性扭转型室速，持续性扭转型室速仅占总扭转型室速发生率的 1.7%，只有 0.8%需行直流电转复；而交替或合用普罗帕酮、氟卡尼可使扭转型室速总体发生率降至 1%，发生率降低的原因可能与 Ⅰc 类抗心律失常药的钠通道阻断作用有关。此外应用镁剂也可减低扭转型室速发生率。扭转型室速多发生于用药后 40 分钟内，1 小时后发生率明显降低，安全性增高；提示用药后早期监测非常必要。伊布利特临床应用虽可能会出现扭转型室速等不良反应，但其发生率较低，且发生时间早，易于在用药过程中早期监测，并可被预防和纠正。伊布利特作为一种新的抗心律失常药物，临床效果好，患者依从性佳，安全性较高，值得推广应用。

（4）阿齐利特　以胺碘酮、索他洛尔为代表的第一代 Ⅲ 类药物和以多非利特、伊布利特为代表的第二代 Ⅲ 类药物，因长期使用时不良反应较大，或存在反向频率依赖性，临床应用受到限制；反向频率依赖性的产生，是这些药物仅特异性阻滞 I_{Kr} 钾通道电流，而引起 I_{Ks} 钾通道电流强烈增强所致。

阿齐利特能同时阻断 I_{Kr} 和 I_{Ks}，其致心律失常的副作用低于其他抗心律失常药物，阿齐利特的作用呈浓度依赖性，能同时阻断 L 型电压门控钙通道、内向钠离子/钙离子电流、β_2 受体；但能激动 α_2 受体、甲状腺素受体、毒蕈碱受体。阿齐利特是一种的新型 Ⅲ 类抗心律失常药物，能延长心肌动作电位时程和有效不应期，延长心肌复极。临床用于转复/防止房扑、房颤、室上速的复发和减少近期心肌梗死患者发生心律失常性猝死的危险。

对离子通道的作用及频率依赖性：阿齐利特的化学结构与其他单纯阻断 I_{Kr} 的第二代药物（如多非利特、伊布利特）不同，缺少甲磺酰胺基结构，系氯苯呋喃类化合物，可阻断心室肌细胞的 I_{Kr} 和 I_{Ks} 电流，包括在交感神经兴奋或精神紧张致心动过速的情况下；且反向频率依赖性效应较低。在房性心律失常时，阿齐利特延长 APD 的作用与心率快慢无明显关系，而多非利特在心率较快时作用明显减弱。阿齐利特还可抑制 β 受体。

阿齐利特口服可完全吸收，吸收程度不受食物影响，且剂量无须根据性别和年龄调整，吸收后94%药物与血浆蛋白结合。6 小时可达血药峰水平。阿齐利特绝大部分由肝脏代谢，肾脏清除率不足 10%，血清除半衰期为 4～5 天。仅 1 种代谢产物具有 Ⅲ 类抗心律失常活性，但其血浆水平不到母体化合物的 5%。阿齐利特静脉给药与口服同样有效，临床常用给药方法是口服每次 100～125 mg，每天 1 次。

阿齐利特能延长心肌复极，主要延长 APD、ERP、RR/QT/QTc 间期，而 PR 间期、QRS 波群未见明显变化。在志愿者中，阿齐利特 0.1～2.0 mg/kg 静脉注射，18 分钟后观察，QT 间期的延长呈剂量依赖性。接受地高辛治疗的患者，服用阿齐利特 5 天血水平达稳态后，地高辛的吸收率和肾清除率有轻度升高，但无临床意义，无须调节剂量。与华法林合用时，也未见明显的药动学改变，不需调节剂量。

有人治疗 367 例房扑、房颤已转复为窦性心律的患者，结果显示，阿齐利特能有效预防房扑、房颤的复发。有关阿齐利特的大型临床试验等，进一步支持了阿齐利特可用于治疗房颤和房扑。阿齐利特能应用于心肌梗死后猝死的预防，但能否减少心肌梗死猝死高危患者的总体死亡率，有待进一步研究。

阿齐利特的不良反应较少见,常见的是头痛,其次为疲乏、呼吸困难。少见但危险性较大的是扭转型室速,还可有室早、室速。

(5)决奈达隆 决奈达隆是法国开发的新抗心律失常药,于 2009 年 7 月获得美国 FDA 批准上市,是用于治疗房颤、房扑的无碘的苯并呋喃衍生物,无明显的甲状腺抑制作用,不良反应较少。

决奈达隆为 N-{2-丁基 - 3-[4-(3-二丁基氨基丙醇)苯甲酰]-5-苯并呋喃基 } 甲基磺酰胺(SR33589),分子量 593.2D(盐酸盐),结构与胺碘酮类似,但去掉碘原子,对血清甲状腺激素水平影响较小。决奈达隆的甲基磺酰基,能降低其亲脂性,可缩短血清除半衰期为 24 小时,而胺碘酮为 30~50 天;能减少组织蓄积,有更好的耐受性。决奈达隆的生物利用度为 15%~20%,有明显的肝脏首过效应。与食物同服能提高 2~3 倍血药水平;口服给药后,决奈达隆主要通过 CYP3A4 细胞色素 p450 氧化酶代谢,有 CYP3A4 抑制作用的药物(如酮康唑、钙通道阻断剂等)可增高决奈达隆的血药水平。决奈达隆中度抑制细胞色素 CYP2D6,在联用美他洛尔、普萘洛尔时,会升高后两者的血药水平。6%决奈达隆经肾脏清除,故其血药水平一般不受肾功能影响。

决奈达隆的电生理特点:决奈达隆可预防房颤、室速、室颤发作、能转复房颤等为窦性心律;在房颤患者应用每天 800 mg,安全而有效,不良反应较少。决奈达隆多种抗心律失常特性与胺碘酮相似;其电生理学、血流动力学的特性与胺碘酮相似,可同时阻断 I_{Na} 钠通道、L 型钙通道、钾离子通道(包括 I_{Kr}、I_{Ks}、I_{Kl}、I to、I_{K-ACh} 钾通道),能阻断 α 和 β 受体,降低窦房结自律性、减慢传导速度、延长动作电位时程、延长 QT、QTc 间期(但没有胺碘酮明显);还抑制缺血引起的心律失常,抗交感神经活性;决奈达隆的急性和慢性作用与胺碘酮相似,短期应用时可减少心室 0 相上升速率,轻度缩短动作电位时间;但口服 3 周后,心室 4 相复极、动作电位时程明显延长(但对心肌梗死后已延长的动作电位几乎无影响),决奈达隆 10 μmol/L 时,可延长心室 RR 间期、APD50(20%)、APD90(49%,作用强于胺碘酮)、复极过程,可减少扭转型室速、房性心律失常,可升高生理性 NO 水平、扩张冠脉,使窦性心率减慢,可减小 I_{Ca-L}、I_{Kr}、I_{Ks}、I_{Kl}、I_{to}、I_{K-ACh} 电流;决奈达隆 10 μmol/L 时,可减小心室肌细胞 I_{Kr} 电流 97.0%,减小 I_{Ca-L} 电流 76.5%;一般剂量决奈达隆能使心房细胞 I_{Na} 钠电流减小 23%,大剂量可减小 97%,呈剂量依赖关系;能降低心室肌动作电位 V_{max}(胺碘酮组降低较明显),使细胞质游离钙离子减少,心室肌收缩幅度降低。

——决奈达隆的去碘特性:无碘的决奈达隆没有类似胺碘酮的副作用,对血清甲状腺激素 T_3、T_4、rT_3 水平均无影响;最大剂量(每天 150 mg/kg)时,可观察到血清 T_4 水平降低。决奈达隆对钠泵电流无影响;胺碘酮对钠泵电流的抑制作用,是甲状腺抑制依赖性的。

——对心肌细胞膜钾电流的作用:决奈达隆可抑制心肌梗死后 I_K、I_{to} 钾电流、延长绝对不应期;可减少急性心肌梗死后快速/缓慢型心律失常、期前收缩的发生,这种作用可持续 2 周以上,在防止心肌梗死后心律失常方面,与胺碘酮作用相似。

——对心内膜、心外膜、M 组织的作用:决奈达隆致心律失常风险较低,对左室心内膜、心外膜动作电位几乎无影响(与胺碘酮类似),但在心律较慢情况下,可缩短 M 细胞的动作电位时程,降低心脏跨壁复极离散度、消除迟后去极,有一定的安全性。

——临床试验:有人把 270 例持续性房颤的患者,随机分到决奈达隆低、中、高剂量组(每天 800 mg、1200 mg、1600 mg)或安慰剂组,随访 6 个月,发现房颤复发的中位时间为 60 天,使用每天 800 mg 有效且安全。决奈达隆的临床试验在欧盟进行,有 612 名患者参加;也在美国等进行,有 625 名患者参加;随访 12 个月;患者分口服决奈达隆组(每次 400 mg,每天 2 次)或安慰剂组;研究发现,决奈达隆组降低房颤的复发率达 25%,房颤复发时间为 116 天,明显延长;全因入院率、死亡率降低 27%;维持窦性心律、控制持续性房颤心室率较有效。174 例持续性房颤患者,被分为标准治疗＋决奈达隆组(每次 400 mg,每天 2 次)或标准治疗组(给以 β 受体阻断剂、钙通道阻滞剂、洋地黄、其他心率控制药物),治疗 6 个月,与标准治疗组比,决奈达隆＋标准治疗组平均每分钟降低静息室性心率达 11.7 次,能保持 6 个月;第 14 天时决奈达隆降低最大运动心室率每分钟 24.5 次,能有效控制房颤心室率。2008 年美国研究 4 628 名中/高危房颤患者,随机分标准治疗＋决奈达隆组(每次 400 mg,每天 2 次)、标准治疗组治疗,随访 21 个月,结果显示,决奈达隆可使心血管疾病住院、死亡的风险降低 24%;在控制心室率、抗血栓的基础上,决奈达隆能使心律失常死亡率下降 45%,心血管疾病死亡率下降 29%。决奈达隆治疗有时可导致心衰/心律失常患者入院、相关死亡增加,主要与使左室收缩功能降低有关;FDA 批准书认为,Ⅳ 级 NYHA 心衰或Ⅰ、Ⅱ 级心衰最近失代偿需住院或转送至专科医院者,忌用决奈达隆;准用于Ⅰ、Ⅱ 级心力衰竭无失代偿时,目前不建议用于Ⅲ 级 NYHA 心衰患者。

有人研究决奈达隆维持 504 例房颤窦性心律的作用,分为决奈达隆组(每次 400 mg,每天 2 次)、胺碘酮组(每天 600 mg 负荷量,28 天后改为每天 200 mg 维持量),随访 7 个月,决奈达隆在防止房颤复发方面效果差于胺碘酮,但决奈达隆组甲状腺和神经系统不良事件发生率下降 20%。

——决奈达隆的不良反应:决奈达隆不良反应较小、半衰期较短,对甲状腺功能的影响较小,主要有消化道不良反应(如腹泻、恶心、呕吐)及外周神经不良反应(如头痛);决奈达隆存在心律方面不良反应,但未见扭转型室速等;可降低血清肌酐清除率、抑制肾小管对有机阳离子的转运,但不降低肾功能。FDA 提醒:如在用药过程中出现肝损伤症状应立即就医,尤其是在用药前几个月;如发生疑似肝损伤,应停止用药,进行相应的治疗。

(6)维纳卡兰 导管消融治疗房颤已取得进展,但其主要并发症的发生率在 4% 以上,因此仍为二线治疗方案。目前临床房颤治疗仍以药物治疗为基础方案。

维纳卡兰盐酸盐是首个上市的选择性心房多离子通道阻断剂,对急性房颤转复的疗效优于其他药物,有可能替代胺碘酮。2007 年维纳卡兰被美国批准用于房颤转复,能转复孤立性房颤、伴轻度器质性心脏病房颤,安全有效。2010 年获欧盟批准维纳卡兰注射剂用于房颤持续 ≤7 天的非手术患者,或心脏外科术后发生房颤持续 ≤3 天的快速转复。2012 年欧洲心脏病学会更新了房颤管理指南,将维纳卡兰用于孤立性房颤、伴轻度器质性心脏病房颤的转复,作为Ⅰ类推荐。

——药动学特点:静脉应用本品起效迅速,血清半衰期为 3～5 小时,血药水平与剂量呈线性关系,血药峰水平为 0.083～0.91 μg/ml,达峰值时间为用药后 10 分钟。血浆蛋白结合率为 53%～63%。口服 5 mg/kg 后的最大血药水平为 1.5 μg/ml,达峰值时间为口服后 30～60 分钟,血清除半衰期为 2～3 小时。生物利用度为 60%～70%。连续使用本品最大剂量每次 900 mg,每天 2 次时,稳态血药水平出现在首剂后第 3～4 天,可达到与静脉应用本品 2～3 mg/kg 相同的血药峰水平。经肝内细胞色素 p450 氧化酶 CYP2D6 主要代谢成无活性的 RSD1385,后者以结合形式迅速从肝肾排泄。肝内细胞色素 p450 氧化酶 CYP2D6 活性低者,血清除半衰期为 8 小时。

——作用机制:维纳卡兰选择性抑制、关闭心房肌 $K_v1.5$ 钾离子通道(主要在心房表达),抑制心房肌复极化,可延长有效不应期、QTc;还能阻断 I_{Kur}、I_{to}、I_{Na} 通道,延长心房传导时间。

——转复房颤的疗效:与安慰剂相比,维纳卡兰可快速有效转复急性房颤、手术后房颤。急性房颤治疗时,前 10 分钟,静脉滴注维纳卡兰 3 mg/kg,15 分钟后如房颤仍存在,第 2 个 10 分钟静脉滴注维纳卡兰 2 mg/kg。主要疗效终点均为用药 90 分钟后转复为窦性心律;维纳卡兰组 61% 患者达到主要终点,安慰剂组仅 5.0%;维纳卡兰组中位转复时间为 11 分钟。对冠状动脉旁路移植术/瓣膜手术后房颤 24 小时至 7 天的患者,维纳卡兰组 47% 患者达主要终点,安慰剂组为 14%,维纳卡兰组中位转复时间为 12 分钟。对患有不同基础疾病(如缺血性心脏病、高血压病)的阵发性房颤患者,维纳卡兰依然有效。

有人发现,274 例缺血性心脏病房颤患者中,维纳卡兰的转复率为 45.7%,与非缺血性心脏病患者的转复率接近(47.3%),不增加低血压、心动过缓、室性心律失常等不良事件,95% 患者可维持窦性心律 24 小时以上;有人报道 7 个临床试验,发现静脉滴注维纳卡兰 3 mg/kg,能有效转复缺血性心脏病近期发生的房颤。有人研究 336 例持续性房颤患者,合并高血压、缺血性心脏病、心肌梗死、心衰的患者比例分别为 42.5%、20.2%、9.8%、14.9%、8.0%;房颤持续时间 3 小时~7 天的患者,维纳卡兰转复成功率为 51.7%,显著高于安慰剂组,转复成功平均时间为 11 分钟;房颤持续时间<48 小时的患者,转复成功率为 51.2%~62.1%。静脉用维纳卡兰后 90 分钟的转复成功率优于胺碘酮,维纳卡兰可有效转复近期房颤,尤其是持续时间 ≤7 天的房颤。

有人进行静脉注射维纳卡兰与胺碘酮比较研究,共 254 例(房颤持续时间为 3~48 小时)成年患者纳入,主要疗效终点为给药 90 分钟后房颤转复,结果显示,维纳卡兰组的转复率为 51.7%,胺碘酮组仅为 5.2%;给药 4 小时后,维纳卡兰组转复率为 54.4%,胺碘酮组为 22.6%。提示维纳卡兰在转复新发房颤的疗效优于胺碘酮,但还需进一步研究。Meta 分析显示,维纳卡兰 90 分钟内快速转复窦律的有效性,是安慰剂或胺碘酮的几倍,且不增加严重不良事件发生率。

——转复房扑的疗效:研究显示,静脉注射维纳卡兰不能有效转复新发房扑。有人研究 54 例房扑患者,维纳卡兰组中仅 3%~7%转复为窦性心律,对照组无一例转复为窦性心律,两组无统计学差异。ACT-Ⅱ 试验显示,维纳卡兰对外科手术后新发房扑无效。

——预防心脏房颤复律后复发:口服维纳卡兰可有效预防心脏房颤复律后的复发。有人将房颤患者分为维纳卡兰每次 150mg、300mg、500mg 及安慰剂,每天 2 次服用,疗程为 90 天,结果显示,口服维纳卡兰每次 150mg、300mg、500mg 组及安慰剂组中,治疗后窦性心律的患者比例分别为 41%、39%、49% 及 36%,提示口服维纳卡兰每天 500mg 可有效预防心脏复律后的房颤复发。

——不良反应:维纳卡兰常见的不良反应有短暂、可恢复的味觉障碍、喷嚏、感觉异常、恶心,发生率分别为 30%、16%、10%、9%,症状多在 5~15 分钟内消失。静脉用维那卡兰可导致较严重不良反应,如短暂低血压、心动过缓、完全房室传导阻滞、心动过缓、非持续性室速,发生率为 4.1%;一过性低血压发生率为 5%~7%,多在 15~20 分钟恢复至正常。要慎用于 NYHA 心功能 Ⅰ~Ⅱ 级的房颤患者。维纳卡兰的致室性心律失常的发生率,与安慰剂相似,未见相关的扭转型室速。然而心衰患者使用维纳卡兰后低血压、非持续性室速发生率均较高,分别为 16.1% 及 7.3%。

维纳卡兰转复孤立性房颤、合并轻中度器质性心脏病房颤安全有效,未见严重不良反应,但转复合并心衰的房颤,其安全性还需进一步探讨。目前维纳卡兰主要是一种房颤快速转复药物,对静脉转复后窦律的维持、口服制剂的有效性、药物相互作用还需进一步研究。

目前 ESC 更新了 2012 年房颤管理指南,其中对维纳卡兰的应用,做出以下推荐:

孤立性房颤或不伴有器质性心脏病房颤,推荐静脉用氟卡尼、普罗帕酮、伊布利特、维纳卡兰进行药物复律(Ⅰ类推荐,A 级证据)。

伴有中度器质性心脏病(除外血压<100 mmHg、NYHA 心功能 Ⅲ~Ⅳ 级、30 天内急性冠状动脉综合征病史、严重主动脉狭窄),房颤发作时间 ≤7 天,可考虑静脉用维纳卡兰进行药物复律;但 NYHA 心功能 Ⅰ~Ⅱ 级心衰患者慎用维纳卡兰(Ⅱb 类推荐,B 级证据);

心脏手术后房颤发作时间 ≤7 天,可考虑静脉用维纳卡兰进行药物复律(Ⅱb 类推荐,B 级证据)。

目前看来,维纳卡兰对急性房颤转复的疗效优于其他药物,有可能替代胺碘酮。同时维纳卡兰可降低房颤患者的病死率,有望成为房颤患者不伴有严重瓣膜狭窄、肥厚梗阻性心肌病、限制性心肌病或缩窄性心包膜炎等结构性心脏病的一线用药。但治疗充血性心衰患者的房颤时,其复律的成功率较血流动力学稳定的患者低,不适用于中等程度以上的结构性心脏病患者,对房扑患者的复律也无效。

2014 年有人系统评价维纳卡兰转复房颤的有效性及安全性,检索 PubMed 等医学文献数据库,收集至 2013 年 6 月公开发表的治疗房颤、房扑的研究,Meta 分析 1133 例患者(其中维纳卡兰组 668 例,对照组 465 例),结果维纳卡兰组房颤转复率明显高于对照组(38.3%∶14.1%),尤其是在新发房颤患者当中其转复率可达 52.2%,中位转复时间为 11 分钟;对持续房颤维纳卡兰的转复率为8.3%。房扑终止率为2.6%。尽管维纳卡兰延长QRS波时限和QT间期,但在观察期内未增加主要不良心血管事件风险。现有循证医学证据显示,维纳卡兰可安全、有效、快速地转复新发房颤,一般维纳卡兰对房扑转复效果不显著。

6. Ⅳ类(钙通道阻断药)

Ⅳ类抗心律失常药物中,钙通道阻断剂维拉帕米、地尔硫䓬,可用于控制快速的室上性心律不齐,但受到一定的限制(有负性肌力作用);Ⅳ类抗心律失常药物能阻断钙通道,可抑制迟后除极、触发活动、房室结的传导,能治疗心律失常;但可抑制兴奋-收缩耦联,促进心衰,引发心律失常;明显抑制房室结传导、治疗房室折返心动过速时,可引发室颤。

(1)维拉帕米　维拉帕米是Ⅳ类药,阻断激活、失活的L型钙通道、I_{Kr}钾通道,能阻断钙通道电流依赖性折返,抑制早后除极、迟后除极的触发活动,抑制钙离子流入窦房结、房室结的慢反应细胞,抑制其自律性;能延缓房室传导,减慢房颤、室颤的快速室性心率;可扩张冠脉,增加冠脉血流量,扩张外周阻力血管,降低外周阻力,降低血压,能降低心肌耗氧量,可应用于心律失常(对室上性心律失常静脉注射效果较好)、心肌缺血、高血压、肥厚梗阻性心肌病。维拉帕米能降低缺血时心房、心室、浦肯野纤维的异常自律性,可终止房室结折返,能延长窦房结、房室结的有效不应期,可防止房扑、房颤引起的心室率加快。

维拉帕米口服吸收快而完全,2～3小时血药水平达峰值。由于首过消除,生物利用度为10%～30%,因此肝脏功能异常的患者应慎用维拉帕米。维拉帕米在肝脏代谢,其代谢产物去甲基维拉帕米仍有活性。维拉帕米血清除半衰期为3～7小时,治疗室上性/房室结折返性心律失常效果较好,对急性心肌梗死、心肌缺血、洋地黄中毒引起的室性期前收缩有效;维拉帕米为阵发性室上性心动过速的首选药,疗效肯定。有人研究72例阵发性室上性心动过速患者,用药后一次转复成功率为88%,总体成功率为99%。

一般维拉帕米口服安全,但少数患者可出现便秘、腹胀、腹泻、头痛、瘙痒等。静脉给维拉帕米可引起血压降低、暂时性窦性停搏。Ⅱ、Ⅲ度房室传导阻滞、心功能不全、心源性休克患者禁用维拉帕米,老年人、肾功能低下者慎用维拉帕米。维拉帕米每片40 mg,维拉帕米缓释片每片120 mg,维拉帕米注射液5 mg/2 ml。

维拉帕米的有效血浆水平为100～200 ng/ml,当维拉帕米静脉注射速度过快、血浆浓度>400 ng/ml时,易发生房室传导阻滞、窦性心动过缓、窦性停搏;但注射速度过慢,又不易达到有效治疗的血浆水平而降低治疗效果。有人使用时将维拉帕米5 mg溶于10～20 ml葡萄糖液或生理盐水内于5分钟缓慢匀速静脉注射,但首次使用时在前20秒内注入约1/5量,以快速达到有效治疗的血浆水平,认为有利于提高转复成功率,未出现严重副作用。

预激综合征患者发生房室旁路前传型室上速时,由于维拉帕米对房室旁路无作用,并可使不应期缩短,有可能使更多的冲动经房室旁路进入心室,增加心室率,甚至诱发心室颤动,因此预激综合征患者发生房室旁路前传型室上速时禁用维拉帕米。同时由于维拉帕米有负性肌力作用、负性频率、负性传导作用,禁用于有心衰、高度房室传导阻滞的患者。

维拉帕米价格低廉,药源广,对阵发性室上性心动过速的治疗疗效确切,只要正确掌握其使用方法并注意禁忌证,仍是基层医院治疗阵发性室上性心动过速的首选药物之一。

(2)地尔硫䓬　地尔硫䓬为非二氢吡啶类钙通道阻断剂,主要治疗不稳定型心绞痛、高血压病,控制室上速(如房颤)的心室率。

有人应用地尔硫䓬治疗左后分支型室速(维拉帕米敏感型室速)有效率为95%,能抑制左室后间隔左后分支迟后除极引起的触发,抑制慢传导组织局部折返,首次负荷剂量地尔硫䓬10 mg,静推,如仍有间断发作,可继续给予地尔硫䓬30 mg静脉缓慢滴注,效果接近维拉帕米,副作用较少,较安全。但应注意监测血压与心率,随时调整剂量。用于治疗室速尚少报道。

有人比较美托洛尔注射液、地尔硫䓬注射液、西地兰注射液治疗102例快速型房颤,比较药物治疗后 120 分钟内心室率变化,结果发现,美托洛尔组治疗后 5 分钟患者心率即下降($P<0.05$),且显著低于地尔硫䓬组和西地兰组($P<0.05$),治疗后 120 分钟美托洛尔组收缩压、舒张压均显著高于地尔硫䓬组($P<0.05$)。美托洛尔治疗快速型房颤起效迅速,对患者血压影响小,能稳定循环功能,提高治疗的安全性、有效性,可作为快速型持续房颤治疗的首选药物。

地尔硫䓬也能控制静息时房颤的心室率,但地尔硫䓬的用量不易控制,且血清除半衰期短(2~7 小时),体内消除较快,需持续静脉给药方能有显效,较易发生严重低血压。(表 48-1)

表 48-1 常用抗心律失常药的药理作用*

药物	钠通道阻滞作用		不应物		钙通道阻滞作用	异位起搏活动	抗交感作用
	正常细胞	除极细胞	正常细胞	除极细胞			
奎尼丁	+	++	↑	↑↑	+	↓↓	+
普鲁卡因胺	+	+++	↑	↑↑↑	0	↓	+
利多卡因	0	+++	↓	↑↑	0	↓↓	+
普罗帕酮	+	++	↓	↑↑	+	↓↓	+
普萘洛尔	0	+	↓	↑↑	0*	↓↓↓	+++
胺碘酮	+	+++	↑↑	↑↑	+	↓↓	+
索他洛尔	0	0	↑↑	↑↑↑	0	↓↓	++
维拉帕米	0	+	0	↑	+++	↓↓↓	+
腺苷	0	0	0	0	0	↓↓	+

* 普萘洛尔无直接阻滞钙通道的作用,但抑制交感神经兴奋所致的钙电流增加

其他治疗快速心律失常的药物有洋地黄、硫酸镁、ATP、腺苷、新斯的明(每次 0.5~1 mg,皮下/肌肉注射)、腾喜龙(每次 5~10 mg,静脉注射)、小檗碱(口服,每次 0.2~0.5 g,每天 3~4 次)、异丙肾上腺素(每次 1~2 mg,静脉滴注,1~3 μg/分钟)、沙丁胺醇(口服,每次 2.4 mg,每天 3~4 次)、肾上腺素、阿托品、山莨菪碱、氨茶碱、烟酰胺、糖皮质激素(如地塞米松每次 10~20 mg,加入液体中静脉注射,每天 1~2 次)。

7. 镁离子治疗心律失常

镁离子是体内重要的电解质离子,是人体细胞内含量第二丰富的阳离子(仅次于钾离子),成人体内有约 25 mg(1 mol),能维持机体新陈代谢、生理功能;已发现超过 300 种酶的作用离不开其参与,能稳定细胞膜、钠泵、钙泵等,镁离子可防治心律失常,但要规范化运用。

(1)镁离子的分布及调节 镁离子在人体内 53% 在骨骼,27% 在肌肉,19% 在软组织,0.5% 在红细胞,0.3% 在血清;在体内有 3 种存在状态,60% 是离子镁,30% 是蛋白结合镁,常结合白蛋白、胞质蛋白、二磷酸核苷酸。正常血清镁离子水平为 0.75~1.25 mmol/L。

镁离子是生命活动必需的宏量元素,细胞内镁离子水平为 16~20 mmol/L,主要储存于线粒体、细胞核、内质网中,总镁离子的 20% 存于细胞质中,其中镁离子-ATP 水平为 4~5 mmol/L,5% 以游离镁离子存在,水平为 0.7 mmol/L。

细胞膜存在镁离子转运机制,有跨膜转运体(钠镁交换体、钙镁交换体)、阳离子通道 TRPM7/6;细胞内存在镁离子库,能调节细胞质、线粒体、内质网镁离子水平。

(2)镁离子缺乏可引起心律失常 镁离子缺乏降低腺苷酸环化酶、钠泵活性,促进心肌炎症,降低代谢水平,促进钾离子排出,活化、开放钙通道/NMDA 通道,促进心律失常、缺血再灌注损伤、细胞凋亡;40% 低镁血症的相关病因,可引发低钾血症;在 ICU 常有 1/3 低镁血症患者发生低钙血症,能引发血管收缩、手足抽搐、损伤心脏电生理功能,在有基础心脏病的患者表现更明显。研究发现,减少食物镁摄入,33%~50% 绝经后妇女可诱发心律失常。

因镁缺乏导致的心律失常,常为多发性房早、室早、房颤、室颤、阵发性室上速及室速、扭转型室速、心脏停搏等。典型低镁血症的心电图改变有:早期 T 波尖、QRS 增宽;严重者 PR 间期延长、ST 段下降、U 波形成、T 波低平。

(3)镁离子治疗心律失常的机制

——影响钠泵功能:镁离子是心肌细胞钠泵的辅酶、激活因子,镁离子缺乏,会使钠泵功能受损,引起心肌细胞内缺钾,造成心肌静息膜电位的负值减少,增加室性心律失常的发生。补镁后恢复钠泵功能,使心肌细胞4期正常去极化,防止心室复极延长、触发活动、折返激动、动作电位时限延长、早后除极;促使钾离子内流,可治疗细胞内低钾性心律失常。

——有钙通道阻断剂样作用:心肌细胞缺镁时,钙离子经慢钙通道进入心肌细胞速度加快,使动作电位的平台期缩短,有效不应期缩短,有利于折返、异位心律失常发生。静脉输注镁离子后,镁离子是钙离子的拮抗剂,能阻断慢钙通道、慢钠通道,抑制钙离子/钠离子内流,抑制心肌兴奋性,改善能量代谢、第二信使作用、电生理学指标;能激活钙泵,促进钙离子进入肌浆网,使细胞质钙离子水平降低,可抑制窦房结、异位起搏点的兴奋性,抑制房、室、房室结的传导性,延长不应期,能起钙通道阻断剂样抗心律失常作用,减少折返性室性心律失常的发生。

——降低缺血再灌注后心肌损伤:缺血再灌注损伤时有细胞质钙超载,钠钙交换增加,会形成一过性内向钠离子流,形成迟后除极,引起心律失常;溶血磷脂酰胆碱酯酶使心肌细胞应激、心律失常时,镁离子可抑制心肌细胞质钙超载,抗心律失常,镁离子对心肌缺血相关的心律失常,有肯定疗效。

——改善心肌能量代谢:镁离子是氧化磷酸化的辅助因子,可改善线粒体功能,促进心肌有氧代谢,增强氧化磷酸化,储补高能磷酸化合物,可扩张冠脉、增加血流;抑制纤维蛋白、血小板聚集,能扩张动脉、降低心脏后负荷;有利于心功能恢复,改善心肌缺氧,减少ATP分解,减少活性氧生成,减少心肌细胞损伤。镁离子可促进线粒体膜ATP敏感性钾通道开放,对缺血性心律失常心肌有保护作用,能增加心肌电活动稳定性,抑制异位起搏点,能抗心律失常。

——其他作用:镁离子还可降低心肌细胞内三磷酸肌醇水平,减少内质网贮钙释放,减少细胞质钙超载,减少心律失常的发生;能使静息膜电位升高,延长传导系不应期,增加QRS波时间,增加心房-希氏束间期长度,引发PR间期延长,降低自律性和应激性,能治疗部分心律失常。但有待进一步研究。

(4)镁离子在治疗心律失常中的应用 硫酸镁是广谱短效抗心律失常药,一般静脉给予,不作为一线药。

——应用镁剂协同治疗心律失常:1935年有人首次用镁离子成功将一例阵发性心动过速转变为窦性心律。近年来临床上常加用镁离子、治疗急性心肌梗死、慢性心衰、风心、高心等的心律失常,疗效明显,能减少心律失常,可能这些疾病的患者常合并低镁血症。在这些由基础疾病引起的心律失常中,运用镁剂协同治疗效果肯定,甚至能起到其他药物难以达到的疗效。低镁血症发生室性心律失常时,如肾脏功能正常,可静脉给予25 mmol硫酸镁,溶解于1 000 ml的5%葡萄糖液中,缓慢滴注8~24小时以上,应用3~5天,维持血清镁离子水平在0.4 mmol/L以上。也可口服乳酸镁缓释片(每片含3 mmol左右),每天2~4片。

临床上有很多患者存在低镁血症(血镁≤0.70 mmol/L),发生心律失常的概率增加,室速的发病率是血镁正常者的2倍以上,血镁水平与室性心律失常发生率呈负相关,特别是在合并2型糖尿病的患者中。低镁血症是扭转型室速的危险因素,目前一些指南指出,静脉给予镁离子,是伴长QT间期的扭转型室速的一线治疗方法。在临床上,对心肌急性受损导致的室性心律失常,镁离子疗效肯定,在血流动力学稳定的情况下,可单独用于治疗或作为替代治疗;对因长期使用利尿剂导致低镁血症和/或低钾血症患者,可考虑使用镁剂预防心律失常。术后交界性异位性心动过速,也可能与低镁血症有关,可给以镁离子治疗,但需注意监测血镁,防止高镁血症等。运用镁离子后有无不良反应,现在还在研究中。

硫酸镁可单独或与胺碘酮、直流电复律联用,治疗术后交界性异位性心动过速。研究发现,血清镁离子水平升高,还能显著减少室性心律失常、心脏猝死,降低心血管疾病的总体病死率。在抢救急诊患者中,运用硫酸镁可提高临床救治成功率;有人对室颤、猝死患者给予电除颤数次无效后,给予硫酸镁静脉注射再次电除颤,结果患者成功转复窦性心律。镁离子有利于电除颤、心肺复苏、治疗恶性心律失常的成功。

　　——心脏手术前运用镁预防术后心律失常:心脏手术时血镁含量常减少,低镁血症的发生率术中可达 19.2%,术后可达 71%,术后 24 小时降到 65.6%,常诱发严重心律失常。应用镁离子,对小儿/成人心脏手术后预防低镁血症,减少相关心律失常有重要意义。有人对 160 例冠脉搭桥手术患者观察后发现,镁离子可减少 23% 室上性心律失常,减少 47% 室性心律失常。一项研究发现,术后未用镁离子的儿童中有 27% 发生异位交界性心动过速,但接受镁离子的儿童则未出现心律失常。在预防术后房颤和房扑时,如 β 受体阻断剂、胺碘酮存在治疗禁忌,镁离子(如含镁极化液)可作为替补用药,能预防冠脉旁路移植等心脏术后的房颤等。镁降低术后心律失常发生的疗效并不明显,还要进一步研究。对危重患者,尤其需要控制液体入量的患者不建议使用。同时在应用中应当掌握禁忌证,了解高镁血症时临床表现,特别是早期临床表现,掌握高镁血症的抢救治疗。硫酸镁静脉给予时有时可引发呼吸抑制、血压降低等。

8. 腺苷

　　腺苷能抑制、关闭窦房结、房室结的乙酰胆碱敏感的 K_{ACh} 钾通道,导致动作电位时程缩短、细胞膜超极化、自律兴奋性降低;可阻断 L 型钙通道,延长房室结有效不应期,抑制交感神经兴奋所致的迟后除极;可迅速减慢窦性频率和房室结传导。(表 48-2)

表 48-2　常用抗心律失常药的临床作用特征

药物	窦房结自律性	房室结不应期	PR 间期	QRS 时程	QT 间期	心律失常的治疗	
						室上性	室性
奎尼丁	↑↓①/②	↑↓②	↑↓②	↑↑	↑↑	+	+++
普鲁卡因胺	↓②	↑↓②	↑↓②	↑↑	↑↑	+	+++
利多卡因	0¹	0	0	0	0	0③	+++
普罗帕酮	0	↑	↑	↑↑↑		+	+++
普萘洛尔	↓↓	↑↑	↑↑	0	0	+	+
胺碘酮	↓↓①	↑↑	↑↑	↑	↑↑↑↑	+++	+++
索他洛尔	↓↓	↑↑	↑↑	0	↑↑↑	+++	+++
维拉帕米	↓↓	↑↑	↑	0	0	+++	+④
腺苷	很小	↑↑↑	↑↑↑	0	0	++++	未定

　　①抑制病窦;②抗乙酰胆碱作用和直接抑制作用;③对地高辛引起的房性心律失常有作用;④交感神经兴奋所致的迟后除极

　　腺苷可被体内大多数细胞摄取,能被腺苷脱氨酶灭活,血清除半衰期仅数秒,使用时需静脉快速注射给药,否则在药物到达心脏前即被灭活。临床主要用于迅速终止折返性室上性心律失常。静脉注射腺苷的速度过快时,可导致短暂心脏停搏;腺苷治疗剂量下,多数患者会出现胸闷、呼吸困难。

9. 脑钠肽与心律失常

　　应用脑钠肽(BNP)血水平为指标,能指导心衰的诊治,评估二尖瓣狭窄、房室间隔缺损的程度,评价急性冠脉综合征的危险分层,预测心肌梗死面积/病死率/致残率等。

　　(1)BNP 与房颤　BNP 可预测房颤的发生;有人观察一般人群 6 494 人血浆 N-末端 BNP 原(NT-proBNP)水平,随访 4 年后发现新发房颤患者血浆 NT-proBNP 水平明显升高,其 log 值每升高 1 个标准差,房颤发生风险将增加 54%。故认为血浆 NT-proBNP 水平升高,可预测房颤的发生,这与其他人的研究结论一致。

　　有人检测 150 例进行冠脉搭桥术的非房颤患者术前的血浆 BNP 水平,并对术后情况进行分析,结果显示,术前血浆 BNP 水平升高者,术后发生房颤的风险是对照组的 6.272 倍。故认为术前血浆 BNP 水平升高,是术后房颤发生的独立危险因素之一,这与其他人的结论一致。

血浆 BNP 水平下降,能预测导管射频消融联合药物治疗的有效性,也能预测心房颤动患者电复律成功。孤立性房颤患者肺静脉电隔离术后血浆 BNP 水平的显著下降,可能是治疗有效的预测指标。

血浆 NT-BNP 水平,还能指导房颤及室上速患者的治疗。有人研究急诊的结果显示,血浆水平<1 500 pg/ml 的患者,仅给予药物即可恢复窦性心律;但血浆水平>4 500 pg/ml 的患者,则药物不能复律,并推荐使用电除颤。

(2)BNP 与室性心律失常　血浆 BNP 水平与室性早搏的严重程度呈正相关;有人将 52 例非心衰的室性早搏患者按照 Lown 分级研究,并研究血浆 BNP 的水平,结果显示,血浆 BNP 水平与室性早搏的分级、舒张期室间隔厚度、左室后壁厚度呈正相关,而且分级越高,关系越密切。但仍有待进一步探讨。

血浆 BNP 水平能预测室性快速性心律失常的风险:有人研究非缺血性心肌病患者的血浆 NT-proBNP 水平,以发生室性心律失常、晕厥为观察终点,结果显示,血浆 NT-proBNP 水平的升高,是预测持续性室性心律失常发生的危险因素;有人在缺血性心肌病患者中也得到相同的结论,并且推荐将 2 259 pg/ml 作为血浆 NT-proBNP 水平预测室性心律失常发生的最佳 cut-off 值(敏感性为 75%,特异度为 92.3%)。有人研究 94 例左室射血分数<0.4 的 ICD 患者,以发生室速、室颤、心源性猝死为研究终点,随访 1 年,结果认为,血浆 BNP 水平是心源性猝死、恶性心律失常的独立预测因子。血浆 BNP 水平低,常提示患者发生恶性心律失常的风险小,其水平可作为权衡低风险患者预防性植入 ICD、植入后室性心律失常风险高低的指标。但仍有待进一步探讨。

血浆 BNP 水平能预测室速患者射频消融术成功。有人研究 135 例特发性症状性单形性室速患者射频消融术前及术后 1~3 个月的血浆 BNP 水平,结果显示,术后血浆 BNP 水平降至正常水平或下降幅度>30% 的患者,经随访 32 个月后均无复发。故认为术后早期血浆 BNP 水平的下降,是评价射频消融术成功的指标。

(3)BNP 与起搏模式的选择　通过检测血浆 BNP 水平,能指导选择起搏器模式。

四、抗心律失常药物的应用进展

心律失常的治疗策略包括药物治疗和非药物治疗 2 大类,可进行去除病因与诱发因素、药物治疗、刺激迷走神经、电复律、人工心脏起搏、射频消融、ICD、手术等。近 20 年来,随着心脏起搏与心电生理治疗的迅速发展,现在已有很多非药物治疗方法,但大多数心律失常患者仍然需要药物治疗。目前新开发的 Ⅲ 类药物研究有所进展。

1. 欧洲心脏病学会心律失常学会的新概念

欧洲心脏病学会心律失常学会会议的一个成果,为西西里策略,提出了分类及治疗学的新概念,包括:

——易损参数(vulnerable parameters),以明确某种心律失常的机制、基本电生理环节、该环节中药物作用最敏感部位等易损参数。

——分子靶点,包括离子通道、离子泵、受体、细胞内第二信使、缝隙连接通道等,即应从细胞和分子水平区分药物的作用;应明确药物对离子通道的作用状态,如激活、灭活、复活,应明确药物解离速率的不同(快、中速、慢),可作为评价抗心律失常作用强度和不良反应(负性肌力作用、促心律失常作用)的基础。

一般而言,快动力学型药物不良反应较少,但抗心律失常作用强度较差。慢动力学型药物则相反。对一些未能归类的药物(如腺苷、地高辛)亦应给予相应的定位。根据西西里策略分类,提高了对抗心律失常药物治疗机制的认识,可进一步改善对心律失常的治疗,能改变以往抗心律失常以经验为基础的治疗状况,对临床治疗有更大的指导作用,可根据心律失常不同的离子电流基础、靶位点等易损参数,选用相应的药物,能明确哪些心律失常要治疗,哪些心律失常不一定要治疗。

对危及生命的心律失常治疗时,药物选择主要考虑有效性;对改善症状的心律失常治疗时,主要考虑药物的安全性。在治疗上重在治疗后果,强调病因治疗、去除产生心律失常的基础、改善心肌供血、纠正心脏功能、改善血流动力学异常等,这些可能比治疗心律失常本身更重要。

各类抗心律失常药物有了自己的定位。由于Ⅰa类抗心律失常药物效应与风险之比较小,Ⅰa类抗心律失常药物的应用正在逐渐减少。Ⅰb类抗心律失常药中的利多卡因,多被应用于急诊治疗室性心动过速。Ⅰc类抗心律失常药普罗帕酮,可用于心脏无组织结构异常的心功能正常者,慎用于伴有器质性心脏病的患者,临床应用受到一定限制。

近20年来已完成了心律失常治疗的多个大型临床试验,使心律失常治疗的评价有据可依。现今心律失常治疗和所用的药物,也许与20年前相似,但治疗所赋予的内容和认识却不同了,已按新的观点使用。已发现新的安全有效的Ⅲ类抗心律失常药物如伊布利特、多非利特、阿齐利特等。

给予抗心律失常药物时,首先应针对病因和诱因进行治疗,给药要个体化,要清楚患者心律失常的特点、有无器质性心脏病的基础、有无心功能不全、有哪些适用药物等。无器质性心脏病的基础、无心功能不全的患者,选择药物的范围较大,药物耐受性较好,这时给予Ⅰ型抗心律失常药物(包括Ⅰc型)有较好的疗效。有器质性心脏病的基础、有心功能不全的患者,常有心脏的电不稳定性、心肌细胞膜除极化与复极化不均匀,心动过速时的猝死较多,不适宜应用Ⅰ型抗心律失常药物(尤其是普罗帕酮、Ⅰc型抗心律失常药物),应首选β受体阻断剂或胺碘酮。

2. 缝隙连接通道与抗心律失常药物

直接以缝隙连接通道为靶点的抗心律失常药物正在研究中。抗心律失常肽(AAP)是一种心源性活性肽,具有较强的抗心律失常作用,能增加心肌细胞间的缝隙连接通道的表达,加快动作电位传导,易使心肌细胞间的电活动趋向同一化,而对心肌细胞的离子通道及电生理特性没有任何影响。抗心律失常肽类似物罗替戈汀,是5-羟基-2-氨基-四氢化奈衍生物,是高度选择性的非麦角类多巴胺D_2受体激动剂,可增加CX43的表达,减少其磷酸化、侧边分布,可发挥抗心律作用。罗替戈汀已有透皮贴剂,每次16mg,每天1次,贴24小时左右。

亲脂性药物如庚醇、辛醇、豆蔻脑酸、硬脂酸(公认的缝隙连接阻断剂),在微摩浓度即可降低心脏缝隙连接通道功能,使缝隙连接通道构象改变、关闭。气雾麻醉药如氟烷、异氟烷,也能降低缝隙连接通道的传导功能、缩短通道开放时间。高水平的甘草次酸的代谢产物18-α甘草次酸、18-β甘草次酸、生胃酮,能抑制缝隙连接蛋白聚集,使细胞膜缝隙连接通道数量减少。特异反义寡核苷酸,可阻断缝隙连接蛋白的合成。蓝菌素能破坏高尔基体,可阻断缝隙连接蛋白向胞膜的聚合、运输,使缝隙连接通道数量减少。两个相邻心肌细胞的缝隙连接通道连接子的正确对接,是通过它们胞外环的相互作用进行的;给予GAP26和GAP27,可减少缝隙连接通道的形成。

增强缝隙连接通道耦联的药物相对较少;但增强缝隙连接通道耦联可促进在缺血再灌注等情况下抗心律失常。抗心律失常肽是20世纪80年代早期发现的,其中以抗心律失常肽AAP研究最广,能增强缝隙连接通道的耦联,但其最大的缺点是在活体内易被蛋白酶水解,稳定性较小,使它的应用受到限制。ZP123是抗心律失常肽AAP的类似物,不易被蛋白酶水解;在折返心律失常中,ZP123可使心肌缺血后心肌细胞缝隙连接通道的关闭减少,能使心房传导显著改善,可降低房颤、自发性室性心律失常的发生率,减小梗死范围。

已有影响缝隙连接蛋白的合成、装配、定位和降解的药物。高水平双丁酰cAMP、腺苷酸环化酶激动剂福斯高林,可通过腺苷酸环化酶/cAMP/蛋白激酶A信号通路,使CX43、CX45表达水平上调。高水平肿瘤坏死因子 α、雌激素也可使 CX43 表达水平上调。他汀类药物能抑制胆固醇的合成,再促进血管内皮表达 CX43 和 CX40。缝隙连接蛋白可经泛素蛋白酶体途径、溶酶体途径降解。泛素蛋白酶体途径抑制剂 ALLN 等、溶酶体降解途径的抑制剂(亮肽霉素)和氯喹、伯氨喹,均可减少缝隙连接蛋白的降解,进而增加缝隙连接通道的数量。

五、抗心律失常肽

抗心律失常肽(antiarrhythmic peptide,AAP)是 1980 年日本学者从牛心房肌分离出的一种生物活性肽,因其有的抗心律失常作用而得名,不易引发新的心律失常,从而成为新合成的抗心律失常药物的研究热点,如目前人工合成的 AAP10 和 ZP123。

1. AAP 特性及心律失常时的水平变化

(1)AAP 的结构和特性　心房肌内源性 AAP 含 6 个氨基酸残基,其序列为甘-脯-羟脯-甘-丙-甘,分子量 470D,是一种耐热、耐酸的肽,在体内较稳定,血清除半衰期约 10 分钟。静脉注入、腹腔内注入、口服均有效,主要从尿中排出体外。将 ^{14}C-AAP 静脉注入体内,可迅速分布于许多器官,以肾脏含量最高,其他依次为心、肝、肺,但不能通过血脑屏障。

(2)AAP 在体内分布　1985 年有人在建立了放射免疫分析法后,测定大鼠各组织中 AAP 的纳摩尔浓度依次为:心 203.4、肾 165.1、肺 5.5、脾 5.1、血管 3.6、骨骼肌 2.6、血清 4.0、其他组织 2.6。心房肌中 AAP 含量随年龄增长而增加。出生后 1 周的大鼠心脏内 AAP 甚少,至 10 周时达到成年大鼠的水平。心肌内的 AAP 有两种分子形式,大分子形式可能是小分子形式的前体,血清中只有小分子形式的 AAP,它可能是 AAP 的活性形式。

(3)心律失常时 AAP 浓度的变化　1985 年有人用放射免疫法,分析测定了某些药物诱发心律失常大鼠的血清、心脏、肾脏中内源性 AAP 变化,结果发现,乌头碱引发心律失常时血清 AAP 水平约为诱发前的 3 倍;心脏 AAP 水平升高 2 倍,对肾脏 AAP 水平无显著影响。由 ADP 诱发心律失常时,血清和心脏中 AAP 水平轻度升高。奎尼丁、普萘洛尔和维拉帕米对血清 AAP 水平没有影响。结果表明,不同原因诱发的心律失常,对血清和心脏 AAP 水平的影响可能不同。心律失常持续发生时,AAP 水平的增高,可能是心律失常时心脏的代偿性反应。

2. AAP 的抗心律失常效应及其相关机制

(1)AAP 的抗心律失常效应　低钾溶液和乙酰胆碱可诱发心肌纤维颤动,若加入 AAP(0.1 mmol/L),可使其在 1~2 分钟内恢复正常节律。高水平钙离子、毒毛花苷也可诱发心肌纤维颤动,加入 AAP(1~10 mmol/L)后 10~20 分钟恢复正常节律。给小鼠静脉注射 AAP(10 mg/kg),可逆转乌头碱诱发的房室传导阻滞、异位搏动、室速,能预防室颤,可显著抑制心律失常;但对肾上腺素诱发的心律失常则没有影响。

(2)AAP 的作用机制　尽管 AAP 的抗心律失常效应得到较一致的公认,但其作用机制目前并未完全清楚。多数实验表明,AAP 抗心律失常效应的发挥,可能与其增强心肌细胞间缝隙连接通道功能有关,可促进动作电位从一个细胞向临近细胞传导。因此其功能的稳定,对维持细胞间正常电活动、预防心律失常发生等有重要意义,一旦受损,则会引起细胞间信号通路减少,导致心律失常发生。由于目前人工合成的 AAP 主要是 AAP10 和 ZP123,因此关于其抗心律失常机制的研究大多通过它们来进行。

AAP10:1994 年有人研究 AAP10 对心肌细胞的作用,结果发现,灌流液的 AAP10 可预防或抑制心肌缺血诱发的心律失常,抑制心跳恢复时间离散度的增加,加快再灌注期心跳恢复时间的正常化;但对心肌细胞动作电位时程、最大 dv/dt 振幅、膜静息电位并无显著影响。推测 AAP10 作用的发挥,可能与改善心肌细胞缝隙连接通道、改善传导有关,应用 AAP10 后,细胞缝隙连接通道传导缓慢下降的现象被逆转,缝隙连接通道传导增强;可阻止 CX43 的去磷酸化,减少缝隙连接通道侧边化,促进表达 CX43,增加细胞间耦联,减少跨室壁复极离散,抑制扭转型室速的发生。AAP 是体内一种心源性活性肽,能抗心律失常、减少心肌梗死面积、抑制血小板聚集、预防血栓形成、调节骨的发育,可防治一些心血管疾病。但需要深入研究。

ZP123:与 AAP10 的作用相似,但 ZP123 稳定性更好,大鼠 ZP123 血浆水平是 AAP10 的 1700 倍。由于 AAP10 在体内清除迅速,不易获得药代动力学数据,而 ZP123 的清除率比 AAP10 慢 140 倍,因此 ZP123 具有更优的体内抗心律失常研究价值。有人发现,ZP123 处理心肌,可减少除颤电压要求,改善细胞缝隙连接通道,促进细胞间信号传导,能在低钾、缺血、酸中毒条件下,阻止 APD 的增加,抑制心肌纤维间传导速度的减慢、减少心肌复极的异质性、清除致心律失常的物质,延长心肌不应期,抗心律失常。ZP123 对血流动力学方面没有显著影响,有较优的抗心律失常价值。

六、干细胞治疗与室性心律失常

近年来随着干细胞移植治疗研究的深入,干细胞已被用于多种心脏疾病的临床治疗实验。其中对心肌梗死的治疗效果尤为显著。

目前人们对心律失常治疗的主要通过药物、导管射频消融、起搏器、ICD 进行治疗。然而这些治疗措施存在诸多不足之处,如药物治疗控制心律失常不理想,心脏起搏器功能障碍、电池定期更换,除颤器误感知放电等。过去的 10 年中,干细胞治疗心脏疾病、心律失常,已成为研究热点。

1. 干细胞治疗心律失常机制

干细胞治疗是指把健康的干细胞移植到患者体内,以修复病变细胞,重建功能正常细胞。干细胞有自我复制和多向分化潜能,是形成各种组织器官的起源细胞。在一定条件下,它可分化成多功能细胞。干细胞移植的主要途径包括介入途径、局部种植、静脉途径等。心肌缺血可造成部分心肌细胞死亡,存活的心肌细胞代偿性肥大。同时心肌成纤维细胞释放胶原蛋白以替代坏死的组织。尽管成纤维细胞能电耦合心肌细胞,但使传导延迟,可导致心律失常。干细胞移植,可重建心肌结构和电传导,避免心肌肥大和瘢痕形成,减少心律失常的发生。干细胞移植能逆转梗死后心肌重构,促进侧支循环建立,有旁分泌效应,能对梗死环境免疫调节,胞外基质调节,可通过受体原位心肌祖细胞促进心肌修复。

2. 治疗心律失常干细胞的种类

心肌干细胞(CSC):有人在心脏中发现了正在分裂、增殖的心肌干细胞,同时发现这类细胞表达心肌细胞生物标志 c-Kit 及干细胞因子,在体外培养下,能克隆增殖、分化出心肌细胞/血管平滑肌细胞。

研究证明,将体外培养的人类 CSC 移植到心肌梗死大鼠,其心脏射血分数增加,同时心室扩张缩小。CSC 能分化为心肌细胞、内皮细胞,参与心脏修复,然而 CSC 植入体内的分化率较低;对 CSC 的应用仍需要进一步探索。

骨髓间充质干细胞(MSC):从目前看,基于 MSC 治疗似乎是最可行的临床选择途径,MSC 能从患者自身骨髓中获得。研究证实,MSC 能减少心脏成纤维细胞增殖、胶原合成。MSC 并不能完全获得成熟心肌细胞的电生理特性,然而 MSC 并没有增加室性心律失常发生。有人发现,在调节电生理异常和改善 VFT 方面,CSC 显著优于 MSC,CSC 能表达缝隙连接蛋白 43,可与周围心肌细胞形成缝隙连接通道,有电传导功能,而 MSC 几乎不表达缝隙连接蛋白 43。MSC 能分泌抗纤维化因子,如肝细胞生长因子、白介素-10,MSC 能抑制心脏成纤维细胞的增殖,其起搏频率每分钟 50~60 次,并呈现儿茶酚胺反应。

胚胎干细胞(ESC):ESC 发现于胚胎囊胚内细胞群,与成体干细胞不同,ESC 有从 3 个胚层向特定细胞分化的能力。ESC 能从中胚层分化生成心肌细胞,形成起搏细胞、心房细胞、心室细胞样动作电位,可能是重建心脏传导系统和心肌结构的理想细胞。现有证据显示,注入 ESC 后可能导致畸胎瘤形成,一般先要基因修饰。

2007 年,有人通过转染多功能因子基因到 ESC 细胞,产生人的诱导性多功能干细胞(hiPSC),hiPSC 从患者自身产生,不存在免疫抑制问题,有可能获得 hiPSC 分化的心肌细胞,hiPSC 诱导的心肌细胞能表达钙离子通道并对细胞内钙离子进行生理调节。除上述干细胞外,骨骼肌细胞(SKM),造血干细胞(HSC),转基因干细胞等对心脏疾病治疗已有初步研究。

3. 干细胞治疗心律失常

——干细胞治疗室性心律失常:有人建立室速模型,将 hESC 分化的心肌细胞注入鼠心室肌细胞,结果发现改善传导速率,减少折返,与宿主心肌细胞之间缝隙连接通道增加。证明使用 hESC 分化的心肌细胞,能治疗室速。MSC 可减轻心肌梗死引起的复极紊乱,降低心肌梗死后室性心律失常的风险。hiPSC 对遗传性致心律失常综合征治疗有一定可能性,特别是 CPVT。

——干细胞治疗房性心律失常:2006 年有人将自体成纤维细胞注入房颤房室结周围,结果显示平均心室率减慢,窦性心律,心房起搏时 AH 间期均延长,证明了注入成纤维细胞能延迟房室传导,改善房室结功能,控制房颤心室率。转染 HCN2/4 基因,可使干细胞表达起搏电流,然后移植表达有起搏电流的干细胞,可用于治疗缓慢型心律失常。

——干细胞治疗房室传导阻滞:2004 年,国外学者将人胚胎干细胞分化的心肌细胞注入猪的左心室侧后壁,引发完全性房室传导阻滞时发现 50% 动物能维持规则的室性心律。国内研究报道,将自体 MSC 注入窦房结或希氏束,发现 MSC 组房室传导功能和窦房结自律起搏功能显著改善。证实局部注入 MSC 能改善完全性房室传导阻滞的房室传导,一定程度上是通过抗纤维化旁分泌的作用。

目前对于干细胞如何增殖、分化、调节机制目前并未明确,治疗心律失常来源的干细胞因为是同种异体,存在免疫抑制治疗问题、供体细胞来源问题;干细胞分化的心肌细胞后,如何避免植入体内后致心律失常性和畸胎瘤的形成,目前尚不明确;还要进一步研究。

(王　勇　韩永生)

进一步的参考文献

[1]GANJEHEI L. Pharmacologic management of arrhythmias[J]. Tex Heart Inst J,2011,38(4):344 - 349.

[2]LI EC. Drug - induced QT - interval prolongation:considerations for clinicians[J]. Pharmacal Ther,2010,30(7):6840701.

[3]SHU J. Pharmacotherapy of cardiac arrhythmias - basic science for clinicians [J]. Pacing Clin Electrophysiol,2009,32(11):1454 - 1465.

[4]THIREAU J. New drugs vs. old concepts: a fresh look at antiarythmics[J]. Pharmacol Ther,2011,132(2):125 - 145.

[5]TORP PC. Antiarrythmic drugs:safty fiest[J]. J Am Coll Cardiol,2010,55(15):1569 - 1576.

[6]CAMM AJ. Guidelines for the management of atrial fibrillation[J]. Eur Heat J,2010,31(19):2369 - 2429.

[7]DOBREV D. New antiarrythmic drugs for treatment of atrial fibrillation[J]. Lancet ,2010,375(9721):1212 -1223.

第四篇　冠心病心肌梗死与心绞痛治疗

第四十九章　欧洲房颤合并冠心病抗栓治疗

2010 年欧洲心脏病学会（ESC）发布了房颤合并冠心病抗栓治疗指南，提出 CHA2DS2 - VASC 积分，推荐房颤使用新型口服直接凝血酶抑制剂（OAC，如比伐卢定）。临床上约 1/3 房颤患者合并冠心病，在置入药物涂层支架后，一般需接受双重抗凝治疗。

一、稳定性血管疾病

稳定性血管疾病，指无急性缺血事件，既往无 PCI 或支架置入史。一些指南指出，许多接受抗凝治疗的房颤患者，合并有冠状动脉、颈动脉、外周动脉的稳定性血管疾病，防治药物是维生素 K 拮抗剂（VKA，华法林）联合一种抗血小板物（常用阿司匹林）。

二、急性冠脉综合征与经皮冠状动脉介入治疗

一些指南指出，目前的急性冠脉综合征（ACS）经皮冠状动脉介入（PCI）治疗时，推荐应用阿司匹林＋氯吡格雷的治疗方案（裸金属支架至少 4 周；药物洗脱支架 6～12 月）。与非华法林治疗组比，华法林治疗组 ACS 患者死亡率降低、严重不良心脏事件减少。华法林＋阿司匹林＋氯吡格雷三联药物治疗时，30 天主要出血事件风险为 2.6%～4.6%，12 个月时可增加至 7.4%～10.3%；三联药物治疗在 4 周内有一定收益，总体出血风险较低。一项共识建议，房颤合并冠心病患者，可能要避免使用药物涂层支架；可短时间应用三联药物疗法（华法林＋阿司匹林＋氯吡格雷），然后给予华法林＋一种抗血小板药物（氯吡格雷或阿司匹林）。对稳定性血管疾病患者，应服用华法林单药治疗，可不同时给予抗血小板治疗。在冠心病患者中，也支持服用华法林进行二级预防；华法林的作用，可能强于阿司匹林。（表 49 - 1）

表 49 - 1　高血栓栓塞风险的房颤患者冠脉支架置入后抗凝治疗策略（需要口服抗凝治疗的患者）

出血风险级别	临床病情	植入支架种类	抗凝治疗策略
低到中等出血风险（如 HAS - BLED 积分 0～2 分）	择期	裸金属支架	术后第 1 个月：三联药物治疗，华法林（INR2.0～2.5）＋ 阿司匹林 100 mg /天＋氯吡格雷 75 mg/天。终身：单用华法林（INR2.0～3.0）
	择期	药物洗脱支架	术后≥3 个月（莫司类药物涂层）或≥6 个月（紫杉醇涂层）：三联药物治疗，华法林（INR2.0～2.5）＋阿司匹林 100 mg/天＋氯吡格雷 75 mg /天。至 12 个月：华法林联合氯吡格雷 75 mg/天（或阿司匹林 100 mg/天）。终身：单用华法林（INR2.0～3.0）
	ACS	裸金属支架或药物洗脱支架	术后 6 个月：三联药物治疗，华法林（INR2.0～2.5）＋阿司匹林 100 mg/天＋氯吡格雷 75mg/天。至 12 个月：华法林联合氯吡格雷 75 mg/天（或阿司匹林 100 mg/天）。终身：单用华法林（INR2.0～3.0）

续表

出血风险级别	临床病情	植入支架种类	抗凝治疗策略
高出血风险 （如 HAS-BLED 积分＞3 分）	择期 ACS	裸金属支架	术后 2～4 周：三联药物治疗，华法林（INR2.0～2.5）＋阿司匹林 100 mg/天＋氯吡格雷 75 mm/天。终身：单用华法林（INR2.0～3.0）。术后 4 周：三联药物治疗，华法林（INR2.0～2.5）＋ 阿司匹林 100 mg/天＋ 氯吡格雷 75mg/天。至 12 个月：华法林联合氯吡格雷 75 mg/天（或阿司匹林 100 mg/天）。终身：单用华法林（INR2.0～3.0）

三、择期经皮冠状动脉介入治疗

一些指南指出：在择期 PCI 中，药物洗脱支架限用于一些临床、解剖的特殊情况，如长病变区、血管细小、伴糖尿病等。与之相比，裸金属支架有优势；而其后的三联药物疗法（华法林＋阿司匹林＋氯吡格雷）需应用 4 周。在接受 PCI、裸金属支架置入后，房颤合并稳定的冠心病患者，需接受长期的治疗方案（12 个月）：比伐卢定＋氯吡格雷每天 75 mg 或阿司匹林每天 75～100 mg，辅以胃保护剂如质子泵抑制剂、H_2 受体阻断剂、抗酸药，依据患者个体出血、血栓的风险调整。置入裸金属支架后三联疗法（华法林＋阿司匹林＋氯吡格雷）至少 1 个月，而药物洗脱支架则治疗较长时间，莫司类（西罗莫司、依维莫司、他克莫司）涂层支架需治疗≥3 个月；紫杉醇涂层支架需治疗≥6 个月；其后续给予华法林和氯吡格雷每天 75 mg 或阿司匹林每天 75～100 mg，辅以胃保护剂如质子泵抑制剂、H_2 受体拮抗剂、抗酸药。在抗凝治疗的房颤患者有中/高水平的血栓栓塞风险时，于 PCI 术期间，应不间断给予抗凝治疗；桡动脉途径是首选，尤其是行抗凝治疗（INR2.0～3.0）时。

四、非 ST 段抬高型心肌梗死

一些指南指出：非 ST 段抬高型心肌梗死患者，推荐使用阿司匹林＋氯吡格雷的双联抗血小板治疗方案。但在合并中/高度脑卒中风险的房颤患者中，还可使用比伐卢定。在紧急情况下，常可同时给予阿司匹林、氯吡格雷、普通肝素或低分子肝素（如依诺肝素）、比伐卢定和/或一种血小板糖蛋白受体Ⅱb/Ⅲa 阻断剂。药物洗脱支架在一些临床情况下限制使用。对中/长期治疗，术后初期（3～6 个月）应采用三联药物（华法林＋阿司匹林＋氯吡格雷）疗法，在某些低出血风险的特定患者可更久。而在有并发心血管栓塞高风险、急性冠脉综合征注册研究高评分（GRACE）、TIMI 风险高评分的患者中，长期治疗时除给予华法林，也需联合氯吡格雷每天 75 mg（或阿司匹林每天 75～100 mg，辅以胃保护剂）治疗 12 个月。

五、急性 ST 段抬高型心肌梗死及直接经皮冠状动脉介入治疗

一些指南指出：紧急情况下，急性 ST 段抬高型心肌梗死患者，常给予阿司匹林、氯吡格雷、肝素。当患者血栓负荷较高时，可考虑给予比伐卢定、Ⅱb/Ⅲa 阻断剂类，作为救急选择使用。鼓励使用机械性的血栓清除方法（如血栓抽吸术）。考虑到这种联合抗栓治疗的出血风险，当 INR＞2 时，则不应考虑使用比伐卢定或 Ⅱb/Ⅲa 阻断剂，除非作为救急选择。

对患者中/长期的治疗，术后初期（3～6 个月）应采用三联药物疗法（华法林＋阿司匹林＋氯吡格雷）或更久。在某些低出血风险患者，可续予更长期（直至 12 个月）的华法林联合氯吡格雷每天 75 mg（或阿司匹林每天 75～100 mg 辅以胃保护剂）治疗。对房颤合并稳定型冠心病的患者，一些

指南主张华法林单药治疗。而对 ACS 及行 PCI 治疗,一些指南建议,使用裸金属支架时,术后早期要使用三联药物疗法。需注意,三联药物疗法时的 INR 取 2.0～2.5,并且依照患者置入支架类型、不同药物涂层、出血风险评估等,决定三联药物疗法的疗程长短;此后华法林联合氯吡格雷、阿司匹林,直至终身单药服用华法林。

目前还发现一些Ⅱb/Ⅲa 阻断剂,含有哌啶、吗啉、二甲胺基等脂肪族碱性官能团,也能抑制血小板聚集;有两种及两种以上官能团的Ⅱb/Ⅲa 阻断剂,抑制血小板聚集的疗效较好;作用靶点有血小板膜 ADP、胶原、凝血酶、5 - HT 等的受体及Ⅱb/Ⅲa 等。有人发现一系列结构类似替罗非班的Ⅱb/Ⅲa 阻断剂,如化合物 L - 703014、L - 734217,有良好活性。拉米非班是 1997 年合成的可逆性非肽类Ⅱb/Ⅲa 阻断剂,能使Ⅱb/Ⅲa 不能结合凝血因子Ⅰ,抑制血小板凝集。拉米非班不与经肝细胞色素 p450 代谢的药物发生相互作用;对不稳定型心绞痛、非 Q 波心梗疗效较好,能改善局部缺血,可用作 PCI、急性局部缺血症的辅助治疗药,其静脉注射有效,血清除半衰期较短。主要不良反应是轻度出血。

拉米非班:药理作用:拉米非班通过与血小板膜上糖蛋白受体Ⅱb/Ⅲa 结合,占据了血小板糖蛋白结合位点,使Ⅱb/Ⅲa 不能与凝血因子Ⅰ(纤维蛋白原)结合,阻滞了血小板聚集的最后共同途径,明显抑制血小板聚集。

药代动力学:拉米非班为静脉制剂,故无肝脏首过效应。注射给药入血后,血浆蛋白结合率为 6%。血清除半衰期为 2 小时,以原形从血浆清除。

适应证:可用于不稳定型心绞痛、非 Q 波型心肌梗死,缓解心绞痛症状,减少心肌梗死、其他心血管事件发生率。也可用于冠脉内介入治疗(经皮冠状动脉腔内成形术、冠脉内安放支架)前,以降低冠脉内介入治疗后亚急性血栓形成、再狭窄的发生率。

禁忌证:凝血障碍及出血性疾病患者;有溃疡出血病史者;未控制高血压患者;妊娠期及哺乳期妇女。老年患者及儿童慎用。肾功能不全者减少剂量。

不良反应:主要不良反应是出血。

用法用量:推荐使用剂量为 150～750 μg 静注,再继以每分钟 1～5 μg 的速度持续静滴。总用药时间 48～72 小时。

相互作用:合用肝素时可使出血发生率增高。

六、对新指南的认识和思考

值得注意的是,虽达比加群酯在临床试验中显示比华法林优越,且已被美国批准用于预防房颤脑卒中;然而试验提示,达比加群酯可增加心肌梗死的发生率。一些指南虽多处提及达比加群酯,但在房颤合并冠心病的具体治疗时,仍常采用华法林。在低危房颤患者、长期应用华法林的风险/收益比,还需进一步研究。对房颤合并冠心病患者,华法林是其抗凝治疗的基础,而阿司匹林在房颤抗凝的地位进一步下降。随着新药物的出现、房颤消融水平提高、左心耳封堵技术的进步、对房颤治疗水平提高,可减少抗凝治疗的强度、出血风险、管理困难。

七、血小板膜糖蛋白受体 Ⅱb/Ⅲa 阻断剂研究进展

血栓形成、栓塞是导致心、脑、外周的血管事件的关键环节,是致死、致残的直接原因;因素很多,主要有血管内皮损伤、内/外凝血系统异常、血流动力学异常等。目前广泛使用的抗血小板药物,主要有环氧化酶抑制剂,如阿司匹林等;ADP 受体阻断剂,如噻氯匹定、氯吡格雷等;血小板膜糖蛋白受体Ⅱb/Ⅲa 阻断剂(GPI),如阿昔单抗等。过去阿司匹林＋氯吡格雷曾为抗血小板药物的标准组合。但随着阿司匹林、氯吡格雷抵抗的出现、不良反应的报道,Ⅱb/Ⅲa 阻断剂因强而广

泛的抗凝作用,已成为研究热点。凝血因子Ⅰ(纤维蛋白原)和Ⅱb/Ⅲa 的结合,是血小板完成聚集的最后一步,Ⅱb/Ⅲa 阻断剂可预防血小板介导的血栓形成。

1. Ⅱb/Ⅲa 结构和作用

(1)Ⅱb/Ⅲa 分子结构　Ⅱb/Ⅲa 属整合素类受体,是在血小板膜最多的受体,也存在于巨核细胞膜,介导血小板与凝血因子Ⅰ(纤维蛋白原)结合。每个血小板约有 90000 个Ⅱb/Ⅲa,约 80%分布在血小板膜,20%位于 α 颗粒膜;Ⅱb(αⅡb)和 Ⅲa(β3)在钙离子参与下,以 1:1 非共价键结合,形成异二聚体完整功能单位;异二聚体解离时功能丧失。Ⅱb 分子量为 136 kD;Ⅲa 分子量 90 kD,是富含半胱氨酸的单链蛋白,有 763 个氨基酸残基,胞内区有一个酪氨酸激酶活化位点;Ⅱb/Ⅲa 分子内都有胞外区、跨膜区、胞内区。Ⅱb/Ⅲa 的配体主要是凝血因子Ⅰ(纤维蛋白原)、血管性血友病因子(vWF)、玻璃体结合蛋白、纤连蛋白等黏附蛋白。

(2)Ⅱb/Ⅲa 作用机制　静息状态下,血小板膜糖蛋白受体Ⅱb/Ⅲa 不能与纤维蛋白原结合。胶原刺激激活血小板后,α 颗粒膜上的Ⅱb/Ⅲa 外移到血小板膜,使血小板膜表面的Ⅱb/Ⅲa 数量增加,空间构象改变,与纤维蛋白原的结合位点暴露,随之与纤维蛋白原结合,引起血小板聚集。Ⅱb/Ⅲa 阻断剂,能抑制血小板聚集、血栓形成,延长出血时间。血小板聚集是血栓形成的核心,Ⅱb/Ⅲa阻断剂与Ⅱb/Ⅲa 结合后,Ⅱb/Ⅲa 不能结合纤维蛋白原,从而阻断血栓形成;能改善心肌灌注,在血栓形成早期效果尤佳。特异性识别、结合Ⅱb/Ⅲa,与配体有两个肽序列相关:①精氨酸-甘氨酸-天冬氨酸(RGD)肽序列,见于纤维蛋白原、玻璃体结合蛋白、血管性血友病因子、纤连蛋白;②组-组-亮-甘-甘-丙-赖-谷氨酰胺-丙-甘-天冬-缬氨酸十二肽序列,见于纤维蛋白原 γ 链 C-末端。

2. Ⅱb/Ⅲa 阻断剂的分类

Ⅱb/Ⅲa 阻断剂分为:①单克隆抗体,代表药为阿昔单抗;②合成肽,代表药为依替巴肽;③肽衍生制剂,代表药为替罗非班。其中阿昔单抗、依替巴肽、替罗非班、拉米非班已在美国上市。

(1)阿昔单抗　它是人-鼠嵌合单克隆抗体,抗原性减弱。与依替巴肽、替罗非班不同,阿昔单抗可与Ⅱb/Ⅲa 的 β 链结合,解离缓慢,作用持久。血清除半衰期为 5 分钟;静脉滴注该药数分钟,即能显现最大的抗血小板效应,停药后血小板功能恢复需 48 小时。阿昔单抗对血压、心率、血小板生存时间影响较小。Ⅱb/Ⅲa 与玻璃体结合蛋白(αvβ3)都有相同的 β 亚基,因此阿昔单抗常也能结合玻璃体结合蛋白。阿昔单抗是有精氨酸-甘氨酸-天门冬氨酸(RGD)的合成肽,能与Ⅱb/Ⅲa 结合,能通过空间障碍作用,阻断纤维蛋白原/vWF 结合受体,抑制血小板聚集,防止形成血栓。

药动学:静脉注射阿昔单抗后,游离血小板数量迅速下降,主要发生在第一个半衰期 10 分钟内和第二个半衰期 30 分钟内;该药与Ⅱb/Ⅲa 结合迅速,作用较快;静脉滴注(0.25 mg/kg)2 小时后,能抑制 90%以上的血小板凝集。给药 10 天后,仍有少量Ⅱb/Ⅲa 被阻断。

适应证:阿昔单抗适用于经皮冠状动脉介入治疗、动脉粥样化切除术患者;适用于突然发生冠状动脉堵塞的高危患者;阿昔单抗对正在进行血管成形术有抗血栓形成的活性、可预防血管再狭窄。以下情况需加用阿昔单抗(虽会增加出血的危险):经皮穿刺冠脉血管成形术后 12 小时发生急性心肌梗死;手术时间延长(达 70 分钟以上);手术失败。

用法用量:在血管成形术前 10 分钟,按每千克体重 250 μg 静脉滴注本品,滴注 1 分钟以上;然后以每分钟滴入 10 μg,维持 12 小时。

静脉注射剂:每小瓶 5 ml 含本品 10 mg。本品应冷藏,但不可冻结或振摇。

禁用慎用:本品不应给予活动性出血或有出血倾向的患者。除非确实需要,才能将本品用于孕妇。儿童及哺乳期妇女不宜使用。

有以下情况者禁用:急性内出血;近期 6 周内有胃肠道出血或泌尿道出血;有 2 年内的脑意外损伤;脑损伤后有明显的神经系统缺陷;有出血倾向;7 天内已口服抗凝药(除非凝血时间低于对照组的 1.2 倍);血小板减少症(<100×10⁹/L);近期 6 周内作过大的外科手术或有严重损伤;颅内

肿瘤；动静脉畸形或动脉瘤；严重的失控性高血压；有脉管炎史；经皮透腔血管成形手术前或手术中注射了右旋糖酐者；对本品或鼠蛋白过敏者。

给药说明：可能发生血小板减少，故给予本品前后应监测血小板。给予本品后 2～4 周可能产生抗体，因此当再用本品或其他单抗后可能发生过敏反应，故不宜重复给予本品治疗。若出现严重出血，本品和合用的肝素应立即停用。

不良反应：给药后 36 小时出血是最常见的不良反应。其他不良反应包括低血压、恶心、呕吐、头痛、心动过缓、发热、血管功能障碍等。

相互作用：由于本品有抑制血小板凝集的作用，故在与其他影响凝血的药物联用时要谨慎，包括溶血栓药、口服抗凝药、非固醇抗炎药、潘生丁等。本品不能与低分子右旋糖酐配合用。

（2）依替巴肽　它是合成的环肽，含赖氨酸-甘氨酸-天冬氨酸（KGD）序列，是 Ⅱb/Ⅲa 竞争性抑制剂，依替巴肽静注后 5 分钟可达血药水平峰值；1 小时后可显著抑制血小板功能，起效较快；但亲和力相对较弱，解离较迅速，持续时间为 2～4 小时；能剂量依赖性抑制血小板作用。血浆蛋白结合率为 25%，治疗停止后 4 小时血小板功能恢复正常。代谢产物脱氨基依替巴肽、极性代谢物均无活性；肾脏排泄率为 71.4%，经呼吸排泄不到 1%，经粪便排泄不到 1.5%。血清除半衰期为 1.13～2.5 小时，依替巴肽可经血液透析清除。严重肾功能不全患者药物清除减慢，血浆依替巴肽水平升高。它主要用于治疗不稳定性心绞痛、急性心肌梗死、急性冠脉综合征，可用于经皮冠状动脉介入治疗。

药理作用：依替巴肽为 Ⅱb/Ⅲa（凝血因子Ⅰ受体）阻断药，能选择性可逆性抑制血小板聚集的最终共同通路（凝血因子Ⅰ与 Ⅱb/Ⅲa 结合），可逆转因血栓形成而导致的缺血状态。

禁忌证：对依替巴肽过敏者；近 30 天内有异常出血或有出血倾向者；有出血性脑卒中的病史，近 30 天内发生脑卒中；肾透析患者；难以控制的严重高血压患者，收缩压超过 200 mmHg 或舒张压超过 110 mmHg；近 6 周内做过大手术的患者；血肌酐大于或等于 350 μmol/L；血小板计数低于 100×10^9/L；同时胃肠外使用其他 Ⅱb/Ⅲa 抑制药。

注意事项：老人无须调整剂量，但体重小于 50 kg 者，有加重出血的危险。依替巴肽妊娠安全分级为 B 级。宜尽量减少血管创伤，避免在不易压迫止血部位静脉给药。股动脉穿刺部位止血后、患者停用依替巴肽和肝素后，应至少观察 4 小时。只有活化部分凝血激酶时间（APTT）小于 45 秒时，才可拔掉动脉导管鞘。接受 PCI 的患者，应在停用肝素并使其药效消失后，才可拔掉动脉导管鞘。如发生不能控制的出血，应立即停用依替巴肽和肝素。

不良反应：其主要的不良反应是出血，大多数为轻中度，最主要的出血部位为 PCI 时血管刺穿部位，脑出血少见。可出现血压降低。可见瘀斑（7%）、血肿（6%）、血尿（0.6%）、血小板减少。有报道，可出现股动脉穿刺部位的大出血（5%～11%）、胃肠道出血（8%）、泌尿生殖道出血（4%）、颅内出血（2%）。

一般推荐剂量为 180 μg/kg，静注，然后以每分钟 2 μg/kg 静滴，直至患者出院或者开始进行冠状动脉旁路移植（CABG）手术，最多持续 72 小时。

经皮冠脉介入治疗时，推荐剂量为手术前 180 μg/kg，静注，然后以每分钟 2 μg/kg 静滴，并于第 1 次静注后 10 分钟，再次给予 180 μg/kg 静注。滴注时间应维持 18～24 小时（至少 12 小时）。极量：体重超过 121 kg 者，每次静注的最大用量为 22.6 mg，静滴速度最大为每小时 15 mg。肾功能不全时（血肌酐为 175～350 μmol/L）的急性冠脉综合征：先给予 180 μg/kg 静注，然后以每分钟 1 μg/kg 静滴。PCI 患者，先给予 180 μg/kg 静注，然后以每分钟 1 μg/kg 静滴，并于第 1 次静注后 10 分钟，再次给予 180 μg/kg 静注。体重超过 121 kg 者，每次静注的最大用量为 22.6 mg，静滴速度最大为每小时 7.5 mg。

相互作用：与阿加曲班、噻氯匹定、双嘧达莫、低分子肝素、萃布地尼、尕古树脂、维生素 A、软骨素、多昔单抗、阿司匹林、抗凝药、溶栓药联用时，有增加出血的危险。

与当归、茴香、小白菊、红醋栗、芹菜、姜黄素、大蒜、黄芪、辣椒素、生姜、蒲公英、银杏、丁香油、山楂、甘草、益母草、黄芩、丹参、大黄、红花油合用，有增加出血的危险。

依替巴肽与呋塞米存在配伍禁忌，但依替巴肽可与阿替普酶、阿托品、多巴酚丁胺、利多卡因、哌替啶、美托洛尔、咪达唑仑、吗啡、硝酸甘油、氯化钾、葡萄糖、氯化钠配伍。

（3）替罗非班　替罗非班 1998 年在美国上市，是含 R－G－D 序列的酪氨酸衍生物，属非肽类药物，是可逆性Ⅱb/Ⅲa 竞争性阻断剂，已在国内上市；药物不良反应较少。可特异性剂量依赖性抑制纤维蛋白原依赖性血小板聚集，效果介于阿昔单抗、依替巴肽间。血浆蛋白结合率为 65％，血清除半衰期为 2 小时，静脉输入停止后，一般在 4～8 小时内血小板恢复到基线水平的 90％。65％替罗非班以原形由肾脏排出，血肌酐清除率每分钟＜30 ml 时肾清除减少，这时应减少剂量。与 ≤65 岁比，年龄＞65 岁的老年冠心病患者的替罗非班血浆清除率约降低 23％。在血浆肌酐清除率每分钟＜30 ml 的患者中（包括需要血液透析的患者），替罗非班的血浆清除率降低＞50％。替罗非班可以通过血液透析清除。替罗非班能降低 ACS 患者 PCI 术后超敏 C 反应蛋白的水平，减轻冠状动脉炎症，对预后有益。替罗非班主要用于不稳定型心绞痛、急性心肌梗死患者；它与肝素联用，适用于不稳定型心绞痛、非 Q 波心肌梗死患者等，预防心脏缺血事件，也适用于冠脉缺血综合征患者进行冠脉血管成形术、冠脉内斑块切除术，以预防与经治冠脉突然闭塞有关的心脏缺血并发症。

用法用量：将替罗非班溶于 0.9％氯化钠注射液或 5％葡萄糖注射液中，浓度为 50 μg/ml。本品仅供静脉使用；可与肝素联用，能从同一液路输入。建议用有刻度的输液器输入替罗非班。必须注意避免长时间负荷输入。还应注意根据患者体重，计算静脉推注剂量、滴注速率。替罗非班与肝素联用由静脉滴注时，起始 30 分钟速率为每分钟 0.4 μg/kg，输注完后，继续以每分钟 0.1 μg/kg 的速率维持滴注。盐酸替罗非班注射液与肝素联用静脉滴注，一般至少持续 48 小时，可达 108 小时。在血管造影术期间可持续滴注，并在血管成形术/动脉内斑块切除术后可持续滴注 18 小时。当患者激活凝血时间小于 180 秒或停用肝素后 4 小时后，应撤去动脉鞘管。血管成形术/动脉内斑块切除术患者开始接受替罗非班时，替罗非班应与肝素联用由静脉推注，起始剂量为 10 μg/kg，在 3 分钟内推注完毕，然后以每分钟 0.15 μg/kg 的速率维持滴注，本品维持滴注应持续 36 小时，以后停用肝素；如果患者激活凝血时间小于 180 秒，应撤掉动脉鞘管。对严重肾功能不全的患者（肌酐清除率小于每分钟 30 ml），本品的剂量应减少 50％。对老年患者（参见老年患者用药）或女性患者，不推荐调整剂量。

使用说明：一般按体重调整适当的给药速度。任何剩余溶液都须丢弃。本品可以与下列注射药物在同一条静脉输液管路中使用，如硫酸阿托品、多巴酚丁胺、多巴胺、盐酸肾上腺素、呋塞米、利多卡因、咪达唑仑、盐酸吗啡、硝酸甘油、氯化钾、盐酸普萘洛尔、法莫替丁。但本品不能与地西泮（安定）在同一条静脉输液管路中使用。

禁忌：替罗非班禁用于对其任何成分过敏的患者；由于抑制血小板聚集可增加出血的危险，所以盐酸替罗非班禁用于有活动性内出血、有颅内出血史/颅内肿瘤/动静脉畸形/动脉瘤的患者；也禁用于那些以前使用替罗非班出现血小板减少的患者。

不良反应：替罗非班与肝素和阿司匹林联合治疗时，常见不良事件是出血（常是渗出或轻度出血）。颅内出血的发生率在替罗非班与肝素联合治疗组为 0.1％，而对照组（接受肝素治疗）为 0.3％。血小板下降到小于 90×10^9/L 的患者百分比为 1.5％。不良反应还有恶心（1.7％）、发热（1.5％）、头痛（1.1％）；在对照组中它们的发生率分别为 1.4％、1.1％、1.2％。

替罗非班应慎用于下列患者：1 年内出血，包括胃肠道出血、有临床意义的泌尿生殖道出血；已知有凝血障碍、血小板异常、血小板减少史；血小板计数小于 150×10^9/L；有 1 年内的脑血管病史；有 1 个月内的大的外科手术或严重躯体创伤史；有近期硬膜外的手术史；有壁间动脉瘤；有严重的未控制的高血压（收缩压大于 180 mmHg 和/或舒张压大于 110 mmHg）；有急性心包炎、出血性视网膜病、慢性血液透析。

出血的预防：因为替罗非班抑制血小板聚集，它与其他影响止血的药物合用时应谨慎。替罗非班治疗期间，应监测患者有无潜在的出血。

药物相互作用：替罗非班与肝素、阿司匹林联用时，比单独使用肝素、阿司匹林出血的发生率增加。替罗非班与华法林合用时应谨慎。

3. Ⅱb/Ⅲa 阻断剂的应用时机

研究显示，在 PCI 患者中，急诊室、监护室、院内早期应用替罗非班的疗效，优于晚期应用，可改善心脏灌注，减少心肌损伤；对急性心肌梗死的患者，除阿司匹林、氯吡格雷外，在救护车上可给予Ⅱb/Ⅲa 阻断剂，能提高患者 30 天无事件生存率；阿司匹林、氯吡格雷抵抗者，在常规应用阿司匹林、氯吡格雷基础上加用替罗非班，可降低 PCI 围手术期心肌梗死的发生率。

4. Ⅱb/Ⅲa 阻断剂的临床指南

有人对不稳定型心绞痛（UAP）、非 ST 段抬高的心肌梗死（NSTEMI）患者抗血小板治疗给予用药指导如下。（表 49-2）

表 49-2 **UAP 和 NSTEMI 患者抗血小板治疗用药指南**

指南	使用对象级别	用药时机	所用药物	
ACCP-8	NSTEMI 患者	拟行 PCI	氯吡格雷＋Ⅱb/Ⅲa 阻断剂	Ⅰ/A
	NSTEMI 中、高危患者	拟行 PCI	氯吡格雷或Ⅱb/Ⅲa 阻断剂	Ⅰ/A
	ACC/AHAUAP 和 NSTEMI 患者	PCI 术前	Ⅱb/Ⅲa 阻断剂	Ⅰ/A
		保守治疗	依替巴肽或替罗非班	Ⅱb/B
			不适用阿昔单抗	Ⅲ/A
ESC	UAP 和 NSTEMI 患者	治疗过程	Ⅱb/Ⅲa 阻断剂＋抗凝药物	Ⅰ/A
	未预先使用 Ⅱb/Ⅲa 受体拮抗剂而计划进行Ⅱb/Ⅲa 的患者	冠状动脉造影后	阿昔单抗	Ⅰ/A
NSTEMI	中、高危患者	治疗过程	依替巴肽或替罗非班	Ⅱa/B
			口服抗血小板药物＋依替巴肽或替罗非班	Ⅱa/A
	NSTEMI 冠脉造影前使用依替巴肽或替罗非班患者	PCI 术中和术后	不更换药物	Ⅱa/B
ACC/AHA	NSTEMI 患者	PCI 术中	Ⅱb/Ⅲa 阻断剂	Ⅰ/C
	NSTEMI 患者	PCI 术中	氯吡格雷＋Ⅱb/Ⅲa 阻断剂	Ⅱa/B
	对阿司匹林有绝对禁忌证	PCI 术前＞6 h	300～600 mg 氯吡格雷	Ⅱa/C
		PCI 术中	Ⅱb/Ⅲa 阻断剂	Ⅱa/C

目前对接受 PCI 的患者，给予Ⅱb/Ⅲa 阻断剂可降低 PCI 风险、减少心血管病不良事件的发生；对不接受 PCI 的 ST 段抬高的心肌梗死而接受溶栓治疗的患者不推荐使用。建议对已接受抗凝、拟行 PCI 且术前使用肝素者，根据手术需要，可给予肝素再次静脉注射，同时考虑Ⅱb/Ⅲa 阻断剂的协同抗凝。

5. Ⅱb/Ⅲa 阻断剂的治疗反应

有人发现，PCI 术后Ⅱb/Ⅲa 阻断剂应用 1 个月后，心血管事件发生率降低。一项研究发现，加用替罗非班，可减少术后 48 小时内血肌钙蛋白水平升高（＞3 倍正常水平上限）的比率，可减少术后 48 小时内血肌钙蛋白水平升高＞5 倍的比率，相对风险降低 70%，术后 30 天的心血管事件减少。

6. Ⅱb/Ⅲa 阻断剂应用的安全性

（1）出血并发症 由于Ⅱb/Ⅲa 阻断剂抑制血小板凝集，因而出血为其主要并发症；多发生于行 PCI 患者，常见部位是血管穿刺部位，其次是冠状动脉（指冠状动脉搭桥期间）、腹膜后、颅内、胃肠道。预防出血的对策主要包括：①按照体质量掌握肝素剂量；②早期拔出血管鞘；③采用较小直径的血管鞘;④ 在 PCI 时避免采用股动脉路径,尽量采用减少出血和局部血管并发症的桡动脉路径。血管闭合装置并未减少出血和其他并发症。对 Ⅱb/Ⅲa 阻断剂,如患者的肾功能和基础状态下的血小板计数是正常的,停药 4~8 小时血小板功能即可恢复。出血危及生命时,需停止用药,应用阿昔单抗者还需输注新鲜血小板,使阿昔单抗在血小板间重新分布。输血的适应证为出血导致血流动力学异常(低血压)、贫血;但输血可有不利影响,应严格掌握输血适应证;血流动力学稳定、血细胞比容> 0.25、血红蛋白>80g/L,可暂不输血。

(2)血小板减少症　Ⅱb/Ⅲa 阻断剂也是一把双刃剑,在发挥强而高效的抗栓作用的同时,易引起出血、血小板减少等并发症。3 种 Ⅱb/Ⅲa 阻断剂有时可导致血小板减少、引起出血,但较少见。替罗非班引起血小板减少症的发生率为1.1%~1.9%,严重血小板减少症的发生率为0.2%~0.5%,这时需要输血小板的较少。与替罗非班比,阿昔单抗治疗组血小板减少发生率较高。一般血小板减少症几天内就可逆转,除非是活动性出血、血小板计数<10×10^3/L,一般不主张输血、输血小板。在 Ⅱb/Ⅲa 阻断剂应用中,要及时检测凝血指标,增加使用安全性。目前发现中药制剂如通心络胶囊、血府逐瘀丸等,可温和抑制 Ⅱb/Ⅲa 的作用,可应用于长期抗血小板聚集。

(王　勇)

进一步的参考文献

[1] MAISCH B. Current treatment options in myocarditis and inflammatory cardiomyopathy[J]. Herz,2012,37(6):644-656.

第五十章 中国经皮冠状动脉介入治疗

2012 年中国发布了经皮冠状动脉介入治疗指南,认为冠心病是威胁健康最重要的心血管疾病之一,其主要病理机制是冠状动脉粥样硬化狭窄、阻塞所致的心肌缺血坏死。心肌血运重建治疗是指以冠状动脉介入/ 外科手术方法,解除冠状动脉狭窄、重建血管,恢复心肌灌注;目前主要应用经皮冠状动脉介入(PCI)、冠状动脉旁路移植术(CABG)或两者结合的方法治疗冠心病患者。

一、危险评分和风险分层

危险评分能用于预测心肌血运重建手术死亡率、术后心血管主要不良事件发生率,能为选择适宜的血运重建手段提供参考。

——欧洲心脏危险评分系统(EuroSCORE):主要用于预测心脏外科手术、经皮冠状动脉介入治疗的死亡率、主要不良事件(MACE);可用于血运重建的风险评估、策略选择。

——SYNTAX 评分系统:它主要用于预测经皮冠状动脉介入治疗术后心脏主要不良事件,但不适用于冠状动脉旁路移植术后不良事件的预测;它可确定高风险人群、经皮冠状动脉介入治疗最佳策略。

——美国国家心血管注册数据库风险评分体系(NCDRCathPCI):它的应用价值已验证,仅用于经皮冠状动脉介入治疗的患者风险评价。

——美国胸外科医师协会评分及年龄-肌酐-射血分数(ACEF)评分:该评分已经外科手术患者验证,仅用于外科手术风险的评价。还有全球急性冠状动脉事件注册(GRACE)危险评分等。

二、心脏疾病治疗团队讨论决策

一些指南建议,由心血管内科、心脏介入、心外科的医生,组成治疗团队,对患者的临床、影像学资料评价,对复杂病变的患者,共同制定心肌血运重建策略,给患者提供最佳治疗选择。国内有人建议,也可实施心内/外科会诊,对复杂 3 支、复杂左主干病变患者,制定适宜的血运重建方案;告知患者临床获益、风险、方案利弊,要尊重患者意愿,让患者选择。未设置心脏外科的医院,应经心血管内科专业副主任医师或主任医师会诊后,决定治疗策略。

三、术前诊断和影像学检查

术前运动试验、影像学检查,可协助确诊冠心病、评估缺血情况、对稳定性冠心病、急性冠状动脉综合征的患者进行危险分层、帮助选择治疗策略、评价治疗效果。(表 50 - 1)

表 50 - 1 对稳定性冠心病 CABG、PCI 适应证的推荐

病变类型	CABG 有利	PCI 有利
单支或双支合并非前降支近端病变	Ⅱb 类推荐,C 类证据	Ⅱc 类推荐
单支或双支合并前降支近端病变	Ⅰ 类推荐,A 级证据	Ⅱa 类推荐,B 级证据
3 支简单病变且 PCI 可实现功能性完全血运重建,SYNTAX 积分<22 分	Ⅰ 类推荐,A 级证据	Ⅱa 类推荐,B 级证据
3 支复杂病变且 PCI 不能实现功能性完全血运	Ⅰ 类推荐,A 级证据	Ⅲ 类推荐,A 级证据

续表

病变类型	CABG 有利	PCI 有利
重建,SYNTAX 积分>22 分		
左主干病变(孤立或单支,口部或体部)	Ⅰ类推荐,A 级证据	Ⅱa 类推荐,B 级证据
左主干病变(孤立或单支,近端分支)	Ⅰ类推荐,A 级证据	Ⅱb 类推荐,B 级证据
左主干+2 支或 3 支病变、SYNTAX 积分<32 分	Ⅰ类推荐,A 级证据	Ⅱb 类推荐,B 级证据
左主干+2 支或 3 支病变、SYNTAX 积分>32 分	Ⅰ类推荐,A 级证据	Ⅲ 类推荐,B 级证据

四、稳定性冠心病的血运重建治疗

　　具有下列特征的稳定性冠心病患者,进行血运重建可改善预后:一是左主干或任何主干血管直径狭窄>50%、伴心绞痛、优化药物治疗无效者(Ⅰa 类推荐);二是前降支近段狭窄≥70%(Ia 类推荐);三是伴左心室功能减低的 2 支或 3 支病变(Ⅰb 类推荐);四是有呼吸困难或慢性心衰(CHF)、大面积心肌缺血(经心肌核素检测方法证实、缺血面积大于左心室面积的 10%、存活心肌的供血由狭窄≥70%的罪犯血管提供,Ⅰb 类推荐)。非前降支近段的单支病变,且缺血面积小于左心室面积 10%者,进行血运重建,可能对预后改善无助(Ⅲa 类推荐)。在优化药物治疗下,无明显限制性缺血症状者,进行血运重建时,则对改善症状无助(Ⅲc 类推荐)。对病变既适于 PCI 又适于 CABG 而预期外科手术死亡率较低的患者,可用 SYNTAX 积分帮助制定治疗决策。(表 50 - 2、表 50 - 3)

表 50 - 2　对稳定性冠心病 CABG、PCI 适应证的推荐

说明	推荐类型	证据水平
建议在以下患者应用有创治疗策略:GRACE 评分 >140 或至少 1 项高危因素、症状反复发作、可诱发缺血	Ⅰ	A
建议以下患者接受有创治疗策略(<24 h):GRACE 评分 >140 或存在其他高危因素	Ⅰ	A
建议以下患者接受有创治疗策略(72 h 内):GRACE 评分 <140 或不存在其他高危因素、但症状反复发作或负荷试验阳性	Ⅰ	A
存在高危缺血风险的患者(顽固性心绞痛、合并 CHF、心律失常或血流动力学不稳定)应行紧急冠状动脉造影(<2 小时)	Ⅱa	C
不推荐应用有创治疗策略的患者:整体风险低;对于有创诊断或介入治疗存在高风险	Ⅲ	A

表 50 - 3　影像学及功能检查的临床应用价值

项目	无临床症状	有临床症状/血管狭窄闭塞程度			阳性结果预后价值	阴性结果预后价值
		低	中	高		
解剖学检查						
冠状动脉造影	ⅢA	ⅢA	ⅡbA	ⅠA	ⅠA	ⅠA
多排 CT	ⅢB	ⅡbB	ⅡaB	ⅢB	ⅡbB	ⅡaB
磁共振	ⅢB	ⅢB	ⅢB	ⅢB	ⅢC	ⅢC
功能学检查						
负荷心电图	ⅢC	ⅡaC	ⅠC	ⅢC	ⅡaC	ⅡaC
负荷超声心动图	ⅢA	ⅢA	ⅠA	ⅢA	ⅠA	ⅠA
负荷核素成像	ⅢA	ⅢA	ⅠA	ⅢA	ⅠA	ⅠA

五、非 ST 段抬高型急性冠脉综合征的血运重建治疗

　　根据胸痛时的心电图表现,可把急性冠脉综合征(ACS)分为 ST 段抬高型心肌梗死

(STEMI)、非 ST 段抬高型急性冠脉综合征(NSTE - ACS)。后者的病理基础,是冠脉严重狭窄、易损斑块破裂糜烂,导致形成急性血栓,伴或不伴血管收缩、微血管栓塞,引发冠脉血流减少、心肌缺血;包括不稳定心绞痛、非 ST 段抬高型心肌梗死(NSTEMI)。与稳定心绞痛比,NSTE - ACS 的易损斑块的纤维膜较薄,脂核较大,富含炎症因子、组织因子等,常释放内皮素 1,易引发血管收缩。

对 NSTE - ACS 患者,应进行危险分层,以决定是否早期进行血运重建治疗。有人推荐采用全球急性冠状动脉事件注册(GRACE)危险评分,作为危险分层的首选评分方法。若冠脉造影显示适合 PCI 时,应根据冠脉影像特点、心电图、识别罪犯血管、实施介入治疗;若显示为多支血管病变、难以判断罪犯血管,可行血流储备分数检测,以决定治疗策略。建议根据 GRACE 评分是否>140、高危因素的多少,作为选择紧急(<2 小时)、早期(<24 小时)、延迟(72 小时内)有创治疗策略的依据。

需要紧急冠脉造影的情况为:①持续或反复发作的缺血症状;②自发的 ST 段动态演变(压低>0.1 mV、短暂抬高);③前壁导联 $V_2 \sim V_4$ 较深的 ST 段压低,提示后壁透壁性缺血;④ 血流动力学不稳定;⑤ 严重室性心律失常。一些指南认为,非 ST 段抬高型急性冠脉综合征的治疗包括如下。

1. 抗心肌缺血治疗

(1)β 受体阻断剂　如无禁忌证/不耐受,可给予 β 受体阻断剂(Ⅰ类推荐,B 级证据)。

(2)硝酸酯类　有胸痛、心肌缺血表现的患者,可给予硝酸酯类(Ⅰ类推荐,A 级证据)。研究发现,NSTE - ACS 合并顽固性心绞痛、高血压、心律失常的患者,可静脉给予硝酸酯类(Ⅰ类推荐,C 级证据)。

(3)钙通道阻断剂(CCB)　应用 β 受体阻断剂、硝酸酯类后仍有心绞痛症状、难以控制的高血压,可给予长效二氢吡啶类 CCB(Ⅰ类推荐,C 级证据);后者应避免与 β 受体阻断剂联用(Ⅲ 类推荐,C 级证据),一般也不宜应用于左心室收缩功能不良的 NSTE - ACS 患者。

(4)ACEI　除不能耐受外,全部 NSTE - ACS 患者,应接受 ACEI 治疗(Ⅰ类推荐,C 级证据)。

(5)尼可地尔　一些指南推荐,不能耐受硝酸酯类的 NSTE - ACS 患者,可接受尼可地尔治疗(Ⅰ类推荐,C 级证据)。

(6)主动脉内球囊反搏　NSTE - ACS 患者,有大面积心肌缺血、濒临坏死、血流动力学不稳定时,可在血运重建前后,给予主动脉内球囊反搏(LABP,Ⅰ类推荐,C 级证据)。

2. 抗血小板治疗

可给予阿司匹林、氯吡格雷、Ⅱb/Ⅲa 阻断剂(Ⅰ类推荐,A/B 级证据)。

3. 抗凝治疗

无明显禁忌证时,全部 NSTE - ACS 患者,可给予抗凝治疗 (Ⅰ类推荐,A/B 级证据)。

4. 他汀类治疗

无禁忌证时,无论基线 LDL - C 水平如何,全部 NSTE - ACS 患者,可给予他汀类治疗(Ⅰ类推荐,A/B 级证据)。

六、急性 ST 段抬高型心肌梗死的血运重建治疗

急性 ST 段抬高型心肌梗死(STEMI)患者的血运重建策略主要包括:建立院前诊断,转送网络,将患者快速转至可行直接 PCI 的中心(Ⅰa 类推荐);若患者被送到有急诊 PCI 设施、但缺乏足够资质医生的医院,也可考虑上级医院的医生迅速来进行直接 PCI(Ⅱb 类推荐,C 级证据)。急诊 PCI 中心,须建立每天 24 小时、每周 7 天的应急系统,能在接诊 90 分钟内开始直接 PCI(Ⅰb 类推荐,C 级证据);如无直接 PCI 条件,患者无溶栓禁忌者,应尽快溶栓治疗,并考虑给予全量溶栓剂

（Ⅱa 类推荐，A 级证据）；除心源性休克外，PCI（直接、补救、溶栓后等型）应仅限于开通罪犯动脉病变（Ⅱa 类推荐，B 级证据）；在可行直接 PCI 的中心，应避免将患者在急诊科或监护病房进行不必要的转运（Ⅲa 类推荐，B 级证据）；对无血流动力学障碍的患者，应避免常规应用主动脉内球囊反搏（Ⅲb 类推荐，B 级证据）。对 STEMI 合并心源性休克患者，不论发病时间、是否曾溶栓治疗，均应紧急冠状动脉造影；若病变适宜，立即直接 PCI（Ⅰb 类推荐，B 级证据），建议处理所有主要血管的严重病变，达到完全血管重建；药物治疗后血流动力学不能迅速稳定者，可应用主动脉内球囊反搏支持（Ⅰb 类推荐，B 级证据）。

表 50-4　对 STEMI 患者进行 PCI 的建议

适应证	首次医疗接触时间到 PCI	推荐类型	证据水平
直接 PCI			
胸痛发病 12 小时内伴持续 ST 段抬高或新发生的 LBBB 患者，进行直接 PCI	＜90 分钟	Ⅰ	A
发病 ＞12 小时仍有胸痛、不适与持续 ST 段抬高或新发生的 LBBB 或合并心力衰竭、血液动力学不稳定患者，进行直接 PCI	尽快	Ⅱa	C
胸痛发病 12～24 小时已无明显症状，但有持续 ST 段抬高或新发生的 LBBB 或高危患者，可进行直接 PCI	尽快	Ⅱb	C
溶栓后 PCI			
成功溶栓（胸痛/不适缓解、ST 段回落）后进行常规 PCI	3～24 小时	Ⅱa	B
溶栓失败后应考虑行挽救性 PCI	尽快	Ⅱa	A
择期 PCI/CABG			
建议对心绞痛/心肌缺血激发试验阳性患者行择期 PCI/CABG	出院前评估	Ⅰ	B
对 Q 波心肌梗死、无后续缺血症状/可激发心肌缺血或梗死相关区域无存活心肌证据的患者，不建议行择期 PCI/CABG	发病 3～28 天	Ⅲ	B

七、特殊人群血运重建治疗

1. 糖尿病

糖尿病合并冠心病患者，无论接受何种血运重建治疗，预后都较非糖尿病患者差，再狭窄率较高。对合并 ST 段抬高型心肌梗死患者，在推荐时间内，PCI 一般优于溶栓（Ⅰa 类推荐，B 级证据）；对合并稳定、缺血范围较大的冠心病患者，建议行血运重建，以增加无心脑血管不良事件生存率（Ⅰa 类推荐，B 级证据）；可使用药物洗脱支架，以减少再狭窄、靶血管再次血运重建（Ⅰa 类推荐，B 级证据）；对服用二甲双胍的患者，冠状动脉造影/PCI 后，应监测肾功能（C 级证据）；合并缺血范围较大者，适合行冠状动脉旁路移植术（特别是多支病变时）；如患者手术风险评分在可接受的范围内，推荐行冠状动脉旁路移植术而不是 PCI（Ⅱa 类推荐，B 级证据）；对已知有肾功能损害的患者行 PCI，应在术前停用二甲双胍（Ⅱb 类推荐，C 级证据）；服用二甲双胍的患者冠状动脉造影或 PCI 术后复查发现肾功能有损害者，亦应停用二甲双胍；不建议对血运重建的糖尿病患者静脉应用极化液（Ⅲb 类推荐，B 级证据）。

2. 慢性肾病

慢性肾病患者心血管死亡率增高，特别是合并糖尿病者，若适应证选择正确，心肌血运重建可改善生存率。可术前应用估计肾小球滤过率(eGFR)评价患者肾功能(轻度肾功能不全:每分钟 60 ml /1. 73 m²≤eGFR<每分钟 90 ml /1. 73 m²;中度肾功能不全:每分钟 30 ml/1. 73 m²≤ eGFR<每分钟 60 ml/1. 73 m²;重度肾功能不全:eGFR<每分钟 30 ml /1. 73 m²)。对轻/中度慢性肾病、冠状动脉病变复杂、可耐受冠状动脉旁路移植术的患者,可首选冠状动脉旁路移植术(Ⅱa 类推荐,B 级证据);若实施 PCI,应评估对比剂加重肾损害的风险,术中尽量严格控制对比剂的用量,考虑应用药物洗脱支架(DES),而不推荐用裸金属支架(BMS,Ⅱb 类推荐,C 级证据)。为预防对比剂导致的急性肾损伤,冠心病合并慢性肾病者应在 PCI 围术期采取预防措施。

3. 合并慢性充血性心衰

冠心病是慢性充血性心衰(CHF)的主要原因。合并慢性充血性心衰的冠心病患者,行血运重建的围术期死亡风险增加 5%～30%。对心绞痛合并慢性充血性心衰的患者,推荐冠状动脉旁路移植术应用于有明显左主干狭窄、左主干等同病变(前降支、回旋支的近段的狭窄等同)及前降支近段狭窄合并 2 或 3 支血管病变的患者(Ⅰb 类推荐,B 级证据)。

左心室收缩末期容积指数>60 ml/m²、前降支供血区有瘢痕的患者,可考虑行冠状动脉旁路移植术,必要时行左心室重建术(Ⅱb 类推荐,B 级证据)。如冠状动脉解剖适合,预计冠状动脉旁路移植术围术期死亡率较高、不能耐受外科手术者,可考虑行 PCI(Ⅱb 类推荐,C 级证据)。

4. 再次血运重建

对冠状动脉旁路移植术或 PCI 术后出现血管架桥失败、支架内再狭窄、支架内血栓形成的患者,可能需要再次冠状动脉旁路移植术或 PCI。选择再次冠状动脉旁路移植术或 PCI,一般应由心脏疾病治疗团队或心内/外科医生会诊来决定。

八、特殊病变的 PCI

1. 慢性完全闭塞病变的 PCI

慢性完全闭塞病变(CTO),定义为时间超过 3 个月的血管闭塞。疑诊冠心病的患者,约 1/3 可见≥1 条冠状动脉有慢性完全闭塞病变;虽然这部分患者大多数(即使存在侧支循环)负荷试验阳性,一般仅有 8%～15%患者接受冠状动脉 PCI。慢性完全闭塞病变接受冠状动脉 PCI 比例低的原因是,开通技术要求较高,难度较大,其获益程度正在研究中。目前认为,若患者有临床缺血症状、血管解剖条件合适,由经验丰富的术者(成功率>80%)开通慢性完全闭塞病变是合理的(Ⅱa 类推荐,B 级证据)。慢性完全闭塞病变开通后,与置入裸金属支架、球囊扩张比,置入药物洗脱支架能显著降低靶血管重建率(Ⅰb 类推荐,B 级证据)。

2. 边支血管病变的介入治疗

如边支血管不大、边支血管开口仅有轻中度的局限性病变,主支血管置入支架、必要时边支血管置入支架的策略,应作为介入治疗的策略(Ⅰa 类推荐,B 级证据)。若边支血管较粗、边支血管闭塞风险较高、预计再次送入导丝较困难,选择双支架置入策略是合理的(Ⅱa 类推荐,B 级证据)。

九、特殊情况下 PCI 手术相关问题

在某些特殊情况下,需要应用特殊的器械、药物协助完成 PCI。药物洗脱支架的应用,应强调患者能耐受并依从至少 12 个月的双联抗血小板药物。药物洗脱支架在以下情况下不建议应用:①在紧急情况下不能获得准确临床病史者;②已知服用双联抗血小板药物依从性较差,尤其是伴有多种全身疾病、服用多种药物的患者;③短时间内可能因需要接受外科手术而中断双联抗血小板药物治疗;④有高出血风险;⑤ 对阿司匹林、氯吡格雷、替格瑞洛、普拉格雷等抗血小板药物过敏;⑥患者有需要长期抗凝的强烈指征。

十、抗栓药物

1. 择期 PCI 的抗栓药物

(1)阿司匹林　择期 PCI 术前,已接受长期阿司匹林治疗的患者,应在择期 PCI 前服用阿司匹林 100~300 mg;以往未服用阿司匹林的患者,应在 PCI 术前至少 2 小时、最好 24 小时前,给予阿司匹林 300 mg 口服(I 类推荐,B 级证据)。

(2)氯吡格雷　择期 PCI 术前,应给予一定负荷剂量氯吡格雷;术前 6 小时或更早服用过氯吡格雷者,通常给予氯吡格雷 300 mg 负荷剂量;如术前 6 小时未服用氯吡格雷,可给予氯吡格雷 600 mg负荷剂量;此后给予每天 75 mg 维持(I 类推荐,A 级证据)。冠状动脉造影阴性、病变不需要进行介入治疗时,可停用氯吡格雷。

(3)肝素　择期 PCI 术中,肝素是标准的抗凝药物。与血小板糖蛋白受体 IIb/IIIa 阻断剂合用者,围术期普通肝素剂量应为 50~70 U/kg;未与血小板糖蛋白受体 IIb/IIIa 阻断剂合用者,围术期普通肝素剂量应为 70~100 U/kg(I 类推荐,C 级证据)。

2. 非 ST 段抬高型急性冠脉综合征患者 PCI 的抗凝药物

(1)阿司匹林　以往未服用阿司匹林的非 ST 段抬高型急性冠脉综合征患者,应在 PCI 术前给予阿司匹林负荷量 300 mg 口服;以往已服用阿司匹林的患者,术前给予阿司匹林 100~300 mg 口服(I 类推荐,C 级证据)。

(2)氯吡格雷、替格瑞洛、普拉格雷　术前未服用过氯吡格雷的非 ST 段抬高型急性冠脉综合征患者,应在 PCI 术前给予 600 mg 负荷剂量,其后每天 75 mg 继续维持。研究表明,PCI 术后氯吡格雷每天 150 mg,维持 7 天,以后改为每天 75 mg 维持,可减少心血管不良事件,不明显增加出血;术前已服用过氯吡格雷的非 ST 段抬高型急性冠脉综合征患者,可考虑 PCI 术前再给予氯吡格雷 300~600 mg 负荷剂量;或口服替格瑞洛负荷剂量 180 mg,维持剂量每次 90 mg、每天 2 次;或口服普拉格雷负荷剂量 60 mg,维持剂量每天 10 mg(I 类推荐,C 级证据)。

(3)血小板糖蛋白受体 IIb/IIIa 阻断剂　建议高危缺血风险的非 ST 段抬高型急性冠脉综合征患者,实施 PCI 时,使用替罗非班(IIa 类推荐,B 级证据)。

(4)术前及术后抗凝药物的使用

肝素和低分子肝素应避免交叉使用。磺达肝癸钠不建议用于 eGFR<每分钟 20 ml/1.73 m² 的患者;对 eGFR≥每分钟 20 ml /1.73 m² 的肾功能不全患者,不需要减少磺达肝癸钠剂量(I 类推荐,C 级证据)。对 eGFR<每分钟 30 ml /1.73 m² 的患者,不建议用依诺肝素;对 eGFR 每分钟 30~60 ml/1.73 m² 的肾功能不全患者,建议依诺肝素减半量。除非存在发生血栓高危险因素等,PCI 术后一般可停用抗凝药物。对高危缺血风险患者(持续性心绞痛、血流动力学不稳定、难治性心律失常),应立即送入心导管室,在联用双联抗血小板药物的同时,一次性静脉注射普通肝素,其后实施 PCI,术中必要时追加肝素。对有高危出血风险的患者,可考虑用比伐卢定替代肝素。

对有中/高度缺血风险(血肌钙蛋白水平升高、再发心绞痛、ST 段动态变化)、并计划在 24~48 小时内实施 PCI 的非 ST 段抬高型急性冠脉综合征患者,可于 PCI 术前起始使用肝素 60 U/kg,或依诺肝素每 12 小时 1 mg/kg(75 岁以上者每 12 小时 0.75 mg/kg),或磺达肝癸钠每天 2.5 mg 皮下注射,或比伐卢定 0.1 mg/kg 静脉注射(其后每 12 小时 0.25 mg/kg 维持)。对低缺血风险(血肌钙蛋白阴性,无 ST 段改变)的非 ST 段抬高型急性冠脉综合征患者,推荐使用保守治疗策略;建议磺达肝癸钠每天 2.5 mg 皮下注射,或依诺肝素每 12 小时 1 mg/kg(75 岁以上者每 12 小时 0.75 mg/kg)皮下注射。

(5)术中抗凝药物的使用　PCI 术中,普通肝素与血小板糖蛋白受体 IIb/IIIa 阻断剂合用者,活化凝血时间(ACT)应维持在 200~250 秒;如未合用血小板糖蛋白受体 IIb/IIIa 阻断剂,活化凝血时间应维持于 250～350 秒。

活化凝血时间是在待检全血中加入白陶土部分凝血活酶悬液,先充分激活接触活化系统的凝血因子 Ⅶ、Ⅺ 等,并为凝血反应提供丰富的催化表面,从而提高了试验活性;正常人为 86～147 秒。

活化凝血时间降至 150～180 秒以下时,可拔除股动脉鞘管。如围术期使用了足量依诺肝素(1 mg/kg)皮下注射至少 2 次,距离依诺肝素最后一次使用时间<8 小时内,在 PCI 术中不需要追加依诺肝素;如术前依诺肝素皮下注射少于 2 次,距离依诺肝素最后一次使用时间 8～12 小时,则在 PCI 术中追加依诺肝素,剂量为 0.30 mg/kg;距离依诺肝素最后一次使用时间超过 12 小时,则按照 0.75 mg/kg 剂量追加依诺肝素。如术前使用了比伐卢定,则在 PCI 开始前追加 0.5 mg/kg,其后按每 12 小时 1.75 mg/kg 的剂量持续静脉滴注。如术前使用了磺达肝癸钠,则须在 PCI 实施时,追加肝素 50～100 U/kg。建议对高危重症患者,仍以使用普通肝素为宜,并在监测活化凝血时间下实施 PCI。

3. ST 段抬高型心肌梗死直接 PCI 的抗栓药物

(1)阿司匹林　术前未服用过阿司匹林的 ST 段抬高型心肌梗死患者,直接 PCI 术前给予阿司匹林负荷剂量 300 mg;术前已服用阿司匹林的患者,给予 100～300 mg 口服(Ⅰ类推荐,B级证据)。

(2)氯吡格雷、替格瑞洛、普拉格雷　未服用过氯吡格雷的 ST 段抬高型心肌梗死患者,可给予 600 mg 负荷剂量,其后每天 75 mg 继续维持;或替格瑞洛口服负荷剂量 180 mg,维持剂量每次 90 mg、每天 2 次;或普拉格雷口服负荷剂量 60 mg,维持剂量每天 10 mg(Ⅰ类推荐,B级证据)。

(3)血小板糖蛋白受体Ⅱb/Ⅲa 阻断剂　PCI 术前使用血小板糖蛋白受体Ⅱb/Ⅲa 阻断剂正在研究中。无论 ST 段抬高型心肌梗死患者,术前是否应用过氯吡格雷,一般术中均可应用血小板糖蛋白受体Ⅱb/Ⅲa 阻断剂(Ⅱa 类推荐,A级证据)。根据经验,对血栓较多的患者行 PCI 时,可考虑冠状动脉内推注替罗非班,每次 500～750 μg,每次间隔 3～5 分钟,总量 1500～2250 μg。

(4)术中抗凝药物　术前用过普通肝素的 ST 段抬高型心肌梗死患者,在 PCI 术中,可根据活化凝血时间测定值,在必要时追加普通肝素,并可考虑应用血小板糖蛋白受体Ⅱb/Ⅲa 阻断剂。血小板糖蛋白受体Ⅱb/Ⅲa 阻断剂合用者,术中普通肝素剂量应为 60 U/kg;未与血小板糖蛋白受体Ⅱb/Ⅲa 阻断剂合用者,术中普通肝素剂量应为 100 U/kg。也可使用比伐卢定负荷剂量 0.75 mg/kg,其后 1.75 mg/kg 维持 12 小时。

4. 双联抗血小板药物应用持续时间

术后阿司匹林每天 100 mg 长期维持。接受裸金属支架的患者术后、合用氯吡格雷的双联抗血小板药物治疗,至少 1 个月内最好持续应用 12 个月(Ⅰb 类推荐,B级证据)。置入药物洗脱支架的患者,双联抗血小板治疗至少 12 个月(Ⅰb 类推荐,B级证据)。但对急性冠脉综合征患者,无论置入裸金属支架或药物洗脱支架,双联抗血小板药物治疗至少持续应用 12 个月(Ⅰb 类推荐,B级证据)。双联抗血小板药物应用过程中,应监测、预防出血。

十一、美国经皮冠状动脉介入治疗指南要点

药物洗脱支架(DES)作为 PCI 发展的第三个里程碑,迅速改变了冠状动脉疾病治疗的现状。2005 年一些指南围绕 PCI、辅助用药策略选择、循证医学证据,增补了药物洗脱支架的相关内容,能帮助医师权衡风险,改善医疗。

1. PCI

(1)PCI 成功标准及并发症　PCI 成功,可从手术、冠状动脉造影、临床方面来定义;应该有冠状动脉造影成功,判断标准为残余狭窄<20%;住院期间无严重临床并发症(死亡、心肌梗死、急诊冠状动脉旁路移植术)。PCI 短期成功应该有:介入手术成功、解剖形态改善、术后心肌缺血症状缓

解。PCI 长期成功应该有:临床短期成功被延续,术后心肌缺血的症状缓解 6 个月以上。药物洗脱支架治疗,常能改善 PCI 的即刻效果,但 5～10 年的长期效果不明显;患者高龄、左心室射血分数降低、复杂多支血管病变等高危因素,可能对 PCI 的长期效果不利。有人对经皮腔内冠状动脉成形术(PTCA)患者随访 10 年,发现生存率为 89.15%(单支病变为 95%,多支病变为 81%)。多数研究认为,无 Q 波出现、血肌酸激酶水平明显升高,一般提示出现 PCI 相关并发症;血肌酸激酶水平升高>5 倍,与 1 年不良后果相关。PCI 后常出现血清肌钙蛋白 T/I 水平升高;一些指南推荐,所有 PCI 术后患者,术后 8～12 小时测定血清肌钙蛋白 T/I 和肌酸激酶- MB。

(2)并发症的相关因素

——临床因素与并发症:高危因素包括女性、老年、糖尿病、既往心肌梗死史、低 LVEF 等。与男性比,女性患者血管直径较小、年龄常偏大,常存在高血压病、糖尿病、高胆固醇血症等,血管并发症、冠状动脉夹层、穿孔的发生率较高。药物洗脱支架处理小血管(直径≥2.75 mm)时,女性的长期结果稍差。年龄>75 岁,尤其 80 岁以上女性患者,并发症危险常增高,多数合并既往心肌梗死,较易发生充血性心衰。高龄人群多数可耐受介入手术,但血管重建治疗的危险性增高。与非糖尿病患者比,糖尿病患者 6 周病死率(11.6%:4.7%)、1 年病死率(18.0%:6.7%)、3 年病死率(21.6%:9.6%)均升高。

——病变形态、分类、并发症:一些指南将靶病变分为高度危险(至少有一处 C 型病变特征)、非高度危险(无 C 型病变特征)。任何解剖形态危险因素(如多支血管病变、左主干病变等)合并存在的临床情况,均可能增加并发症发生率。大多数行择期 PCI 的患者的死亡率增高,与冠状动脉闭塞、严重左心功能不全、多支血管病变、左主干或其他主干病变、大面积心肌濒危、受治段血管发出的侧支血管较少等相关。

2. PCI 指征

(1)有心绞痛的临床表现　PCI 治疗的候选人群,其临床表现可为无心绞痛症状、心绞痛症状严重、心绞痛不稳定、心绞痛伴有不同程度心肌损害等。根据加拿大心血管学会心绞痛分级系统(CCS),一些指南针对心绞痛不同的严重程度,对 PCI 治疗的策略如下。

——无症状性缺血、CCS 分级Ⅰ级或Ⅱ级的心绞痛:1、2 支冠状动脉同时有 1 处以上严重狭窄,受累血管供血大面积存活心肌,无创检查显示中/重度缺血的患者,PCI 治疗成功可能性较高,并发症、死亡的发生率较低,可以行 PCI(Ⅱa 类推荐,B 级证据)。

——2 支或 3 支冠状动脉病变时,如前降支近段存在严重病变,适合行 1 支动脉桥的冠状动脉旁路移植术(CABG);伴严重糖尿病或左心室功能不全的患者,行 PCI 的有效性尚未确立(Ⅱb 类推荐、B 级证据);PCI 后再次心绞痛、受累血管供血大面积存活心肌、有严重左主干疾病(直径狭窄>50%)、不适合冠状动脉旁路移植术的患者,可选择 PCI 治疗(Ⅱa 类推荐、C 级证据)。

——对不符合Ⅱ类标准、受累血管供血小面积存活心肌、无心肌缺血、PCI 成功可能性较小、左主干病变、适合冠状动脉旁路移植术、非严重病变(冠状动脉狭窄<50%)的患者,不主张行 PCI(Ⅲ 类推荐、C 级证据)。

——对大多数 CCS 为Ⅰ或Ⅱ级心绞痛的患者,应首先进行药物治疗。对高危、无症状、轻度心绞痛、无创检查显示缺血的患者,进行药物治疗正在进一步研究中。PCI 可减少中/重度缺血、症状少的患者发生致死性心脏事件的危险性。一些指南认为,可将高危、无症状、轻度心绞痛、严重冠状动脉疾病的患者,酌情归为Ⅰ或Ⅱ类适应证。

(2)CCS 分级 Ⅲ 级的心绞痛　单支或多支冠状动脉病变、正在接受药物治疗的患者,有 1 处或多处严重病变、适合 PCI 且成功可能性较高、不适合冠状动脉旁路移植术、并发症和病死率危险较低的患者,可行 PCI(Ⅱa 类推荐、B 级证据)。1 处或多处大隐静脉桥局限性狭窄、为不适合再次冠状动脉旁路移植术的严重病变,可选择 PCI(Ⅱa 类推荐、C 级证据);2 支或 3 支冠状动脉病变中,前降支近段存在病变、合并严重糖尿病、左心室功能不全的患者,考虑 PCI 可能有效(Ⅱb 类推荐,B级证据);无创检查无心肌损伤或缺血证据、尚未行药物治疗、靶血管形态学提示成功可能性较低、严重左主干病变、适合冠状动脉旁路移植术的患者,不主张行PCI(Ⅲ类推荐、C级证据)。一些指南指出,在CCSⅢ级心绞痛、单支或多支冠状动脉疾病患者,给予PCI能解除症状,这也可通过药物治疗来实现。然而许多中/重度稳定型心绞痛、不稳定型心绞痛患者,对药物治疗反应较差,常有严重冠状动脉狭窄,一些指南认为此类患者可考虑行PCI。

非ST段抬高心肌梗死(NSTEMI)、不稳定型心绞痛、无严重合并症、冠状动脉病变适合PCI的患者,如强化抗缺血治疗后,出现再次心肌缺血、血肌钙蛋白水平升高、新出现ST段下移、充血性心衰症状、新出现二尖瓣关闭不全、原有二尖瓣关闭不全加重、LVEF降低、血流动力学不稳定等临床表现,或PCI术后6个月内、既往有冠状动脉旁路移植术史的患者,支持及早行PCI治疗(Ⅰ类推荐、A级证据)。对大隐静脉桥血管局限性狭窄、多处狭窄、不适合再次施行冠状动脉旁路移植术、无高危特征、伴左主干严重病变(直径狭窄>50%)、不适合冠状动脉旁路移植术的不稳定型心绞痛患者、非ST段抬高心肌梗死的患者,可行PCI(Ⅱa推荐、C级或B级证据)。

(3)ST段抬高心肌梗死(STEMI)　如PCI操作可立即实施(90分钟内完成球囊充盈),对症状出现12小时内、伴有新发左束支传导阻滞(LBBB)的ST段抬高心肌梗死患者(包括正后壁心肌梗死)可由技术熟练的医师（每年手术例数>75例,每年完成>11例次ST段抬高心肌梗死的PCI)行直接PCI。该手术可在一些心导管室进行(每年PCI例数>200例,其中ST段抬高心肌梗死直接PCI>36例,且能进行心脏外科手术),要具备有经验的辅助人员的支持。年龄<75岁伴ST段抬高、或新发LBBB的心肌梗死、发病36小时内发生心源性休克、休克发生18小时内可完成PCI的患者,应行直接PCI(Ⅰ类推荐、A级证据)。临床选择施行血管重建治疗的老年患者,可明显受益,年龄本身不太影响患者接受早期血管重建治疗。

与裸金属支架比,药物洗脱支架用于ST段抬高心肌梗死直接PCI时,并不增加患者的危险;在严重充血性心衰、肺水肿(Killip3级)且症状发作12小时内的患者中,应行直接PCI,尽可能缩短就诊-球囊充盈时间(即时间<90分钟,Ⅰ类推荐、B级证据)。但对年龄≥75岁的患者,行直接PCI的建议等级,降为Ⅱa类推荐。高危患者接受PCI后,一般病死率降低。心源性休克患者应用机械性血管重建治疗替代药物保守治疗,30天病死率可降低9%。

药物治疗不能将休克快速逆转时,推荐用主动脉内球囊反搏来稳定血流动力学,而使患者能接受进一步介入治疗,可对适合静脉溶栓的患者施行手术,但尚不能确定直接PCI的价值(Ⅱa类推荐、C级证据);如患者无血流动力学障碍,应仅对心肌梗死相关动脉行直接PCI,而不应同时对心肌梗死非相关动脉行PCI(Ⅲ类推荐、C级证据)。从症状出现到再灌注的时间,是患者临床转归的重要预测因素。一些指南要求医疗中心应使诊断ST段抬高心肌梗死后90分钟内完成球囊充盈;>90%患者达到TIMI2~3级血流,要直接PCI患者85%送到心导管室即刻完成PCI(病死率<7%);否则医疗中心治疗的重点应是在病房早期应用静脉溶栓治疗,有指征时进一步转运、施行PCI。

(4)静脉溶栓失败后的PCI(补救PCI)　静脉溶栓治疗能在90分钟内恢复50%~80%急性ST段抬高心肌梗死患者的冠状动脉前向血流;溶栓不成功时,施行补救PCI,恢复冠状动脉前向血流,能使急性ST段抬高心肌梗死患者存活受益。如年龄<75岁、伴ST段抬高、新发LBBB的心肌梗死、发病36小时内发生心源性休克、休克发生18小时内可完成PCI时,静脉溶栓失败后应行补救PCI。一些指南建议,严重充血性心衰、肺水肿(Killip3级)、症状发作12小时内的患者,静脉溶栓失败后行补救PCI不受年龄限制(Ⅰ类推荐、B级证据)。补救PCI策略存在的主要问题是,一般不易识别静脉溶栓治疗未能恢复冠状动脉前向血流患者。

(5)冠状动脉旁路移植术与PCI　冠状动脉旁路移植术(CABG)后<30天内发生心肌缺血,常说明有血栓在动脉桥、大隐静脉桥形成。一些指南认为,只要技术上可行,冠状动脉旁路移植术后早期缺血患者应行PCI(Ⅰ类推荐、B级证据)。CABG后数天内发生心肌缺血,可安全进行经皮冠

状动脉球囊扩张术(PTCA),PTCA 后第 1 周应小心进行冠状动脉内溶栓治疗。如心肌缺血发生在 CABG 术后 1~12 个月,其病因常是吻合口附近血管桥(无论是动脉桥还是静脉桥)狭窄;这段狭窄一般对球囊扩张反应较好,其长期预后常较静脉桥中段/近段吻合口狭窄好。大隐静脉桥行 CABG 的患者,可造成血流减慢,常可导致血栓形成、远端栓塞、围术期心肌梗死,能应用远端血栓保护装置,降低大隐静脉桥病变的栓塞并发症(Ⅰ类推荐、B 级证据)。CABG 后 1 年以上发生的缺血,常反映血管桥、自体冠状动脉发生新的狭窄,适合 PCI(Ⅱa 类推荐、B 级证据)。

(6)左主干病变 采用乳内动脉行冠状动脉旁路移植术(CABG),是治疗无保护左主干病变的金标准,长期效果良好;随着裸金属支架、药物洗脱支架等的出现,已有了对无保护左主干冠状动脉病变施行 CABG 的经验。研究证实,对经过选择的患者,可行无保护左主干 PCI 支架术。一些指南认为,对左主干明显狭窄、不适合冠状动脉旁路移植术的 CCS Ⅰ级~Ⅲ级、UP、非 ST 段抬高心肌梗死患者,可行 PCI 支架术(Ⅱa 类推荐、B 级证据),目前药物洗脱支架短期效果较好,但还须长期随访。应用裸金属支架进行无保护左主干 PCI 支架术的经验提示,早期病死率较高(住院存活患者出院后、前 6 个月病死率为每个月 2%)。然而药物洗脱支架行无保护左主干 PCI 支架术的研究显示,6 个月或 1 年病死率为 0%~14%。为了防止供血大面积濒危心肌的主干 PCI 支架内发生再狭窄、导致致死性心肌梗死、猝死,需要认真进行术后冠状动脉造影监测。所有进行无保护左主干 PCI 支架术的患者,术后 2~3 个月都应常规行冠状动脉造影监测。研究报道,PCI 支架术后 2~6 个月应常规行冠状动脉造影,如临床有症状、记录到心肌缺血,则应更早行冠状动脉造影(Ⅱa 类推荐、C 级证据)。

3. PCI 患者术后治疗

目前冠状动脉支架术,已成为 83.6% 患者接受 PCI 治疗的主要方法,且全部受治冠状动脉中 79.4% 能置入支架。置入裸金属支架、药物洗脱支架后,须监测是否再发生心肌缺血、穿刺部位是否止血,须抗凝治疗,要二级预防动脉粥样硬化,消除危险因素,进行冠状动脉造影等。

(1)PCI 患者的抗血小板治疗 一些指南对口服、静脉抗血小板药物进行总结,并提出应用建议。

——阿司匹林是 PCI 后抗血小板治疗的基石。对无阿司匹林抵抗、过敏、出血危险的患者,裸金属支架置入后,应每天口服阿司匹林 325 mg 至少 1 个月;西罗莫司洗脱支架置入后,应至少服用 3 个月;紫杉醇洗脱支架置入后,至少服用 6 个月,以后应长期每天口服阿司匹林 75~162 mg(Ⅰ类推荐、B 级证据)。

——氯吡格雷:一些指南推荐,置入裸金属支架后,应每天口服 75 mg 氯吡格雷至少 1 个月(除非患者有出血危险,但此种情况下氯吡格雷至少服用 2 周);置入西罗莫司洗脱支架后,应服用 3 个月;置入紫杉醇洗脱支架后,应服用 6 个月,如患者无较高出血危险,以服用 12 个月为佳(Ⅰ类推荐、B 级证据)。对左主干病变、为最后 1 支供血血管的患者,推荐把血小板聚集抑制 50% 左右,将氯吡格雷的剂量增至每天 150 mg(Ⅱb 类推荐、C 级证据)。氯吡格雷、Ⅱb/Ⅲa 阻断剂,可用为对阿司匹林过敏患者行 PCI 后的抗血小板替代药物。

——Ⅱb/Ⅲa 阻断剂。在行 PCI 时的不稳定心绞痛(UP)、非 ST 段抬高心肌梗死患者中,若未给予氯吡格雷,应给予 Ⅱb/Ⅲa 阻断剂阿昔单抗(Ⅰ类推荐、A 级证据);如已服用氯吡格雷,行 PCI 术时给予阿昔单抗(Ⅱ类推荐)。行 PCI 的 STEMI 患者,尽可能早期给予阿昔单抗(Ⅱ类推荐、B 级证据)。对择期 PCI 患者,也可选择给予阿昔单抗(Ⅱ类推荐、B 级证据)。对行 PCI 的不稳定心绞痛、非 ST 段抬高心肌梗死、存在其他临床高危因素的患者,应考虑静脉给予阿昔单抗,应注意其出血风险(尤其已服用氯吡格雷的患者)、阿昔单抗 2 次使用时的超敏反应等。

(2)PCI 患者的抗凝治疗

——肝素(UFH):一些指南推荐 PCI 治疗的患者可选用肝素抗凝,以预防血栓形成(Ⅰ类推荐、C 级证据)。由于肝素的生物利用度个体差异很大,可使用 ACT 来监测 PCI 患者肝素的抗凝情况。如 ACT>400～600 秒,出血事件的发生率将会增加。经验方案是在 PCI 手术开始时,一次性给予 5 000 IU 的肝素,其死亡并发症、心肌梗死、48 小时内急诊再次血运重建的发生率,分别为1.7%、3.3%、0.7%。由于 PCI 术后使用肝素(尤其是在合用了阿昔单抗的患者)会增加患者出血事件,目前 PCI 术后多不再常规应用肝素治疗。在术后需要抗凝治疗的患者,皮下应用肝素,可能比静脉用药更安全。一些指南认为,在未用阿昔单抗的患者 PCI 时,要求应用肝素使活性凝血时间达到目标值(HemoTec、Hemochron 目标值分别为 250～300 秒、300～350 秒)。为避免抗凝过度,可根据体重调整肝素应用量。如单次用肝素未能使活性凝血时间达标,可再次补充 2 000～5 000 IU 的肝素治疗;当活性凝血时间值降至 150～180 秒时,可拔除动脉鞘管。使用阿昔单抗的患者,抗凝治疗要求的活性凝血时间目标值为 200 秒,单次使用肝素的剂量应减为 50～70 IU/kg;使用阿昔单抗的患者,PCI 术中活性凝血时间目标值应小于 300 秒。PCI 术后应用阿昔单抗治疗的患者,没有必要继续使用肝素。

——低分子量肝素(LMWH):它在 PCI 围术期的应用日益广泛,常用依诺肝素,能使 PCI 患者缺血性事件/出血事件的发生率低于肝素治疗患者;但仍须进一步研究。一些指南推荐,不稳定心绞痛(UP)、非 ST 段抬高心肌梗死(NSTEMI)患者在 PCI 治疗中,低分子量肝素可作为肝素的替代药物使用(Ⅱb 类推荐、B 级证据);在 ST 段抬高心肌梗死患者 PCI 治疗时,也可使用低分子量肝素作为肝素替代药物。

——比伐卢定:是一种直接凝血酶抑制剂。与肝素+阿昔单抗比,比伐卢定在非高危患者PCI 治疗中有相同的疗效,出血事件较少。一些指南推荐,在肝素导致血小板减少的患者中,可使用比伐卢定替代肝素(Ⅰ 类推荐、B 级证据)。在择期 PCI 治疗的低危患者,比伐卢定可作为肝素、阿昔单抗的替代药物(Ⅱa 类推荐、B 级证据)。比伐卢定是水蛭素衍生物片断,系一合成 20 肽;无论凝血酶处于血循环中还是与血栓结合,比伐卢定均可与凝血酶结合,直接可逆性抑制凝血酶。凝血酶可水解比伐卢定多肽顺序中 Arg、Pro 间的肽键,使比伐卢定失活;所以比伐卢定对凝血酶的抑制作用是短暂的。比伐卢定能以剂量依赖方式延长血浆的活化部分凝血酶时间、凝血酶时间、凝血酶原时间。因血管梗塞≥70% 而接受经皮穿刺腔内冠状动脉成型术(PTCA)治疗的冠心病患者,静脉注射比伐卢定后可获得短暂抗凝效果,凝血功能在停药后 1 小时左右趋于正常。

药物相互作用:比伐卢定与血浆蛋白、血红细胞不结合。在与肝素、华法林、溶栓药物联用时,会增加患者出血的可能性。比伐卢定的出血,多见于动脉穿刺部位;比伐卢定用药中血压突然下降,应立刻停药并高度警惕出血的发生。其他不良反应尚有背痛、头痛、低血压等。比伐卢定禁用于大出血活动期以及对药物过敏者。

用法用量:在实施 PCI 前,比伐卢定常规剂量为首剂 1.0 mg/kg,再给予 2.5 mg/kg/小时静脉滴注 4 小时,如果需要,可按 0.2 mg/kg/小时维持至 20 小时。用 5% 葡萄糖或 0.9% 氯化钠注射液溶解后使用。本品不得用于肌内注射。肾功能不全的患者,需酌情减量。比伐卢定溶解后可在4℃保存 24 小时,或当浓度为 0.5～5 ng/ml 时,室温下可保存 24 小时。

4. 特殊问题

(1)再狭窄　常见的再狭窄,包括经皮冠状动脉腔内血管成形术(PTCA)、PCI 支架术后的再狭窄。PTCA,或 PTCA+斑块消蚀术后发生再狭窄的患者,如解剖因素适合,可用冠状动脉支架再次 PCI 介入治疗(Ⅱa 类推荐、B 级证据)。PCI 支架术后再狭窄、采用常规 PTCA 治疗后,残余狭窄仍较严重时,可用 PCI 药物洗脱支架术,能改善近期状况;也可应用携带另一种药物的药物洗脱支架,再次 PCI 来处理支架内再狭窄(Ⅱa 类推荐、B 级证据)。PCI 支架术后再狭窄,可采用放射治疗(Ⅱa 类推荐、A 级证据)。

(2)药物洗脱支架　药物洗脱支架已广泛应用。在冠脉口部病变、左主干/大隐静脉桥完全闭塞的患者,应使用药物洗脱支架替代裸金属支架(Ⅱb 类推荐、C 级证据)。药物洗脱支架仍有很多问题需解决,如迟发性血栓、过敏反应、常用药物洗脱支架的种类较少等。过去 10 年里支架置入术,尤其药物洗脱支架的广泛应用,降低了需要行外科急诊冠状动脉旁路移植术的风险。慢性完全性闭塞、分叉病变等复杂病变,仍然是棘手的问题;相信新的器械、技术有望提高此类患者的手术成功率。

十二、经皮冠状动脉介入治疗术机器人的研究进展

经皮冠状动脉介入治疗(PCI)技术飞速发展,然而亟待研发机器人系统,来优化现有 PCI 手术模式。

1. 外科手术机器人系统

外科手术机器人系统有 AESOP 系统、ZEUS 系统、daVinci 系统。后者由术者控制台、床旁机械臂塔、视频系统组成。机械臂塔有 1 个镜头臂、3 个器械臂,机械臂通过小切口进入人体内,术者于控制台利用手柄控制机械臂、三维内镜完成手术。1999 年有人完成首例机器人辅助下冠状动脉旁路移植术。由于 daVinci 系统能提供高分辨率的三维放大图像,滤除人手颤抖,操作较稳定,手术较精细,术者可坐位操作,已广泛应用。2007 年后,国内 daVinci 临床手术数量逐渐增多。

2. 磁导航技术

磁导航系统(RMN)包括磁体、推送系统、控制系统,两块永磁体可在患者胸腔内形成相对恒定的磁场,当永磁体相对位置改变、引起磁场方向变化时,导管的磁性头端产生位移,辅以推送系统的有效控制能使导管按指令移动。当有三维标测系统配合使用时,可实现不同操作系统的有机整合。2004 年有人首先将磁导航技术,应用于心脏电生理标测、导管消融。2012 年,一项分析显示,磁导航系统引导下的导管消融,与传统手动导管消融治疗快速性心律失常的疗效已接近,但减少了透视时间、射线剂量;因此发展出了 PCI 术机器人系统。

3. RNS 机器人系统

早期 PCI 机器人为 RNS 机器人系统,由床旁操作单元、手术控制单元组成。床旁操作单元使用固定式基座,指引导管连接 Y 型阀后安放在基座上,Y 型阀侧孔用于监测压力和注射对比剂,Y型阀尾端用于送入导丝以及球囊、支架等。床旁操作单元提供动力装置,分别用以驱动导丝、球囊或支架。手术控制单元远离手术床,由触摸屏、操纵杆组成。术者通过操作手术控制单元来下达指令,使床旁操作单元完成推送或旋转动作。围术期一般未发生不良心脏事件;与常规 PCI 比,RNS 机器人系统组曝光时间为 8.8 分钟,手术时为 44 分钟,但 RNS 机器人系统仍需要手动操控指引导管,固定式基座设计系统的灵活性已打折扣,精细度尚待进一步改进。

4. CorPath200 机器人系统

经过一系列的改进,RNS 机器人逐渐演进为 CorPath200;工作原理类似,CorPath200 的床旁操作单元,由安装在手术床护栏上的可灵活移动的机械臂、一次性操控盒组成。操控盒与机械臂末端的驱动接口相连。盒内的动力装置分别操控指引导管、指引导丝、球囊、支架,接收指令完成推送、牵拉、旋转动作,细微动作可以精确到 1mm。CorPath200 的手术控制单元,为移动工作站式的铅防护工作舱,可将手术控制单元放在手术区域的任何地方或 DSA 控制间,还可使介入医师不需要穿铅衣,直接坐在射线屏蔽良好的工作舱内,遥控完成手术。手术控制单元用触摸屏控制台、两个操纵杆,对手术器械和 DSA 设备进行操控,控制舱内配有压力泵接口、对比剂注射系统。

工作舱内监视器可实时查看手术录像、心电监护、血流动力学等参数;优势在于:工作舱屏蔽良好,能使医师远离辐射环境,不需要穿铅衣。机器人辅助控制,能使导丝、导管的到位更加精确灵活。机械装置使器械移动更加平稳。手术器械牢固夹持,能避免手工操作时可能出现的导丝脱出等,可减少不良后果。开放的设计结构,允许医师根据病变情况选择介入器械。医师可在座椅上舒适地进行操作,减少穿铅衣站立带来的脊柱及下肢关节损伤。

2011 年有人将 CorPath200 用于治疗单支病变的冠心病患者,结果显示,患者导丝、球囊、支架

均顺利通过病变,预扩张球囊、支架球囊均顺利撤除;患者均采可用 CorPath200 完成支架置入手术,无设备相关并发症,平均曝光时间为 11.5 分钟;工作舱内射线剂量下降 97%。2013 年有人将 CorPath200 用于治疗 164 例患者,入选标准为单支病变直径为 2.5 mm～4.0 mm,病变长＜24 mm,排除标准为左心室射血分数(LVEF)降低、高度迂曲、严重钙化、开口和分叉处病变等;结果 98.8%患者使用 CorPath200 完成手术,无设备相关并发症发生;97.6%患者达到临床成功标准,平均透视时间较短,工作舱内所受射线剂量下降 95.2%,已达到与常规人工 PCI 相同的手术效果,能大幅降低射线辐射剂量。

5. 不足与展望

CorPath200 尚有一系列问题需要解决,如缺乏触觉力学反馈,此缺陷在处理高度迂曲病变、严重钙化病变、慢性闭塞病变时尤为明显,因此在处理复杂病变上 CorPath200 尚需进一步改进。开放式设计是一把双刃剑;因而应研发 PCI 机器人专用器械,使导丝、球囊、支架系统保留通用介入器械的头端特性,并使推送杆的近中部摩擦力增大,以提高操控性能,可使机械臂更加精巧灵活,增加更多的动力模块,来实现双导丝或双支架同时置入;也可在介入器械的头端安装压力反馈系统,使器械头端的阻力,能以量化数值实时显示在操作舱内,以便于手术医师及时调整手术策略,更换更加适合的器械。与影像学设备进一步整合,在精确的影像指导下完成更加复杂的手术,也是未来 PCI 术机器人发展的方向。

十三、介入治疗术后冠脉无复流研究进展

急性心肌梗死时,经皮冠状动脉介入(PCI)治疗后,全部患者 0.6%～2.0%、急诊患者 15.0%～24.3%可出现冠状动脉无复流现象,能造成病情恶化、并发症、死亡率增加;早期梗死后并发症率(心律失常、心包积液、心包填塞、早期充血性心衰)、左心室重构率、晚期心衰而再住院率、短期和长期死亡率,都高于再灌注良好者。

1. 无复流的定义及分类

(1)定义 冠状动脉无复流是指,血管造影为无血管机械性阻塞、闭塞已减轻,而冠脉支配节段的心肌,没有恢复有效再灌注,微循环血流仍不正常。这时可冠脉造影检查前向血流,TIMI 血流 ≤2 级为无复流;TIMI 血流 3 级为正常血流完全再灌注,造影剂在冠脉内能迅速充盈、清除。TIMI 是指急性冠脉综合征的冠脉造影血流分级,也用于描述心梗冠脉溶栓后冠脉血流情况。TIMI 分 0、1、2、3 级。

(2)分类 冠状动脉无复流中:一是解剖型,指微血管受损,导致心肌细胞不可逆性损伤;二是功能型,指微血管痉挛/微栓塞导致心肌细胞可逆性损伤。冠状动脉无复流中,有的是再灌注性无复流,发生在急诊 PCI 术中;有的是介入性无复流,发生在延迟 PCI 术中。

2. 无复流的发病机制

无复流的微血管阻塞,常源于冠脉远端微栓塞、心肌缺血再灌注损伤,常有血管壁斑块成分脱落,造成栓塞,引发微循环输送血液障碍,血运中断,发生无复流。

3. 无复流的危险因素

(1)PCI 时冠脉造影检查前向血流的 TIMI 分级 急诊 PCI 时,冠脉造影检查前向血流的 TIMI 0～1 级,是发生无复流的独立危险因素,其术后无复流发生率可增加 10%;TIMI≥2 级的患者手术成功率较高,术后心血管不良事件的发生率较低,冠脉血流灌注良好,血栓负荷较低、较易自溶,血管痉挛较少、恢复较早,梗死面积较小。

(2)再灌注延迟时间 胸痛至球囊扩张的再灌注延迟时间＞6 小时,是发生无复流的独立危险因子;长时间缺血可引起冠脉远端血管内皮肿胀、中性粒细胞阻塞、血管完整性丧失。

(3)病变长度 当冠脉病变长度＞11.67 mm 时,斑块负荷较高,常含更多血栓,无复流发生率

显著升高。有人通过血管内超声（IVUS）检测，发现大脂质核心的斑块、外弹力膜的宽度，均为无复流的独立预测因子。当冠脉远端血管血栓率＞50％时，可造成不可逆的心肌血流灌注下降。直径小于 200 μm 的血栓，一般不会造成冠脉血流降低；血栓直径超过 200 μm，常减少冠脉血流，引发心肌梗死。血栓成分可破坏血管自身调节力，释放缩血管物质。对重度血栓负荷、斑块病变区长的患者行急诊 PCI 时，进行球囊预扩张，常能获得较满意的冠脉前向血流，这时可给予血小板糖蛋白受体Ⅱb/Ⅲa 阻断剂。

（4）入院时血糖水平　入院时血糖水平＞9.95 mmol/L，发生应激性高血糖时，能促进血小板依赖性血栓形成，能预测无复流。

（5）相关冠脉梗死　红色血栓多见于血流静止时，多见于右冠状动脉（右冠状动脉血流较缓慢、血栓负荷较重）。白色血栓多见于 TIMI 1～3 级时，多见于左冠状动脉。较差的 TIMI、梗死的相关冠脉是右冠状动脉，是红色血栓的独立危险因素。

（6）性别　与男性患者比，女性冠心病患者 AMI 发病率较高、症状较重、预后较差，行 PCI 后无复流发生率、病死率较高；女性是 AMI 后死亡的独立预测因素。

（7）年龄　无复流患者的年龄较大，缺血时间较长、血管钙化较重、动脉粥样硬化病变较弥漫、远端微栓塞较多，介入治疗后较易发生远端栓塞、无复流。

（8）血栓负荷　无复流组重度血栓比例、血栓负荷较高，可预测远端栓塞；冠脉造影特点为：血栓最大长径大于血管直径 3 倍。有截断征，病变处造影突然中断，闭塞处近段未见逐渐变细的征象。从近段至闭塞处堆积的血栓长度＞5 mm。近段至闭塞处有漂浮血栓。远段至闭塞处有对比剂滞留。梗死相关冠脉管径＞4 mm；以上特点是无复流的独立预测因素。

（9）介入手术操作　冠脉介入操作诱发的血管痉挛、球囊或支架对血管壁牵扯、血管再通后灌注压突然增加、球囊扩张对血流阻断等，均可引起心交感神经兴奋 α 肾上腺素受体，使冠脉弥漫性收缩；球囊扩张能使血栓碎裂、血小板脱颗粒，释放血栓素、5-羟色胺等，引起微血管痉挛；TIMI≤2 级的无复流患者中，血内皮素 1 水平升高（引发血管收缩），可预测冠脉无复流。

4. 无复流的其他预测因素

（1）血小板体积分布宽度　血小板体积分布宽度（PDW），是血小板体积大小的变异系数（CV％），是无复流的预测因素。PDW 正常值为 15.5～18.1；变异系数水平降低，表明血小板均一；变异系数水平升高，表明血小板体积大小不均。血栓形成中消耗较多血小板，引起骨髓巨核细胞增多，产生大体积血小板入血，能使 PDW 水平升高。

（2）肌钙蛋白Ⅰ血水平　肌钙蛋白（cTnI）血水平升高，提示心肌缺血时间较长；这时 TIMI3 级者较少，常出现微血管灌注不佳，故是预测无复流的独立因子。

（3）白细胞计数　白细胞计数增加，其变形能力较差，易黏附、聚集堵塞毛细血管腔，导致微血管腔内白细胞栓塞，心脏血管易损伤，可预测 PCI 术后无复流发生。

（4）血浆高水平脑钠肽　血浆 BNP 水平升高，能扩大梗死面积，是 ST 段抬高心肌梗死患者直接 PCI 术后发生无复流的独立预测因子。

5. 无复流的预防

（1）氯吡格雷　氯吡格雷是一种血小板膜 ADP 受体阻断剂，能使纤维蛋白原无法与血小板糖蛋白受体Ⅱb/Ⅲa 结合，抑制血小板聚集。对 ST 段抬高心肌梗死患者行急诊 PCI 时，给予 600 mg 氯吡格雷的负荷量，能减少无复流的发生，能改善患者 1 年后的临床预后。

（2）卡维地洛　急性心肌梗死给予 β/α 受体阻断剂卡维地洛干预，可舒张血管、改善心功能，增加冠脉血流，减少心肌无复流面积。剂量必须个体化，需在医师监测下加量。推荐起始剂量每次 6.25 mg，每天 2 次口服，如可耐受，在需要的情况下可增至每次 12.5～25 mg，每天 2 次；每天不超过 50 mg。该药须和食物一起服用，以减慢吸收，减少体位性低血压的发生。在该药的基础上加用利尿剂，可产生累加作用。卡维地洛不能突然停药。心功能不全、脉搏每分钟＜55 次时，必须减量。

禁忌证：NYHA分级Ⅳ级失代偿性心功能不全，需要静脉使用正性肌力药物；气管痉挛；二度或三度房室传导阻滞；病态窦房结综合征；心源性休克；严重心动过缓；临床严重肝功能不全；对该品过敏；糖尿病酮症酸中毒、代谢性酸中毒。

（3）尼可地尔　它是线粒体膜K_{ATP}通道开放剂，可降低细胞质钙离子水平，扩张冠状动脉，增加冠脉血流量，缩短动作电位，减少ATP的消耗；不影响血压、心率、传导。PCI术前静脉注射6 mg尼可地尔，可预防冠脉无复流，改善心肌灌注。尼可地尔口服吸收快，生物利用度为75％，0.5～1小时血药水平达峰值，血清除半衰期为1小时，作用时间为12小时；在体内经水解脱去硝基而失活，主要从肾脏排泄；口服，每次5～10 mg，每天3次。可有头痛、失眠、面部潮红、心悸、恶心等。严重肝病及孕妇慎用。

（4）他汀类药物　有人研究1617例心肌梗死患者，入院前长期应用他汀类药物，可减少炎症反应、稳定粥样硬化的冠脉血管、改善血管运动，降低无复流发生率。

（5）通心络胶囊　通心络胶囊是一种中药复方制剂，益气活血、通络止痛，能使无复流发生率明显降低；用于心肌梗死心气虚乏、血瘀络阻、中风。口服，每次2～4粒，每天3次。饭后服用。出血性疾病患者禁用。

6. 无复流的治疗

（1）维持稳定的血流动力学　一旦发生无复流，首先考虑维持稳定的血流动力学状态，给予补液、升压、吸氧、主动脉内球囊反搏，以避免出现顽固的低血压状态。

（2）维拉帕米　维拉帕米为钙通道阻断剂，可降低血管内皮细胞质钙离子水平，预防血管局部痉挛、炎症，改善心肌灌注。冠状动脉内注射维拉帕米，可使88％的无复流患者的TIMI分级提高，77％恢复至3级，左心室功能提高。成人常用量：①口服，开始每次40～80 mg，每天3～4次，按需要及耐受情况可逐日或逐周增加剂量，每天总量一般在240～480 mg；②静脉注射，开始用5 mg（或按体重0.075～0.15 mg/kg），静注2～3分钟，如无效则10～30分钟后再注射一次；在老年患者，为了减轻不良反应上述剂量应经3～4分钟缓慢注入；③静脉滴注，每小时5～10 mg，加入氯化钠注射液或5％葡萄糖注射液中静滴，每天总量不超过50～100 mg。成人处方极量为每天480 mg，分次服用。

（3）腺苷（腺嘌呤核苷）　它可激活嘌呤受体，舒张血管；为治疗无复流的一线药物。一般快速静脉注射（1～2秒内完成），成人初始剂量3 mg，第二次给6 mg，第三次给12 mg，每次间隔1～2分钟，若出现高度房室阻滞不得再增加剂量。QRS波增宽的心动过速、室上速时，用腺苷较安全有效。

（4）硝普钠　硝普钠直接释放一氧化氮，激活鸟苷酸环化酶，提高血管平滑肌内cGMP水平，而扩张血管，为治疗PCI后无复流的一线药物，一般剂量时可使75％无复流患者再灌注血流增加，不影响心肌收缩、局部血流分布，能使心脏前/后负荷减低，心排血量改善，对心衰有益。成人常用量静脉滴注，开始每分钟0.5 μg/kg，根据治疗反应以每分钟0.5 μg/kg递增，逐渐调整剂量，常用每分钟3 μg/kg。总量为每分钟3.5 mg/kg。静滴后立即达血药水平峰值，其水平随剂量而定。静滴停止后作用维持1～10分钟，经肾排泄。血清除半衰期为7天，肾功能不良或血钠过低时延长。本品应用过程中出现耐药，应视为中毒先兆，此时应减慢滴速，常可消失。应用本品过程中，应常测血压。

（5）尼卡地平　尼卡地平是二氢吡啶类钙通道阻断剂、血管扩张药；抑制磷酸二酯酶，使细胞cAMP水平升高，能选择性扩张冠脉等，对心肌不产生负性肌力作用。冠脉内注射尼卡地平，可逆转PCI术后无复流现象，98.6％可恢复TIMI3级。成人口服每次10～20 mg，每天3次。偶见脚肿、头晕、头痛、颜面潮红。

禁忌：对本品有过敏反应；重度主动脉瓣狭窄；颅内出血尚未完全止血；脑血管意外急性期；颅

内压亢进的患者;孕妇及哺乳期妇女等禁用。肝肾功能不良者、低血压、青光眼患者慎用。

(6)Ⅱb/Ⅲa阻断剂 Ⅱb/Ⅲa阻断剂能阻断血小板聚集的最后途径,阻断血小板黏附、释放血管活性物,抑制血栓形成;可改善心肌组织灌注。

(7)直接PCI 有人报道,对急性心梗的病变血管,直接PCI可减少无复流发生,减少血栓形成、斑块脱落、远端血管栓塞、减少无复流。直接置入支架处理梗死相关冠脉后,无复流发生率降低。

(8)血栓抽吸装置 血栓抽吸装置在血栓近端抽吸,可消除血栓,改善冠脉血流,减少远端栓塞、无复流。在对AMI进行介入性再灌注治疗中,为预防冠脉无复流,各种血栓抽吸导管、末端保护装置得到应用。血栓抽吸导管及器械的种类有:

——单纯利用负压,使血栓通过抽吸导管,抽吸到血管外,如ZEEK血栓抽吸导管等。

——利用导管前端的螺旋切刀将血栓旋割,再将血凝块抽出体外,如X-Sizer血栓切除导管系统等。

——利用加压生理盐水喷射,将血栓破碎,同时将血栓碎块抽出体外,如Angiojet Rheolytic取血栓系统等。操作简便、快捷、实用,适用于AMI的介入性再灌注治疗。

(9)血管远端保护装置 血管远端保护装置,是在PCI操作中,在冠脉病变远端,放置一个额外的机械性保护装置,以防止介入时血栓冲刷到远端血管,减少心血管事件,安全可行,可改善术后远端心肌血流灌注,减少无复流现象。

(10)主动脉内球囊反搏 实验发现,应用主动脉内球囊反搏,可增加舒张期冠脉血流,改善心肌组织灌注,减少微血管阻塞导致的无复流范围。

十四、急性ST段抬高型心肌梗死再灌注介入治疗

急性ST段抬高型心肌梗死再灌注治疗,主要是溶栓药物治疗、经皮冠状动脉介入治疗(PCI)。PCI方案包括直接PCI、易化PCI、溶栓后转运PCI、补救PCI等。

1. 直接PCI

有人分析7 739例心肌梗死患者,其中3 872例直接PCI治疗,3 867例行溶栓治疗,结果显示,接受直接PCI的患者血管较易开放,再狭窄较少,残存血管功能较好,可增强残余左室功能,临床结果较佳。因此在时间窗内、无禁忌证的心肌梗死患者,直接PCI应为首选方案。

(1)直接PCI施行条件 并非所有医院均适宜施行直接PCI。有人分析29 513例行直接PCI术的心肌梗死患者,结果显示,年手术量较低的PCI中心(<36例/年),ST段抬高型心肌梗死患者就诊至球囊扩张时间较长。一般不推荐患者在年手术量很低的PCI中心接受手术。

(2)直接PCI施行时机 荟萃分析表明,当直接PCI延迟时间>60分钟时,直接PCI获益常被削弱。年轻、前壁心肌梗死、症状持续时间长的患者,直接PCI延迟时间>40分钟,即可抵消直接PCI获益。而对老年、非前壁心肌梗死患者,直接PCI延迟时间>100分钟后,获益有所减弱。ST段抬高型心肌梗死发生后,应立即行直接PCI术,并要求症状出现后,首次就医与球囊扩张的时间间隔<90分钟。美国91%被转送患者从首次就医直至被收入可施行PCI医院接受球囊扩张,平均时间超过152分钟;我国时间间隔更长。仍需要其他治疗手段辅助治疗,使不能接受直接PCI的患者获益。

2. 易化PCI

患者起病至接受介入治疗的时间间隔一般较长时,PCI前选择性应用纤溶酶溶栓,联用或不联用血小板糖蛋白受体Ⅱb/Ⅲa阻断剂、其他抗血小板治疗,能尽快使堵塞血管血流恢复,能增加这些患者PCI成功率(这称为易化PCI)。一项PCI的大型试验发现,易化PCI组院内死亡率,较直接PCI组高一倍(6%:3%);研究表明,用替奈普酶的易化PCI,可导致缺血、出血事件增加,临床

结果较差。分析发现,与直接 PCI 组比,使用溶栓药物后,易化 PCI 组有更多患者在介入前冠脉血流达到 TIMI3 级（15%：37%）;但使用全量纤溶酶亚组死亡率较高（5%：3%）;对易化 PCI 还要进一步研究。

3. 溶栓后转运 PCI

溶栓后转运 PCI 指患者被收入不能行 PCI 的医院后,先给予溶栓治疗,然后无论再灌注是否成功,迅速将其转运至心导管室,于给药后 2 小时至 24 小时内行 PCI 治疗。

（1）溶栓后转运 PCI 选择证据　多项研究表明,ST 段抬高型心肌梗死患者溶栓后,立即转送至介入中心行 PCI 治疗,则缺血相关并发症、再梗死发生率,低于溶栓后标准治疗组患者。有人在溶栓后转运 PCI 试验中,分析了被收入不能行 PCI 医院的 1 059 例心肌梗死患者,起病 12 小时内均给予替奈普酶等治疗,并被随机分为药物-介入治疗组（药物治疗后 2 至 6 小时内迅速转运并行介入治疗）和标准治疗组（药物治疗 24 小时后方行血管造影或介入治疗）;结果表明,药物-介入治疗组 30 天内死亡率、再梗死发生率、心衰或心源性休克发生率,均低于标准治疗组（11.0%：17.2%）。表明给予溶栓药物后迅速转送至可施行 PCI 手术的医院,出血风险不增高,临床结果较佳。

（2）药物溶栓后-转运 PCI 策略评价　应用药物溶栓后-转运 PCI 治疗时,行介入治疗的时间是给药后 2~24 小时的时间窗,而易化 PCI 中给药后立即行 PCI 治疗。有人发现,药物溶栓后-转运 PCI 治疗时,给药后 2 小时后再进行手术操作,常能避开易出血期,可将出血风险降低;而 24 小时内行介入治疗,能避免 PCI 延迟时间过长所至的血管再堵塞、梗死再发生。一些指南中指出,ST 段抬高型前壁心肌梗死、高风险 ST 段抬高型下壁心肌梗死的患者,成功溶栓治疗后,应迅速转运至 PCI 医疗中心,在 3 小时至 24 小时内行介入治疗,能降低出血风险。但尚需进一步研究。

4. 补救 PCI

补救 PCI 指溶栓治疗失败后紧急施行的 PCI 术。与直接 PCI 比,补救性 PCI 患者死亡率较高、心肌再梗死或出血等发生率较高,但它也被临床医师认可,能降低心衰、再梗死发生率,降低死亡率;这时若再次溶栓治疗,则患者常无获益,反而可增加出血风险。

综上所述,若能同时满足时间（接诊至球囊扩张时间＜90 分钟）、地点、急救医护人员技术等条件,急性 ST 段抬高型心肌梗死患者再灌注治疗,首选策略应是直接 PCI。对不能及时直接 PCI 的患者,院前或急救车上给予溶栓治疗后转送至 PCI 中心,无论溶栓成功与否,3~24 小时内行介入治疗为优选策略可使患者受益较大。溶栓药物＋介入治疗的易化 PCI 临床结局较差,补救 PCI 较好。医师不论选择何种治疗方案,均需要改善 ST 段抬高型前壁心肌梗死患者生存,缩短起病至治疗的时间间隔。对相同条件下治疗方案的确定,尚需考虑患者承受能力、本院医疗技术水平等。对 ST 段抬高型前壁心肌梗死患者的任何治疗措施,必须争分夺秒。可给予药物洗脱支架,但由于患者起病-就诊时间各不相同,各级医院心导管室条件、医生技术等差异,并非所有 ST 段抬高心肌梗死患者,均能及时接受 PCI;即使获得 PCI 治疗,PCI 方案亦不尽相同。

十五、经皮冠状动脉介入相关性心肌梗死

经皮冠状动脉介入（PCI）相关性心肌梗死（PMI）的发生并不少见,估计为 5%~15%。

1. 定义和诊断

欧美对 PMI 定义为,基线肌钙蛋白（cTn）水平正常者接受 PCI 后,如血 cTn 水平升高超过基础水平的 20%,则提示 PCI 相关性心肌梗死。

2. PMI 发生率

研究表明,PMI 是 PCI 常见的并发症,在≥45 岁、有心血管危险因素的患者中,PMI 的发生率为 5%。有人对 7 578 例患者分析发现,PCI 术前有 cTn 正常基线血水平、术后 cTn 血水平明显升

高的发生率为 28.7%，PMI 发生率为 14.5%。

3. 临床危险因素

PMI 的相关危险因素有：一是患者相关危险因素，包括多支血管病变、全身动脉粥样硬化、左心室射血分数降低、糖尿病、年龄较大、慢性肾脏疾病、全身炎性反应（高敏 C 反应蛋白水平、白细胞计数升高）等；二是冠状动脉病变相关危险因素，如病变、负荷、钙化、偏心病变、血栓等；三是操作过程相关危险因素，如器械设备选择、斑块旋切术、过激的支架扩张导致挤压斑块、边支血管闭塞、分支处支架、血管造影并发症、远端栓塞、冠状动脉夹层、无复流、血管痉挛、不成功手术过程等。

4. 病理生理机制

一般认为，心肌氧供需失衡、斑块破裂，是导致 PMI 的主要原因。证据表明，心肌氧供需失衡，在 PMI 早期常占主导地位；斑块破裂可能是随机事件，可发生在整个围术期中。

——心肌氧供需失衡：冠状动脉供氧、供血减少（冠状动脉血管收缩，冠状动脉内血小板聚集、血栓形成）是导致心肌梗死、不稳定型心绞痛的主要原因。心肌需氧量的增加或心肌缺血，是导致慢性稳定型心绞痛发作的主要原因（心动过速、运动、情绪压力等）。

——冠状动脉斑块破裂：稳定型冠状动脉疾病的斑块破裂、血栓形成，能促进形成不稳定、易损斑块，后者常有胆固醇结晶、坏死碎片、薄的纤维帽、巨噬细胞/淋巴细胞浸润、平滑肌富含脂质、斑块核心粥样化，可促使形成急性冠状动脉综合征。

——内皮功能受损：冠状动脉血流量增加低于心肌耗氧量的增加，交感神经系统激活，能诱导动脉粥样硬化的冠状血管舒缩功能异常、血管收缩、内皮受损，冠脉血流量减少、粥样硬化斑块附近的动脉无法扩张，可导致供应区心肌缺血。

——边支血管闭塞：它是常见的手术并发症，可导致 PMI。有人采用磁共振成像发现，这些 PMI 与治疗段发出的边支血管闭塞相关。

5. 预后

PMI 早期病死率为 3.5%～25.0%，早期病死率高的患者，常有 cTn 血水平明显升高（0%～7%）。PMI 也影响患者长期生存；即使 cTn 血水平轻度升高，也可预测长期病死率的增加；术后较高的 cTn 血水平，常预测生存不佳。对 PMI 的识别，有助于尽早治疗，可减少心肌梗死面积，降低 PMI 发生率。

6. 预防和处理对策

PMI 的治疗包括药物及非药物治疗；主要药物治疗包括 β_1 受体阻断剂、抗血小板药物、α_2 受体激动剂、他汀药物、ACEI、抗凝剂、尼可地尔等。非药物治疗主要是血栓保护装置等。

(1) β_1 受体阻断剂 试验显示，预防性应用 β_1 受体阻断剂，能减少围术期、长期的心肌梗死及死亡。但围术期缺血评估表明，使用美托洛尔治疗，能减少非致命性 PMI 发病率 26%，但增加病死率 33%、增加脑卒中率 11.6%；建议应用选择性 β_1 受体阻断剂。荟萃分析表明，最有效的心率控制，与 PMI 降低有关。

(2) 抗血小板治疗 包括阿司匹林、氯吡格雷、Ⅱb/Ⅲa 阻断剂。阿司匹林能治疗急性冠状动脉综合征，能预防未患有冠心病的患者发病，能消除斑块破裂，减少血小板聚集，抗炎，可帮助斑块不稳定患者抗血栓形成。大多数专家建议，阿司匹林可用于出血风险较低、血管手术的患者。

(3) α_2 受体激动剂 α_2 受体激动剂能改善心脏/非心脏手术的心血管疾病的发病率、病死率，能抑制交感神经中枢，减少外周交感神经释放去甲肾上腺素，扩张狭窄的冠状动脉血管，减少围术期血流动力学不稳定。α_2 受体激动剂可乐定，能抗高血压，可激动大脑和脊髓 α_2 受体，产生镇静、镇痛效应，临床应用中能减少术中麻醉药用量，辅助术后镇静、镇痛，与其他镇痛药相互协同。

(4) 他汀类药物治疗

在稳定的冠心病、急性冠状动脉综合征患者中,使用负荷剂量阿托伐他汀每天 80 mg(PCI 前 24 小时),能减少 PMI 50％～66％。接受长期他汀类药物治疗患者、冠状动脉造影术前 12 小时给予阿托伐他汀 80 mg、2 小时前给予 40 mg,能进一步减少 PMI。

(5)ACEI　急性冠状动脉综合征、血管疾病、左心室功能正常的患者,使用 ACEI 有益,能减少糖尿病患者微量白蛋白尿。有血管疾病、糖尿病的患者,应术前给予 ACEI,能抗心肌缺血,可减少 20％心肌梗死的发生。

(6)尼可地尔　它是线粒体 ATP 敏感性钾通道开放剂,能治疗缺血性心脏疾病及其相关的心律失常,预防围术期心脏并发症;尼可地尔可用于治疗心绞痛,能引发缺血预适应,促进顿抑心肌功能恢复。

(7)远端保护装置　研究证实,在大隐静脉介入治疗中,远端保护装置有优势,已成为标准治疗方法,能减少远端血栓栓塞。

(8)抗凝治疗　抗凝治疗已被用于不稳定型心绞痛、急性围术期相关心肌梗死,能减少围术期栓塞事件,常皮下注射低分子肝素,能减少下肢深静脉血栓形成、肺栓塞。

十六、心血管疾病抗血小板治疗进展

抗血小板治疗是广泛使用、防治心血管疾病的策略之一。一些指南推荐使用替格瑞洛(Ⅰ类推荐,B 级证据),疗效优于氯吡格雷;替格瑞洛为环戊基三唑并吡啶类化合物,是可逆性选择性 ADP 受体 P2Y12 阻断剂,抑制 ADP 介导的血小板活化、聚集,与噻吩并吡啶类药物(如氯吡格雷)的作用机制相似;但替格瑞洛停药后血中血小板功能快速恢复。有人推荐在阿司匹林基础上,除给予氯吡格雷外,可根据出血风险选择联用替格瑞洛。

——不稳定型心绞痛/非 ST 段抬高型心肌梗死:对所有缺血事件中/高危(如血肌钙蛋白水平升高)、无出血高风险的患者,替格瑞洛 180 mg 负荷剂量后,每次 90 mg、每天 2 次维持;在 ≤75 岁、无脑卒中或短暂性脑缺血发作史等的高出血风险的患者,普拉格雷 60 mg 负荷剂量后,每天 10 mg 维持。

——ST 段抬高型心肌梗死:对拟行直接 PCI 治疗、无出血高风险的患者,替格瑞洛 180 mg 负荷剂量后,每次 90 mg、每天 2 次维持;≤75 岁、无脑卒中或短暂性脑缺血发作史等高出血风险、拟行直接 PCI 治疗的患者,用普拉格雷 60 mg 负荷剂量后,每天 10 mg 维持。无论置入裸金属支架、药物洗脱支架,普拉格雷、替格瑞洛、阿司匹林抗血小板治疗的时间,可持续 12 个月。

——冠状动脉旁路移植术:急诊冠状动脉旁路移植术时,术前至少停替格瑞洛 24 小时;择期行冠状动脉旁路移植术时,术前至少停替格瑞洛 5 天,或停普拉格雷 7 天。

1. 抗血小板药物及其适应证

抗血小板治疗主要应用于冠心病、脑梗死等血栓的防治,应常规长期抗血小板治疗,可减少严重血管事件。

(1)环氧化酶抑制剂　阿司匹林已广泛应用于心脑血管动脉血栓性疾病的一、二级预防。

——一级预防方面:我国专家推荐合并以下中≥3 项危险因素,应每天服用阿司匹林 75～100 mg;危险因素包括男性≥50 岁、女性绝经期后、原发性高血压、糖尿病、血脂异常、肥胖(体质量指数≥28 kg/m²)、早发心脑血管疾病家族史(男<55 岁、女<65 岁发病史)、吸烟、合并慢性肾脏疾病(CKD)的高血压患者。心血管低危人群、出血高风险人群,不建议使用阿司匹林;30 岁以下、80 岁以上人群,缺乏阿司匹林一级预防获益的证据时,须进行个体化评估。所有患者使用阿司匹林前,应权衡获益/出血风险比。对阿司匹林禁忌、不能耐受的,可口服氯吡格雷每天 75 mg。

——二级预防方面:每天阿司匹林 100 mg,终身服用;若不能应用,可选用其他抗血小板药物,如氯吡格雷。非 ST 段抬高型急性冠脉综合征患者如无禁忌证,PCI 治疗前要尽快给予负荷量阿司匹林 150~300 mg。急性 ST 段抬高心肌梗死(STEMI)患者,PCI 治疗前立即口服水溶性阿司匹林或嚼服肠溶阿司匹林 300 mg。对择期 PCI 治疗的冠心病患者,如以往未服用阿司匹林的,均应在 PCI 治疗前给予 300 mg 口服;已服用阿司匹林治疗的,在 PCI 治疗前给予 100~300 mg。

(2)磷酸二酯酶抑制剂　它包括双嘧达莫、西洛他唑,能使血小板内 cAMP 水平升高,抑制血小板聚集;可使血管平滑肌细胞内 cAMP 水平升高,使血管扩张,增加末梢动脉血流量;合并间歇性跛行症状、慢性动脉闭塞性溃疡、无心衰的周围动脉疾病患者,可选用西洛他唑,有抗凝作用;口服每次 100 mg,每天 2 次。不良反应有皮疹、心悸、头痛、失眠、皮下出血、恶心、呕吐等。有出血倾向、肝功能障碍者禁用。

(3)ADP 受体阻断剂

——噻吩并吡啶类:包括噻氯匹定、氯吡格雷、普拉格雷。噻氯匹定因副作用大已退出指南。氯吡格雷是前体药物,需经肝 CYP2C19 酶代谢为活性产物而起效,选择性抑制 ADP 与血小板 ADP 受体结合,不可逆地抑制 ADP 介导 Ⅱb/Ⅲa 活化,抑制血小板聚集;也可抑制非 ADP 引起的血小板聚集。口服吸收迅速,血浆蛋白结合率为 98%。

普拉格雷也是前体药物,需经肝脏生物转化方能发挥抗血小板作用,但其药效不太受 CYP3A4、CYP2C19、ABCB1 基因多态性影响,可用于氯吡格雷抵抗患者。一些指南推荐,如无危及生命的高危出血风险、禁忌证,普拉格雷(首次 60 mg 负荷剂量,次日起每天 10 mg)用于病变情况明确、拟行 PCI 治疗的急性冠脉综合征患者,尤其是合并有糖尿病的患者,获益较大(Ⅰ类推荐,B 级证据);正在研究中的该类 ADP 受体阻断剂有坎格雷洛、依诺格雷、伊利格雷。

——环戊基三唑并吡啶类:如替格瑞洛,与氯吡格雷作用靶点相同,但无须肝脏代谢,不受 CYP2C19 基因多态性影响;与氯吡格雷 600 mg 比,替格瑞洛 180 mg 能更快速、强效地抑制血小板聚集;可口服。一些指南认为,如无禁忌证,急性冠脉综合征患者首选替格瑞洛(负荷剂量 180 mg,然后每次 90 mg,每天 2 次)或普拉格雷(负荷剂量 60 mg,然后每天 10 mg)(Ⅰ类推荐,B 级证据)。患有糖尿病的患者首选普拉格雷,可获益更多。

氯吡格雷仅推荐用于不能服用前两种药物的患者,它为 ATP 类似物,在体内代谢为腺苷,有时会增加患者呼吸困难、心动过缓的发生率,但大多发作持续时间小于 1 周。窦房结病变、Ⅱ/Ⅲ度房室结传导阻滞患者慎用。

与氯吡格雷比,普拉格雷、替格瑞洛能更快、强效抑制血小板聚集,能减少急性冠脉综合征患者心肌梗死复发,不增加出血风险,备受指南推荐。有人推荐,血运重建的患者应给予替格瑞洛(Ⅰ类推荐,B 级证据)。

(4)Ⅱb/Ⅲa 阻断剂　目前北美批准使用的 Ⅱb/Ⅲa 阻断剂有肽类的阿昔单抗、依替非巴肽,有非肽类的替罗非班,均为静脉制剂;研究显示,非 ST 段抬高型急性冠脉综合征患者 PCI 治疗前给予 Ⅱb/Ⅲa 阻断剂治疗,有利有弊;故不建议溶栓治疗时联用 Ⅱb/Ⅲa 阻断剂。一些指南推荐,ST 段抬高型急性心肌梗死拟行 PCI 治疗的患者,应用 Ⅱb/Ⅲa 阻断剂如阿昔单抗(Ⅱa 类推荐,A 级证据)的情况为:冠状动脉造影示有大量血栓、慢血流、无复流、有新的血栓并发症;行 PCI 治疗高危而出血风险较低;这时可考虑术中冠脉内每次推注替罗非班 500~750 μg,每次间隔 3~5 分钟,总量 1500~2250 μg,不推荐提前应用。如准备选用比伐卢定或 6 小时内已接受至少 300 mg 氯吡格雷负荷剂量时,一般不用 Ⅱb/Ⅲa 阻断剂。

(5)血小板表面凝血酶受体 1 阻断剂　由 20 世纪 90 年代初开始,口服血小板表面凝血酶受体 1(PAR-1)阻断剂已报道 vorapaxar、atopaxar,口服生物利用度较好,血清半衰期较长。

vorapaxar 适用于心肌梗死或有外周动脉疾病史患者,能减少血栓性心血管事件,减少 AMI、心血管死亡;一般口服每次 1 片(2.08 mg),每天 1 次。禁忌证为中风、TIA、活动性病理性出血;注意它可增加出血风险,不适用于有中风史的患者。

(6)血栓素 A_2 受体阻断剂　血栓素 A_2 能促进血小板聚集、平滑肌收缩;其受体是一种 Gαq 蛋白耦联受体。血栓素 A_2 受体选择性阻断剂 S18886,口服后能克服阿司匹林不能完全抑制血小板聚集、而血栓素 A_2 又持续产生的缺点,目前正在研究中。

(7)其他研究中的抗血小板新药　其他有血管性血友病因子 A_1 域阻断剂 ARC1779、胶原诱导的血小板聚集阻断剂-C1q 肿瘤坏死因子相关蛋白 1(CTRP-1)等。ARC1779 能阻断血小板糖蛋白 I b/IX/V 复合物与其配体血管性血友病因子 vWF 结合,抑制血栓形成的启动。

2. 特殊人群的抗血小板治疗

(1)高龄患者　年龄≥75 岁的急性冠脉综合征患者,临床表现常不典型,病死率显著增加。一些指南推荐:阿司匹林和氯吡格雷长期治疗剂量无须改变;双联抗血小板治疗时,阿司匹林剂量不超过每天 100 mg。急性冠脉综合征急性期使用氯吡格雷每天 75 mg,酌情降低剂量,或不使用负荷剂量;使用 II b/III a 阻断剂时,需严格评估出血风险;使用双联抗血小板治疗、合并消化道出血危险因素时,可联用质子泵抑制剂。

(2)非心脏外科手术围手术期抗血小板药物治疗　急性冠脉综合征患者缺血风险,可采用 GRACE、TIMI 缺血风险评分系统评估,出血风险可采用 CRUSADE 出血风险评分系统评估。一些指南推荐:择期非心脏外科手术,要尽可能推迟至置入金属裸支架 6 周或药物洗脱支架 12 个月后。围手术期需中断抗血小板药物的患者,术前 7~10 天停药;在缺血风险较高的患者,可用低分子肝素替代。要根据手术出血风险分级调整抗血小板药物,酌情减量或停药。对单用阿司匹林的患者,风险较低的患者可继续使用,风险较高的患者应停用;双联抗血小板治疗的患者,风险低的患者仅停氯吡格雷,风险高的患者均停用。根据手术出血严重程度,必要时可输注血小板、采用特殊止血方法。

(3)慢性肾脏疾病　一些指南推荐,应将抗血小板药物用于慢性肾脏疾病患者心血管疾病的二级预防;给予双联抗血小板药物(阿司匹林+氯吡格雷)时,要充分考虑出血风险;对严重肾功能不全的患者(肾小球滤过率<每分钟 30 ml/1.73 m²),一般 II b/III a 阻断剂需减量。

(4)心衰　心衰患者的血栓栓塞事件的危险性较高。一些指南推荐:伴明确动脉粥样硬化疾病的患者,可用低剂量阿司匹林每天 75~150 mg 或氯吡格雷每天 75 mg。不合并急性冠脉综合征的患者,不建议抗血小板和抗凝联合治疗。扩张型心肌病患者,如无其他适应证,不建议抗血小板治疗。

(5)周围动脉疾病　抗血小板药物治疗,能减少主要心血管事件,改善下肢动脉硬化疾病患者的间歇性跛行症状等。推荐对有症状的周围动脉疾病、已行血管重建术、踝肱指数减低(≤0.90)、有颈动脉粥样斑块狭窄的无症状周围动脉疾病、心血管事件发生风险较高、出血风险较低的患者,可给予抗血小板治疗,能降低心肌梗死、脑卒中、心血管死亡的风险;推荐长期用阿司匹林每天 75~100 mg 或氯吡格雷每天 75 mg。合并间歇性跛行症状而无心衰的周围动脉疾病患者,给予西洛他唑(每次 100 mg、每天 2 次),可改善临床症状、增加步行距离。

(6)房颤　急性冠脉综合征房颤接受 PCI 治疗后,对患者先要进行出血危险评估,对 HAS-BLED 评分≥3 分(CHA2DS2≥2 分)、需口服华法林的患者,应更多选择裸金属支架,以减少对三联抗血小板治疗的需求。药物洗脱支架仅限应用于某些情况下预期比裸金属支架有优势时(如较长的病变、小血管病变、伴糖尿病)。PCI 治疗后是否应继续抗凝,应权衡以下风险:房颤脑卒中、体循环栓塞、死亡风险、支架内血栓导致心肌梗死和死亡、抗栓的出血风险。

3. 抗血小板治疗需注意的问题

(1)血栓及出血风险的评估　在抗血小板治疗时,应关注出血风险,要进行个体化治疗,使患者获得最佳的风险/获益比、费用/获益比。目前常用的非 ST 段抬高型急性冠脉综合征缺血风险评分有:GRACE 评分(≤108 分为低危,109~140 分为中危,>140 分为高危)等。出血风险评分常用 CRUSADE 评分(≤30 分为低危,31~40 分为中危,>40 分为高危)及 ACUITY 评分。

评估心房颤动患者血栓栓塞风险的有 CHA2DS2 及 CHA2DS2-VASC 评分(0 分为低危、1

分为中危、≥2 分为高危）。CHA2DS2 - VASC 评分是基于欧洲人群的资料，能否应用于我国房颤尚在研究中。出血风险评估有 HAS - BLED 评分（≥3 分为高危）。出血和血栓可有很多相同的危险因素，出血风险高者发生血栓栓塞事件的风险可能也高。

（2）出血相关并发症的处理　抗栓过程中可出现严重出血，包括颅内、脊髓、腹膜后的出血，可直接导致死亡，需手术治疗，或需输浓缩红细胞≥2 U。血红蛋白水平下降≥50 g/L 的出血，若局部处理无效，需停用抗栓治疗，输注新鲜血小板，逆转抗血小板药物作用。只有确定出血已控制至少 24 小时以上，才考虑再次抗血小板治疗。抗血小板治疗是心血管疾病治疗的重要策略之一，但是目前临床抗血小板治疗还不规范；新的抗血小板药物的临床使用，为我们提供了新的选择；而如何预防血栓栓塞事件和避免出血并发症，值得进一步的研究。

（韩永生）

进一步的参考文献

［1］ SHAMMERI OA. Thrombolysis in the age of primary percutaneous coronary intervention：mini - review and meta - analysis of early PCI［J］. Int J Health Sci（Qassim），2013，7（1）：91 - 100.

［2］ MARUI A S. Significance of off - pump coronary artery bypass grafting compared with percutaneous coronary intervention：a propensity score analysis［J］. Eur J Cardiothorac Surg，2012，41（1）：94 - 101.

［3］ WIDIMSKY P. Reperfusion therapy for ST elevation acute myocardial infarction in Europe：description of the current situation in 30 countries［J］. Eur Heart J，2010，31（8）：943 - 957.

第五十一章 美国颈动脉支架成形术解析

在美国,脑卒中是仅次于心脏疾病、肿瘤的第 3 位死亡原因,每年约有 100 万例脑卒中相关事件发生,包括 50 万例初发脑卒中、20 万例复发脑卒中、24 万例短暂性脑缺血发作(TIA),适用于进行血管重建术治疗。颈动脉闭塞性疾病患者,一般占初发脑卒中患者的 5%～12%。有短暂性视网膜/半球神经功能缺损的、拟行冠状动脉旁路移植术(CABG)的患者,应进行颅外颈动脉疾病筛查。无症状患者一般不常规筛查颈动脉狭窄。

2007 年一些颈动脉支架成形术共识,认为冠状动脉旁路移植术前,对年龄>65 岁、有左主干冠状动脉狭窄/周围动脉疾病、有吸烟史/短暂性脑缺血发作或脑卒中史的有颈动脉杂音而无症状的患者,推荐进行颈动脉超声筛查。其他无颈动脉杂音而无症状的患者,仅对适宜颈动脉重建治疗的患者,进行诊断性检查。

无创性影像学检查,能评估颈动脉狭窄程度、指导治疗;颈动脉超声应用较广、较经济;当超声检查结果不明确时,联合 CT/磁共振血管成像,可将准确性增加到 90% 以上。实施颈动脉血管造影、血管内介入治疗时,要识别主动脉弓、颈部循环、脑循环的解剖及变异。不论是否进行颈动脉血管重建手术,推荐给予药物纠正心脑血管危险因素,限制动脉粥样硬化进展,减少临床事件。有症状的颈动脉狭窄患者,推荐抗血小板治疗,可给予阿司匹林(每天 81～325 mg)、双嘧达莫缓释片＋阿司匹林或氯吡格雷。一些共识认为,对血管重建手术风险大于获益的颈动脉狭窄患者,首选单药治疗;对脑卒中风险较低的颈动脉狭窄患者(狭窄度<50% 的有症状患者、狭窄度<60% 的无症状患者)、因临床因素所致操作相关脑卒中、死亡风险高的颈动脉狭窄患者,也推荐使用药物治疗。

一些共识认为,颈动脉内膜切除术(CEA)对狭窄度为 50%～99%、有症状的颈动脉狭窄患者,如围手术期脑卒中或死亡的危险低于 6%,推荐 CEA。对狭窄度为 50%～99%、无症状患者,如围手术期脑卒中或死亡的危险低于 3%,推荐 CEA。适合 CEA 的患者年龄为 40～75 岁,预期寿命至少 5 年。颈动脉支架成形术(CAS),可能是 CEA 的替代方法,特别对 CEA 的高危患者。栓子保护装置(EPD)能减少 CAS 期间脑卒中的风险。CAS 前后要进行细致的神经功能评估。在所有导致脑卒中的原因中,动脉粥样硬化占三分之一。约 50% 脑卒中发生在颈动脉支配区。

一、颈动脉疾病

1. 神经血管解剖生理

要成功实施颈动脉血管造影、血管内介入治疗,需要充分了解主动脉弓、颈部循环、脑循环的解剖、变异。依无名动脉(头臂干)、主动脉弓的位置不同,主动脉弓可分为 3 型:Ⅰ型主动脉弓,3条大血管均起始在主动脉弓外弧平面上;Ⅱ型主动脉弓,无名动脉起始在主动脉弓外弧与内弧之间;Ⅲ型主动脉弓,无名动脉起始在主动脉弓内弧平面以下。颈动脉的主动脉弓起始处越低(如Ⅱ型、Ⅲ型主动脉弓),到达颈动脉的路径越复杂。通常情况下,无名动脉、左侧颈总动脉(CCA)、左侧锁骨下动脉分别起自主动脉弓。常见的变异有无名动脉/左侧颈总动脉起始处共干、左侧颈总动脉由无名动脉分出(牛角型)。左侧颈总动脉远端,常在甲状软骨平面分叉,形成颈内动脉(ICA)、颈外动脉(ECA),但分叉点可上下波动 5 cm,颈内动脉与颈外动脉相互关系可有许多变异。颈内动脉起始处直径较一致,有时膨大形成颈动脉球部(直径一般 2 cm)。35% 个体颈内动脉长度可有变异,可有各种弯曲、扭转、打结,在老年人中更明显。

颅内颈内动脉,起始于颈内动脉进入岩骨处,穿过岩骨内进入海绵窦,最后在眼动脉平面进入蛛网膜下腔。颈内动脉向后向上发出后交通动脉,后者与椎-基底循环的大脑后动脉交通。然后颈内动脉分出大脑前动脉、大脑中动脉。大脑前动脉间有前交通动脉连接,后者及其起源血管共同形成 Willis 环,后者形态变异很大,有完整 Willis 环的个体不超过 50%;常有颈外动脉至颈内动脉(经颈外动脉的颞内上颌骨分支,与颈内动脉的眼支交通)、颈外动脉至椎动脉(经颈外动脉的枕支),椎-基底系统至颈内动脉(经后交通动脉)、左颈内动脉至右颈内动脉(经前交通动脉连接半球间循环)的侧支循环。(表 51-1)

表 51-1　脑血管造影中的解剖变异及异常

主动脉弓

　　无名动脉和左侧颈总动脉共干(20%);左侧颈总动脉从无名动脉发出(牛角型弓,7%);左侧椎动脉起自主动脉弓(0.5%);迷行右侧锁骨下动脉,起自主动脉弓的左侧并跨过食管的后方(<0.5%)

颈内动脉

　　颈动脉分叉的位置可以在 T2 至 C1 间;颈内动脉缺失;颈内动脉起始异常(直接起自主动脉弓);颈内动脉发育不全;重复颈内动脉;颈内动脉的异常分支(咽升支、枕支);迷行颈内动脉(通过中耳);残留性镫骨动脉;孤立的颈内动脉(胚胎性大脑后动脉及 A1 段缺失);大脑中动脉提前分叉

　　建议行 CAS 前,首先行双侧颈动脉血管造影,评估血管狭窄的严重程度、血管形态、颈动脉扭曲度、钙化程度、后颅内循环狭窄度、侧支循环、动脉瘤结构、动静脉畸形等,再进行治疗决策。

　　了解正常血管的生理学,有助于了解颈动脉在介入治疗后可能产生的心血管反应。颈动脉窦受压或牵拉,可引起血管迷走反应(有低血压、心动过缓)或血管减压反应(有低血压,没有心动过缓),这些反应能兴奋颈动脉窦神经(舌咽神经的分支)、迷走神经,抑制交感神经。颈动脉压力感受器的敏感性常因人而异,并受药物(如血管扩张剂、β 受体阻断剂可增强敏感性)、颈动脉球部斑块钙化(增加敏感性)、既往 CEA 史(降低敏感性)等影响。

　　(1)病理学和病理生理学　动脉粥样硬化是颈动脉循环常见的疾病,它与脑缺血、脑梗死相关。颈动脉的动脉粥样硬化常是单发的,且 90% 病变位于颈内动脉起始处 2 cm 内。颈动脉狭窄的严重度与脑卒中风险相关。颈动脉粥样硬化引发视网膜、脑部的症状主要有两种机制,包括进行性颈动脉狭窄,引起原位闭塞/血流灌注不足(少见)、栓塞造成颅内动脉闭塞(常见),均可引起脑灌注不足症状。颈动脉分布区脑缺血的患者,应全面评估原因,如颈动脉、心脏、主动脉弓是否是栓塞的来源。

　　(2)自然病史和危险分层　45~80 岁患者中,4%~5% 可听见颈动脉血管杂音;65 岁以上颈动脉狭窄度≥50% 的患者中,7% 男性患者、5% 女性患者可听见血管杂音。当颈动脉狭窄度≥75% 时,大部分可听见血管杂音。但狭窄严重引起血流减少时,杂音可消失;因此颈部血管杂音,对鉴别严重颈动脉狭窄非特异、不敏感。颈动脉狭窄进展的年危险度为 9.3%,进展的危险因素包括同侧/对侧的颈内动脉狭窄度超过 50%、同侧颈外动脉狭窄度超过 50%、收缩压超过 160 mmHg。颈动脉狭窄患者每年脑卒中的危险度,主要依赖于脑灌注不足症状情况、狭窄程度、静息性脑梗死、对侧疾病、侧支情况、动脉粥样硬化危险分层、斑块形态、其他临床特征等的影响。

　　有脑灌注不足症状的颈动脉狭窄患者,在缺血事件后即刻发生脑卒中的风险相对较高。颈动脉狭窄度 70%~79% 的患者,诊断后第 1 年内同侧脑卒中的风险度为 11%;狭窄度≥90% 为 35%;第 2 年内同侧脑卒中危险度为 26%。次全闭塞的患者,同侧脑卒中的风险较低,从 5 年内 8% 到 1 年内 11% 不等;从第 2 年到第 3 年,发生比例每年下降 3%。无脑灌注不足症状的颈动脉狭窄患者,每年脑卒中的风险度,常低于有脑灌注不足症状的颈动脉狭窄患者。无脑灌注不足症状患者的颈动脉狭窄度低于 60% 的,每年脑卒中风险度低于 1%;狭窄程度>60% 时,风险度为 2.4%。在冠状动脉旁路移植手术后,颈动脉狭窄度<50% 者,脑卒中风险为 2%;狭窄度 50%~80% 时为 10%;狭窄度>80% 时为 19%。

　　其他影响脑卒中发生的风险因素包括:短暂性脑缺血发作的临床表现、既往静息性脑卒中史、

对侧颈动脉疾病、颅内动脉疾病、颅内侧支循环、斑块形态等。短暂性脑缺血发作后的患者，3年发生同侧脑卒中的风险度为10%；半球短暂性脑缺血发作后的患者，风险度为20.3%。如伴随颅内动脉疾病，可使颈动脉狭窄度85%~99%的患者，3年脑卒中风险度从25%提高到46%。对无脑缺血发作症状的颈动脉狭窄患者，其静息性脑卒中风险度估计在15%~20%；静息性脑卒中可能与之后的脑卒中高风险相关。在颈内动脉闭塞的患者，每年脑卒中风险度受颅内侧支循环数目影响。颈动脉狭窄度70%~99%的患者，如对侧颈动脉闭塞，可使脑卒中发生的风险度增加2倍以上；而有侧支循环，则风险度可降低2倍以上。有脑缺血发作症状的颈动脉狭窄患者，发生脑卒中的风险度，可能受斑块形态的影响，如低回声或无回声斑块、斑块溃疡等。

2. 患者评估

（1）临床评估　颅外段颈动脉闭塞性疾病临床综合征，包括短暂性脑缺血发作，它是内科急症，以24小时内能完全缓解的短暂局灶性视网膜/半球性神经功能缺失为特征。研究发现，短暂性脑缺血发作后90天内，11%患者发生脑卒中，其中一半发生在短暂性脑缺血发作后第一两天内。同时伴有视网膜、半球症状的患者，通常颅外段颈动脉闭塞性疾病更严重。双侧颈内动脉高度狭窄、闭塞的患者发生双侧半球症状较少，常易误诊为椎-基底动脉供血不足。确定脑缺血发作症状是否因颈动脉狭窄引起时，要详细询问病史。脑缺血患者可有短暂的单眼盲、视觉缺失；其半球症状包括单侧运动无力、感觉丧失、言语障碍、视野异常；其椎-基底症状包括脑干症状（构音障碍、复视、吞咽困难）、小脑症状（躯体/步态共济失调）、单侧或双侧的运动/感觉/视力同时丧失。要区分半球症状、椎-基底症状；因为有椎-基底动脉症状的患者，可能有椎-基底动脉供血不足、无症状性颈动脉狭窄。

症状的准确定位，有助于临床管理，有助于进行血管重建时间的判定。完整的功能评估包括：心血管评估（颈部听诊，确定颈动脉杂音、传导杂音）、眼底检查（明确视网膜栓塞）、神经功能检查（评估引起局灶性神经系统症状的缺血区域）。失语症常有左侧大脑半球损害；左侧运动、感觉、视觉的偏身忽视，常有右侧大脑半球损害。美国国立卫生院脑卒中量表（NIHSS）评分，常用于定量测量神经功能缺损的程度，可评估缺血性脑卒中预后。临床检查须与脑血管影像学检查相结合，以确定颈动脉狭窄的症状性、无症状性，能评估脑的病理（如占位性病灶、陈旧/新鲜的梗死、出血、萎缩、其他混杂疾病）、颈动脉（如解剖结构异常、狭窄、斑块形态、伴随损害、血管炎、夹层），可用于指导治疗。在无脑缺血发作症状的颈动脉狭窄患者中，除非患者拟行冠状动脉旁路移植术外，一般不建议常规检查颈动脉狭窄。在冠状动脉旁路移植术前，一般推荐对年龄大于65岁、左冠状动主干狭窄、有周围动脉疾病、有吸烟史、有短暂性脑缺血发作/脑卒中史、有颈动脉血管杂音、无症状颈动脉狭窄的患者，进行颈动脉双功能超声筛查。对其他无症状/有颈动脉杂音的患者，颈动脉超声筛查常仅用于拟行血管重建治疗的患者。

（2）无创检查　颈动脉疾病患者，常应用颈动脉双功能超声、磁共振血管成像、计算机断层血管成像（CTA），来无创评估病灶特征（如溃疡、成分）、狭窄程度。有症状、颈动脉狭窄度大于50%的患者，常可从颈动脉内膜切除术获益；狭窄度大于60%的无症状颈动脉狭窄患者，常可从颈动脉内膜切除术获益。非侵入性检查，常可代替血管造影，来评估狭窄严重度，指导血管重建决策。狭窄严重情况判定的轻微差异，可影响20%患者的血管重建决策。

——颈动脉双功能超声：可利用频谱多普勒超声、彩色编码多普勒超声、能量多普勒超声、B超（灰度等级），评估从主动脉弓起始部位到入颅前的颈动脉；频谱多普勒超声能分析血流速度，彩色多普勒超声、能量多普勒超声常能判断扭结颈动脉的狭窄度，也可检查次全闭塞、血管钙化时的残余血流。B超可为多普勒检查发现狭窄位点，评估横断面狭窄，提供与脑卒中相关的斑块形态信息，包括表面不规则、溃疡、无回声。B超也可用于测量内-中膜厚度，后者可能是全身动脉粥样硬化、心血管危险的指标，一般可评估介入治疗的危险。

颈动脉双功能超声的诊断标准，依赖于颈内动脉（ICA）、左侧颈总动脉（CCA）的收缩期峰值流速、舒张末期流速、频谱模式、颈内动脉血流速度/左侧颈总动脉血流速度比值。与血管造影对狭窄直径的直接测量不同,频谱模式能显示横断面血管腔变窄的结果。

　　一些 Meta 分析、多学科共识建议,颈动脉的收缩期峰值流速,是确定狭窄度的较精确的双功能超声参数。与血管造影比,颈动脉双功能超声鉴别≥70％颈动脉狭窄度的敏感度为 77％～98％,特异度为 53％～82％。女性较男性的血流速度快,这可影响血管重建的决策。对严重颈动脉狭窄或闭塞的患者,对侧血流的代偿性增快,可引起对侧颈内动脉血流速度的假性增快;在此情况下,颈内动脉远端的收缩期峰值流速/左侧颈总动脉远端的收缩期峰值流速比值,对确认狭窄度更有价值。不同实验室间诊断标准的准确度不同,理想的诊断标准可随时调整。血管实验室必须有质量保证体系、内部诊断标准、可信的技术人员。

　　能量多普勒超声可区分低流速的涓流、完全闭塞等。心律失常、动脉扭结、广泛钙化、高位分叉、或少见疾病(如纤维-肌肉营养不良、夹层),能使影像学评估更困难。颅内的颈内动脉、主动脉弓病变发生率较低(2％～5％),一般颈动脉双功能超声不能显示这些部位的病变。研究发现,高质量的颈动脉双功能超声结果,与血管造影结果常较一致。研究指出,血管造影能更正 1％～6％血管重建决策。当颈动脉双功能超声的结果不明确时,可与 CT 血管成像、磁共振血管成像(MRA)联用,诊断准确度可达 90％以上。

　　——经颅彩色多普勒超声(TCD):它可测定颅内血流,间接评估检测位点近端、远端的颅内动脉狭窄度,可对颈动脉双功能超声检查补充,敏感度接近 90％。通过测定对憋气、CO_2 的反应,可评估受损脑血管储备。无症状颈动脉狭窄患者,如 TCD 提示脑血管储备受损,其发生神经系统症状的风险增加 3 倍;在这些患者中,成功的血管重建,可使血管舒缩储备恢复正常。研究提示,无症状颈动脉狭窄患者,如没有血栓信号,每年脑卒中的危险度为 1％。

　　——磁共振血管成像(MRA):它的成像质量明显改善;尽管可受呼吸、静脉信号的干扰,MRA 仍可检查超声无法测定的胸内、颅内病变。新的重建计算方法、MRA 造影剂的使用,能提高影像检查的速度,增强 MRA 的一致性。与传统的血管造影术比,增强三维 MRA 的最大强度投影,与血管造影显示的狭窄度相关,对严重狭窄更好。通过 3T 磁场下的轴位、垂直位、冠状位的图像分析,能提高评估准确度。MRA 能避免肾毒性造影剂、电离辐射;缺点是对心律失常、置入除颤器、肥胖患者常无法检查,可将次全闭塞诊断成完全闭塞,可对运动伪差后颈动脉狭窄过度评估;这些缺点,可通过短的采集序列、对比增强、联合颈动脉双功能超声来部分改善。联合颈动脉双功能超声的方法,可提高与数字减影血管造影(DSA)检查的一致性(联合方法的敏感度为 96％,特异度为 80％)。MRA 技术,可描述斑块的性质,包括纤维帽厚度、斑块破裂、斑块内脂质含量、斑块出血;目前正在研究评估血流形式/管壁动力学对影像质量、斑块稳定性的影响。MRA 已用于支架置入术后颈动脉评估。

　　——CT 血管成像(CTA):它可进行纵向颈动脉显像,同时评估颅内血管;缺点是有辐射、使用有潜在肾毒性的造影剂。与 MRA 类似,当颈动脉双功能超声不能确定诊断时,利用 CTA 观察主动脉弓、高分叉部位的病理学,对次全闭塞、完全闭塞的鉴别较可靠,可对动脉入口等病变评估,也可对有心律失常、瓣膜性心脏病、心肌病的患者进行评估。因 CTA 常依靠狭窄血管腔的造影剂充盈度来判断狭窄,故不易受湍流、动脉过度扭结的影响,对钙化较敏感;但在评估斑块易损性方面,较颈动脉双功能超声、MRA 差。与颈动脉双功能超声比,CTA 对重度病变的特异度较高。一般计算机断层血管成像,较增强 MRA 可靠性低,CTA 诊断 70％以上颈动脉狭窄的敏感度、特异度分别为 85％～95％、93％～98％。利用快速高分辨多序列扫描,检查轴位图像、容积投影,可提高 CTA 的敏感度、准确度。

　　(3)无创性诊断技术的选择　颈动脉双功能超声,是操作方便、费用较低的无创性影像学检查。

　　(4)血管造影术　以导管为基础的主动脉弓、脑动脉血管造影,是评估颈动脉疾病的金标准。

单相血管造影,可能会低估颈动脉扭结度;使用双相血管造影、旋转采集的方法效果较好。血管造影主要确定主动脉弓类型、大血管形态、主动脉弓和大血管的扭结、动脉粥样硬化性病变的存在,尤其适用于颅内狭窄、动脉瘤、动静脉畸形、侧支循环开放的患者;可辅助选择介入治疗策略。

有 3 种方法可评估颈动脉的狭窄度,每种方法的参照物不同,结果不尽相同。通常采用 NASCET 法,利用颈内动脉近端直径作为参考直径。尽管颈动脉内膜切除术(CEA)中的狭窄度(%) =(c- a)/c ×100%狭窄 =(b-a)/b ×100%狭窄 =(d-a)/d ×100%狭窄,但 CEA 通常更依赖无创性影像学检查而不是血管造影。所有考虑行颈动脉支架成形术的患者,必须行血管造影,使用 NASCET 法判断血管狭窄度。

尽管血管造影在评估狭窄度、钙化度时有优势,但评价斑块形态的效果较差。研究发现,血管造影诊断斑块溃疡的敏感度为 46%,特异度为 74%,阳性预测值为 72%。作为创伤性检查方法,颈/脑血管的造影可有并发症,包括穿刺点损伤、输血、造影剂性肾病、过敏反应、动脉粥样硬化性栓塞等。对有症状的脑动脉狭窄患者,诊断性脑血管造影发生脑卒中的风险是 0.5%～5.7%,短暂性脑缺血风险是 0.6%～6.8%;对无症状颈动脉狭窄患者,脑血管造影后脑卒中的风险是 1.2%,神经系统并发症的风险小于 1%;这可能与技术累积、造影中监测导管尖压力、术中使用肝素/抗血小板剂等有关。

3. 危险因素的干预

一些共识认为,识别、干预脑卒中危险因素,可促进预防脑卒中。种族、年龄、家族史与脑卒中相关,但无法干预。颈动脉狭窄患者进行颈动脉再通治疗时,推荐对心血管危险因素进行内科治疗,以限制动脉粥样硬化的进展。(表 51-2)

表 51-2　危险因素的干预

危险因素	干预目标	干预措施
高血压	BP<140/90 mmHg	控制体重、增加体育锻炼、适度饮酒、减少钠摄入、戒烟,血脂
慢性肾脏疾病或糖尿病者	BP<130/80 mmHg	LDL-C<2.59 mmol/L(如 CAD 风险高,可<1.80 mmol/L);非 HDL-C ≤130 mm/dl。降低食物中饱和脂肪酸含量、他汀、烟酸、氯贝特。
糖尿病	HbA1c<7%	控制饮食/体重、降血糖药、胰岛素、体力活动 30 分钟,7 天/周,最少 5 天/周,散步、骑车、家务劳动、体重管理、BMI (18.5～24.9) kg/m²。腰围:男性 ≤1.2 米;女性 ≤1.05 米;行为计划、利莫那班

(1)高血压治疗　高血压是缺血性/出血性脑卒中重要的危险因素,可直接引起动脉粥样硬化、影响全身/脑的血循环,与心肌梗死、房颤相关,能增加脑栓塞风险。血压与脑卒中风险正相关。收缩压 >160 mmHg 时脑卒中风险增加 3 倍。收缩压、舒张压对脑卒中的影响相同。老年人单纯收缩期高血压是重要的危险因素。控制血压能减轻动脉粥样硬化。抗高血压治疗适用于各亚组人群,尤其是糖尿病患者。轻微降低收缩压(10 mmHg)、舒张压(3～6 mmHg)后,脑卒中风险可下降 30%～42%。降血压药物的选择,以一些指南为基础,同时参考患者的情况(如糖尿病、左心室功能紊乱、肾衰竭等)、种族。2/3 患者需联用药物控制血压。

(2)戒烟　吸烟可使缺血性/出血性脑卒中(尤其是蛛网膜下腔出血)的风险增加近 1 倍,其风险与吸烟数量相关。使用口服避孕药的女性,吸烟时的风险更高。吸烟者的配偶由于被动吸烟,其脑卒中风险较其他不吸烟者增加近 1 倍。可给予规范的戒烟指导。

(3)血脂异常的治疗　流行病学证实,血脂异常与冠状动脉疾病相关,但血脂异常与脑卒中的关系尚在研究中。TC、LDL-C 的血水平,与颅外颈动脉粥样硬化、血管壁厚度相关。有人对 70 000 例高风险、有冠状动脉疾病史患者,给予调脂治 5 年,结果可使脑卒中相对风险降低 21%,绝对风险降低 0.9%。

（4）糖尿病　它与高血压、高脂血症相关，是脑卒中的独立危险因素。与无糖尿病的患者比，糖尿病脑卒中风险增加 2 倍。如患者同时有糖尿病、高血压，脑卒中风险较正常人群增加 6 倍，较血压正常的糖尿病患者增加 2 倍。尽管严格的血糖控制，能预防微血管并发症，但降低脑卒中的证据较少。

（5）肥胖　腹型肥胖较体重指数升高更易引起胰岛素抵抗、高血压、血脂异常、脑卒中。尽管食疗、锻炼对高血压、血脂异常、胰岛素抵抗有益，但没有证据显示降低体重可减少脑卒中风险。

（6）其他危险因素　血纤维蛋白原、C 反应蛋白、同型半胱氨酸的水平升高，都是心血管疾病、脑卒中的独立危险因素，但食物中补充维生素 B、叶酸不能使脑卒中风险降低。女性使用避孕药，能使脑卒中风险增加，但这种风险主要针对吸烟的患者、大于 35 岁的患者；如没有其他危险因素，年龄小于 35 岁的女性脑卒中风险度较低。可根据年龄、收缩压、抗高血压治疗、糖尿病、吸烟、冠状动脉病史、左室肥大、房颤，评估脑卒中风险。

4. 药物治疗

所有颈动脉病变的患者均应服用抗血小板药物、改变动脉粥样硬化危险因素的药物；对有≥一个危险因素的无症状颈动脉病变患者，抗血小板治疗可用于心血管病的一级预防。对有症状的颈动脉病变的患者（近期有短暂性脑缺血发作、轻微脑血管病），推荐使用抗血小板治疗。

（1）阿司匹林　一级预防试验表明，阿司匹林可降低男性心肌梗死的危险，但对缺血性脑卒中的影响较小；阿司匹林可降低女性脑卒中的危险，但对心肌梗死的危险常无影响。阿司匹林可用于有短暂性脑缺血发作/脑卒中史人群的二级预防，致命性脑卒中相对危险可减少 16%，非致命性脑卒中相对危险可减少 28%。急性脑卒中使用阿司匹林 3 周后，每 1 000 例患者可减少 9 例脑卒中发生；服用 29 个月，每 1 000 例患者可减少 36 例脑卒中发生。研究显示，对狭窄度<50%的有症状的颈动脉狭窄患者、狭窄度<60%的无症状颈动脉狭窄患者，小剂量阿司匹林的疗效优于颈动脉内膜切除术。服用小剂量阿司匹林（每天 81～325 mg）的患者，颈动脉内膜切除术后 1～3 个月内，心肌梗死、脑卒中、死亡的危险低于大剂量阿司匹林组（每天 650～1 300 mg）。服用小剂量阿司匹林期间仍反复发作的短暂性脑缺血发作患者，是否可加大阿司匹林用量（每天>325 mg）目前尚无证据支持。

（2）双嘧达莫　双嘧达莫不推荐用于心血管疾病、脑卒中的一级预防。一些试验支持双嘧达莫用于脑卒中二级预防。有人在脑卒中预防中发现，缓释双嘧达莫单用或与阿司匹林联用，疗效均优于安慰剂组；单用缓释双嘧达莫、单用阿司匹林的疗效没有区别。有人在二级预防中发现，缓释双嘧达莫＋阿司匹林对心肌梗死、脑卒中、血管性死亡的预防效果，优于单用阿司匹林。

（3）噻氯匹定类药物　噻氯匹定、氯吡格雷对心血管病的一级预防作用尚待评估。噻氯匹定可用于脑卒中后的二级预防；与安慰剂比，噻氯匹定可使心血管事件减少 23%。短暂性脑缺血发作和严重脑卒中后，噻氯匹定可使脑血管事件、出血减少；但 0.9%患者可发生嗜中性粒细胞减少症。氯吡格雷因其安全性较好、每天 1 次口服，常可取代噻氯匹定。氯吡格雷对脑卒中的二级预防作用与阿司匹林相似。在高度动脉粥样硬化血栓形成、缺血的预防试验中，氯吡格雷＋阿司匹林与单用阿司匹林的作用相似。近期内有短暂性脑缺血发作、缺血性脑卒中高危的人群，氯吡格雷＋阿司匹林能增加全身、颅内的出血危险；与单用氯吡格雷比，氯吡格雷＋阿司匹林没有使脑卒中的风险减少。阿司匹林、氯吡格雷的脑卒中二级预防作用相当，它们联用可增加严重出血的风险，其效果并不优于任一单独用药。

（4）血小板治疗的失败　即使应用抗血小板药物，缺血事件仍可复发；一种方法是加用华法林；阿司匹林、氯吡格雷单用治疗无效的患者，还可用阿司匹林＋氯吡格雷。在某些患者，三种药物联合治疗，如氯吡格雷＋阿司匹林或双嘧达莫＋西洛他唑或华法林，是合适的，但均未经临床试验证明，且可能会增加出血的危险。

（5）华法林　如没有禁忌证，推荐使用华法林对有房颤的脑卒中患者进行预防。但对非心源性脑卒中的患者用华法林、阿司匹林,脑卒中、死亡、大出血的危险度没有区别。在治疗症状性颅内疾病时,没有发现华法林比阿司匹林有优势;有人推断,对没有心源性脑卒中的颈动脉疾病患者,抗血小板治疗优于华法林。

(6)降脂治疗　吉非贝齐能降低脑卒中危险度24%;在冠心病药物治疗中,与安慰剂比,烟酸类药物能降低脑卒中危险度22%。帕伐他汀、辛伐他汀、阿托伐他汀可抗炎、稳定斑块、保护神经,已被美国批准用于预防有冠状动脉疾病患者的脑卒中,他汀类对颈动脉内膜切除术术后脑卒中的二级预防有效。有人对没有冠状动脉疾病的4 721例患者每天给予20 mg阿托伐他汀进行脑卒中二级预防,脑卒中再发危险水平降低16%。2007年一些共识推荐,对有短暂性脑缺血发作/脑卒中史、颈动脉狭窄度大于50%的患者使用他汀类。

(7)ACEI和ARB　对高血压患者,无论用何种降压药物,脑卒中发生危险的减少,一般直接与血压降低相关。ACEI和ARB除降血压外,还能通过其他机制预防脑卒中发生。有人研究9 297例有心血管高危因素的患者,其中1013例既往有短暂性脑缺血发作史、脑卒中史,患者给予雷米普利每天10 mg或安慰剂,结果表明,雷米普利可降低5年脑卒中发生率32%;能降降低血压2~3 mmHg,减少颈动脉内膜厚度,抑制血管紧张素Ⅱ介导的血管收缩,抑制血管平滑细胞增殖,改善内皮功能,促进纤维蛋白溶解,降低脑卒中患病率。研究发现,培多普利能降低血压。氯沙坦与阿替洛尔在达到相同降压效果时,氯沙坦能减少心血管事件13%,减少脑卒中事件25%。

二、颈动脉内膜切除术

1. 历史回顾

1950年后,颈动脉狭窄与脑卒中的关系被确认,1953年首例颈动脉内膜切除术成功施行;20世纪80年代早期,它曾是常实施的血管外科手术。然而颈内外动脉分流术的失败、临床试验数据的缺乏,也引起人们对颈动脉内膜切除术安全性、有效性的怀疑。20世纪90年代早期,一些临床试验证实,在动脉粥样硬化性颈动脉狭窄患者,进行颈动脉内膜切除术、合并应用阿司匹林,较单用阿司匹林,在预防脑卒中方面更有效。颈动脉内膜切除术(CEA)是目前标准化的血管重建治疗措施。

2. 操作技术

最初人们把短暂性脑缺血发作、脑卒中,归因于颈动脉严重狭窄所致的血流量下降,因此在颈动脉内膜切除术中,常强调对致病斑块的处理,常忽视严重狭窄可能致栓塞。目前还在研究麻醉方式(全身还是局部麻醉)、动脉内膜切除方式(翻转、标准的开放动脉内膜切除术)、术中大脑监控的必要性及方式、颈动脉分流和补片修补术的必要性。大多数围手术期脑卒中是由于栓塞。部分患者有侧支循环不良,以至于30~60分钟的颈动脉闭塞,也能导致脑梗死;但大多数肝素抗凝患者在无分流时,可耐受较长时间的颈动脉闭塞。很多医生用术中大脑监测(颈动脉楔压、术中脑电描记、经颅多普勒TCD)及结合血管造影,可检查是否有足够的侧支,来确定患者是否需要分流。在颈动脉内膜切除术(CEA)后,可采用补片闭合颈动脉,也可直接闭合。补片修复似乎与减少早期血栓、后期再狭窄相关,1%患者可出现补片破裂或感染。

3. 观察性研究

观察性研究发现,有症状的颈动脉狭窄患者,在CEA后30天,围手术期脑卒中或死亡的风险约为7%,而无症状颈动脉狭窄患者为3%~5%。女性、80岁以上、再次行颈动脉内膜切除术、又接受神经学评估的患者,脑卒中率较高。在完成手术量较多的中心,脑卒中率要低一些。随访显示,手术同侧脑卒中风险为每年1%,再狭窄风险为每年5%~10%。

4. 随机临床试验

在比较CEA+阿司匹林与单用阿司匹林治疗有症状的颈动脉狭窄患者的3个随机试验中,对

6 092 例患者分析显示,CEA 后 30 天死亡率为 1.1%,脑卒中率＋死亡率为 7.1%;CEA 后 5 年,狭窄度 70%～99% 的患者,同侧脑卒中相对危险度下降 48%;而狭窄度 50%～69% 的患者,危险度下降 28%;狭窄度小于 50% 者无获益。对狭窄度 50%～69% 的女性、颈动脉次全闭塞者、视网膜事件者进行的亚组分析,并未发现 CEA 带来好处。有人发现,CEA 后 30 天,脑卒中或死亡风险为 2.9%。与单用阿司匹林比,CEA 能使脑卒中或围手术期死亡的相对危险度下降 31%,但每年绝对危险度下降 1%。合并分析发现,无症状颈动脉狭窄患者中,男性各种风险水平下降较明显(相对危险度降低 51%),女性较不明显(相对危险度降低 4%),但狭窄度＞60% 的无症状颈动脉狭窄女性,可从 CEA 获益。年轻患者各种风险水平下降较明显,老年患者较不明显。与有症状的颈动脉狭窄患者不同,无症状颈动脉狭窄患者的 CEA 后的结局,有时与狭窄程度无关。一项研究发现,如由神经科医生评估患者,则术后 30 天脑卒中和死亡风险为 7.7%;如由血管外科医生评估,则该风险为 2.3%。这些数据均支持,CEA 和颈动脉支架置入术(CAS)后,需进行独立的神经系统评估。

5. 适应证

行 CEA 主要依据患者的症状、狭窄程度。一些指南建议,对有症状的颈动脉狭窄患者,如围手术期脑卒中或死亡风险＜6%,狭窄程度为 50%～99% 时,可施行颈动脉内膜切除术。对无症状者,如围手术期脑卒中或死亡风险率＜3%,狭窄度 60%～99%,可行血管重建术。对无症状患者,狭窄度＞80% 才施行 CEA。CEA 的风险、脑卒中预防效果,可能会受期望寿命、年龄、性别、并发其他疾病、手术实施方法的影响。CEA 可能适用于 40～75 岁、至少有 5 年预期寿命的患者。对症状性颈动脉狭窄度≥70%、有偏瘫、无眼部症状的老年患者,CEA 后获益较大。

6. 禁忌证

有人建议,无症状颈动脉狭窄患者围手术期脑卒中或死亡的预期风险＞3%,有症状的颈动脉狭窄患者的预期风险＞6%,行 CEA 的预期风险＞10% 时,应使用阿司匹林、危险因素控制,代替 CEA。表 53-3 列出了颈动脉内膜切除术后,并发症增加相关的伴发疾病、解剖学特征。

表 51-3　行颈动脉内膜切除术(CEA)高危标准

病变在 C2 或以上,年龄≥80 岁;病变在锁骨以下,Ⅲ/Ⅳ 级充血性心衰;有根治性颈部手术或放疗史;Ⅲ/Ⅳ 级心绞痛;对侧颈动脉闭塞左主干≥2 支血管的冠状动脉病;有同侧颈动脉内膜切除术(CEA)史,急性(＜30 天)心脏外科手术;对侧喉神经麻痹,左室射血分数 ≤30%;气管造瘘近期(＜30 天);心肌梗死;严重慢性肺部疾病;严重肾病

7. 并发症

颈动脉内膜切除术(CEA)后可能发生的并发症,包括:死亡(1%)、高血压(20%)、感染(1%)、高灌注综合征、颈动脉血栓、低血压(5%)、血肿(5%)、脑出血、颈动脉夹层、心肌梗死(1%)、颈神经损伤(7%)、再狭窄(5%～10%)、抽搐、脑卒中(2%～6%);还可能有心肌梗死、癫痫发作、颅神经损伤;多数在 30 天内可治愈。

三、颈动脉支架成形术

1. 历史回顾

1979 年,球囊血管成形术首次应用于颈动脉狭窄的治疗;20 世纪 80 年代有人报道用球囊阻塞系统减少栓塞并发症。1989 年,首个球囊扩张支架在颈动脉中成功应用。之后随着自膨胀式 Wallstent 型支架、自膨胀式镍钛合金支架的使用,支架变形的问题得到解决。但由于可发生栓塞性脑卒中,血管内治疗的早期研究受到限制;最初的治疗策略主要集中于神经复苏,通过动脉内纤溶剂、导管技术以溶解、移除血栓碎屑;后来治疗策略转移到神经保护上,使用专门的栓子保护装置(EPD),捕获、移除介入过程中产生的血栓碎屑。随着颈动脉支架成形术设备的改进、技术的

成熟,颈动脉支架成形术(CAS)已成为颈动脉内膜切除术的替代疗法,尤其对那些行颈动脉内膜切除术高危的患者。

2. 技术

从临床观点看,CAS 的主要目的是预防脑卒中,而大多数脑卒中是由于血栓栓塞造成,因此重要的是减少栓塞形成的危险,去除颈动脉狭窄。无论是 CAS 还是颈动脉内膜切除术(CEA),均可减少粥样斑块、扩大管腔。CAS 通过放置栓子保护装置(EPD)、支架,在无并发症的前提下,能达到扩张血管的目的。CAS 前后的颈动脉影像/颅内循环的改善、血管入路的成功处理,也是技术研究的目标。

(1)颈动脉入路　CAS 的器械选择,主要取决于主动脉弓、狭窄近端颈总动脉的解剖特点。多数术者爱经逆行股动脉插管至颈总动脉;但经右侧肱动脉、桡动脉入路,对那些左颈动脉起自于无名动脉的变异更有利。颈总动脉入路,包括置入导引导管、动脉鞘。技术方法的选择主要取决于术者的偏爱、解剖因素。当患者的主动脉弓、颈动脉结构正常时,可使用导引导管、动脉鞘,能取得良好的影像学结果,能较方便前进,或回撤介入器材,因为两者有相似的内径(0.08~0.09 英寸)。当使用多用途导引导管、血管鞘时,头端应放在颈总动脉远端、颈动脉分叉下数厘米处。当使用创伤性更大的导引导管、血管鞘时,导管的末端常放在颈总动脉的近端(近心端)。术中应小心放置导引导管、血管鞘,可有助于预防血管痉挛、血栓形成、动脉夹层,应对导管严格冲洗、排气,以避免栓塞事件。

(2)颈动脉支架成形术　导引导管、血管鞘插入后,应确认活化凝血时间保持在 250~300 秒。下一步是放置栓子保护装置(EPD)、靶病变部位进行支架成形术、回收栓子保护装置。目前强调,在进行病变部位介入操作前,最好先放置栓子保护装置。不推荐放置保护装置之前扩张血管;但对狭窄严重的血管,须使用 2 mm 球囊先予扩张,以使得栓子保护装置能顺利通过。CAS 中的球囊血管成形术,是一种辅助技术,主要是在放置支架前后,用于扩张狭窄的颈动脉。应尽可能避免机械性损伤靶病变部位,减少栓塞形成。

CAS 时,拟行治疗的患者被送至介入室。常规消毒拟穿刺部位(常为双侧腹股沟区),铺洞巾,局部麻醉穿刺区。Seldinger 法穿刺动脉(多为股总动脉),置入血管鞘(直径 2~3 mm,造影及导引导管的通道)。导引导管(介入器材通过的导管)通过血管鞘,在导丝引导下,导管进入颈动脉,将导引导管头端置于靠近颈动脉狭窄的近端。通过导引导管,保护伞(防止狭窄处脱落的血栓流入脑内)沿微导丝,穿过颈动脉狭窄部位,置于颈动脉狭窄段远端释放。如狭窄严重,将较小球囊沿微导丝放置于颈动脉狭窄处,通过压力泵行预扩张,退出球囊。根据测量的数据,将恰当尺寸的颈动脉支架沿微导丝放置于颈动脉狭窄处,定位准后释放。再次造影提示血管狭窄基本纠正(不要求狭窄完全打开)后,退出支架输送系统。如狭窄仍较重,将稍大一些的球囊沿微导丝放置于支架后的颈动脉狭窄处,通过压力泵行扩张(后扩),退出球囊。再次造影提示血管狭窄基本纠正(不要求狭窄完全打开)后,行颅内血管造影。退出保护伞和导管系统。确认患者无不适症状后,拔血管鞘,加压包扎穿刺点,观察病情,手术完毕。整个手术持续时间根据难易程度为半小时左右。

一般栓子保护装置放置后,要选择较小的扩张球囊(直径 3~4 mm,长 15~40 mm;球囊/颈动脉直径比为 0.5~0.6),以利于支架传输系统的通过。病变部位预扩张失败,可能影响术者回撤支架传输系统。CAS 能限制斑块、减少脑卒中的危险,适度的残余狭窄(30%~40%)是可接受的。CAS 通常并不追求完美的影像学结果,因为反复球囊扩张会增加并发症的危险。一般 2 次球囊扩张是可接受的,1 次前扩,1 次后扩。支架术后残留中度狭窄的原因,常见是病变血管钙化,这时重复的球囊扩张一般无用。自膨胀支架在术后会持续扩张血管腔,而且介入术后残存的中度狭窄,在几个月后可能重塑成轻度狭窄。

血管迷走神经反射、血管减压反应引起的血流动力学紊乱,可能会限制球囊扩张的次数。术后任何患者即使有中度残余狭窄,支架表面的晚期内皮化可减少脑卒中的危险。支架的选择较简单、易行。约 90% 狭窄发生在颈总动脉末端、颈内动脉起始部,可应用球囊扩张型支架,但一般自膨胀支架较优,有较好的顺应性,颈部活动、受到外力后不易变形。从材质说,多数首选镍钛记忆合金自膨胀支架,顺应性较好,很少缩短,可控制释放。所有自膨胀支架均适合于 0.014 英寸导丝(是栓子保护装置常用的固定平台导丝)。多数支架均为快速交换系统。许多镍钛合金记忆支架为锥形,能适应从较粗的颈总动脉(直径 8～10 mm)到较细的颈内动脉(直径 5～7 mm)逐渐变细的特点。支架的长度(最常用的 30～40 mm),要能覆盖病变(从颈总动脉远端正常部位,到颈内动脉近端的正常部位)。

3. 栓塞的预防

尽管颈动脉重建术的主要目的是预防脑卒中,颈动脉内膜切除术(CEA)和颈动脉支架成形术(CAS),都可导致手术相关脑卒中,会抵消益处。栓子保护装置对减少 CAS 中的脑卒中风险有效。一般栓子保护装置可分 2 种:

(1)近端的栓子保护装置 近端的栓子保护装置(EPD)在介入手术所有阶段均有保护作用,主要靠一个球囊短暂闭塞病变部位近端的颈总动脉,另一个球囊闭塞颈外动脉,造成颈内动脉内血流停止或产生逆向血流;它可在导丝通过病变部位前产生保护作用,可从一开始就减少远端栓塞的危险。在支架置入、球囊扩张后,先抽吸颈动脉分叉处血液,去除可能引起栓塞的碎片,然后回收栓子保护装置。

(2)远端的栓子保护装置 远端的栓子保护装置(EPD)要先用导丝穿过病变部位,随后在病变远端张开保护伞;所有的保护系统(包括保护伞、相连的导丝、支架、球囊等)靠保护伞的导丝引导完成;使用远端 EPD 时,放置导引导管、血管鞘(与近端 EPD 相同),远端 EPD 释放前导丝通过病变时,有可能发生血栓栓塞事件。因此远端 EPD 靠两种不同原理实现血栓保护,一是以球囊扩张、短暂闭塞颈段颈内动脉远端,前向血流完全中断,可防止血栓碎片进入颅内血管;介入操作完成后,血栓碎片通过人工抽吸清除,随后抽瘪球囊,回撤保护系统。二是在颈内动脉内张开过滤伞,介入术完成后,回收过滤装置,包括过滤器中的血栓碎片也被一并移出体外。

(3)EPD 的优点及限制 所有 EPD 的目的是预防栓子碎片到达颅内循环而引起脑卒中,现有的 EPD 均有其优点和不足,都能捕获、除去栓子碎片,但正确使用此类装置仍不能确保远端栓塞不会发生。EPD 失败的可能原因为:EPD 不能被送至预定位置或不能释放;EPD 不慎引起血管壁损伤、栓塞;由于装置阻塞(球囊阻塞或滤器阻塞)颈动脉引起脑缺血;捕获或除去栓子碎片不完全;供应颅内的近端分支动脉(如眼动脉)栓塞。

4. 早期颈动脉支架成形术(CAS)的经验

有人研究 1990 至 2002 年期间 26 项研究近 3500 例 CAS 患者,结果显示,未使用与使用 EPD 的 CAS 后,30 天内脑卒中或死亡的发生率分别为 5.5%、1.8%;在出现脑卒中者中,未使用、使用 EPD 的 CAS 的大脑卒中发生率分别为 1.1%、0.3%,小脑卒中发生率分别为 3.7%、0.5%。全球总结 14 564 例 CAS,技术成功率为 98.9%,30 天内短暂性脑缺血发作发生率为 3.1%,小脑卒中发生率为 2.1%,大脑卒中发生率为 1.2%,死亡率为 0.6%～1.2%,脑卒中与死亡总和为 4.7%;使用 EPD 患者中,1 年后脑卒中与死亡发生率合计为 2.8%～4.1%,而未使用 EPD 者中为 6.2%;在第 1、2、3、5 年的随访中,颈动脉超声检出再狭窄发生率分别为 1.0%～2.7%、2.6%、2.0%～2.4%、3.4%,而同侧的神经功能缺损事件发生率分别为 1.2%、1.3%、1.7%、1.8%;CAS 技术成功率为 99.7%。

5. 目前的经验

目前在大多数患者中,主要终点事件定义为颈动脉支架成形术(CAS)后 30 天内发生心肌梗死、脑卒中、死亡的总和;主要有效终点事件定义为 CAS 后 30 天至 1 年内发生的同侧脑卒中、死亡的总和。CAS 前及术后,要进行独立的神经功能评价,设立监督委员会确保患者的安全;有人用 CAS 治疗 1166 例外科高危患者,入组标准为症状性狭窄 ≥50% 或无症状性狭窄 ≥80%,并且至少有 1 项外科高危因素;技术成功率达 98.0%,全部患者 30 天内,心肌梗死率为 1.0%,非致死性脑卒中率为 3.3%,死亡率为 1.9%。有人用快速交换型远端 EPD、颈动脉支架治疗 125 例外科高危患者,技术成功率达 97.5%。30 天内脑卒中或死亡独立危险因素包括:滤器膨开持续时间、症状性颈动脉狭窄、基础的肾功能不全。

6. 目前在高危患者的随机临床试验

有人研究 334 例高危患者进行 EPD 的颈动脉内膜切除术(CEA)、颈动脉支架成形术(CAS)的疗效,结果发现,CAS 组技术成功率达 95.6%,30 天内患者心肌梗死、脑卒中、死亡为 4.8%;CEA 组为 9.8%(P=0.09)。主要终点事件 CAS 组发生率为 12.2%,而 CEA 组为 20.1%;如去除心肌梗死,CAS 后主要终点事件发生率为 5.5%,CEA 为 8.4%;在有症状的颈动脉狭窄患者中,两组终点事件的发生率相似,分别为 16.8%、16.5%;在无症状颈动脉狭窄患者中,CAS 组终点事件的发生率,明显较 CEA 组低(9.9%:21.5%)。

第一年 CEA 后患者颅神经麻痹发生率较高,为 4.9%,CAS 后则为 1.0%(P=0.004);靶血管的血管重建率分别为 4.3%:0.6%(P=0.04);3 年的脑卒中发生率、靶血管的血管重建率两者相似。目前至少有 6 项随机临床试验正在筹备或进行中。CAS 后 30 天内患者同侧脑卒中或死亡的发生率为 6.8%,而 CEA 则为 6.3%;脑卒中发生率随术后时间延长而增加。

7. 适应证

与颈动脉内膜切除术(CEA)比,颈动脉支架成形术(CAS)有更小的创伤性,用于症状性颈动脉狭窄大于 50%、无症状颈动脉狭窄大于 80% 的高危患者时,有潜在的安全性优势。

8. 禁忌证

应用颈动脉支架成形术的可能禁忌证分为神经病学、解剖学和临床等方面。(表 51-4)

表 51-4 颈动脉支架成形术禁忌证

严重神经功能功能损伤,无安全的血管径路,显著认知功能障碍,主动脉弓严重扭曲;4 周内大脑卒中,颈总动脉或颈内动脉严重扭曲;需要治疗颅内动脉瘤或动静脉畸形;病变部位重度钙化;预期寿命<5 年,病部位可见活动性血栓;阿司匹林和噻氯吡啶类禁忌;完全闭塞;肾功能不全,不能安全使用造影剂;长的次全闭塞(线样征)

9. CAS 的并发症

颈动脉支架成形术(CAS)并发症可分类为心血管并发症、颈动脉损伤、神经并发症、侵入性操作相关并发症及死亡(常由于心血管和神经并发症导致)。(表 51-5)

表 51-5 颈动脉支架术的可能并发症

血管迷走反应(5%~10%);穿刺部位损伤(5%);血管减压反应(5%~10%);输血(2%~3%);心肌梗死(1%);造影剂肾病(2%);造影剂反应(1%);颈动脉夹层(<1%);TIA(1%~2%);血栓形成(<1%);脑卒中(2%~3%);穿孔(<1%);颅内出血(<1%);颅外动脉狭窄或闭塞(5%~10%);过度灌注综合征(<1%);短暂性血管痉挛(10%~15%);癫痫发作(<1%)

10. 颈动脉支架成形术患者的处理

(1)术前处理 颈动脉支架成形术要求仔细地选择患者,制定手术步骤,术前告知患者及家属所有可供选择的治疗及其益处与风险。在手术前,患者至少要服用阿司匹林、氯吡格雷治疗 24 小时,最好是 4 天。颈动脉支架成形术前后需进行仔细的神经系统评估。

(2)术中处理 它包括镇静、止痛、抗凝、血流动力学监测与支持,完成手术实施的每一个技术要点,并在操作全程进行神经功能监测。

——抗栓治疗:建立动脉通道后,应给予足够的普通肝素,以维持活化凝血时间(ACT)在 250~300 秒。在有些颈动脉支架成形术试验中,允许使用比伐卢定,潜在优势是低的出血风险性、作用持续时间较短,较早拔除血管鞘,不需要监测 ACT。

——血流动力学监测和支持:推荐持续心电监测、动脉内压力监测,并建立股静脉通道,尤其是在高危患者。术中血管迷走反应、血管减压反应较常见,多数反应是暂时的,持续12~48小时的低血压不罕见。颈动脉支架成形术前可给予阿托品(0.5~1.0 mg 静脉内注射),尤其对静息心率小于每分钟80次的患者。如用阿托品和补液不能快速纠正低血压,应及时使用升压药物如苯肾上腺素(每分钟10~100 mg,静脉滴注)和多巴胺(每分钟5~15 µg/kg,静脉滴注)。持续心动过缓较少见,但临时心脏起搏器应随时备用。收缩压高于180 mmHg,应给予降压治疗,以减少高灌注综合征和颅内出血的风险。

——神经功能状态的评估和复苏:手术全程必须监测患者的神经功能状态,尤其是意识水平、语言交流、运动功能。医生或护士能评估这些功能,可要求患者对简单问题做出反应,并让患者用对侧手握一下塑料玩具。应避免术前深度镇静,低剂量的苯二氮䓬类(咪达唑仑0.5~1 mg,静脉注射)可减轻焦虑,且不干扰神经系统评估。如患者在手术过程中出现局灶神经功能损伤的表现,通常的办法是完成手术,回撤栓子保护装置,重新进行临床和血管造影的评估。要深入了解颅内外动脉循环,评估神经功能恢复的可行性。

在一些患者中,移除栓子保护装置(或去掉封堵球囊)可能(血流恢复)使神经功能得以恢复。在另外一些患者中,神经功能受损可能持续存在,应进行血管造影检查,观察是否存在血管痉挛、血管闭塞、孤立的动脉栓塞,尤其是大脑中动脉的主要分支受累时;如必要而且可行,应进行干预治疗。如术中发现患者出现急诊脑卒中、颅内动脉主干血栓栓塞,应立即进行血管重建术治疗(无须先行CT或MRI检查)。对没有颅内机械方法行血管重建术经验的医生而言,应请急性脑卒中介入治疗经验丰富的医生会诊。对没有发现血栓栓塞的神经功能受损患者,不推荐使用溶栓治疗。意识状况明显改变的患者,可能发生高灌注综合征或颅内出血,应在重症监护病房进行治疗,并进行神经内外科评估,慎重进行补液、血压管理,可应用甘露醇、通气,降低颅内压。

(3)术后处理 术后应在监护病房内,常规进行穿刺部位和神经功能状态的评估。颈动脉支架成形术后24小时内常规进行神经功能评估(包括NIHSS评分),如出现明显的神经系统症状,应立即进行评估。患者大体可分为3组,应选择不同的处理方案。90%患者神经功能、血流动力学稳定,通常第2天就可出院;出院后的治疗包括终身服用阿司匹林(如果能耐受),服用氯吡格雷至少4周;分别于术后1月、6月、每年行颈动脉超声评价有无再狭窄。5%~10%患者神经功能正常而血流动力学不稳定,可有低血压、高血压、心动过缓,需住院进一步观察和治疗;输液、应用血管活性药物、早期下床活动,对恢复正常血压通常有效。

不足5%患者会出现新的神经功能缺损,需要适当的影像学检查和治疗及在ICU病房观察;多数神经系统事件在颈动脉支架成形术过程中或术后不久会出现,但也有延迟数天才发生的;高灌注综合征、颅内出血似乎有双峰分布的现象,可以在颈动脉支架成形术或颈动脉内膜剥除术后数天或数周发生。血压控制不良、伴有双侧重度狭窄的孤立半球损伤,可增加发生这些并发症的风险。患者离开导管室后若发生急性脑卒中,要立即进行颅脑CT或MRI检查以排除颅内出血,并且评估是否需要血管造影检查和再次行血管重建术。

四、支架成形术治疗颈动脉狭窄的围手术期风险评估研究进展

无论是针对症状性还是无症状性的颈动脉狭窄,颈动脉内膜剥除术(CEA)、颈动脉支架成形术(CAS),是药物治疗的常用替代治疗方案。主要问题是如何优化手术的风险-效益的平衡,如何判断适应证/禁忌证,如何选择CEA、CAS、药物治疗,是否治疗有症状/无症状的病灶。

1. 患者状况

(1)症状性狭窄对手术预后影响 研究证实,症状性狭窄、糖尿病是CAS后30天内脑卒中、心肌梗死、死亡的独立危险因素。有人对有症状/无症状颈动脉狭窄CAS围手术期发生脑栓塞的差异开展研究,纳入23例无症状狭窄患者、17例有症状狭窄患者,经颅多普勒超声(TCD)检查,两组

患者的平均微栓子数分别为 285 个、313 个,没有统计学差异;术后行 DW - MRI 检查,新发缺血灶检出率、脑损伤发生率均为 50%;提示其 CAS 治疗还要进一步研究。

(2)治疗时机对手术预后的影响 颈动脉狭窄导致急性症状的患者,是否应尽早干预正在研究中。对有症状动脉狭窄早期再脑卒中的危险预测较困难。有人对 43 例狭窄度 70% 以上、有症状的颈动脉狭窄患者,按不同临床表现进行分组治疗,短暂性脑缺血发作组均在发病后 24 小时内行急诊 CAS,小脑卒中组患者在平均 6.5 天内行限期 CAS;远端滤网保护装置使用率为 76%,近端球囊阻断装置使用率为 24%;结果显示,CAS 对急性症状性颈动脉狭窄患者是安全的。

(3)伴发疾病对手术预后的影响 糖尿病是颈动脉血管重建患者的常见基础疾病,是 CEA 后预后不良的一个预测因素。有人报道,1 116 例 CEA 患者、1 080 例 CAS 患者中,28.7% 合并糖尿病,使 CEA 组、CAS 组围手术期脑卒中死亡发生率分别为 3.4%、2.1%,显示糖尿病是 CEA 组围术期脑卒中、死亡的预测因素。与无糖尿病患者比,合并糖尿病患者 CEA 后早期并发症率显著增高(5.3%:13.6%),合并心功能不全、糖尿病的患者术后并发症率为 20%,高于心功能正常患者的 5.5%。

(4)年龄对手术预后的影响 一些 Meta 分析显示,与 CEA 组比,CAS 组有较高的围手术期并发症率。CAS 中引发脑栓塞的危险因素,可能会对治疗方案选择产生影响。有人对 728 例接受 CAS 患者术前与术后进行 DW - MRI 检查,发现新发缺血灶发生率为 32.8%,年龄、高血压、病变长度、病变偏心性、Ⅲ 型主动脉弓等,与新发缺血病灶正相关,而病灶钙化与新发缺血病灶负相关。25% 患者可发生对侧半球新发缺血灶,其预测因素包年龄、对侧颈内动脉狭窄度超过 50%、Ⅱ 型以上主动脉弓等。高龄会增加术后并发症的发生率。但研究发现,<75 岁的女性患者行 CAS 风险较低。

2. 病变特征

CAS 中出现神经系统并发症,常与远端栓塞事件有关,这与颈动脉斑块的不稳定性相关。一些患者在 CAS 中有滤网内的充盈缺损,与斑块溃疡、严重狭窄、并发血栓等相关(斑块溃疡与 CAS 中血流滞留相关)。女性患者脑栓塞数量常高于男性。复杂主动脉斑块,常与非同侧新发脑缺血病灶体积相关。血 Hs - CRP 水平≥5 mg/L、血 SAA 水平≥10 mg/L,与术后新发缺血灶数目、体积成正相关。支架内再狭窄影响 CAS 后长期疗效、安全性。在 CAS 中易损性软斑块较易受损,可激活支架内再狭窄(ISR)反应。有人报道,术前通过无造影剂增强的双功能超声(DUS)检测的斑块形态,不能作为预测 CAS 后支架内再狭窄的指标。

3. 器械的选择

成功的 CAS 与脑保护装置、颈动脉支架相关,目前有多种,各有优缺点,可应用于某种病变血管。远端滤网能部分减少脑栓塞;近端的栓子保护装置(EPD)可进一步减少栓塞发生。有人在术前、术后 48 小时、术后 30 天内行 DW - MRI 检查,结果发现,应用 Moma 系统组狭窄程度、溃疡斑块比率都较高;与 Filter Wire 系统组比,Moma 系统能在导丝通过、支架通过、释放、后扩张中减少脑动脉微血栓的发生。脑保护装置类型,可能是脑动脉微血栓发生率的独立预测因素。远端球囊保护装置应用较少。由于颈内动脉、颈总动脉的血管直径差别很大,为提高支架的贴壁性,目前颈动脉支架的设计已从非锥形支架(NTS),逐渐演变到锥形支架(TS),后者对临床治疗结果、再狭窄率的影响,正在研究中。

4. 术者经验与学习曲线

学习曲线(术者经验)很重要,研究提示,预后不良也与术者颈动脉支架成形术经验有限相关。一般推荐介入医师在 2 年的培训中须完成至少 75 例颈动脉支架成形术操作;而每个主要手术者要求至少进行 50 例颈动脉支架成形术手术,以保证术者的操作技能。术前评估为复杂情况者,应分配给有经验的术者进行操作。

(王爱玲 余元勋 徐 彬 李建平)

进一步的参考文献

［1］ BRADLEY SM. Hospital PCI appropriateness and in－hospital procedural outcomes：insights from the NCDR［J］. Circ Cardiovasc Qual Outcomes，2012，290－297.

［2］ MARUI A. Significance of off－pump coronary artery bypass grafting compared with percutaneous coronary intervention：a propensity score analysis［J］. Eur J Cardiothorac Surg，2012，41（1）：94－101.

［3］ WIDIMSKY P. Reperfusion therapy for ST elevation acute myocardial infarction in Europe：description of the current situation in 30 countries［J］. Eur Heart J，2010，31（8）：943－957.

［4］ DZIERWA K. Treatment strategies in severe symptomatic carotid and coronary artery disease［J］. Med Sci Monit，2011，17（8）：191－197.

第五十二章　中国急性冠状动脉综合征强化他汀治疗

一、急性冠状动脉综合征

急性冠状动脉综合征(ACS)是以急性心肌缺血为共同特征的临床综合征,包括不稳定型心绞痛(UA)、非 ST 段抬高心肌梗死(NSTEMI)、ST 段抬高心肌梗死(STEMI)。ACS 主要发生机制为:易损斑块破裂、溃疡,合并血栓形成、血管痉挛,引起冠状动脉狭窄程度急剧加重、急性闭塞。ACS 的罪犯动脉病变,常由不稳定斑块导致狭窄;在不同的冠状动脉或同一冠状动脉的不同节段,常并存多个不稳定斑块,可导致患者急性期死亡、再发缺血事件风险升高。患者冠状动脉病变、斑块的特殊性,决定了他汀类治疗的重要性。在急性冠状动脉综合征治疗中,一些指南继续肯定他汀类药物的基石地位,在高危患者中更应积极推荐早期启动他汀治疗。

中国 ACS 患者接受他汀治疗,尤其是强化他汀治疗的比例普遍较低。中国 ACS 临床路径(CPACS)研究发现,ACS 患者出院时,仅 80% 的患者服用他汀类药物,1 年后仍服用他汀的患者仅约 60%。即使在服用他汀类药物治疗的 ACS 患者中,也有相当部分未达到一些指南推荐的靶目标。指南、循证医学证据、临床实践间常存在较大差距,因此 2014 年中国制定了 ACS 强化他汀治疗指南;对 ACS 患者进行他汀类强化治疗可改善预后。

二、强化他汀治疗的推荐

1. 主要适应人群
主要适应于所有 ACS 患者,包括接受急诊 PCI、择期 PCI、药物治疗者。

2. 强化治疗的定义
强化治疗的定义是,大幅度降低 LDL - C 血水平的大剂量他汀治疗。急性期强化治疗,是他汀剂量的立即增加,建议使用推荐的最大耐受剂量保护心肌,降低围术期心肌梗死、不良心脏事件的发生率。长期强化治疗时,建议 LDL - C 血水平达低于 1.8 mmol/L(70 mm/dl)或降幅大于 50%,减少近/远期心血管事件、死亡率,改善 ACS 患者预后。

3. 具体方案
适宜的患者入院后,均应尽早(24 小时内)启动强化他汀治疗。入院后应常规在 24 小时内检测基线血脂水平,但强化他汀治疗并不完全依赖于基线血脂水平;基线 LDL - C 血水平低于 1.8 mmol/L 的患者,同样能从强化他汀治疗中获益。常可使用大剂量他汀,如阿托伐他汀每次 80 mg(每天 1 次)等。强化剂量的他汀治疗应维持 3~6 个月,其间要复查血脂水平,并可适当调整他汀类剂量,确保 LDL - C 血水平低于 1.8 mmol/L(70 mg/dl)或降幅>50%。

4. 急性冠状动脉综合征患者强化他汀应用流程

所有 ACS 患者(包括急诊 PCI、择期 PCI 和药物治疗者)

↓

急诊室或入院后或 PCI 术前:立即启动大剂量他汀治疗,如阿托伐他汀每天 80 mg

↓

住院期间:无论基线 LDL-C 水平,维持相对大剂量他汀治疗,如阿托伐他汀每天 40~80 mg
入院后 24 小时内检测血脂水平

↓

出院后

↓

3~6 个月内:相对大剂量他汀治疗,如阿托伐他汀每天 40~80 mg
长期门诊随访,注意 LDL-C 达标(<1.8 mmol/L 或降幅>50%)

图 52-1 ACS 患者强化他汀应用流程

三、强化他汀治疗的安全性

循证证据显示,ACS 患者强化他汀治疗,总体安全性良好,获益远大于风险;但对不同个体,应考虑肝/肾/肌肉等的不良反应,对高龄、肝/肾功能异常、曾有他汀类药物不良反应史、低体重、甲状腺功能减退、存在潜在药物相互作用的患者,在启动强化他汀治疗前,应衡量临床获益、药物不良反应的风险,建议在强化他汀治疗时,注意对相关指标的监测。

1. 肝的安全性

所有他汀类药物均可引起肝酶水平升高,但发生率不到 1%;单纯肝酶水平升高,不一定代表肝损伤;引发肝功能衰竭较罕见,不建议常规定期检测肝酶水平。血转氨酶活性水平升高<3 倍正常水平上限,不应视为他汀类治疗的禁忌证。血转氨酶活性水平升高>3 倍正常水平上限,应停用他汀类;待肝酶正常后,再考虑继续治疗,或换用其他他汀类治疗。非酒精性脂肪肝、慢性肝病、代偿性肝硬化,均不是他汀类治疗的禁忌证。有严重急性肝损伤、活动性肝炎的患者,应慎重评价获益与风险的关系。

2. 肌肉安全性

不同他汀类的严重肌肉不良事件发生率,常存在差别,但总体发生率较低。无症状的轻度肌酸激酶(CK)血水平升高较常见,服用他汀类后,不建议常规监测 CK 血水平,除非患者出现肌痛、肌无力等。一旦患者出现肌肉症状并伴 CK 水平升高>5 倍正常水平上限,应停止他汀类治疗。高剂量辛伐他汀,能增加肌损害风险,临床应慎用。

3. 肾的安全性

他汀类的肾安全性,常存在异质性。肾功能良好的患者使用他汀类较安全。估计肾小球滤过率(eGFR)<每分钟 30 ml/1.73 m² 的患者,使用阿托伐他汀、氟伐他汀外的其他他汀类药时,均需调整剂量;禁用瑞舒伐他汀。

4. 其他安全性

(1)新发糖尿病 他汀类治疗,能轻微增加新发糖尿病风险,但心血管获益远大于新发糖尿病风险,因此无须改变现有的治疗推荐。对空腹血糖受损、合并代谢综合征的患者,建议在使用他汀类时,可考虑监测血糖水平。

(2)新发肿瘤 他汀类与新发肿瘤的关系尚未确定。总体来说,他汀类治疗并未增加肿瘤发生风险。

(3)亚洲人群的安全性 有关研究较有限,但最新的回顾性分析显示,亚洲患者阿托伐他汀 10~80 mg(每天 1 次)均具有良好的安全性。

四、他汀治疗进展

他汀类药物可减少不良心血管事件的发生,减慢冠状动脉粥样硬化的进展,这一作用与降低低 LDL-C 水平正相关。有人研究不同类他汀最大治疗剂量对斑块进展的影响,共入选 1 039 名冠心病患者,分为阿托伐他汀每天 80 mg 组、瑞舒伐他汀每天 40 mg 组,观察 104 周,结果显示,与阿托伐他汀组比,瑞舒伐他汀组 LDL-C 水平降低较明显,HDL-C 水平升高较明显。阿托伐他汀组主要终点事件(PAV)减少 0.99%,瑞舒伐他汀组减少 1.22%。在 HDL-C 水平升高时,瑞舒伐他汀比阿托伐他汀的斑块消退作用更明显。阿托伐他汀组,发生血谷丙转氨酶水平升高较多;蛋白尿在瑞舒伐他汀组发生较多;两组的不良反应都是可接受的,都可抑制冠状动脉粥样硬化进展;瑞舒伐他汀组常可达到更低的 LDL-C 水平、更高的 HDL-C 水平,但两组在降低终点事件方面作用相似。

五、治疗高脂血症的新药研究进展

高脂血症是动脉粥样硬化的危险因素,他汀类药物疗效确切,常为治疗高脂血症的首选。但大剂量服用他汀类药物会产生肌毒、血肝转氨酶水平升高,不适用于所有的心血管类疾病患者。贝特类、烟酸类药物会产生胃肠道不适、肝肾损伤。5%服用他汀类/贝特类的患者、30%服用烟酸的患者,可出现治疗中断。目前正在寻找更可靠的调血脂药。研究表明,至少有 95 个基因与血脂水平相关,是潜在的治疗药物靶点。研究表明,每降低 1%LDL-C,就能减少 1%心血管疾病的发生;在一定范围内,每增加 1% 的 HDL-C,就能降低 3%心血管疾病的发生。

1. 临床应用的主要调血脂药物

(1)他汀类　他汀类药物能竞争性抑制 HMG-CoA 还原酶,使胆固醇合成减少,从而反馈性刺激肝细胞膜表面 LDL 受体表达增加,使血清 TC 水平降低;还可抑制肝脏合成载脂蛋白 B-100,减少富含 TG 的脂蛋白合成和分泌。他汀类药物分为天然化合物如洛伐他丁、辛伐他汀(是洛伐他汀的甲基化衍化物)、普伐他汀和完全人工合成化合物如氟伐他汀、阿托伐他汀、西立伐他汀、罗伐他汀,是经典降脂药物,在急性冠状动脉综合征患者中早期应用,能抑制血管内皮炎症反应,稳定粥样斑块,改善血管内皮功能,改善动脉粥样硬化程度、抗炎、保护神经、抗血栓等。

体内过程:洛伐他汀、辛伐他汀口服后,要在肝脏内将结构中的内酯环打开,才能转化成活性物质。普伐他汀本身为开环羟酸结构,可直接发挥药理作用,且该结构具有亲水性,不易弥散至其他组织细胞。除氟伐他汀外,本类药物口服吸收不完全。除普伐他汀外,大多与血浆蛋白结合率较高。目前美国等的 53 个研究中心对 349 位心脏病患者研究后发现,他汀类药物逆转、消退动脉粥样硬化十分有效;大多数患者可能需终身服用,长期使用的不良反应不多,主要是肝酶活性水平升高,其中部分为一过性,定期检查肝功能是必要的,尤其是在使用的前 3 个月;横纹肌溶解罕见。消化道不适大多可忍受。

引发不良反应的危险因素:高龄(尤其大于 80 岁)患者(女性多见);体型瘦小、虚弱;多系统疾病(如慢性肾功能不全,尤其由糖尿病引起的慢性肾功能不全);合用多种药物;围手术期;合用下列特殊的药物或饮食如贝特类(尤其是吉非贝齐)、烟酸类(罕见)、环孢素、吡咯类抗真菌药、红霉素、克拉霉素、HIV 相关酶抑制剂、维拉帕米、胺碘酮、大量西柚汁、酗酒等。

临床预防措施:不宜轻易加大他汀类药剂量;对老年患者,尤其是体型瘦小、虚弱的老年女性,他汀类药治疗应慎重;合并慢性肾功能不全的糖尿病患者发生肌病的危险较高,应严密监测;在使用他汀类药治疗时,应高度重视药物的相互作用。如他汀类+贝特类可增加肌病的危险,而他汀类+烟酸比他汀类+贝特类发生肌病的危险要低。目前他汀类药物应用较广,能降低血LDL-C、

TG 水平,升高血 HDL－C 水平。但他汀类药物剂量加倍时,只能再降低 LDL－C 水平 5%～7%,但却大大增加不良反应、肌痛、肌炎。正在研究的他汀类药物有:NCX6560,是阿托伐他汀的一氧化氮释放衍生物,能使血管舒张、降低血 LDL－C 水平约 57%,目前处于临床研究阶段;PDD－10588 能促进肝脏胆固醇代谢,降低血 LDL－C 水平,目前处于 II 期临床研究中。

(2)贝特类　贝特类药物为苯氧芳酸类药物,是 PPARα 的激动剂,包括吉非贝齐、氯贝特、非诺贝特、苯扎贝特、环丙贝特;单用治疗能降低 10%～13% 患者的心血管疾病风险;还能改善微血管等的功能,调血脂。正在研究特异性 PPARα 激动剂(如 FF－200)、多重 PPARs 激动剂。

(3)烟酸类　烟酸、烟酰胺为水溶性 B 族维生素;烟酸能降低血 LDL－C 水平、升高血 HDL－C 水平,降低冠心病死亡率。近年发现,烟酸能活化一些 G 蛋白耦联受体信号通路,影响脂肪细胞、免疫细胞功能。心血管疾病时,烟酸与拉罗皮兰(1 型前列腺素 D 受体阻断剂)合用,能保护心脏、升高 HDL－C 水平,减少血管事件的发生。近年无面部潮红反应的烟酸衍生物有 ARI－3037MO,正在进行 I 期临床研究。

(4)中药　中药调血脂的作用相对较复杂,不良反应较少,主要降低血胆固醇水平,较少降低血 TG 水平;能减少肠道吸收脂质,抑制合成脂质,调节脂质代谢;有山楂、绞股蓝、人参、大黄、何首乌、决明子、泽泻、丹参、大豆等。复方制剂或中成药有山丹芍药汤、百草降脂灵、降脂宁、血脂康、地赐康、地奥心血康等。血脂康胶囊目前正在美国进行 II 期临床研究。

2. 新型调血脂药物

(1)降低 LDL－C、抑制脂质合成

——微粒体 TG 转运蛋白(MTP)抑制剂:MTP 存在于肝细胞、小肠细胞的微粒体内,参与富含 TG 的 VLDL、乳糜微粒的组装、分泌,能促进 TG、胆固醇、磷脂酰胆碱的转运及合成细胞膜结构,能抑制分泌含 ApoB 脂蛋白;可降低 LDL－C 血水平 70%～80%,可降低三酰甘油血水平 30%～40%,但可引发肝内脂肪沉积、血转氨酶水平升高。MTP 抑制剂 Iomitapide,能改善家族性高胆固醇血症患者的血脂紊乱,能减轻脂肪肝,可治疗严重的高 TG 血症;它与依泽替米贝联用,能改善复合型高脂血症,有效降低血 VLDL、乳糜微粒水平。MTP 抑制剂如 SLX－4090,能抑制肠道吸收脂质、降低餐后血 TG 水平。这类药物主要治疗 V 型、I 型高脂血症。

——酰基辅酶 A-胆固醇酰基转移酶(ACAT)抑制剂:动脉粥样硬化时巨噬细胞 ACAT 活化、胆固醇酯化作用增强,能促进形成泡沫细胞。ACAT1 选择性抑制剂 K－604 于 2010 年已完成 II 期临床研究。

——β 甲状腺素受体激动剂:它能在不影响整体代谢、心脏作用的前提下,改善血脂紊乱,如伊罗替罗、Sobetirome、T－0681;伊罗替罗能抑制肝脏表达 LDL 受体,降低 LDL－C 血水平 7%～32%,降低血脂蛋白水平 5%,且不引起显著的肝脏、肌肉功能障碍。

——反义寡核苷酸:纳米-反义寡聚核苷酸 RNA－Mipomersen,能特异性减少表达 β-脂蛋白,能降低 ApoB、LDL－C 血水平 20%～65%;当＋标准基础治疗后,能降低家族性高胆固醇症患者 LDL－C 血水平 25%,较安全;可抑制合成脂蛋白 a。不良反应有注射位点鲜红、肝脏脂肪变性。

——前蛋白转换酶枯草溶菌素 9(PCSK－9)抑制剂:PCSK－9 与进食、餐后脂类代谢及雌激素、雄激素、生长激素控制类脂水平相关,能调节 LDL 受体表达水平。突变激活的 PCSK－9 能引起高脂血症。研究发现,贝特类、小檗碱能抑制 PCSK－9。PCSK－9 单抗有 REGN－727、AMG－145,人源化单抗有 NVP－LGT209。REGN－727 能降低 LDL－C 血水平 36%～58%,能与他汀类合用降低 LDL－C 血水平。

——作用于肠道脂质吸收的药物:约 25% 胆固醇通过肠道再摄取。二氢谷甾醇/β-谷甾醇作为胆固醇摄取的竞争性抑制剂,每天 20g 时,能降低 LDL－C 血水平 8%～14%。回肠侧路手术,能降低 LDL－C 血水平 35%,且治疗 5 年后能减少 24% 心血管事件,能抑制胆固醇的摄取。

　　——胆固醇吸收抑制剂：依泽替米贝是胆固醇摄取抑制剂，能抑制十二指肠尼曼-匹克 C1 样蛋白 1(NPC1L1)，耐受性较好，但能引起恶心、腹胀气，可能由短暂胆汁酸代谢功能紊乱导致。他汀＋依泽替米贝联用，能降低肾衰患者 CVD 风险 27％；但能增加肝脏脂肪病变。

　　——胆汁酸多价螯合剂及回肠胆汁酸转运抑制剂（IBATIs）：能抑制吸收肠肝循环中的胆汁酸，可调血脂，能降低血葡萄糖水平。

　　(3)降低三酰甘油的药物

　　——ω-3 脂肪酸：如二十二碳六烯酸(DHA)、二十碳五烯酸(EPA)，能降低血 TG 水平；其降低心血管风险的作用不依赖于降低血脂水平。近期研究表明，AMR-101 能降低患者血 TG 水平 33％～45％。ω-3 脂肪酸能调节脂质代谢、胰岛素抵抗，抗炎。

　　——甘油二酯酰基转移酶(DGAT)抑制剂：烟酸能抑制脂肪组织、肠、肝脏组织 DGAT-1/2 合成 TG，可降低肝脏 TG 水平。研究发现，DGAT-1 抑制剂 LCQ-908 正在美国等进行 Ⅲ 期临床研究。

　　(4)升高 HDL 的药物

　　——胆固醇酯转移蛋白(CETP)抑制剂：胆固醇酯转运蛋白是一种血浆糖蛋白，能把胆固醇酯从 HDL 转移到 LDL、中间密度脂蛋白、VLDL，并交换得到 TG，从而调节血 HDL-C 水平、重塑 HDL 颗粒组成；高水平 CETP 可降低 HDL-C 血水平。托彻普能抑制 CETP，能升高原来 HDL-C 血水平约 130％，可降低原来 LDL-C 血水平约 25％，但不利于胆固醇从粪便排出；能降低 HbA1c 血水平约 0.23％；其不良反应为能增加盐皮质激素、皮质酮、内皮素-1 而升高血压。达塞曲匹抑制 CETP，能升高 HDL-C 血水平 25％～33％，对 LDL-C 的影响较小，不引起高血压，不影响激素释放。Anacetrapib 能升高 HDL-C 血水平 90％～130％，可降低 LDL-C 血水平 30％～40％；无升血压作用。也有人研究抗 CETP 的疫苗(CETPI)，不引起过敏反应，能降低 CETP 水平。

　　——PPAR α/γ 激动剂：PPARα 激动剂(贝特类)能降低血 TG 水平约 70％，升高 HDL-C 水平约 20％，降低 LDL-C 血水平 10％～25％，但对糖化血红蛋白水平作用很小。PPAR-γ 激动剂(噻唑烷二酮类、格列酮类) 能降低 HbA1c 血水平 0.5％～1％，降低血 TG 水平 5％～15％，能升高 HDL-C 血水平 0％～4％。吡格列酮能减少 CVD 事件的 12％。

　　在 PPARα/γ 共同激动剂中，罗格里扎(胰岛素增敏剂) 能引发膀胱癌，莫格塔雷可增加 CVD 风险；有人研究用 $50\,\mu g$～$300\,\mu g$ 阿格列扎治疗 322 例 2 型糖尿病患者，能降低 HbA1c 血水平 0.36％～1.35％，可降低血 TG 水平，升高 HDL-C 血水平，且不引发心衰、体质量增加、液体潴留等。PPARα/γ 激动剂 DB-959 目前已进入临床 Ⅰ 期试验阶段。

　　——PPAR β/δ 激动剂：与 PPARα(肝脏)激动剂和 PPARγ(脂肪组织)激动剂的组织效应比，PPARβ/δ 激动剂可更多对肌肉内脂质、葡萄糖作用，能改善血脂水平，降低高血糖。PPARδ 激动剂 GW501516 作用于 ApoB-100-LDL 受体，能促进清除富含 TG 的脂蛋白，降低 apoC-3 血水平。PPAR α/δ 激动剂 GFT-505 能降低血 TG 水平 17％，升高 HDL-C 血水平 8％，能改善胰岛素抵抗。

　　(5)炎症相关标志物抑制剂　分泌型磷脂酶 A_2(sPLA$_2$)、Lp-sPLA$_2$ 脂蛋白的血水平升高，能增加 CVD 风险。Lp-sPLA$_2$ 的抑制剂 Darapladib、sPLA$_2$ 的抑制剂伐瑞拉迪正在研究中；Darapladib 正在进行 15800 例冠心病患者的临床研究。伐瑞拉迪在 625 例急性冠状动脉综合征患者中安全有效，能降低 LDL-C 血水平 8％，降低 CRP 和 sPLA$_2$ 的血水平 70％～80％。

　　(6)普罗布考　分子式：$C_{31}H_{48}O_2S_2$，分子量：517.86D；已用于治疗动脉粥样硬化，能降低 LDL-C 血水平 17％，升高 HDL-C 血水平 23％。普罗布考衍生物 Succinobucol/AGI-1067，能降低 HbA1c 血水平，可降低 CVD 风险 19％，同时又有引发房颤、心衰的风险。普罗布考能抑制 LDL-C、胆固醇的合成，促进它们降解，降低 LDL-C、胆固醇血水平，改善 HDL-C 功能，影响卵磷脂-胆固醇酰基转移酶、胆固醇脂转移蛋白、载脂蛋白 E 的功能,使脂质化的胆固醇/总胆固醇比率恢复正常,加强胆固醇的逆转运;抑制细胞间黏附因子 1 和 P-选择素的表达,抑制单核细胞黏附到内皮细胞,可防止动脉粥样硬化、心脑血管疾病。普罗布考有显著的抗脂质过氧化作用,可抑制致炎因子、致动脉粥样硬化因子、活性氧介导的炎症,改善内皮舒张功能,减少泡沫细胞、粥样硬化斑块;可抗血管成形术后再狭窄,消除黄瘤。口服吸收较少,与食物同服可升高血药水平,30 小时血药水平达峰值,连服 3～4 个月后血药水平达稳态;血清除半衰期为 52 小时。本品可在体内产生代谢产物,口服剂量的 84％从粪便排出,1％～2％从尿中排出,粪便中以原形为主,尿中以代谢产物为主。

适应证:适用于 LDL－C 水平高的高胆固醇血症,对其他类型高脂蛋白症治疗效果较差。与降胆宁或消胆胺合用有加强作用。为治疗原发性高胆固醇血症的二线用药。一般口服,每次 0.5g,每天早晚餐时各服 1 次。

注意事项:心血管疾病或心电图有改变者禁用,儿童和孕妇慎用。用药期间配合低脂、低胆固醇饮食;定期监测心电图。常有恶心、腹痛、腹泻等,发生率 10％。偶有嗜酸性粒细胞增多、感觉异常、血管神经性水肿、心率减慢等。定期复查心电图。有心肌损害、心电图有心室激惹表现者不宜用。

不良反应:有胃肠道不适、腹泻(10％),还有胀气、腹痛、恶心、呕吐。其他有头痛、头晕、感觉异常、失眠、耳鸣、皮疹、皮肤瘙痒等。

禁忌:对普罗布考过敏者禁用。本品可引起心电图 QT 间期延长和严重室性心律失常,故在下列情况禁用:近期心肌损害,如新近心肌梗死者;严重室性心律失常,如心动过缓者;有心源性晕厥或有不明原因晕厥者;有 QT 间期延长者;正在应用延长 QT 间期的药物;血钾或血镁过低者。

注意事项:本品可使血转氨酶、胆红素、肌酸激酶、尿酸、尿素氮血水平短暂升高。服用本品期间应定期检查心电图 QT 间期。服用三环类抗抑郁药、Ⅰ类及Ⅲ类抗心律失常药、吩噻嗪类药物的患者,服用本品发生心律失常的危险性较大。不推荐用于孕妇、哺乳期妇女、儿童。肾功能减退时本品剂量应减少。本品用于 65 岁以上老年人,其降胆固醇和低密度脂蛋白胆固醇的效果较年轻患者更为显著。

药物相互作用:本品能加强香豆素类药物的抗凝血作用,能加强降糖药的作用。本品与环孢素合用时,与单独服用环孢素比,可明显降低后者血药水平。

(余元勋 王爱玲 徐 彬 李建平)

进一步的参考文献

[1] TAGGART DP. CABG in 2012:Evidence,practice and the evolution of lipid control before CABG and its association with in-hospital mortality guidelines [J]. Glob Cardiol Sci Pract,2012,2012(2):21-28.

[2] DZIERWA K. Treatment strategies in severe symptomatic carotid and coronary artery disease[J]. Med Sci Monit,2011,17(8):191-197.

第五十三章　中国 DIC 诊治

弥散性血管内凝血(DIC)是并发系列病症的临床综合征。其特征为凝血途径启动,形成纤维蛋白凝块,合并血小板、凝血因子消耗,导致出血,引起器官衰竭。中国 2012 年指南已对 DIC 积分系统、血小板数、血纤维蛋白裂解产物(FDP)/D-二聚体水平、凝血酶原时间、活化的部分凝血活酶时间、血纤维蛋白原水平、血液涂片、凝血的总体特性、天然抗凝血酶活性水平、蛋白 C 水平等实验指标在 DIC 诊断中的意义,进行了分析;也推介了 DIC 的处理。

一、发病的相关疾病和机制

DIC 常不单独发生,患者常有一些导致 DIC 的相关病变;能促进释放细胞因子、促凝物质、组织因子,再接触毛细血管内皮下胶原组织,诱导生成凝血酶、启动凝血;使抗凝系统功能低下、纤溶失调、阴离子磷脂可利用性增加等。(表 53-1)

表 53-1　DIC 的相关病变

败血症和严重感染;创伤器官的损伤(如胰腺炎);恶性肿瘤(实体瘤、白血病);
妊娠相关并发症(产科意外、羊水栓塞、胎盘早期剥离、先兆子痫);
血管异常(大血管瘤、动脉瘤);严重肝衰;中毒、免疫学侵袭、蛇咬伤、一些药物所致病症;
ABO 输血不匹配的严重输血反应、移植排斥

二、DIC 的诊断

对 DIC 诊断时,须对临床征象、检验结果全面评估;临床疑似应得到检验支持。应作 DIC 动态检验跟踪。潜在疾患可能影响检验结果,已知存在 DIC 相关病变的患者,常须重复检验,反映凝血功能变化、潜在病变特性。凝血功能的筛选试验如凝血酶原时间(PT)、血小板计数、活化的部分凝血活酶时间(aPTT),能为凝血程度提供依据。测量纤维蛋白凝块溶解,可间接判断纤维蛋白形成的程度。有人分析 DIC 患者 900 例,多能发现血小板减少、血纤维蛋白原水平降低、血纤维蛋白裂解产物 FDP 等水平升高、PT 与 aPTT 延长。

1.血小板减少

血小板数减少是反映 DIC 的敏感征象。研究发现,98%DIC 患者有血小板减少,近 50%患者血小板数 $<50×10^9/L$。凝血酶生成增加与低血小板数相关;因为凝血酶诱导血小板聚集后,能消耗血小板。单项血小板数测定并不是很有帮助,因为 DIC 早期的血小板数可保持在正常范围内。但血小板数持续下降,常指示凝血酶生成增加;血小板数稳定,常提示凝血酶生成已中止。血小板数减少对 DIC 并非特异,因为许多 DIC 的相关疾病如急性白血病、败血症在无 DIC 的情况下,亦可引起血小板数减少。

2.FDP 与 D-二聚体水平升高

DIC 时纤溶活性亦增强;可通过 ELISA 等发现纤维蛋白裂解产物 FDP 水平升高。但 FDP 测定时,不能区分交联的纤维蛋白、裂解的纤维蛋白,特异性不高。已开展的新测定,能检测裂解的纤维蛋白、D-二聚体。除 DIC 外,许多潜在病变如创伤、近期手术、静脉血栓栓塞等时,裂解的纤维蛋白、D-二聚体水平也升高。因此裂解的纤维蛋白、D-二聚体不是对 DIC 特异的。裂解的纤维蛋白/D-二聚体水平升高＋血小板数减少＋PT/aPTT 延长时,较易诊断 DIC;但慢性肝病、肾损害时也可有血小板数减少、PT/aPTT 延长;故测定结果须结合临床情况及其他实验室检查来解释。可溶性纤维蛋白单体 SF 测定对诊断 DIC 有一定意义,SF 仅在血管内生成,测定 SF 诊断 DIC 的敏感度为 90%~100%,特异度一般;可改善 DIC 诊断的特异性。

3. PT、aPTTPT、aPTT

50%~60%DIC 患者的 PT、aPTTPT、aPTT 延长,其原因为凝血因子消耗、合成受损,后者与肝功能损害、维生素 K 缺乏、大量出血造成凝血蛋白缺失等相关。部分 DIC 患者 PT、aPTT 正常甚或缩短;其原因是血中存在活化凝血因子如凝血因子 Xa,后者可加速凝血酶的生成。因此凝血时间如 PT 或 aPTT 正常,不能排除凝血酶的生成时,须重复监测。在怀疑 DIC 的患者,检测凝血酶时间(TT),并未在一些积分系统中应用,但可用作 aPTT 延长的辅助检查。

4. 纤维蛋白原

血纤维蛋白原测定已用于 DIC 诊断,但常不太有帮助。纤维蛋白原为一种急性反应物,尽管在 DIC 时不断消耗,但其血浆水平可较长期保持在正常水平。患者连续有血纤维蛋白原水平降低,诊断 DIC 的敏感度仅为 28%;低纤维蛋白原血症,常仅在严重 DIC 患者测得;57%DIC 患者血纤维蛋白原水平可能正常。

5. 血液涂片

10%DIC 患者血液涂片有裂解的红细胞。有些 D-二聚体水平升高、凝血试验结果正常的慢性 DIC 患者,血液涂片中有裂解的红细胞,有一定诊断意义,但对 DIC 诊断不敏感、不特异。

6. 止血的总体特性

血栓弹力图(TEG)已用于诊断止血功能异常。败血症、血液丢失患者可有血栓弹力图异常,但对 DIC 诊断的敏感度、特异度尚在研究中。

7. 其他止血指标

抗凝血酶、蛋白 C 血水平在 DIC 常降低,有预后意义。

8. 积分系统

有人推荐应用 DIC 积分系统;积分增加和死亡增加相关;一般包括 PT 延长、血小板数减少、纤维蛋白原水平降低、纤维蛋白裂解物(D-二聚体、FDP)水平升高等 5 项的积分;可反映与急性 DIC(如败血症)和慢性 DIC(如血管畸形、动脉瘤);高积分对感染、非感染病因的敏感度为 91%,特异度为 97%;积分增加 1 分,DIC 死亡可增加 1.25~1.29 倍。该积分是 DIC 死亡的独立预示指标。高积分的败血症 DIC 患者死亡率较高,预后较差,能客观测定 DIC(C 级证据)。为监测临床动态变化,应重复检验(B 级证据)。(表 53-2)

表 53-2 DIC 的 ISTH 诊断积分系统

明显的 DIC 的积分系统
　　危险度评估:是否已知患者有与明显的 DIC 相关的潜在疾患
　　如果有:进行积分运算
　　如果没有:不适合用该法运算
总体凝血试验序列:PT 延长、血小板数减少、纤维蛋白原水平降低、纤维蛋白裂解物水平升高
试验结果的积分
　　血小板数:>100×10⁹/L=0,<100×10⁹/L=1,<50×10⁹/L=2
　　纤维蛋白标志物水平增高 (D-二聚体、纤维蛋白裂解产物):未增加=0,中度增加=2,强度增加=3
　　PT:<3 秒 =0,>3 秒~<6 秒=1,>6 秒=2
　　纤维蛋白原水平:>1g/L=0,<1g/L=1
计算的积分≥5,提示明显的 DIC,应每天重复检查。积分<5,提示不明显的 DIC,1~2 天后重复检查

三、DIC 的治疗

DIC 治疗关键是对潜在疾患进行治疗(C 级证据),能使许多患者的 DIC 自发消除。如感染败血症所致的 DIC 患者,给予抗生素治疗、手术引流后,DIC 将自发消除。有些患者可能需支持治疗,尤其针对凝血异常。

1. 血浆和血小板

血液成分治疗不应单独设立在实验结果的基础上,活动性出血、需侵入性操作、有出血并发症危险的患者,有治疗指征。临床一般出血患者血小板数$<50\times10^9$/L 时,可输注血小板。化疗后血小板减少的患者,阈值为 $10\sim20\times10^9$/L,但要结合其他临床、实验征象,察觉患者处于出血的高危中时,可在比这更高的血小板水平,给予血小板输注。最初输注血小板 1 个成人 UK 剂量($>240\times10^9$)。矫正凝血缺陷可能需大量血浆。新鲜冰冻血浆最初剂量为 15ml/kg,30ml/kg 的剂量能明显矫正凝血因子水平。凝血因子浓缩物如浓缩凝血酶原复合物,常缺乏基本的凝血因子,如因子 V。在 DIC 应用凝血酶原复合物时,因为它含活化凝血因子的量较少,有时难以逆转凝血障碍。目前对应用凝血因子浓缩物是否恰当尚不清楚。纤维蛋白原缺乏时,可给予纯纤维蛋白原浓缩剂、冷沉淀物;3g 即可提高血浆纤维蛋白原水平约 1g/L。一般可给约 4 单位 FFP、10 供体单位冷球蛋白或 3g 浓缩纤维蛋白原。

成分输血治疗的反应,由输注后反复进行血小板计数、凝血试验而加以监测。可给予出血患者重组因子 Xa 制剂;然而对 DIC 的疗效、安全性尚不明了,应谨慎应用。DIC 患者输注血小板、血浆,不应主要根据实验室结果,要结合临床情况。DIC、出血、有高危出血风险的患者(即术后的患者或进行侵入性操作的患者)、血小板数$<50\times10^9$/L 的患者,应考虑输注血小板(C 级证据)。非出血的 DIC 患者,不作预防性血小板输注,除非察觉有高危的出血风险(C 级证据)。DIC 和 PT/aPTT 延长的患者,检查 FFP 可能有用。活动性出血和须做侵入性操作的患者应予考虑给予 FFP。因液体的过度负荷不能输注 FFP 的出血患者,可考虑输注凝血酶原复合物浓缩剂,可部分纠正缺陷(因它们仅包含某些凝血因子),而 DIC 存在凝血因子的总体缺乏(C 级证据)。补充 FFP 后,严重的低纤维蛋白原($<1g$/L)血水平仍持续存在时,可用纤维蛋白原浓缩剂、冷球蛋白治疗(C 级证据)。

2. 抗凝剂

DIC 有广泛的凝血,抗凝剂治疗是合理的。血栓形成占优势的 DIC 患者,如动/静脉血栓栓塞、肢端缺血、皮肤血管阻塞相关的严重的暴发性紫癜,应考虑用治疗量肝素。研究显示,在 DIC 时,肝素可抑制凝血,改善转归。低分子量肝素(LMWH)能改善 DIC、高危状态。普通(UFH)肝素(分子量为 5000~30000D)、LMWH、机械方法,已成为 DIC 患者预防 VTE 的标准措施。严重败血症时,低剂量肝素不能减少 28 天内的死亡率;在 DIC 和凝血参数异常的患者,一般不要停用肝素。抗凝剂能抗组织因子的凝血活性。存在复合出血的高危 DIC 患者,可持续输注 UFH 肝素(UFH 肝素的血清除半衰期较短、有可逆性);aPTT 没有延长到正常水平的 1.5~2.5 倍时,可按体重确定肝素剂量。病变严重、没有出血征象的 DIC 患者,推荐用预防剂量的肝素或 LMWH 预防静脉血栓栓塞(A 级证据)。

3. 重组组织因子途径抑制剂

对败血症 DIC 患者可应用重组组织因子途径抑制剂(rTFPI),它是组织因子、Ⅶ 因子、Ⅹ 因子的天然抑制物,能维持正常凝血,还能抗炎症,在动脉粥样硬化、败血症、恶性肿瘤等有应用价值。

结构特点:TFPI 的基因长 86kb,定位于 2q31~q32.1,有 9 个外显子。

TFPI 蛋白是含 276 个氨基酸残基的单链糖蛋白,含 K1、K2、K3 结构域,还有连接域、N - 端域、C - 端域。K1/K2 结构域是 TFPI 抗凝活性关键部位。K3 域和 C - 端域可结合肝素、膜表面糖蛋白,与 TFPI 抗炎作用相关。

生理功能:TFPI 主要由微血管内皮细胞合成,大部分锚定于内皮细胞,少量进入血流循环,TFPI 是外源性凝血途径中主要的抑制因子,对内皮细胞的抗凝血功能维持非常重要。TFPI 和抗凝血酶-Ⅲ都能与 Ⅹa 结合并抑制后者的活性。高水平 TF 与血栓性疾病、动脉粥样硬化相关。作为对 TF 升高的一种代偿性调节,TFPI 在 AS 中表达水平升高,但远不能抑制 TF。一旦斑块破裂,大量 TF 暴露并激活外源性凝血途径,最终在局部形成血栓,是引起急性冠脉综合征或脑梗死根本原因。重组 TFPI 能减少血小板、纤维蛋白在斑块破裂部位的沉积,抑制内膜增生,能治疗 AS。手术过程中对组织的损伤,使大量的 TF 暴露于血液,TFPI 的减少,易形成高凝状态、DIC、急性血栓。重组人 TFPI 在治疗急性血栓、DIC 时,有与肝素同样的效力,但出血等不良反应明显减少。

4. 抗凝血酶浓缩剂

抗凝血酶浓缩剂从 1980 年已使用于临床,大多数研究显示,该浓缩剂有改善实验参数的功效,但并不能明显减低死亡率。在未接受肝素的 DIC 患者,给予抗凝血酶浓缩剂能改善生存率,但仍需进一步验证。蛋白 C 活性水平降低,可加重 DIC,可补充活化的蛋白 C(APC)。在败血症 DIC 时,APC 能降低死亡率、减少器官衰竭;有人报道,APC 组 DIC 死亡率为 24.7%,安慰剂组为 30.8%。APC 治疗严重败血症 DIC 有益,能使凝血正常或凝血时间延长,尤其是 aPTT;但能使出血危险从 2.0% 增至 3.5%,颅内出血危险从 0.1% 增至 0.3%。严重血小板减少的 DIC 患者,不给予重组人 APC。对伴 DIC 的严重脑膜炎球菌败血症患者,血浆来源的重组人活化的蛋白 C 浓缩物有一定疗效(持续静脉输注,A 级)。有出血高危、血小板数 $<30\times10^9/L$ 的患者,不应使用重组人活化蛋白 C。在介入之前短时间内,应中止使用重组人活化蛋白 C(其血清除半衰期为 20 分钟),数小时后可恢复使用,取决于临床情况(C 级证据)。对未接受肝素的 DIC 患者,一般不推荐给抗凝血酶。

5. 抗纤溶治疗

抗纤溶药物对出血患者有效,但对 DIC 出血的患者,这类药物一般不推荐应用。纤维蛋白沉积是 DIC 的一个重要的征象,抑制纤溶系统一般并不合适。最近的研究显示,应用氨甲环酸治疗 APL 患者,能减轻出血。APL 患者的标准治疗是应用全反式维甲酸,它能增加血栓形成。有严重血栓并发症的 APL 患者,可采取 ATRA 和氨甲环酸联用。DIC 患者,一般不应用抗纤溶药物治疗(C 级证据)。以过度纤溶、严重出血为特征的 DIC 患者,或许可应用赖氨酸类药物治疗,如氨甲环酸(1 g/8 小时)(C 级证据)。

四、弥散性血管内凝血的新认识及实验诊断进展

自 1951 年报道在产科病例中发现弥散性血管内凝血(DIC)以来,DIC 就一直是医学上的经典课题,受到重视;它是在某些严重疾病基础上,由特定诱因引发的复杂病理过程。致病因子引起人体凝血系统激活、血小板活化、纤维蛋白沉积,导致弥散性血管内微血栓形成;继之消耗性降低多种凝血因子和血小板;在凝血系统激活的同时,纤溶系统亦可激活,或因凝血启动而致纤溶激活,导致纤溶亢进。临床上多以出血、休克、多器官功能衰竭(MODS)及血管病性溶血等为突出表现。目前 DIC 治疗主要采取:去除潜在病因;建立新的凝血纤溶间的动态平衡;补充消耗的凝血因子恢复止血,DIC 的病死率比以前大大降低。然而 DIC 的机制十分复杂,许多方面至今仍未完全清楚,临床上大多数 DIC 病急骤、病情复杂、发展迅猛、预后凶险,因此 DIC 仍然是当今临床上多种疾病并发的危重棘手综合征。

1. 国际血栓与止血学学会对 DIC 的新定义

2001 年国际血栓与止血学学会制定的 DIC 定义为:不同病因导致局部损害、而出现以血管内

凝血为特征的一种继发性综合征,既可由微血管体系受损而致,又可导致微血管体系损伤,严重损伤可导致器官功能衰竭。这一定义强调微血管体系在 DIC 发生中的地位;DIC 为各危重疾病的一个中间病理环节,DIC 终末损害多为器官功能衰竭;纤溶并非 DIC 的必要条件,因 DIC 的纤溶属继发性,DIC 早期多无纤溶现象。DIC 分为两种类型:显性 DIC 与非显性 DIC。显性 DIC 包含了既往分类的急性 DIC 与失代偿性 DIC;非显性 DIC 包含了慢性 DIC 与代偿性 DIC,DIC 前期亦纳入在内。

2. DIC 发病机制的新认识

(1)主要由外凝途径介导凝血活化　过去对 DIC 的启动机制,将重点放在内凝途径上,近些年则认为外凝途径主导了凝血系统的激活,而内凝途径可能更多地在 DIC 的发展及纤溶激活中起作用。人体的各组织、器官(如内皮细胞、白细胞、肺、脑、胎盘等)内广泛存在组织因子(TF),即凝血因子 Ⅲ,当各种病因致组织、血管损伤及白细胞激活后释放大量组织因子入血,Ⅲ 因子通过激活 Ⅶ 因子而启动外凝途径。在试验中,抗组织因子单克隆抗体和抗因子 Ⅶa 可完全抑制败血症或内毒素引起的 DIC,并降低其病死率;另一方面,在试验中,基因重组的组织因子途径抑制物(TFPI)可减轻败血症 DIC 的病理损伤并降低病死率,它是外凝途径的主要抑制剂。相反,在内毒素血症或给志愿者注入内毒素后,没有接触因子的活化,抑制接触因子也不能预防凝血的过程。由此表明,DIC 的凝血活化,主要是由外凝途径介导,而内凝系统不起主要作用。类似于 Ⅲ 因子,由癌细胞分泌的黏蛋白或某些癌细胞,可激活 Ⅹ 因子,促发凝血过程;某些蛇的毒液能直接使凝血酶原转化成凝血酶;白细胞产生的弹性蛋白酶也参与凝血的激活。

(2)DIC 的发展机制　虽然 TF 和外凝途径在 DIC 的启动中有重要作用,但凝血酶的持续产生和弥散,尚依赖于其他因素的作用;内凝途径的激活,能使凝血酶得以持续生成,继而导致内生性抗凝因子(如抗凝血酶 Ⅲ、蛋白 C、蛋白 S、TFPI)的大量消耗,带阴电荷的磷脂表面暴露增加,亦推动凝血过程的发展。

(3)凝血与纤溶的平衡　在 DIC 的发展过程中,体内同时有凝血酶、纤溶酶的生成,DIC 的临床表现和转归,与凝血和纤溶两个系统的平衡状况相关:如胎盘破裂时可释放 TF、t‐PA、纤溶酶,若纤溶酶较多,则沉积于微循环的纤维蛋白被溶解,机体表现为出血但无多器官功能障碍综合征(MODS);如败血症、内毒素血症时,血浆 PAI‐1 水平升高,阻止纤溶酶的产生,纤溶酶少于凝血酶,纤维蛋白大量沉积于微循环造成局部缺血,并最终发展为 MODS;而急性早幼粒细胞白血病、前列腺癌、毒蛇咬伤等时,纤溶较凝血活跃,显著出血,原发性纤溶亢进,可促发 DIC。

(4)细胞因子的参与　在患败血症、内毒素血症时,单核-巨噬细胞、淋巴细胞等分泌的多种细胞因子可促进凝血、微血栓形成,如 IL‐1/6、肿瘤坏死因子 α。IL‐1 促进组织因子的释放,抑制内皮细胞表达凝血酶调节蛋白 TM,并减少 PAI‐1 分泌。在肿瘤患者治疗时,高水平肿瘤坏死因子 α 可引起与 DIC 样的凝血系统激活,纤维蛋白/纤维蛋白原降解产物(FDP)、D‐二聚体等,可诱导单核-巨噬细胞进一步释放 IL‐1/6、肿瘤坏死因子 α、PAI‐1,使血管收缩、痉挛,内皮细胞损伤,纤溶受抑,促进微血栓形成。

(5)DIC 和系统性炎症反应综合征(SIRS)　SIRS 发生后,促进产生细胞因子、炎性介质,使炎性反应加剧,可损伤组织,导致器官功能障碍、凝血、DIC,所产生的凝血酶等反过来也推动炎性反应发展。炎性反应与凝血、DIC 相互促进,可构成恶性循环。DIC 是 SIRS 的一部分,当 SIRS 发展到多器官功能障碍综合征时常可诱发 DIC。

(6)前 DIC 的提出　典型的 DIC 可分为前 DIC 期,高凝期,消耗性低凝期,继发纤溶亢进期。前 DIC 期是指,在 DIC 基础疾患存在时,体内凝血、纤溶、血液流变学发生变化,但尚未出现典型的 DIC 症状,是 DIC 的代偿期、亚临床凝血异常初期状态;这时凝血因子的消耗仍可由肝脏合成补充,血液高凝,凝血因子及血小板水平不低,治疗较有效。

3. DIC 的诊断进展

2001 年国外提出 DIC 诊断标准,但我国情况不同,故中国制定了我国的 DIC 诊断标准修订方案,已普遍接受,较科学、实用。

(1)DIC 的分子标志物测定

——反映血管内皮细胞损伤的标志物:①内皮素-1,由血内皮细胞合成和分泌,是强缩血管物质、促凝因子,可用于估计 DIC 的预后;②凝血酶受体(TM),存在于血管内皮细胞表面,内皮细胞受损后,TM 释放入血,与凝血酶结合后,能促使蛋白 C 激活而促进血液凝固。

——反映血小板激活的标志物:DIC 始动机制是血小板活化,能释放 β 血小板球蛋白、P-选择素、血小板第 4 因子、血小板颗粒膜糖蛋白 140、血小板凝血酶致敏蛋白、血栓烷 B2 等。

——反映凝血因子激活的标志物:①组织因子(TF),存在于全身的一种跨膜糖蛋白,是外凝途径的启动因子;②凝血酶原片段 1+2(F1+2),是 Xa 蛋白水解凝血酶原形成凝血酶过程中的产物,有 1/5 的肝素抗凝活性,能抑制 Xa 激活形成凝血酶;③纤维蛋白肽 A(FPA),是纤维蛋白原在凝血酶作用下转变为纤维蛋白单体时释放的肽,反映凝血酶活性;④ 纤维蛋白单体(FM),纤维蛋白原经凝血酶水解释放出 FPA/FPB 后转变成纤维蛋白单体,后者水平的升高,提示凝血途径激活、凝血酶产生;⑤ 可溶性纤维蛋白单体复合物(SFMC),是凝血酶、纤溶酶同时存在的证据。

——反映抗凝系统活化的标志物:①组织途径抑制物(TFP1),主要由血管内皮细胞产生,是天然抗凝物质,抑制 TF 的外凝途径;②凝血酶-抗凝血酶 Ⅲ 复合物(TAT),凝血酶生成增加时,抗凝血酶 Ⅲ 与凝血酶以 1∶1 相结合成 TAT,从而使 80% 凝血酶灭活;③蛋白 C 活化肽(PCP),系蛋白 C 激活成活化蛋白 C 的直接标志,是凝血酶产生的间接标志。

——反映纤溶系统活化的标志物:①FDP,是纤维蛋白/纤维蛋白原经纤溶酶降解的产物,血浆 FDP 水平升高,反映纤溶酶存在;②D-二聚物,是纤溶酶水解交联的纤维蛋白所形成的特异性降解产物,直接反映凝血酶和纤溶酶生成;③t-PA、PAI-1,对评价 DIC 预后有价值;④ 纤溶酶-抗纤溶酶复合物(PIC),是直接反映纤溶酶生成的分子标志物。上述标志物中,SFMC、TAT、F1+2、D-二聚物、PIC 对识别前 DIC 期最具价值。

(2)DIC 实验室诊断的新理念 凝血系统激活的证据:F1+2、FPA、TAT、D-二聚物水平升高。纤溶系统激活的证据:D-二聚物、FDP、PIC 水平升高。抑制因子消耗的证据:AT-Ⅲ、蛋白 C 或 S 水平下降,TAT、PIC 水平升高。器官损伤或衰竭的证据:乳酸脱氢酶、肌酐的活性水平升高,动脉血 pH 值及氧分压下降。

DIC 的发病机制十分复杂,对它的研究仍在进行之中,而很多机制也只处在实验研究阶段,甚至只是一种理论推断,并没得到临床的一一证实。因此对 DIC 发病机制的认识仍存在分歧与商讨。DIC 早期诊断与防治是 DIC 治疗至关重要的环节,目前大部分典型的 DIC 都能为临床所识别诊断,但对前 DIC 期的诊断仍缺乏足够的认识和及时治疗。建立一套易检测、敏感特异性强的前 DIC 期诊断指标,是当今 DIC 研究的重点。

(韩永生)

进一步的参考文献

[1] ANN SS. Ischemic measurement of intracranal artery calcifications can improve prediction of asymptomatic coronary artery disease[J]. Radiology. 2013;34(4):234-244.

[2] ALIZADEN AM. Is oxytocin a therapeutic factor for ischemic heart disease[J]. Peptides,2013,13(4):145-156.

［3］ HOMAN DJ. The role of clopidogrel in the management of ischemic heart disease[J]. Curr Opin Cardiol，2013,44(5):234 - 244.

［4］ MADONNA R. Electrical plasticity and cardioprotection in myocardial ischemic role of selective sodium channel blockers[J] . Clin Cardiol,2013,36(5):255 - 261.

第五十四章 美国肥厚性心肌病诊治

肥厚型心肌病是以心肌肥厚为特征。根据左心室流出道有无梗阻可分为梗阻性和非梗阻性肥厚型心肌病,不对称性室间隔肥厚致主动脉瓣下狭窄者称特发性肥厚型主动脉瓣下狭窄。肥厚型心肌病与内分泌紊乱等相关,有常染色体显性遗传家族史者占30%～55%。大多在30～40岁出现症状,主要有呼吸困难、心绞痛、晕厥与头晕、心悸等;影像学检查可发现心脏大小正常或增大,左心室肥厚为主;发展缓慢,预后较好,但心律失常可致猝死。2011年ACCF/AHA公布了肥厚性心肌病诊治指南,对肥厚性心肌病相关的367种文献进行了复习,其中有很多专家共识。掌握指南提出的推荐意见,显然有助于提高对HCM的诊治水平。

1. 基因检测策略/家族筛查的推荐

(1) I 类推荐 为评估HCM患者,推荐评估其家族遗传情况,进行遗传咨询(证据水平B)。进行了基因检测的患者,还应当向心血管病遗传学专家咨询、讨论(证据水平B)。推荐对HCM患者的一级亲属进行临床的筛查(用或不用基因检测)(证据水平B)。对HCM临床表现不典型的患者、怀疑其他遗传情况时,推荐做HCM、心肌肥厚的其他遗传基因筛查(证据水平B)。

(2) IIa 类推荐 为了便于检出有HCM发生风险的家族一级亲属成员,对可疑患者进行基因筛查是合理的(证据水平B)。

(3) IIb 类推荐 基因筛查对评估HCM发生SCD风险的有效性,是不确定的(证据水平B)。

(4) III 类推荐(无益) 当先证者没有明确的致病性突变时,对其亲属进行基因检测不是指征(证据水平B)。对HCM家族的基因型阴性亲属,进行临床筛查不是指征(证据水平B)。

2. 基因型阳性/表型阴性患者的推荐

I 类推荐 对没有表达HCM表型的致病性突变个体,推荐根据患者的年龄和临床状态的变化,定期(儿童和青少年12～18个月,成人约5年)做系列心电图(ECG)、经胸超声心动图(TTE)、临床评估(证据水平B)。

3. 心电图检查的推荐

(1) I 类推荐 对HCM患者的初始评估,推荐做ECG(证据水平C)及24小时动态心电图(Holter)监测,以检出室速(VT)和识别可能需要ICD治疗的患者(证据水平B)。对发生心悸或头昏眼花症状的HCM患者,推荐做Holter监测或事件记录(证据水平B)。当HCM患者症状加重时,推荐重复做ECG(证据水平C)。对HCM患者的一级亲属青少年,超声心动图没有心肌肥厚的证据,作为筛查方案的一部分,推荐每12～18个月做一次12导联ECG(证据水平C)。对HCM患者的一级亲属,作为筛查方案的一部分,推荐做一次12导联ECG(证据水平C)。

(2) IIa 类推荐 对以往没有室速证据的HCM患者,每1～2年重复做一次Holter监测是合理的,以识别出可能需要ICD治疗的患者(证据水平C)。对临床上稳定的确诊HCM患者,每年做一次12导联ECG是合理的,以评估无症状的心脏传导/节律变化(证据水平C)。

(3) IIb 类推荐 对HCM成人可考虑做Holter监测,以评估无症状的阵发性房颤/房扑(证据水平C)。

4. 超声心动图的推荐

(1) I 类推荐 对所有可疑HCM患者的初始评估,推荐做一次经胸超声心动图(TTE)(证据水平B)。对HCM患者的家庭成员,作为筛查方案的一部分,推荐做一次经胸超声心动图,除非在已明确突变的家庭中,家庭成员是基因型阴性的(证据水平B)。对HCM患者的孩子,推荐定期(12～18个月)行经胸超声心动图筛查,如果生长突增或青春期征象明显和/或有计划从事剧烈的竞技运动或有 SCD 的家族史,应在 12 岁以前开始筛查(证据水平 C)。为了评估临床状态的变化或新发心血管事件的 HCM 患者,推荐复查经胸超声心动图(证据水平 B)。为了指导术中的心肌切除,推荐做一次经食管超声心动图(TEE)(证据水平 B)。为指导术中酒精间隔消融,推荐用 Candidate 间隔穿孔器冠脉内注射对比剂,行经胸超声心动图或经食管超声心动图(证据水平 B)。应当用经胸超声心动图评估手术心肌切除或酒精室间隔消融治疗梗阻性 HCM 的效果(证据水平 C)。

(2)Ⅱa 推荐　对有症状的稳定 HCM 患者的连续评估,每 1~2 年做一次经胸超声心动图检查可能是有用的,可评估心肌肥厚程度、动态梗阻、心肌功能(证据水平 C)。对无静息流出道梗阻的 HCM 患者,运动经胸超声心动图对动态 LVOT 梗阻的检出和定量可能是有用的(证据水平 C)。对做药物治疗、临床决定、计划要心肌切除、排除继发于二尖瓣装置结构异常的主动脉下隔膜或二尖瓣反流,评估酒精室间隔消融的可行性,如经胸超声心动图不能下结论,经食管超声心动图可能是有用的(证据水平 C)。如心尖的 HCM/心肌梗死/肥厚的严重度诊断存在疑问时,尤其是当心血管磁共振成像不能诊断或属禁忌证时,经胸超声心动图联用静脉内对比剂注射是合理的(证据水平 C)。对患 HCM 的一级亲属、基因状态未明、临床未受影响的患者,连续经胸超声心动图检测是合理的。对来自高危家庭的儿童和青少年,这样的随访每 12~18 个月应进行一次,对成年家庭成员每 5 年进行一次(证据水平 C)。

(3)Ⅲ 类推荐(无益)　对 HCM 患者,当不可能发生对临床治疗决策有影响的任何改变时,不应少于 12 个月更频繁地行经胸超声心动图检测(证据水平 C)。当经胸超声心动图成像能确诊 HCM、不怀疑有固定性梗阻时,不推荐常规做经胸超声心动图、对比剂超声心动图检查(证据水平 C)。

5. 负荷试验的推荐

(1)Ⅱa 类推荐　对 HCM 患者,为测定心脏功能和治疗反应,踏板运动试验是合理的(证据水平 C)。对 HCM 患者,为进行 SCD 危险分层,踏板试验监测 ECG 和血压是合理的(证据水平 B)。对静息峰值瞬时压力梯度 ≤50 mmHg 的 HCM 患者,为检出和定量评估运动诱发的动态 LVOT 梗阻,运动超声心动图检查是合理的(证据水平 B)。

6. 心脏磁共振(CMR)的推荐

(1)Ⅰ类推荐　对可疑 HCM 患者,当超声心动图诊断不确定时,CMR 成像是指征(证据水平 B)。对确诊的 HCM 患者,当另外的信息(如心肌肥厚度和分布,或二尖瓣结构/乳头肌的解剖)可能对处理决定有影响时,用超声心动图检查不明确时,CMR 成像是指征(证据水平 B)。

(2)Ⅱa 类推荐　对 HCM 患者,如超声心动图不能确定,为明确心尖肥厚及/或动脉瘤,CMR 成像是合理的(证据水平 B)。

(3)Ⅱb 类推荐　对所选的确诊的 HCM 患者,在明确了常规的危险因素后,心源性猝死危险分层仍不能确定时,可考虑 CMR 成像评估延迟钆增强,以解决临床决策问题(证据水平 C)。对左室肥大、疑及心脏淀粉样变、法布里病、LAMP2 心肌病时,可考虑 CMR 成像(证据水平 C)。

7. 伴发冠心病检出的推荐

(1)Ⅰ类推荐　对有胸部不适、有中到重度冠心病(CAD)可能性的 HCM 患者,当伴发的 CAD 检出会改变处理策略时,冠脉造影(侵入性或 CTA)是指征(证据水平 C)。

(2)Ⅱa 类推荐　对有胸部不适及 CAD 可能性低的 HCM 患者,为评估可能伴发的 CAD,用 CTA 评估冠脉解剖是合理的(证据水平 C)。对有胸部不适、轻度 CAD 可能的 HCM 患者,为排除可能伴发的 CAD,用 SPE/CT 或 PET 心肌灌注成像(MPI,有较好的阴性预测值),它们的评估可提示 CAD 的心肌缺血或灌注异常是合理的(证据水平 C)。

(3)Ⅲ 类推荐(无益)　对无症状的 HCM 患者,为检出"沉默的"CAD 相关的缺血,常规行 SPE/CT 的 MPI 或负荷超声心动图不是指征(证据水平 C)。对 HCM 患者,为评估预后,用 PET

作定量心肌血流量测定来评估是否存在迟钝的血流贮备(微血管缺血)不是指征(证据水平 C)。

8. 无症状的患者的推荐

(1)Ⅰ类推荐　对 HCM 患者,推荐遵循现存的相关指南,来治疗可引起心血管病的并存病(高血压、糖尿病、高血脂和肥胖)(证据水平 C)。

(2)Ⅱa 类推荐　对 HCM 患者,作为健康生活方式的一部分,低强度的有氧运动是合理的(证据水平 C)。

(3)Ⅱb 类推荐　对有或没有梗阻的无症状 HCM 患者的处理,因 β 受体阻断剂、钙通道阻断剂可改变临床预后的有效性,故尚未有很好确定(证据水平 C)。

(4)Ⅲ 类推荐(有害)　对有正常耐力的、无症状的 HCM 成人或儿童患者,无论梗阻的严重程度如何,都不应做室间隔减容治疗(证据水平 C)。对有静息或可激发的流出道梗阻的 HCM 患者,无论症状如何,单纯的血管扩张剂或大剂量利尿剂可能是有害的(证据水平 C)。

9. 药物处理的推荐

(1)Ⅰ类推荐　对有梗阻或非梗阻性 HCM 成年患者,推荐用 β 受体阻断剂行对症治疗心绞痛、呼吸困难,但对有窦性心动过缓、严重传导阻滞的患者应慎用(证据水平 B)。对 HCM 患者,如小剂量 β 受体阻断剂对控制症状(心绞痛、呼吸困难)无效,将剂量滴定到静息心率小于每分钟60~65 次(达到一般可接受、推荐的最大剂量)是有用的(证据水平 B)。对 β 受体阻断剂无效、有副作用、禁忌的梗阻性/非梗阻性 HCM 患者,推荐用维拉帕米小剂量开始,滴定到每天 480 mg,对症治疗心绞痛、呼吸困难。但对压力梯度高、严重心衰、窦性心动过缓的患者,维拉帕米应慎用(证据水平 B)。对液体输入没有反应的梗阻性 HCM 患者,推荐静脉用肾上腺素(或其他单纯血管收缩剂)治疗急性低血压(证据水平 B)。

(2)Ⅱa 类推荐　对单用 β 受体阻断剂、维拉帕米无效的 HCM 患者,丙吡胺＋β 受体阻断剂/维拉帕米治疗心绞痛、呼吸困难是合理的(证据水平 B)。对尽管用了 β 受体阻断剂或维拉帕米或它们联用、呼吸困难持续存在的非梗阻性 HCM 患者,增加口服利尿剂是合理的(证据水平 C)。

(3)Ⅱb 类推荐　对 HCM 儿童或青少年,β 受体阻断剂对症状(心绞痛或呼吸困难)治疗可能是有用的,但用药患者应监测药物不良反应,包括抑郁、疲乏、对学习成绩的影响(证据水平 C)。对尽管用 β 受体阻断剂或维拉帕米或它们联用、充血性症状仍持续存在的梗阻 HCM 患者,谨慎加用口服利尿剂可能是合理的(证据水平 C)。对保留收缩功能的 HCM 患者,ACEI、ARB 治疗症状(心绞痛或呼吸困难)的有效性尚在研究中,故这些药物应慎用于有静息 /可激发 LVOT 梗阻的患者(证据水平 C)。对不能耐受维拉帕米或对维拉帕米、有禁忌的 HCM 患者,可考虑用地尔硫䓬(证据水平 C)。

(4)Ⅲ 类推荐(有害)　对有静息或可激发的 LVOT 梗阻的 HCM 患者,用硝苯地平或其他二氢吡啶类钙通道阻断剂治疗症状(心绞痛或呼吸困难)有潜在的害处(证据水平 C)。对有全身低血压、严重静息呼吸困难的梗阻性 HCM 患者,维拉帕米有潜在的害处(证据水平 C)。对没有房颤的 HCM 患者,用洋地黄治疗呼吸困难可能有害(证据水平 B)。对有房颤的 HCM 患者,单用丙吡胺而不与 β 受体阻断剂或维拉帕米联用来治疗症状(心绞痛或呼吸困难)可能是有害的,因为丙吡胺可增强房室传导,并增加房颤发作时的心室率(证据水平 B)。对梗阻性 HCM 患者,用多巴胺、多巴酚丁胺、去甲肾上腺素、其他静脉内用的正性肌力药治疗急性低血压,可能是有害的(证据水平 B)。

10. 侵入性治疗的推荐

(1)Ⅰ类推荐　在综合分析 HCM 临床方案的情况下,只对有严重耐药症状、有 LVOT 梗阻、适合的患者进行治疗,要由有经验的操作者来做室间隔减容治疗(证据水平 C)。有经验的操作者的定义是累计达至少 20 次操作、正在致力于 HCM 方案工作,累计至少达 50 次操作的个体操作者。适合的患者的定义是尽管进行了最佳药物治疗,仍存在严重呼吸困难或胸痛(常达 NYHA 心

功能 Ⅲ 或 Ⅳ 级），或有时出现妨碍日常活动、生活质量的其他劳力性症状（如昏厥、近乎昏厥）。静息或随体力激发的动态 LVOT 梯度≥50 mmHg，伴有室间隔肥厚、收缩期二尖瓣前向运动（SAM）。根据个体操作者的判断，目标前间隔的厚度，要足以安全有效做这项手术。

（2）Ⅱa 推荐　对适合的有重度耐药性症状、LVOT 梗阻的 HCM 患者，当讨论治疗选择时，向有室间隔心肌切除术、酒精室间隔消融术经验的中心咨询，是合理的（证据水平 C）。对大多数适合的、有重度耐药性症状、LVOT 梗阻的 HCM 患者，在有经验的中心做室间隔心肌切除术，可能是有益的且可作为首要考虑（证据水平 B）。对标准药物治疗已经失败、有症状、静息梗阻（≥50 mmHg）的 HCM 患儿，在有经验的中心做室间隔心肌切除术是有益的（证据水平 C）。对适合的有 LVOT 梗阻、严重耐药性症状（常达 NYHA 心功能 Ⅲ 或 Ⅳ 级）的成年 HCM 患者，如手术间隔切除是禁忌证、或因为有严重的伴发病或年迈，认为手术风险不能接受，那么在有经验的中心做酒精室间隔消融，可能是有益的（证据水平 B）。

（3）Ⅲ类推荐（有害）　对无症状、运动耐力正常、或其症状用最佳药物治疗已得到控制、或症状很轻的成年 HCM 患者，不应做间隔减容治疗（证据水平 C）。除非作为专门为 HCM 患者纵向服务方案的一部分，才做室间隔减容治疗，否则不应该做（证据水平 C）。对可选择间隔减容治疗的 HCM 患者，为缓解 LVOT 梗阻，不应做二尖瓣换瓣术（证据水平 C）。对有伴发病需要独立手术矫正（CABG 治疗 CAD、二尖瓣修复治疗腱索断裂）的 HCM 患者，作为手术治疗的一部分，能对其做心肌切除术时，不应做酒精室间隔消融（证据水平 C）。对年龄小于 21 岁的 HCM 患者，不应做酒精室间隔消融；对年龄小于 40 岁的患者，如果间隔心肌切除术是一种切实可行的选择，则不鼓励做室间隔消融（证据水平 C）。

11. 起搏的推荐

（1）Ⅱa 类推荐　对因为非 HCM 适应证已行一个双腔装置植入的 HCM 患者，可考虑试行双腔房-室（从右室心尖）起搏是合理的，可以缓解 LVOT 梗阻引起的症状（证据水平 B）。

（2）Ⅱb 类推荐　对间隔减容治疗不是最佳对象的梗阻性 HCM 患者，存在药物难以治疗的症状时，可考虑安置永久起搏器（证据水平 B）。

（3）Ⅲ 类推荐（无益）　对无症状或其症状已被药物控制的 HCM 患者，不应做永久起搏器置入术来缓解压力梯度（证据水平 C）。对有 LVOT 梗阻、属于间隔减容对象、存在耐药症状的 HCM 患者，不应作为缓解症状的一线治疗来做永久起搏器置入（证据水平 B）。

12. 左室收缩功能不全患者的推荐

（1）Ⅰ类推荐　对发生了收缩功能不全、射血分数 ≤50% 的非梗阻型 HCM 患者，应像患其他心衰类型伴 EF 降低的成人，根据循证医学证据水平来治疗，包括应用 ACEI、ARB、β 受体阻断剂、其他有适应证的药物（证据水平 B）。对 HCM 患者，应当考虑收缩功能不全其他的伴发原因（如 CAD）作为收缩功能不全可能的促发因素（证据水平 C）。

（2）Ⅱb 类推荐　对有严重症状（NYHA 心功能 Ⅲ 或 Ⅳ 级）、用了足量药物治疗、EF 仍 ≤50%、有 ICD 适应证而未做其他手术的非梗阻性 HCM 成年患者，可考虑 ICD 治疗（证据水平 C）。对发生收缩功能不全的 HCM 患者，要重新评估过去有指征使用的负性肌力药如维拉帕米、地尔硫䓬、丙吡胺，并考虑停用这些药物，可能是合理的（证据水平 C）。

13. 心脏移植患者选择的推荐

（1）Ⅰ类推荐　对严重心衰（终末期）、其他治疗干预无效、EF<50%（或有时保留 EF）、非梗阻性 HCM 患者，应考虑心脏移植（证据水平 B）。对其他治疗无效的、有限制性生理的 HCM 患儿，应考虑心脏移植（证据水平 C）。

（2）Ⅲ类推荐（有害）　对症状轻微的任何年龄的 HCM 患者，不应做心脏移植（证据水平 C）。

14. SCD 危险分层的推荐

（1）Ⅰ类推荐　对所有 HCM 患者在初始评估时，都应进行综合 SCD 危险分层，以确定是否存在下述情况（证据水平 B）：室颤、持续性室速、SCD 个人史、有 SCD 家族史、对室性快速心律失常适宜的 ICD 治疗、不能解释的昏厥、有动态心电图证实的非持续性室速（NSVT，其定义为：心室异位搏动≥每分钟 120 次，连续 3 次及以上）、最大左室壁厚度≥30 mm。

（2）Ⅱa 类推荐　对 HCM 患者，作为 SCD 危险分层的一部分，评估运动期间的血压反应是合理的（证据水平 B）。对没有进行 ICD 植入，但在危险因素被检出的情况下，其他方面是适合的 HCM 患者，定期（每 12～24 个月）进行一次 SCD 危险分层是合理的（证据水平 C）。

（3）Ⅱb 类推荐　在证实常规的危险因素后，对风险仍处于临界的所选择的 HCM 患者，下述潜在 SCD 危险监测的有效性是不明确的，但可考虑：用 LGE 行心脏磁共振成像（证据水平 C）；检查双基因突变、基因复合突变（证据水平 C）；检查显著的 LVOT 梗阻（证据水平 B）。

（4）Ⅲ 类推荐（有害）　对 HCM 患者，作为常规 SCD 危险分层，不应做侵入性电生理检测（证据水平 C）。

15. ICD 植入患者的选择的推荐

（1）Ⅰ 类推荐　对 HCM 患者，植入 ICD 的决定应当包括个体临床判断的应用，充分讨论证据水平的强度、益处和风险，让见多识广的患者主动参与做决定（证据水平 C）。对过去已发生心脏停搏、室颤、血流动力改变的室速的 HCM 患者，推荐植入 ICD（证据水平 B）。

（2）Ⅱa 类推荐　对有下述情况的 HCM 患者植入 ICD 是合理的：1 个或多个一级亲属的猝死推测，是由 HCM 引起的（证据水平 C）；最大左室壁厚度≥30 mm（证据水平 C）；最近有一次或多次不能解释的昏厥发作（证据水平 C）；存在其他 SCD 危险因素、有非持续性室速的 HCM 患者（尤其是年龄小于 30 岁者），ICD 可能是有用的（证据水平 C）。对存在其他 SCD 危险因素、运动时血压反应异常、所选择的 HCM 患者，ICD 可能是有用的（证据水平 C）。对高危 HCM 患儿，根据有不能解释的昏厥发作、最大左室厚度、或 SCD 的家族史，考虑存在较高并发症率，推荐植入 ICD 是合理的（证据水平 C）。

（3）Ⅱb 类推荐　对有孤立性 NSVT 发作的 HCM 患者，当不存在任何其他 SCD 危险因素时，ICD 的益处是不明确的（证据水平 C）。对运动血压反应异常的 HCM 患者，当不存在任何其他 SCD 危险因素时，ICD 的益处是不明确的（证据水平 C）。

（4）Ⅲ类推荐（有害）　对没有检出风险增高的 HCM 患者，作为常规策略植入 ICD 可能是有害的（证据水平 C）。作为一种策略植入 ICD，让 HCM 患者参加竞技体育可能是有害的（证据水平 C）。对不存在 HCM 的临床表现，但已检出了 HCM 基因型的患者，ICD 植入可能是有害的（证据水平 C）。

16. ICD 装置类型的选择的推荐

（1）Ⅱa 类推荐　对有 ICD 植入适应证、不需要房室起搏的年轻 HCM 患者，单腔起搏装置是合理的（证据水平 B）。对有 ICD 植入适应证、有窦性心动过缓/阵发性房颤的患者，双腔起搏 ICD 是合理的（证据水平 C）。对有 ICD 植入适应证、静息流出道压力梯度≥50 mmHg、存在可从右室起搏获益的心衰症状、年龄常大于 65 岁的 HCM 患者，双腔 ICD 是合理的（证据水平 B）。

17. 参加竞技性或娱乐性运动和体力活动的推荐

（1）Ⅱa 类推荐　HCM 患者参加低强度竞技运动（即高尔夫和保龄球运动）是合理的（证据水平 C）。HCM 患者参加如下范围的娱乐运动是合理的：健美运动、体操、攀岩、滑雪、棒球、踏车、骑车、徒步旅行、骑摩托车、冲浪、游泳、网球、保龄球、高尔夫球、骑马、滑冰等。

（2）Ⅲ 类推荐（有害）　HCM 患者不应参加剧烈的竞技运动，不论其年龄、性别、种族如何，是否存在 LVOT，过去是否做间隔减容治疗，是否植入了心脏复律除颤器（证据水平 C）。

18. 心房颤动的处理的推荐

（1）Ⅰ 类推荐　对有阵发性、持续性、慢性房颤的 HCM 患者，用维生素 K 拮抗剂（华法林，使 INR 为 2.0～3.0）抗凝治疗是适应证（用达比加群抗凝，以降低血栓栓塞事件，是另一种选择，但尚无用于治疗 HCM 患者的资料可用；证据水平 C)。对有房颤的 HCM 患者,心室率控制是适应证,快速的心室率可能需要大剂量的 β 受体阻断剂、非二氢吡啶类钙通道阻断剂(证据水平 C)。

(2)Ⅱa 类推荐　对于有房颤的 HCM 患者,丙吡胺(联用室率控制药)、胺碘酮是合理的抗心律失常药(证据水平 B)。对有顽固性症状、不能服抗心律失常药的 HCM 患者,射频消融房颤可能有益(证据水平 B)。对于有房颤史的 HCM 患者,在做间隔心肌切除术的同时,对选择的患者做关闭左心耳的迷宫手术是合理的(证据水平 C)。

(3)Ⅱb 类推荐　对 HCM 特别是置入 ICD 的患者,索他洛尔、多非利特、决奈达隆可考虑为备选的抗心律失常药,但临床经验有限(证据水平 C)。

19. 妊娠/分娩的推荐

(1)Ⅰ类推荐　对无症状或其症状已用 β 受体阻断剂控制的 HCM 妇女,在妊娠期间 β 受体阻断剂应继续使用,但需要加强监视,以便及时发现胎儿的心动过缓或其他并发症(证据水平 C)。HCM 患者的母亲或父亲,是计划受孕前遗传咨询的指征(证据水平 C)。对有静息或可激发的 LVOT 梗阻、压力梯度≥50 mmHg、心脏症状不能单用药物控制的 HCM 妇女,妊娠伴有危险增高,应将这些患者介绍给负责高危病征的产科医师(证据水平 C)。对无症状的妇女,HCM 的诊断不应看作是妊娠的禁忌证,但应仔细评估患者的妊娠风险(证据水平 C)。

(2)Ⅱa 类推荐　对症状已被控制(轻、中度)的 HCM 患者,妊娠是合理的,但建议妇科专家和儿科专家应多给关照,包括心血管和出生前的监测(证据水平 C)。

(3)Ⅲ类推荐(有害)　对有严重心衰症状的 HCM 妇女,妊娠伴有过高的发病率/ 病死率(证据水平 C)。

(余元勋　王爱玲　陈　森　郭增)

进一步的参考文献

[1] EFTHIMIADISS GK. Hypertrophic cardiomyopathy in 2013:current speculations and future perspectives [J]. World J Cardiol,2014,6(2):26 - 37.